MODALIDADES TERAPÊUTICAS PARA
fisioterapeutas

Tradução:
Maria da Graça Figueiró da Silva Toledo

Revisão técnica:
Silviane Vezzani
Fisioterapeuta. Diretora acadêmica do Programa de Atualização em Fisioterapia (PROFISIO)/
Fisioterapia Esportiva e Traumato-ortopédica do Sistema de Educação em Saúde Continuada a Distância (SESCAD).
Especialista em Ciência do Movimento pela Universidade Federal do Rio Grande do Sul (UFRGS).
Fisioterapeuta esportiva pela Sociedade Nacional de Fisioterapia Esportiva (SONAFE).

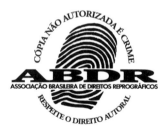

P927m   Prentice, William E.
            Modalidades terapêuticas para fisioterapeutas / William E.
         Prentice ; Contribuição nos estudos de caso e atividades de
         laboratório: William S. Quillen, Frank Underwood ;
         [tradução: Maria da Graça Figueiró da Silva Toledo ; revisão
         técnica: Silviane Vezzani]. – 4. ed. – Porto Alegre : AMGH,
         2014.
            xxii, 599 p. : il. color. ; 28 cm.

            ISBN 978-85-8055-271-3

            1. Fisioterapia. 2. Terapêuticas em reabilitação. I. Título.

                                                        CDU 615.8

Catalogação na publicação: Ana Paula M. Magnus – CRB 10/2052

WILLIAM E. PRENTICE, PhD, PT, ATC, FNATA

Professor, Coordinator of Sports Medicine Program
Department of Exercise and Sport Science
University of North Carolina at Chapel Hill
Chapel Hill, North Carolina

Contribuição nos estudos de caso e atividades de laboratório:

William S. Quillen, PhD, PT, SCS, FACSM
Associate Dean, College of Medicine
Professor and Director, School of Physical
Therapy and Rehabilitation Sciences
University of South Florida
Tampa, Florida

Frank Underwood, PhD, MPT, ECS
Professor, Department of Physical Therapy
University of Evansville
Clinical Electrophysiologist, Rehabilitation Service
Orthopaedic Associates, Inc.
Evansville, Indiana

MODALIDADES TERAPÊUTICAS PARA
fisioterapeutas

4ª EDIÇÃO

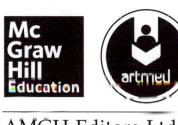

AMGH Editora Ltda.

2014

Obra originalmente publicada sob o título
Therapeutic modalities in rehabilitation, 4th Edition
ISBN 0071737693 / 9780071737692

Original edition copyright © 2011, The McGraw-Hill Companies, Inc., New York, NY. All rights reserved.
Portuguese language translation edition copyright © 2014, AMGH Editora Ltda., a division of Grupo A
Educação S.A.. All rights reserved.

Gerente Editorial: *Letícia Bispo de Lima*

Colaboraram nesta edição:

Editora: *Mirian Raquel Fachinetto Cunha*

Capa: *Márcio Monticelli*

Preparação de originais: *Juliana Cunha da Rocha Pompermaier*

Leitura final: *Janice Ribeiro de Souza*

Editoração: *Techbooks*

Nota

A medicina é uma ciência em constante evolução. À medida que novas pesquisas e a experiência clínica ampliam o conhecimento médico, são necessárias modificações no tratamento e na farmacoterapia. Os autores desta obra consultaram as fontes consideradas confiáveis, em um esforço para oferecer informações completas e, geralmente, de acordo com os padrões aceitos à época da publicação. Entretanto, tendo em vista a possibilidade de falha humana ou de alterações nas ciências médicas, nem os editores nem qualquer outra pessoa envolvida na preparação ou publicação desta obra garantem que as informações aqui contidas sejam, em todos os aspectos, exatas ou completas, e eles negam toda responsabilidade por quaisquer erros ou omissões ou pelos resultados obtidos a partir do uso das informações contidas neste trabalho. Os leitores devem confirmar estas informações com outras fontes. Por exemplo, e em particular, os leitores são aconselhados a conferir a bula de qualquer medicamento que pretendam administrar, para se certificarem de que a informação contida neste livro está correta e de que não houve alteração na dose recomendada nem nas contraindicações para o seu uso. Essa recomendação é particularmente importante em relação a medicamentos novos ou raramente usados.

Reservados todos os direitos de publicação, em língua portuguesa, à
AMGH EDITORA LTDA., uma parceria entre GRUPO A EDUCAÇÃO S.A. e McGRAW-HILL EDUCATION
Av. Jerônimo de Ornelas, 670 – Santana
90040-340 – Porto Alegre – RS
Fone: (51) 3027-7000   Fax: (51) 3027-7070

É proibida a duplicação ou reprodução deste volume, no todo ou em parte, sob quaisquer formas ou por quaisquer meios (eletrônico, mecânico, gravação, fotocópia, distribuição na Web e outros), sem permissão expressa da Editora.

Unidade São Paulo
Av. Embaixador Macedo Soares, 10.735 – Pavilhão 5 – Cond. Espace Center
Vila Anastácio – 05095-035 – São Paulo – SP
Fone: (11) 3665-1100   Fax: (11) 3667-1333

SAC 0800 703-3444 – www.grupoa.com.br

IMPRESSO NO BRASIL
PRINTED IN BRAZIL

Colaboradores desta Edição e de Edições Prévias

Bob Blake, PHd, LMT
Assistant Professor
Chair, Chemical Education
Department of Chemistry and Biochemistry
Texas Tech University
Lubbock, Texas

Charles Thigpen, PhD, PT, ATC
Clinical Research Scientist
Proaxis Therapy, Innovative
Therapy Resource
Greenville, South Carolina
Revisões e atualizações relativas ao
Capítulo 11 nesta edição

Craig R. Denegar, PhD, PT, ATC, FNATA
Professor and Department Head in Physical Therapy
Neag School of Education
University of Connecticut
Stoors, Connecticut

Daniel N. Hooker, PhD, PT, SCS, ATC
Associate Director of Sports Medicine
Division of Sports Medicine
Campus Health Service
University of North Carolina
Chapel Hill, North Carolina

David Greathouse, PhD, PT, ECS, FAPTA
Adjunct Professor
United States Army- Baylor University
Fort Sam Houston, Texas
Revisões e atualizações relativas ao
Capítulo 8 nesta edição

David O. Draper, EdD, ATC
Professor of Sports Medicine/Athletic Training
Department of Exercise Sciences
College of Health and Human Performance
Brigham Young University
Provo, Utah

Ethan N. Saliba, PhD, PT, ATC
Head Athletic Trainer, Assistant Athletics
Director for Sports Medicine,
Department of Athletics
Assistant Professor, Department of Kinesiology
Adjunct Assistant Professor, Department of Physical
Medicine and Rehabilitation
University of Virginia
Charlottesville, Virginia

Frank Underwood, PhD, MPT, ECS
Associate Professor, Department of
Physical Therapy
University of Evansville
Clinical Electrophysiologist
Rehabilitation Service
Orthopaedic Associates, Inc.
Evansville, Indiana

John Halle, PhD, PT, ECS
Professor and Associate Dean
School of Physical Therapy
Belmont University
Nashville, Tennessee
Revisões e atualizações relativas ao
Capítulo 8 nesta edição

Pamela E. Houghton, PhD, BSc PT
Chair, MSc Program
Associate Professor
School of Physical Therapy
University of Western Ontario
London, Ontario
Revisões e atualizações relativas ao
Capítulo 3 nesta edição

Phillip B. Donley, MS, PT, ATC
Director, Chester County Orthopaedic and Sports
Physical Therapy
West Chester, Pennsylvania

vi   Colaboradores desta Edição e de Edições Prévias

Susan Foreman-Saliba, PhD, MPT, ATC
Assistant Professor, Sports Medicine and
Athletic Training Advisor and Director,
Department of Kinesiology
Assistant Professor, Department of Physical
Medicine and Rehabilitation
Assistant Professor, Department of
Orthopedic Surgery
University of Virginia
Charlottesville, Virginia

William E. Prentice, PhD, PT, ATC, FNATA
Professor, Coordinator of Sports
Medicine Program
Department of Exercise and Sport Science
University of North Carolina
Chapel Hill, North Carolina

William S. Quillen, PhD, PT, SCS, FACSM
Associate Dean, College of Medicine
Professor and Director, School of Physical
Therapy and Rehabilitation Sciences
University of South Florida
Tampa, Florida

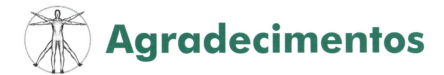

Agradecimentos

Agradeço ao meu editor na McGraw-Hill, Joe Morita, por sua ajuda neste projeto desde o início. Seu conselho e direcionamento certamente ajudaram na conclusão desta obra.

Também agradeço à minha esposa, Tena, e aos nossos dois filhos, Brian e Zachary, por me tolerarem enquanto realizava um projeto como este. Às vezes, não é fácil.

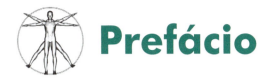

Prefácio

Fisioterapeutas, terapeutas ocupacionais e quiropráticos utilizam uma ampla variedade de técnicas terapêuticas no tratamento e na reabilitação de seus pacientes. Um esquema de tratamento completo muitas vezes envolve o uso de modalidades terapêuticas. Em um momento ou em outro, praticamente todos os fisioterapeutas fazem uso de algum tipo de modalidade. Isso pode envolver uma técnica relativamente simples, como usar uma compressa de gelo para uma lesão aguda, ou técnicas mais complexas, como a estimulação de tecido nervoso e muscular por correntes elétricas. Não há dúvida de que as modalidades terapêuticas são ferramentas úteis na reabilitação da lesão. Quando usadas adequadamente, essas modalidades podem aumentar muito as chances de recuperação completa do paciente. Infelizmente, a análise racional dos fisioterapeutas para utilizar determinada modalidade é, muitas vezes, feita com base no hábito, e não na lógica ou na análise da eficácia. Para o fisioterapeuta, é essencial ter conhecimento sobre a ciência básica e os efeitos fisiológicos das várias modalidades em uma lesão específica. Quando essa base teórica é aplicada à experiência prática, ela tem o potencial de se tornar um método clínico extremamente efetivo.

É necessário destacar, contudo, que o uso de modalidades terapêuticas em qualquer programa de tratamento é uma ciência inexata. Ao se perguntar a 10 fisioterapeutas diferentes qual combinação de modalidades e de exercício terapêutico eles usam em determinado programa de tratamento, provavelmente haveria 10 respostas diferentes. Não existe um "livro de receitas" para um plano de tratamento que envolva o uso de modalidades. Assim, o que este livro busca fazer é apresentar a base para o uso de cada tipo de modalidade diferente e permitir que o fisioterapeuta tome sua própria decisão sobre qual será o mais efetivo em determinada situação. Alguns protocolos recomendados desenvolvidos por meio das experiências dos autores colaboradores serão apresentados.

A seguir, destacamos aspectos desta obra que a tornam a referência ideal para todos os interessados no assunto.

COBERTURA ABRANGENTE DE MODALIDADES TERAPÊUTICAS USADAS EM UM CENÁRIO CLÍNICO

O objetivo deste livro é reunir a teoria necessária para embasar a prática no uso de modalidades terapêuticas para o fisioterapeuta e seus alunos. Esta obra é planejada para cursos nos quais várias técnicas e métodos clinicamente orientados são apresentados.

Os capítulos são divididos em seis partes. Cada capítulo discute: (1) a base fisiológica para uso; (2) aplicações clínicas; (3) técnicas específicas de aplicação por meio de atividades de laboratório relacionadas; e (4) estudos de casos individuais relevantes para cada modalidade terapêutica.

A Parte Um – Bases das Modalidades Terapêuticas – inicia com um capítulo que discute a base científica para o uso de modalidades terapêuticas e classifica as modalidades de acordo com o tipo de energia que cada uma utiliza. As orientações para selecionar as modalidades mais apropriadas utilizadas em diferentes fases do processo de cicatrização são apresentadas. O capítulo que trata especificamente do papel das modalidades terapêuticas na cicatrização de feridas é seguido de uma discussão sobre dor tanto quanto aos seus mecanismos neurofisiológicos como em relação ao papel das modalidades terapêuticas no seu manejo.

x   Prefácio

A Parte Dois – Modalidades de Energia Elétrica – inclui discussões detalhadas dos princípios de eletricidade e correntes de estimulação elétrica, iontoforese e *biofeedback*. Também um capítulo sobre os princípios da avaliação e do teste eletrofisiológico foi incluído. Embora essa não seja uma modalidade terapêutica por si própria, o teste eletrofisiológico é comumente ensinado em disciplinas que abordam modalidades elétricas, motivo pelo qual tomou-se essa decisão.

A Parte Três – Modalidades de Energia Térmica – discute aquelas modalidades que produzem mudança nas temperaturas dos tecidos por meio de condução, incluindo termoterapia e crioterapia.

A Parte Quatro – Modalidades de Energia Sonora – reúne as modalidades que utilizam energia sonora para produzir um efeito terapêutico. Essas incluem o ultrassom terapêutico e uma modalidade menos conhecida, a terapia por ondas de choque extracorpórea.

A Parte Cinco – Modalidades de Energia Eletromagnética – inclui capítulos sobre diatermia e terapia a *laser* de baixa potência.

A Parte Seis – Modalidades de Energia Mecânica – inclui capítulos sobre tração, compressão intermitente e massagem terapêutica.

CONTEÚDO BASEADO NA TEORIA CIENTÍFICA

Este livro discute vários conceitos, princípios e teorias sustentados por pesquisa científica, evidência fatual e experiência prévia dos autores para se trabalhar com várias condições. O conteúdo foi cuidadosamente pesquisado pelos autores colaboradores, de modo a reunir informações atualizadas sobre a base teórica para se empregar uma modalidade particular em uma situação de lesão específica. Adicionalmente, os originais deste livro foram cuidadosamente revisado por educadores, pesquisadores e fisioterapeutas clínicos experientes em suas áreas, refletindo o que há de mais atual e confiável sobre o assunto.

OPORTUNO E PRÁTICO

Certamente, as modalidades terapêuticas usadas em um cenário clínico são ferramentas importantes para o fisioterapeuta. Este livro é referência abrangente, para ser usada na instrução do aluno sobre a base teórica e a aplicação prática das várias modalidades. Ele deve servir como um guia necessário para o aluno que está interessado em saber não apenas como usar uma modalidade, mas também por que determinada modalidade é mais eficaz em uma situação específica.

Os colaboradores desta obra têm muita experiência clínica. Cada um deles, também, em um momento ou outro, esteve envolvido com a preparação acadêmica formal de estudantes de fisioterapia. Assim, este livro foi escrito pensando no aluno que será solicitado a aplicar a base teórica do uso de modalidade no cenário clínico.

Embora haja outros livros que discutem o uso de modalidades terapêuticas selecionadas em várias populações de pacientes, este é o mais abrangente sobre modalidades terapêuticas disponível em qualquer disciplina específica.

RECURSOS DIDÁTICOS

Entre os recursos didáticos utilizados para facilitar a compreensão do assunto, destacam-se:

Objetivos Listados no início de cada capítulo, apresentam aos estudantes os pontos a serem abordados.

Figuras e tabelas Pontos essenciais sobre cada capítulo são ilustrados com recursos visuais mais atraentes.

Resumo Cada capítulo tem um resumo que descreve os principais pontos abordados.

Exercícios de tomada de decisão clínica Os cenários auxiliam o fisioterapeuta a desenvolver a capacidade de tomada de decisão sobre como uma modalidade específica pode ser utilizada clinicamente.

Questões de revisão Desenvolvidas para auxiliar na revisão do conteúdo apresentado em cada capítulo, utiliza perguntas que estimulam o raciocínio.

Questões de autoavaliação Questões do tipo verdadeiro ou falso e de múltipla escolha são fornecidas em cada capítulo para auxiliar na preparação para uma prova escrita, avaliando a compreensão do estudante em relação ao conteúdo abordado.

Glossário de termos principais Cada capítulo contém um glossário de termos para referência rápida.

Referências Uma lista de referências atualizadas é fornecida ao final de cada capítulo para os que desejam ler mais sobre o assunto em discussão.

Estudos de caso Estudos de casos com base clínica são apresentados com vistas a aumentar a compreensão do estudante sobre como essas modalidades podem ser aplicadas para um paciente específico.

Atividades de laboratório As atividades de laboratório são incluídas para orientar o estudante acerca dos ajustes e das aplicações das várias modalidades.

COMO UTILIZAR AS ATIVIDADES DE LABORATÓRIO

Há uma ampla variedade de atividades de laboratório encontradas ao longo deste livro.

Teoria, princípios biofísicos e amplitude de potenciais aplicações de medicina clínica para as várias modalidades de agentes físicos serão aqui encontrados. As atividades pretendem fornecer ao estudante ou leitor interessado um método sistemático e sequencial para se completar uma aplicação de modalidade terapêutica. A *performance* inicial de um procedimento terapêutico deve prosseguir de modo lógico e gradual. Elas são estruturadas para permitir que o professor e o estudante tenham a capacidade de avaliar a competência de uma maneira parcial ou completa, culminando na capacidade independente de fornecer um tratamento de modalidade terapêutica seguro e eficaz.

Cada aplicação de modalidade terapêutica tem uma lista sequencial separada. Semelhanças serão observadas em determinados aspectos da aplicação e da conclusão do tratamento. O espaço é fornecido para até três examinadores separados para rubricar (iniciais e data) a conclusão bem-sucedida e a demonstração de cada elemento da aplicação completa. Uma lista de verificação de domínio de competência é fornecida para documentar a conclusão bem-sucedida da lista de modalidade terapêutica individual e quando o estudante é considerado competente para fornecer aquele tratamento independentemente. Esse sistema documenta a aquisição de habilidades necessárias para a aplicação de modalidade de agente físico efetiva e assegura a responsabilidade do estudante e do instrutor clínico/supervisor pelos pacientes e outras pessoas envolvidas.

A competência na aplicação hábil de modalidades terapêuticas é obtida pela prática diligente e frequente. O uso dessas atividades da maneira descrita irá orientar o usuário na prática produtiva e na aquisição bem-sucedida de habilidades essenciais. Os estudantes são estimulados a, primeiramente, praticar cada um dos procedimentos sozinhos, obtendo, por meio disso, uma avaliação das sensações associadas com aquela modalidade particular. A prática adicional com diferentes profissionais do laboratório irá resultar no desenvolvimento da competência desejada e da confiança na utilização de diferentes equipamentos.

LISTA DE VERIFICAÇÃO DE DOMÍNIO DE COMPETÊNCIA

MODALIDADE TERAPÊUTICA	Examinador		
	1	2	3
Posicionamento			
Estimulação elétrica			
Analgesia			
Reeducação muscular			
Fortalecimento muscular			
Iontoforese			
Biofeedback			
Diatermia por ondas curtas			
Termoterapia			
Compressa de *Hydrocollator*			
Banho de parafina			
Lâmpada de infravermelho			
Crioterapia			
Massagem com gelo			
Compressa de gelo			
Compressa fria de gel			
Spray frio			
Cryo/Cuff			
Hidroterapia			
Turbilhão quente			
Turbilhão frio			
Banho de contraste			
Fluidoterapia			
Laser de baixa potência			
Ultrassom			
Contato direto			
Acoplamento com bexiga			
Acoplamento embaixo d'água			
Fonoforese			
Tração mecânica			
Cervical			
Lombar			
Compressão intermitente			
Massagem			

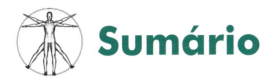

Sumário

PARTE UM
Bases das Modalidades Terapêuticas

1. A Ciência Básica das Modalidades Terapêuticas   3
William E. Prentice e Bob Blake

Formas de energia   3

Energia eletromagnética   5
    A relação entre comprimento de onda e frequência   5
    O espectro de energia eletromagnética   6
    Como a energia eletromagnética é produzida?   7
    Efeitos de radiações eletromagnéticas   7
    Leis que governam os efeitos da energia eletromagnética   9
    Modalidades de energia eletromagnética   11

Energia térmica   12
    Modalidades de energia térmica   13

Energia elétrica   13
    Modalidades de energia elétrica   14

Energia sonora   14
    Modalidades de energia sonora   14

Energia mecânica   15
    Modalidades de energia mecânica   15

    Resumo   15
    Questões de revisão   16
    Questões de autoavaliação   16
    Soluções para os exercícios de tomada de decisão clínica   17

2. Utilizando Modalidades Terapêuticas no Processo de Cicatrização   19
William E. Prentice

Como o fisioterapeuta deve utilizar as modalidades terapêuticas em reabilitação?   19

A importância de se entender o processo de cicatrização   21
    Fase de resposta inflamatória   21
    Fase de reparo fibroblástica   24
    Fase de maturação e remodelamento   25

Fatores que impedem a cicatrização   26

Como as modalidades terapêuticas devem ser utilizadas durante o processo de reabilitação?   27

xiv Sumário

Utilização das modalidades no manejo dos primeiros-socorros
imediatos de lesão 27
Uso de modalidade na fase de resposta inflamatória 29
Uso de modalidade na fase de reparo fibroblástica 29
Uso de modalidade na fase de maturação e remodelamento 30

Indicações e contraindicações 31

Outras considerações no tratamento da lesão 32

Resumo 33
Questões de revisão 33
Questões de autoavaliação 33
Soluções para os exercícios de tomada de decisão clínica 34

3. O Papel das Modalidades Terapêuticas na Cicatrização da Ferida Cutânea 37
Pamela E. Houghton

Introdução 37

Calor e frio superficiais 38
Efeitos dos agentes de calor e de frio sobre o fluxo sanguíneo 38
Hidroterapia 39

Estimulação elétrica 40

Ultrassom 47

Laser 50
Efeitos do laser no reparo de tecido 50

Luz ultravioleta 52

Terapia de compressão pneumática 55

Revisão de evidência de pesquisa clínica 55

Escolhendo a melhor modalidade para o tratamento de feridas com
retardo na cicatrização ou não cicatrizadas 58
Contraindicações 59

Resumo 61
Questões de revisão 61
Questões de autoavaliação 62
Soluções para os exercícios de tomada de decisão clínica 63

4. Tratamento da Dor com Modalidades Terapêuticas 71
Craig R. Denegar e William E. Prentice

Entendimento sobre a dor 71
Tipos de dor 72

Avaliação da dor 72
Escalas de avaliação da dor 73

Objetivos no manejo da dor 76

Percepção da dor 76
Receptores sensoriais 76
Influências cognitivas 77

Transmissão neural   78
 Facilitadores e inibidores de transmissão sináptica   78
 Nocicepção   79

Explicações neurofisiológicas do controle da dor   81
 A teoria do controle do mecanismo da comporta da dor   83
 Controle de dor descendente   84
 β-endorfina e dinorfina no controle da dor   85
 Resumo dos mecanismos de controle da dor   87

Manejo da dor   88

 Resumo   90
 Questões de revisão   91
 Questões de autoavaliação   91
 Soluções para os exercícios de tomada de decisão clínica   92

PARTE DOIS
Modalidades de Energia Elétrica

5. **Princípios Básicos da Eletricidade e de Correntes de Estimulação Elétrica   97**
 Daniel N. Hooker e Wiliam E. Prentice

 Componentes das correntes elétricas   98

 Correntes terapêuticas   99

 Geradores de correntes eletroterapêuticas   100

 Circuitos elétricos   101
 Circuitos em série e paralelos   101
 Fluxo de corrente através de tecidos biológicos   103

 Escolha dos parâmetros de tratamento apropriado   104

 Formas de onda   104
 Formato da forma de onda   104
 Pulsos versus fases e direção do fluxo de corrente   104
 Modulação da corrente   108
 Frequência   110
 Intensidade   111
 Duração   111
 Polaridade   111

 Respostas fisiológicas à corrente elétrica   116
 Efeitos fisiológicos diretos e indiretos   117
 Respostas nervosas às correntes elétricas   117
 Respostas musculares à corrente elétrica   121
 Efeitos bioestimulantes da corrente elétrica
 sobre as células não excitatórias   122

 Usos clínicos das correntes de estimulação elétrica   123
 Correntes de alta voltagem   123
 Correntes bifásicas assimétricas   135
 Microcorrente   138
 Correntes russas (geradores de corrente de frequência média)   142
 Correntes interferenciais   143
 Corrente interferencial pré-modulada   146
 Correntes de baixa voltagem   146

xvi   Sumário

Estimuladores de crescimento ósseo   147

Estimulação elétrica funcional (FES)   148
Usos clínicos da FES   148

Efeito placebo da estimulação elétrica   149

Segurança no uso do equipamento elétrico   149

Resumo   152
Questões de revisão   153
Questões de autoavaliação   153
Soluções para os exercícios de tomada de decisão clínica   155

6. Iontoforese   175
William E. Prentice

Iontoforese *versus* fonoforese   175

Mecanismos básicos de transferência de íons   176
Farmacocinética da iontoforese   176
Movimento de íons na solução   176
Movimento de íons através do tecido   177

Equipamento de iontoforese e técnicas de tratamento   178
Tipo de corrente necessária   178
Geradores de iontoforese   178
Intensidade de corrente   179
Duração do tratamento   180
Dosagem de medicação   180
Eletrodos   180
Selecionando o íon apropriado   182
Aplicações clínicas para iontoforese   186

Precauções e contraindicações de tratamento   189
Tratamento de queimaduras   189
Reações de sensibilidade aos íons   190

Resumo   190
Questões de revisão   191
Questões de autoavaliação   191
Soluções para os exercícios de tomada de decisão clínica   192

7. Biofeedback   199
Wiliam E. Prentice

Eletromiografia e *biofeedback*   199

O papel do *biofeedback*   200

Instrumentação do *biofeedback*   200
Temperatura da pele periférica   201
Fototransmissão digital   201
Atividade de condutância cutânea   201

Biofeedback eletromiográfico   201
Recrutamento da unidade motora   201
Medição da atividade elétrica   202
Separação e amplificação da atividade eletromiográfica   203
Conversão de atividade eletromiográfica em informação significativa   205
Processo do sinal eletromiográfico   205

Equipamento de *biofeedback* e técnicas de tratamento   205
   Eletrodos   207
   Demonstracão da informação   209

Aplicações clínicas para *biofeedback*   **210**
   Reeducação muscular   210
   Relaxamento da defesa muscular   211
   Redução da dor   212
   Tratando das condições neurológicas   212

   Resumo   213
   Questões de revisão   213
   Questões de autoavaliação   213
   Soluções para os exercícios de tomada de decisão clínica   214

8. Princípios de Avaliação e Teste Eletrofisiológico   **223**
John Halle e David Greathouse

Introdução   224

Equipamento e montagem do teste eletrofisiológico   226
   Eletrodos   226
   Amplificador   227
   Feedback visual (osciloscópio)   227
   Feedback auditivo (alto-falantes)   229
   Unidades de teste   229
   Extração de um potencial de ação   229
   Geração de um registro   231

Avaliação do sistema nervoso periférico   231

Anatomia do nervo espinal e da junção neuromuscular   232
   Receptor sensorial e tamanho do axônio   232
   Sinapse   233
   Neurônio motor alfa   233
   Junção neuromuscular   234
   Fibra muscular   234
   Os elementos do nervo espinal   234

Procedimentos de teste   235
   Temperatura do membro e considerações da idade   235
   Estudo da condução nervosa   236

O exame eletromiográfico   254
   Procedimentos EMG clínicos   256
   Potenciais evocados somatossensoriais   266
   Teste eletrofisiológico na sala de operação   267
   Outros procedimentos de teste eletrofisiológico   268

Solicitação de exames ECN/EMG   268

Conclusão   269

   Resumo   269
   Questões de revisão   270
   Questões de autoavaliação   271
   Soluções para os exercícios de tomada de decisão clínica   272

xviii Sumário

PARTE TRÊS
Modalidades de Energia Térmica

9. Crioterapia e Termoterapia **285**
William E. Prentice

Mecanismos de transferência de calor 286

Uso apropriado de modalidades de crioterapia e termoterapia 286

Uso clínico das modalidades de energia condutiva 287
Efeitos da mudança de temperatura tecidual sobre a circulação 287
Efeitos da mudança de temperatura
tecidual sobre o espasmo muscular 289
Efeitos da mudança de temperatura sobre a performance 290

Crioterapia 290
Efeitos fisiológicos do resfriamento do tecido 290
Técnicas de tratamento por crioterapia 293

Termoterapia 311
Efeitos fisiológicos do aquecimento do tecido 311
Técnicas de tratamento por termoterapia 312
Turbilhão quente 313

Contrairritantes 324

Resumo 324
Questões de revisão 325
Questões de autoavaliação 325
Soluções para os exercícios de tomada de decisão clínica 326

PARTE QUATRO
Modalidades de Energia Sonora

10. Ultrassom Terapêutico **363**
David O. Draper e William E. Prentice

Ultrassom como modalidade de calor 364

Transmissão de energia acústica nos tecidos biológicos 364
Ondas transversas versus ondas longitudinais 364
Frequência de transmissão de onda 364
Velocidade 365
Atenuação 365

Física básica do ultrassom terapêutico 366
Componentes de um gerador de ultrassom terapêutico 366

Efeitos fisiológicos do ultrassom 375
Efeitos térmicos 375
Efeitos não térmicos 376

Técnicas de tratamento por ultrassom 378
Frequência de tratamento 378
Duração do tratamento 379
Métodos de acoplamento 380
Técnicas de exposição 381

Aplicações clínicas para o ultrassom terapêutico 386
  Cicatrização e reparo dos tecidos moles 386
  Tecido cicatricial e contratura articular 387
  Alongamento do tecido conectivo 388
  Inflamação crônica 388
  Cicatrização óssea 389
  Redução da dor 391
  Verrugas plantares 391
  Efeito placebo 391

Fonoforese 393

O uso do ultrassom em combinação com outras modalidades 396
  Ultrassom e compressas quentes 396
  Ultrassom e compressas frias 396
  Ultrassom e estimulação elétrica 397

Precauções do tratamento 398

Diretrizes para o uso seguro do equipamento de ultrassom 400
  Resumo 401
  Questões de revisão 401
  Questões de autoavaliação 402
  Soluções para os exercícios de tomada de decisão clínica 403

11. Terapia por Ondas de Choque Extracorpórea 417
Charles Thigpen

História da terapia por ondas de choque extracorpórea (TOC) 417

Características físicas das ondas de choque extracorpóreas 418

Geração de onda de choque 420

Parâmetros físicos das ondas de choque 420

Efeitos biológicos 421
  Osso 422
  Tendão 422

Aplicações clínicas 423
  Fraturas 423
  Fascite plantar 423
  Epicondilite medial e lateral 425
  Tendinite calcária do ombro 425

Avaliação da literatura da TOC para a prática com base em evidências 426

  Resumo 427
  Questões de revisão 427
  Questões de autoavaliação 427
  Soluções para os exercícios de tomada de decisão clínica 428

xx Sumário

PARTE CINCO
Modalidades de Energia Eletromagnética

12. Diatermia por Ondas Curtas e Micro-Ondas 433
William E. Prentice e David O. Draper

Respostas fisiológicas à diatermia 434
Efeitos térmicos 434
Efeitos não térmicos 434

Equipamento de diatermia por ondas curtas 435
Eletrodos de diatermia por ondas curtas 436
Diatermia por ondas curtas pulsada 442
Tempo de tratamento 443

Diatermia por micro-ondas 446
Aplicações clínicas para a diatermia 447

Comparação da diatermia por ondas curtas e ultrassom como modalidades térmicas 448

Precauções, indicações e contraindicações para o tratamento com diatermia 449

Resumo 452
Questões de revisão 453
Questões de autoavaliação 453
Soluções para os exercícios de tomada de decisão clínica 454

13. Tratamento com *Laser* de Baixa Potência 463
Ethan Saliba e Susan Foreman-Saliba

Física 464

Tipos de *lasers* **464**

Técnicas de tratamento com *laser* 466
Técnicas de aplicação do laser 466
Dosagem 468
Profundidade de penetração 470

Aplicações clínicas dos *lasers* 470
Cicatrização de feridas cutâneas 470
Dor 473
Resposta óssea 473

Protocolos de tratamento sugeridos 474
Dor 474
Cicatrização de feridas cutâneas 475
Tecido cicatricial 476
Edema e inflamação 476

Segurança 476
Precauções e contraindicações 478

Conclusão 478

Resumo 479
Questões de revisão 480
Questões de autoavaliação 480
Soluções para os exercícios de tomada de decisão clínica 481

PARTE SEIS
Modalidades de Energia Mecânica

14. Tração Espinal **489**
Daniel N. Hooker

Os efeitos físicos da tração 489
  Efeitos sobre o movimento espinal 489
  Efeitos sobre o osso 490
  Efeitos sobre os ligamentos 490
  Efeitos sobre o disco 491
  Efeitos sobre as articulações facetárias articulares 492
  Efeitos sobre o sistema muscular 492
  Efeitos sobre os nervos 492
  Efeitos sobre toda a parte do corpo 492

Técnicas de tratamento de tração 493
  Tração posicional lombar 493
  Tração de inversão 495
  Tração lombar manual 496
  Tração lombar mecânica 500
  Tração cervical manual 509
  Tração cervical mecânica 510

Indicações e contraindicações 514

  Resumo 515
  Questões de revisão 515
  Questões de autoavaliação 515
  Soluções para os exercícios de tomada de decisão clínica 516

15. Aparelhos de Compressão Intermitente **523**
Daniel N. Hooker

Sistema linfático 523
  Objetivos do sistema linfático 523
  Estruturas do sistema linfático 524
  Estrutura e função linfática periférica 524

Edema por lesão 525
  Formação de edema depressível 526
  Formação de linfedema 526
  Os efeitos negativos do acúmulo de edema 527

Tratamento de edema 527

Técnicas de tratamento por compressão intermitente 529
  Pressões de inflação 529
  Sequência ligado/desligado 530
  Tempo de tratamento total 530
  Bombas de compressão sequencial 531
  Ajuste do paciente e instruções 532

Combinação de frio e compressão 535

Indicações e contraindicações para uso 536

  Resumo 537
  Questões de revisão 537
  Questões de autoavaliação 538
  Soluções para os exercícios de tomada de decisão clínica 539

xxii Sumário

16. Massagem Terapêutica 545
Wiliam E. Prentice

Efeitos fisiológicos da massagem 545
Efeitos reflexivos 546
Efeitos sobre o metabolismo 546
Efeitos mecânicos 546

Efeitos psicológicos da massagem 547

Considerações e diretrizes para o tratamento por massagem 547
Equipamento 550

Técnicas de tratamento por massagem 551
Massagem de Hoffa 551
Massagem por fricção 557
Massagem por fricção transversa 558
Massagem do tecido conectivo 560
Massagem de pontos-gatilho 561
Tensão-contratensão 564
Terapia de liberação posicional 565
Técnica de liberação ativa® 566
Liberação miofascial 566
Técnica Graston® 568
Rolfing® 569
Trager 570

Indicações e contraindicações à massagem 570

Resumo 571
Questões de revisão 572
Questões de autoavaliação 572
Soluções para os exercícios de tomada de decisão clínica 573

Apêndice A Localização dos pontos motores 582

Apêndice B Unidades de medida 585

Respostas às questões de autoavaliação 587

Índice 589

PARTE UM

Bases das Modalidades Terapêuticas

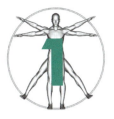

A Ciência Básica das Modalidades Terapêuticas

William E. Prentice e Bob Blake

OBJETIVOS

Após a conclusão deste capítulo, o estudante será capaz de:

- listar e descrever as diferentes formas de energia utilizadas com modalidades terapêuticas;
- classificar as várias modalidades de acordo com o tipo de energia utilizada por cada uma;
- analisar a relação entre comprimento de onda e frequência para energia eletromagnética;
- discutir o espectro eletromagnético e como várias modalidades que usam energia eletromagnética são relacionadas;
- explicar como as leis que governam os efeitos da energia eletromagnética se aplicam a diatermia, amplificação da luz por emissão estimulada de variação (*laser*, do inglês *light amplification by simulated emission of radiation*) e luz ultravioleta;
- discutir como as modalidades de energia térmica – termoterapia e crioterapia – transferem calor através de condução;
- explicar as várias maneiras em que a energia elétrica pode ser usada para produzir um efeito terapêutico;
- comparar e contrastar as propriedades de energia eletromagnética e sonora;
- explicar como a compressão intermitente, a tração e a massagem utilizam energia mecânica para produzir um efeito terapêutico.

Para o fisioterapeuta que escolhe incorporar uma modalidade terapêutica em sua prática clínica, conhecimento e entendimento da ciência básica por trás do uso desses agentes são úteis.[1] As interações entre energia e matéria são fascinantes e são a base física para as várias modalidades terapêuticas que são descritas neste livro. Este capítulo irá descrever as diferentes formas de energia, as maneiras pelas quais a energia pode ser transferida e como a transferência de energia afeta os tecidos biológicos. Uma forte base de conhecimento teórico pode ajudar os fisioterapeutas a entenderem como cada modalidade terapêutica funciona.

FORMAS DE ENERGIA

Energia é definida como a capacidade de um sistema trabalhar e existe em várias formas. A energia não é comumente criada ou destruída, mas é, muitas vezes, transformada de uma forma para outra, ou transferida de um local para outro.[2]

4   Parte I • Bases das Modalidades Terapêuticas

Há considerável confusão até mesmo entre os fisioterapeutas mais experientes a respeito das diferentes formas de energia envolvidas com as várias modalidades terapêuticas. As formas de energia que são relevantes para o uso de modalidades terapêuticas são **energia eletromagnética**, **energia térmica**, **energia elétrica**, **energia sonora** e **energia mecânica**.[2] Diatermia por ondas curtas e por micro-ondas, lâmpadas infravermelhas, terapia com luz ultravioleta e *lasers* de baixa potência utilizam energia eletromagnética. A termoterapia e a crioterapia transferem energia térmica. As correntes de estimulação elétrica, iontoforese e *biofeedback*, utilizam energia elétrica. O ultrassom e a terapia por ondas de choque extracorpóreas utilizam energia sonora. A compressão intermitente, a tração e a massagem utilizam energia mecânica (Tabela 1.1).

Cada um desses agentes terapêuticos transfere energia de uma forma ou outra para dentro ou para fora dos tecidos biológicos. As diferentes formas de energia podem produzir efeitos similares em tecidos biológicos. Por exemplo, o aquecimento do tecido é um efeito comum de vários tratamentos que utilizam diferentes tipos de energia. As correntes elétricas que passam através dos tecidos gerarão calor como um resultado da resistência do tecido à passagem de eletricidade. Energia eletromagnética como ondas de luz irá aquecer quaisquer tecidos que a absorverem. Tratamentos com ultrassom também irão aquecer os tecidos através dos quais as ondas sonoras viajam. Embora os tratamentos com energia elétrica, eletromagnética e sonora aqueçam os tecidos, o mecanismo físico de ação para cada um é diferente.[3]

O mecanismo de ação de cada modalidade terapêutica depende de qual forma de energia é utilizada durante sua aplicação. As diferentes formas de energia são geradas e transferidas por

Tabela 1.1   Classificação de modalidades terapêuticas sob as várias formas de energia
MODALIDADES DE ENERGIA ELETROMAGNÉTICA
• Diatermia por ondas curtas
• Diatermia por micro-ondas
• Lâmpadas infravermelhas
• Terapia ultravioleta
• *Laser* de baixa potência
MODALIDADES DE ENERGIA TÉRMICA
• Termoterapia
• Crioterapia
MODALIDADES DE ENERGIA ELÉTRICA
• Correntes de estimulação elétrica
• *Biofeedback*
• Iontoforese
MODALIDADES DE ENERGIA SONORA
• Ultrassom
• Terapia por ondas de choque extracorpóreas
MODALIDADES DE ENERGIA MECÂNICA
• Compressão intermitente
• Tração
• Massagem

mecanismos diferentes. A energia eletromagnética é gerada por uma fonte de alta energia e é transmitida pelo movimento de fótons. A energia térmica pode ser transferida por condução, que envolve o fluxo de energia térmica entre os objetos que estão em contato uns com os outros. A energia elétrica é armazenada em campos elétricos e administrada pelo movimento de partículas carregadas. As vibrações acústicas produzem ondas sonoras que podem passar através de um meio. Cada forma de energia e o mecanismo de sua transferência serão discutidos em mais detalhes para fornecer a base científica para que se compreenda as modalidades terapêuticas.[4]

> **Tomada de decisão clínica** *Exercício 1.1*
>
> Várias modalidades podem ser utilizadas para se tratar a dor. Das modalidades discutidas, quais podem ser utilizadas para se modular a dor e quais o fisioterapeuta deve recomendar como as melhores a serem utilizadas imediatamente após a lesão?

ENERGIA ELETROMAGNÉTICA

Radiação é um processo pelo qual a energia eletromagnética viaja desde sua fonte para fora, através do espaço.[5] A luz solar é um tipo visível de energia radiante, e sabe-se que ela não apenas torna os objetos visíveis, mas também produz calor. O sol emite um espectro de energia radiante sem massa visível e invisível e ejeta partículas de alta energia como resultado de reações químicas e nucleares de alta intensidade. As emissões de energia radiante sem massa a partir do sol são chamadas de **fótons**. Um fóton é o portador de energia que compõe toda a radiação eletromagnética. Os fótons viajam como ondas na velocidade da luz, aproximadamente 300 milhões de metros por segundo. Visto que todos os fótons viajam na mesma velocidade, eles são distinguidos por suas propriedades de onda – comprimento de onda e frequência –, bem como pela quantidade de energia carregada por cada fóton.

A relação entre comprimento de onda e frequência

Comprimento de onda é definido como a distância entre o pico de uma onda e o pico da onda precedente ou subsequente. **Frequência** é definida como o número de oscilações ou vibrações de onda que ocorrem em uma determinada unidade de tempo e é comumente expressa em Hertz (Hz). Um Hertz é uma vibração por segundo (Figura 1.1).

Visto que todas as formas de radiação eletromagnética viajam em uma velocidade constante através do espaço, fótons com comprimentos de onda maiores têm frequências mais baixas, e fótons com comprimentos de onda menores têm frequências mais altas.[6] A seguinte equação é útil para se fazerem cálculos envolvendo a velocidade, o comprimento de onda e a frequência das ondas.

$$\text{Velocidade} = \text{comprimento de onda} \times \text{frequência}$$
$$c = \lambda \times \nu$$

Existe uma relação inversa ou recíproca entre comprimento de onda e frequência. Quanto mais longo o comprimento de uma onda, mais baixa deve ser a frequência da onda. A velocidade

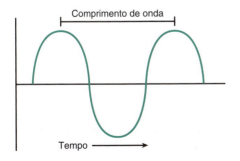

Figura 1.1 Comprimento de onda e frequência.

de radiação eletromagnética é uma constante, 3×10^8 m/s. Se o comprimento de qualquer onda for conhecido, a frequência daquela onda também pode ser calculada. Sempre que se trabalha com energia eletromagnética de qualquer tipo, pode-se usar a velocidade da luz, $3,0 \times 10^8$ m/s naquela equação. Aquela velocidade não é apropriada para ondas de energia elétrica ou ondas de energia sonora, que não viajam na velocidade da luz.[7]

A outra equação que é importante com radiação eletromagnética é a **equação de energia**. A energia de um fóton é diretamente proporcional à sua frequência. Isso significa que a radiação eletromagnética com frequência mais alta também tem energia mais alta. Isso será relacionado aos efeitos que cada forma de radiação eletromagnética pode produzir nos tecidos.

$$E = h \times v$$

(A letra **h** é conhecida como **constante de Planck** e tem um valor de 6.626×10^{-34} Js. Quando a constante de Planck é multiplicada por uma frequência em vibrações por segundo, o resultado tem a unidade de energia científica padrão de Joules.)

O espectro de energia eletromagnética

Se um raio de luz solar passa através de um prisma, ele será quebrado em várias cores em um padrão tipo arco-íris previsível de vermelho, laranja, amarelo, verde, azul, azul escuro e violeta (Figura 1.2). A amplitude de cores é chamada de **espectro**. As cores que podem ser detectadas pelas pessoas com os olhos são chamadas de **luz visível** ou **radiações luminosas**. Cada uma dessas cores representa um fóton de uma energia diferente. Eles aparecem como cores diferentes porque as várias formas de energia radiante são **refratadas** ou mudam de direção como um resultado de diferenças no comprimento de onda e na frequência de cada cor. Quando passa através de um prisma, o tipo de energia radiante menos refratada aparece como a cor vermelha, ao passo que a mais refratada é violeta.[7] A luz de comprimento de onda maior é de cor vermelha e baixa em energia, ao passo que a luz de menor comprimento de onda é violeta e relativamente mais alta em energia.

Esse feixe de radiação eletromagnética a partir do sol que passa através do prisma também inclui propagação de formas de energia radiante que não são visíveis aos nossos olhos.[2] Se um termômetro é colocado próximo à extremidade vermelha do espectro de luz visível, o termômetro elevará em temperatura. Isso se dá porque há radiação invisível com comprimentos de ondas maiores que a luz vermelha, chamada **radiação infravermelha**, que é absorvida pelo termômetro. Quando a radiação infravermelha é absorvida pelo termômetro, ela aquece o termômetro, assim como a luz do sol pode aquecer sua pele à medida que sua pele absorve a luz. Do mesmo modo, o filme fotográfico que é colocado próximo à extremidade violeta do espectro de luz visível pode ser desenvolvido por uma outra forma de radiação invisível a partir do sol, chamada de **radiação ultravioleta**. A radiação infravermelha é mais baixa em energia do que a luz vermelha (**infra** significa inferior ou abaixo). A radiação ultravioleta é mais alta em energia do que a luz

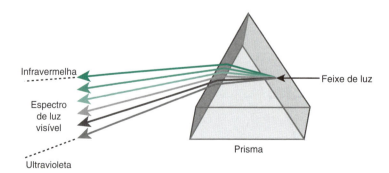

Figura 1.2 Quando um feixe de luz é refletido através de um prisma, as várias radiações eletromagnéticas na luz visível são refratadas e aparecem como uma banda distinta de cor chamada de espectro.

Capítulo 1 • A Ciência Básica das Modalidades Terapêuticas **7**

violeta (**ultra** significa maior ou acima). Quase toda radiação eletromagnética produzida pelo sol é invisível. Todo o espectro eletromagnético inclui ondas de rádio e de televisão, diatermias, raios infravermelhos, raios de luz visível, raios ultravioleta, raios X e raios gama (Tabela 1.2).

O espectro eletromagnético coloca todas as modalidades eletromagnéticas em ordem com base nos comprimentos de onda e nas frequências correspondentes. É notório, por exemplo, que as diatermias por ondas curtas têm o comprimento de onda mais longo e a frequência mais baixa, e todos os outros fatores são iguais; portanto, elas devem ter a maior profundidade de penetração. À medida que se desce no gráfico, os comprimentos de onda em cada região tornam-se progressivamente mais curtos e, as frequências, progressivamente mais altas. Diatermia, as várias fontes de calor infravermelho e as regiões ultravioletas têm progressivamente menos profundidade de penetração.[8]

Deve-se observar que as regiões rotuladas como frequências de rádio e de televisão, luz visível e radiações penetrantes e ionizantes de alta frequência certamente caem sob a classificação de radiações eletromagnéticas. Contudo, elas não têm aplicação como modalidades terapêuticas e, embora extremamente importantes para a vida diária das pessoas, não justificam consideração adicional no contexto dessa discussão.

Como a energia eletromagnética é produzida?

Várias formas de radiação eletromagnética podem ser utilizadas por fisioterapeutas para se tratarem pacientes, contanto que essas formas de energia possam ser produzidas e direcionadas de maneiras seguras e econômicas.[9] Tradicionalmente, raios ultravioleta, infravermelho e de luz visível têm sido produzidos por meio do aquecimento de objetos como um filamento fino a temperaturas muito altas. Os objetos são compostos de átomos, que sucessivamente são compostos de núcleos carregados positivamente circundados por elétrons carregados negativamente. À medida que a temperatura aumenta em uma determinada substância, as partículas subatômicas carregadas dentro da substância vibram mais rapidamente devido ao aumento na energia disponível. O movimento rápido de quaisquer partículas carregadas, tais como os elétrons carregados negativamente dentro dos átomos, produz ondas eletromagnéticas. Em temperaturas mais altas, o número de ondas eletromagnéticas produzidas e a frequência média dessas ondas aumentam.[7] É dessa forma que os bulbos de luz incandescente funcionam em nossas casas. A energia elétrica aquece os filamentos em temperaturas muito altas, levando-os a emitir radiação. As ondas eletromagnéticas produzidas por filamentos aquecidos incluem uma vasta amplitude de radiação e requerem grandes quantidades de energia para serem produzidas. Com uma melhora na tecnologia, maneiras mais específicas e econômicas de se produzir radiação eletromagnética foram desenvolvidas para uso nas modalidades terapêuticas. Tubos eletrônicos ou transistores podem converter energia elétrica em ondas de rádio, e um aparelho chamado magnétron pode produzir *bursts* (trens de pulso) direcionados de radiação de micro-ondas.[9,10]

Efeitos de radiações eletromagnéticas

Os efeitos da radiação eletromagnética sobre os tecidos depende do comprimento de onda, da frequência e da energia das ondas eletromagnéticas que penetram aqueles tecidos. Das formas de energia eletromagnética utilizadas por um fisioterapeuta, aquelas com comprimentos de onda mais longos são as mais penetrantes.[9] Na extremidade de baixa energia do espectro eletromagnético, caracterizada por radiação de baixa frequência e comprimento de onda longo, o efeito básico é o de aquecer os tecidos. A radiação eletromagnética com quantidades mais altas de energia por fóton pode ter efeitos diferentes, mais drásticos, sobre os tecidos. As grandes regiões de radiação com comprimentos de onda mais longos do que as radiações infravermelhas são conhecidas como **diatermias**. Estas incluem radiações por ondas curtas e por micro-ondas. Elas penetram nos tecidos mais profundamente do que a luz infravermelha ou a luz visível. As radiações infravermelhas, como aquelas produzidas por lâmpadas infravermelhas luminosas e não luminosas e luz visível também aquecem os tecidos. Esses tipos de radiação são menos penetrantes do que a radiação por micro-ondas, portanto, os efeitos de aquecimento são mais superficiais. A radiação ultravioleta é mais energética do que a luz visível e carrega energia suficiente para danificar os

Tabela 1.2 Espectro de energia eletromagnética*

REGIÃO	COMPRIMENTO DE ONDA CLINICAMENTE USADO	FREQUÊNCIA CLINICAMENTE USADA**	PROFUNDIDADE DE PENETRAÇÃO EFETIVA	EFEITOS FISIOLÓGICOS
Frequências de rádio e de televisão comerciais‡				
Diatermia por ondas curtas	22 m	13.56 MHz	3 cm	Temperatura de tecido profundo, vasodilatação aumentada, fluxo sanguíneo aumentado
	11 m	27.12 MHz		
Diatermia por micro-ondas	69 cm	433.9 MHz		Temperatura de tecido profundo, vasodilatação aumentada, fluxo sanguíneo aumentado
	33 cm	915 MHz	5 cm	
	12 cm	2.450 MHz		
Infravermelha				Temperatura superficial, vasodilatação aumentada, fluxo sanguíneo aumentado
IV Luminosa (727,2 °C)	28,860 Å	1.04×10^{13} Hz		
IV Não luminosa (1726.6 °C)	14,430 Å	2.08×10^{13} Hz		
Luz visível				Modulação de dor e cicatrização de ferida cutânea
Laser vermelho				
GaAs	9100 Å	3.3×10^{13} Hz	5 cm	
HeNe	6328 Å	4.74×10^{13} Hz	10-15 mm	
Violeta				
Ultravioleta				Mudanças químicas superficiais, efeitos de bronzeamento, bactericida
UV-A	3.200-4.000 Å	9.38×10^{13} até 7.5×10^{13} Hz		
UV-B	2.900-3.200 Å	1.03×10^{14} até 9.38×10^{13} Hz	1 mm	
UV-C	2.000-2.900 Å	1.50×10^{14} até 1.03×10^{14} Hz		
Radiação ionizante (raio X, raios gama, raios cósmicos)‡				

*As únicas formas de energia eletromagnética incluídas são aquelas que obedecem às equações $C = \lambda \times v$ e $E = h \times v$. Nem a corrente elétrica e nem o calor que viaja por condução viaja na velocidade da luz.

**Calculada usando $C = \lambda \times f$, onde C é a velocidade da luz (3×10 m/s), λ é o comprimento de onda e f é a frequência.

‡Embora estes caiam sob a classificação de energia eletromagnética, eles não têm nada a ver com modalidades terapêuticas e, portanto, não justificam discussão adicional neste texto.

tecidos. Como essa radiação não é muito penetrante, o resultado de exposição à radiação ultravioleta é o dano cutâneo superficial que se denomina queimadura solar.

Leis que governam os efeitos da energia eletromagnética

Quando a radiação eletromagnética entra em contato com vários objetos ou os atinge, ela pode ser refletida, transmitida, refratada ou absorvida, dependendo do tipo de radiação e da natureza do objeto com o qual ela interage.[11] Os raios que ricocheteiam para fora do material são ditos **refletidos.** Se um raio passa de um material para outro, ele muda seu caminho por um processo chamado **refração**. Os raios que passam através de um material são ditos **transmitidos** através do material. Uma porção da radiação pode ser **absorvida** pelo material. Quaisquer fótons que não sejam absorvidos pelo tecido serão transmitidos para camadas mais profundas. A intensidade de um raio depende de quantos fótons compõem o raio (Figura 1.3). Geralmente, a radiação usada nas modalidades terapêuticas que tem o comprimento de onda mais longo tende também a ter as profundidades de penetração maiores. Deve ser salientado, contudo, que vários outros fatores, os quais serão discutidos posteriormente, também podem contribuir para a profundidade de penetração.

Princípio de Arndt-Schultz

O objetivo de se utilizarem modalidades terapêuticas é o de se estimular o tecido corporal. Essa estimulação só ocorrerá se a energia produzida for absorvida pelo tecido.[11,12] O **princípio de Arndt-Schultz** afirma que não pode ocorrer nenhuma reação ou mudança nos tecidos corporais se a quantidade de energia absorvida for insuficiente para estimular os tecidos absorventes. O objetivo do fisioterapeuta deve ser o de se administrar energia suficiente para que se estimulem os tecidos a realizarem sua função normal. Um exemplo seria o de se utilizar uma corrente de estimulação elétrica para se criar uma contração muscular. Para se atingir a despolarização de um nervo motor, a intensidade da corrente deve ser aumentada até que energia suficiente se torne disponível e seja absorvida por aquele nervo para se facilitar uma despolarização. O fisioterapeuta também deve perceber que muita energia absorvida em um determinado período de tempo poderá prejudicar seriamente a função normal e, se for severa o suficiente, poderá causar dano irreparável.[12]

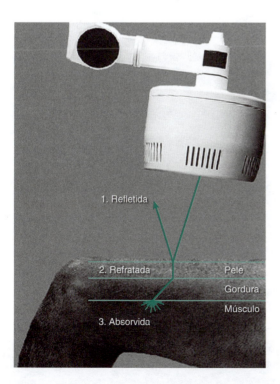

Figura 1.3 Quando radiações eletromagnéticas entram em contato com tecidos humanos, elas podem ser refletidas, refratadas ou absorvidas. A energia que é transmitida através dos tecidos deve ser absorvida antes que ocorram quaisquer mudanças fisiológicas.

Lei de Grotthus-Draper

A relação inversa que existe entre absorção de energia por um tecido e penetração de energia para camadas mais profundas é descrita pela **Lei de Grotthus-Draper**. A porção de energia eletromagnética que não é refletida penetrará nos tecidos (camadas de pele), e alguns deles serão absorvidos superficialmente. Se muita radiação for absorvida por tecidos superficiais, quantidade insuficiente será absorvida pelos tecidos mais profundos e não ocorrerá estimulação nos mesmos. Se a quantidade de energia absorvida for suficiente para se estimular o tecido-alvo, ocorrerá alguma resposta fisiológica.[11,12] Se o tecido-alvo for um nervo motor e o objetivo de tratamento for causar uma despolarização desse nervo motor, então energia suficiente deverá ser absorvida por esse nervo para causar a despolarização desejada. Um exemplo que mostra a aplicação da Lei de Grotthus-Draper é o uso de tratamento com ultrassom para se aumentar a temperatura do tecido nas porções mais profundas do músculo glúteo máximo. Um fisioterapeuta deve utilizar ultrassom em uma frequência de 1 MHz (comprimento de onda longo) ou 3 MHz (comprimento de onda curto). A utilização de tratamento com ultrassom em uma frequência de 1 MHz seria mais eficaz na penetração de tecidos mais profundos do que o tratamento com ultrassom em 3 MHz, visto que menos energia seria absorvida superficialmente para o comprimento de onda mais longo.[13]

Lei do cosseno

Qualquer reflexão de radiação eletromagnética ou de outras ondas irá reduzir a quantidade de energia que está disponível para objetivos terapêuticos. Quanto menor o ângulo entre o raio em propagação e o ângulo reto, menor a radiação refletida e maior a absorção. Assim, a energia radiante é mais facilmente transmitida para tecidos mais profundos se a fonte de radiação estiver em um ângulo reto à área que está sendo irradiada. Esse princípio, conhecido como a **lei do cosseno**, é extremamente importante quando se usam diatermias, luz ultravioleta e aquecimento por infravermelho, visto que a eficácia dessas modalidades é baseada em grande parte em como elas são posicionadas em relação ao paciente (Figura 1.4).[12] Um exemplo que mostra a aplicação da lei do cosseno pode ser o de que, ao se realizar um tratamento com ultrassom, a superfície do aplicador deve ser mantida o mais plana possível sobre a superfície da pele. Isso permite que a energia sonora que vem do aplicador atinja a superfície o mais próximo de 90° possível, minimizando, assim, a quantidade de energia refletida.

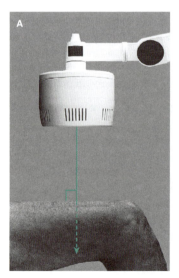
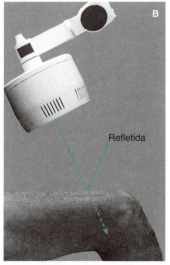

Figura 1.4 A lei do cosseno afirma que, quanto menor o ângulo entre o raio de propagação e o ângulo reto, menor a radiação refletida e maior a radiação absorvida. Assim, a energia absorvida seria maior em a do que em b.

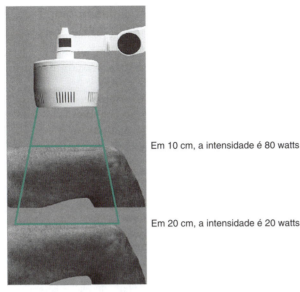

Figura 1.5 A lei do quadrado inverso afirma que a intensidade da radiação que atinge uma determinada superfície varia inversamente com o quadrado da distância a partir da fonte.

Em 10 cm, a intensidade é 80 watts

Em 20 cm, a intensidade é 20 watts

Lei do quadrado inverso

A intensidade da radiação que atinge uma determinada superfície é conhecida por variar inversamente com o quadrado da distância a partir da fonte.[14] Por exemplo, ao se usar uma lâmpada de aquecimento infravermelha para se aquecer a região lombar, a intensidade de energia de calor na superfície da pele com a lâmpada posicionada em uma distância de 10 cm será quatro vezes maior do que se a lâmpada fosse colocada em uma distância de 20 cm. Esse princípio, conhecido como a **lei do quadrado inverso**, obviamente é de grande consequência quando se ajusta uma modalidade específica para se atingir um efeito fisiológico desejado (Figura 1.5). Independentemente do trajeto que essa energia transmitida percorre, os efeitos fisiológicos são aparentes apenas quando a energia é absorvida por um tecido específico. Os tratamentos só serão efetivos se energia suficiente for absorvida pelos tecidos, portanto, as modalidades serão mais efetivas quando colocadas o mais próximo possível do corpo.

Modalidades de energia eletromagnética

Diatermia

As diatermias são consideradas modalidades de alta frequência porque utilizam radiação com mais de um milhão de ciclos por segundo. Quando os impulsos de uma duração curta entram em contato com o tecido humano, há tempo insuficiente para ocorrer movimento de íons. Consequentemente, não há estimulação de nervos motores ou sensoriais. A energia dessa radiação rapidamente vibrante produz calor à medida que é absorvida por tecido celular, resultando em um aumento de temperatura.[10,15] A diatermia por ondas curtas pode ser contínua ou pulsada. Tanto a diatermia por ondas curtas contínua como a diatermia por micro-ondas são utilizadas primariamente por seus efeitos térmicos, ao passo que a diatermia por ondas curtas pulsada é usada por seus efeitos não térmicos.[12,16] A diatermia será discutida em mais detalhes no Capítulo 12.

Tomada de decisão clínica *Exercício 1.2*

O fisioterapeuta está tratando um paciente com uma lesão lombar crônica. Nesse momento, foi decidido que o aquecimento da área é o tratamento de escolha. Quais das modalidades discutidas brevemente neste capítulo podem ser utilizadas como modalidades de aquecimento? Qual dessas modalidades poderia ser escolhida para se fornecer a maior profundidade de penetração?

12   Parte I • Bases das Modalidades Terapêuticas

Laser de baixa potência

A palavra *laser* é um acrônimo para *light amplification by stimulated emission of radiation* (amplificação de luz por emissão estimulada de radiação) e se aplica a qualquer instrumento que gere luz utilizando-se essa técnica. Existem *lasers* que produzem luz nas porções infravermelhas ou de luz visível do espectro.

Os *lasers* podem ser construídos para se operar em determinados níveis de potência. Os de alta potência são usados na cirurgia para objetivos de incisão, coagulação de vasos e termólise, devido aos seus efeitos térmicos. O de baixa potência ou frio produz pouco ou nenhum efeito térmico, mas parece ter algum efeito clínico significativo na cicatrização de tecidos moles e na consolidação de fraturas, bem como no manejo da dor, por meio da estimulação de pontos de acupuntura e de pontos-gatilho. O *laser* como uma ferramenta terapêutica é discutido no Capítulo 13.

Luz ultravioleta

A porção ultravioleta do espectro eletromagnético é mais alta em energia do que a luz violeta. Conforme afirmado previamente, a radiação na região ultravioleta não é detectável pelo olho humano. Contudo, se uma placa fotográfica é colocada na extremidade ultravioleta, mudanças químicas serão aparentes. Embora uma fonte extremamente quente (7.000-9.000 ºC) seja requerida para se produzirem comprimentos de ondas ultravioletas, os efeitos fisiológicos da ultravioleta são principalmente de natureza química e ocorrem inteiramente nas camadas cutâneas de pele. A profundidade de penetração máxima com ultravioleta é cerca de 1 mm.[19]

Tomada de decisão clínica   *Exercício 1.3*

Quais modalidades descritas brevemente neste capítulo são mais consideradas na lei do cosseno e na lei do quadrado inverso?

Devido à disponibilidade de medicações orais e tópicas para se tratarem lesões de pele, a terapia ultravioleta raramente é utilizada como uma modalidade de tratamento. Sua aplicação primária é na cicatrização de ferida, e ela será brevemente discutida no Capítulo 3.

ENERGIA TÉRMICA

Anteriormente, foi afirmado que qualquer objeto aquecido (ou resfriado) a uma temperatura diferente daquela do ambiente circundante irá dissipar (ou absorver) calor por meio de condução para (ou de) outros materiais com os quais ele entra em contato.

Há confusão sobre a relação entre transferência de energia eletromagnética e de energia térmica associadas a compressas quentes e frias. É correto pensar nas modalidades **infravermelhas** como aquelas modalidades cujo mecanismo primário de ação é a emissão de radiação infravermelha com o objetivo de se aumentarem as temperaturas dos tecidos.[17] Todos os objetos quentes, incluindo banhos de turbilhão, emitem radiação infravermelha, mas a quantidade de energia infravermelha que é irradiada a partir de banhos quentes e frios é muito pequena comparada á quantidade que transfere para e a partir deles por condução. As modalidades como compressas quentes e frias operam por condução de energia térmica, portanto, elas são melhor descritas como modalidades condutoras. As modalidades condutoras são usadas para produzir um aquecimento ou resfriamento local e ocasionalmente generalizado dos tecidos superficiais com uma profundidade de penetração máxima de 1 cm ou menos. As modalidades condutoras são, em geral, classificadas naquelas que produzem um aumento na temperatura dos tecidos, que se denomina como **termoterapia,** e naquelas que produzem uma diminuição na temperatura dos tecidos, que se chama **crioterapia.**

Anteriormente, afirmou-se que lâmpadas de luz visível, infravermelhas luminosas e infravermelhas não luminosas são classificadas como modalidades de energia eletromagnética. Isso porque seu mecanismo de transferência de energia se dá por meio de radiação eletromagnética, não por condução.

A taxa de transferência de calor de um objeto para outro é proporcional à diferença na temperatura entre eles. Se dois objetos possuírem temperaturas muito próximas, a transferência de calor será lenta. Se houver uma grande diferença de temperatura entre dois objetos, a transferência de calor entre eles será muito rápida. Isso tem consequências importantes para o uso de banhos quentes e banhos frios. Quando uma compressa fria (8ºF/–13,33 ºC) é colocada em contato com a pele (98,6ºF/37 ºC), a diferença na temperatura é de aproximadamente 90ºF/32,2 ºC, portanto, o fluxo de calor da pele para a compressa fria é muito rápido. Isso irá resfriar a pele muito rapidamente e a uma profundidade tecidual maior. Quando os tecidos são colocados em um turbilhão quente (43,33 ºC), a diferença na temperatura é de apenas aproximadamente –12,22 ºC, portanto, a transferência de calor do banho para a pele é muito mais lenta. Os turbilhões também têm outros efeitos, como a prevenção de resfriamento evaporativo da pele, mas o princípio geral de que as compressas frias trabalham mais rapidamente e a uma maior profundidade tecidual é verdadeiro.

Deve-se acrescentar que, além de produzirem aumento ou diminuição na temperatura dos tecidos, as modalidades térmicas podem provocar aumentos ou diminuições na circulação, dependendo do que está sendo utilizado, frio ou calor. Elas também são conhecidas por terem efeitos analgésicos como o resultado de estimulação de terminações nervosas cutâneas sensoriais.

Modalidades de energia térmica

Termoterapia

As técnicas de termoterapia são usadas principalmente para produzir um aumento na temperatura dos tecidos para uma variedade de objetivos terapêuticos. As modalidades classificadas como modalidades de termoterapia incluem turbilhão quente, compressas quentes de *hydrocollator*, banhos de parafina e fluidoterapia. Os procedimentos específicos para aplicar essas técnicas são discutidos em detalhes no Capítulo 9.

Crioterapia

As técnicas de crioterapia são utilizadas principalmente para produzir uma diminuição na temperatura dos tecidos para uma variedade de objetivos terapêuticos. As modalidades classificadas como modalidades de crioterapia incluem massagem com gelo, compressas frias de *hydrocollator*, turbilhão frio, *spray* frio, banhos de contraste, imersão no gelo, *cryo-cuff* e criocinética. Os procedimentos específicos para aplicar essas técnicas são discutidos em detalhes no Capítulo 9.

ENERGIA ELÉTRICA

Em geral, a eletricidade é uma forma de energia que pode efetuar mudanças químicas e térmicas sobre o tecido. A energia elétrica está associada com o fluxo de elétrons ou de outras partículas carregadas por meio de um campo elétrico. Elétrons são partículas de matéria que possuem uma carga elétrica negativa e giram ao redor do centro, ou núcleo, de um átomo. Uma corrente elétrica refere-se ao fluxo de partículas carregadas que passam ao longo de um condutor como um nervo ou fio. Os aparelhos eletroterapêuticos geram correntes que, quando introduzidas no tecido biológico, são capazes de produzir mudanças fisiológicas específicas.

Uma corrente elétrica aplicada ao tecido nervoso com intensidade e duração suficientes para se alcançar o limiar de excitabilidade daquele tecido resultará em uma despolarização de membrana ou aquecimento daquele nervo. As correntes de estimulação elétrica afetam o tecido nervoso e muscular de várias maneiras, com base na ação da eletricidade sobre os tecidos. Qualquer corrente elétrica que passa através dos tecidos irá aquecer os tecidos com base na resistência dos tecidos ao fluxo de eletricidade. As frequências de correntes elétricas clinicamente usadas variam de um a 4.000 Hz. Muitos estimuladores possuem a flexibilidade de alterar os parâmetros de tratamento do aparelho para se evocar uma resposta fisiológica desejada além do aquecimento dos tecidos.[4]

14 Parte I • Bases das Modalidades Terapêuticas

Modalidades de energia elétrica

Correntes de estimulação elétrica

As correntes de OH e muscular são capazes de: (1) modular a dor por meio da estimulação de nervos sensoriais cutâneos em altas frequências; (2) produzir contração muscular e relaxamento ou tetania, dependendo do tipo de corrente e de frequência; (3) facilitar a cicatrização de tecidos moles e a consolidação óssea por meio do uso de estimuladores de baixa intensidade de microcorrentes subsensoriais; e (4) produzir um movimento final de íons por meio do uso de corrente direta contínua e evocando, dessa forma, uma mudança química nos tecidos, que é chamada de iontoforese (ver Capítulo 6).[5] As correntes de estimulação elétrica e seus vários efeitos fisiológicos são discutidos em detalhes no Capítulo 5.

Biofeedback eletromiográfico

O *biofeedback* eletromiográfico é um procedimento terapêutico que utiliza instrumentos eletrônicos ou eletromecânicos para medir, processar e retroalimentar precisamente a informação de reforço via sinais auditivos ou visuais. Clinicamente, ele é utilizado para se auxiliar o paciente a desenvolver maior controle voluntário em termos de relaxamento neuromuscular ou reeducação muscular após a lesão. O *biofeedback* é discutido no Capítulo 7.

ENERGIA SONORA

A energia sonora e a energia eletromagnética possuem características físicas muito diferentes. A energia sonora consiste em ondas de pressão devido à vibração mecânica das partículas, ao passo que a radiação eletromagnética é carregada por fótons. A relação entre velocidade, comprimento de onda e frequência é a mesma para energia sonora e energia eletromagnética, mas as velocidades dos dois tipos de ondas são diferentes. As ondas acústicas viajam na velocidade do som. As ondas eletromagnéticas viajam na velocidade da luz. Visto que o som viaja mais lentamente do que a luz, os comprimentos de onda são consideravelmente mais curtos para vibrações acústicas do que para radiações eletromagnéticas em qualquer frequência dada.[12] Por exemplo, o ultrassom que viaja na atmosfera tem um comprimento de onda de aproximadamente 0,3 mm, ao passo que as radiações eletromagnéticas teriam um comprimento de onda de 297 m em uma frequência similar.

As radiações eletromagnéticas são capazes de viajar através do espaço ou do vácuo. À medida que a densidade do meio de transmissão é aumentada, a velocidade de radiação eletromagnética diminui. As vibrações acústicas (som) não serão transmitidas através do vácuo, visto que elas se propagam por meio de colisões moleculares. Quanto mais rígido for o meio de transmissão, maior será a velocidade do som. O som tem uma velocidade de transmissão muito maior no tecido ósseo (3.500 m/s), por exemplo, do que no tecido adiposo (1.500 m/s).

Modalidades de energia sonora

Ultrassom

Uma modalidade terapêutica que os fisioterapeutas utilizam com frequência é o ultrassom. O ultrassom é a mesma forma de energia que o som audível, exceto pelo fato de que o ouvido humano não consegue detectar frequências de ultrassom. As frequências de produção de ondas de ultrassom são entre 700.000 e um milhão de ciclos por segundo. As frequências até cerca de 20.000 Hz são detectáveis pelo ouvido humano. Assim, a porção de ultrassom do espectro acústico é inaudível. O ultrassom é, muitas vezes, classificado juntamente às modalidades eletromagnéticas, diatermia por ondas curtas e por micro-ondas, como uma modalidade de aquecimento profundo do tipo "conversão", e é certamente verdadeiro que todas essas são capazes de produzir um aumento de temperatura no tecido humano até uma profundidade considerável. Contudo, o ultrassom é uma vibração mecânica, uma onda sonora, produzida e transformada a partir de energia elétrica de alta frequência.[12]

Os geradores de ultrassom são, em geral, ajustados em uma frequência padrão de 1 a 3 MHz (1.000 kHz). A profundidade de penetração com o ultrassom é muito maior do que com qualquer uma das radiações eletromagnéticas. Em uma frequência de 1 MHz, 50% da energia produzida penetrará a uma profundidade de cerca de 5 cm. A razão para essa grande profundidade de penetração é o fato de que o ultrassom viaja muito bem através do tecido homogêneo (p. ex., tecido adiposo), ao passo que as radiações eletromagnéticas são quase inteiramente absorvidas. Assim, quando a penetração terapêutica para tecidos mais profundos é desejada, o ultrassom é a modalidade de escolha.[13,18]

O ultrassom terapêutico tem sido utilizado tradicionalmente para produzir um aumento na temperatura tecidual por meio de efeitos fisiológicos térmicos. Contudo, ele também é capaz de aumentar a cicatrização no nível celular como um resultado de seus efeitos fisiológicos não térmicos. A utilidade clínica do ultrassom terapêutico é discutida de forma mais detalhada no Capítulo 10.

Terapia por ondas de choque extracorpóreas

A terapia por ondas de choque extracorpóreas (TOC) é uma modalidade não invasiva relativamente nova usada no tratamento de lesões de tecido mole e lesões ósseas. As **ondas de choque**, em contraste com a conotação de um choque elétrico, são, na verdade, ondas sonoras pulsadas de alta pressão e curta duração (< 1 m/s). Essa energia sonora é concentrada em uma área focal pequena (2 a 8 mm de diâmetro) e é transmitida por meio de um acoplamento para uma região-alvo com pouca atenuação. Durante vários anos, no passado, vários investigadores usaram essa modalidade de forma bem-sucedida para tratar fasciite plantar, epicondilite medial/lateral e fraturas por não união. A TOC será discutida no Capítulo 11.

ENERGIA MECÂNICA

Em todos os casos em que um trabalho é realizado, há um objeto que fornece a força para se realizar este trabalho. Quando o trabalho é feito sobre o objeto, este objeto ganha energia. A energia adquirida pelos objetos sobre os quais o trabalho é feito é conhecida como **energia mecânica**.[2] A energia mecânica é a energia possuída por um objeto devido ao seu movimento ou à sua posição. A energia mecânica pode ser **energia cinética** (energia de movimento) ou **energia potencial** (energia armazenada de posição). Os objetos possuem energia cinética se eles estão em movimento. A energia potencial é armazenada por um objeto e tem o potencial de ser criada quando este objeto é alongado, dobrado ou comprimido. A energia cinética criada pelas mãos de um fisioterapeuta move-se para aplicar uma força que pode alongar, dobrar ou comprimir pele, músculos, ligamentos, e assim por diante. A estrutura alongada, dobrada ou comprimida possui energia potencial que pode ser liberada quando a força é removida.

Modalidades de energia mecânica

Compressão intermitente, técnicas de tração e massagem podem utilizar energia mecânica envolvendo uma força aplicada a alguma estrutura de tecido mole para criar um efeito terapêutico. Essas modalidades de energia mecânica são discutidas nos Capítulos 14, 15 e 16.

RESUMO

1. As formas de energia que são relevantes ao uso de modalidades terapêuticas são energia eletromagnética, energia térmica, energia elétrica, energia sonora e energia mecânica.
2. As várias formas de energia podem ser refletidas, refratadas, absorvidas ou transmitidas nos tecidos.
3. Todas as formas de energia eletromagnética viajam na mesma velocidade, dessa forma, o comprimento de onda e a frequência estão inversamente relacionados.
4. O espectro eletromagnético coloca todas as modalidades de energia eletromagnética, incluindo diatermia, *laser*, luz ultravioleta e lâmpadas infravermelhas luminosas, em ordem com base nos comprimentos de onda e nas frequências correspondentes.
5. O princípio de Arndt-Schultz, a Lei de Grotthus-Draper, a lei do cosseno e a lei do quadrado inverso podem ser aplicados às modalidades de energia eletromagnética.

6. As modalidades de termoterapia e de crioterapia transferem energia térmica de uma fonte de aquecimento ou de resfriamento para o corpo por meio de condução.

7. As modalidades que utilizam energia elétrica podem: (1) causar modulação da dor por meio da estimulação de nervos sensoriais cutâneos; (2) produzir contração muscular e relaxamento ou tetania, dependendo do tipo de corrente e de frequência; (3) facilitar a cicatrização de tecidos moles e a consolidação óssea por meio do uso de microcorrentes subsensoriais; e (4) produzir um movimento final de íons, evocando, assim, uma mudança química nos tecidos.

8. A energia sonora e a energia eletromagnética possuem características físicas muito diferentes.

9. A energia mecânica pode ser energia cinética (energia de movimento) ou energia potencial (energia armazenada de posição). A energia cinética criada pelas mãos de um fisioterapeuta move-se para aplicar uma força que pode alongar, dobrar ou comprimir pele, músculos, ligamentos, e assim por diante. A estrutura alongada, dobrada ou comprimida possui energia potencial que pode ser liberada quando a força é removida.

QUESTÕES DE REVISÃO

1. Quais são as várias formas de energia produzidas por modalidades terapêuticas?
2. O que é energia radiante e como ela é produzida?
3. Qual é a relação entre comprimento de onda e frequência?
4. Quais são as características da energia eletromagnética?
5. Quais das modalidades terapêuticas produzem energia eletromagnética?
6. Qual é o objetivo de se utilizar uma modalidade terapêutica?
7. De acordo com a Lei de Grotthus-Draper, o que acontece com a energia eletromagnética quando ela entra em contato com e/ou penetra no tecido biológico humano?
8. Explique as leis do cosseno e do quadrado inverso em relação à penetração de energia eletromagnética no tecido.
9. Como as modalidades de energia térmica transferem energia?
10. Quais mudanças fisiológicas o uso de energia elétrica pode produzir no tecido humano?
11. Quais das modalidades terapêuticas produzem energia sonora?
12. Quais são as diferenças entre energia eletromagnética e energia sonora?
13. Quais modalidades utilizam energia mecânica para produzir um efeito terapêutico?

QUESTÕES DE AUTOAVALIAÇÃO

Verdadeiro ou falso
1. O comprimento de onda é definido como o número de ciclos por segundo.
2. Para atingir penetração de tecido mais profundo, o comprimento de onda deve ser aumentado.
3. A diatermia por ondas curtas contínuas produz efeitos térmicos.

Múltipla escolha
4. Qual das seguintes NÃO é uma modalidade de energia eletromagnética?
   a. Luz ultravioleta
   b. Ultrassom
   c. *Laser* de baixa potência
   d. Diatermia por ondas curtas
5. Ondas sonoras ou de radiação que mudam a direção quando passam de um tipo de tecido para outro são ditas
   a. Transmitir
   b. Absorver
   c. Refletir
   d. Refratar

Capítulo 1 • A Ciência Básica das Modalidades Terapêuticas **17**

6. A/O _____ afirma que, se o tecido superficial não absorve energia, ela deve ser transmitida mais profundamente.
   a. Lei de Grotthus-Draper
   b. Lei do cosseno
   c. Lei do quadrado inverso
   d. Princípio de Arndt-Schultz

7. De acordo com a lei do cosseno, para minimizar a reflexão e maximizar a absorção, a fonte de energia deve estar em um ângulo de _____ à superfície.
   a. 45 graus
   b. 90 graus
   c. 180 graus
   d. 0 grau

8. As correntes de estimulação elétrica podem produzir os seguintes efeitos:
   a. Contração muscular
   b. Movimento de íon final
   c. Diminuição da dor
   d. Todos acima

9. As modalidades de energia térmica geralmente afetam o tecido superficial até _____ de profundidade.
   a. 5 cm
   b. 0,5 cm
   c. 1 cm
   d. 10 cm

10. Com base nas suas características diferentes, qual das seguintes viaja em velocidade maior através do tecido humano?
    a. Energia sonora
    b. Energia eletromagnética
    c. Tanto *a* como *b* viajam na mesma amplitude.
    d. Nem *a* nem *b* viajam através do tecido humano.

SOLUÇÕES PARA OS EXERCÍCIOS DE TOMADA DE DECISÃO CLÍNICA

1.1

Calor e frio superficiais, correntes de estimulação elétrica e *laser* de baixa potência podem ser efetivos para modular a dor. Contudo, o gelo é provavelmente a melhor escolha imediatamente após a lesão, porque ele não apenas irá modular a dor, mas também causará vasoconstrição e, dessa forma, ajudar a controlar o edema.

1.2

O médico pode escolher usar modalidades de aquecimento infravermelhas, diatermia por ondas curtas ou ultrassom – todas elas têm a capacidade de produzir calor nos tecidos. O ultrassom tem uma maior profundidade de penetração do que qualquer uma das modalidades eletromagnéticas ou térmicas, visto que a energia sonora é transmitida mais efetivamente através de tecido denso do que a energia eletromagnética.

1.3

Quando se ajustar um paciente para tratamento utilizando-se diatermia por micro-ondas ou terapia ultravioleta, é crucial que o fisioterapeuta considere o ângulo no qual a energia eletromagnética está atingindo a superfíc do corpo para se assegurar de que a maior parte da energia será absorvida, e não refletida. Também é essencial que se saiba a distância em que essas modalidades serão colocadas a partir da superfície para se atingir a quantidade correta de energia no tecido-alvo.

18 Parte I • Bases das Modalidades Terapêuticas

REFERÊNCIAS

1. Nadler SF. Complications from therapeutic modalities: results of a national survey of clinicians. *Arch Phys Med Rehab.* 2003;84(6):849–853.
2. Young H, Freedman R. *Sears and Zemansky's University Physics.* Reading, MA: Addison-Wesley; 2007.
3. De Pinna S. *Transfer of Energy.* Strongsville, OH: Gareth Stevens Publishing; 2007.
4. Sharp T. *Practical Electrotherapy: A Guide to Safe Application.* New York: Elsevier Health Sciences; 2007.
5. Venes D. *Taber's Cyclopedic Medical Dictionary.* Philadelphia: F.A. Davis; 2009.
6. Smith G. *Introduction to Classical Electromagnetic Radiation.* Boston: Cambridge University Press; 1997.
7. Reitz J, Milford F, Christy R. *Foundations of Electromagnetic Theory.* 4th ed. Reading, MA: Addison–Wesley; 2008.
8. Grosswinder L, Jones L, Rogers G. *The Science of Phototherapy: An Introduction.* New York: Springer-Verlag; 2005.
9. Kato M. *Electromagnetics in Biology.* New York: Springer-Verlag; 2007.
10. Habash R. *Bioeffects and Therapeutic Applications of Electromagnetic Energy.* Oxford, UK: Taylor & Francis, Inc.; 2007.
11. Gasos J, Stavroulakis P. *Biological Effects of Electromagnetic Radiation.* New York: Springer-Verlag; 2003.
12. Griffin J, Karselis T. *Physical Agents for Physical Therapists.* Springfield, IL: Charles C Thomas; 1988.
13. Draper D, Sunderland O. Examination of the law of Grotthus-Draper: does ultrasound penetrate subcutaneous fat in humans?. *J Athletic Train.* 1993;28(3):248–250.
14. Goats GC. Appropriate use of the inverse square law. *Physiotherapy.* 1988;74(1):8.
15. Hitchcock RT, Patterson RM. *Radio-frequency and ELF Electromagnetic Energies: A Handbook for Healthcare Professionals.* New York: Van Nostrand Reinhold; 1995.
16. Blank M, ed. *Electromagnetic Fields: Biological Interactions and Mechanisms.* Washington, DC: American Chemical Society; 1995.
17. Lehmann J, ed. *Therapeutic Heat and Cold.* 4th ed. Baltimore: Williams and Wilkins; 1990.
18. Lehmann JF, Guy AW. Ultrasound therapy. *Proceedings of the Workshop on Interaction of Ultrasound and Biological Tissues.* Washington, DC: HEW Pub. (FDA 73:8008); Sept. 1972.
19. Stillwell K. *Therapeutic Electricity and Ultraviolet Radiation.* Baltimore: Williams & Wilkins; 1983.

FONTES ADICIONAIS RELACIONADAS E RELEVANTES

Allen, R: Physical agents used in the management of chronic pain by physical therapists. *Phys Med Rehabil Clin N Am.* 2006;17(2):315–345.

Bracciano A, Mu K. Physical agent modalities: developing a framework for clinical application in occupational therapy practice. *OT Practice.* 2009;14 (11): Suppl.(CE-1-CE-8, 2p)

Cetin N, Aytar A. Comparing hot pack, short-wave diathermy, ultrasound, and TENS on isokinetic strength, pain, and functional status of women with osteoarthritic knees: a single-blind, randomized, controlled trial. *Am J Phys Med Rehabil.* 2008;87(6):443.

Goodgold J, Eberstein A. *Electrodiagnosis of Neuromuscular Diseases.* Baltimore, MD: Williams & Wilkins; 1972.

Habash R. *Bioeffects and Therapeutic Applications of Electromagnetic Energy.* Danvers, MA: CRC Press; 2007.

Jehle H. Charge fluctuation forces in biological systems. *Ann NY Acad Sci.* 1969;158:240–255.

Koracs R. *Light Therapy.* Springfield, IL: Charles C Thomas; 1950.

Licht S, ed. Electrodiagnosis and electromyography. 3rd ed. New Haven, CT: Elizabeth Licht; 1971.

Licht S. *Therapeutic Electricity and Ultraviolet Radiation.* New Haven, CT: Elizabeth Licht; 1959.

Scott P, Cooksey F. *Clayton's Electrotherapy and Actinotherapy.* London: Bailliere, Tindall and Cox; 1962.

GLOSSÁRIO

Absorção   Energia que estimula um determinado tecido para realizar sua função normal.

Comprimento de onda   Distância de um ponto em uma onda de propagação até o mesmo ponto na próxima onda.

Crioterapia   Diminuição na temperatura do tecido.

Diatermia: Aplicação de energia elétrica de alta frequência usada para gerar calor no tecido corporal como o resultado da resistência do tecido à passagem de energia.

Energia   Capacidade de um sistema de realizar trabalho.

Energia cinética   Energia de movimento.

Energia mecânica   Energia adquirida pelos objetos sobre os quais o trabalho é feito.

Energia potencial   Energia armazenada de posição.

Espectro   Variação de cores de luz visível.

Fóton   O portador de energia que compõe toda a radiação eletromagnética.

Frequência   O número de ciclos ou pulsos por segundo.

Lei de Grotthus-Draper   A energia não absorvida pelos tecidos deve ser transmitida.

Lei do cosseno   Radiação favorável ocorre quando a fonte de radiação está em ângulos retos com o centro da área que está sendo irradiada.

Lei do quadrado inverso   A intensidade de radiação que toca uma determinada superfície varia inversamente com o quadrado da distância a partir da fonte de radiação.

Princípio de Arndt-Schultz   Não poderão ocorrer reações ou mudanças no corpo se a quantidade de energia absorvida não for suficiente para se estimularem os tecidos absorventes.

Radiação   (1) Processo de emitir energia a partir de alguma fonte em forma de ondas. (2) Método de transferência de calor por meio do qual o calor pode ser obtido ou perdido.

Radiação infravermelha   A porção do espectro eletromagnético associada com mudanças térmicas localizadas adjacentes à porção vermelha do espectro de luz visível.

Radiação ultravioleta   A porção do espectro eletromagnético associada a mudanças químicas localizadas adjacentes à porção violeta do espectro de luz visível.

Reflexão   Flexão de retorno de ondas de luz ou sonoras a partir de uma superfície que elas atingem.

Refração   Mudança de direção de uma onda ou onda de radiação quando ela passa de um meio ou tipo de tecido para outro.

Termoterapia   Aumento na temperatura do tecido.

Transmissão   Propagação de energia através de um determinado tecido biológico dentro de tecidos mais profundos.

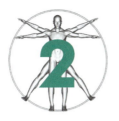

Utilizando Modalidades Terapêuticas no Processo de Cicatrização

William E. Prentice

OBJETIVOS

Após a conclusão deste capítulo, o estudante será capaz de:
- definir inflamação e seus sinais e sintomas associados;
- esclarecer como as modalidades terapêuticas devem ser utilizadas na reabilitação de várias condições;
- comparar os eventos fisiológicos associados com as diferentes fases do processo de cicatrização;
- formular um plano de como modalidades específicas podem ser utilizadas efetivamente durante cada fase de cicatrização e fornecer uma análise racional para o seu uso;
- identificar aqueles fatores que podem interferir no processo de cicatrização.

COMO O FISIOTERAPEUTA DEVE UTILIZAR AS MODALIDADES TERAPÊUTICAS EM REABILITAÇÃO?

As modalidades terapêuticas, quando utilizadas de forma apropriada, podem ser ferramentas extremamente úteis na reabilitação do paciente lesionado.[1,2] Como qualquer outra ferramenta, sua eficácia é limitada pelo conhecimento, habilidade e experiência do fisioterapeuta que as utiliza. Para o fisioterapeuta competente, decisões sobre como e quando uma modalidade pode ser melhor incorporada devem ser baseadas em uma combinação de conhecimento teórico e experiência prática. Como fisioterapeuta, não se deve fazer o uso de modalidades terapêuticas aleatoriamente, nem se deve basear seu emprego naquilo que sempre foi feito antes. Em vez disso, deve-se sempre considerar o que funcionaria melhor em uma situação de lesão específica.

Existem muitas abordagens diferentes e ideias sobre o uso de modalidades na reabilitação de lesão. Portanto, não existe um "livro de receita" para o uso das modalidades. Em uma determinada situação clínica, o fisioterapeuta deve tomar sua própria decisão sobre qual modalidade será mais efetiva.

Em qualquer programa de reabilitação, as modalidades devem ser usadas primariamente como adjuntos ao exercício terapêutico e, certamente, não na exclusão de exercícios de amplitude de movimento e de fortalecimento. Os protocolos de reabilitação e as progressões devem ser baseados primariamente nas respostas fisiológicas dos tecidos à lesão e em uma compreensão de como vários tecidos cicatrizam (Figura 2.1).[3] Assim, o fisioterapeuta deve entender o processo de cicatrização para ser efetivo ao incorporar modalidades terapêuticas no processo de reabilitação.

20 Parte I • Bases das Modalidades Terapêuticas

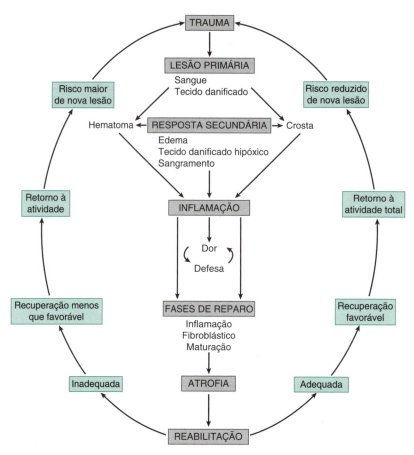

Figura 2.1 Um ciclo de lesão relacionada ao esporte. (De Booher, J., Thibedeau, G. Athletic Injury Assessment. *St. Louis, McGraw-Hill.* 1994, pág. 119.)

O processo de cicatrização é uma série contínua que consiste em três fases:

- fase de resposta inflamatória;
- fase de reparo fibroblástica;
- fase de maturação e remodelamento.

Os sinais de inflamação são como segue:

- vermelhidão;
- edema;
- sensibilidade ao toque;
- temperatura aumentada;
- perda de função.

Na população fisicamente ativa, as lesões, muitas vezes, envolvem o sistema musculoesquelético e, em menos casos, o sistema nervoso.[4,5] Alguns profissionais da saúde têm debatido se os termos **agudo** e **crônico** são apropriados para se definir lesão.[6] Em algum momento, todas as lesões podem ser consideradas agudas; em outras palavras, há sempre algum ponto inicial para cada lesão. Em qual momento uma lesão aguda se torna crônica? Em geral, as lesões ocorrem por trauma ou por esforço repetitivo do sistema. As lesões agudas são causadas por trauma, já as lesões crônicas podem resultar do esforço repetitivo, visto que ocorrem com a dinâmica repetitiva de corrida, arremesso ou salto.[7,8] Assim, os termos **lesões traumáticas e por esforço repetitivo** são mais apropriadas.

As **lesões primárias** são quase sempre descritas como traumáticas ou por esforço repetitivo, resultando de forças **macrotraumáticas ou microtraumáticas**. As lesões classificadas como macrotraumáticas ocorrem como um resultado de trauma e produzem dor imediata e incapacidade. As lesões macrotraumáticas incluem fraturas, luxações, subluxações, entorses, distensão e contusões.[9] As lesões microtraumáticas são, geralmente, lesões por esforço repetitivo e resultam de sobrecarga repetitiva ou de mecânica incorreta associada a treinamento contínuo ou competição. Elas incluem tendinite, tenossinovite, bursite, e assim por diante. Uma **lesão secundária** é essencialmente a resposta inflamatória ou de hipóxia que ocorre com a lesão primária.[10]

Tomada de decisão clínica   *Exercício 2.1*

Uma jogadora de futebol feminino torce seu tornozelo e o fisioterapeuta do time diagnostica como um entorse de grau 1. O treinador quer saber quanto tempo a atleta ficará fora do time. Sobre qual informação o fisioterapeuta deve basear sua resposta?

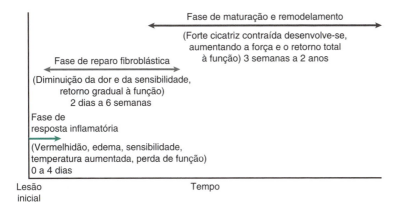

Figura 2.2 As três fases do processo de cicatrização caem ao longo de um tempo de sobreposição *continuum*.

A IMPORTÂNCIA DE SE ENTENDER O PROCESSO DE CICATRIZAÇÃO

As decisões tomadas pelo fisioterapeuta sobre como e quando as modalidades terapêuticas podem ser melhor utilizadas devem ser baseadas no reconhecimento de sinais e sintomas, bem como em alguma percepção das estruturas de tempo associadas às diferentes fases do processo de cicatrização.[11,12] O fisioterapeuta deve ter um entendimento profundo desse processo em relação à sequência das fases de cicatrização que ocorrem.[13]

O processo de cicatrização consiste na fase de resposta inflamatória, na fase de reparo fibroblástica e na fase de maturação e remodelamento. Deve ser salientado que, embora as fases de cicatrização sejam apresentadas como três entidades separadas, o **processo de cicatrização é um** *continuum*. As fases do processo de cicatrização se sobrepõem e não possuem pontos iniciais ou finais definitivos[14] (Figura 2.2). O fisioterapeuta deve confiar primariamente na observação dos sinais e sintomas para, então, determinar como o processo de cicatrização está progredindo.

Fase de resposta inflamatória

Quando se ouve o termo **inflamação**, automaticamente se pensa em alguma coisa negativa. O fato é que a inflamação é uma parte muito importante do processo de cicatrização.[15] Sem as mudanças fisiológicas que ocorrem durante o processo inflamatório, os últimos estágios de cicatrização não podem ocorrer. Uma vez que um tecido é lesionado, o processo de cicatrização se inicia imediatamente.[16] A destruição de tecido produz lesão direta para as células dos vários tecidos moles. A lesão celular resulta em metabolismo alterado e liberação de materiais que iniciam a resposta inflamatória[17] (Figura 2.3).

Sinais e sintomas

A fase de resposta inflamatória é caracterizada sintomaticamente por vermelhidão, edema, sensibilidade, temperatura aumentada e perda de função.[11,18]

Resposta celular

A inflamação é um processo durante o qual os **leucócitos** e outras **células fagocíticas** e exsudato são liberados para o tecido lesionado. Essa reação celular é geralmente protetora, tendendo a localizar ou descartar subprodutos de lesão (p. ex., sangue ou células danificadas) por meio de fagocitose, ajustando, assim, o estágio para reparo.[19] Localmente, ocorrem efeitos vasculares, distúrbios de troca de líquidos e migração de leucócitos do sangue para os tecidos.[20]

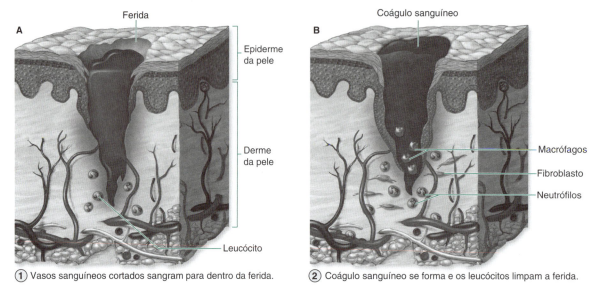

Figura 2.3 A lesão inicial e a fase de resposta inflamatória do processo de cicatrização. (A) Vasos sanguíneos cortados sangram para dentro da ferida. (B) Coágulo sanguíneo se forma e os leucócitos limpam a ferida. Reproduzida, com permissão, de McKinley M. O'Loughlin VD, Human Anatomy, 2nd ed. New York: McGraw-Hill, 2008.

Os mediadores químicos são como segue:

- histamina;
- leucotrienos;
- citocinas.

Mediadores químicos

Os eventos na resposta inflamatória são iniciados por uma série de interações envolvendo vários mediadores químicos.[21] Alguns desses mediadores químicos são derivados do organismo invasor, alguns são liberados pelo tecido danificado, outros são gerados por vários sistemas de enzimas plasmáticas e, ainda, outros são produtos de vários leucócitos que participam da resposta inflamatória. Três mediadores químicos, **histamina, leucotrienos e citocinas**, são importantes para limitar a quantidade de exsudato e, dessa forma, o edema após a lesão.[22] A histamina, liberada dos mastócitos lesionados, causa vasodilatação e permeabilidade celular aumentada, devido a um edema de células endoteliais e, após, separação entre as células. Os leucotrienos e as prostaglandinas são responsáveis por **marginação**, na qual os leucócitos (neutrófilos e macrófagos) aderem-se ao longo das paredes celulares.[19] Eles também aumentam a permeabilidade celular localmente, afetando, assim, a passagem do líquido e dos leucócitos através das paredes celulares via diapedese para formar exsudato. Portanto, vasodilatação e hiperemia ativa são importantes na formação de exsudato (plasma), fornecendo leucócitos para a área lesionada. As citocinas, em particular as quimiocinas e a interleucina, são os principais reguladores do tráfego de leucócitos e ajudam a atrair leucócitos para o local real de inflamação.[23] Respondendo à presença de quimiocinas, os fagócitos entram no local de inflamação dentro de poucas horas. A quantidade de edema que ocorre está diretamente relacionada à extensão do dano do vaso.

Reação vascular

A reação vascular envolve espasmo vascular, a formação de um tampão plaquetário, coagulação sanguínea e o crescimento de tecido fibroso.[24] A resposta imediata ao dano de tecido é uma vasoconstrição das paredes vasculares nos vasos que saem do local de lesão que dura aproximadamente de 5 a 10 minutos. Essa vasoconstrição pressiona os revestimentos da parede endotelial oposta para produzir uma anemia local que é rapidamente substituída por hiperemia da área devido à vasodilatação. Esse aumento no fluxo sanguíneo é transitório e cede o lugar para diminuir o fluxo nos vasos dilatados, permitindo, assim, que os leucócitos diminuam a velocidade e se liguem ao endotélio vascular. Eventualmente, há estagnação e estase. A efusão inicial de sangue e de plasma dura de 24 a 36 horas.

Função das plaquetas. As plaquetas não aderem normalmente à parede vascular. Contudo, a lesão em um vaso rompe o endotélio e expõe as fibras de colágeno. As plaquetas aderem às fi-

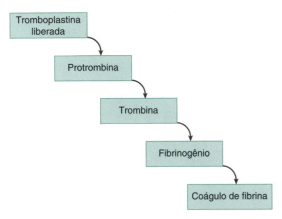

Figura 2.4 O processo de coagulação envolve uma série de eventos fisiológicos e requer até 48 horas para estar completa.

bras de colágeno para criar uma matriz viscosa na parede vascular, à qual plaquetas e leucócitos adicionais aderem e formam um tampão. Esses tampões obstruem a drenagem de líquido linfático local e, dessa forma, localizam a resposta à lesão.

Processo de coagulação. O evento inicial que precipita a formação de coágulo é a conversão de fibrinogênio para fibrina.[25] Essa transformação resulta de um efeito cascata, iniciando com a liberação de uma molécula de proteína chamada de tromboplastina, a partir da célula danificada. A tromboplastina ocasiona a modificação da protrombina para trombina, que sucessivamente causa a conversão de fibrinogênio em um coágulo de fibrina viscoso que fecha o suporte sanguíneo para a área lesionada. A formação de coágulo começa aproximadamente 12 horas após a lesão e é completada em 48 horas[26] (Figura 2.4).

Como resultado de uma combinação desses fatores, a área lesionada torna-se isolada durante o estágio inflamatório de cicatrização. Os leucócitos realizam fagocitose na maior parte dos fragmentos estranhos para o final da fase inflamatória, ajustando o estágio para a fase fibroblástica. Essa resposta inflamatória inicial dura cerca de 2 a 4 dias após a lesão inicial (Figura 2.5).

Inflamação crônica

Uma distinção deve ser feita entre a resposta inflamatória aguda, conforme previamente descrito, e inflamação crônica. A inflamação crônica ocorre quando a resposta inflamatória aguda não responde suficientemente para eliminar o agente de lesão e restaura o tecido ao seu estado fisiológico normal.[6] Assim, apenas concentrações baixas dos mediadores químicos estão presentes.

Na inflamação crônica, os neutrófilos são substituídos por:
- macrófagos;
- linfócitos;
- fibroblastos;

O tecido de granulação consiste em:
- capilares;
- colágeno;
- fibroblastos.

A matriz extracelular contém:
- colágeno;
- elastina;
- substância fundamental.

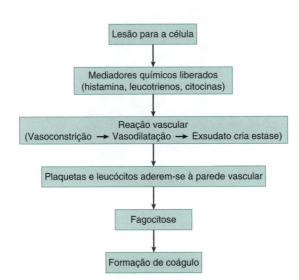

Figura 2.5 Sequência da resposta inflamatória.

Os neutrófilos, que normalmente estão presentes durante a inflamação aguda, são substituídos por macrófagos, linfócitos, fibroblastos e células plasmáticas. À medida que essa inflamação de baixo grau persiste, ocorre dano ao tecido conectivo, resultando em necrose e fibrose do tecido, prolongando a cicatrização e o processo de reparo. A inflamação crônica envolve a produção de tecido de granulação e de tecido conectivo fibroso. Essas células acumulam-se em uma matriz de tecido conectivo frouxo inervado e altamente vascularizado na área da lesão.[27] Os mecanismos específicos que causam resposta inflamatória aguda insuficiente são desconhecidos, mas eles parecem estar relacionados às situações que envolvem esforço repetitivo ou sobrecarga com microtrauma cumulativo a uma estrutura particular.[27,28] Não há estrutura de tempo específica na qual a inflamação aguda mude para inflamação crônica. Aparentemente, a inflamação crônica é resistente aos tratamentos físicos e farmacológicos.[29]

Fase de reparo fibroblástica

Durante a fase fibroblástica de cicatrização, atividades proliferativa e regenerativa que levam à formação de cicatriz e reparo do tecido lesionado seguem os fenômenos vasculares e exsudativos da inflamação.[30] O período de formação de cicatriz chamado de **fibroplasia** começa dentro das primeiras horas após a lesão e pode durar até 4 a 6 semanas.

Sinais e sintomas

Durante esse período, muitos dos sinais e sintomas associados com a resposta inflamatória diminuem. O paciente pode, ainda, indicar alguma sensibilidade ao toque e geralmente se queixará de dor quando determinados movimentos forçarem a estrutura lesionada. À medida que a formação da cicatriz progride, as queixas de sensibilidade ou de dor desaparecem gradativamente.[31]

Revascularização

Durante essa fase, o crescimento de botões capilares endoteliais dentro da ferida é estimulado por uma falta de oxigênio. Assim, a ferida é capaz de cicatrizar aerobicamente. Junto à liberação de oxigênio aumentada, ocorre um aumento no fluxo sanguíneo, que libera nutrientes essenciais para a regeneração do tecido na área[32] (Figura 2.6).

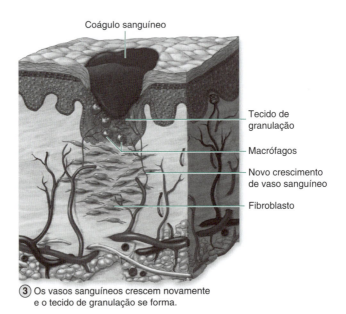

③ Os vasos sanguíneos crescem novamente e o tecido de granulação se forma.

Figura 2.6 Os vasos sanguíneos crescem novamente e o tecido de granulação forma-se na fase de reparo fibroblástica do processo de cicatrização. Reproduzida, com permissão, de McKinley M, O'Loughlin VD, Human Anatomy, 2nd ed. New York: McGraw-Hill, 2008.

Formação de cicatriz

A formação de um tecido conectivo delicado chamado de tecido de granulação ocorre com a quebra do coágulo de fibrina. O tecido de granulação consiste em fibroblastos, colágeno e capilares. Ele aparece como uma massa granular avermelhada de tecido conectivo que se acumula nos hiatos durante o processo de cicatrização.

À medida que os capilares continuam crescendo dentro da área, os fibroblastos se acumulam no local da ferida, arranjando-se, eles mesmos, em paralelo aos capilares. As células fibroblásticas começam a sintetizar uma matriz extracelular, que contém fibras proteicas de colágeno e elastina, uma substância fundamental que consiste em proteínas não fibrosas chamadas proteoglicanos, glicosaminoglicanos e líquido. Aproximadamente no dia 6 ou 7, os fibroblastos também começam a produzir fibras que são depositadas de maneira aleatória por toda a cicatriz em formação. À medida que o colágeno continua se proliferando, a força de tração da ferida aumenta rapidamente em proporção à taxa de síntese de colágeno.[39] À medida que a força de tração aumenta, o número de fibroblastos diminui para sinalizar o início da fase de maturação.[16]

Essa sequência normal de eventos na fase de reparo leva à formação de tecido cicatricial mínimo. Ocasionalmente, resposta inflamatória persistente e liberação continuada de produtos inflamatórios podem promover fibroplasia estendida e fibrogênese excessiva que pode levar a dano tecidual irreversível.[27] A fibrose pode ocorrer em estruturas sinoviais, como é o caso da capsulite adesiva no ombro, em tecidos extra-articulares, incluindo tendões e ligamentos, na bolsa sinovial ou no músculo.

Uma cicatriz madura será destituída de função fisiológica, terá menos força de tração do que o tecido original e não é tão bem vascularizada.

Fase de maturação e remodelamento

A fase de maturação e remodelamento de cicatrização é um processo de longo prazo. Essa fase representa o realinhamento ou o remodelamento das fibras de colágeno que formam o tecido cicatricial de acordo com as forças de tração às quais aquela cicatriz é submetida (Figura 2.7). Quebra e síntese de colágeno ocorrem com um aumento regular na força de tração da matriz cicatricial. Com estresse e esforço aumentados, as fibras de colágeno irão se realinhar em uma posição de eficiência máxima paralela às linhas de tensão.[33] O tecido assume gradualmente aparência e função normais,

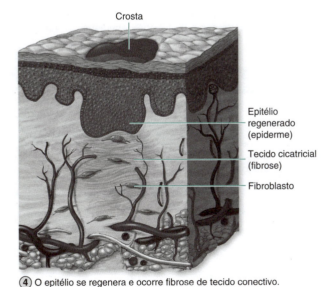

④ O epitélio se regenera e ocorre fibrose de tecido conectivo.

Figura 2.7 O epitélio se regenera e ocorre fibrose de tecido conectivo na fase de maturação e remodelamento do processo de cicatrização. Reproduzida, com permissão, de McKinley M, O'Loughlin VD, Human Anatomy, 2nd ed. New York: McGraw-Hill, 2008.

26 Parte I • Bases das Modalidades Terapêuticas

embora uma cicatriz raramente seja tão forte quanto o tecido lesionado normal. Geralmente, ao final de aproximadamente três semanas, existe uma cicatriz firme, forte, contraída, não vascular. A fase de maturação da cicatrização pode requerer vários anos para se completar totalmente.

FATORES QUE IMPEDEM A CICATRIZAÇÃO

Ver a Tabela 2.1 para uma lista de fatores que impedem a cicatrização.

Extensão da lesão. A natureza ou a quantidade da resposta inflamatória é determinada pela extensão da lesão tecidual. **Microrrupturas** de tecido mole envolvem apenas dano menor e são, muitas vezes, associadas ao esforço repetitivo. **Macrorrupturas** envolvem destruição significativamente maior de tecido mole e resultam em sintomas clínicos e alterações funcionais. Elas são geralmente causadas por trauma agudo.

Edema. A pressão aumentada causada por edema retarda o processo de cicatrização, causa separação de tecidos, inibe o controle neuromuscular, produz mudanças neurológicas reflexas e impede a nutrição na parte lesionada. O edema é mais bem-controlado e tratado durante o período inicial do manejo de primeiros socorros.[21]

Hemorragia. O sangramento ocorre com até mesmo a menor quantidade de dano aos capilares. Ele produz os mesmos efeitos negativos sobre a cicatrização que o acúmulo de edema, e sua presença produz dano tecidual adicional e, dessa forma, exacerbação da lesão.[25]

Suprimento vascular insatisfatório. As lesões aos tecidos com um suprimento vascular insatisfatório cicatrizam mal e mais lentamente. Isso provavelmente está relacionado a uma falha na liberação de células fagocíticas inicialmente e também de fibroblastos necessários para a formação da cicatriz.

Separação de tecido. A separação mecânica de tecido pode impactar de forma significativa o curso da cicatrização. Uma ferida que tem bordas lisas que estão em boa justaposição tenderão a cicatrizar por intenção primária com mínima formação de cicatriz. Inversamente, uma ferida que tem bordas denteadas separadas deve cicatrizar por segunda intenção, com tecido de granulação ocupando o defeito e causando formação de cicatriz excessiva.[34]

Espasmo muscular. O espasmo muscular causa tração sobre o tecido rompido, separa as duas extremidades e previne aproximação. Isquemia local e generalizada pode resultar do espasmo.

Atrofia. O enfraquecimento do tecido muscular inicia imediatamente com a lesão. O fortalecimento e a mobilização precoce da estrutura lesionada impedem a atrofia.

Tabela 2.1 Fatores que impedem a cicatrização
Extensão da lesão
Edema
Hemorragia
Suprimento vascular insatisfatório
Separação de tecido
Espasmo muscular
Atrofia
Corticosteroides
Queloides e cicatrizes hipertróficas
Infecção
Umidade, clima e tensão de oxigênio
Saúde, idade e nutrição

Corticosteroides. O uso de corticoides como cortisona no tratamento de inflamação é controverso. O uso de esteroide nos estágios iniciais de cicatrização tem demonstrado inibir a fibroplasia, a proliferação capilar, a síntese de colágeno e aumentos na força de tração da cicatriz. Seu uso nos estágios mais tardios de cicatrização e com inflamação crônica é discutível.

Queloides e cicatrizes hipertróficas. Os queloides ocorrem quando a taxa de produção de colágeno excede a taxa de quebra de colágeno durante a fase de maturação da cicatrização. Esse processo leva à hipertrofia do tecido cicatricial, principalmente ao redor da periferia da ferida, que está fora de proporção da cicatrização normal. O resultado é uma cicatriz vermelha, espessada, firme e em relevo.

Infecção. A presença de bactérias na ferida pode retardar a cicatrização, causar tecido de granulação excessivo e, frequentemente, causar grandes cicatrizes deformadas.

Umidade, clima e tensão de oxigênio. A umidade influencia significativamente o processo de epitelização. Curativos oclusivos estimulam o epitélio a migrar duas vezes mais rápido sem formação de casca ou crosta. A formação de uma crosta ocorre com desidratação da ferida e captura a drenagem da ferida, que promove infecção. Manter a ferida úmida fornece uma vantagem para os fragmentos necróticos migrarem para a superfície e serem espalhados.

A tensão de oxigênio relaciona-se à neovascularização da ferida, que se transforma em saturação favorável e desenvolvimento de força de tração máxima. A circulação para a ferida pode ser afetada por isquemia, estase venosa, hematomas e trauma de vaso.

Saúde, idade e nutrição. As qualidades elásticas da pele diminuem com o envelhecimento. Doenças degenerativas, como diabetes e arteriosclerose, também se tornam uma preocupação do paciente idoso e podem afetar a cicatrização de ferida. A nutrição é importante para a cicatrização de ferida. Em particular, as vitaminas C, K, A e E, zinco e aminoácidos desempenham papéis cruciais no processo de cicatrização.

COMO AS MODALIDADES TERAPÊUTICAS DEVEM SER UTILIZADAS DURANTE O PROCESSO DE REABILITAÇÃO?

Utilização das modalidades no manejo dos primeiros-socorros imediatos de lesão

A Tabela 2.2 resume as várias modalidades que podem ser usadas nas diferentes fases do processo de cicatrização. O uso de modalidade no tratamento inicial da lesão deve ser direcionado para limitar a quantidade de edema e reduzir a dor que ocorre agudamente. A fase aguda é marcada por edema, dor ao toque ou à pressão e dor nos movimentos ativos e passivos. Tradicionalmente, a modalidade de escolha foi e ainda é repouso, gelo, compressão e elevação (Protocolo *RICE,* do inglês *riest, ice, compression, elevation*).

A crioterapia é conhecida por produzir vasoconstrição, pelo menos superficialmente e talvez indiretamente nos tecidos mais profundos, e, dessa forma, limitar o sangramento que sempre ocorre com lesão. Bolsas de gelo, *cryocuffs*, compressas frias e massagem com gelo podem ser usadas efetivamente. Os banhos frios devem ser evitados porque as extremidades devem ser colocadas em uma posição contra a gravidade. Turbilhões frios também colocam as extremidades na posição contra a gravidade e produzem uma ação de massageamento que provavelmente retarde a coagulação. A importância de se aplicar gelo imediatamente após a lesão para se limitar edema agudo por meio de vasoconstrição tem sido superenfatizada. O uso inicial de gelo é mais importante para se diminuir a resposta hipóxica secundária associada a lesão de tecido (ver Capítulo 9). Analgesia, que ocorre por meio da estimulação de nervos cutâneos sensoriais via mecanismo da comporta, bloqueia ou reduz a dor (ver Capítulo 4).

A compressão imediata demonstrou ser uma técnica efetiva para limitar o edema. Um aparelho de compressão intermitente pode ser utilizado para fornecer pressão uniforme ao redor de uma extremidade lesionada. A manga pressurizada mecanicamente reduz a quantidade de espaço

28 Parte I • Bases das Modalidades Terapêuticas

Tabela 2.2 Tomada de decisão clínica sobre o uso de várias modalidades terapêuticas no tratamento de lesão aguda

FASE	ESTRUTURA DE TEMPO APROXIMADA	QUADRO CLÍNICO	POSSÍVEIS MODALIDADES USADAS	ANÁLISE RACIONAL PARA USO
Aguda inicial	Lesão – dia 3	Edema, dor ao toque, dor ao movimento	CRIO	↓ Edema, ↓ dor
			CEE	↓ Dor
			CI	↓ Edema
			LBP	↓ Dor
			ULTRA	Efeitos não térmicos para ↑ cicatrização
			Repouso	
Resposta inflamatória	Dias 2 a 6	Edema diminui, quente ao toque, descoloração, dor ao toque, dor ao movimento	CRIO	↓ Edema, ↓ dor
			CEE	↓ Dor
			CI	↓ Edema
			LBP	↓ Dor
			ULTRA	Efeitos não térmicos para ↑ cicatrização
			Amplitude de movimento	
Reparo fibroblástica	Dias 4 a 10	Dor ao toque, dor ao movimento, edemaciado	TERMO	↑ Levemente a circulação
			CEE	↓ Dor – bombeamento muscular
			LBP	↓ Dor
			CI	Facilita o fluxo linfático
			ULTRA	Efeitos não térmicos para ↑ cicatrização
			Amplitude de movimento	
			Fortalecimento	
Maturação e remodelamento	Dia 7 – recuperação	Edemaciado, não há mais dor ao toque, diminui a dor ao movimento	ULTRA	Aquecimento profundo para circulação
			CEE	↑ Amplitude de movimento, ↑ força
			LBP	↓ Dor
			DOC	↓ Dor
			DMO	Aquecimento profundo para ↑ circulação
			Amplitude de movimento	Aquecimento profundo para ↑ circulação
			Fortalecimento	
			Atividades funcionais	

CRIO: crioterapia; **CEE**: correntes de estimulação elétrica; **CI**: compressão intermitente; **LBP**: *laser* de baixa potência; **DMO**: diatermia por micro-ondas; **DOC**: diatermia por ondas curtas; **TERMO**: termoterapia; **ULTRA**: ultrassom; ↓: diminui; ↑: aumenta.

Capítulo 2 • Utilizando Modalidades Terapêuticas no Processo de Cicatrização **29**

disponível para o edema se acumular. As unidades que combinam compressão e frio mostraram ser mais efetivas na redução do edema do que o uso de compressão isolada. Independentemente das técnicas específicas selecionadas (ver Capítulo 15), frio e compressão devem sempre ser combinados com elevação para se evitar qualquer agrupamento adicional de sangue na área lesionada devido aos efeitos da gravidade.

As correntes de estimulação elétrica também podem ser utilizadas na fase inicial para redução da dor. Os parâmetros devem ser ajustados para se estimularem maximamente as fibras nervosas cutâneas sensoriais, novamente para se beneficiar com o mecanismo do controle da comporta de modulação da dor. As intensidades que produzem contrações musculares devem ser evitadas porque elas podem aumentar o tempo de coagulação (ver Capítulo 5).

O ultrassom de baixa intensidade tem demonstrado eficácia para se facilitar o processo de cicatrização quando usado imediatamente após a lesão e certamente dentro das primeiras 48 horas. Intensidades baixas produzem efeitos fisiológicos não térmicos que alteram a permeabilidade das membranas celulares aos íons de sódio e de cálcio importantes na cicatrização (ver Capítulo 10).

O *laser* de baixa potência também tem se mostrado eficaz na modulação da dor por meio da estimulação de pontos-gatilho e pode ser usado intensamente (ver Capítulo 13).

A parte lesionada deve ficar em repouso e protegida por, pelo menos, 48 a 72 horas para se permitir que a fase inflamatória do processo de cicatrização faça o que deve fazer.

Uso de modalidade na fase de resposta inflamatória

A fase de resposta inflamatória inicia imediatamente com lesão e pode durar até o sexto dia após a lesão. Com cuidado apropriado, o edema começa a diminuir e, eventualmente, cessa completamente. A área lesionada pode parecer quente ao toque, e alguma descoloração é, em geral, aparente. A lesão ainda é dolorosa ao toque, e a dor é evocada ao movimento da parte lesionada.

Como no estágio de manejo da lesão inicial, as modalidades devem ser usadas para se controlar a dor e se reduzir o edema. A crioterapia ainda deve ser usada durante o estágio inflamatório. Bolsas de gelo, compressas frias ou massagens com gelo fornecem efeitos analgésicos. O uso de frio também reduz a probabilidade de edema, que pode continuar durante esse estágio. O edema diminui completamente no final dessa fase.

Deve ser enfatizado que se aquecer uma lesão muito cedo é um erro maior do que utilizar gelo sobre uma lesão por muito tempo. Muitos fisioterapeutas elegem permanecer com a crioterapia por semanas após a lesão; de fato, alguns nunca mudam para as técnicas de calor superficial. Esse procedimento é simplesmente uma questão de preferência pessoal que deve ser ditado pela experiência. Uma vez que o edema cesse, o fisioterapeuta poderá escolher iniciar os banhos de contraste com uma proporção mais frio para quente.

Um aparelho de compressão intermitente pode ser utilizado para se diminuir o edema, facilitando a reabsorção dos subprodutos do processo inflamatório pelo sistema linfático. As correntes de estimulação elétrica e o *laser* de baixa potência podem ser utilizados para se auxiliar na redução a dor.

Após o estágio inicial, o paciente deve começar a trabalhar sobre amplitude de movimento ativa e passiva. As decisões sobre a rapidez com que se deve progredir o exercício devem ser determinadas pela resposta da lesão para aquele exercício. Se o exercício produz edema adicional e exacerba acentuadamente a dor, então o nível ou intensidade do exercício é muito grande e deve ser reduzido. Os fisioterapeutas devem ser agressivos na sua abordagem à reabilitação, mas o processo de cicatrização sempre limitará a abordagem.

Uso de modalidade na fase de reparo fibroblástica

Uma vez que a resposta inflamatória diminua, a fase de reparo fibroblástica se iniciará. Esse estágio pode se iniciar em até quatro dias após a lesão e pode durar por várias semanas. Nesse ponto, o edema cessa completamente. A lesão ainda está sensível ao toque, mas não é tão dolorosa quanto durante o último estágio. A dor também é menor aos movimentos ativo e passivo.

Os tratamentos podem mudar durante esse estágio de frio para calor, usando novamente o edema aumentado como um indicador de precaução. As técnicas de terapia incluindo compressas de *hydrocollator*, parafina, ou eventualmente turbilhão quente podem ser empregadas com segurança. O objetivo da termoterapia é o de se aumentar a circulação para a área lesionada a fim de se promover aquecimento. Essas modalidades também podem produzir algum grau de analgesia.

Tomada de decisão clínica   *Exercício 2.2*

Um paciente está no oitavo dia após uma distensão do músculo quadríceps da coxa. O fisioterapeuta acha que é o momento para se mudar de terapia com frio para alguma forma de calor. Quais critérios devem ser considerados para se determinar se esse paciente está pronto para mudar sua terapia para a aplicação de calor?

A compressão intermitente pode, mais uma vez, ser utilizada para se facilitar a remoção de subprodutos de lesão da área. As correntes de estimulação elétrica podem ser usadas para auxiliarem nesse processo, elicitando uma contração muscular e induzindo, assim, uma ação de bombeamento do músculo. Isso ajuda a facilitar o fluxo linfático. As correntes elétricas podem, novamente, ser empregadas para a modulação de dor, assim como a estimulação de pontos-gatilho pode ser realizada com o *laser* de baixa potência.

O fisioterapeuta deve continuar salientando a importância dos exercícios de amplitude de movimento e de fortalecimento e avançá-los apropriadamente durante essa fase.

Uso de modalidade na fase de maturação e remodelamento

A fase de maturação e remodelamento é a mais longa das quatro fases e pode durar vários anos, dependendo da gravidade da lesão. O objetivo principal durante esse estágio de maturação do processo de cicatrização é o retorno à atividade. A lesão não é mais dolorosa ao toque, embora alguma dor progressivamente decrescente ainda possa ser sentida ao movimento. As fibras de colágeno devem ser realinhadas de acordo com os estresses de tração e os esforços colocados sobre elas. Quase todas as modalidades podem ser empregadas com segurança durante esse estágio; assim, as decisões devem ser baseadas nas que parecem funcionar mais efetivamente em uma determinada situação.

Nesse ponto, algum tipo de modalidade de calor é benéfico para o processo de cicatrização. As modalidades de calor profundo, ultrassom ou diatermia por ondas curtas ou por micro-ondas devem ser utilizadas para se aumentar a circulação para os tecidos mais profundos. O ultrassom é principalmente útil durante este período, visto que o colágeno absorve uma alta porcentagem da energia sonora disponível. O fluxo sanguíneo aumentado libera os nutrientes essenciais para a área lesionada para se promover a cicatrização, e o fluxo linfático aumentado ajuda na quebra e na remoção dos produtos inúteis. As modalidades de calor superficial são certamente menos efetivas nesse ponto.

As correntes de estimulação elétrica podem ser utilizadas para vários objetivos. Conforme anteriormente, elas podem ser usadas na modulação da dor. Elas também podem ser usadas se para estimularem contrações musculares com o objetivo de se aumentar a amplitude de movimento e a força muscular.[35]

O *laser* de baixa potência também pode auxiliar na modulação da dor. Se a dor for reduzida, os exercícios terapêuticos poderão ser avançados mais rapidamente.

Tomada de decisão clínica   *Exercício 2.3*

No processo de reabilitação para um entorse do ligamento colateral medial no joelho, em qual ponto o fisioterapeuta deve decidir adicionar exercícios terapêuticos concomitantes ao uso da modalidade?

O papel da mobilidade controlada progressiva na fase de maturação

A **Lei de Wolff** afirma que o osso responderá às demandas físicas colocadas sobre ele, possibilitando que ele se remodele ou se realinhe ao longo das linhas de força de tração.[36] Embora não especificada na Lei de Wolff, a mesma resposta ocorre no tecido mole. Portanto, é crucial que as estruturas lesionadas sejam expostas a cargas progressivamente crescentes, principalmente durante a fase de remodelagem. A mobilização controlada mostrou ser superior à imobilização para formação de cicatriz, revascularização, regeneração muscular e reorientação de fibras musculares e de propriedades de tração em modelos animais.[13] Contudo, a imobilização do tecido lesionado durante a fase de resposta inflamatória provavelmente facilitará o processo de cicatrização, controlando a inflamação, reduzindo, assim, os sintomas do treinamento físico. À medida que a cicatrização avança para a fase de reparo, atividade controlada direcionada para retorno à flexibilidade e força normais deve ser combinada com suporte protetor ou órtese. Geralmente, os sinais e sintomas clínicos desaparecem ao final desta fase.

À medida que a fase de remodelagem se inicia, exercícios de fortalecimento e de amplitude de movimento ativa agressivos devem ser incorporados a fim de se facilitarem a remodelagem e o realinhamento do tecido.[37] Em grande proporção, a dor ditará a taxa de progressão. Com a lesão inicial, a dor é intensa e tende a diminuir e eventualmente cessar completamente à medida que a cicatrização avança. Qualquer exacerbação de dor, edema ou outros sintomas durante ou após um determinado exercício ou atividade indica que a carga é muito grande para o nível de reparo ou remodelagem de tecido. O fisioterapeuta deve estar ciente dos prazos requeridos para o processo de cicatrização e perceber que ser excessivamente agressivo pode interferir no processo.

Tomada de decisão clínica *Exercício 2.4*

O fisioterapeuta decide permitir que um paciente com um entorse de tornozelo de grau 1 sustente peso total imediatamente após a lesão. Com base no conhecimento sobre o processo de cicatrização, essa seria a melhor decisão a ser tomada?

INDICAÇÕES E CONTRAINDICAÇÕES

A Tabela 2.3 apresenta uma lista resumida de indicações para a utilização das várias modalidades. Essa lista deve ajudar o fisioterapeuta na tomada de decisões sobre o uso apropriado de uma modalidade terapêutica em uma determinada situação clínica.

Tabela 2.3 Indicações para modalidades terapêuticas	
MODALIDADE TERAPÊUTICA	RECURSOS FISIOLÓGICOS (INDICAÇÕES PARA USO)
Correntes de estimulação elétrica – alta voltagem	Modulação da dor
	Reeducação muscular
	Contrações de bombeamento muscular
	Retardo da atrofia
	Fortalecimento muscular
	Aumento da amplitude de movimento
	Consolidação de fratura
	Lesão aguda

(continua)

Parte I • Bases das Modalidades Terapêuticas

Tabela 2.3 Indicações para modalidades terapêuticas (*Continuação*)

MODALIDADE TERAPÊUTICA	RECURSOS FISIOLÓGICOS (INDICAÇÕES PARA USO)
Correntes de estimulação elétrica – baixa voltagem	Cicatrização de ferida cutânea
	Consolidação de fratura
	Iontoforese
Correntes de estimulação elétrica – interferencial	Modulação da dor
	Reeducação muscular
	Contrações de bombeamento muscular
	Consolidação de fratura
	Aumento da amplitude de movimento
Correntes de estimulação elétrica – Russa	Fortalecimento muscular
Correntes de estimulação elétrica – MENS	Consolidação de fratura
	Cicatrização de ferida cutânea
Diatermia por ondas curtas e por micro-ondas	Aumento da circulação profunda
	Aumento da atividade metabólica
	Redução da defesa/espasmo muscular
	Redução da inflamação
	Facilitação da cicatrização de ferida cutânea
	Analgesia
	Aumento das temperaturas teciduais sobre uma área grande
Crioterapia – compressas frias, massagem com gelo	Lesão aguda
	Vasoconstrição – fluxo sanguíneo diminuído
	Analgesia
	Redução da inflamação
	Redução da defesa/espasmo muscular
Termoterapia – turbilhão quente, parafina, *hydrocollators*, lâmpadas infravermelhas	Vasodilatação – fluxo sanguíneo aumentado
	Analgesia
	Redução da defesa/espasmo muscular
	Redução da inflamação
	Aumento da atividade metabólica
	Facilitaçao da cicatrização tecidual
Laser de baixa potência	Modulação da dor (pontos-gatilho)
	Facilitação da cicatrização de ferida

OUTRAS CONSIDERAÇÕES NO TRATAMENTO DA LESÃO

Durante o período de reabilitação após a lesão, os pacientes devem alterar suas rotinas diárias para se permitir que a lesão cicatrize de forma satisfatória. Deve-se considerar manterem-se níveis de equilíbrio, controle neuromuscular, força, flexibilidade e resistência cardiorrespiratória. O uso de modalidade deve ser combinado ao uso de medicações anti-inflamatórias prescritas pelo médico, principalmente durante as fases aguda inicial e de resposta inflamatória de reabilitação.[38]

RESUMO

1. As decisões clínicas sobre como e quando as modalidades terapêuticas podem ser utilizadas devem ser baseadas no reconhecimento de sinais e sintomas, bem como alguma percepção das estruturas de tempo associadas às várias fases do processo de cicatrização.
2. Uma vez que tenha ocorrido uma lesão aguda, o processo de cicatrização consiste na fase de resposta inflamatória, na fase de reparo fibroblástica e na fase de maturação e remodelamento.
3. Vários fatores patológicos podem impedir o processo de cicatrização.
4. O uso de modalidade na fase de tratamento inicial deve ser direcionado para se limitar a quantidade de edema e se reduzir a dor.
5. É crucial se ter senso lógico e comum com base no conhecimento teórico sólido ao se selecionarem as modalidades apropriadas para emprego durante as diferentes fases de cicatrização.
6. Durante o período de reabilitação após a lesão, os pacientes devem alterar suas rotinas diárias normais para se permitir que a lesão cicatrize de forma satisfatória.

QUESTÕES DE REVISÃO

1. Como o fisioterapeuta deve incorporar modalidades terapêuticas em um programa de reabilitação para várias lesões?
2. Quais são os eventos fisiológicos associados à fase de resposta inflamatória do processo de cicatrização?
3. Como se pode diferenciar inflamação aguda e crônica?
4. Como o colágeno é depositado na área de lesão durante a fase de reparo-fibroblástica da cicatrização?
5. Explique a Lei de Wolff e a importância da mobilidade controlada durante a fase de maturação e remodelamento da cicatrização.
6. Quais são alguns dos fatores que possam ter um impacto negativo sobre o processo de cicatrização?
7. Por que o cuidado imediato fornecido após a lesão aguda é tão importante para o processo de cicatrização e o curso de reabilitação?
8. Quais modalidades específicas podem ser incorporadas no tratamento durante a fase de resposta inflamatória?
9. Quais modalidades específicas podem ser incorporadas no tratamento durante a fase de reparo fibroblástica?
10. Quais são as indicações e contraindicações específicas para se empregarem as várias modalidades?

QUESTÕES DE AUTOAVALIAÇÃO

Verdadeiro ou falso
1. Perda de função é um sinal do processo inflamatório.
2. Os leucócitos estão presentes nas respostas inflamatórias agudas e crônicas.
3. A saúde, a idade e a nutrição de um indivíduo lesionado são fatores que influenciam na cicatrização.

Múltipla escolha
4. As três fases do processo de cicatrização, em ordem, são como segue:
    a. Reparo fibroblástica, resposta inflamatória, maturação e remodelamento
    b. Resposta inflamatória, reparo fibroblástica, maturação e remodelamento
    c. Resposta inflamatória, maturação e remodelamento, reparo fibroblástica

Parte I • Bases das Modalidades Terapêuticas

5. Qual dos seguintes tipos de células tem características fagocíticas?
   a. Hemácias
   b. Plaquetas
   c. Leucócitos
   d. Endoteliais

6. A matriz extracelular, formada por células fibroblásticas, consiste em:
   a. Colágeno
   b. Elastina
   c. Substância fundamental
   d. Todas acima

7. Durante a fase de resposta inflamatória do processo de cicatrização, as modalidades são utilizadas para:
   a. Controlar a dor
   b. Reduzir o edema
   c. Ambos, *a* e *b*
   d. Nem *a* nem *b*

8. _____ afirma que osso e tecidos moles remodelam-se e realinham-se de acordo com as demandas físicas colocadas sobre eles.
   a. Lei de Wolff
   b. Lei de Ohm
   c. Lei de Meissner
   d. Lei de McGill

9. Aproximadamente quanto tempo dura a fase de maturação e remodelamento do processo de cicatrização?
   a. Menos de uma semana
   b. Uma semana
   c. 1 a 2 semanas
   d. 3 semanas a 2 anos

10. Qual dos seguintes *não* é um mediador químico envolvido na fase de resposta inflamatória?
    a. Testosterona
    b. Histamina
    c. Necrosina
    d. Leucotaxina

SOLUÇÕES PARA OS EXERCÍCIOS DE TOMADA DE DECISÃO CLÍNICA

2.1

A resposta do fisioterapeuta deve ser baseada no conhecimento do processo de cicatrização e na compreensão das estruturas de tempo necessárias nesse processo.

2.2

Neste ponto, o paciente está em transição entre a fase de reparo fibroblástica e a fase de maturação e remodelamento. Embora ainda haja alguma dor ao movimento ativo, todos os sinais clínicos de inflamação (sensibilidade ao toque, aquecimento aumentado, vermelhidão, e assim por diante) desapareceram e, dessa forma, deve ser seguro iniciar o calor. Se a mudança para calor causar ao paciente maior dificuldade para completar os exercícios de fortalecimento e de flexibilidade, então a mudança provavelmente tenha sido feita muito rapidamente.

Capítulo 2 • Utilizando Modalidades Terapêuticas no Processo de Cicatrização **35**

2.3

Os exercícios terapêuticos devem começar no primeiro dia após a lesão. O fato é que as modalidades devem ser utilizadas a fim de se facilitar o esforço do paciente para exercitar ativamente a parte lesionada, e não em vez do exercício ativo.

2.4

Sabendo como é importante para a fase de resposta inflamatória se realizar o que ela precisa fisiologicamente sem interferência, provavelmente é melhor recomendar sustentação de peso mínimo nas primeiras 24 a 46 horas.

REFERÊNCIAS

1. Houghton PE. Effects of therapeutic modalities on wound healing: a conservative approach to the management of chronic wounds. *Phys Ther Rev.* 1999;4(3):167–182.
2. Montbriand D. Rehab products: equipment focus. Making progress: modalities can jumpstart the healing process. *Adv Mag Directors Rehabil.* 2002;11(7):69–70, 72, 80.
3. Damjanov I. *Anderson's Pathology.* 10th ed. St. Louis: Mosby; 1996.
4. Allen T. Exercises-induced muscle damage: mechanisms, prevention, and treatment. *Physiother Can.* 2004;56(2): 67–79.
5. Clarkson PM, Tremblay I. Exercise-induced muscle damage, repair and adaptation in humans. *J Appl Physiol.* 1988;65: 1–6.
6. Grichnick K, Ferrante F. The difference between acute and chronic pain. *Mt Sinai J Med.* 1991;58:217.
7. Weintraub W. *Tendon and Ligament Healing: A New Approach to Sports and Overuse Injury.* St. Paul: Paradigm Publications; 2003.
8. Wilder R. Overuse injuries: tendinopathies, stress fractures, compartment syndrome, and shin splints. *Clin Sports Med.* 2004;23(1):55–81.
9. Soto-Quijano D. Work-related musculoskeletal disorders of the upper extremity. *Crit Rev Phys Rehabil Med.* 2005;17(1): 65–82.
10. Peterson L, Renstrom P. Injuries in musculoskeletal tissues. In: Peterson L, ed. *Sports Injuries: Their Prevention and Treatment.* 3rd ed. Champaign, IL: Human Kinetics; 2001.
11. Leadbetter W, Buckwalter J, Gordon S. *Sports-induced Inflammation.* Park Ridge, IL; American Academy of Orthopaedic Surgeons; 1990.
12. Prentice W. *Principles of Athletic Training.* 14th ed. New York: McGraw-Hill; 2010.
13. Arnoczky SP. Physiologic principles of ligament injuries and healing. In: Scott WN, ed. *Ligament and Extensor Mechanism Injuries of the Knee.* St. Louis: Mosby; 1991.
14. Fernandez A, Finlew J. Wound healing: helping a natural process. *Postgrad Med.* 1983;74(4):311–318.
15. Marchesi V. Inflammation and healing. In: Danjanov I, ed. *Anderson's Pathology.* 10th ed. St. Louis: Mosby; 1996.
16. Bryant MW. Wound healing. *CIBA Clin Symp.* 1997;29(3): 2–36.
17. Udermann BE. Inflammation: the body's response to injury. *Int Sports J.* 1999;3(2):19–24.
18. Carrico T, Mehrhof A, Cohen I. Biology and wound healing. *Surg Clin North Am.* 1984;64(4):721–734.
19. Butterfield T, Best T, Merrick M. The dual roles of neutrophils and macrophages in inflammation: a critical balance between tissue damage and repair. *J Athletic Train.* 2006;41 (4):457.
20. Hart J. Inflammation: its role in the healing of acute wounds. *J Wound Care.* 2002;11(6):205–209.
21. Woo SL-Y, Buckwalter J, eds. *Injury and Repair of Musculoskeletal Soft Tissues.* Park Ridge, IL: American Academy of Orthopaedic Surgeons; 1988.
22. Ley K. *Physiology of Inflammation.* Bethesda, MD: American Physiological Society; 2001.
23. Hildebrand K, Behm C, Kydd A. The basics of soft tissue healing and general factors that influence such healing. *Sports Med Arthrosc Rev.* 2005;13(3):136–144.
24. Wahl S, Renstrom P. Fibrosis in soft tissue injuries. In: Leadbetter W, Buckwalter J, Gordon S, eds. *Sports-induced Inflammation.* Park Ridge, IL: American Academy of Orthopaedic Surgeons; 1990.
25. Rywlin A. Hemopoietic system. In: Damjanov I, ed. *Anderson's Pathology.* 10th ed. St. Louis: Mosby; 1996.
26. Houglum P. Soft tissue healing and its impact on rehabilitation. *J Sport Rehabil.* 1992;1(1):19–39.
27. Leadbetter W. Introduction to sports-induced soft-tissue inflammation. In: Leadbetter W, Buckwalter J, Gordon S, eds. *Sports-induced Inflammation.* Park Ridge, IL: American Academy of Orthopaedic Surgeons; 1990.
28. Fantone J. Basic concepts in inflammation. In: Leadbetter W, Buckwalter J, Gordon S, eds. *Sports-induced Inflammation.* Park Ridge, IL: American Academy of Orthopaedic Surgeons; 1990.
29. Hubbel S, Buschbacher R. Tissue injury and healing: using medications, modalities, and exercise to maximize recovery. In: Bushbacher R, Branddom R, eds. *Sports Medicine and Rehabilitation: A Sport Specific Approach.* Philadelphia: Lippincott Williams and Wilkins; 2008.
30. Hettinga D. Inflammatory response of synovial joint structures. In: Gould J, Davies G, eds. *Orthopaedic and Sports Physical Therapy.* St. Louis: Mosby; 1990.
31. Riley W. Wound healing. *Am Fam Phys.* 1981;24:5.
32. Cheng N. The effects of electrocurrents on A.T.P. generation, protein synthesis and membrane transport. *J Orthop Relat Res.* 1982;171:264–272.
33. Young T. The healing process. *Pract Nurs.* 2001;22(10):38, 40, 43.
34. Robbins S, Cotran R, Kumar V. *Pathologic Basis of Disease.* 8th ed. Philadelphia: WB Saunders; 2009.

35. Fleischli JG, Laughlin TJ. Electrical stimulation in wound healing. *J. Foot Ankle Surg.* 1997;36:457.
36. Wolff J. *Gesetz der transformation der knochen.* Berlin: Aug. Hirschwald; 1892.
37. Zachezewski J. Flexibility for sports. In: Sanders B, ed. *Sports Physical Therapy.* Norwalk, CT: Appleton & Lange; 1990.
38. Biederman R. Pharmacology in rehabilitation: nonsteroidal anti-inflammatory agents. *J Orthop Sports Phys Ther.* 2005; 35(6):356–367.
39. Wahl S, Renstrom P. Fibrosis in soft-tissue injuries. In: Leadbetter W, Buckwalter J, Gordon S, eds. *Sports-induced Inflammation.* Park Ridge, IL: American Academy of Orthopaedic Surgeons; 1990.

GLOSSÁRIO

Célula fagocítica Célula que tem a capacidade de destruir e ingerir fragmentos celulares.

Fibroplasia Período de formação de cicatriz que ocorre durante a fase de reparo fibroblástica.

Lesão aguda Lesão na qual inflamação ativa está presente que inclui os sintomas clássicos de sensibilidade, edema, vermelhidão, e assim por diante.

Lesão crônica Lesão na qual a resposta celular normal no processo inflamatório é alterada, substituindo leucócitos por macrófagos e células plasmáticas, junto à degeneração da estrutura lesionada.

Leucócitos Glóbulo branco que é a célula efetora primária contra infecção e dano de tecido que age para limpar as células danificadas.

Macrorrupturas Dano significativo aos tecidos moles causado por trauma agudo que resulta em sintomas clínicos e alterações funcionais.

Microrrupturas Dano menor ao tecido mole muitas vezes associado ao esforço repetitivo.

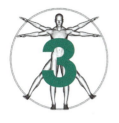

O Papel das Modalidades Terapêuticas na Cicatrização da Ferida Cutânea

Pamela E. Houghton

OBJETIVOS

Após a conclusão deste capítulo, o estudante será capaz de:

▶ explicar as ações celulares e fisiológicas das modalidades comumente utilizadas na cicatrização da ferida. Revisar a evidência de pesquisa clínica sobre a efetividade das modalidades para feridas com cicatrização retardada ou não cicatrizadas;

▶ descrever as técnicas de aplicação, os parâmetros de estímulo e os esquemas de tratamento comumente empregados ao se tratarem feridas crônicas com essas modalidades;

▶ rever indicações, contraindicações e riscos potenciais de cada uma das modalidades;

▶ utilizar a informação fornecida neste capítulo para selecionar a melhor modalidade para um tipo particular de ferida crônica.

INTRODUÇÃO

Os processos celulares e fisiológicos desencadeados pela lesão tecidual são, muitas vezes, divididos em três fases, a saber: fases de inflamação, de proliferação e de remodelamento (consultar o Capítulo 2). Brevemente, logo após a lesão, a perda sanguínea é minimizada pelas mudanças hemostáticas que envolvem uma cascata de eventos envolvendo a plaqueta que resulta em formação de coágulo de fibrina. Os mediadores químicos liberados pela plaqueta ativada e pelo trauma mecânico atraem leucócitos, incluindo macrófagos e neutrófilos, para o local da lesão onde eles saem dos vasos sanguíneos e entram no tecido lesionado. As atividades fagocíticas dessas células inflamatórias agem para debridar material necrótico e estranho presente no tecido danificado. Os leucócitos também liberam fatores de crescimento que têm potentes propriedades mitogênicas e quimioatrativas, que são responsáveis pela mediação da migração e proliferação de fibroblastos, células endoteliais e células epiteliais. Os fibroblastos e as células endoteliais direcionam síntese de colágeno e angiogênese, respectivamente, e migração e proliferação de células epiteliais resultam na formação de uma nova barreira epidérmica. Durante a fase de remodelamento final, o *turnover* e a reorganização de colágeno e de outros componentes da matriz extracelular otimizam a integridade e a força do tecido e ajudam a prevenir uma futura quebra da ferida.

Os danos na cicatrização do tecido mole são causados por vários fatores complicadores que interferem coletivamente no processo de reparo tecidual normal. Fatores médicos, farmacológicos, sociais e ambientais que interferem na perfusão de oxigênio, causam trauma repetitivo,

Parte I • Bases das Modalidades Terapêuticas

promovem o crescimento bacteriano ou limitam a capacidade das células envolvidas na resposta tecidual aos estímulos irão, por fim, atrasar o processo de cicatrização normal. Além disso, há uma recente evidência experimental de que a cicatrização retardada está associada à inflamação crônica que causa elevados níveis de mediadores inflamatórios que promovem a destruição do tecido e interferem na formação de tecido novo.[1] Portanto, as terapias que interrompem o processo inflamatório crônico destrutivo e ajudam a restaurar o equilíbrio normal dos promotores e inibidores teciduais pode acelerar o fechamento das cicatrizes crônicas.

Para se determinar a melhor modalidade para o tratamento desta ferida em particular, é imperativo se ter consciência da evidência de pesquisa experimental disponível que fornece informação sobre os efeitos celulares e sistêmicos dessas modalidades sobre os sistemas biológicos em geral e sobre os processos de cicatrização da ferida especificamente. Compreender como e onde estas modalidades trabalham dentro dos processos de cicatrização permite que o fisioterapeuta faça uma melhor escolha de modalidade sobre essa condição.

CALOR E FRIO SUPERFICIAIS

As terapias com calor e frio superficiais são comumente empregadas no tratamento de condições musculoesqueléticas após as lesões.

Efeitos dos agentes de calor e de frio sobre o fluxo sanguíneo

Quando o frio é aplicado à pele, a vasoconstrição das arteríolas cutâneas é imediatamente estimulada. A redução no diâmetro do lúmen do vaso sanguíneo causa uma restrição significativa de fluxo sanguíneo local para o tecido subcutâneo. A vasoconstrição local induzida por hipotermia reduz a filtração de líquido para o interstício e, assim, reduz o potencial de desenvolvimento de edema. Além disso, o metabolismo mais lento que ocorre quando as temperaturas teciduais diminuem resulta na liberação de menos mediadores inflamatórios e redução na formação de edema após a lesão tecidual. Taxas mais baixas de metabolismo também reduzem a demanda de oxigênio dos tecidos e minimizam as chances de lesão adicional dos tecidos com perfusão sanguínea limitada devido à isquemia. Estudos com humanos[2] e animais[3] têm mostrado que o resfriamento brando do tecido é efetivo na redução da inflamação aguda e do edema tecidual.

Enquanto a aplicação de frio pode ser benéfica para se controlar o excesso de inflamação durante as fases iniciais de reparo tecidual, ela mostrou prejudicar os efeitos bactericidas dos neutrófilos[4], aumentar a incidência de infecção na ferida[5] e interferir na cascata de coagulação.[6] Além disso, a hipotermia contínua durante todo o processo de cicatrização pode interferir no desenvolvimento da força tecidual ideal[7] e limitar a recuperação pós-operatória.[8] A inibição persistente do processo inflamatório priva o processo de cicatrização de mediadores químicos, principais responsáveis por estimular a formação de novo tecido. Além disso, a vasoconstrição produzida pela crioterapia reduz o fluxo sanguíneo no local da lesão e interfere na liberação de oxigênio para abastecer a cicatrização tecidual.

A elevação da temperatura tecidual local no tecido nos estágios finais do processo de cicatrização foi proposta para se acelerar o reparo tecidual. Um mecanismo de ação principal pelo qual um agente térmico acelera o processo de cicatrização é via vasodilatação induzida por calor, que fornece aumento no suprimento sanguíneo e melhora a oxigenação tecidual.[9] Outros efeitos benéficos do calor terapêutico incluem alteração da atividade enzimática do líquido da ferida crônica,[10] estimulação de proliferação de fibroblasto e de metabolismo[11], proliferação acelerada de células endoteliais microvasculares[12] e atividade fagocítica melhorada da célula inflamatória.[13] O aquecimento pré-operatório dos pacientes que se submeteram à cirurgia eletiva estava associado a significativa redução nas complicações com infecção no local da ferida.[14] A aplicação de calor ao *Staphylococcus aureus* resistente à meticilina (MRSA, do inglês *methicillin-resistant Staphylococcus aureus*) obtida das úlceras de pressão erradicou esta cepa de bactérias resistente ao antibiótico.[15]

As modalidades capazes de produzirem aumentos locais na temperatura tecidual incluem: diatermia por ondas curtas contínua, lâmpadas infra-vermelhas, ultrassom contínuo, compressas de *hydrocollator* e imersão em turbilhões quentes. A cicatrização melhorada das feridas crônicas

Capítulo 3 • O Papel das Modalidades Terapêuticas na Cicatrização da Ferida Cutânea

também foi produzida pela aplicação de calor localmente à ferida utilizando-se um curativo sem contato especialmente projetado, que cria um ambiente úmido na ferida e libera energia térmica suficiente de modo a manter a temperatura tecidual normal.[9] Petrofsky e colaboradores demonstraram fluxo sanguíneo local aumentado ao redor das feridas crônicas pelo aquecimento global utilizando-se uma lâmpada de calor.[16] A redução de 74,5% no tamanho da ferida produzida após quatro semanas de tratamento dos indivíduos com diabetes foi mais alta em pessoas que se submeteram a aquecimento global do que nas que tiveram taxas de cicatrização produzidas por aquecimento local da ferida, que produziram temperaturas na pele de 37 ºC (normotermia = 55,3% em quatro semanas).[16]

Hidroterapia

Um método de se liberar calor ou frio superficial aos tecidos em processo de cicatrização é por imersão da parte do corpo ou membro afetado em tanques de hidroterapia cheios de água quente, tépida ou fria. A limpeza da ferida usando-se hidroterapia remove o tecido necrótico e desvitalizado, limpa a superfície da ferida de exsudato fibrinoso amarelo frouxamente aderente ou gelatinoso e retira sujeira indesejada, corpos estranhos ou resíduos nocivos de agentes tópicos. Niederhuber e colaboradores[17] e Bohannon[18] relataram que o turbilhão com agitação remove as bactérias da superfície especialmente quando o tratamento com turbilhão for seguido por *spray* na superfície da pele. Os tratamentos com hidroterapia também mostraram aumentar a taxa de formação de tecido de granulação.[19] Meeker demonstrou, em um ensaio controlado sem randomização, que pacientes os quais receberam terapia com turbilhão em 72 horas após uma cirurgia abdominal tiveram redução da dor e diminuíram a inflamação da ferida.[20]

A remoção de material estranho e tecido não viável usando esse tipo não específico de debridamento mecânico auxiliará na cicatrização da ferida indiretamente e ajudará na redução da carga bacteriana dentro da ferida.

Os benefícios adicionais dos tratamentos com hidroterapia de feridas cobertas com escara espessa são os de que a imersão ajudará a amolecer a escara e facilitará o debridamento subsequente, visto que este é feito logo após a hidroterapia. Com base nesse mecanismo de ação da hidroterapia, essa modalidade terapêutica é indicada para feridas não cicatrizadas abertas que têm quantidades substanciais de tecido necrótico. De acordo com as orientações de prática clínica produzidas em uma colaboração entre a European Pressure Ulcer Advisory Panel e o *NPUAP* nos EUA, um painel internacional de especialistas, o uso de terapia com turbilhão para a limpeza da ferida facilita a cicatrização e reduz a biocarga e a infecção da ferida (força de evidência = C – primariamente baseada na opinião especializada).[21] Também recomenda-se que os tratamentos com turbilhão devam ser interrompidos quando os objetivos de debridamento forem atingidos, ou seja, quando o leito da ferida estiver limpo.

A elevação da temperatura da água do turbilhão pode ter benefícios terapêuticos adicionais, como o aumento das mudanças na circulação local e a redução na percepção de dor do paciente. Alguns autores sugerem que os tratamentos com hidroterapia possam ser úteis para pessoas com comprometimento arterial leve. Contudo, o aumento da atividade celular produzido pela imersão na água quente pode produzir isquemia tecidual relativa se a doença arterial for pronunciada e o suprimento vascular local não puder satisfazer o aumento das demandas por nutrientes e oxigênio. Além disso, a vasodilatação induzida por calor e a liberação de substâncias vasoativas também podem ser nocivas no tratamento de pessoas com doença venosa simultânea. McCulloch e Boyd registraram que tratamentos com hidroterapia prolongados (maiores do que cinco minutos) de úlceras venosas crônicas na perna quando a extremidade inferior desprotegida está imersa na posição dependente pode resultar em aumento da hipertensão venosa e congestão vascular, levando ao edema no membro.[22] Ogiwara demonstrou, recentemente, que exercícios de dorsiflexão/flexão plantar do tornozelo feitos enquanto o membro está imerso no turbilhão foram incapazes de contrabalançar a formação de edema devido à dependência do membro durante a hidroterapia.[23]

As técnicas de hidroterapia de não imersão se tornaram mais populares recentemente. A lavagem pulsada envolve a liberação de uma solução irrigada sob pressão produzida por um aparelho eletronicamente ligado combinado com sucção para se remover o efluente. Haynes e colaboradores registraram que a hidroterapia administrada com a utilização dessa técnica de lavagem pulsada de não imersão tem maiores melhorias na formação do tecido de granulação e remove os contaminantes da superfície mais completamente do que os tratamentos com hidroterapia tradicionais nos quais usa-se apenas imersão do membro.[19] Com um modelo animal, Svoboda e colaboradores demonstraram que a lavagem pulsada produziu melhor remoção das bactérias do que o volume similar de líquido liberado a uma pressão mais baixa utilizando-se um aspirador nasal.[24] Contudo, experimentos subsequentes mostraram que os níveis de bactérias repercutiram para 95% dos níveis originais em 48 horas de tratamento com lavagem pulsada, sugerindo que esses efeitos de limpeza dessa forma de hidroterapia sejam apenas passageiros.[24] A lavagem pulsada foi sugerida para se limparem feridas profundas com corrosão. Esta forma de tratamento com hidroterapia de não imersão pode ser útil para pessoas com limitações físicas ou condições médicas que impedem a imersão na água.

A maioria dos protocolos publicados para o uso de turbilhão nas feridas crônicas sugere que o membro deve estar imerso na água em temperatura neutra (33 a 35º) por 10 a 20 minutos. Os tempos de tratamento devem ser reduzidos se a maceração tecidual for produzida. A temperatura da água é, muitas vezes, selecionada com base no suprimento sanguíneo arterial e retorno venoso do membro do paciente. A água quente pode ser usada para auxiliar na melhora do suprimento sanguíneo e no desconforto do paciente, ao passo que as temperaturas da água devam ser empregadas com indivíduos em risco de desenvolver congestão venosa. Contudo, os turbilhões com temperaturas da água acima ou abaixo da temperatura da superfície do corpo devem apenas ser empregados em indivíduos saudáveis nos quais a circulação local não esteja comprometida e a condição cardiovascular seja normal. Os tratamentos com hidroterapia devem ser interrompidos uma vez que o leito da ferida esteja limpo e sem tecido necrótico. A limpeza do membro após a remoção do tanque de hidroterapia é recomendada para auxiliar na remoção das bactérias e dos contaminantes da pele e da superfície da ferida.

Deve-se ter cuidado em garantir que a agitação produzida pelas turbinas dentro do tanque de hidroterapia não resulte em pressões excessivas que possam causar dano mecânico ao tecido novo frágil depositado no leito da ferida. As pressões produzidas pelas turbinas do turbilhão não foram documentadas e podem variar muito entre os modelos disponíveis. Existem relatos, na literatura, de aumento de infecção em feridas como *Pseudômonas aeruginosa* para pessoas que usaram turbilhão.[26] Além disso, Wheeler e colaboradores estudaram o dano potencial e a penetração de partícula produzida pela lavagem pulsada em feridas artificialmente produzidas.[27] Esse foi um dos primeiros registros que trouxe preocupações sobre o uso de pressões mais altas na irrigação de feridas. Isto pode ocorrer porque a imersão prolongada na água causa super-hidratação da pele e pode interferir nas defesas cutâneas normais às bactérias. Os protocolos apropriados realçados pelos Centros de Controle de Doenças são empregados para limpeza, desinfecção, esterilização e cultura de unidades de hidroterapia e devem ser feitos para se reduzir a ocorrência destas infecções aquosas. Outras considerações de segurança ao se utilizar esta modalidade incluem o uso de proteção apropriada das unidades da turbina, o uso de disjuntor de corrente diferencial residual e cuidado na transferência do paciente para dentro e fora do tanque.

ESTIMULAÇÃO ELÉTRICA

Os potenciais bioelétricos endógenos foram medidos sobre a pele de muitos animais, incluindo seres humanos.[28] Esse potencial formado pela separação de íons carregados sobre a epiderme é tido como responsável pela formação de uma corrente de lesão que ocorre sempre que a camada cutânea isolante for rompida pela lesão, permitindo que as partículas carregadas movam-se de seu gradiente de concentração. A presença desta corrente pequena, porém mensurável, de lesão dentro de uma ferida está fortemente correlacionada com os desfechos de cicatrização bem--sucedidos.[29] McCaig e colaboradores escreveram uma excelente revisão de pesquisa histórica e recente que fornece coletivamente uma evidência muito persuasiva para o importante papel dos sinais elétricos no desenvolvimento, regeneração e reparo dos tecidos biológicos.[30] Eles revisaram o extenso corpo da literatura que demonstra profundos efeitos da bioeletricidade no comporta-

Capítulo 3 • O Papel das Modalidades Terapêuticas na Cicatrização da Ferida Cutânea

mento celular e descrevem como esses pequenos campos elétricos influenciam na orientação e na proliferação celular epitelial e endotelial vascular que são conhecidas como processos celulares principais subjacentes à reepitelização e angiogênese durante a cicatrização da ferida.

Estudos *in vitro* têm demonstrado que a estimulação elétrica pode promover várias atividades das células inflamatórias envolvidas nas fases iniciais de reparo tecidual. Ela pode induzir a migração celular para o local da lesão por meio da galvanotaxia,[31] estimular a desgranulação de célula inflamatória[32] e liberar importantes mediadores químicos como fatores de crescimento e quimioatrativos.[33] A estimulação elétrica também pode induzir proliferação de célula inflamatória de modo que um número maior destas células esteja apto a responder à lesão do tecido.[34] Essas ações celulares de correntes elétricas nas células inflamatórias podem acelerar a resolução da fase inflamatória de reparo tecidual de modo que a formação de novo tecido possa começar logo após a lesão.

A atividade eletricamente induzida de células inflamatórias também pode fundamentar a redução de formação de edema observada após a lesão em modelos animais tratados com estimulação elétrica.[35,36] Reed documentou que a aplicação de corrente elétrica reduz o vazamento de microvasos e limita a formação de edema pós-traumático.[37] Ainda não foi suficientemente investigado se a estimulação elétrica pode produzir efeitos similares no edema pós-traumático em uma situação clínica com seres humanos. Em um estudo clínico que examinou o edema da lesão pós-agudo em seres humanos, o tratamento empregando-se corrente pulsada de alta voltagem (CPAV) foi considerado efetivo enquanto terapia de compressão na redução do edema pós-traumático.[38]

A pesquisa experimental realizada utilizando-se vários modelos animais revelou que a aplicação local de corrente elétrica à pele ferida[39-43] ou aos ligamentos e tendões[47,48] cirurgicamente incisados[44-46] resulta em melhora na deposição de colágeno,[39,40,44,47] maturação e organização de colágeno aceleradas[35] e maior força de tração.[43,45,48,49] A estimulação de formação de novo tecido pode, em parte, ser devida à ação direta de correntes elétricas nos fibroblastos. A aplicação de corrente elétrica para fibroblastos com cultura mostrou aumentar a síntese e a secreção de colágeno,[34,50] estimular a proliferação de fibroblasto[34] e aumentar o número de locais receptores para certos fatores de crescimento[51] e a migração de fibroblasto direta.[52,53]

Possíveis mecanismos intracelulares que fundamentam essas respostas fibroblásticas às correntes elétricas incluem ativação de transcrição e translação de mRNA para se tornarem disponíveis importantes precursores de proteína,[54] aumentar a produção de ATP para se suprirem as demandas de energia necessárias,[50] permeabilidade de membrana que pode permitir o aumento dos estoques intracelulares de cálcio[33] e produção de receptores de membrana para importantes citocinas como o fator de crescimento epidérmico.[51]

A atividade celular epitelial durante o reparo parece também ser afetada pela corrente elétrica. Em particular, estudos *in vitro* têm mostrado que a proliferação[55] e a diferenciação[56] celular epitelial podem ser ativadas nas células epidérmicas pela estimulação elétrica. Além disso a migração de queratinócito pode ser influenciada pela aplicação de um campo elétrico,[55,57] e a síntese e a secreção de fatores de crescimento pelas células epiteliais pode ser estimulada a uma extensão maior pela aplicação de corrente elétrica.[33] De modo correspondente, vários autores têm registrado que a aplicação exógena de correntes elétricas a vários modelos animais pode acelerar a reepitelização da ferida.[41,42,107]

Além das atividades aceleradas dos fibroblastos e células epiteliais durante o estágio de proliferação da cicatrização, a corrente elétrica se mostrou também aumentando a angiogênese. Estudos clínicos têm detectado maior densidade dos capilares dentro do tecido de granulação recém--formado analisado nas biópsias teciduais obtidas de indivíduos com feridas venosas crônicas na perna quando foram pré-tratados com corrente elétrica.[58]

Os resultados de estudos nos quais as correntes elétricas foram aplicadas às culturas de bactérias comumente encontradas nas feridas crônicas sugerem que a corrente elétrica pode ter propriedades bactericidas. Kincaid e Lavoie[59] e Szuminsky e colaboradores[60] mostraram que a CPAV aplicada empregando-se um eletrodo negativo pode, diretamente, afetar o crescimento e a reprodução bacteriana. Contudo, a alta intensidade requerida para se produzirem estas propriedades bactericidas provavelmente não seria tolerada em uma situação clínica. Daeschlein e colaboradores recentemente confirmaram que a EE aplicada usando-se uma dose clinicamente relevante de culturas bacterianas de organismos gram-positivos e gram-negativos reduziu significativamente o crescimento bacteriano.[61] Wolcott e colaboradores foram os primeiros a sugerirem que as contagens de bactérias nas feridas crônicas foram reduzidas pelo tratamento com corrente contínua catódica.[62] Subsequentemente, Rowley e colaboradores demonstraram que o crescimento bacteriano foi reduzido quando a corrente contínua catódica foi aplicada a feridas em coelhos que foram infectados com *P. aeruginosa*.[63] Os estudos experimentais *in vitro*[64] e *in vivo*[65] demonstraram maior inibição bacteriana quando a corrente contínua foi combinada com íons de prata no eletrodo ativo. Esta ação sinérgica potencial da eletroterapia e dos curativos de prata foi demonstrada em um ensaio clínico no qual o fechamento mais rápido da espessura total de queimaduras foi documentado em feridas tratadas com EE mais curativo de náilon comparado à EE isolada.[66]

A vasodilatação local aumentada e a oxigenação de tecido melhorada foram relatadas ocorrendo em indivíduos com doença vascular periférica após o tratamento com corrente elétrica. Gilcreast e colaboradores[68] e Faghri e colaboradores[69] demonstraram que a estimulação elétrica pode melhorar a perfusão aos membros isquêmicos. Além disso, Im e colaboradores[70] mostraram aumento nas taxas de sobrevivência de retalhos cutâneos pré-tratados com estimulação elétrica, que foi atribuído à melhora na perfusão sanguínea observada em retalhos cutâneos sob o cátodo negativamente carregado.

O tratamento com corrente pulsada de alta voltagem (CPAV) com polaridade negativa produziu maiores aumentos no fluxo sanguíneo local de ratos do que o estímulo de polaridade positiva.[35] Alguns relatos sugerem que elevações no fluxo sanguíneo podem ser intensificadas pelo estímulo da bomba muscular com o uso de estimulação de intensidade relativamente alta, que é suficiente para produzir contração neuromuscular intermitente.[69] Contudo, há também relatos sugerindo que apenas o estímulo de baixa intensidade sem contração muscular pode produzir mudanças significativas no fluxo sanguíneo.[71] As formas bifásica e monofásica da corrente elétrica mostraram estimular o fluxo sanguíneo e aumentar significativamente a tensão de oxigênio transcutânea na região sacral de pacientes com lesão na medula espinal (LME) que corriam alto risco de desenvolver feridas de pressão.[72,73] Goldman e colaboradores trataram um pequeno grupo de pessoas com feridas criticamente isquêmicas (TcPO$_2$ <20 mmHG) com CPAV falso e verdadeiro e produziu um aumento significativo em TcPO$_2$. O fechamento total da ferida ocorreu em 90% das feridas tratadas com CPAV, comparadas a apenas 29% no grupo de controle.[75] Esses resultados fornecem um forte apoio de que a terapia de estimulação elétrica facilita a microcirculação, e isso estava associado a melhores resultados de cicatrização. A restauração da circulação local prejudicada, através da aplicação de correntes elétricas, deve promover a cicatrização tecidual suprindo nutrientes requeridos, incluindo oxigênio, e auxiliar a retirar os produtos residuais acumulados produzidos pelo tecido lesionado. A circulação local melhorada deve também ajudar a remover os mediadores inflamatórios que possam contribuir para o edema local e a dor.

Além dos benefícios da estimulação elétrica no processo de cicatrização tecidual, neuroestimulação elétrica transcutânea (TENS, do inglês *transcutaneous electrical nerve stimulation*) há tempos é reconhecida como tendo propriedades analgésicas. Existem vários relatos clínicos publicados que mostram que correntes elétricas similares àquelas utilizadas para se tratar da cicatrização atrasada podem reduzir a percepção de um indivíduo da dor (ver Capítulo 5). A redução da dor causada pelas lesões ou feridas não cicatrizadas pode indiretamente auxiliar no processo de cicatrização compensando muitos dos efeitos colaterais do estresse sobre o processo de cicatrização e, por fim, melhorando a qualidade de vida do paciente.

A técnica de aplicação mais comum para a estimulação elétrica de feridas crônicas envolve o uso de um ajuste monopolar, no qual o eletrodo ativo é colocado diretamente no leito da ferida utilizando-se eletrodos especializados compostos de material condutor esterilizado e um grande eletrodo dispersivo é colocado sobre a pele intacta próximo à ferida (Figura 3.1). Esta técnica de aplicação direta envolve o preparo do leito da ferida com material eletrocondutor. Isto é geralmente realizado aplicando-se um curativo solto com gaze embebida com hidrogel e/ou salina (Figura 3.2). A remoção cuidadosa do curativo e o uso criterioso de precauções universais e procedimentos de descontaminação de equipamento também são requeridos de modo a evitar

Capítulo 3 • O Papel das Modalidades Terapêuticas na Cicatrização da Ferida Cutânea 43

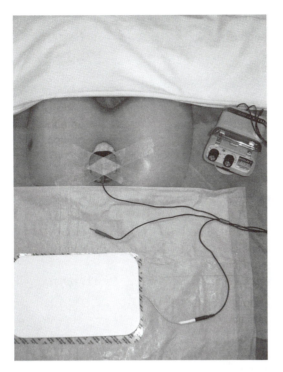

Figura 3.1 Técnica de aplicação para estimulação elétrica (CPAV) onde o eletrodo ativo é diretamente aplicado ao leito da ferida, enquanto um eletrodo dispersivo grande é colocado sobre a pele intacta distante do local da ferida.

manipulação da ferida, contaminação cruzada do equipamento e infecção do terapeuta. Recentes relatos sugerem que um ajuste com três eletrodos produziu uma dispersão de corrente mais uniforme e penetração de corrente elétrica mais profunda do que o ajuste convencional com dois eletrodos.[76] Suh e colaboradores usaram esse ajuste de eletrodo em conjunto com a terapia com calor local em um estudo piloto com 18 indivíduos com feridas crônicas, e produziram 57% de redução de volume de ferida após quatro semanas de tratamento.[77] Essa técnica de aplicação deve ainda ser testada em um ensaio clínico de escala maior, adequadamente controlado.

Vários diferentes parâmetros de estímulos se mostraram efetivos na aceleração do fechamento da ferida. A intensidade e a frequência do estímulo são ajustados de modo a produzir uma forte sensação de formigamento ou, no caso de pele dessensibilizada, a intensidade do estímulo é ajustada a um nível submotor. As recomendações sobre a polaridade que deve ser usada para o eletrodo ativo, que é colocado no leito da ferida, variam muito. Uma recente revisão de Kloth e McCulloch sugeriu que a polaridade do eletrodo ativo deve ser variada em diferentes momentos durante o processo de cicatrização da ferida, dependendo do estágio do reparo da ferida e do tipo de célula que se deseja atrair para a área lesionada.[78]

Tomada de decisão clínica   *Exercício 3.1*

Um paciente está relatando uma sensação de formigamento sob o eletrodo dispersivo maior em vez de sob o eletrodo ativo menor sobre a ferida. O que possivelmente poderia explicar a situação?

Inicialmente, a corrente contínua de baixa intensidade (CCBI) era a forma de onda elétrica utilizada predominantemente em vários estudos prévios, ao passo que as correntes pulsadas, desde então, estão sendo empregadas mais recentemente devido ao maior conforto e menor risco de causar mudanças no pH tecidual. A CPAV é um tipo comum de corrente pulsada empregada no

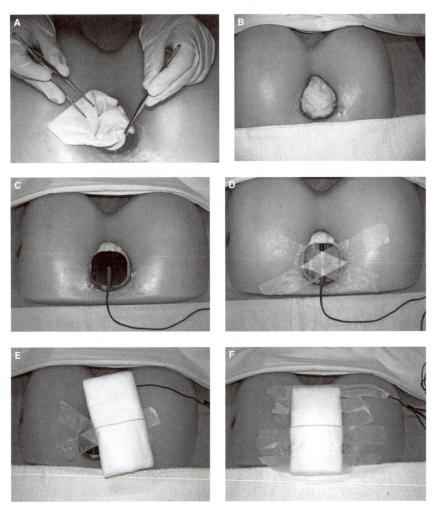

Figura 3.2 Preparação do leito da ferida com material eletrocondutor e colocação de eletrodo ativo no leito da ferida. (a e b) Gaze embebida em hidrogel é colocada solta no leito da ferida; (c e d) um eletrodo limpo é colocado sobre o curativo e mantido no lugar com uma fita; (e e f) o eletrodo ativo é mantido no local sendo coberto com um grande curativo de algodão.

tratamento de feridas crônicas. Ela é uma forma especializada de corrente pulsada que tem uma forma de onda monofásica de picos idênticos composta por dois pulsos de duração muito curta e amplitude relativamente alta (Figura 3.3). O fluxo unidirecional de íons produzido por esta forma de corrente pulsada monofásica produz uma pequena carga final sob o eletrodo ativo que é considerada importante na produção de respostas fisiológicas, como redução de edema, mudanças circulatórias e efeitos bactericidas, e no direcionamento da motilidade celular pela galvanotaxia. Em dois estudos realizados por Baker e colaboradores,[79,80] três formas de onda EE diferentes foram comparadas a feridas do controle (bifásico simétrico, bifásico assimétrico e uma terceira EE que foi administrada a um nível baixo insuficiente para produzir sensação [MENS]). Nos dois estudos que envolviam úlceras do pé diabético[80] e úlceras de pressão[79] devido a LME, as feridas tratadas com corrente assimétrica bifásica produziram resultados significativamente melhores do que os controles, ao passo que outras formas de EE não. Tem sido debatido se estas formas de onda produzem diferentes quantidades de carga elétrica nos tecidos subjacentes; contudo, estes resultados sugerem que o tipo de EE utilizada pode influenciar os resultados da cicatrização. Enquanto os parâmetros de estímulo ideais e os programas de tratamento para o uso de estimulação elétrica nas feridas crônicas ainda não foram estabelecidos, parece que os resultados benéficos podem ser

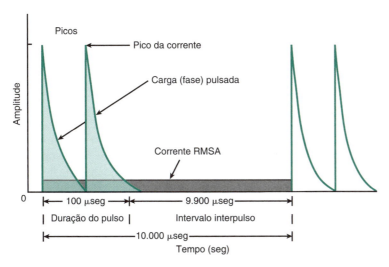

Figura 3.3 Forma de onda de corrente pulsada de alta voltagem (CPAV).

obtidos independentemente dos parâmetros de estímulo usados, contanto que 300 a 500 µC/s de carga elétrica sejam administrados.[81]

Os programas de tratamento registrados na literatura variam de tratamentos de uma hora administrados três vezes por semana durante quatro semanas até tratamentos de oito horas por dia.[82,83] Ahmad avaliou a cicatrização em resposta a EE aplicada para três diferentes tempos de tratamento (45, 60 e 120 minutos).[84] Taxas de cicatrização mais rápidas foram relatadas quando os tempos de tratamento aumentaram de 45 para 60 minutos por dia, mas não houve aumento adicional quando o tempo de tratamento passou de 60 minutos diários.[84] Assim, parece haver um limiar de tempo de exposição após o qual o tratamento com EE continuada não produz benefício adicional. Portanto, os tempos de tratamento com EE estendidos usados em estudos prévios[82,83] podem não ser autorizados.

Deve-se notar que, para se atingirem resultados ideais com esta modalidade, a dessecação da ferida e o uso de produtos à base de petrolato no leito da ferida deve ser evitada. Além disso, deve ser melhor otimizar o ambiente da ferida coordenando os tratamentos com eletroterapia com o tempo de mudança dos curativos da ferida.

As correntes elétricas são aplicadas utilizando-se formas de onda bifásicas assimétricas aplicadas com eletrodos sobre a pele periúlcera[79,80] e pontos de acupuntura distantes[85] (Figura 3.4). Mais

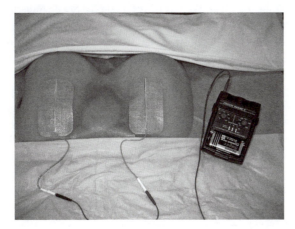

Figura 3.4 Técnicas de aplicação para estimulação elétrica onde dois eletrodos de tamanho igual são colocados nos dois lados da ferida e conectados a um estimulador que libera corrente bifásica assimétrica.

ESTUDO DE CASO 3.1
ESTIMULAÇÃO ELÉTRICA: CUIDADO DA FERIDA

História: Uma mulher de 57 anos sofreu uma LME completa no nível T3 em um acidente automobilístico 15 anos atrás. Ela desenvolveu uma úlcera de pressão de estágio III sobre o grande trocânter direito e foi encaminhada para o cuidado da ferida. A úlcera é circular, tem 8 cm de diâmetro e 3 cm de profundidade no ponto mais profundo. Há uma quantidade moderada de exsudato amarelo e verde com um odor brando. O leito da ferida é amarelo, as margens da ferida estão intactas e não há corrosão. A paciente observa que a ferida não é dolorosa.

Impressão: Úlcera de pressão de Estágio III.

Plano de tratamento: A fonte da úlcera parece ser uma cadeira de rodas inadequadamente ajustada, resultante de um ganho de peso gradual durante os últimos 10 anos. Portanto, o tratamento inicial é o de se obter uma cadeira de rodas de largura correta para aliviar a pressão sobre a úlcera. O cuidado da ferida foi iniciado na programação diária, consistindo em lavagem pulsada para limpeza do tecido necrótico. Após cada sessão, a ferida recebeu curativo com gaze, que foi removido na sessão seguinte usando a lavagem (curativos úmido-úmido).

Resposta: Após sete sessões de tratamento, não havia exsudato e o leito da ferida estava vermelho. A lavagem pulsada foi interrompida e um curativo de hidrogel foi aplicado, com mudanças quando necessário. Após seis semanas, o tamanho e a aparência da ferida permaneceram inalterados. Portanto, o tratamento com estimulação elétrica monofásica pulsada (alta voltagem) foi iniciado em uma programação de cinco dias por semana. Os parâmetros de tratamento foram polaridade negativa (cátodo) para o eletrodo de tratamento, 100 pps (modo contínuo), amplitude de 200-V e duração de 60 minutos. O eletrodo de tratamento foi formado pelo tamponamento da ferida com gaze esterilizada umedecida com solução salina estéril. O eletrodo dispersivo (ânodo) era um coxim umedecido com uma área de superfície de 75 cm^2 (três vezes o tamanho do eletrodo ativo) colocado sobre a parte anterior da coxa. A ferida recebeu curativo com gaze esterilizada após cada tratamento com um curativo de hidrogel usado nos períodos de finais de semana. Após 20 sessões (quatro semanas) a ferida diminuiu para 1,6 cm de diâmetro (uma redução de 80%) e tinha 0,5 cm de profundidade. A estimulação elétrica foi interrompida, e um curativo com uma camada de espuma foi utilizado. A ferida foi completamente fechada seis semanas após, e a paciente recebeu alta.

Questões de discussão

- Quais tecidos foram lesionados/afetados?
- Quais sintomas estavam presentes?
- Qual fase da série contínua lesão-cicatrização a paciente apresentou para o cuidado? Quais são os agentes físicos dos efeitos biofísicos da modalidade (direta/indireta/profundidade/afinidade do tecido)?
- Quais são as indicações/contraindicações da modalidade do agente físico?
- Quais são os parâmetros da aplicação/dosagem/duração/frequência da modalidade do agente físico neste estudo de caso?
- Quais outras modalidades de agentes físicos poderiam ser empregadas para o tratamento desta lesão ou condição? Por quê? Como?
- Por que a estimulação elétrica não foi utilizada desde o início do episódio de cuidado? Por que o debridamento pontual não foi usado para remover o tecido necrótico?
- Qual é o papel da nutrição no tratamento desta paciente?
- Quais outros produtos de cuidado da ferida (curativo) seriam apropriados?
- Por que o aspecto da cadeira de rodas foi abordado primeiramente no cuidado desta paciente?

O profissional de reabilitação emprega modalidades de agentes físicos para se criar um ambiente favorável para a cicatrização do tecido enquanto minimiza os sintomas associados com o trauma ou a condição.

---

recentemente, a CPAV aplicada por períodos de tempo estendidos utilizando-se roupas feitas de material condutor especializado também mostrou acelerar a cicatrização em uma variedade de tipos de feridas crônicas. Essas técnicas de aplicação indireta têm uma óbvia vantagem prática; contudo, os protocolos de tratamento, geralmente, requerem tempos de aplicação mais longos ou mais frequentes (1,5 a 8 horas por dia). Ainda não foram realizados estudos comparando-se os tempos de cicatrização produzidos pelas técnicas de aplicação direta e indireta da corrente elétrica.

Os efeitos adversos associados com a estimulação elétrica de feridas crônicas incluem apenas desconfortos menores associados às sensações de formigamento que são produzidas. O risco

Capítulo 3 • O Papel das Modalidades Terapêuticas na Cicatrização da Ferida Cutânea **47**

de choque elétrico é mínimo, especialmente considerando-se que a maioria dos dispositivos de estimulação elétrica portáteis é à bateria. Queimaduras químicas induzidas por corrente elétrica pulsada são muito improváveis, uma vez que as mudanças de pH tecidual mostraram-se mínimas durante a aplicação de CPAV.[86]

ULTRASSOM

Um mecanismo de ação principal do ultrassom se dá por meio da cavitação ou compressão, e o movimento de pequenas bolhas causa várias mudanças às atividades celular e subcelular. A atividade das células considerada importante na fase inflamatória da cicatrização foi induzida pela aplicação de ondas de ultrassom para culturas de célula *in vitro*. A estimulação da atividade fagocítica das células inflamatórias como macrófagos e neutrófilos foi registrada.[87] Essa ação de debridamento de ultrassom seria importante nos estágios iniciais da recuperação da lesão para se limpar a área de material morto ou desvitalizado. O ultrassom mostrou estimular a desgranulação de células inflamatórias como macrófagos[88] e células mastoides.[89] Isto resulta na liberação de vários mediadores químicos que, por sua vez, mostraram ativar outras células principais no processo de cicatrização como os fibroblastos.[90] Assim, os efeitos do ultrassom durante a inflamação parecem ajudar a reativar o processo de cicatrização estimulando e processo de debridamento natural e ocasionando a liberação da força endógena do corpo de fatores de crescimento e outras citocinas no local da lesão. Uma recente hipótese chamada de teoria da ressonância de frequência sugere que o ultrassom possa ser absorvido por material genético e moléculas de proteína celular, resultando em mudanças conformacionais que, por sua vez, estimulam uma ampla gama de efeitos celulares.[91]

O exame do padrão temporal de mudanças na composição histológica dos tecidos obtidos de modelos animais após a lesão e tratados com ultrassom mostra que estes tecidos estão na fase inflamatória de reparo por um período muito mais curto de tempo após a lesão.[90] Alguns pesquisadores referiram-se aos efeitos do ultrassom nesta fase de reparo como "anti-inflamatórios".[92] Embora provavelmente os efeitos "pró-inflamatórios" do ultrassom sejam responsáveis pelo estímulo da progressão através da fase inflamatória de cicatrização, o que pode permitir a deposição mais rápida de um novo tecido no local da lesão e a conclusão mais rápida do processo de reparo. Fyfe e Chahl (1985) relataram que a aplicação de um esquema de tratamento similar ao edema produzida experimentalmente na articulação do tornozelo de um rato causou um aumento inicial no edema em 30 minutos após o tratamento, e isto foi acompanhado por maior redução do edema em tornozelos tratados com ultrassom comparado a animais no controle em 48 horas após o tratamento.[91] Este padrão temporal de mudanças no edema da articulação do tornozelo após o tratamento com ultrassom é consistente com a teoria de que o ultrassom estimula inicialmente a fase inflamatória de reparo, que, por sua vez, resulta em resolução mais rápida do edema e progressão para as fases subsequentes de reparo do tecido.

O ultrassom afetou vários processos dentro do fibroblasto – uma célula principal responsável pelo controle de produção e degradação da matriz extracelular após a lesão. Estudos de cultura celular têm mostrado que o ultrassom pode estimular os fibroblastos a sintetizarem e secretarem colágeno.[94] O ultrassom também pode estimular os fibroblastos a se proliferarem, resultando em um número maior de fibroblastos disponíveis para a produção de colágeno.[95] Um estudo adicional dos mecanismos adjacentes à atividade fibroblástica induzida por ultrassom revelou que este instrumento pode agir diretamente na alteração da função do fibroblasto, produzindo influxo de cálcio[96] e alterando a permeabilidade da membrana plasmática.[97] O tratamento com ultrassom de lesões cutâneas experimentalmente colocadas em animais mostrou, em muitos estudos, associação a níveis elevados de marcadores de produção de colágeno, como a expressão de mRNA pró--colágeno e concentrações de hidroxiprolina.[98] Os estudos que examinam os efeitos do ultrassom nos tendões em cicatrização revelaram que o colágeno depositado sob a direção do ultrassom é mais bem-organizado e de maior força de tração.[99–101] A produção de tecido de cicatrização de maior resistência à ruptura é uma importante vantagem funcional quando se refere à cicatrização de tecidos moles como ligamentos e tendões. Contudo, precisa-se ter cuidado quando se extrapolar para a situação clínica quaisquer resultados obtidos usando lesões experimentalmente produzidas de ligamentos e tendões em animais.

Enquanto muitas fontes descrevem mudanças na circulação local como um dos efeitos físicos do ultrassom, um exame de estudos de pesquisa executado para se avaliarem mudanças no fluxo sanguíneo esquelético em resposta aos tratamentos com ultrassom produziu resultados inconclusivos.[102] Alguns relatos sugerem que o ultrassom induz mudanças vasculares como produção de estase sanguínea,[103] hemólise,[104] permeabilidade vascular aumentada, vasoconstrição transitória[102] e produção de radicais livres de oxigênio.[105] Todos estes efeitos nos vasos sanguíneos podem interferir na perfusão tecidual local. Contudo, a maioria destes efeitos potencialmente nocivos do ultrassom estava associada à aplicação de intensidades muito altas de energia ultrassônica (2 a 3 W/cm$_2$).[103,104]

Uma recente revisão feita por Ennis e colaboradores descreveu os efeitos do ultrassom no metabolismo do óxido nítrico (ON).[106] O ON é um substrato envolvido em uma reação celular de múltiplas etapas que pretende responder a várias formas de energia externa aplicada, incluindo a energia mecânica liberada por ultrassom. Em conjunto com outros fatores de crescimento, como eritropoietina e fator de crescimento endotelial vascular (FCEV), o ON liberado pelo tratamento com US pode ser um potente estimulador de crescimento e desenvolvimento de novo vaso sanguíneo no local da lesão. Estes potentes efeitos angiogênicos do ultrassom foram registrados em camundongos diabéticos e podem resultar em maior perfusão de oxigênio de feridas a um prazo mais longo.[102]

Em resumo, o ultrassom mostrou alterar a formação de tecido cicatricial por intermédio de suas ações nos processos celulares em todas as fases de reparo tecidual, mas, em particular, durante a fase inflamatória do reparo. O ultrassom promove a liberação de mediadores químicos das células inflamatórias que, por sua vez, atraem e ativam os fibroblastos para o local da lesão estimulando diretamente a produção de colágeno durante o estágio proliferativo do reparo. A pesquisa que está disponível sugere que a cicatrização melhorada está associada com mais frequência aos tratamentos com ultrassom administrados cedo no processo de cicatrização.[108] Jackson e colaboradores[99] demonstraram que o ultrassom administrado logo após a lesão tecidual durante a fase inflamatória de reparo produziu melhora na resistência à ruptura do tendão e que os tratamentos com ultrassom continuados por toda a fase de cicatrização não produziram quaisquer melhoras adicionais na força de tração dos tendões reparados. Gan e colaboradores[100] demonstraram que as melhoras obtidas quando o ultrassom foi administrado em sete dias de lesão não foram observadas nos casos em que o início dos tratamentos com ultrassom fosse tardio. Portanto, é possível que o efeito pró-inflamatório do ultrassom que ocorre cedo no processo de cicatrização, que leva o corpo a produzir seus próprios mediadores de reparo do tecido, é a ação crítica desta modalidade e é suficiente para desencadear a formação de tecido de cicatriz e favorecer a produção, organização e, por fim, a força funcional.

As ondas sonoras foram administradas às feridas crônicas empregando-se técnicas de aplicação direta e indireta. Com qualquer um dos métodos de aplicação, o mesmo equipamento de ultrassom utilizado para outros distúrbios musculoesqueléticos pode ser empregado para o tratamento de feridas crônicas. Com a técnica de aplicação direta, o leito da ferida é preenchido com hidrogel esterilizado e coberto com um curativo especial (Figura 3.5), que é usado como meio condutor para liberar energia mecânica produzida pelo ultrassom diretamente para a base do leito da ferida. O ultrassom também pode produzir efeitos benéficos pela aplicação de baixos níveis de ultrassom (SATP* = 1,0 x/cm$_2$; ciclo de trabalho = 20%; 3 MHz) para a pele periúlcera por 5 min/5 cm$_2$ (Figura 3.6). Este método de aplicação indireto de ultrassom pulsado à pele periúlcera tem enormes vantagens práticas, visto que ele previne o risco de contaminação da ferida e a desidratação e o resfriamento tecidual que podem ocorrer quando os curativos da ferida são removidos. A aplicação de ultrassom à pele periúlcera emprega equipamento e técnicas de aplicação similares àquelas utilizadas por terapeutas para o tratamento de outros distúrbios musculoesqueléticos. Portanto, um treinamento especializado mínimo é requerido para o uso de ultrassom terapêutico no cuidado da ferida. Franek e colaboradores compararam os efeitos de ultrassom pulsado de baixa (0,5 W/cm$_2$) e alta intensidades (1,0 W/cm$_2$) administrado por um banho com água, e descobriram que a dose baixa de ultrassom produziu redução significativa na área da superfície da ferida e melhora na aparência da ferida, comparada às feridas tratadas no controle.[109] O fechamento acelerado da ferida também foi atingido pela liberação de ondas de som de baixa frequência (30 kHz) de um grande transdutor sonoro estacionário imerso em um banho com

---

* N. de R.T. Valor médio da potência (SATP, do inglês *spatial average temporal peak*).

Capítulo 3 • O Papel das Modalidades Terapêuticas na Cicatrização da Ferida Cutânea 49

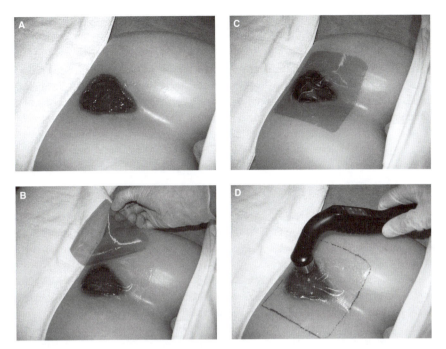

Figura 3.5 Técnica de aplicação de ultrassom utilizada para liberar ondas de som diretamente para o leito da ferida. (a) O leito da ferida é preenchido com hidrogel esterilizado; (b e c) é coberto com curativo de lâmina de hidrogel transparente; (d) o gel para ultrassom é aplicado sobre o curativo e o transdutor sonoro é aplicado ao gel para liberar ondas sonoras diretamente ao leito da ferida.

água.[110,111] A terapia MIST* com ultrassom (MIST, Celleration, Eden Prairie, MN) é uma modalidade relativamente nova disponível para se acelerar a cicatrização.[112] Ela é uma terapia de ultrassom sem contato de baixa frequência que usa pressão acústica transmitida por ultrassom para estimular células[113] e remover bactérias.[114] Este sistema de terapia recebeu a permissão da Food and Drug Administration 510(k) Clearance em junho de 2005 para "promover a cicatrização da

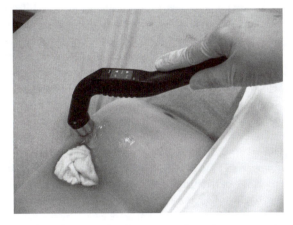

Figura 3.6 Técnica de aplicação de ultrassom utilizando-se um método indireto onde o ultrassom é aplicado através do gel à pele periúlcera. O tamponamento da ferida é deixado no local durante o tratamento para manter o gel indesejado longe do leito da ferida.

---

* N. de R.T. Envolve aplicar uma solução salina sobre o ferimento e emitir ondas sonoras de baixa frequência sobre a região.

50 Parte I • Bases das Modalidades Terapêuticas

ferida por meio da limpeza da ferida e o debridamento de manutenção pela remoção de tecido necrótico amarelado, exsudato de tecido de fibrina e bactérias".[112]

Embora altas doses de ultrassom tenham o potencial de causar a cavitação tecidual, o uso de doses relativamente baixas de ultrassom nos protocolos de tratamento da ferida não produziu ainda quaisquer relatos de efeitos adversos induzidos por ultrassom. Os riscos de queimaduras produzidas por esta modalidade são mínimos, visto que ela é utilizada em um modo pulsado ou interrompido, que minimiza o acúmulo de calor dentro do tecido.

LASER

Efeitos do *laser* no reparo de tecido

Existem vários estudos *in vitro* realizados usando-se culturas de vários tipos de células conhecidas por serem importantes para se facilitar o processo de cicatrização incluindo macrófagos,[115] neutrófilos, mastócitos[116] e linfócitos,[117] bem como fibroblastos,[118-120] células endoteliais[115] e células epiteliais.[121]

Os processos biológicos observados como alterados por administração de *laser* para culturas de células incluem síntese de proteína,[120] crescimento e diferenciação celular,[119] proliferação celular,[117] motilidade celular,[118] fagocitose[122] e desgranulação celular.[115,121] Os mecanismos de ação intracelulares para se produzirem essas mudanças celulares também foram investigados e propostos. Eles incluem ativação de síntese de DNA para se facilitar a proliferação celular,[117,120] aumento na transcrição e translação de mRNA para se tornarem disponíveis precursores proteicos importantes[121] e mudança na permeabilidade da membrana para se estimularem mudanças fisiológicas, tais como despolarização nervosa e estimulação do influxo de estoques extracelulares de cálcio.[125] O influxo de cálcio é, sucessivamente, conhecido por ser um sinal intracelular para vários processos celulares, incluindo movimento celular e fagocitose, secreção de grânulos citoplásmicos contendo mediadores químicos potentes, alteração na afinidade de ligação do receptor para se facilitar a comunicação intracelular e ativação de produção mitocondrial de ATP via metabolismo oxidativo a fim de tornar energia disponível para se abastecer o aumento das necessidades da célula fotoativada.

Acredita-se que essas ações diretas de *laser* observadas nesses estudos *in vitro* são a base de vários processos celulares conhecidos por serem importantes durante a fase inflamatória do reparo de tecido.[123] Vários registros documentaram a capacidade do *laser* para se estimular a desgranulação celular causando a liberação de mediadores inflamatórios potentes, tais como as prostaglandinas, os fatores de crescimento[124] e a histamina,[125] de vários tipos diferentes de leucócitos envolvidos na fase inflamatória de reparo de tecido. A irradiação de *laser* em pele de rato estimulou o acúmulo de mastócitos no local de irradiação e maior porcentagem desses mastócitos presentes foi encontrada desgranulada na pele previamente traumatizada.[125] O *laser* aplicado aos macrófagos na cultura estimula a liberação de mediadores químicos para dentro do sobrenadante de cultura celular que sucessivamente foi mostrado capaz de ativar a função da célula fibroblástica.[115] De forma semelhante, as culturas de células de linfócitos T expostos ao *laser* liberam um fator angiogênico que estimula a proliferação de células endoteliais.[126]

Outros efeitos do *laser* sobre os leucócitos incluem a capacidade do *laser* de ativar as capacidades fagocíticas, estimular a proliferação de leucócitos e promover a migração de leucócitos para o local da lesão.[122] Essa ativação induzida por *laser* de muitos processos dentro da fase inflamatória de reparo promoveria a ação de debridamento natural de leucócitos e ajudaria a limpar tecidos estranhos ou mortos e desvitalizados dentro do local de lesão. Alguns registros sugerem que os efeitos do *laser* são anti-inflamatórios. O *laser* produz uma pequena, porém significativa diminuição na inflamação induzida experimentalmente e no edema produzido pelo irritante inflamatório carragenina.[127]

O tratamento a *laser* de animais com tecidos lesionados resultou em depósito de colágeno aumentado,[128] e esse aumento de produção de colágeno estava associado à melhora concomitante na força de tração da pele cirurgicamente incisada[129,130] e dos tendões.[131] Também existem vários outros estudos que registraram não haver benefício do *laser* sobre a cicatrização de ferida e a resistência à ruptura.[132-135] Esses achados negativos tendem a ocorrer mais comumente em estudos onde os esquemas de tratamento com *laser* resultam na administração de quantidades relativamente baixas de energia luminosa para o leito da ferida (menos de 1 J/cm^2)[136,137] ou onde o falso grupo de controle com o qual os efeitos dos tratamentos a *laser* são comparados foi localizado dentro do mesmo animal.[120,132,138]

Alguns registros sugerem que o *laser* possa alterar o crescimento e a replicação de bactérias comumente encontradas em feridas crônicas.[139] Contudo, registros recentes mostraram que os efeitos do *laser* aplicado às culturas de bactérias são dependentes da quantidade de energia de *laser* administrada e do comprimento de onda da fonte luminosa com determinados protocolos de tratamento causando, na verdade, uma estimulação de crescimento bacteriano.[140] Essa pesquisa continuou com estudos sobre ferida excisional identificada no rato que foi inoculado com vários tipos de bactérias.[141] Eles relataram que determinados comprimentos de onda e níveis de energia de *laser* estavam associados a contagens bacterianas mais baixas, contudo, esses efeitos bactericidas estavam necessariamente associados a significativo retardo no fechamento da ferida. Até que os fatores que controlam a resposta de bactérias ao *laser* sejam mais completamente compreendidos, o uso de *laser* sobre feridas contaminadas com bactérias deve ser realizado com precaução.

A energia infravermelha monocromática (EIVM) foi proposta como sendo preferencialmente absorvida pela hemoglobina presente no eritrócito e também como liberadora de ON, que sucessivamente estimula a cicatrização por microcirculação aumentada.[142] Os efeitos da EIVM foram recentemente examinados sobre a oxigenação do tecido em pessoas com neuropatia diabética.[143] Esses pesquisadores foram incapazes de detectar uma diferença nos valores de oxigênio transcutâneo entre grupos tratados por EIVM de placebo e ativos.[143] Além disso, eles não detectaram uma diferença significativa na percepção de dor entre os grupos.[143]

Embora existam vários estudos de pesquisa que sugerem que a terapia a *laser* possa ter efeitos fisiológicos profundos sobre a cicatrização do tecido, existem vários fatores que podem impactar a resposta do tecido à irradiação a *laser*. Alguns parâmetros de estímulos que influenciam nos efeitos da terapia a *laser* incluem comprimento de onda do *laser*, densidade de energia, densidade de potência, frequência de pulso e esquema de tratamento. Além dos parâmetros do *laser* fornecidos pelo equipamento, a resposta biológica ao *laser* também é afetada por mudanças dentro do tecido hospedeiro, tais como tipo de tecido e hidratação, pigmentação da pele, fluxo sanguíneo local e nível basal de atividade do tecido. Mais pesquisa é requerida para avaliar totalmente a influência que esses e outros fatores têm sobre a capacidade da terapia a *laser* de produzir a resposta desejada.

Uma técnica de aplicação de *laser* similar utilizada para o tratamento de outros distúrbios musculoesqueléticos foi descrita para o tratamento de feridas crônicas. As fontes de *laser* são, ge-

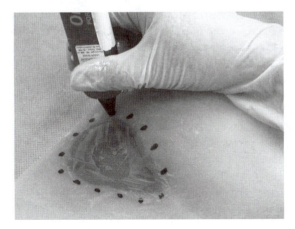

Figura 3.7 Técnica de aplicação de *laser* onde a ponta do *laser* é aplicada perpendicularmente em contato com a pele periúlcera coberta com filme transparente. Esse procedimento é carregado por um período de tempo especificado dependendo da energia luminosa desejada administrada à ferida, e é repetido aos pontos uniformemente distribuídos ao redor da ferida.

ralmente, aplicadas em contato com os pontos igualmente distribuídos ao redor da pele periúlcera (Figura 3.7). Uma barreira de filme transparente é, muitas vezes, empregada em conjunto com uma técnica de aplicação de ponto de contato, a fim de se prevenir contaminação cruzada do equipamento de *laser*. Como com todas as terapias a luz, é importante manterem-se o ângulo e a distância da fonte de luz consistente quando se aplicarem tratamentos com *laser*. Uma técnica de varredura sem contato também pode ser utilizada para se administrar a energia do *laser* para a base da ferida, contudo, isso resultaria em significativamente menos energia luminosa administrada ao tecido da ferida e, portanto, as doses de tratamento com *laser* usadas com essa técnica de aplicação sem contato precisam ser aumentadas de forma adequada. Uma variedade de fontes de *laser* diferentes, comprimentos de onda de luz, dosimetria, técnicas de tratamento e esquemas de tratamento foram relatados na literatura. Como resultado, as recomendações para os parâmetros de tratamento a serem usados com tratamentos a *laser* de feridas crônicas não podem ser fornecidas neste momento.

Enquanto a escassez de boa evidência de pesquisa clínica para se sustentar o uso do *laser* no tratamento de feridas crônicas é uma desvantagem, as vantagens de se usar essa modalidade são as precauções de segurança e o risco relativamente menores. Saltmarche relatou que o tratamento com *laser* de baixa potência foi bem aceito por equipe não treinada de uma instituição de cuidado prolongado.[144] O tratamento de feridas agudas e crônicas nessa série de casos resultou no fechamento completo de 42,8% das feridas, e nenhuma resposta negativa foi registrada nessa população idosa frágil.[144] Existem poucas condições médicas para as quais o uso de terapia a *laser* é contraindicado. Náusea e vertigem foram relatadas em 2% dos pacientes após os tratamentos com *laser*.[145] As terapias luminosas usadas no cuidado da ferida não produzem elevação de temperatura tecidual, portanto, o risco de se causarem queimaduras na pele é mínimo. Contudo, a exposição aos olhos pode causar dano retinal grave e, por esse motivo, o terapeuta e o paciente devem usar proteção ocular apropriada durante o tratamento.

Independentemente do protocolo de tratamento planejado para se utilizar a terapia a *laser*, a documentação cuidadosa do ajuste e dos parâmetros de tratamento é crucial. Essa documentação ajudará a fornecer administração consistente de energia a *laser* e limitar o número de variável que possa ser inadvertidamente modificada durante os tratamentos com *laser*. Dessa forma, o fisioterapeuta pode mudar sistematicamente os parâmetros de tratamento com *laser* enquanto monitora a melhora no estado da ferida, a fim de se otimizar um protocolo para o paciente que tem um conjunto particular de fatores de hospedeiros.

LUZ ULTRAVIOLETA

O tipo de luz ultravioleta é importante para se determinar a resposta do tecido. Luz de comprimento de onda mais curto (180 a 250 nm) chamada de luz ultravioleta C (UVC) é o tipo de luz ultravioleta mais comumente empregado no tratamento de feridas crônicas. Os efeitos da luz ultravioleta que seriam benéficos para a cascata de cicatrização de ferida incluem estimulação de migração e proliferação epiteliais, liberação de mediadores químicos que sucessivamente produzem fluxo sanguíneo local estimulado ou eritema[146,147] e efeitos bactericidas. Os efeitos bactericidas são maiores para comprimentos de onda de luz mais curtos (UVC) devido aos efeitos diretos do UVC sobre o material nuclear da bactéria.[148] A exposição à UVC inibe o crescimento de culturas de bactérias *in vitro* comumente encontradas para a colonização de feridas crônicas.[149] Além disso, uma inibição dependente de dose de tratamento com UVC sobre a colonização de bactérias de úlceras de pressão crônicas foi relatada previamente.[150] Recentemente, UVC mostrou inibir o crescimento *in vitro* de bactérias resistentes a antibióticos (MRSA e *Enterococcus faecalis* resistente à vancomicina [VRE, do inglês *vancomycin resistant Enterococcus*]).[150] Thai e colaboradores demonstraram que uma exposição simples de UVC aplicada a feridas crônicas superficiais colonizadas com múltiplas bactérias, incluindo MRSA, resultou em uma redução significativa na quantidade de bactérias detectadas utilizando-se *swabs* (cotonetes) semiquantitativos.[151] Além disso, foi demonstrado que tratamentos sucessivos de UVC que duram 180 segundos cada podiam eliminar MRSA detectada empregando-se *swabs* de superfície em feridas infectadas crônicas.[152] Esse resultado é extremamente empolgante devido ao fato de que um dos problemas mais urgentes atualmente em hospitais de cuidado agudo e em locais de cuidado estendido é a morbidade ou mortalidade que ocorre em

Capítulo 3 • O Papel das Modalidades Terapêuticas na Cicatrização da Ferida Cutânea   53

pacientes debilitados como um resultado de infecções por MRSA e VRE. Esse efeito antibacteriano de UVC que atinge o pico em um comprimento de onda de 254 nm é considerado para se acelerar a cicatrização via remoção de biocarga para o sistema de debridamento natural, permitindo, dessa forma, o progresso mais rápido através da fase inflamatória de cicatrização de ferida.

> **Tomada de decisão clínica**   *Exercício 3.2*
>
> O paciente tem uma ferida que é colonizada com MRSA e o fisioterapeuta deseja aplicar UVC para auxiliar na redução das bactérias na ferida. Como o fisioterapeuta precisa ajustar o tempo de tratamento para compensar a pele de pigmentação escura do paciente?

Lâmpadas pequenas, portáteis, relativamente econômicas que liberam luz ultravioleta em comprimentos de onda específicos estão disponíveis comercialmente (254 nm). Fazendo-se uso de comprimento de onda específico de filtro de UVC, efeitos potencialmente carcinogênicos de comprimentos de onda de UVA e UVB podem ser reduzidos e os riscos de queimaduras na pele podem ser praticamente eliminados. Visto que até mesmo curativos transparentes finos bloqueiam a transmissão de comprimentos de onda de luz mais curtos, tais como UVC, os curativos da ferida devem ser removidos e a ferida deve ser adequadamente limpa antes do tratamento com UVC. A quantidade de energia luminosa administrada é conhecida por ser dependente da duração do tratamento, da distância e do ângulo da fonte de luz.

Os métodos de aplicação para UVC em feridas são simplificados mantendo-se a lâmpada de UVC em um ângulo consistente (perpendicular à superfície do corpo) e à distância (aproximadamente 2,5 cm) da ferida (consultar a Figura 3.8). Dessa forma, a resposta desejada pode ser obtida alterando-se apenas o tempo de tratamento. Estudos *in vitro* têm mostrado que taxas de morte de bactérias de 100% podem ser obtidas após exposição de 90 segundos ao UVC.[150] Estudos de casos clínicos sugerem que tratamentos repetidos de durações mais longas (180 segundos) são requeridos para se reduzir a contagem de bactérias de feridas crônicas.[151,152] Esse mesmo tempo de exposição pode ser utilizado diariamente durante todo o período de tratamento até que os sinais clínicos de infecção da ferida não sejam mais observados. Panos de algodão e/ou uma cobertura de geleia de petróleo espessa são, muitas vezes, usados na pele periúlcera para assegurar que UVC é apenas administrado ao leito de ferida infectada e a pele periúlcera é protegida (Figura 3.9). Essa técnica de aplicação sem contato é geralmente preferida, visto que úlceras infectadas crônicas são, muitas vezes, muito dolorosas e a contaminação cruzada do equipamento pode ser minimizada. O uso criterioso de precauções universais e de procedimentos de descontaminação de equipamento são cruciais ao se utilizar essa modalidade para o tratamento de feridas infectadas.

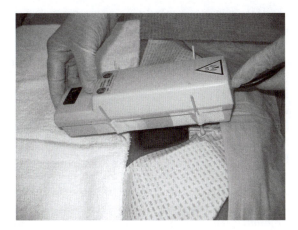

Figura 3.8 Técnica de aplicação de luz ultravioleta C (UVC). Uma pequena lâmpada portátil que administra apenas luz a um comprimento de onda de 254 nm é mantida a um ângulo perpendicular 1 a partir da borda da ferida por um período de 180 segundos.

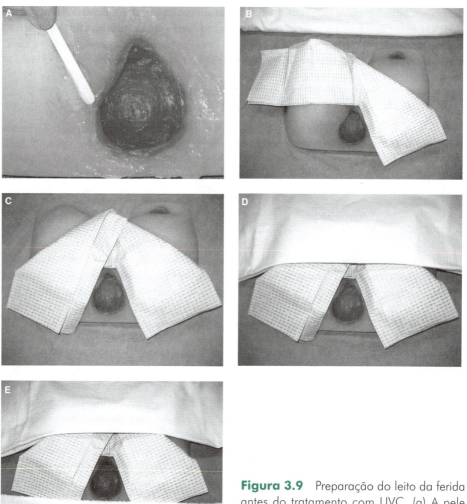

Figura 3.9 Preparação do leito da ferida antes do tratamento com UVC. (a) A pele periúlcera da ferida é revestida por uma espessa camada de petrolato; (b-e) Técnica de proteção para se cobrir a área circundante.

Alguns protocolos de tratamento recomendam que a luz ultravioleta também deva ser aplicada à pele periúlcera não protegida. Contudo, há evidência limitada para sugerir que o tratamento da pele periúlcera com uma dose eritêmica mínima possa estimular o fluxo sanguíneo local e aumentar o crescimento epitelial a partir da borda da ferida. Se esse método de aplicação for escolhido, um teste cutâneo padronizado deve ser realizado em cada indivíduo antes do início do tratamento com luz ultravioleta para se determinar a resposta do indivíduo à luz. Visto que os fatores que afetam a resposta de um indivíduo à luz (melanina da pele e espessura epidérmica) estão localizados na camada epidérmica externa da pele, um teste cutâneo similar pode não ser requerido quando se for tratar apenas a base de uma úlcera infectada crônica aberta usando o ajuste mostrado na Figura 3.8.

Preocupações quanto aos efeitos carcinogênicos dos raios ultravioleta presentes na luz do sol impediram muitos profissionais de usar UVC para se tratarem feridas infectadas crônicas. Deve-se observar que os efeitos carcinogênicos da luz ultravioleta são dependentes do comprimento de onda, da profundidade de penetração da luz e da duração da exposição à luz e estão relacionados à ocorrência de queimaduras solares.[153] O UVC é conhecido por ter efeitos potentes sobre o material de DNA, contudo, acredita-se que ele tem a capacidade mínima de induzir câncer de pele, visto que ele evoca apenas resposta eritêmica mínima e penetra apenas nas camadas

Capítulo 3 • O Papel das Modalidades Terapêuticas na Cicatrização da Ferida Cutânea

superficiais de tecido que são, muitas vezes, rapidamente descartadas. Uma pesquisa de literatura extensa não revelou um único relato de pesquisa que ligue os tratamentos usando essa forma de luz ultravioleta (UVC) com uma incidência aumentada de câncer de pele. Contudo, dado que a incidência de desenvolvimento de câncer de pele está relacionada à duração da exposição à luz, tempos de tratamento prolongados devem ser evitados e os tratamentos com UVC devem ser descontinuados quando a contaminação da superfície na ferida for removida. Embora os riscos de tumorigênese e de queimaduras de pele sejam mínimos, até mesmo exposição curta do olho à UVC pode causar dano retinal grave. Portanto, o terapeuta e o paciente devem usar proteção ocular apropriada durante tratamentos com UVC.

TERAPIA DE COMPRESSÃO PNEUMÁTICA

A administração de pressão externa com terapia de compressão para se reduzir o edema de tecido é considerada terapia padrão essencial para o tratamento de feridas crônicas na perna devido à insuficiência venosa.[154,155] Acredita-se que a terapia de compressão auxilia na cicatrização de ferida por meio da redução da congestão venosa, que pode ser mediada promovendo-se atividade fibrinolítica sistêmica. Compressão externa pode ser aplicada de várias maneiras, incluindo sistemas de bandagens multicamadas, meias padrão ou feitas sob medida com graduações de pressão e aparelhos de compressão pneumática. Foram desenvolvidos vários aparelhos pneumáticos diferentes que empregam mangas com uma câmara única que é inflada intermitentemente ou mangas com várias divisões que são infladas sequencialmente da direção distal para a proximal. A aplicação de pressões externas relativamente altas para uma extremidade edematosa com o emprego de aparelhos de compressão pneumática intermitente ou sequencial pode produzir redução relativamente rápida na circunferência do membro (dentro de horas).[156]

A terapia de compressão pneumática é indicada para feridas crônicas que são provavelmente causadas por edema excessivo, como úlceras venosas crônicas. Ela deve ser empregada em conjunto com meias de compressão ou bandagens para auxiliar na redução do edema residual em pacientes com insuficiência venosa crônica, bomba muscular da panturrilha ineficiente ou paralisada, ou linfedema. As técnicas de aplicação envolvem posicionar o paciente com o membro edematoso elevado e aplicar uma manga de neoprene sobre o membro. As pressões da bomba são ajustadas com base no conforto do paciente e geralmente não excedem pressões máximas de 40 a 60 mmHG. Muitas unidades comerciais possuem um ciclo ligado:desligado pré-ajustado, em geral, em torno de 90 segundos ligado e 30 segundos desligado. Os tempos de tratamento necessários para se produzir uma redução clinicamente significativa no volume do membro variam dependendo da extensão e da duração do edema e podem durar por um período de 1 a 4 horas.

Quando aplicar aparelhos de compressão pneumática, o terapeuta deve determinar a fonte de edema do membro. Existem muitas condições médicas que podem se manifestar como edema de membro inferior para o qual a terapia de compressão pode ser prejudicial. Por exemplo, pacientes com insuficiência cardíaca congestiva terão uma reserva de líquido no sistema venoso e, se a congestão venosa for suficiente, resultará em edema de perna bilateral. A recuperação rápida do volume do membro normal com a utilização de compressão pneumática não seria aconselhável com essa população de pacientes, visto que pode resultar em retorno relativamente rápido de líquido para o sistema cardiovascular que pode sobrecarregar o coração já comprometido. Outras contraindicações e precauções de segurança da compressão pneumática são listadas no Capítulo 15.

REVISÃO DE EVIDÊNCIA DE PESQUISA CLÍNICA

Além do conhecimento sobre os efeitos biológicos de cada modalidade, a percepção sobre a evidência de pesquisa clínica que sustenta o uso da modalidade é essencial. A evidência de pesquisa clínica deve ser obtida de ensaios clínicos que testam diretamente se a aplicação da modalidade particular é efetiva em pessoas com ferida crônica de etiologia conhecida. O delineamento apropriado dos ensaios clínicos é crucial se soubermos se o fato de se adicionarem tratamentos com uma modalidade irá acelerar a cicatrização de feridas crônicas. Os estudos clínicos devem avaliar objetivamente se melhoras nas medidas de resultados válidas da cicatrização de ferida são maiores do que aquelas observadas em um grupo de controle apropriado que receberam tratamento com placebo e/ou terapias padronizadas concomitantes similares para feridas.

Existem muitos relatos clínicos na literatura recente que demonstram consistentemente a capacidade da corrente elétrica de acelerar a taxa de fechamento da ferida de úlceras de pressão crônicas. Pelo menos 20 desses ensaios clínicos que avaliaram o efeito da corrente elétrica são estudos controlados randomizados apropriadamente delineados que envolvem cerca de mil pacientes com feridas crônicas.[79,80,82-84,157-170] As úlceras de pressão crônicas foram os tipos de feridas crônicas mais comumente estudadas, e sete dos relatos demonstraram especificamente que a corrente elétrica pode acelerar o fechamento de úlceras de pressão que ocorrem nas pessoas com LME.[79,82,161,165,166,169] As correntes elétricas também mostraram acelerar a cicatrização de úlceras no pé em pessoas com neuropatia diabética[80,83,162] e em pessoas com úlceras venosas crônicas na perna.[164,168,170] Em 1999, Gardner e colaboradores realizaram uma metanálise na qual os resultados de vários registros clínicos foram combinados e concluíram que havia benefício na aplicação da estimulação elétrica sobre feridas crônicas de etiologia mista.[170] Mais recentemente, Houghton e Woodbury completaram uma metanálise em 2007 e concluíram que as feridas crônicas tratadas com corrente elétrica tinham quase quatro vezes mais probabilidade de cicatrizar comparadas com as feridas de controle que receberam cuidado de ferida padrão (CFP) ou CFP mais corrente elétrica com placebo.[171] Atualmente, um protocolo que está examinando o efeito da corrente elétrica sobre a taxa de cicatrização e o número de feridas fechadas está sendo completado para o Cochrane Wounds Group.[173] Ele foi baseado na forte evidência de pesquisa clínica e experimental de que várias orientações de prática clínica recentemente publicadas recomendaram estimulação elétrica para uso nas feridas com cicatrização retardada ou não cicatrizadas.[174,175] Pesquisa sustentando a eficácia de todas as terapias para ferida cutânea foi recentemente revisada por um grande painel internacional de especialistas em cuidado de ferida cutânea na produção das orientações do EPUAP/NPUAP* combinadas para o tratamento de úlceras de pressão.[21] Dentro dessa orientação internacional, a EE foi a única terapia de ferida adjunta considerada com o nível de evidência mais alto (nível = A), e a prática recomendada nas orientações foi a de "se considerar a aplicação de EE de contato direto no manejo de úlceras de pressão de estágios II a IV recalcitrantes para se estimular a cicatrização de ferida".[21]

Pelo menos 12 estudos clínicos controlados avaliaram a eficácia do ultrassom no tratamento de úlceras de pressão crônicas[176-178] e de úlceras venosas na perna.[110,111,176-184] Esses estudos clínicos produziram resultados que sugerem que os tratamentos com ultrassom possam acelerar o fechamento de úlceras de pressão crônicas e de úlceras venosas na perna. Contudo, alguns ensaios clínicos bem-delineados falharam em detectar benefício significativo de ultrassom sobre as taxas de cicatrização observadas em pacientes de controle similares.[182,184] Esses achados positivos e negativos foram agrupados em duas metanálises separadas e ambas registraram que pacientes tratados com ultrassom aumentaram a cicatrização comparados aos pacientes de controle apropriados.[185,186A] A revisão de Cochrane concluiu que esses resultados precisam de interpretação com cautela[186] e que os ensaios clínicos que examinam os efeitos de cicatrização do ultrassom terapêutico sobre as úlceras de pressão não forneceram benefícios adicionais.[187]

Um grande ensaio clínico duplo-cego, randomizado e multicêntrico encontrou uma diferença estatisticamente significativa na proporção de feridas de pé diabético que fecharam no grupo MIST ativo comparado ao grupo MIST com falso tratamento. Subsequentemente, uma análise retrospectiva[189] e um estudo não controlado prospectivo[190] sugeriram que outros tipos de feridas crônicas (pressão, diabética, isquêmica, venosa, inflamatória) também podem se beneficiar desse tratamento inovador. O uso dessa modalidade nas queimaduras demonstrou como essa terapia pode ser usada de forma efetiva para debridar muitas feridas de queimadura dolorosas.[191]

Pelo menos cinco ensaios clínicos bem-controlados envolvendo mais de 200 pacientes testaram o efeito de compressão sequencial ou pneumática sobre a cicatrização de úlceras venosas crônicas.[38,192-195] Esses registros produziram achados inconsistentes. Uma revisão de narrativa

---

* N. de R.T. EPUAP, European Pressure Ulcer Advisory Panel; NPUAP, National Pressure Ulcer Adivisory Panel.

Capítulo 3 • O Papel das Modalidades Terapêuticas na Cicatrização da Ferida Cutânea

recente de O'Sullivan e Houghton[196] resumiu os efeitos da TCP sobre as úlceras na parte inferior da perna e sugeriu que a TCP possa ser um adjunto valioso para auxiliar no tratamento de indivíduos com TCP cardiossincrônica e possa ser benéfica para úlceras na perna devido à insuficiência arterial. Ela deve ser considerada para aquelas pessoas que não são complacentes com a bandagem de compressão ou aquelas com risco de amputação do membro.[196] Outros benefícios clínicos da TCP incluem aumento na tensão de oxigênio transcutâneo, fluxo arterial melhorado e edema reduzido.[195] As taxas melhoradas de cicatrização de úlceras venosas crônicas foram documentadas após tratamentos com bombas de compressão pneumática com câmaras infláveis sequenciais e intermitentes. Pode haver poucas ou várias câmaras localizadas nas bombas de compressão sequencial. Enquanto é provável que máquinas com maior número de câmaras sejam mais confortáveis, não se sabe se o aumento do número de câmaras está associado a resultados melhorados de úlceras venosas crônicas.

Foram publicados ensaios clínicos controlados que documentaram os benefícios de se tratarem úlceras de pressão infectadas com UVC.[197-199] Uma inibição dependente da dose do tratamento com UVC sobre as bactérias que colonizam úlceras de pressão crônicas foi relatada previamente.[199] O tratamento com UVC de feridas superficiais crônicas de etiologia mista também mostrou produzir redução significativa em várias bactérias, incluindo MRSA.O fechamento acelerado da ferida também foi demonstrado em dois pequenos ensaios clínicos controlados randomizados de tratamento com UVC de feridas infectadas crônicas[198] e UVC combinada com tratamento de ultrassom de úlceras de pressão crônicas.[197] Esses resultados clínicos promissores junto a pesquisa experimental que sugere uma ação inibitória de UVC sobre as cepas de bactérias resistentes a antibióticos promoverão pesquisa adicional necessária para se determinar se essa modalidade pode promover a cicatrização de feridas crônicas infectadas com bactérias inoportunas como MRSA e/ou VRE.

A hidroterapia é comumente usada por fisioterapeutas para auxiliar na cicatrização de feridas crônicas. Essa prática é sustentada por um ensaio clínico controlado recente que demonstrou que a terapia com turbilhão mais cuidado conservador da ferida produziu taxa mais rápida de cicatrização comparada aos pacientes de controle que não foram tratados com turbilhão. Uma revisão e análise sistemática recente que examinou várias formas de limpeza de feridas concluiu que a terapia com turbilhão foi efetiva na redução da inflamação e da dor nas feridas cirúrgicas.[200] Existem registros clínicos sugerindo que a hidroterapia possa reduzir a contaminação bacteriana de úlceras crônicas.[17,18] Contudo, essas propriedades de limpeza da hidroterapia não estavam associadas a incidência reduzida de infecção de ferida. Existe um registro que demonstra que a lavagem pulsada pode promover maior formação de tecido de granulação melhor do que outras formas de hidroterapia.[19] A capacidade dos tratamentos de hidroterapia sem imersão ou com turbilhão para promover cicatrização de feridas crônicas não foi mostrada nos ensaios clínicos controlados apropriadamente delineados.

Tomada de decisão clínica   *Exercício 3.3*

O paciente está sendo atendido em uma clínica ambulatorial três vezes por semana para ter bandagens de compressão reaplicadas. Qual modalidade seria recomendada para se tratar uma úlcera venosa crônica na perna que é relativamente superficial e coberta em crosta 100% aderente?

A aplicação de calor superficial com a utilização de curativos especializados mostrou manter as temperaturas da ferida e prevenir resfriamento da ferida. Existem, pelo menos, quatro relatos clínicos[201-205] e dois ensaios clínicos controlados randomizados.[206,207] Alvarez e colaboradores demonstraram que úlceras de pé diabético tratadas com terapia para feridas normotérmicas sem contato por 12 semanas tiveram percentual médio maior de fechamento de ferida e maior proporção de pacientes com cicatrização de úlcera completa comparadas às úlceras tratadas do controle.[39] Kloth e colaboradores também encontraram taxa de cicatrização significativamente maior para úlceras de pressão que receberam essa terapia de calor.[206] Achados promissores similares foram relatados em ensaios clínicos não controlados recentes.[204,205]

Embora existam vários relatos de casos de que a terapia com *laser* possa acelerar a cicatrização de vários tipos de feridas de pele,[207-210] os benefícios do *laser* nas feridas crônicas não foram confirmados em ensaios clínicos controlados randomizados apropriadamente delineados. Havia pelo menos nove ensaios clínicos controlados envolvendo mais de 300 pacientes publicados até hoje que examinaram o potencial de cicatrização da terapia com *laser*.[211-219] Apenas dois desses ensaios controlados relataram uma melhora estatisticamente significativa no tamanho da ferida ou nas taxas de fechamento da ferida com tratamento a *laser*.[212,217] Ambos os estudos envolveram números muito baixos de pacientes e tinham qualidade metodológica muito fraca.[212,217] Alguns sugerem que esses achados negativos ocorrem devido a fatores não controlados que afetam a resposta biológica ao *laser*[208] e que o *laser* não foi administrado em uma dose suficientemente alta para se estimularem os processos de cicatrização.[217] Enquanto diferenças nos protocolos de tratamento a *laser* podem explicar achados inconsistentes, parece haver evidência de que a terapia a *laser* não forneça benefício adicional para a cicatrização de feridas crônicas.

ESCOLHENDO A MELHOR MODALIDADE PARA O TRATAMENTO DE FERIDAS COM RETARDO NA CICATRIZAÇÃO OU NÃO CICATRIZADAS

Ao decidir se uma modalidade deve ser utilizada em um indivíduo particular com cicatrização retardada, o fisioterapeuta deve completar uma avaliação minuciosa do paciente para se determinar a causa subjacente da ferida. Em particular, é importante que se revise o programa de manejo da ferida atual para se determinar se este tem abordado a etiologia subjacente (má nutrição, pressão excessiva, edema persistente). A importância da "preparação do leito da ferida" apropriada onde o ambiente da ferida foi otimizado como controle de umidade apropriado com curativos, manejo de carga bacteriana e material estranho ou necrótico indesejado foi debridado. Essas necessidades básicas da ferida devem ser cuidadas antes de se aplicar terapia de ferida adjunta. Tratar feridas sem preparação suficiente do leito da ferida ou aquelas cuja etiologia não tenha sido determinada e os fatores causadores não tenham sido abordados limitará a eficácia dessas modalidades potenciais.

Após se assegurar que o paciente tem uma ferida crônica com uma etiologia conhecida que está sendo apropriadamente tratada no programa de ferida atual e que ele não possui nenhuma das condições médicas que contraindicariam o uso de quaisquer modalidades terapêuticas, o fisioterapeuta precisa iniciar o processo de decisão sobre a modalidade eletroterapêutica mais apropriada.

Várias terapias aceleram o processo de cicatrização por meio de diferentes mecanismos primários. A corrente elétrica tem sido associada a ações celulares que beneficiariam quase todas as fases de reparo. Além disso, evidência recente está sugerindo que a corrente elétrica também promoveria indiretamente a cicatrização reduzindo as bactérias e promovendo a circulação para e da área de ferida. A evidência experimental e clínica sugere que essa modalidade possa ser empregada em todas as fases de reparo e em todos os tipos comuns de feridas crônicas (pressão, venosa, isquêmica e diabética).

O ultrassom mostrou estimular a cicatrização promovendo os processos inflamatórios que levam ao debridamento melhorado da ferida e uma progressão mais rápida paras as fases posteriores de reparo da ferida. As feridas recalcitrantes com sinais de inflamação crônica e crosta e/ou fibrina pronunciada pode ser melhor tratado com esta terapia. Este é um cenário comum nas úlceras da perna venosa, e a evidência de pesquisa clínica afirma que o ultrassom é benéfico para a cicatrização deste tipo de ferida. Úlceras da parte inferior da perna podem ser, muitas vezes, confundidas entre a úlcera venosa comum e outras raras formas de úlceras inflamatórias. Os fisioterapeutas devem tomar cuidado para garantir que estejam cientes da etiologia subjacente, visto que o efeito pró-inflamatório do ultrassom certamente exacerbaria a manifestação clínica das úlceras inflamatórias. As vantagens práticas do uso de técnicas e equipamento padrão para aplicar ultrassom à pele periúlcera pode também levar alguns clínicos a optar pelo uso desta modalidade. O procedimento relativamente confortável e de aplicação gentil associado à terapia MIST de não contato pode ser a análise racional usada para escolher esta forma de ultrassom de baixa frequência a fim de promover o debridamento da ferida.

Capítulo 3 • O Papel das Modalidades Terapêuticas na Cicatrização da Ferida Cutânea 59

O UVC é indicado no tratamento de feridas infectadas ou gravemente colonizadas, pois ele se mostrou tendo um efeito antibacteriano em vários tipos de bactérias, incluindo MRSA e VRE. Não é bem-estabelecido que o UVC possa promover processos de cicatrização em feridas nas quais a biocarga bacteriana não seja um aspecto. Portanto, a exposição continuada dos tecidos à luz de UVC após a infecção da ferida ter sido saneada não é aconselhada.

A hidroterapia limpará a ferida dos contaminantes de superfície e ajudará a remover tecido necrótico solto. Ela também amaciará a escara de modo a facilitar as subsequentes técnicas de debridamento. Essa forma de debridamento mecânico é não seletiva e, portanto, deve-se ter cuidado para se garantir que o tecido viável não seja danificado com pressões excessivas. A aplicação continuada de turbilhão após as feridas estarem livres de tecido necrótico não é justificada e pode resultar em contaminação inadvertida das feridas com bactérias aquosas. Vários relatos sugerem que a aplicação local de correntes elétricas induzirá a vasodilatação e melhorará a oxigenação tecidual. Estudos em que a corrente elétrica foi aplicada ao redor das feridas isquêmicas mostraram que os níveis de TcPO2 estavam significativamente elevados por até 30 minutos após o tratamento. Assim, as correntes elétricas podem ser benéficas para feridas isquêmicas que não possam ser cirurgicamente reparadas e não são bem-manejadas por qualquer outra terapia adjunta. A angiogênese promovida pelas correntes elétricas e terapias por ultrassom também pode melhorar as feridas com cicatrização retardada devido à perfusão insatisfatória.

A terapia de compressão pneumática é uma modalidade que pode ser utilizada em conjunto com as bandagens ou meias de compressão para o tratamento das úlceras venosas crônicas. A insuficiência venosa associada a estes tipos de feridas crônicas invariavelmente resulta em edema dependente em volta dos pés e tornozelos. A TCP pode rapidamente reduzir o edema no membro inferior e achados preliminares em pequenos ensaios clínicos sugerem que isto possa resultar em melhora na taxa de cicatrização das úlceras venosas.

Em todos os casos nos quais modalidades terapêuticas são utilizadas para se acelerar a cicatrização de feridas crônicas, as mudanças na condição da ferida devem ser monitoradas pelo menos semanalmente empregando-se medidas de resultados válidas e confiáveis. A falta de progressão das feridas crônicas também pode ser um agente causador ausente, e, portanto, outra avaliação do paciente para se revisarem as causas subjacentes e o cuidado da ferida atual é justificada. Se as melhoras na ferida não forem detectadas após algumas semanas de tratamento com a modalidade escolhida, então a alteração nos parâmetros de estimulação deve ser iniciada. Caso esta situação persista, então outra modalidade de tratamento deverá ser oferecida ao paciente.

Contraindicações

Embora existam efeitos nocivos potenciais associados ao uso de cada uma dessas modalidades terapêuticas, esses riscos são considerados mínimos, visto que eles são administrados por um profissional da área da saúde que recebeu treinamento específico. Contudo, determinadas condições médicas aumentam a probabilidade de produção de reações adversas e, portanto, previnem ou não aconselham o uso de algumas ou todas as modalidades terapêuticas. As contraindicações

Tabela 3.1 Condições que não devem ser tratadas com a modalidade (contraindicação) ou que devem ser tratadas com cuidado (precaução)								
CONDIÇÕES	US	ESTIM	UVC	TLBP	CALOR	HIDROTERAPIA	CEMP	CPI
Gravidez	C-local	C-local	S	C-local	P	P	C	P
Circulação prejudicada	P	P	S	S	C-local	P	P	C
Sensação prejudicada	P	P	S	S	C-local	P	S	P
Cognição ou comunicação prejudicada	P	P	P	P	C	P	P	C

(continua)

60 Parte I • Bases das Modalidades Terapêuticas

Tabela 3.1 Condições que não devem ser tratadas com a modalidade (contraindicação) ou que devem ser tratadas com cuidado (precaução) *(Continuação)*

CONDIÇÕES	US	ESTIM	UVC	TLBP	CALOR	HIDROTERAPIA	CEMP	CPI
Malignidade	C-local	C-local	C	C-local	C-local	C-local	C-local	C
História de câncer de pele	P	P	C	P	P	P	P	P
Infecção de ferida	P	C-local	S	P	C-local	C	P	C
Condições inflamatórias e úlceras (p. ex., piodema gangrenoso, vasculite)	C	C	C	P	C	P	C	P
Tecido recentemente irradiado	C-local	C-local	C-local	P	C-local	P	C-local	P
Condições hemorrágicas	C	C	P	C	C	C	C	C
Trombose venosa profunda ativa ou tromboflebite	C-local	C	P	C-local	C	C	C	C
Condições dermatológicas (p. ex., eczema, psoríase)	P	C-local	C	S	C	P	P	P
Epífise ativa	P	P	S	S	S	S	P	S
Fotossensibilidade	S	S	C	P	S	S	S	S
Insuficiência cardíaca	S	C-local	P	S	P	C	S	C
Hipertensão	S	S	P	S	S	C	S	C
Lúpus eritematoso sistêmico/HIV	S	S	C	P	S	P	S	S
Implantes/enxertos								
Enxertos de pele fresca	P	P	C	P	P	C	P	C-local
Aparelho eletrônico	C-local	C-local	S	S	S	S	C	S
Implante de metal	S	S	S	S	S	S	S	S
Implante de plástico, cimento	P	S	S	S	S	S	S	S
Áreas locais								
Olhos	C	C	C	C	P	Na	P	Na
Órgãos reprodutores	C	C	S	C	C	P	S	Na
Tórax, coração	S	P	S	S	S	P	C	Na
Pescoço anterior, seio da carótida	C	C	S	P	P	P	C	Na
Nervos em regeneração	P	P	S	S	S	P	P	Na
Cabeça	S	C	S	S	S	P	S	Na

C: Contraindicação quando a modalidade for aplicada em qualquer lugar do corpo.
C-local: Contraindicada quando a modalidade for aplicada diretamente sobre o local.
P: Precaução – a modalidade pode ser aplicada com cuidado extra (intensidade mais baixa ou monitoração cuidadosa).
S: Seguro – a modalidade pode ser utilizada por pessoal qualificado com riscos normais já presentes.

Na: Não aplicável – não há indicação clínica para se empregar a modalidade nessa localização ou condição.
US: Ultrassom em modo pulsado – tem ciclo de trabalho menor do que 50% e geralmente não produz acúmulo final de calor nos tecidos.
Estim: Estimulação elétrica usada para se estimular a cicatrização de feridas crônicas – é aplicada na área dos tecidos afetados em um nível de estimulação subsensorial ou sensorial.
TLBP: Terapia com *laser* de baixa potência, inclui todos os *lasers* de classes II e III e fontes de luz não coerentes.
Calor: Inclui aparelhos normotérmicos sem contato e outros agentes de calor condutor, superficial, que adicionam calor aos tecidos superficiais (dentro de 3 cm da superfície da pele).
CEMP: Campos eletromagnéticos pulsados aplicados utilizando-se eletrodos de bobina sem contato em uma intensidade que não produz nem contração muscular nem aquecimento do tecido.
Hidroterapia: Aplicação de água via tanques de imersão ou aparelhos de irrigação local em uma temperatura neutra e utilizando pressões que não causam dano tecidual.
CPI: Compressão pneumática intermitente.

Capítulo 3 • O Papel das Modalidades Terapêuticas na Cicatrização da Ferida Cutânea

comumente citadas para cada modalidade são apresentadas na Tabela 3.1. Deve ser observado que nem sempre há concordância sobre quais condições médicas devam ser incluídas na lista das contraindicações para uma modalidade particular. Recente revisão da pesquisa sobre contraindicações para as várias modalidades foi compilada.[220] Esses relatos extensos incluíam um processo de consenso entre vários especialistas no campo que estão envolvidos na instrução de agentes eletrofísicos para estudos de fisioterapia em todo o Canadá.

RESUMO

1. Antes de se aplicar a modalidade terapêutica aos indivíduos com feridas crônicas, revise o programa de manejo da ferida e assegure-se de que o ambiente da ferida seja o ideal e a etiologia primária da ferida tenha sido suficientemente tratada.
2. A lista de contraindicações para todas as modalidades varia muito entre as fontes. Consulte a literatura disponível para o equipamento específico em uso.
3. Antes de se selecionar uma modalidade para se apressar a cicatrização da ferida, o fisioterapeuta deve entender a ação primária da modalidade no processo de cicatrização.
4. A hidroterapia é indicada para auxiliar na limpeza do tecido necrótico e de contaminantes de superfície das feridas crônicas e deve ser interrompida quando a ferida estiver limpa.
5. A administração de ultrassom pulsado na fase inflamatória de reparo pode apressar o debridamento natural e liberar mediadores químicos que podem estimular os passos subsequentes envolvidos no reparo do tecido.
6. Comparativamente, a terapia por estimulação elétrica tem no presente o maior número de ensaios clínicos controlados randomizados bem-projetados documentando sua capacidade de apressar a cicatrização e promover o fechamento das feridas crônicas.
7. Várias das melhores orientações e recomendações práticas produzidas na América do Norte sugerem que a eletroterapia deva ser considerada para o tratamento de indivíduos com úlceras de pressão crônicas.
8. A terapia de compressão pneumática combinada com meias e bandagens pode reduzir o edema crônico associado a úlceras venosas crônicas.
9. A UVC pode matar bactérias e ser útil no tratamento das feridas contaminadas com bactérias que são resistentes a outra terapia antimicrobiana.

QUESTÕES DE REVISÃO

Selecione as respostas para as questões 1 a 6 a partir da escolha de modalidades listadas como segue:

- A. Terapia de compressão pneumática
- B. Terapia com UVC
- C. Terapia a *laser*
- D. Terapia com estimulação elétrica
- E. Ultrassom pulsado
- F. Hidroterapia

1. Quais modalidades requerem aplicação direta da energia emitida ao leito da ferida e, portanto, requerem remoção de todos os curativos?
2. Quais modalidades precisam ser aplicadas perpendicularmente à superfície do tecido de modo a otimizar a liberação de energia à estrutura-alvo?
3. Quais modalidades poderiam ser usadas em pacientes com feridas nos quais a ferida e a pele circundante estão muito sensíveis ao toque?
4. Quais modalidades tratariam melhor os seguintes casos:
   a. Feridas crônicas que estão atrasadas no processo de cicatrização devido a excessiva carga bacteriana?

b. Feridas cheias de tecido necrótico?

c. Feridas profundas que requerem formação de novo tecido para preenchimento do defeito?

d. Feridas do pé diabético em indivíduos com doença vascular periférica branda simultânea?

5. Quais modalidades agem sobre o processo de cicatrização da ferida para:

a. Ativar o processo inflamatório?

b. Melhorar o fluxo sanguíneo local?

c. Estimular a formação de tecido novo?

d. Melhorar a força da ferida?

e. Reduzir o edema ao tecido?

6. Qual modalidade possui a melhor evidência de pesquisa clínica disponível para apoiar seu uso em:

a. Úlceras de pressão crônica?

b. Úlceras venosas crônicas?

7. Descreva um cenário clínico no qual um paciente provavelmente se beneficiaria do uso das modalidades terapêuticas para se apressar o fechamento da ferida.

8. Quais fatores podem alterar a resposta biológica à terapia a *laser* e devem ser monitorados, controlados e documentados com cada tratamento?

QUESTÕES DE AUTOAVALIAÇÃO

Verdadeiro ou falso

1. O estímulo da função celular endotelial e da angiogênese promoverá a cicatrização com a melhora da perfusão de oxigênio tecidual.

2. A limpeza do membro após o uso de tanque de hidroterapia ajudará a reduzir a colonização bacteriana na superfície das feridas.

Múltipla escolha

3. Quais das seguintes modalidades se mostraram mais prováveis para matar bactérias quando aplicadas a culturas *in vitro* de bactérias que são comumente encontradas nas feridas crônicas?

a. Compressão pneumática

b. *Laser*

c. Ultrassom não térmico, de não contato (MIST)

d. Hidroterapia

e. UVC

4. Quais das seguintes modalidades ajudam a cicatrizar feridas pela remoção de tecidos estranhos ou desvitalizadas (debridamento)?

a. Estimulação elétrica

b. *Laser*

c. Ultrassom não térmico, de não contato (MIST)

d. Hidroterapia

e. UVC

5. O mais alto nível de evidência de pesquisa está disponível para qual das seguintes modalidades de modo a se tratarem úlceras de pressão em pessoas com LME?

a. Terapia de pressão negativa

b. Terapia de oxigênio hiperbárica

c. Ultrassom terapêutico

d. Estimulação elétrica

e. Terapia a *laser*

6. Qual resposta fisiológica requer a mais forte estimulação elétrica ou maior carga elétrica?

a. Subsensorial

Capítulo 3 • O Papel das Modalidades Terapêuticas na Cicatrização da Ferida Cutânea · 63

  b. Submotora (abaixo do nível requerido para produzir uma contração muscular)

  c. Motora (contração muscular)

  d. Nociva ou estímulos doloridos

  e. Sensorial (sensação de formigamento)

7. Qual das seguintes mudanças poderia promover maior profundidade de penetração de um sinal elétrico ao se utilizar um dispositivo de eletrodo monopolar? Selecione todas as respostas corretas.

  a. Aumentar o tamanho do eletrodo ativo.

  b. Melhorar a condutividade do material de tamponamento da ferida.

  c. Mover o eletrodo dispersivo para mais próximo do eletrodo ativo.

  d. Diminuir a frequência de pulsação elétrica.

  e. Aumentar a intensidade do sinal elétrico.

8. Qual das seguintes modalidades requer o mais longo tempo de aplicação (não incluindo o tempo gasto para montagem e limpeza)?

  a. Ultrassom terapêutico

  b. Tanque de hidroterapia

  c. UVC

  d. *Laser*

  e. Estimulação elétrica

9. Quais dos seguintes mecanismos são tidos como subjacentes à resposta de cicatrização à estimulação elétrica?

  a. Galvanotaxia

  b. Migração epitelial

  c. Proliferação de fibroblasto

  d. Efeitos bactericidas

  e. Todos acima

10. Qual das seguintes modalidades geralmente não é considerada para se estimular a função celular inflamatória (p. ex., macrófagos)?

  a. Ultrassom terapêutico

  b. Terapia de compressão pneumática

  c. *Laser*

  d. Estimulação elétrica

  e. Hidroterapia

11. O paciente tem uma úlcera arterial localizada na extremidade distal de seu grande artelho. Qual das seguintes modalidades não é contraindicada?

  a. Ultrassom terapêutico

  b. Terapia de compressão pneumática

  c. Terapia com calor

  d. Hidroterapia

  e. Estimulação elétrica

SOLUÇÕES PARA OS EXERCÍCIOS DE TOMADA DE DECISÃO CLÍNICA

3.1

Quando a estimulação elétrica é aplicada utilizando-se um eletrodo monopolar, espera-se que ela produza estímulo sensorial primeiramente sob o eletrodo ativo porque a densidade da corrente é maior sob esse eletrodo menor. Contudo, isso pode ser invertido (1) se o volume do material do curativo ao redor do eletrodo ativo for maior do que o tamanho total do eletrodo dispersivo ou (2)

3.2

Os estudos mostram que o tratamento de 180 segundos aplicado diretamente ao leito da ferida de uma lâmpada UVC que é colocada na frente da superfície da ferida pode reduzir significativamente a quantidade de bactérias, incluindo MRSA, na ferida. Os tempos de tratamento com UVC não devem ser ajustados com base na resposta do paciente à luz. Esse protocolo de tratamento envolve a proteção da pele que circunda a ferida, portanto, as mudanças na resposta de uma pessoa à luz devido a pigmentação e espessura da pele não afetam a exposição de um indivíduo a UVC.

3.3

O nível de evidência de pesquisa é mais alto para o uso de ultrassom terapêutico nas úlceras venosas que não cicatrizam. O ultrassom pode ser aplicado à pele periúlcera intacta utilizando-se gel e técnicas de aplicação padrão.

REFERÊNCIAS

1. Trengove NJ, Stacey MC, MacAuley S, et al. Analysis of acute and chronic wound environments: the role of proteases and their inhibitors. *Wound Repair Regen.* 1999;7(6):442–452.
2. Weston M, Taber C, Casagranda L, Cornwall M. Changes in local blood volume during gel pack application to traumatized ankles. *J Orthop Sports Phys Ther.* 1994;19:197–199.
3. McMaster WC, Liddle S. Cryotherapy influence on posttraumatic limb edema. *Clin Orthop.* 19080;150:283–287.
4. Akriotis V, Biggar WD. The effect of hypothermia on neutrophil function in vitro. *J Leukoc Biol.* 1985;37:51–61.
5. Kurz A, Sessler KI, Lenhardt R. Perioperative normothermia to reduce the incidence of surgical-wound infection and shorten hospitalization. *N Engl J Med.* 1996;334: 1209–1215.
6. Rohrer MJ, Natale AM. Effect of hypothermia on the coagulation cascade. *Crit Care Med.* 1992;10:1402–1405.
7. Esclamado RM, Damiano GA, Cummings CW. Effect of local hypothermia on early wound repair. *Arch Otolaryngol Head Neck Surg.* 1990;116:803–808.
8. Scott EM, Leaper DJ, Clark M, Kelly PJ. Effects of warming therapy on pressure ulcers—a randomised trial. *AORN J.* 2001;73(5):921–938.
9. Rabkin JM, Hunt TK. Local heat increases blood flow and oxygen tension in wounds. *Arch Surg.* 1987;122:221–225.
10. Park H, Phillips T, Kroon C, Murali J, Seah CC. Noncontact thermal wound therapy counteracts the effects of chronic wound fluid on cell cycle regulatory proteins. *Wounds.* 2001;13(6):216–222.
11. Xia Z, Sato A, Hughes MA, Chery GC. Stimulation of fibroblast growth in vitro by intermittent radiant warming. *Wound Repair Regen.* 2000;8:138–144.
12. Hughes MA, Tang C, Cherry GC. Effect of intermittent radiant warming on proliferation of human dermal endothelial cells in vitro. *J Wound Care.* 2003;12:135–137.
13. Price P, Bale S, Crook H, Harding KG. The effect of a radiant heat dressing on pressure ulcers. *J Wound Care.* 2000;9:201–205.
14. Melling AC, Ali B, Scott EM, Leaper DJ. Effects of perioperative warming on the incidence of wound infection after clean surgery: a randomized controlled trial. *Lancet.* 2001;358:878–880.
15. Ellis SL, Finn P, Noone M, Leaper DJ. Eradication of methicillin-resistant *Staphylococcus aureus* from pressure sores using warming therapy. *Surg Infect.* 2003;41(1):53–55.
16. Petrofsky JS, Lawson D, Such HY, et al. The influence of local versus global heat on the healing of chronic wounds in patients with diabetes. *Diab Technol Ther.* 2007;9(6): 535–544.
17. Niederhuber S, Stribley RF, Koepke GH. Reduction of skin bacterial load with use of therapeutic whirlpool. *Phys Ther.* 1975;55(5):482–486.
18. Bohannon RW. Whirlpool versus whirlpool rinse for removal of bacteria from a venous stasis ulcer. *Phys Ther.* 1982;62:304–308.
19. Haynes LJ, Brown MH, Handley BC, et al. Comparison of Pulsavac and sterile whirlpool regarding the promotion of tissue granulation [abstract]. *Phys Ther.* 1994;74 (suppl):54.
20. Meeker J. Whirlpool therapy on postoperative pain and surgical wound healing: an exploration. *Patient Educ Counsel.* 1998;33:39–48.
21. European Pressure Ulcer Advisory Panel, National Pressure Ulcer Advisory Panel. *Treatment of Pressure Ulcers: Quick Reference Guide.* Washington, DC: National Pressure Ulcer Advisory Panel; 2009.
22. McCulloch JM, Boyd VB. The effects of whirlpool and the dependent position on lower extremity volume. *J Orthop Sports Phys Ther.* 1992;16(4):169–173.
23. Ogiwara S. Calf muscle pumping and rest positions during and/or after whirlpool therapy. *J Phys Ther Sci.* 201; 13(2):99–105.
24. Svoboda SJ, Bice TG, Gooden HA, Brooks DE, Thomas DB, Wenke JC. Comparison of bulb syringe and pulsed lavage irrigation with use of a bioluminescent musculoskeletal wound model. *J Bone Joint Surg.* 2006;88A(10):2167–2174.
25. Owens BD, White DW, Wenke JC. Comparison of irrigation solutions and devices in a contaminated musculoskeletal wound survival model. *J Bone Joint Surg.* 209;91(1): 92–98.
26. Solomon SL. Host factors in whirlpool-associated *Pseudomonas aeruginosa* skin disease. *Infect Control.* 1985; 16:402–406.
27. Wheeler CB, Rodeheaver GT, Thacker JG. Side effects of high pressure irrigation. *Surg Gynecol Obstet.* 1976;31: 842–848.
28. Foulds IS, Barker AT. Human skin battery potentials and their possible role in wound healing. *Br J Dermatol.* 1983;109:515–522.

Capítulo 3 • O Papel das Modalidades Terapêuticas na Cicatrização da Ferida Cutânea

29. McGinnis ME, Vanable JW. Wound epithelium controls stump currents. *Dev Biol.* 1986;116(1)174–183.

30. McCaig CD, Rajnicek AM, Song B, Zhoa M. Controlling cell behavior electrically: current views and future potential. *Physiol Rev.* 2005;85:943–978.

31. Orida N, Feldman JD. Directional protrusive pseudopodial activity and motility in macrophages induced by extracellular electric fields. *Cell Motil.* 1982;2:243–255.

32. Reich JD, Cazzaniga AL, Mertz PM, Kerdel FA, Eaglstein WH. The effect of electrical stimulation on the number of mast cells in healing wounds. *J Am Acad Dermatol.* 1991; 25:40–46.

33. Zhuang H, Wang W, Seldes RM, Tahernia AD, Fan H, Brighton CT. Electrical stimulation induces the level of TGF-β1 mRNA in osteoblastic cells by a mechanism involving calcium/calmodulin pathway. *Biochem Biophys Res Commun.* 1997;237:225–229.

34. Bourguignon GJ, Bourguignon LYW. Electric stimulation of protein and DNA synthesis in human fibroblasts. *FASEB J.* 1987;1:398–402.

35. Taylor K, Fish DR, Mendel FC, Burton HW. Effect of a single 30-minute treatment of high voltage pulsed current on edema formation in frog hind limbs. *Phys Ther.* 1992;72:63–68.

36. Cook HA, Morales M, La Rosa EM, et al. Effects of electrical stimulation on lymphatic flow and limb volume in the rat. *Phys Ther.* 1994;74:1040–1046.

37. Reed BV. Effect of high voltage pulsed electrical stimulation on microvascular permeability to plasma proteins. *Phys Ther.* 1988;4:491–495.

38. Griffin JW, Newsome LS, Stralka SW, Wright PE. Reduction of chronic posttraumatic hand edema: a comparison of high voltage pulsed current intermittent pneumatic compression, and placebo treatments. *Phys Ther.* 1990;170: 279–286.

39. Alvarez O, Mertz P, Smerbeck R, Eaglstein W. The healing of superficial skin wounds is stimulated by external electrical current. *J Invest Dermatol.* 1983;81:144–148.

40. Bach S, Bilgrav K, Gottrup F, Jorgensen TE. The effect of electrical current on healing skin incision. *Eur J Surg.* 1991;157:171–174.

41. Mertz PM, Davis SC, Cazzaniga AL, Cheng K, Reich JD, Eaglstein WH. Electrical stimulation: acceleration of soft tissue repair by varying the polarity. *Wounds.* 1993;55(3): 153–159.

42. Chu CS, McManus AT, Manson AD, Okerberg CV, Pruitt BA. Multiple graft harvestings from deep partial-thickness scald wounds healed under the influence of weak direct current. *J Trauma.* 1990;30:1044–1050.

43. Burgess E, Hollinger J, Bennett S, et al. Charged beads enhance cutaneous wound healing in Rhesus non-human primates. *Plast Reconstr Surg.* 1998;102:2395–2403.

44. Fujita M, Hukuda S, Doida Y. The effect of constant direct electrical current on intrinsic healing in the flexor tendon in vitro. *J Hand Surg Br.* 1992;17:94–98.

45. Litke DS, Dahners LE. Effects of different levels of direct current on early ligament healing in a rat model. *J Orthop Res.* 1994;12:683–688.

46. Akai M, Oda H, Shirasaki Y, Tateishi T. Electrical stimulation of ligament healing. *Clin Orthop.* 1988; Oct;(235):296–301.

47. Nessler JP, Mass DP. Direct-current electrical stimulation of tendon healing in vitro. *Clin Orthop.* 1987; Apr;(217): 303–312.

48. Owoeye I, Spielholz NI, Nelson AJ. Low-intensity pulsed galvanic current and the healing of tenotomized rat Achilles tendons: preliminary report using load-to-break measurements. *Arch Phys Med Rehabil.* 1987;68:415–418.

49. Smith J, Romansky N, Vomero J, Davis R. The effect of electrical stimulation on wound healing in diabetic mice. *J Am Podiatr Assoc.* 1984;74:71–75.

50. Cheng N, Hoof HV, Bockx E, et al. The effects of electric currents on ATP generation, protein synthesis, and membrane transport in rat skin. *Clin Orthop.* 1982;171:264–272.

51. Falanga V, Bourguignon GJ, Bourguignon LYW. Electrical stimulation increases the expression of fibroblast receptors for transforming growth factor-beta. *Wound Repair and Regeneration.* 1987;88:488 [abstract].

52. Dunn MG, Doillon CJ, Berg RA, Olson RM, Silver FH. Wound healing using a collagen matrix: effect of DC electrical stimulation. *J Biomed Mater Res Appl Biomater.* 1988;22:191–206.

53. Erickson CA, Nuccitelli R. Embryonic fibroblast motility and orientation can be influenced by physiological electric fields. *J Cell Biol.* 1984;98:296–307.

54. Zhao M, Dick A, Forrester JV, McCaig CD. Electric field-directed cell motility involves up-regulated expression and asymmetric redistribution of the epidermal growth factor receptors and is enhanced by fibronectin and laminin. *Mol Biol Cell.* 1999;10:1259–1276.

55. Zhao M, McCaig CD, Fernandez AA, Forrester JV, Araki-Sasaki K. Human corneal epithelial cells reorient and migrate cathodally in a small applied electric field. *Curr Eye Res.* 1997;16:973–984.

56. Hinsenkamp M, Jercinovic A, de Graef C, Wilaert F, Heenen M. Effects of low frequency pulsed electrical current on keratinocytes in vitro. *Bioelectromagnetics.* 1997;18:250–254.

57. Cooper MS, Schilwa M. Electrical and ionic controls of tissue cell locomotion in DC electric field. *J Neurosci Res.* 1985;13:223–244.

58. Junger M, Zuder D, Steins A, Hahn M, Klyscz T. Treatment of venous ulcers with low frequency pulsed current (Dermapulse): effects on cutaneous. *Der Hautarzt.* 1997;18: 897–903.

59. Kincaid CB, Lavoie KH. Inhibition of bacterial growth in vitro following stimulation with high voltage, monophasic, pulsed current. *Phys Ther.* 1989;69:651–655.

60. Szuminsky NJ, Alberts AC, Unger P, Eddy JG. Effect of narrow, pulsed high voltages on bacterial viability. *Phys Ther.* 1984;74:660–667.

61. Daeschlein G, Assadian O, Kloth LC, Meinl C, Ney F, Kramer A. Antibacterial activity of positive and negative polarity low voltage pulsed current (LVPC) on six typical Gram positive and Gram negative bacterial pathogens of chronic wounds. *Wound Repair Regen.* 2007;15:399–403.

62. Wolcott L, Wheeler P, Hardwicke H, et al. Accelerated healing of skin ulcers by electrotherapy: preliminary clinical results. *S Afr Med J.* 1969;62:795–801.

63. Rowley B, McKenna J, Chase G, et al. The influence of electrical current on an infecting micro-organism in wounds. *Ann N Y Acad Sci.* 1974;238:543–551.

64. Ong P, Laatsch L, Kloth L. Antibacterial effects of a silver electrode carrying microamperage direct current in vitro. *J Clin Electrophysiol.* 1994;6(1):14–18.

65. Thibodeau E, Handelman S, Marquis R. Inhibition and killing of oral bacteria by silver ions generated with low intensity direct current. *J Dent Res.* 1978;57:922–926.

66. Huckfeldt R, Flick AB, Mikkelson D, Lowe C, Finley PJ. Wound closure after split thickness grafting is accelerated by continuous direct anodal microcurrent applied to silver nylon contact dressings. *J Burn Care Res.* 2007;28(5):703–707.

67. Dodgen PW, Johnson BW, Baker LL, Chambers RB. The effects of electrical stimulation on cutaneous oxygen supply in diabetic older adults. *Phys Ther.* 1987:67(9):793.

68. Gilcreast D, Stotts NA, Froelicher E, Baker L, Moss K. Effect of electrical stimulation on foot skin perfusion in persons with or at risk for diabetic foot ulcers. *Wound Repair Regen.* 1998;6:434–441.

69. Faghri P, Votto J, Hovorka C. Venous hemodynamics of the lower extremities in response to electrical stimulation. *Arch Phys Med Rehabil.* 1998;79:842–848.

70. Im MJ, Lee WPA, Hoopes JE. Effect of electrical stimulation on survival of skin flaps in pigs. *Phys Ther.* 1990;70:37–40.

71. Mohr T, Akers TK, Wessman HC. Effect of high voltage stimulation on blood flow in the rat hind limb. *Phys Ther.* 1987;67:526–533.

72. Gagnier K, Manix N, Baker L, et al. The effect of electrical stimulation on cutaneous oxygen supply in paraplegics. *Phys Ther.* 1987;68(5):835–839.

73. Mawson A, Siddiqui F, Connolly B, et al. Effect of high voltage pulsed galvanic stimulation on sacral transcutaneous oxygen tension levels in the spinal cord injured. *Paraplegia.* 1993;31:311–319.

74. Goldman R, Brewley B, Golden M. Electrotherapy reoxygenates inframalleolar ischemic wounds on diabetic patients. *Adv Skin Wound Care.* 2002;15(3):112–120.

75. Goldman R, Rosen M, Brewley B, et al. Electrotherapy promotes healing and microcirculation of infrapopliteal wounds: a prospective pilot study. *Adv Skin Wound Care.* 2004;17:284–290.

76. Suh H, Petrofsky J, Fish A, et al. A new electrode design to improve outcomes in the treatment of chronic healing wounds in diabetes. *Diab Technol Ther.* 2009;11(5):315–322.

77. Suh H, Petrofsky J, Lo T, et al. The combined effect of a 3-electrode delivery system with local heat on healing of chronic wounds. *Diab Technol Ther.* 2009;11(10):681–688.

78. Kloth LC, McCulloch JM. Promotion of wound healing with electrical stimulation. *Adv Wound Care.* 196;9: 42–45.

79. Baker L, Rubayi S, Villar F, DeMuth S. Effect of electrical stimulation waveform on healing of ulcers in human beings with spinal cord injury. *Wound Repair Regen.* 1996;4:21–28.

80. Baker L, Chambers R, DeMuth S, Villar F. Effects of electrical stimulation on wound healing in patients with diabetic ulcers. *Diab Care.* 1997;20:405–412.

81. Kloth LC. *Proceedings of Symposium on Advanced Wound Care. 13th Annual Meeting of the American Association of Wound Care (AAWC) and Medical Research Forum, Dallas, Texas, USA.* April 1–6, 2000.

82. Houghton P, Campbell KE, Fraser C, et al. Electrical stimulation therapy increases healing of pressure ulcers in community dwelling people with spinal cord injury. *Arch Phys Med Rehabil.* 2010. 91(5):669-678

83. Peters EJ, Armstrong DG, Wunderlich RP, Bosma J, Stacpoole-Shea S, Lavery LA. The benefit of electrical stimulation to enhance perfusion in persons with diabetes mellitus. *J Foot Ankle Surg.* 1998;37(5):396–400.

84. Ahmad ET. High voltage pulsed galvanic stimulation: effect of treatment durations on healing of chronic pressure ulcers. *J Physiother Occup Ther.* 2008;2(3):1–5.

85. Kaada B. Promoted healing of chronic ulceration by transcutaneous nerve stimulation (TNS). *Vasa.* 1983;12:262–269.

86. Newton R, Karselis T. Skin pH following high voltage pulsed galvanic stimulation. *Phys Ther.* 1983;63:1593–1596.

87. Crowell JA, Kusserow BK, Nyborg WL. Functional changes in white blood cells after microsonation. *Ultrasound Med Biol.* 1997;3:185.

88. Young SR, Dyson M. Macrophage responsiveness to therapeutic ultrasound. *Ultrasound Med Biol.* 1990;16:809–816.

89. Dyson M, Luke DA. Induction of mast cell degranulation in skin by ultrasound. *IEEE Trans UFFC.* 1986;133:194–201.

90. Young SR, Dyson M. Effect of therapeutic ultrasound on the healing of full-thickness excised skin lesions. *Ultrasonics.* 1990;28:175–179.

91. Johns LD. Nonthermal effects of therapeutic ultrasound: the frequency resonance hypothesis. *J Athletic Train.* 2002;37: 293–299.

92. Hashish I, Harvey W, Harris M. Anti-inflammatory effects of ultrasound therapy: evidence for a major placebo effect. *Br J Rheumatol.* 1986;25:77–81.

93. Fyfe MC, Chahl LA. The effect of single or repeated applications of "therapeutic" ultrasound on plasma extravasation during silver nitrate induced inflammation of the rat hindpaw ankle joint in vivo. *Ultrasound Med Biol.* 1985;11:273–283.

94. Harvey W, Dyson M, Pond J, Grahame R. The 'in vitro' stimulation of protein synthesis in human fibroblasts by therapeutic levels of ultrasound. *In: "Proceedings of the Second European Congress on Ultrasonics in Medicine", Excerpta Medica International Congress Series.* 1975: No.363:10–21

95. De Deyne P, Kirsch-Volders M. In vitro effects of therapeutic ultrasound on the nucleus of human fibroblasts. *Phys Ther.* 1995;75:629–634.

96. Al-Karmi AM, Dinno MA, Stoltz DA, Crum LA, Matthews JC. Calcium and the effects of ultrasound on frog skin. *Ultrasound Med Biol.* 1994;20:73–81.

97. Dinno MA, Dyson M, Young SR, Mortimer AJ, Hart J, Crum LA. The significance of membrane changes in the safe and effective use of therapeutic and diagnostic ultrasound. *Phys Med Biol.* 1989;34:1543–1552.

98. Dyson M, Pond JB, Joseph J, Warwick R. The stimulation of tissue regeneration by means of ultrasound. *Clin Sci.* 1968;35:273–285.

99. Jackson BA, Schwane JA, Starcher BC. Effect of ultrasound therapy on the repair of Achilles tendon injuries in rats. *Med Sci Sports Exerc.* 1991;23:171–176.

100. Gan BS, Huys S, Sherebrin MH, Scilley CG. The effects of ultrasound treatment on flexor tendon healing in the chicken limb. *J Hand Surg.* 1995;20B:809–814.

101. Stevenson JH, Pang CY, Lindsay WK, Zuker RM. Functional, mechanical and biochemical assessment of ultrasound therapy on tendon healing in the chicken toe. *Plast Reconstr Surg.* 1986;77:965–970.

102. Rubin MJ, Etchison MR, Condra KA, Franklin TD, Snoddy AM. Acute effects of ultrasound on skeletal muscle oxygen tension, blood flow and capillary density. *J Med Biol.* 1990;16:271–277.

103. Dyson M, Woodward B, Pond JB. Flow of red blood cells stopped by ultrasound. *Nature.* 1971;232:572–573.

104. Williams AR, Miller DL, Gross DR. Haemolysis in vivo by therapeutic intensities of ultrasound. *Ultrasound Med Biol.* 1986;12:501–509.

Capítulo 3 • O Papel das Modalidades Terapêuticas na Cicatrização da Ferida Cutânea

105. Maxwell L. Therapeutic ultrasound: its effects on the cellular and molecular mechanisms of inflammation and repair. *Physiotherapy*. 1992;78:421–426.

106. Ennis WJ, Lee C, Meneses P. A biochemical approach to wound healing through the use of modalities. *Clin Dermatol*. 2007;25:63–72.

107. Thawer HA, Houghton PE. Effects of electrical stimulation on histological properties of wounds of diabetic mice. *Wound Repair Regen*. 2001;9(2):107–115.

108. Turner SM, Powell ES, Ng CSS. The effect of ultrasound on the healing of repaired cockerel tendon: is collagen cross-linkage a factor? *J Hand Surg*. 1989;14B:428–433.

109. Franek A, Chmielewska D, Brzezinska-Wcislo L, Slezak A, Blaszczak E. Application of various power densities of ultrasound in the treatment of leg ulcers. *Scand J Rehabil Med*. 1990;22:195–197.

110. Weichenthal M, Mohr P, Stegmann W, Brejtbart EW. Low frequency ultrasound treatment of chronic venous ulcers. *Wound Repair Regen*. 1997;5:18–22.

111. Peschen M, Weichenthal M, Schopf E, Vanscheidt W. Low frequency ultrasound treatment of chronic venous leg ulcers in an outpatient therapy. *Acta Derm Venereol (Stockh)*. 1997;77:311–314.

112. Unger PG. Low-frequency, noncontact, nonthermal ultrasound therapy: a review of the literature. *Ostomy Wound Manage*. 2008;54(1):57–60.

113. Serena T, Lee SK, Attar P, Meneses P, Ennis W. The impact of noncontact nonthermal low frequency ultrasound on bacterial counts in experimental and chronic wounds. *Ostomy Wound Manage*. 2009;55(1):22–30.

114. Thawer HA, Houghton PE. Effects of ultrasound mist therapy on wound size and histological composition in mice with experimental diabetes. *J Wound Care*. 2004;13(5):1–6.

115. Bolton P A, Young S R, Dyson M: Macrophage responsiveness to light therapy. A dose response study. *Low Level Laser Therapy*. 1990;2:101–106.

116. Bouma MG, Buurman WA, van den Wildenberg FAJM. Low energy laser irradiation fails to modulate the inflammatory function of human monocytes and endothelial cells. *Lasers Surg Med*. 1996;19:207–221.

117. Ohta A, Abergel RP, Uitto J. Laser modulation of human immune system: inhibition of lymphocyte proliferation by a gallium–arsenide laser at low energy. *Lasers Surg Med*. 1987;7:199–201.

118. Noble PB, Shields ED, Blecher PDM, Bentley KC. Locomotory characteristics of fibroblasts within a three-dimensional collagen lattice: modulation by a helium/neon soft laser. *Lasers Surg Med*. 1992;12:669–674.

119. Pourreau-Schneider N, Ahmed A, Soudry M, et al. Helium-neon laser treatment transforms fibroblasts into myofibroblasts. *Am J Pathol*. 1990;137:171–178.

120. Skinner S, Gage J, Wilce P, Shaw R. A preliminary study of the effects of laser radiation on collagen metabolism in cell culture. *Aust Dent J*. 1996;41:188–192.

121. Yu H-S, Chang K-L, Yu C-L, Chen J-W, Chen G-S. Low-energy helium–neon laser irradiation stimulates interleukin-1 alpha and interleukin-8 release from cultured human keratinocytes. *J Invest Dermatol*. 1996;107:593–596.

122. Karu Ti, Ryabykh TP, Fedoseyeva GE, Puchkova NI. Helium-neon laser induced respiratory burst of phagocytic cells. *Lasers Surg Med*. 1989;9:585–588.

123. Enwemeka CS. Laser biostimulation of healing wounds: specific effects and mechanisms of action. *Journal of Orthopedic and Sports Physical Therapy*. 1988;9(10):333–338.

124. Young S, Bolton P, Dyson M, Harvey W, Diamantopoulos C. Macrophage responsiveness to light therapy. *Lasers Surg Med*. 1989;9:497–505.

125. El Sayed SO, Dyson M. Effect of laser pulse repetition rate and pulse duration on mast cell number and degranulation. *Lasers Surg Med*. 1996;19:433–437.

126. Agaiby AD, Ghali LR, Wilson R, Dyson M. Laser modulation of angiogenic factor production by T-lymphocytes. *Lasers Surg Med*. 2000;26:357–363.

127. Honmura A, Yanase M, Obata J, Haruki E. Therapeutic effect of Ga–Al–As diode laser irradiation on experimentally induced inflammation in rats. *Lasers Surg Med*. 1992;12:441–449.

128. Bischt D, Gupta SC, Misra V, Mital VP, Sharma P. Effect of low intensity laser radiation on healing of open skin wounds in rats. *Indian J Med Res*. 1994;100:43–46.

129. Kovacs I, Mester E, Gorog P. Laser-induced stimulation of the vascularization of the healing wound. An ear chamber experiment. *Experientia*. 174;15:341–343.

130. Braverman B, McCarthy RJ, Ivankovich AD, Forde DE, Overfield M, Bapna MS. Effect of helium–neon and infrared laser irradiation of wound healing in rabbits. *Lasers Surg Med*. 1989;9:50–58.

131. Reddy GK, Stehno-Bittel L, Enwemeka CS. Laser photostimulation of collagen production in healing rabbit Achilles tendons. *Lasers Surg Med*. 1998;22:281–287.

132. Hall G, Anneroth G, Schennings T, Zetterqvist L, Ryden H. Effect of low level energy laser irradiation on wound healing. An experimental study in rats. *Swed Dent J*. 1994; 18:29–34.

133. Surinchak JS, Alago ML, Bellamy RF, Stuck BE, Belkin M. Effects of low-level energy lasers on the healing of full-thickness skin defects. *Lasers Surg Med*. 1983;2:267–274.

134. Broadley C, Broadley KN, Disimone G, Reinisch L, Davidson JM. Low-energy helium–neon laser irradiation and the tensile strength of incisional wounds in the rat. *Wound Repair Regen*. 1995;3:512–517.

135. Allendorf JDF, Bessler M, Huang J, et al. Helium–neon laser irradiation at fluences of 1, 2 and 4 J/cm^2 failed to accelerated wound healing as assessed by both wound contracture rate and tensile strength. *Lasers Surg Med*. 1997; 20:340–345.

136. Saperia D, Glassberg E, Lyons RF, et al. Demonstration of elevated type I and type III procollagen mRNA levels in cutaneous wounds treated with helium–neon laser. *Biochem Biophys Res Commun*. 1986;138:1123–1128.

137. Hunter J, Leonard L, Wilson R, Snider G, Dixon J. Effects of low energy laser on wound healing in a porcine model. *Lasers Surg Med*. 1984;3:285–290.

138. McCaughan J, Bethel B, Johnston T, Janssen W. Effect of low--dose argon irradiation on rate of wound closure. *Lasers Surg Med*. 1985;5:607–614.

139. Wilson M, Yianni C. Killing of methicillin-resistant *Staphylococcus aureus* by low power laser light. *J Med Microbiol*. 1997;42:62–66.

140. Nussbaum EL, Lilge L, Mazzulli T. Effects of 630, 660, 810, and 905 nm laser irradiation delivering radiant exposure of 1–50 J/cm^2 on three species of bacteria in vitro. *J Clin Laser Med Surg*. 2002;20(6):325–333.

141. Nussbaum EL, Mazzulli T, Pritzker KPH, Las Heras F, Jing F, Lilge L. Effects of low intensity laser irradiation during healing of skin lesions in the rat. *Lasers Surg Med*. 2009;41:373–381.

142. Burke TJ. Questions and answers about MIRE treatment. *Adv Skin Wound Care*. 2003;16:369–371.

143. Franzen-Korzendorfer H, Backinton M, Rone-Adams S, McCulloch J. The effect of monochromatic infrared energy on transcutaneous oxygen measurements and protective sensation: results of a controlled, double-blind, randomized clinical study. *Ostomy Wound Manage*. 2008;54(6):16–31.

144. Saltmarche AE. Low level laser therapy for healing acute and chronic wounds—the extendicare experience. *Int Wound J*. 2008;5(2):351–360.

145. Gogia PP. Low-energy laser in wound management. In: Gogia PP, ed. *Clinical Wound Management*. Thorofare, NJ: Slack Inc; 1995:165–172.

146. Rosario R, Mark GJ, Parrish JA, Mihm MC. Histological changes produced in skin by equally erythemogenic doses of UV-A, UV-B, UV-C and UV-A with psoralens. *Br J Dermatol*. 1979;101:299–308.

147. Sachsenmaier C, Radler-Pohl A, Zinck R, et al. Involvement of growth factor receptors in the mammalian UVC response. *Cell*. 1994;78:963–972.

148. Hall JD, Mount DW. Mechanism of DNA replication and mutagenesis in ultraviolet-irradiated bacteria and mammalian cells. *Prog Nucleic Acid Res Mol Biol*. 1981;25:53–126.

149. High AS, High JP. Treatment of infected skin wounds using ultra-violet radiation: an in vitro study. *Physiotherapy*. 1983;89:359–360.

150. Conner Kerr TA, Sullivan PK, Gaillard J, Franklin ME, Jones RM. The effects of ultraviolet radiation on antibiotic resistant bacteria in vitro. *Ostomy Wound Manage*. 1990; 44(10):50–56.

151. Thai TP, Houghton PE, Campbell KE, Keast DH, Woodbury MG. Effects of ultraviolet light C (UVC) on bacterial colonization of chronic wounds. *Ostomy Wound Manage*. 2004. In press.

152. Thai TP, Houghton PE, Campbell KE, Keast DH, Woodbury MG. The role of ultraviolet light C (UVC) in the treatment of chronic wounds with MRSA. *Ostomy Wound Manage*. 2002;48(11):52–60.

153. Mackie RM, Elwood JM, Hawk JLM. Links between exposure to ultraviolet radiation and skin cancer. *J R Coll Physicians Lond*. 1987;21:91–96.

154. Cullum N, Nelson EA, Fletcher AW, Sheldon TA. Compression for venous leg ulcers. Cochrane *Database of Systematic Reviews*. 2001, Issue 2.

155. Kunimoto B, Gulliver W, Cooling M, Houghton P, Orsted, H., Sibbald RG. Recommendations for practice: prevention and treatment of venous leg ulcers. *Ostomy Wound Manage*. 2001;47(2):34–50.

156. McCulloch JM, Marler KC, Neal MB, et al. Intermittent pneumatic compression improves venous ulcer healing. *Adv Wound Care*. 1994;7:22–26.

157. Carley PJ, Wainapel SF. Electrotherapy for acceleration of wound healing: low intensity direct current. *Arch Phys Med Rehabil*. 1985;66:443–446.

158. Kloth L, Feedar J. Acceleration of wound healing with high voltage, monophasic, pulsed current. *Phys Ther*. 1988;68: 503–508.

159. Feedar J, Kloth L, Gentzkow G. Chronic dermal ulcer healing enhanced with monophasic pulsed electrical stimulation. *Phys Ther*. 1991;71:639–649.

160. Mulder GD. Treatment of open-skin wounds with electric stimulation. *Arch Phys Med Rehabil*. 1991;72: 375–377.

161. Griffin J, Tooms R, Mendius R, Clifft J, Vander Zwaag R, El--Zeky F. Efficacy of high voltage pulsed current for healing of pressure ulcers in patients with spinal cord injury. *Phys Ther*. 1991;71:433–444.

161. Lundeberg TCM, Eriksson SV, Malm M. Electrical nerve stimulation improves healing of diabetic ulcers. *Ann Plast Surg*. 1992;29:328–330.

162. Wood JM, Evans PE, Schallreuter KU, et al. A multicenter study on the use of pulsed low-intensity direct current for healing chronic stage II and stage III decubitus ulcers. *Arch Dermatol*. 1993;129:999–1009.

163. Houghton PE, Kincaid CB, Lovell M, et al. Effect of electrical stimulation on chronic leg ulcer size and appearance. *Phys Ther*. 2003;83(1):17–28.

164. Adegoke BOA, Badmos KA. Acceleration of pressure ulcer healing in spinal cord injured patients using interrupted direct current. *Afr J Med Sci*. 2001;30:195–197.

165. Adunsky A, Ohry A. Decubitus direct current treatment (DDCT) of pressure ulcers: results of a randomized double blinded placebo controlled study. *Arch Gerontol Geriatr*. 2005;41:261–269.

166. Absorjornsen G, Hernaes B, Molvaer G. The effect of transcutaneous electrical nerve stimulation on pressure sores in geriatric patients. *J Clin Exp Gerontol*. 1990;12(4): 209–214.

167. Jankovic A, Binic I. Frequency rhythmic electrical modulation system in the treatment of chronic painful leg ulcers. *Arch Dermatol Res*. 2008;300:377–383.

168. Jercinovic A, Karba R. Low frequency pulsed current and pressure ulcer healing. *IEEE Trans Rehabil Eng*. 1994;2(4): 225–233.

169. Junger M, Arnold A, Zuder D, Hans-Werner S, Heising S. Local therapy and treatment costs of chronic, venous leg ulcers with electrical stimulation (Dermapulse): a prospective, placebo controlled, double blind trial. *Wound Repair Regen*. 2008;16:480–487.

170. Gardner SE, Frantz RA, Schmidt FL. Effect of electrical stimulation on chronic wound healing: a meta analysis. *Wound Repair Regen*. 1999;7;495–503.

171. Houghton PE, Woodbury MG. The effect of electrical stimulation on rate of wound healing of chronic wounds. A meta--analysis. *Wounds*. 2007;19(3):A27 [abstract].

172. Fernandez-Chimeno M, Houghton P, Holey L. Electrical stimulation for chronic wounds (Protocol for Cochrane Review). Cochrane *Database Syst Rev*. 2004;(1):CD004550.

173. Keast DH, Parslow N, Houghton PE, Norton L, Fraser C. Best practice recommendations for the prevention and treatment of pressure ulcers. *Adv Skin Wound Care*. 2007;20(8): 390–405.

174. Paralyzed Veterans of America. Pressure ulcer prevention and treatment following spinal cord injury: *A clinical practice guideline for health care professionals. Washington (DC): Paralyzed Veterans of America;*. 2000:43–45.

175. Ovington LG. Dressings and adjunctive therapies: AHCPR guidelines revisited. *Ostomy Wound Manage*. 1999;45(1A): 94S–106S.

176. Dyson M, Suckling J. Stimulation of tissue repair by ultrasound: a survey of the mechanisms involved. *Physiotherapy*. 1978;64:105–108.

177. Roche C, West J. A controlled trial investigating the effect of ultrasound on venous ulcers referred from general practitioners. *Physiotherapy*. 1984;12:475–477.

Capítulo 3 • O Papel das Modalidades Terapêuticas na Cicatrização da Ferida Cutânea

178. McDiarmid T, Burns PN, Lewith GT, Machin D. Ultrasound and the treatment of pressure sores. *Physiotherapy*. 1985;71:66–70.

179. Callam MJ, Dale JJ, Harper DR, Ruckley CV. A controlled trial of weekly ultrasound therapy in chronic leg ulceration. *Lancet*. 1987;2(8552):204–206.

180. Lundeberg T, Nordstrom F, Brodda-Jansen G, Eriksson SV, Kjartansson J, Samuelson UE. Pulsed ultrasound does not improve healing of venous ulcers. *Scand J Rehabil Med*. 1990;22:195–197.

181. Eriksson SV, Lundenberg T, Malm M. A placebo controlled trial of ultrasound therapy in chronic leg ulceration. *Scand J Rehabil Med*. 1991;23:211–213.

182. Roche, C, West,J. A controlled trial investigating the effect of ultrasound on venous ulcers referred from general practitioners. *Physiotherapy*. 1984; 70:475–477.

183. ter Riet G, Kessels AGH, Knipschild P. A randomized clinical trial of ultrasound in the treatment of pressure ulcers. *Phys Ther*. 1996;76(12):1301–1311.

184. Taradaj J, Franek A, Brzezinska-Wcislo L, et al. The use of therapeutic ultrasound in venous leg ulcers: a randomized controlled clinical trial. *Phlebology*. 2008;23(4): 178–183.

185. Johannsen F, Nyholm A, Karlsmark T. Ultrasound therapy in chronic leg ulceration: a meta-analysis. *Wound Repair Regen*. 1998;6:121–126.

186. Akbari Sari A, Flemming K, Cullum N, Wollina U. Therapeutic ultrasound for pressure ulcers. Cochrane *Database Syst Rev*. 2006;(3):CD001275.

187. Al-Kurdi D, Bell Syer SEM, Flemming K. Therapeutic ultrasound for venous leg ulcers. Cochrane *Database Syst Rev*. 2008;(1):CD001180.

188. Ennis WJ, Formann P, Mozen N, Massey J, Conner-Kerr T, Meneses P. Ultrasound therapy for recalcitrant diabetic foot ulcers: results of a randomized, double-blind, controlled, multicenter study. *Ostomy Wound Manage*. 2005;51(8):24–39.

189. Ennis WJ, Valdes W, Gainer M, Meneses P. Evaluation of clinical effectiveness of MIST ultrasound therapy for the healing of chronic wounds. *Adv Skin Wound Care*. 2006;19:437–446.

190. Kavros SJ, Leidl DA, Boon AJ, Miller JL, Hobbs JA, Andrews KL. Expedited wound healing with non contract, low frequency ultrasound therapy in chronic wounds: a retrospective analysis. *Adv Skin Wound Care*. 2008;21(9):416–423.

191. Waldorf K, Serfass A. Sound evidence. Clinical effectiveness of non contact, low frequency, nonthermal ultrasound in burn care. *Ostomy Wound Manage*. 2008;54(6):66–69.

192. Kolari PI, Pekanmaki K. Intermittent pneumatic compression in healing of venous ulcers. *Lancet*. 1986;2:1108.

193. Coleridge-Smith P, Sarin S, Hasty J, Scurr JH. Sequential gradient pneumatic compression enhances venous ulcer healing: a randomized trial. *Surgery*. 1990;108:871–875.

194. Mulder G, Robinson J, Seeley J. Study of sequential compression treatment of non healing chronic venous ulcers. *Wounds*. 1990;3:111–115.

195. Pekanmaki K, Kolari PJ, Kiistala U. Intermittent pneumatic compression treatment for post-thrombotic leg ulcers. *Clin Exp Dermatol*. 1987;12:350–335.

196. O'Sullivan D, Houghton PE. Intermittent pneumatic compression in the treatment of chronic ulcers. *Phys Ther Rev*. 2009;14(2):81–91.

197. Nussbaum EL, Biemann I, Mustard B. Comparison of ultrasound/ultraviolet-C and laser for treatment of pressure ulcers in patients with spinal cord injury. *Phys Ther*. 1994;74: 812–825.

198. Wills E, Anderson T, Beattie B, Scott A. A randomized placebo-controlled trial of ultraviolet light in the treatment of superficial pressure sores. *J Am Geriatr Soc*. 1983;31:131–133.

199. Burger A, Jordaan AJ, Schoombee GE. The bactericidal effect of ultraviolet light on infected pressure sores. *S Afr J Physiother*. 1985;41(2);55–57.

200. Hydrotherapy systematic review.

201. Kloth LC, Berman JE, Dumit-Minkel S, et.al. Effects of normothermic dressing on pressure ulcer healing. *Adv Skin Wound Care*. 2000;13:69–74.

202. Cherry GW, Wilson J. The treatment of ambulatory venous ulcer patients with warming therapy. *Ostomy Wound Manage*. 1999;45:65–70.

203. Santilli SM, Valusek PA, Robinson C. Use of a noncontact radiant heat bandage for the treatment of chronic venous stasis ulcers. *Adv Wound Care*. 1999;12:89–93.

204. McCulloch J, Knight CA. Noncontact normothermic wound therapy and offloading in the treatment of neutropathic foot ulcers in patients with diabetes. *Ostomy Wound Manage*. 2002;48(3):38–44.

205. Whitney JD, Salvadalena G, Higa L, Mich M. Treatment of pressure ulcers with noncontact normothermic wound therapy: healing and warming effects. *J Wound Continence Nurs*. 2001;28:244–252.

206. Kloth LC, Berman JE, Nett M, Papanek PE, Dumit-Minkel S. A randomized controlled clinical trial to evaluate the effects of noncontact normothermic wound therapy on chronic full thickness pressure ulcers. *Adv Skin Wound Care*. 2002;15(6):270–276.

207. Horwitz LR, Burke TJ, Carnegie D. Augmentation of wound healing using monochromatic infrared energy. *Adv Wound Care*. 1999;12(1):35–40.

208. Schindl A, Schindl M, Schindl L. Successful treatment of a persistent radiation ulcer by low power laser therapy. *J Am Acad Dermatol*. 1997;37:646–649.

209. Mester AF, Mester A. Wound healing. *Low Level Laser Therapy (LLLT)*. 1:7–15.

210. Shuttleworth E, Banfield K. Light relief. *Wound Care*. 1996:70–78.

211. Malm M, Lundeberg T. Effect of low power gallium arsenide laser on healing of venous ulcers. *Scand J Plast Reconstr Hand Surg*. 1991;25:249–251.

212. Gupta AK, Filonenko N, Salansky N, Sauder DN. The use of low energy photon therapy (LEPT) in venous leg ulcers: a double-blind, placebo-controlled study. *Dermatol Surg*. 1998;24:1383–1386.

213. Santoianni P, Monfrecola G, Martellotta D, Ayala F. Inadequate effect of helium–neon laser on venous leg ulcers. *Photodermatology*. 1984;1:245–249.

214. Lucas C, van Gemert MJC, de Haan RJ. Efficacy of low-level laser therapy in the management of stage III decubitus ulcers: a prospective, observer-blinded multicentre randomized clinical trial. *Lasers Med Sci*. 2003;18(2): 72–77.

215. Franek A, Krol P, Kucharzewski M. Does low output laser stimulation enhance the healing of crural ulceration? Some critical remarks. *Med Eng Phys*. 2002;24(9):607–615.

216. Lagan KM, McKenna T, Witherow A, Johns J, McDonough SM, Baxter GD. Low-intensity laser therapy/combined phototherapy in the management of chronic ulceration: a placebo-controlled study. *J Clin Laser Med Surg*. 2002;20(3):109–116.

217. Kopera D, Kokol R, Berger C, Haas J. Does the use of low-level laser influence wound healing in chronic venous leg ulcers? *J Wound Care*. 2005;14(8):391–394.

218. Taly AB, Nair KPS, Murali T, John A. Efficacy of multiwavelength light therapy in the treatment of pressure ulcers in subjects with disorders of the spinal cord: a randomized double-blind controlled trial. *Arch Phys Med Rehabil*. 2004;85(10):1657–1661.

219. Bihari I, Mester A. The biostimulative effect of low level laser therapy. *Laser Ther*. 1989;1(2):97–98.

220. Houghton PE, Nussbaum E, Hoens A. Electrophysical agents: contraindications and precautions—an evidence-based approach to clinical decision making in physical therapy. *Physiother Can Spec Suppl*. 2010:62(5):5–10.

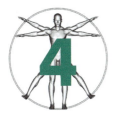

Tratamento da Dor com Modalidades Terapêuticas

Craig R. Denegar e William E. Prentice

OBJETIVOS

Após a conclusão deste capítulo, o estudante será capaz de:
- comparar os vários tipos de dor e avaliar seus efeitos positivos e negativos.
- escolher uma técnica para avaliar a dor;
- analisar as características dos receptores sensoriais;
- examinar como o sistema nervoso retransmite informação sobre estímulos dolorosos;
- distinguir os diferentes mecanismos neurofisiológicos de controle da dor para as modalidades terapêuticas utilizadas pelos terapeutas;
- predizer como a percepção da dor pode ser modificada por fatores cognitivos.

ENTENDIMENTO SOBRE A DOR

A International Association for the Study of Pain (Associação Internacional para o Estudo da Dor) define dor como "uma experiência sensorial e emocional desagradável associada a dano real ou potencial ao tecido ou descrita com relação a tal dano".[1] A dor é uma sensação subjetiva com mais de uma dimensão e com abundância de descritores de suas qualidades e características. Apesar de sua universalidade, a dor é composta por uma variedade de desconfortos humanos, em vez de ser uma entidade simples.[2] A percepção da dor pode ser subjetivamente modificada por experiências e expectativas passadas.[37] Muito do que se faz para o tratamento da dor dos pacientes consiste na modificação de suas percepções de dor.[3]

A dor tem um propósito. Ela é um sinal de advertência de que algo está errado e pode provocar uma resposta de retração para se evitar lesão adicional. Ela também resulta em espasmo muscular e preserva ou protege a parte lesionada. A dor, contudo, pode persistir até que não seja mais útil e, então, tornar-se um meio de se aumentar a incapacidade e inibir os esforços para a reabilitação do paciente.[4] Espasmo prolongado, que leva à deficiência circulatória, atrofia muscular, hábitos de desuso e proteção consciente ou inconsciente podem levar a perda importante da função.[5] A dor crônica pode se tornar um estado de doença em si própria. Muitas vezes, sem uma causa identificável, a dor crônica pode incapacitar totalmente um paciente.

Recente pesquisa levou a melhor compreensão da dor e do alívio da dor. Essa pesquisa também levantou novas questões, embora deixe muitas sem resposta. Atualmente, dispõe-se de melhor explicação sobre as propriedades analgésicas dos agentes físicos que são utilizados, bem como de melhor compreensão da psicologia da dor. Agentes físicos mais recentes, como o *laser*, e melhorias recentes de agentes mais antigos, tais como diatermia e neuro estimuladores elétricos transcutâneos, oferecem novas abordagens para o tratamento da lesão musculoesquelética e da dor.[6] A evolução do tratamento da dor é, no entanto, incompleta. Mesmo os mecanismos para a resposta analgésica às modalidades terapêuticas mais simples – calor e frio – não foram completamente descritos.[7]

O controle da dor é um aspecto essencial do cuidado de um paciente lesionado. O fisioterapeuta pode escolher a partir de vários agentes terapêuticos com propriedades analgésicas,[8] e a seleção deste agente deve ter como base a sólida compreensão de suas propriedades físicas e efeitos fisiológicos. Este capítulo não fornece uma explicação completa da neurofisiologia, da dor e do alívio da dor. Vários livros de fisiologia fornecem discussões extensas da neurofisiologia e da neurobiologia humana para suplementar este capítulo. Em vez disso, este capítulo apresenta uma visão geral de algumas teorias de controle da dor, que visam fornecer um estímulo para o fisioterapeuta desenvolver sua própria análise racional na utilização das modalidades no plano de cuidado para os pacientes tratados. De forma ideal, isso também facilitará o crescimento do conjunto de provas derivadas das respostas melhoradas aos agentes terapêuticos utilizados no tratamento da dor.

Muitas das modalidades discutidas em capítulos posteriores possuem propriedades analgésicas. Geralmente, elas são empregadas para se reduzir a dor e permitir que o paciente realize exercícios terapêuticos. Alguma compreensão sobre o tipo de dor, como ela afeta as pessoas e como é percebida torna-se essencial para o fisioterapeuta que utiliza essas modalidades.[8]

Tipos de dor

Dor aguda *versus* crônica

Tradicionalmente, a dor foi classificada como **aguda** ou **crônica**. A dor aguda é experimentada quando o dano ao tecido é iminente e após a ocorrência da lesão. A dor que dura por mais de seis meses é geralmente classificada como crônica.[9] Mais recentemente, o termo **dor persistente** tem sido utilizado para diferenciar a dor crônica que provoca intervenção das condições em que a dor continuada (persistente) seja um sintoma de uma condição tratável.[10,11] Existem mais pesquisas voltadas à dor crônica e ao seu tratamento, mas a dor aguda e persistente confronta o fisioterapeuta com mais frequência.[12]

Dor referida

A dor **referida**, que também pode ser aguda ou crônica, é percebida em uma área que aparentemente tenha pouca relação com a patologia existente. Por exemplo, a lesão no baço, muitas vezes, resulta em dor no ombro esquerdo. Esse padrão, conhecido como sinal de Kehr, é útil para a identificação dessa lesão grave e para se arranjar um pronto cuidado emergencial. A dor referida pode sobreviver aos eventos causadores devido aos padrões de reflexo alterado, ao estresse mecânico continuado sobre os músculos, aos hábitos de defesa adquiridos ou ao desenvolvimento de áreas hipersensíveis chamadas **pontos-gatilho**.

Dor irradiada

A irritação de nervos e das raízes nervosas pode causar **dor irradiada**. Pressão sobre as raízes nervosas lombares associada a hérnia de disco ou contusão do nervo isquiático pode resultar em dor irradiada da extremidade inferior para o pé.

Dor somática profunda

A **dor somática profunda** é um tipo que parece ser **esclerotômico** (associado a esclerótomo, um segmento de osso inervado por um segmento espinal). Há, muitas vezes, uma discrepância entre os locais do distúrbio e da dor.

AVALIAÇÃO DA DOR

A dor é um fenômeno complexo de difícil avaliação e quantificação por ser subjetiva e influenciada por atitudes e crenças do fisioterapeuta e do paciente. A quantificação é impedida pelo fato de que a dor seja um conceito muito difícil de ser descrito mediante palavras.[13]

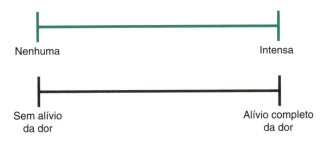

Figura 4.1 Escalas visuais analógicas.

Obter-se uma avaliação precisa e padronizada da dor é algo problemático, várias ferramentas têm sido desenvolvidas para este fim. Esses perfis de dor identificam o tipo de dor, quantificam a intensidade da dor, avaliam o efeito da experiência de dor sobre o nível de função do paciente e/ou avaliam o impacto psicossocial da dor.

Os perfis de dor são úteis porque compelem o paciente a verbalizar a dor e, dessa forma, fornecem uma saída para o paciente, além de permitir ao fisioterapeuta melhor compreensão da experiência da dor. Esses profissionais avaliam a resposta psicossocial à dor e à lesão. O perfil de dor pode ajudar no processo de avaliação, melhorando a comunicação e direcionando o fisioterapeuta para os testes diagnósticos apropriados. Essas avaliações também ajudam o fisioterapeuta a identificar quais agentes terapêuticos podem ser efetivos e quando eles devem ser aplicados. Por fim, esses perfis fornecem uma medida-padrão para se monitorar o progresso do tratamento.[10]

Escalas de avaliação da dor

Os seguintes perfis são utilizados na avaliação das dores aguda e crônica associada com doenças e lesões.

Escalas visuais analógicas

As *escalas visuais analógicas* são testes rápidos e simples que são completados pelo paciente (Figura 4.1). Essas escalas consistem em uma linha, em geral de 10 cm de comprimento, cujos extremos são tirados para representar os limites da experiência de dor.[14] Uma extremidade é definida como "Sem Dor" e, a outra, como "Dor Severa". Pede-se ao paciente que marque a linha no ponto correspondente à intensidade da dor. A distância entre "Sem Dor" e o marco representa a intensidade da dor. Uma escala similar pode ser utilizada para se avaliar a eficácia do tratamento ao se colocar "Sem Alívio da Dor" em uma extremidade da escala e "Alívio Completo da Dor" na outra. Essas escalas podem ser completadas diariamente ou, muitas vezes, como avaliações pré e pós-tratamento.[15]

Planilhas da dor

As **planilhas da dor** podem ser utilizadas para se estabelecerem propriedades espaciais da dor. Esses retratos gráficos bidimensionais são completados pelo paciente para se avaliarem a localização da dor e seus vários componentes subjetivos. Esboços simples do corpo em várias posições posturais são apresentados ao paciente (Figura 4.2). Nesses desenhos, o paciente desenha ou colore as áreas que correspondem à experiência da dor. Cores diferentes são utilizadas para diferentes sensações – por exemplo, azul para dor intensa, amarelo para dormência ou formigamento, vermelho para dor ardente e verde para dor de cãibra. As descrições podem ser adicionadas ao formulário para se aumentar o valor de comunicação, e o formulário pode ser completado diariamente.[16]

Questionário da dor de McGill

O **Questionário da dor de McGill (MPQ)** é uma ferramenta com 78 palavras que descrevem a dor (Figura 4.3). Essas palavras são agrupadas em 20 conjuntos que são divididos em quatro categorias, representando dimensões da experiência de dor. Embora o preenchimento do MPQ possa levar apenas 20 minutos, muitas vezes, essa ferramenta é frustrante para os pacientes que não dominam a língua. O MPQ é comumente administrado aos pacientes com dor lombar. Quando administrado a cada duas ou quatro semanas, ele demonstra mudanças no estado muito claramente.[2]

74 Parte I • Bases das Modalidades Terapêuticas

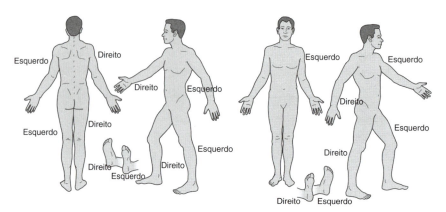

Figura 4.2 Planilha da dor. Utilize as seguintes instruções: "Por favor, use todas as figuras para mostrar exatamente onde todas as suas dores estão localizadas e para onde elas se irradiam. Pinte ou desenhe com *marcador azul*. Apenas o paciente deve preencher esta folha. Por favor, seja o mais preciso e detalhado possível. Utilize *marcador amarelo* para dormência e formigamento. Utilize *marcador vermelho* para ardência ou áreas quentes e *marcador verde* para cãibras. Lembre-se: azul = dor, amarelo = dormência e formigamento, vermelho = ardência ou áreas quentes, verde = cãibra". Utilizada com permissão de Ref.[2]

Padrão indicador de atividade de perfil doloroso

O **padrão indicador de atividade de perfil doloroso** mede a atividade do paciente. Ele é uma ferramenta de autorrelato de 64 questões que pode ser utilizada para se avaliar a incapacidade funcional associada à dor. O instrumento mede a frequência de determinados comportamentos como trabalho doméstico, recreação e atividades sociais.[10]

Escala numérica da dor

O perfil de dor aguda mais comum é a **escala numérica da dor**. Pede-se que o paciente classifique sua dor em uma escala de 1 a 10, com 10 representando a pior dor experimentada ou imaginada (Figura 4.4). A pergunta é feita antes e depois do tratamento. Quando os tratamentos fornecem alívio da dor, os pacientes são questionados a respeito da extensão e da duração do alívio. Além disso, os pacientes podem ser solicitados a estimar os horários do dia em que eles sentem dor e as atividades específicas que aumentam ou diminuem a dor. Quando a dor afeta o sono, os pacientes podem ser solicitados a estimar a quantidade de sono que tiveram nas 24 horas anteriores. Além disso, a quantidade de medicação requerida para a dor pode ser observada. Essa informação ajuda o fisioterapeuta a avaliar as mudanças na dor, a selecionar os tratamentos apropriados e a comunicar-se mais claramente com o paciente sobre o curso de recuperação da lesão ou da cirurgia.

Todas essas escalas ajudam o paciente a comunicar a intensidade e a duração de sua dor e a reconhecer as mudanças que ocorrem. Muitas vezes, em uma recuperação longa, os pacientes perdem a percepção de quanto progresso foi feito em relação à experiência de dor e de retorno às atividades funcionais. Uma revisão dessas escalas de dor, muitas vezes, pode servir para tranquilizar o paciente, criar uma perspectiva mais clara e mais positiva e reforçar o comprometimento com o plano de tratamento.

Documentação

A eficácia de muitos dos tratamentos utilizados por fisioterapeutas não foi totalmente confirmada. Essas escalas são uma fonte de dados que podem ajudar os fisioterapeutas na identificação das abordagens mais eficazes para se tratarem lesões comuns. Essas ferramentas de avaliação também podem ser úteis quando se revisa o progresso de um paciente com os médicos ou com terceiros. Assim, as avaliações de dor devem ser rotineiramente incluídas como documentação na anotação do paciente.

As técnicas de avaliação da dor são como segue:

- escalas visuais analógicas;
- planilhas da dor;
- MPQ;
- padrão indicador de atividade de perfil doloroso;
- escalas numéricas da dor.

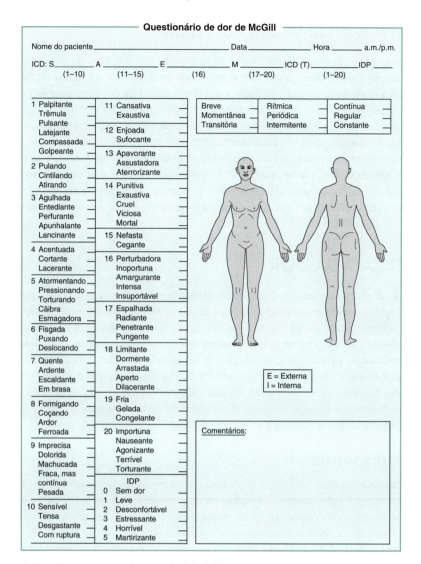

Figura 4.3 Questionário da dor de McGill. Os descritores estão divididos em quatro grupos principais: sensorial, 1-10; afetivo, 11-15; de avaliação, 16 e miscelânia, 17-20. O valor de classificação para cada descritor tem como base a sua posição no conjunto de palavras. A soma dos valores de classificação é o índice de classificação de dor (ICD). A intensidade da dor presente (IDP) é com base em uma escala de 0 a 5.

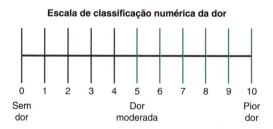

Figura 4.4 A escala de classificação numérica da dor é o perfil de dor aguda mais comum.

OBJETIVOS NO MANEJO DA DOR

Independentemente da causa da dor, sua redução é uma parte essencial do tratamento. A dor avisa ao paciente quando ele deve procurar assistência e, geralmente, é útil para se estabelecer um diagnóstico. Uma vez que a lesão ou a doença seja diagnosticada, a dor passa a ser de pouco propósito. Tratamento médico, cirúrgico ou imobilização é necessário para se tratarem algumas condições, mas a fisioterapia e um retorno precoce à atividade são apropriados após muitas lesões. Os objetivos do fisioterapeuta são estimular o corpo a curar-se por meio de exercício projetado para se aumentar progressivamente a capacidade funcional e para se proporcionar ao paciente o retorno ao trabalho, às atividades recreativas e a outras atividades o mais rápida e seguramente possível. A dor irá inibir o exercício terapêutico. O desafio do fisioterapeuta é o de controlar a dor aguda e proteger o paciente de uma lesão adicional enquanto estimula o exercício progressivo em um ambiente supervisionado.

PERCEPÇÃO DA DOR

A percepção de dor do paciente pode diferir acentuadamente de pessoa para pessoa, assim como a terminologia utilizada para se descrever o tipo de dor que o paciente está sentindo. O fisioterapeuta comumente pede para o paciente descrever com o que a dor se parece durante a avaliação de uma lesão. O paciente, muitas vezes, utiliza termos como **aguda**, **entorpecida**, **dolorida**, **latejante**, **queimando**, **perfuradora**, **localizada** e **generalizada**. Às vezes, é difícil para o fisioterapeuta pressupor o que exatamente está causando um determinado tipo de dor. Por exemplo, dor "queimando" é, muitas vezes, associada a alguma lesão em um nervo, mas certamente outras lesões podem produzir o que o paciente está percebendo como dor "queimando". Assim, descrições verbais do tipo de dor devem ser aplicadas com cuidado.

Receptores sensoriais

Uma extremidade nervosa é a terminação de uma fibra nervosa em uma estrutura periférica. Ela pode ser uma terminação sensorial (receptor) ou uma terminação motora (efetor). As terminações sensoriais podem ser capsuladas (p. ex., terminações nervosas livres, corpúsculos de Merkel) ou encapsuladas (p. ex., bulbos terminais dos corpúsculos de Krause ou de Meissner).

Existem vários tipos de receptores sensoriais no corpo, e o fisioterapeuta deve estar consciente de sua existência, assim como dos tipos de estímulos que os ativam (Tabela 4.1). A ativação de alguns desses órgãos sensoriais com agentes terapêuticos irá diminuir a percepção de dor do paciente.

Seis diferentes tipos de terminações nervosas receptoras são comumente descritas:

1. os corpúsculos de Meissner são ativados por toque leve;
2. os corpúsculos de Pacini respondem à pressão profunda;
3. os corpúsculos de Merkel respondem à pressão profunda, porém, mais lentamente do que os corpúsculos de Pacini, e também são ativados por desvio do folículo piloso;
4. os corpúsculos de Ruffini na pele são sensíveis ao toque, à tensão e possivelmente ao calor – aqueles nas cápsulas articulares e nos ligamentos são sensíveis à mudança de posição;
5. os bulbos terminais de Krause são termorreceptores que reagem à diminuição na temperatura e ao toque;[17]
6. os receptores da dor, chamados **nociceptores** ou *terminações nervosas livres,* são sensíveis às energias mecânica, térmica ou química extremas.[3] Eles respondem a estímulos nocivos – em outras palavras, ao dano iminente ou real do tecido (p. ex., cortes, queimaduras, entorses e assim por diante). O termo **nociceptivo** vem do Latim *nocere,* danificar, e é utilizado para pressupor informações de dor. Esses órgãos respondem a formas superficiais de calor e frio, bálsamos analgésicos e massagem.

Os proprioceptores encontrados nos músculos, cápsulas articulares, ligamentos e tendões fornecem informação sobre a posição articular e o tônus muscular. Os fusos musculares reagem

TABELA 4.1 — Algumas características dos receptores sensoriais selecionados

	ESTÍMULO		RECEPTOR	
TIPOS DE RECEPTORES SENSORIAIS	TERMO GERAL	NATUREZA ESPECÍFICA	TERMO	LOCALIZAÇÃO
Mecanorre-ceptores	Pressão	Movimento do cabelo em um folículo piloso	Fibra nervosa aferente	Base dos folículos pilosos
		Pressão leve	Corpúsculos de Meissner	Pele
		Pressão profunda	Corpúsculos de Pacini	Pele
		Toque	Corpúsculos de toque de Merkel	Pele
Nociceptores	Dor	Distensão (alongamento)	Terminações nervosas livres	Parede do trato gastrintestinal, pele, faringe
Proprioceptores	Tensão	Distensão	Corpúsculos de Ruffini	Pele e cápsulas nas articulações e ligamentos
		Mudanças no comprimento	Fusos musculares	Músculo esquelético
		Mudanças na tensão	Órgãos tendinosos de Golgi	Entre os músculos e os tendões
Termorreceptores	Mudança de temperatura	Frio	Bulbos terminais de Krause	Pele
		Calor	Corpúsculos de Ruffini	Pele e cápsulas nas articulações e ligamentos

Reproduzida com permissão de Previte J. *Human Physiology,* New York: McGraw-Hill Inc; 1983.

às mudanças no comprimento e na tensão quando o músculo é alongado ou contraído. Os órgãos tendinosos de Golgi também reagem às mudanças no comprimento e na tensão dentro do músculo. Veja a Tabela 4.1 para uma listagem mais completa.

Alguns receptores sensoriais respondem à atividade física e produzem um impulso quando o estímulo está aumentando ou diminuindo, mas não durante um estímulo sustentado. Eles se adaptam a um estímulo constante. Os corpúsculos de Meissner e os corpúsculos de Pacini são exemplos de tais receptores.

Os receptores tônicos produzem impulsos contanto que o estímulo esteja presente. Exemplos de receptores tônicos são os fusos musculares, as terminações nervosas livres e os bulbos terminais de Krause. O impulso inicial apresenta uma frequência mais alta do que os impulsos finais, que ocorrem durante a estimulação sustentada.

A acomodação é o declínio do gerador potencial e a redução da frequência que ocorre com um estímulo prolongado ou com estímulos frequentemente repetidos. Se alguns agentes físicos forem utilizados com muita frequência ou por muito tempo, os receptores podem se adaptar ou se acomodar ao estímulo e reduzir seus impulsos. O fenômeno da **acomodação** pode ser observado com o uso de calor superficial e de agentes de frio, tais como bolsas de gelo e compressas de *hydrocollator*.

À medida que um estímulo torna-se mais forte, o número de receptores excitados e a frequência dos impulsos aumentam. Isso fornece mais atividade elétrica no nível da medula espinal, o que pode facilitar os efeitos de alguns agentes físicos.

Influências cognitivas

A percepção da dor e a resposta a uma experiência dolorosa podem ser influenciadas por uma variedade de processos cognitivos, incluindo ansiedade, atenção, depressão, experiências de dor anteriores e influências culturais.[18] Esses aspectos individuais de expressão de dor são mediados

78 Parte I • Bases das Modalidades Terapêuticas

por centros mais altos no córtex de modo que eles não são claramente compreendidos.[3] Eles podem influenciar dimensões afetivas motivacionais e discriminativas sensoriais de dor.

Muitos processos mentais modulam a percepção de dor por meio de sistemas descendentes. Modificação de comportamento, excitação do momento, felicidade, sentimentos positivos, **focalização** (atenção direcionada para estímulos específicos), hipnose e sugestão podem modular a percepção de dor. Experiências prévias, conhecimento cultural, personalidade, motivação para jogar, agressão, raiva e medo são fatores que podem facilitar ou inibir a percepção de dor. Inibição central forte pode mascarar lesão grave por um período de tempo.[3] Nesses momentos, a avaliação da lesão é muito difícil.

Os pacientes com dor crônica podem se tornar muito deprimidos e experimentar uma perda de condicionamento. Eles tendem a ser menos ativos e podem ter apetite e hábitos de sono alterados. Eles têm um desejo menor para trabalhar e se exercitar e, muitas vezes, desenvolvem um desejo sexual reduzido. Eles podem mudar para padrões de comportamento autodestrutivos. Fármacos tricíclicos são geralmente utilizados para se inibir a depleção de serotonina para o paciente com dor crônica.

Assim como a dor pode ser inibida por modulação central, ela também pode surgir de origens centrais. Fobias, medo, depressão, raiva, tristeza e hostilidade são capazes de produzir dor na ausência de processos patológicos locais. Além disso, memória de dor, que é associada a lesões antigas, pode resultar em percepção de dor e resposta de dor que estão fora de proporção a uma lesão nova, muitas vezes menor. Abuso de drogas também pode alterar e confundir a percepção de dor. O abuso de drogas pode tornar o paciente com dor crônica mais deprimido, ou pode levar à depressão e à dor psicossomática.

TRANSMISSÃO NEURAL

As fibras nervosas **aferentes** transmitem impulsos dos receptores sensoriais em direção ao cérebro, enquanto as fibras **eferentes**, tais como os neurônios motores, transmitem impulsos do cérebro em direção à periferia.[7] Aferentes de primeira ordem ou primários transmitem os impulsos do receptor sensorial para o corno dorsal da medula espinal (Figura 4.5). Existem quatro tipos diferentes de neurônios de primeira ordem (Tabela 4.2). Aα e Aβ são aferentes de diâmetro grande que possuem uma velocidade de condução **alta** (rápida) e as fibras Aδ e C são fibras de diâmetro pequeno com velocidade de condução **baixa** (lenta).

As fibras aferentes de segunda ordem carregam mensagens sensoriais ascendentes da medula espinal para o cérebro. Elas são categorizadas como de alcance dinâmico amplo ou nociceptivas específicas. As fibras aferentes de segunda ordem de alcance dinâmico amplo recebem *input* das fibras Aβ, Aδ e C. Esses aferentes de segunda ordem servem campos de receptores sobrepostos relativamente grandes. Os aferentes de segunda ordem nociceptivos-específicos respondem exclusivamente à estimulação nociva. Eles recebem *input* apenas das fibras Aδ e C. Esses aferentes servem campos de receptores menores que não se sobrepõem. Todos esses neurônios entram em sinapse com neurônios de terceira ordem, que carregam informação para vários centros cerebrais onde o *input* é integrado, interpretado e acionado.

Facilitadores e inibidores de transmissão sináptica

Para a informação passar entre os neurônios, uma substância transmissora deve ser liberada a partir da extremidade de um neurônio terminal (membrana pré-sináptica), entrar na fenda sináptica e conectar-se a um local receptor sobre o próximo neurônio (membrana pós-sináptica) (Figura 4.6). No passado, toda a atividade dentro da sinapse era atribuída aos **neurotransmissores**, como a acetilcolina. Os neurotransmissores, quando liberados em quantidades suficientes, são conhecidos por causarem despolarização do neurônio pós-sináptico. Na ausência do neurotransmissor, não ocorre despolarização.

Atualmente, é notório que vários componentes que não sejam neurotransmissores verdadeiros possam facilitar ou inibir a atividade sináptica. **Serotonina, norepinefrina, encefalina, β-endorfina, dinorfina** e **substância P** são importantes no mecanismo de controle de dor do corpo.[19]

Capítulo 4 • Tratamento da Dor com Modalidades Terapêuticas 79

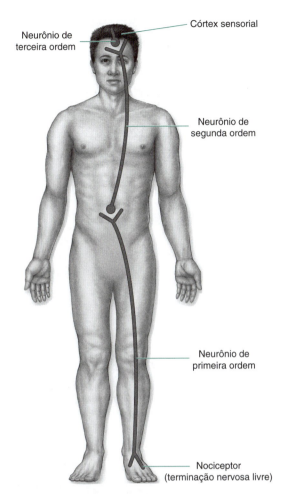

Figura 4.5 Transmissão aferente neural. Informação sensorial (dor) de terminações nervosas livres é transmitida para o córtex sensorial no cérebro via neurônios de primeira, segunda e terceira ordens.

A encefalina é um **opioide endógeno** (feito pelo corpo) que inibe a despolarização de fibras nervosas nociceptivas de segunda ordem. Ela é liberada a partir de **interneurônios**, neurônios de encefalina com axônios curtos. As encefalinas são armazenadas nas vesículas das terminações nervosas encontradas na **substância gelatinosa (SG)** e em várias áreas do cérebro. Quando liberada, a encefalina pode juntar-se às membranas pré ou pós-sinápticas.[19]

A norepinefrina é liberada pela despolarização de alguns neurônios e se une às membranas pós-sinápticas. Ela é encontrada em várias áreas do sistema nervoso, incluindo o trato que desce da ponte do cerebelo, que inibe a transmissão sináptica entre fibras nociceptivas de primeira e segunda ordens, diminuindo, assim, a sensação de dor.[20]

Outros opioides endógenos podem ser agentes analgésicos ativos. Esses peptídeos neuroativos são liberados no sistema nervoso central e possuem uma ação similar àquela da morfina, um analgésico de ópio. Existem receptores de opiáceos específicos localizados em locais estratégicos, chamados locais de ligação, para receberem esses componentes. A β-endorfina e a dinorfina possuem efeitos analgésicos potentes. Elas são liberadas dentro do sistema nervoso central por mecanismos que não são completamente compreendidos até hoje.

Nocicepção

Um nociceptor é um receptor de dor periférico. Seu corpo celular está no gânglio da raiz dorsal próximo à medula espinal. A dor é iniciada quando há lesão a uma célula causando uma liberação

80 Parte I • Bases das Modalidades Terapêuticas

TABELA 4.2	Classificação de neurônios aferentes						
TAMANHO	TIPO	GRUPO	SUBGRUPO	DIÂMETRO (MICRÔMETROS)	VELOCIDADE DE CONDUÇÃO (M/S)	RECEPTOR	ESTÍMULO
Grande	Aα	I	1a	13-22	70-120	Mecanorreceptor proprioceptivo	Mudança na velocidade muscular e no comprimento, encurtamento muscular de velocidade rápida
	Aα	I	1b			Mecanorreceptor proprioceptivo	Informação de comprimento muscular a partir do toque e dos corpúsculos de Pacini
	Aβ	II	Músculo	8-13	40-70		
	Aβ	II	Pele			Receptores cutâneos	Toque, vibração, receptores capilares
	Aδ	III	Músculo	1-4	5-15	75% mecanorreceptores e termorreceptores	Mudança de temperatura
Pequeno	Aδ	III	Pele			25% nociceptores, mecanorreceptores e termorreceptores (quente e frio)	Nocivo, mecânico e temperatura (>45 °C, <10 °C)
	C	IV	Músculo	0,2-1,0	0,2-2,0	50% mecanorreceptores e termorreceptores	Toque e temperatura

de três substâncias químicas, **substância P, prostaglandina e leucotrienos**, que sensibilizam os nociceptores dentro e ao redor da área de lesão, diminuindo seu limiar de despolarização. Isso é chamado de **hiperalgesia primária**, na qual o limiar do nervo aos estímulos nocivos é diminuído, aumentando, dessa maneira, a resposta à dor.[5] Durante várias horas, ocorre **hiperalgesia secundária**, à medida que as substâncias químicas se espalham por todos os tecidos circundantes, aumentando o tamanho da área dolorosa e criando hipersensibilidade.

Os nociceptores iniciam os impulsos elétricos ao longo de duas fibras aferentes em direção à medula espinal. As fibras Aδ e C transmitem sensações de dor e de temperatura a partir de nociceptores periféricos. A maioria das fibras são fibras C. As fibras Aδ possuem diâmetros maiores e velocidades de condução mais rápidas. Essa diferença resulta em dois tipos de dor qualitativamente diferentes, chamadas de aguda e crônica.[19] A **dor aguda** é rapidamente transmitida sobre os neurônios aferentes Aδ maiores, de condução mais rápida, e se origina de receptores localizados na pele.[39] Ela é localizada e curta, e dura apenas enquanto há um estímulo, como a dor inicial de uma alfinetada inesperada. A **dor crônica** é transmitida pelos neurônios aferentes das fibras C e se origina do tecido cutâneo superficial e de tecidos musculares e de ligamentos mais profun-

Capítulo 4 • Tratamento da Dor com Modalidades Terapêuticas 81

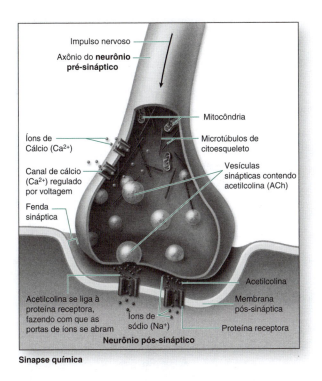

Figura 4.6 Transmissão sináptica. Reproduzida, com permissão, de McKinley M, O'Loughlin VD, Human Anatomy, 2nd ed. New York: McGraw-Hill, 2008.

dos. Essa dor é uma sensação dolorosa, latejante ou ardente que é insatisfatoriamente localizada e menos especificamente relacionada ao estímulo. Há uma demora na percepção de dor após a lesão, mas a dor continuará por muito tempo após o estímulo nocivo ser removido.[5]

Os vários tipos de fibras aferentes seguem cursos diferentes, visto que eles ascendem para o cérebro. Alguns neurônios aferentes Aδ e muitos C entram na medula espinal através do corno dorsal da medula espinal e entram em sinapse na SG com um neurônio de segunda ordem (Figura 4.7).[20] Muitos neurônios de segunda ordem nociceptivos ascendem para centros mais altos ao longo de um dos três tratos – (1) o trato espinotalâmico lateral, (2) o trato espinorreticular, ou (3) o trato espinoencefálico – com o restante ascendendo ao longo do trato espinocervical.[20] Cerca de 80% dos neurônios nociceptores de segunda ordem ascendem para centros mais altos ao longo do trato espinotalâmico lateral.[20] Aproximadamente 90% dos aferentes de segunda ordem terminam no tálamo.[20] Os neurônios de terceira ordem projetam-se para o córtex sensorial e vários outros centros no sistema nervoso central (ver Figura 4.6).

Essas projeções nos permitem perceber a dor. Elas também permitem a integração de experiências e emoções prévias que formam nossa resposta à experiência de dor. Essas conexões também são consideradas partes dos circuitos complexos que o terapeuta pode estimular para tratar a dor. Muitos agentes físicos analgésicos diminuem ou bloqueiam os impulsos que ascendem ao longo das trajetórias dos neurônios aferentes Aδ e C por meio de *input* direto no corno dorsal ou por meio de mecanismos descendentes. Essas trajetórias são discutidas com mais detalhes na seção seguinte.

EXPLICAÇÕES NEUROFISIOLÓGICAS DO CONTROLE DA DOR

Os mecanismos neurofisiológicos de controle da dor por meio de estimulação de receptores cutâneos não foram completamente explicados.[21] Muito do que é conhecido – e a teoria atual – é o

82 Parte I • Bases das Modalidades Terapêuticas

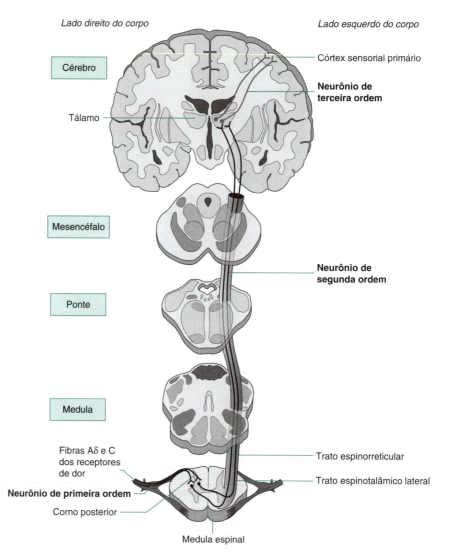

Figura 4.7 O trato espinorreticular e espinotalâmico lateral ascendente na medula espinal carrega informação de dor para o córtex.

Os mecanismos de controle da dor são como segue:

- bloqueio de trajetórias ascendentes (controle do mecanismo da comporta);
- bloqueio de trajetórias descendentes;
- liberação de β-endorfina e dinorfina.

resultado do trabalho que envolve eletroacupuntura e neuroestimulação elétrica transcutânea. Contudo, essa informação, muitas vezes, fornece uma explicação para a resposta analgésica a outras modalidades, como massagens, bálsamos analgésicos e calor úmido.

Os conceitos da resposta analgésica à estimulação de receptores cutâneos apresentados aqui foram primeiramente propostos por Melzack e Wall[22] e Castel.[23] Esses modelos apresentam essencialmente três mecanismos analgésicos:

1. a estimulação dos aferentes Aβ ascendentes resulta em bloqueio dos impulsos no nível da medula espinal de mensagens de dor carregadas ao longo das fibras aferentes Aδ e C (controle do mecanismo da comporta);
2. a estimulação de trajetórias descendentes no trato dorsolateral da medula espinal por *input* aferente de fibras Aδ e C resulta em um bloqueio dos impulsos carregados ao longo das fibras aferentes Aδ e C;
3. a estimulação das fibras aferentes Aδ e C provoca a liberação de opioides endógenos (β-endorfina), resultando em uma ativação prolongada de trajetórias analgésicas descendentes.

Essas teorias ou modelos não são, necessariamente, exclusivos. Evidência recente sugere que o alívio da dor possa resultar de combinações de atividade do corno dorsal e do sistema nervoso central.[24,25]

A teoria do controle do mecanismo da comporta da dor

A teoria do controle do mecanismo da comporta explica como um estímulo que ativa apenas nervos não nociceptivos pode inibir a dor (Figura 4.8).[22] Três fibras nervosas periféricas estão envolvidas nesse mecanismo de controle da dor: as fibras Aδ, que transmitem impulsos nocivos associados a dor intensa; as fibras C, que carregam impulsos nocivos associados a dor de longo prazo ou crônica; e as fibras Aβ, que carregam informação sensorial dos receptores cutâneos, mas são não nociceptivas e não transmitem dor. Os impulsos que ascendem nessas fibras estimulam a SG à medida que eles entram no corno dorsal da medula espinal. Essencialmente, as fibras Aβ não nociceptivas inibem os efeitos das fibras de dor Aδ e C, efetivamente "fechando uma comporta" para a transmissão de seus estímulos aos interneurônios de segunda ordem. Assim, a única informação que é transmitida nos neurônios de segunda ordem por meio do trato espinotalâmico lateral ascendente para o córtex é a informação das fibras Aβ. A "mensagem de dor" carregada ao longo das fibras Aδ de diâmetro menor e C não é transmitida para os neurônios de segunda ordem e nunca alcança os centros sensoriais.

A descoberta e o isolamento de opioides endógenos nos anos 1970 levaram a novas teorias de alívio da dor. Castel introduziu um opioide endógeno análogo à teoria do controle do mecanismo da comporta.[23] Essa teoria propõe que a atividade neural aumentada em trajetórias aferentes primárias Aβ desencadeia uma liberação de encefalina a partir dos **interneurônios de encefalina** encontrados no corno dorsal. Essas aminas neuroativas inibem a transmissão sináptica nas trajetórias aferentes das fibras Aδ e C. O resultado final, como na teoria do controle do mecanismo da comporta, é o de que a mensagem de dor é bloqueada antes de alcançar níveis sensoriais.

O conceito de estimulação sensorial para alívio de dor, conforme proposto pela teoria do controle da comporta, tem suporte empírico. Esfregar uma contusão, aplicar calor úmido ou massagear músculos doloridos diminui a percepção de dor. A resposta analgésica a esses tratamentos é atribuída à estimulação aumentada de fibras aferentes Aβ. Uma diminuição no *input* ao longo de aferentes Aδ e C nociceptivos também resulta em alívio da dor. Resfriar fibras aferentes diminui a taxa na qual elas conduzem impulsos. Assim, uma aplicação de frio de 20 minutos é efetiva em aliviar a dor por causa da diminuição na atividade, em vez de um aumento na atividade ao longo das trajetórias aferentes.

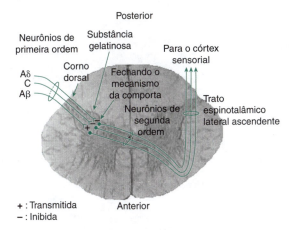

Figura 4.8 Teoria do controle do mecanismo da comporta. A informação sensorial carregada nas fibras Aδ e C na substância gelatinosa prevenindo transmissão de dor para centros sensoriais no córtex.

Controle de dor descendente

Um segundo mecanismo de controle de dor essencialmente expande a teoria do controle do mecanismo da comporta original da dor e envolve *input* de centros mais altos no cérebro por meio de um sistema descendente (Figura 4.9).[26] Emoções (tais como raiva, medo, estresse), experiências prévias, percepções sensoriais e outros fatores que surgem a partir do tálamo no cérebro estimulam a **substância cinzenta periaquedutal** (SCP) do mesencéfalo. A trajetória sobre a qual essa redução de dor ocorre é uma projeção lateral dorsal de células na SCP para uma área na medula do tronco cerebral chamada de **núcleo da rafe.** Quando a SCP dispara, o núcleo da rafe também dispara. Trajetórias eferentes serotonérgicas a partir do núcleo da rafe projetam-se para o corno dorsal ao longo de todo comprimento da medula espinal, onde fazem sinapse com interneurônios encefalina localizados na substância gelatinosa.[27] A ativação das sinapses de interneu-

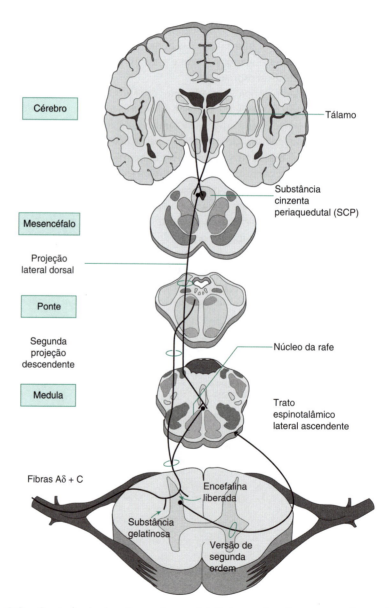

Figura 4.9 Controle de dor descendente. A influência do tálamo estimula a substância cinzenta periaquedutal, o núcleo da rafe e a ponte para se inibir a transmissão de impulsos de dor por meio dos tratos ascendentes.

rônio encefalina por serotonina suprime a liberação da substância P neurotransmissora a partir das fibras Aδ e C usadas pelos neurônios sensoriais envolvidos na percepção de dor crônica e/ou intensa. Adicionalmente, a encefalina é liberada na sinapse entre o interneurônio encefalina e o neurônio de segunda ordem que inibe a transmissão sináptica de impulsos das fibras Aδ e C que chegam para os neurônios aferentes de segunda ordem que transmitem o sinal de dor para o trato espinotalâmico lateral até o tálamo (Figura 4.10).[28]

Uma segunda trajetória noradrenérgica, descendente, que se projeta da ponte para o corno dorsal, também foi identificada.[20] A importância dessas trajetórias paralelas não é completamente compreendida. Também não se sabe se essas fibras noradrenérgicas inibem diretamente as sinapses do corno dorsal ou estimulam os interneurônios de encefalina.

Esse modelo fornece uma explicação fisiológica para a resposta analgésica à estimulação intensa, breve. A analgesia após acupressão e o uso de neuroestimulação elétrica transcutânea (TENS, do inglês *transcutaneous electrical nerve stimulation*), como estimuladores de ponto, é atribuída a esse mecanismo de controle de dor descendente.[38,39,40]

> **Tomada de decisão clínica** *Exercício 4.1*
>
> O fisioterapeuta está interessado na percepção de dor subjetiva de um paciente lesionado após um tratamento com TENS projetado para se reduzir a dor. Descreva os passos que devem ser seguidos para se avaliar a dor e se sugerir a escolha da escala de dor a ser utilizada.

β-endorfina e dinorfina no controle da dor

Há evidência de que a estimulação dos aferentes de pequeno diâmetro (Aδ e C) pode estimular a liberação de outros opioides endógenos chamados **endorfinas**.[7,17,21,2225,26,29] A **β-endorfina** e a **dinorfina** são neurotransmissores peptídeos opioides endógenos encontrados nos neurônios do sistema nervoso central e periférico.[30] Os mecanismos que regulam a liberação de β-endorfina e dinorfina não foram completamente elucidados. Contudo, é notório que essas substâncias endógenas desempenhem um papel na resposta analgésica a algumas formas de estímulos empregados no tratamento de pacientes em dor.

A β-endorfina é liberada no sangue a partir da glândula hipofisária anterior e dentro do cérebro e da medula espinal a partir do hipotálamo.[30] Na glândula hipofisária anterior, ela divide

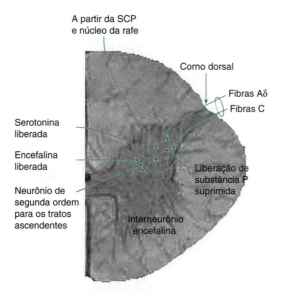

Figura 4.10 O interneurônio encefalina age para inibir a transmissão de dor entre as fibras Aδ e C e o neurônio de segunda ordem para os tratos ascendentes.

um pró-hormônio com adrenocorticotropina (**ACTH**). Assim, quando a β-endorfina é liberada, a ACTH também o é. A β-endorfina não ultrapassa prontamente a barreira sangue-cérebro,[19] e, assim, a glândula hipofisária anterior não é a única fonte de β-endorfina.[31,41]

Conforme afirmado anteriormente, a informação de dor é transmitida para o tronco cerebral e o tálamo primariamente por duas trajetórias diferentes, os tratos espinotalâmico e espinorreticular. Imagina-se que o *input* espinotalâmico produza a sensação de dor consciente, e que o trato espinorreticular produza os aspectos emocionais e de excitação de dor. Os estímulos de dor desses dois tratos estimulam a liberação de β-endorfina a partir do hipotálamo (Figura 4.11). A β-endorfina liberada no sistema nervoso liga-se a locais de ligação de opiáceo específicos no sistema nervoso. Os neurônios no hipotálamo que enviam projeções para a SCP e núcleos noradrenérgicos no tronco cerebral contêm β-endorfina. A estimulação prolongada (20 a 40 minutos) de fibras aferentes de pequeno diâmetro via eletroacupuntura desencadeia a liberação de β-endorfina.[21,41] É provável que a β-endorfina liberada desses neurônios por estimulação do

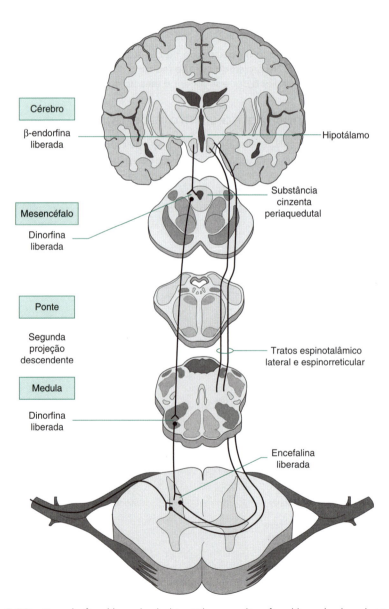

Figura 4.11 β-endorfina liberada do hipotálamo e dinorfina liberada da substância cinzenta periaquedutal e a medula modulada.

Capítulo 4 • Tratamento da Dor com Modalidades Terapêuticas

hipotálamo seja responsável por iniciar os mesmos mecanismos na medula espinal, conforme previamente descrito com outros mecanismos descendentes de controle da dor.[36,43] Mais uma vez, pesquisa adicional é necessária para se esclarecer onde e como essas substâncias são liberadas e como a liberação de β-endorfina afeta a atividade neural e a percepção de dor.

A dinorfina, um opioide endógeno isolado mais recentemente, é encontrada na SCP, na medula rostroventral e no corno dorsal.[20] Tem sido demonstrado que a dinorfina é liberada durante a eletroacupuntura.[32] A dinorfina pode ser responsável por suprimir a resposta à estimulação mecânica nociva.[20]

Resumo dos mecanismos de controle da dor

Os mecanismos de controle da dor provavelmente não sejam mutuamente exclusivos. Em vez disso, a analgesia é o resultado de processos de sobreposição. Também é importante se observar que as teo-

---

ESTUDO DE CASO 4.1
MANEJO DA DOR AGUDA

Histórico: Stacey é uma universitária de 21 anos, jogadora de basquetebol, que foi encaminhada para fisioterapia no dia seguinte a uma cirurgia de artroscopia para remover corpos livres e ruptura no menisco medial do joelho esquerdo.

Impressão: Ela é uma típica paciente que se apresenta no dia seguinte à lesão aguda e à cirurgia. Ela está experimentando considerável desconforto e demonstra inibição dos músculos do quadríceps e relutância em flexionar e estender o joelho.

Plano de tratamento: Stacey foi tratada com uma bolsa de gelo ao redor do joelho por 20 minutos, tendo-se o cuidado de se proteger o nervo fibular comum no aspecto lateral posterior do joelho. Após a aplicação de gelo, ela foi encorajada a realizar contrações do quadríceps e deslizamentos do calcanhar.

Resposta: Seu controle volicional do quadríceps melhorou e ela deixou a clínica capaz de realizar uma elevação da perna reta sem atraso. Ela estava apta a mover o joelho da extensão em até 50° de flexão. Ela voltou para casa com instruções de utilizar gelo três a quatro vezes por dia, seguido pelos exercícios previamente descritos. Stacey demonstrou amplitude de movimento ativa desde a extensão terminal até 115° de flexão e bom controle do quadríceps no retorno à clínica cinco dias depois. Sua reabilitação teve boa progressão e ela voltou a jogar basquetebol dentro de três semanas, na preparação para a próxima temporada.

A cirurgia provoca dor aguda e proteção associada, imobilização e inibição neuromuscular. Quando as contrações musculares ativas e os exercícios de amplitude de movimento podem ser realizados com segurança, a utilização de modalidades terapêuticas poderá auxiliar o paciente a readquirir a função. Nesse caso, o frio foi selecionado devido à apresentação aguda e à facilidade de utilização domiciliar. A TENS também teria sido apropriada, sozinho ou em combinação com o frio. É, também, importante apreciarem-se os efeitos do movimento indolor no processo de recuperação. O movimento diminui a sensação de rigidez pós-operatória e fornece *input* aferente de diâmetro maior dentro do corno dorsal, o que pode aliviar a dor por meio de um mecanismo da comporta ou da estimulação dos interneurônios de encefalina.

O profissional de reabilitação emprega modalidades terapêuticas para se criar um ambiente favorável para a cicatrização do tecido, enquanto se minimizam os sintomas associados ao trauma à condição.

Questões de discussão

- Quais tecidos foram lesionados ou afetados?
- Quais sintomas estavam presentes?
- Em que fase da série contínua de lesão-cicatrização o paciente se apresentou para tratamento?
- Quais são os efeitos biofísicos (diretos, indiretos, profundidade e afinidade do tecido) dessa modalidade terapêutica?
- Quais são as indicações e as contraindicações dessa modalidade terapêutica?
- Quais são os parâmetros de aplicação, dosagem, duração e frequência da modalidade terapêutica neste estudo de caso?
- Que outras modalidades terapêuticas poderiam ser utilizadas para se tratar essa lesão ou condição? Por quê? De que maneira?

88 Parte I • Bases das Modalidades Terapêuticas

rias apresentadas são apenas modelos. Elas são úteis em conceituar a percepção de dor e o alívio de dor. Esses modelos irão ajudar o terapeuta a compreender os efeitos das modalidades terapêuticas e a formar uma análise racional sólida para a aplicação da modalidade.[8] À medida que mais pesquisas sejam conduzidas e que os mistérios da dor e da neurofisiologia sejam resolvidos, novos modelos vão surgindo. O fisioterapeuta deve adaptar esses modelos para se ajustarem novos desenvolvimentos.

MANEJO DA DOR

Como o fisioterapeuta deve abordar a dor? Primeiro, a fonte de dor deve ser identificada. A dor não identificada pode esconder um distúrbio grave e o tratamento dessa dor pode retardar o tratamento adequado do distúrbio.[33] Uma vez que um diagnóstico tenha sido feito, muitos agentes físicos podem fornecer o alívio da dor. O fisioterapeuta deve combinar o agente terapêutico à situação de cada paciente. Talas e órteses podem prejudicar a aplicação de gelo ou de calor úmido. Contudo, os eletrodos de TENS, muitas vezes, podem ser posicionados sob um gesso ou órtese para o alívio da dor. Após lesões agudas, o gelo pode ser o agente terapêutico de escolha devido ao efeito do frio sobre o processo inflamatório. Não existe um agente terapêutico "melhor" para o controle da dor. O fisioterapeuta deve selecionar o agente terapêutico que é mais apropriado para cada paciente, com base no conhecimento das modalidades e do julgamento profissional.[34] O fisioterapeuta nunca deve aplicar um agente terapêutico sem primeiro desenvolver uma análise racional clara para o tratamento.[35]

Em geral, os agentes terapêuticos podem ser utilizados para:

1. estimular fibras eferentes de grande diâmetro (Aβ) – isso pode ser feito com TENS, massagem e bálsamos analgésicos;
2. diminuir a velocidade de transmissão da fibra de dor com frio ou ultrassom;
3. estimular fibras aferentes de pequeno diâmetro (Aδ e C) e mecanismos de controle de dor descendentes com acupressão, massagem profunda ou TENS sobre pontos de acupuntura ou pontos-gatilho;
4. estimular uma liberação de β-endorfina e dinorfina ou outros opioides endógenos por meio de estimulação prolongada de fibras de pequeno diâmetro com TENS.[17]

Outras estratégias úteis de controle de dor incluem o seguinte:

1. estimular processos cognitivos que influenciem a percepção da dor, como motivação, desvio de tensão, concentração, técnicas de relaxamento, pensamento positivo, interrupção de pensamento e autocontrole;
2. minimizar o dano ao tecido por meio da aplicação de primeiros cuidados apropriados e imobilização;
3. manter uma linha de comunicação com o paciente. Informá-lo sobre o que esperar após uma lesão. Dor, edema, disfunção e atrofia ocorrerão após a lesão. A ansiedade do paciente durante esses eventos aumentará sua percepção de dor. Muitas vezes, um paciente que fica sabendo o que esperar por alguém em quem ele confie será menos ansioso e sofrerá menos dor;
4. reconhecer que toda dor, mesmo a dor psicossomática, é muito real para o paciente;
5. encorajar o exercício supervisionado para se estimular o fluxo sanguíneo, promover nutrição, aumentar a atividade metabólica e reduzir a rigidez e a defesa se a atividade não causar mais dano ao paciente.

Tomada de decisão clínica   *Exercício 4.2*

Além de se tratar a dor por meio do uso de modalidades terapêuticas, o fisioterapeuta deve fazer todos os esforços para encorajar os processos cognitivos que podem influenciar a percepção de dor. Quais técnicas podem ser ensinadas ao paciente para se extrair vantagem dos aspectos cognitivos de modulação de dor?

Capítulo 4 • Tratamento da Dor com Modalidades Terapêuticas **89**

O médico pode escolher a prescrição de medicações orais ou injetáveis no tratamento do paciente. As medicações mais comumente utilizadas são classificadas como analgésicos, agentes anti-inflamatórios, ou ambos. O fisioterapeuta deve se familiarizar a esses fármacos e observar se o paciente está tomando qualquer outra medicação. Também é importante que se converse com o médico para assegurar-se de que o paciente toma as medicações apropriadamente.

ESTUDO DE CASO 4.2
TRATAMENTO DA DOR CRÔNICA

Histórico: Linda é uma residente de cirurgia oral de 31 anos de idade. Ela foi encaminhada para fisioterapia por queixas de dor na parte superior das costas e no pescoço com cefaleias frequentes. Ela afirma que tem experimentado os sintomas de vez em quando por cerca de dois anos. Seus sintomas são piores ao final do dia de trabalho, especialmente nos dias em que ela está na sala de cirurgia. Não há história de trauma na região afetada.

O exame físico revela uma postura com a cabeça anteriorizada, ombros arredondados, espasmo dos músculos trapézio e paraespinal cervical e pontos-gatilho muito sensíveis por toda a região.

Impressão: Seus sintomas foram consistentes com dor de origem miofascial secundária à postura, estresse relacionado ao trabalho e fadiga dos músculos posturais.

Plano de tratamento: Ela foi tratada com TENS sobre os pontos-gatilho empregando-se uma Neuroprobe*, mobilização de tecidos moles e instruída em uma rotina de exercícios posturais. Ela foi encorajada a realizar exercícios posturais e atividades de relaxamento durante os intervalos de seu trabalho. Linda retornou à clínica indicando que ela teve alívio quase completo após sua primeira consulta por cerca de seis horas. A estimulação dos pontos-gatilho foi repetida, e Linda foi instruída ao uso de uma unidade de TENS com parâmetros convencionais sobre seu ponto-gatilho mais sensível. Ela teve acesso à unidade de TENS por meio da clínica cirúrgica onde ela trabalhava.

Resposta: Linda foi vista em duas consultas adicionais. Ela indicou sua complacência com o programa de exercícios, que foi subsequentemente expandido para um programa de condicionamento geral com ênfase na resistência da parte superior do corpo. Ela também indicou que os sintomas estavam se tornando muito menos graves e menos frequentes, e que a unidade de TENS domiciliar forneceu a ela um meio de controlar a dor antes de se tornar grave o suficiente para afetar suas atividades. Durante os vários meses subsequentes, Linda completou sua residência sem cuidado adicional na parte superior das costas e no pescoço.

A dor miofascial ou a dor de origem nos tecidos moles tem várias causas, sendo que muitas delas podem contribuir para os sintomas de um único indivíduo. Má postura, estresse, microtrauma repetitivo e lesões agudas podem se unir para causar um padrão de dor que, muitas vezes, é difícil de se compreender. As chaves para o manejo são identificar os fatores causadores e ajudar o paciente a tratá-los. Neste caso, Linda teve de recondicionar músculos posturais para restaurar o equilíbrio entre os grupos antagonistas.

Suas longas horas em pé sobre as mesas de cirurgia contribuíram para seus *deficit* posturais. Ela também se tornou mais ciente de como ela respondia aos estressores e começou a utilizar técnicas de relaxamento às quais ela estava familiarizada.

Suas quatro consultas na fisioterapia permitiram que as causas da dor de Linda fossem identificadas, o ciclo de espasmo da dor fosse quebrado, seus pontos-gatilho fossem dessensibilizados e um programa de exercícios progressivos, livres de dor, fosse iniciado. O controle da dor é essencial no manejo da dor miofascial. O exercício que é doloroso sensibiliza mais os pontos-gatilho e promove o uso de padrões de movimento antálgicos.

O profissional de reabilitação emprega modalidades de agentes físicos para se criar um ambiente favorável para a cura dos tecidos enquanto se minimizam os sintomas associados ao trauma ou condição.

Questões de discussão

- Quais tecidos foram lesionados/afetados?
- Quais sintomas estavam presentes?
- Em qual fase da série contínua de lesão-cicatrização a paciente se apresentou para tratamento?
- Quais são os efeitos biofísicos da modalidade de agente físico (direto/indireto/profundo/afinidade tecidual)?
- Quais são as indicações/contraindicações das modalidades de agentes físicos?
- Quais são os parâmetros de aplicação/dosagem/duração/frequência das modalidades de agentes físicos neste estudo de caso?
- Quais outras modalidades de agentes físicos poderiam ser utilizadas para se tratar a lesão ou condição? Por quê? De que maneira?

---

* N. de R.T. Dispositivo de estimulação elétrica que pode ser utilizado para identificar áreas de sensibilidade ou pontos gatilho, e pontos de localização para colocação de eletrodos.

90 Parte I • Bases das Modalidades Terapêuticas

A abordagem do fisioterapeuta para o paciente tem um grande impacto sobre o sucesso do tratamento. O paciente não estará convencido da eficácia e da importância do tratamento a menos que o fisioterapeuta esteja confiante sobre ele. O fisioterapeuta deve tornar o paciente um participante, em vez de um espectador passivo no tratamento e no processo de reabilitação.

O objetivo de muitos programas de tratamento é o de se encorajar o paciente ao exercício precoce livre de dor. Os agentes físicos utilizados para se controlar a dor contribuem pouco para promover a cicatrização tecidual. Eles devem ser utilizados para se aliviar a dor aguda após lesão ou cirurgia ou controlar a dor e outros sintomas como edema, para promover exercício progressivo. O fisioterapeuta não deve perder de vista os efeitos dos agentes físicos ou a importância do exercício progressivo na restauração da capacidade funcional do paciente.

Tomada de decisão clínica   *Exercício 4.3*

Um paciente pede para o fisioterapeuta explicar por que a estimulação elétrica de um ponto-gatilho pode ajudar a reduzir a dor no seu ombro. Qual é a explicação?

Reduzir-se a percepção de dor é mais uma arte do que uma ciência. A seleção do agente físico apropriado, a aplicação adequada e o *marketing* são importantes e continuarão sendo mesmo se aumentarmos nossa compreensão da neurofisiologia da dor. Ainda há a necessidade de uma boa análise racional empírica para o uso de um agente físico. O fisioterapeuta é encorajado a se manter atualizado sobre a neurofisiologia da dor e a fisiologia da cicatrização tecidual para manter uma base científica atual a fim de que possa selecionar modalidades e tratar a dor experimentada por seus pacientes.

Tomada de decisão clínica   *Exercício 4.4*

Um paciente está se queixando de dor na região lombar por um esforço muscular. O fisioterapeuta planeja incorporar uma modalidade que afetará as trajetórias ascendentes, de fato "fechando a comporta" para as fibras de dor ascendentes. Quais modalidades podem ser utilizadas para se extrair vantagem da teoria do controle do mecanismo da comporta da modulação de dor?

RESUMO

1. A dor é uma resposta ao estímulo nocivo que é subjetivamente modificado por experiências e expectativas anteriores.
2. A dor é classificada como aguda ou crônica e pode exibir muito padrões diferentes.
3. A redução precoce da dor em um programa de tratamento irá facilitar o exercício terapêutico.
4. A estimulação de receptores sensoriais via modalidades terapêuticas pode modificar a percepção de dor do paciente.
5. Três mecanismos de controle de dor podem explicar os efeitos analgésicos dos agentes físicos.
   a. modulação do corno dorsal devido ao *input* de aferentes de grande diâmetro por meio de um sistema de controle do mecanismo da comporta, a liberação de encefalinas, ou ambos;
   b. ativação de fibras eferentes descendentes devido aos efeitos do *input* aferente de fibras pequenas sobre centros mais altos, incluindo o tálamo, o núcleo da rafe e a região da SCP;
   c. liberação de opioides endógenos, incluindo β-endorfina por meio de estimulação prolongada de aferentes de diâmetro pequeno.
6. A percepção de dor pode ser influenciada por uma variedade de processos cognitivos mediados pelos centros cerebrais mais altos.
7. A seleção de uma modalidade terapêutica para se controlar a dor deve ter como base o conhecimento atual da neurofisiologia e da psicologia da dor.

Capítulo 4 • Tratamento da Dor com Modalidades Terapêuticas **91**

8. A aplicação de agentes físicos para o controle de dor não deve ocorrer até que o diagnóstico tenha sido estabelecido.
9. A seleção de uma modalidade terapêutica para se tratar a dor deve ter como base o estabelecimento da causa primária de dor.

QUESTÕES DE REVISÃO

1. Qual é a definição básica de dor?
2. Quais são os diferentes tipos de dor?
3. Quais são as diferentes escalas de avaliação disponíveis para auxiliar o fisioterapeuta a determinar a extensão da percepção de dor?
4. Quais são as características dos vários receptores sensoriais?
5. Como o sistema nervoso retransmite informação sobre os estímulos dolorosos?
6. Descreva como o mecanismo do controle da comporta de modulação de dor pode ser utilizado para se modular a dor.
7. Como funcionam os mecanismos de controle da dor descendentes para se modular a dor?
8. Quais são as substâncias do tipo opiáceos e como elas agem para se modular a dor?
9. Como a percepção de dor pode ser modificada por fatores cognitivos?
10. Como o fisioterapeuta pode auxiliar na modulação da dor durante um programa de reabilitação?

QUESTÕES DE AUTOAVALIAÇÃO

Verdadeiro ou falso
1. A dor esclerotômica e a dor irradiada podem causar dor longe do local do distúrbio.
2. As fibras nervosas aferentes conduzem impulsos do cérebro para locais periféricos.
3. A serotonina e a β-endorfina afetam a atividade sináptica.

Múltipla escolha
4. Qual dos seguintes **não** é um método de avaliação de dor?
   a. MPQ
   b. Teste de Snellen
   c. Escalas visuais analógicas
   d. Escala numérica de dor
5. Os receptores de dor no corpo são chamados de _____
   a. corpúsculos de Meissner
   b. bulbos terminais de Krause
   c. corpúsculos de Pacini
   d. nociceptores
6. Qual dos seguintes desempenha papel na transmissão de sensações de dor?
   a. Substância P
   b. Encefalina
   c. Dinorfina
   d. Serotonina
7. Qual(is) dos seguintes é/são característica(s) de fibras Aδ?
   a. Fibras de grande diâmetro
   b. Velocidades de condução rápidas
   c. Transmissão de dor breve, localizada
   d. Todas acima

92 Parte I • Bases das Modalidades Terapêuticas

8. A estimulação da SG ocorre na teoria _____ da dor.
   a. do espaço
   b. descendente
   c. do controle do mecanismo da comporta
   d. de liberação de encefalina
9. A β-endorfina, um opioide endógeno, é liberada do/da _____
   a. hipotálamo
   b. glândula hipofisária anterior
   c. núcleo da rafe
   d. respostas a e b
10. Qual dos seguintes processos cognitivos pode afetar a percepção de dor?
   a. Depressão
   b. Experiências de dor anteriores
   c. Respostas a e b
   d. Nem a nem b

SOLUÇÕES PARA OS EXERCÍCIOS DE TOMADA DE DECISÃO CLÍNICA

4.1
Após se conduzir uma avaliação detalhada, várias opções estão disponíveis, incluindo escalas visuais analógicas, quadros de dor, o MPQ, o padrão indicador de atividade de perfil doloroso e escalas de dor numéricas. As escalas de dor numéricas, nas quais o paciente é solicitado a classificar sua dor em uma escala de 1 a 10, são talvez as mais amplamente utilizadas no cenário de treinamento esportivo.

4.2
O fisioterapeuta pode escolher usar técnicas de relaxamento, desvio de tensão, focalização, pensamento positivo, interrupção de pensamento e técnicas de autocontrole. Certamente a percepção cognitiva de dor e a capacidade de controlar essa percepção é um aspecto de reabilitação que o fisioterapeuta deve observar muito seriamente.

4.3
O fisioterapeuta deve explicar que o fato de estimular um ponto-gatilho com uma corrente de estimulação elétrica irá desencadear a liberação de uma substância química (β-endorfina) no cérebro, que atuará para modular a dor no ombro.

4.4
A modalidade selecionada deve fornecer uma quantidade significativa de *input* cutâneo, que seria transmitido para a medula espinal ao longo das fibras Aβ. As modalidades de escolha podem incluir vários tipos de calor ou frio, correntes de estimulação elétrica, contrairritantes (bálsamos analgésicos) ou massagem.

REFERÊNCIAS

1. Merskey H, Albe Fessard D, Bonica J. Pain terms: a list with definitions and notes on usage. *Pain*. 1979;6:249–252.
2. Melzack R. Concepts of pain measurement. In: Melzack R, ed. *Pain Measurement and Assessment*. New York: Raven Press; 1983.
3. Beissner K, Henderson C, Papaleontiou M. Physical therapists' use of cognitive–behavioral therapy for older adults with chronic pain: a nationwide survey. *Phys Ther*. 2009; 89(5):456–469.
4. Deleo J. Basic science of pain. *Am J Bone Joint Surg*. 2006; 88(2):58.
5. Kahanov L, Kato M, Kaminski T. Therapeutic modalities. Therapeutic effect of joint mobilization: joint mechanoreceptors and nociceptors. *Athletic Ther Today*. 2007;12(4):28–31.
6. Fedorczyk J. The role of physical agents in modulating pain. *J Hand Ther*. 1997;10:110–121.
7. Willis W, Grossman R. *Medical Neurobiology*. 3rd ed. St. Louis: Mosby; 1981.
8. Aronson P. Pain theories—a review for application in athletic training and therapy. *Athletic Ther Today*. 2002;7(4):8–13.
9. Bowsher D. Central pain mechanisms. In: Wells P, Frampton V, Bowsher D, eds. *Pain Management in Physical Therapy*. Norwalk, CT: Appleton & Lange; 1994.
10. Fishman S, Ballantyne J. *Bonica's Management of Pain*. Philadelphia: Lippincott Williams and Wilkins; 2009.
11. Previte J. *Human Physiology*. New York: McGraw-Hill Inc; 1983.
12. Merskey H, Bogduk N. *Classification of Chronic Pain. Definitions of Chronic Pain Syndromes and Definition of Pain Terms*. 2nd ed. Seattle: International Association for the Study of Pain; 1994.
13. Addison R. Chronic pain syndrome. *Am J Med*. 1985;77:54.
14. Mattacola C, Perrin D, Gansneder B. A comparison of visual analog and graphic rating scales for assessing pain following delayed onset muscle soreness. *J Sport Rehabil*. 1997;6:38–46.
15. Huskisson E. Visual analogue scales. Pain measurement and assessment. In: Melzack R, ed. *Pain Measurement and Assessment*. New York: Raven Press; 1983.
16. Margoles M. The pain chart: spatial properties of pain. Pain measurement and assessment. In: Melzack R, ed. *Pain Measurement and Assessment*. New York: Raven Press; 1983.
17. Saluka K. *Mechanisms and Management of Pain for the Physical Therapist*. Seattle: International Association for the Study of Pain; 2009.
18. Miyazaki T. Pain mechanisms and pain clinic. *Jpn J Clin Sports Med*. 2005;13(2):183.
19. Berne R. *Physiology*. St. Louis: Elsevier Health Sciences; 2004.
20. Jessell T, Kelly D. Pain and analgesia. In: Kandel E, Schwartz J, Jessell T, eds. *Principles of Neural Science*. Norwalk, CT: Appleton & Lange; 1991.
21. Wolf S. Neurophysiologic mechanisms in pain modulation: relevance to TENS. In: Manheimer J, Lampe G, eds. *Sports Medicine Applications of TENS*. Philadelphia: FA Davis Co; 1984.
22. Melzack R, Wall P. Pain mechanisms: a new theory. *Science*. 1965;150:971–979.
23. Castel J. *Pain Management: Acupuncture and Transcutaneous Electrical Nerve Stimulation Techniques*. Lake Bluff, IL: Pain Control Services; 1979.
24. Allen RJ. Physical agents used in the management of chronic pain by physical therapists. *Phys Med Rehabil Clin North Am*. 2006;17(2):315–345.
25. Clement-Jones V, McLaughlin L, Tomlin S. Increased beta--endorphin but not met-enkephalin levels in human cerebrospinal fluid after electroacupuncture for recurrent pain. *Lancet*. 1980;2:946–948.
26. Chapman C, Benedetti C. Analgesia following electrical stimulation: partial reversal by a narcotic antagonist. *Life Sci*. 1979;26:44–48.
27. Millan MJ. Descending control of pain. *Prog Neurobiol*. 2002;66:355–474.
28. Gebhart G. Descending modulation of pain. *Neurosci Biobehav Rev*. 2004;27:729–737.
29. Sjoland B, Eriksson M. Increased cerebrospinal fluid levels of endorphins after electro-acupuncture. *Acta Physiol Scand*. 1977;100:382–384.
30. Stein C. The control of pain in peripheral tissue by opioids. *N Engl J Med*. 1995;332:1685–1690.
31. Denegar G, Perrin D, Rogol A. Influence of transcutaneous electrical nerve stimulation on pain, range of motion and serum cortisol concentration in females with induced delayed onset muscle soreness. *J Orthop Sports Phys Ther*. 1989;11:101–103.
32. Ho W, Wen H. Opioid-like activity in the cerebrospinal fluid of pain athletes treated by electroacupuncture. *Neuropharmacology*. 1989;28:961–966.
33. Cohen S, Christo P, Moroz L. Pain management in trauma patients. *Am J Phys Med Rehabil*. 2004;83(2):142–161.
34. Curtis N. Understanding and managing pain. *Athletic Ther Today*. 2002;7(4):32.
35. Bishop B. Pain: its physiology and rationale for management. *Phys Ther*. 1980;60:13–37.
36. Cheng R, Pomeranz B. Electroacupuncture analgesia could be mediated by at least two pain relieving mechanisms: endorphin and non-endorphin systems. *Life Sci*. 1979;25:1957–1962.
37. Dickerman J. The use of pain profiles in sports medicine practice. *Fam Pract Recertification*. 1992;14(3):35–44.
38. Mayer D, Price D, Rafii A. Antagonism of acupuncture analgesia in man by the narcotic antagonist naloxone. *Brain Res*. 1977;121:368–372.
39. Pomeranz B, Paley D. Brain opiates at work in acupuncture. *New Scientist*. 1975;73:12–13.
40. Pomeranz B, Chiu D. Naloxone blockade of acupuncture analgesia: enkephalin implicated. *Life Sci*. 1976;19(10): 1757–1762.
41. Pomeranz B, Paley D. Electro-acupuncture hypoalgesia is mediated by afferent impulses: an electrophysiological study in mice. *Exp Neurol*. 1979;66:398–402.
42. Salar G, Job I, Mingringo S. Effects of transcutaneous electrotherapy on CSF beta-endorphin content in athletes without pain problems. *Pain*. 1981;10:169–172.
43. Wen H, Ho W, Ling N. The influence of electroacupuncture on naloxone: induces morphine withdrawal: elevation of immunoassayable beta-endorphin activity in the brain but not in the blood. *Am J Clin Med*. 1979;7:237–240.

GLOSSÁRIO

Acomodação Adaptação pelos receptores sensoriais a vários estímulos durante um período de tempo estendido.

ACTH Hormônio adrenocorticotrópico. Esse hormônio estimula a liberação de glicocorticoides (cortisol) das glândulas adrenais.

Aferente Condução de um impulso nervoso na direção de um órgão.

β-endorfina Um neuro-hormônio similar em estrutura e em propriedades à morfina.

Concentração Atenção restrita para os estímulos apropriados no ambiente.

Dinorfina Um opioide endógeno.

Eferente Condução de um impulso nervoso para longe de um órgão.

Encefalina Neurotransmissor que bloqueia a passagem de estímulos nocivos de aferentes de primeira ordem para segunda ordem. Ela inibe a liberação de substância P e é produzida por neurônios encefalinérgicos.

Endorfina Opioides endógenos cujas ações possuem propriedades analgésicas (i.e., β-endorfina).

Esclerótomo Um segmento de osso inervado por um segmento espinal.

Interneurônios Neurônios contidos inteiramente no sistema nervoso central. Eles não têm projeções fora da medula espinal. Sua função é servir como estações de revezamento dentro do sistema nervoso central.

Interneurônios de encefalina Neurônios com axônios curtos que liberam encefalina. Eles são propagados no sistema nervoso central e são encontrados na substância gelatinosa, no núcleo magno da rafe e na substância cinzenta periaquedutal.

Neurotransmissor Substância que passa informação entre os neurônios.

Nociceptor Informação de dor ou sinais de estímulos de dor.

Norepinefrina Neurotransmissor.

Núcleo da rafe Parte da medula no tronco cerebral que é conhecida por inibir os impulsos de dor que estão sendo transmitidos por meio do sistema ascendente.

Opioides endógenos Substâncias de peptídeo neuroativo do tipo opiáceo feitas pelo corpo.

Ponto-gatilho Sensibilidade profunda localizada em uma banda firme palpável de músculo. **Quando alongado, o dedo que está apalpando** pode estalar a banda como uma corda esticada, que produz dor local, um espasmo local daquela porção do músculo e um salto do paciente. Pressão sustentada sobre um ponto-gatilho reproduz o padrão de dor referida para aquele local.

Serotonina Neurotransmissor encontrado nas trajetórias descendentes. Imagina-se que ela desempenhe papel significativo no controle da dor.

Substância cinzenta periaquedutal (SCP) Estrutura do mesencéfalo que desempenha importante papel nos tratos descendentes que inibem a transmissão sináptica de *input* nocivo no corno dorsal.

Substância gelatinosa (SG) Corno dorsal da substância cinzenta considerado o mecanismo responsável pelo fechamento do portão aos estímulos dolorosos.

Substância P Neurotransmissor do aferente primário de pequeno diâmetro. Ela é liberada das duas extremidades do neurônio.

PARTE DOIS

Modalidades de Energia Elétrica

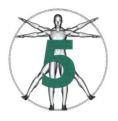

Princípios Básicos da Eletricidade e de Correntes de Estimulação Elétrica

Daniel N. Hooker e Wiliam E. Prentice

OBJETIVOS

Após a conclusão deste capítulo, o estudante será capaz de:
- definir a terminologia mais comum relacionada à eletricidade;
- diferenciar correntes monofásicas, bifásicas e pulsadas;
- categorizar várias formas de onda e características de pulsação;
- contrastar os vários tipos de modulação de corrente;
- discriminar disposições de circuito em série e paralelos;
- explicar o fluxo de corrente através de vários tipos de tecido biológico;
- explicar as respostas celulares musculares, nervosas e não excitatórias à estimulação elétrica;
- discutir os vários parâmetros de tratamento, incluindo frequência, intensidade, duração e polaridade que devem ser considerados com correntes de estimulação elétrica;
- diferenciar as várias correntes que podem ser selecionadas em muitos geradores modernos, incluindo de alta voltagem, bifásica, microcorrente, Russa, interferencial, interferencial pré-modulada e de baixa voltagem;
- comparar técnicas para modulação da dor por meio do uso de neuroestimuladores elétricos transcutâneos;
- criar um ambiente seguro ao utilizar o equipamento elétrico.

Muitas das modalidades abordadas neste livro podem ser classificadas como modalidades elétricas. Essas peças de equipamento têm a capacidade de obter o fluxo de corrente elétrica a partir de uma tomada de parede e modificar a corrente para produzir um efeito fisiológico específico desejado no tecido biológico humano.

A compreensão dos princípios básicos da eletricidade geralmente é difícil, mesmo para o fisioterapeuta que está acostumado a utilizar modalidades elétricas diariamente. Para entender como o fluxo de corrente afeta o tecido biológico, é necessário primeiro estar familiarizado com alguns dos princípios e a terminologia que descreve como a eletricidade é produzida e como ela se comporta em um circuito elétrico.[172,180,186]

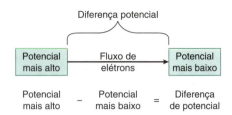

Figura 5.1 A diferença entre alto potencial e baixo potencial é a diferença de potencial. Os elétrons tendem a fluir de áreas de concentração mais alta para áreas de concentração mais baixa. Uma diferença potencial deve existir se houver qualquer movimento de elétrons.

COMPONENTES DAS CORRENTES ELÉTRICAS

Toda a matéria é composta de átomos que contêm partículas positiva e negativamente carregadas chamadas de **íons**. Essas partículas carregadas possuem energia elétrica e, assim, têm a capacidade de se moverem. Elas tendem a mover-se sobre uma área de concentração mais elevada em direção a uma área de concentração mais baixa. Uma força elétrica é capaz de impulsionar tais partículas de níveis de energia mais altos para mais baixos, estabelecendo, assim, **potenciais elétricos**. Quanto mais íons um objeto tem, mais alta é a sua energia elétrica potencial. As partículas com uma carga positiva tendem a mover-se em direção a partículas negativamente carregadas, e aquelas que são negativamente carregadas tendem a mover-se em direção a partículas positivamente carregadas (Figura 5.1).[1]

Elétrons são partículas de matéria que possuem carga negativa e massa muito pequenas. O movimento de rede dos elétrons é referido como uma **corrente elétrica**. O movimento ou fluxo desses elétrons partirá sempre de um potencial mais alto para um mais baixo.[2] Uma força elétrica é orientada apenas na direção da força aplicada. Esse fluxo de elétrons pode ser comparado a um efeito dominó.

A unidade de medida que indica a taxa na qual a corrente elétrica flui é o **ampere**; 1 A é definido como o movimento de 1 **C** ou $6,25 \times 10^{15}$ elétrons/s. Os amperes indicam a taxa de fluxo elétrico, ao passo que os coulombs indicam o número de elétrons. No caso das modalidades terapêuticas, o fluxo de **corrente** é geralmente descrito em miliamperes (1/1.000 de um ampere, denotado como mA) ou em microamperes (1/1.000.000 de um ampere, denotado como μA).[3]

Os elétrons não se moverão, a menos que exista uma diferença no potencial elétrico na concentração dessas partículas carregadas entre dois pontos. A força eletromotriz, que deve ser aplicada para se produzir um fluxo de elétrons, é chamada de **volt** e é definida como a diferença na população de elétron (diferença potencial) entre dois pontos.[4]

Voltagem é a força resultante de um acúmulo de elétrons a um ponto em um circuito elétrico, geralmente correspondendo a um déficit de elétrons em outro ponto no circuito. Se os dois pontos estão conectados por um condutor adequado, a diferença potencial (na população de elétron) levará os elétrons a moverem-se da área de população mais alta para a de população mais baixa.

A corrente comercial que flui das tomadas de parede produz uma força eletromotriz de 115 ou 220 V. Os dispositivos eletroterapêuticos utilizam voltagens modificadas na reabilitação da lesão. Os geradores elétricos são, às vezes, referidos como de voltagem baixa ou alta. Esses termos não são muito úteis, embora alguns textos antigos tenham se referido a geradores que produzem menos de 150 V como de **voltagem baixa** e, aqueles que produzem centenas de volts, como de **alta voltagem**.[4]

Os elétrons podem se mover em uma corrente apenas se houver uma trajetória relativamente fácil para esse fim. Os materiais que permitem este movimento livre de elétrons são referidos como **condutores**. A **condutância** é o termo que define a facilidade com a qual a corrente flui junto a um meio condutor e é medida em unidades chamadas siemens. Metais (cobre, ouro, prata, alumínio) são bons condutores de eletricidade, assim como são as soluções de eletrólito, porque os dois são compostos de grandes números de elétrons livres que são abdicados prontamente. Assim, os materiais que oferecem pouca oposição ao fluxo de corrente são bons condutores. Os materiais que

Capítulo 5 • Princípios Básicos da Eletricidade e de Correntes de Estimulação Elétrica

Tabela 5.1	Fluxo de elétron como análoga ao fluxo d'água
FLUXO DE ELÉTRON	**FLUXO D'ÁGUA**
Volt	= Bomba
Ampere	= Galão
Ohm (propriedade do condutor)	= Resistência (comprimento e distância da tubulação)

resistem ao fluxo de correntes são chamados de **isoladores**. Os isoladores contêm relativamente menos elétrons livres e, portanto, oferecem maior resistência ao fluxo de elétron. Ar, madeira e vidro são todos considerados isoladores. O número de amperes que fluem em um determinado condutor é dependente da voltagem aplicada e das características da condução do material.[5]

A oposição ao fluxo de elétron em um material condutor é referida como **resistência** ou **impedância elétrica** e é medida em uma unidade chamada de **ohm**. Assim, um circuito elétrico que tem alta resistência (ohms) terá menos fluxo (amperes) do que um circuito com menos resistência e a mesma voltagem.[6]

A relação matemática entre fluxo de corrente, voltagem e resistência é demonstrada na seguinte fórmula:

$$\text{Fluxo de corrente} = \frac{\text{voltagem}}{\text{resistência}}$$

Essa fórmula é a expressão matemática da **lei de Ohm**, que afirma que a corrente em um circuito elétrico é diretamente proporcional à voltagem e inversamente proporcional à resistência.[7]

Uma analogia que compara o movimento da água ao movimento da eletricidade pode auxiliar a esclarecer esta relação entre fluxo de corrente, voltagem e resistência (Tabela 5.1). Para a água fluir, algum tipo de bomba deve criar uma força para se produzir movimento. Igualmente, o volt é a bomba que produz o fluxo elétrico. A resistência ao fluxo de água é dependente do comprimento, diâmetro e suavidade da tubulação d'água. A resistência do fluxo elétrico depende das características do condutor. A quantidade de água que flui é medida em galões, ao passo que a quantidade de eletricidade que flui é medida em amperes.

A quantidade de energia produzida pela água fluente é determinada por dois fatores: (1) o número de galões que fluem por unidade de tempo e (2) a pressão criada na tubulação. A energia elétrica ou potência é um produto da voltagem ou força eletromotriz e a quantidade de fluxo de corrente. A potência elétrica é medida em uma unidade chamada de **watt**:

$$\text{Watt} = \text{volt} \times \text{amperes}$$

Simplesmente, o watt indica a taxa na qual a potência elétrica está sendo usada. Um watt é definido como a potência elétrica necessária para se produzir um fluxo de corrente de 1 A em uma pressão de 1 V.

CORRENTES TERAPÊUTICAS

Os dispositivos eletroterapêuticos geram três diferentes tipos de corrente que, quando introduzidos no tecido biológico, são capazes de produzir mudanças fisiológicas específicas. Estes três tipos de corrente são referidos como bifásica ou alternada (CA), monofásica ou contínua (CC) ou pulsada (CP).

A corrente **monofásica ou CC***, também referida em alguns textos como corrente galvânica, tem um fluxo unidirecional ininterrupto de elétrons em direção ao polo positivo (Fig. 5.2a) Na maioria dos dispositivos CC modernos, a polaridade e, portanto, a direção do fluxo de corrente

Os tipos de corrente elétrica são os seguintes:

- bifásica ou CA;
- monofásica ou CC;
- pulsada ou CP.

---

* N. de R.T. A corrente monofásica pode ser chamada de direta, contínua ou galvânica.

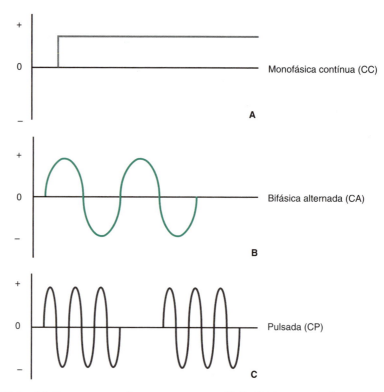

Figura 5.2 (a) Corrente monofásica ou contínua (CC). (b) Corrente bifásica ou alternada. (c) Corrente pulsada (CP).

pode ser revertido.[8] Alguns geradores têm a capacidade de reverter automaticamente a polaridade, caso no qual os efeitos fisiológicos serão similares à corrente CA.[9]

Em uma corrente **bifásica ou CA**, o fluxo contínuo de elétrons é bidirecional, mudando-se constantemente de direção ou, posto de outro modo, invertendo-se sua polaridade. Os elétrons que fluem em uma CA sempre se movem de um polo negativo para um positivo, invertendo-se a direção quando a polaridade é invertida (Figura 5.2b).

A **CP** geralmente contém três ou mais pulsos agrupados e pode ser unidirecional ou bidirecional (Figura 5.2c). Estes grupos de pulsos são interrompidos por breves períodos e se repetem em intervalos regulares. A CP é utilizada em correntes interferenciais, que são denominadas Russas.[10,11]

GERADORES DE CORRENTES ELETROTERAPÊUTICAS

Houve uma grande confusão relativa à terminologia utilizada para se descreverem correntes eletroterapêuticas.[12,175] Basicamente, todos os geradores elétricos terapêuticos, quer sejam bifásicos, monofásicos ou CP por meio de eletrodos inseridos à pele, são **estimuladores elétricos transcutâneos**. A maior parte desses é utilizada para se estimularem nervos periféricos, e eles são corretamente chamados de **neuroestimulação elétrica transcutânea (TENS**, do inglês *transcutaneous electrical nerve stimulatior*). Ocasionalmente, os termos **estimulador elétrico neuromuscular (NMES**, do inglês *neuromuscular electrical stimulator*) ou estimulador muscular elétrico (EMS, do inglês *electrical muscle stimulator*) são utilizados; contudo, estes termos são apropriados apenas quando a corrente elétrica está sendo utilizada para se estimular diretamente o músculo, como seria o caso com o músculo desnervado em que os nervos periféricos não estejam funcionando. O **neuroestimulador elétrico de microcorrente (MENS**, do inglês *microcurrent electrical nerve stimulator*) utiliza intensidades de corrente muito pequenas para excitar os nervos periféricos. O **estimulador de intensidade baixa (LIS**, do inglês *low-intensity stimulator*) é um termo que tem sido empregado para referir **MENS**.[10,13,14] Atualmente, MENS e LIS são referidos com mais frequência como simplesmente **microcorrentes**.

Capítulo 5 • Princípios Básicos da Eletricidade e de Correntes de Estimulação Elétrica **101**

Tomada de decisão clínica *Exercício 5.1*

Um estudante pergunta ao instrutor clínico a diferença entre a unidade TENS e a unidade NMES. Como o instrutor clínico deve responder?

Tomada de decisão clínica *Exercício 5.2*

Um jogador de lacrosse lesionado sofreu uma distensão no grupo do músculo quadríceps direito. O fisioterapeuta decidiu utilizar um estimulador elétrico de alta voltagem para induzir uma contração muscular e explicar como a eletricidade realizará isso; o paciente ficou temeroso em receber um choque elétrico. O que o fisioterapeuta deve explicar sobre o uso de corrente elétrica para tranquilizar o paciente?

Não há relação entre o tipo de corrente que o gerador libera ao paciente e o tipo de corrente que o gerador utiliza como fonte de força (i.e., uma tomada de parede ou bateria). Os geradores que geram correntes eletroterapêuticas podem ser alimentados por CA ou CC. Dispositivos que se conectam em tomadas de parede elétricas padrões utilizam CA. A CA comercialmente fabricada muda sua direção de fluxo 120 vezes por segundo. Em outras palavras, há 60 ciclos por segundo completos. O número de ciclos que ocorrem em um segundo é chamado de **frequência** e é indicado em *hertz*, pulsos por segundo (pps) ou ciclos por segundos (CPs). A voltagem da força eletromotriz que produz esse fluxo direcional alternado de elétrons é estabelecida a um padrão de 115 ou 220 v. Assim, a CA comercial é produzida a 60 Hz com uma voltagem correspondente de 115 ou 220 V.

Tomada de decisão clínica *Exercício 5.3*

Como o fisioterapeuta pode fazer ajustes na colocação de eletrodo para se aumentar a densidade da corrente nos tecidos mais profundos?

Outros dispositivos eletroterapêuticos são alimentados por baterias que sempre produzem CC, variando entre 1,5 e 9 V, embora os dispositivos alimentados por baterias possam, por sua vez, produzir tipos de corrente modificados.

CIRCUITOS ELÉTRICOS

A trajetória da corrente de uma fonte geradora de força por meio de vários componentes que voltam para a fonte geradora é chamada de **circuito** elétrico.[15] Em um circuito fechado, os elétrons fluem, e, em um circuito aberto, o fluxo de corrente cessa. Os circuitos eletrônicos não são comumente compostos de elementos simples. Eles, muitas vezes, abrangem várias ramificações ou componentes com diferentes resistências. A corrente em cada ramo pode ser facilmente calculada se as resistências individuais forem conhecidas e se a quantidade de voltagem aplicada ao circuito também for conhecida.[16]

Sabe-se que, com o desenvolvimento da indústria de microeletrônica, os circuitos elétricos podem ser extremamente complexos. Contudo, todos os circuitos elétricos têm vários componentes básicos. Há uma fonte de força, que é capaz de produzir voltagem. Há algum tipo de meio condutor ou trajetória com o qual a corrente viaja e que carrega os elétrons fluentes. Finalmente, há um componente ou grupo de componentes que é alimentado por esta corrente fluente. Esses elementos impulsionados fornecem resistência ao fluxo elétrico.[16]

Circuitos em série e paralelos

Os componentes que fornecem resistência ao fluxo de corrente podem ser conectados um ao outro em dois diferentes padrões, um **circuito em série** ou um **circuito em paralelo**. A principal

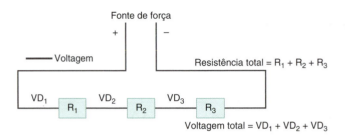

Figura 5.3 Em um circuito em série, os resistores do componente são colocados de extremidade a extremidade. A resistência total do fluxo de corrente é igual à resistência de todos os componentes adicionados juntos. Há uma queda na voltagem em cada componente, e a soma destas quedas na voltagem é igual à voltagem total.

diferença entre esses dois é a de que, em um circuito em série, há apenas uma trajetória para a corrente ir de um terminal para outro, e, em um circuito em paralelo, existem duas ou mais rotas para a corrente passar por entre os dois terminais.

Em um circuito em série, os componentes são colocados de extremidade a extremidade (Figura 5.3). O número de amperes para uma corrente elétrica fluir por meio de um circuito em série é exatamente o mesmo em qualquer ponto desse circuito. A resistência ao fluxo da corrente neste circuito total é igual à resistência de todos os componentes no circuito adicionado junto.

$$R_T = R_1 + R_2 + R_3$$

A energia elétrica é requerida para forçar a corrente pelo resistor, e esta energia é dissipada na forma de calor. Consequentemente, há uma diminuição na voltagem em cada componente, e a voltagem total no início do circuito é igual à soma dessas diminuições:

$$V_T = VD_1 + VD_2 + VD_3$$

Em um circuito em paralelo, os resistores do componente são colocados lado a lado e suas extremidades são conectadas (Figura 5.4). Cada um dos resistores em um circuito em paralelo recebe a mesma voltagem.

A corrente que passa por cada componente depende de sua resistência. Portanto, a voltagem total será exatamente a mesma que a voltagem em cada componente.

$$V_T = V_1 = V_2 = V_3$$

Cada resistência adicional em um circuito em paralelo diminui a resistência total. Adicionar uma trajetória alternativa, independentemente de sua resistência ao fluxo de corrente, melhora a

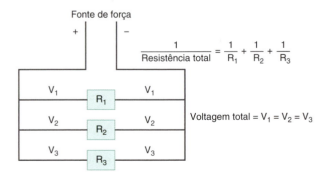

Figura 5.4 Em um circuito em paralelo, os resistores do componente são colocados lado a lado e suas extremidades são conectadas. O fluxo de corrente em cada uma das trajetórias é inversamente proporcional à resistência da trajetória. A voltagem total é a soma das voltagens em cada componente.

Capítulo 5 • Princípios Básicos da Eletricidade e de Correntes de Estimulação Elétrica 103

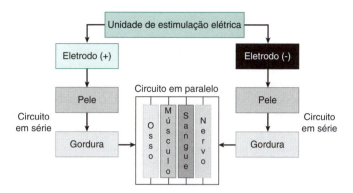

Figura 5.5 O circuito elétrico que existe quando os elétrons fluem pelo tecido humano é, na realidade, uma combinação de circuitos em série e em paralelo.

capacidade da corrente de ir de um ponto a outro. A corrente, em geral, escolherá a trajetória que ofereça a menor resistência. A fórmula para se determinar a resistência total em um circuito em paralelo, de acordo com a lei de Ohm, é:

$$\frac{1}{R_T} = \frac{1}{R_1} + \frac{1}{R_2} + \frac{1}{R_3}$$

Assim, os resistores do componente conectados em um circuito em série têm resistência mais alta e fluxo de corrente mais baixo, e os resistores em um circuito em paralelo têm resistência mais baixa e fluxo de corrente mais alto.

As unidades de estímulo elétrico, em geral, utilizam alguma combinação de circuitos em série e em paralelo.[17] Por exemplo, para se extrair uma contração muscular, os eletrodos de uma unidade de estimulação elétrica são colocados sobre a pele (Figura 5.5). A corrente desses eletrodos deve passar diretamente pela pele e pela gordura. A resistência total ao fluxo de corrente observada pela unidade de estimulação elétrica é igual às resistências combinadas a cada eletrodo. Essa passagem de corrente pela pele é basicamente um circuito em série.

Após a corrente passar pela pele e pela gordura, ela entra em contato com uma série de diferentes tipos de tecidos biológicos (osso, tecido conectivo, sangue, músculo). A corrente tem várias trajetórias diferentes por meio das quais ela pode atingir o músculo a ser estimulado. A corrente total que percorre estes tecidos é a soma das correntes em cada diferente tipo de tecido, e, como existem tecidos adicionais por meio dos quais a corrente pode viajar, a resistência total é efetivamente reduzida. Assim, nessa típica aplicação de uma modalidade terapêutica, os circuitos em série e em paralelo são utilizados para se produzir o efeito fisiológico desejado.

Fluxo de corrente através de tecidos biológicos

Conforme anteriormente mencionado, a corrente elétrica tende a escolher a trajetória que ofereça a menor resistência ao fluxo, ou, afirmado de modo diferente, o material que seja o melhor condutor.[18] A condutividade dos diferentes tipos de tecido no corpo é variável. Geralmente, tecido que seja mais rico em conteúdo de água e, consequentemente, mais alto em conteúdo de íon será o melhor condutor de eletricidade.

A pele tem diferentes camadas que variam em conteúdo de água, mas geralmente oferece a resistência primária ao fluxo de corrente e é considerada um isolante. A preparação da pele para a redução de impedância elétrica é um aspecto primário com o aparato eletrodiagnóstico, mas também é importante com dispositivos eletroterapêuticos. Quanto maior a impedância da pele, mais alta deve ser a voltagem da corrente elétrica para se estimularem nervo e músculo subjacentes. As mudanças químicas na pele podem torná-la mais resistente a certos tipos de corrente. Assim, a impedância da pele é geralmente mais alta com a CC do que com a corrente bifásica.[19]

104 Parte II • Modalidades de Energia Elétrica

O sangue é um tecido biológico composto em grande parte de água e íons e é consequentemente o melhor condutor elétrico de todos os tecidos. O músculo é composto de cerca de 75% de água e depende do movimento de íons para a contração. Ele tende a propagar um impulso elétrico com muito mais efetividade em direção longitudinal do que transversamente. Os tendões musculares são consideravelmente mais densos do que o músculo, contêm relativamente pouca água e são considerados condutores ruins. A gordura contém cerca de 14% de água e também é considerada condutora ruim. A condutividade do nervo periférico é aproximadamente seis vezes a do músculo. Contudo, o nervo geralmente é cercado por gordura e por uma bainha fibrosa, sendo os dois considerados condutores ruins. O osso é extremamente denso, contém apenas 5% de água e é considerado o pior condutor biológico de corrente elétrica. É essencial que o fisioterapeuta entenda que muitos tecidos biológicos serão estimulados por uma corrente elétrica. A seleção dos parâmetros de tratamento apropriado é crucial se a resposta tecidual desejada for obtida.[20]

ESCOLHA DOS PARÂMETROS DE TRATAMENTO APROPRIADO

Para tornar as opções de tratamento bem simples para o fisioterapeuta, os fabricantes de equipamentos criaram protocolos de tratamento pré-estabelecidos para cada tipo de corrente. O fisioterapeuta pode escolher os protocolos pré-estabelecidos ou pode escolher alterar manualmente uma série de parâmetros de tratamento que incluem formas de onda, modulação de corrente, frequência, intensidade, duração e polaridade. Ele deve também escolher o tamanho e o local da colocação dos eletrodos.

Os formatos das formas de onda são os seguintes:

- sinusoidal;
- retangular;
- quadrada;
- espiculada.

FORMAS DE ONDA

O termo **forma de onda** indica uma representação gráfica da forma, da direção, da **amplitude**, da **duração** e da frequência da pulsação da corrente elétrica que o dispositivo eletroterapêutico produz, como demonstrado por um instrumento chamado osciloscópio.

Formato da forma de onda

As correntes elétricas podem ter configuração **sinusoidal, retangular, quadrada ou espiculada**, dependendo das capacidades do gerador que produz a corrente (Figura 5.6). As correntes bifásica, monofásica ou CP podem ter qualquer um dos formatos das formas de onda.

Pulsos *versus* fases e direção do fluxo de corrente

Em um osciloscópio, uma forma de onda individual é referida como um **pulso**. Um pulso pode conter uma ou mais **fases**, que são aquelas porções do pulso que surgem em uma direção acima ou abaixo da linha de base por algum período. Assim, a CC é unidirecional e é referida como corrente **monofásica**. Ela produz formas de onda que têm apenas um pulso e uma fase simples, que são os mesmos (Figura 5.7a). Como o fluxo da corrente é unidirecional, ele sempre flui na mesma direção para ambos os polos, positivo ou negativo. Com a CC, os termos duração de pulso e duração de fase apenas indicam a duração do tempo em que a corrente flui.

Inversamente, CA, referida como **corrente bifásica**, produz formas de onda que têm duas fases separadas durante cada **ciclo** individual. (*Ciclo* aplica-se à corrente bifásica, ao passo que *pulso* aplica-se à corrente monofásica.) O fluxo de corrente é bidirecional, invertendo a direção ou a polaridade uma vez durante cada ciclo. Formas de onda bifásicas podem ser simétricas ou assimétricas.[11] Uma forma de onda bifásica simétrica possui o mesmo formato e tamanho para cada fase nas duas direções (Figura 7.5b). Em contraste, uma forma de onda bifásica assimétrica possui diferentes formatos para cada fase (Figura 5.8a). Formas de onda assimétricas podem ser equilibradas ou desequilibradas. Se as fases são desequilibradas, uma fase possui maior carga de rede do que a outra e ocorrerá movimento de íons (Figura 5.8b).

Capítulo 5 • Princípios Básicos da Eletricidade e de Correntes de Estimulação Elétrica

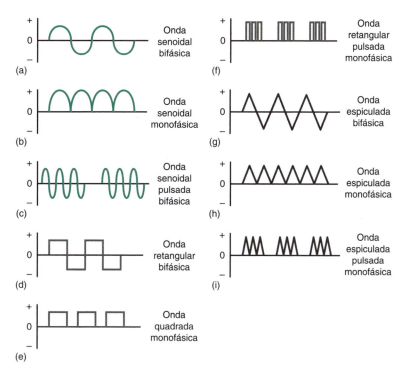

Figura 5.6 As formas de onda de corrente monofásica, bifásica ou pulsada podem ter formato senoidal, retangular, quadrada ou espiculada.

As formas de onda CP são representativas da corrente elétrica que é conduzida como uma série de pulsos de curta duração (milissegundos) e pode ser monofásica ou bifásica. O tempo de duração de cada pulso é chamado de duração de fase. Às vezes, pulsos simples podem ser interrompidos por um **intervalo interfase**. A duração do pulso é a soma de todas as fases mais o intervalo interfase. Com a CP, há sempre um breve período quando a corrente não está fluindo entre as duas fases chamado de **intervalo interpulso** (Figura 5.7c).

Amplitude do pulso

A amplitude de cada pulso reflete a intensidade da corrente, sendo a amplitude máxima a ponta do mais alto ponto de cada fase (ver Figura 5.7). A amplitude é medida em amperes, microamperes ou miliamperes. O termo **amplitude** é sinônimo com os termos **voltagem e intensidade da corrente**. A voltagem é medida em volts, microvolts ou milivolts. Quanto mais alta a amplitude, maior o pico da voltagem ou a intensidade. Contudo, o pico da amplitude não deve ser confundido com a quantidade total de corrente que está sendo liberada aos tecidos.

Nos geradores elétricos que produzem pulsos de curta duração, a corrente total produzida (c/s) é baixa comparada às amplitudes de pico de corrente devido a longos intervalos interpulsos que têm amplitudes de corrente de zero. Assim, a **corrente total** (média), ou a quantidade de fluxo de corrente por unidade de tempo, é relativamente baixa, variando de 2 mA a 100 mA em algumas correntes interferenciais (CIF). A corrente total pode ser aumentada com o aumento da duração do pulso ou aumento da frequência do pulso ou por alguma combinação dos dois (Figura 5.9).

Carga do pulso

O termo **carga do pulso** refere-se à quantidade total de eletricidade que está sendo liberada ao paciente durante cada pulso (medida em coulomb ou microcoulomb). Com a corrente monofásica, a carga de fase e a carga de pulso são as mesmas e sempre maiores do que zero. Com a corrente bifásica, a carga de pulso é igual à soma das cargas de fase. Se o pulso for simétrico, a carga de pulso de rede é zero. Nos pulsos assimétricos, a carga de pulso de rede é maior do que zero, que é, por definição, uma corrente monofásica.[10]

106 Parte II • Modalidades de Energia Elétrica

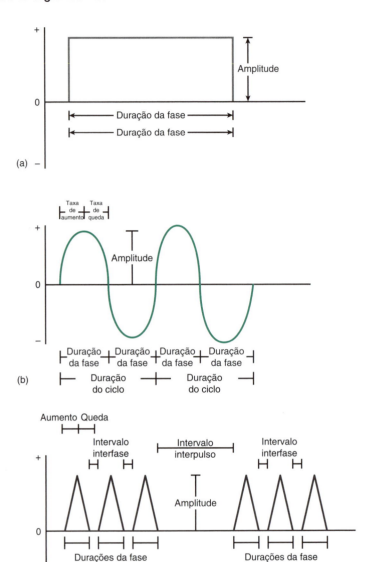

Figura 5.7 Características de (a) corrente monofásica, (b) corrente bifásica e (c) corrente pulsada.

Figura 5.8 Formas de onda assimétricas. (A) Corrente assimétrica equilibrada. (B) Corrente assimétrica desequilibrada.

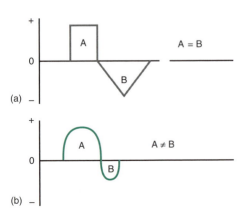

Capítulo 5 • Princípios Básicos da Eletricidade e de Correntes de Estimulação Elétrica 107

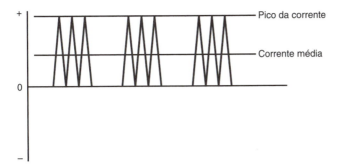

Figura 5.9 A corrente média é baixa comparada às amplitudes dos picos de corrente devido aos longos intervalos interpulsos.

Tempos de subida e queda da taxa de pulso

A **taxa de subida** na amplitude, ou o tempo de aumento, refere-se à rapidez com que o pulso atinge sua amplitude máxima em cada fase. Inversamente, o **tempo de queda** refere-se ao tempo no qual um pulso passa do pico de amplitude para 0 V. A taxa de aumento é fisiologicamente importante devido ao fenômeno da **acomodação**, no qual uma fibra que foi sujeita a um nível constante de despolarização se tornará não excitável na mesma intensidade ou amplitude. A taxa dos tempos de aumento e queda é geralmente curta, variando de nanossegundos (bilionésimos de segundo) a milissegundos (milésimos de segundo) (ver Figura 5.6):

Amplitude = Voltagem = Intensidade da corrente

Ao se observarem as diferentes formas de onda, é notório que a onda senoidal tem aumento e diminuição gradual na amplitude para bifásica, monofásica e CP (ver Figura 5.6a-c). A onda retangular tem aumento quase instantâneo na amplitude, com platôs por um período e, então, cai abruptamente (ver Figura 5.6d–f). A onda espiculada tem rápido aumento e diminuição na amplitude (ver Figura 5.6g-i). O formato dessas formas de onda, quando elas atingem sua amplitude ou intensidade máximas, está diretamente relacionado à capacidade de excitação do tecido nervoso. Quanto mais rápido for o aumento na amplitude ou a taxa de subida, maior será a capacidade da corrente de excitar o tecido nervoso.

Muitas correntes monofásicas de alta voltagem utilizam pulso espiculado de pico gêmeo de duração extremamente curta (170 microssegundos) e picos de amplitudes tão altos quanto 500 V (Figura 5.10). A combinação de uma intensidade de pico alto com uma duração de fase curta produz um tipo muito confortável de corrente, assim como é uma efetiva maneira de se estimularem fibras sensoriais, motoras e de dor.[21]

Duração do pulso

A **duração** de cada pulso indica o comprimento de tempo em que a corrente esteja fluindo em um ciclo. Com a corrente monofásica, a duração da fase é a mesma que a duração do pulso e é o tempo do início da fase até o seu fim. Com a corrente bifásica, a duração do pulso é determinada pelas durações de fase combinadas. Em alguns dispositivos eletroterapêuticos, a duração é pré-estabelecida pelo fabricante. Outros dispositivos têm capacidade de mudar a duração. A duração da fase pode ser tão curta quanto microssegundos ou pode ser uma CC de longa duração que flui por vários minutos.

Com a CP e algumas instâncias com correntes bifásicas e monofásicas, o fluxo da corrente é desligado por um período. O tempo combinado da duração do pulso e do intervalo interpulso é referido como o **período de pulso** (ver Figura 5.7).

Frequência do pulso

A frequência do pulso indica o número de pulsos ou ciclos por segundo. Cada pulso individual representa um aumento e uma queda na amplitude. À medida que a frequência de qualquer forma de onda é aumentada, a amplitude tende a aumentar e diminuir com mais rapidez. As respos-

108 Parte II • Modalidades de Energia Elétrica

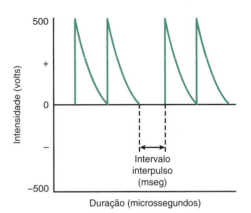

Figura 5.10 A maioria dos geradores de CP produz um pulso espiculado de pico gêmeo de curta duração e alta amplitude.

tas dos sistemas nervoso e muscular dependem da duração de tempo entre os pulsos e de como os pulsos ou formas de onda são modulados.[22] O músculo responde com contrações individuais às taxas de pulso de menos de 50 pps. A 50 pps ou mais, resultará uma concentração tetânica, independentemente de se a corrente for bifásica, monofásica ou polifásica.

As correntes têm sido clinicamente rotuladas como de frequência baixa, média ou alta, e existe muita má compreensão sobre como estas variações de frequência são classificadas.[10] Geralmente, todas as correntes estimuladas são de baixa frequência e liberam entre um e várias centenas de pulsos por segundo. Recentemente, foi desenvolvida uma série de correntes de frequência média que têm frequências de 2.500 pps até 10.000 pps. Contudo, esses pulsos de frequência média são, na realidade, grupos de pulsos combinados como erupções que variam em frequência de 1 a 200 pps. Estes estouros modulados são capazes de produzir uma frequência fisiologicamente efetiva de estímulo apenas nessa variação de 1 a 200 pps devido às limitações do período refratário absoluto de membranas de células nervosas. Portanto, muitas das afirmações dos fabricantes de equipamento relativas às correntes de frequência média são imprecisas.[10]

Os tipos de modulação de corrente são os seguintes:

- contínua;
- modo *burst*;
- batida;
- de rampa.

Modulação da corrente

As respostas fisiológicas às várias formas de onda dependem em grande parte da modulação da corrente. **Modulação** refere-se a qualquer alteração na amplitude, na duração ou na frequência da corrente durante uma série de pulsos ou ciclos.

Corrente contínua

Com a corrente contínua, a amplitude do fluxo da corrente permanece a mesma por vários segundos ou, talvez, minutos. A corrente contínua está geralmente associada à corrente monofásica de duração de pulso longa (Figura 5.11a). Com a corrente monofásica, o fluxo está sempre em uma direção uniforme. Na discussão das respostas fisiológicas às correntes elétricas, indicou-se que os íons positivos ou negativos são atraídos para os polos ou, nesse caso, eletrodos de polaridade oposta. Este acúmulo de íons carregados durante um período cria um ambiente ácido ou alcalino que pode ser de valor terapêutico. Essa técnica terapêutica foi referida como um **galvanismo médico**. A técnica da **iontoforese** também utiliza corrente monofásica contínua para transportar íons para os tecidos (ver Capítulo 6). Se a amplitude for grande o suficiente para se produzir uma contração muscular, a contração ocorrerá somente quando o fluxo da corrente for ligado ou desligado. Assim, com a corrente contínua direta, ocorrerá uma contração muscular quando a corrente estiver ligada e quando estiver desligada.

Tomada de decisão clínica   *Exercício 5.4*

O fisioterapeuta está interessado em produzir uma contração muscular. Qual parâmetro de tratamento pode ser ajustado para se produzir esse tipo de contração?

Modulação por modo *burst*

A modulação por modo *burst* ocorre quando a corrente CP ou bifásica flui por uma curta duração (milissegundos) e, então, é desligada por um breve período (milissegundos) em um ciclo repetitivo (Figura 5.11b e c). Com a CP, séries de pulsos são combinadas. Esses pulsos combinados são mais comumente referidos na literatura como **bursts**, mas eles têm sido chamados de **pacotes, envelopes ou trens de pulso**.[23] As interrupções entre as erupções individuais são chamadas de **intervalos interbursts**. O intervalo *interburst* é muito curto para ter qualquer efeito sobre a contração muscular. Assim, os efeitos fisiológicos de uma erupção de pulsos serão os mesmos do pulso simples.[10] Alguns dispositivos permitem ao fisioterapeuta que se mude a duração do modo *burst* e/ou o intervalo *interburst*.

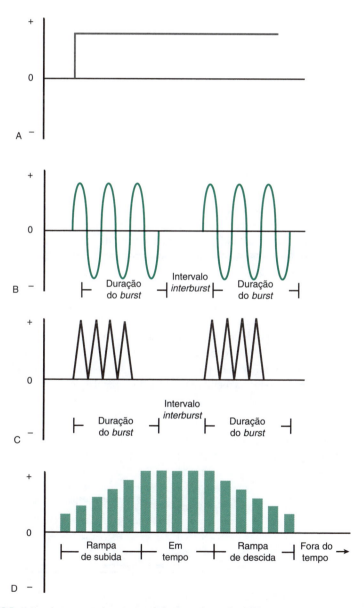

Figura 5.11 A corrente pode ser modulada utilizando (A) corrente contínua, (B) corrente alternada modulada por modo *burst*, (C) corrente pulsada modulada por erupção e (D) modulação de rampa de subida e de rampa de descida.

Modulação da batida

A modulação da batida será produzida quando duas formas de onda de corrente bifásica interferentes com diferentes frequências forem liberadas para dois pares separados de eletrodos por meio de canais separados dentro do mesmo gerador (ver Figura 5.33). Os dois pares de eletrodos são montados em um padrão cruzado ou igual a uma folha de trevo de modo que os circuitos interfiram um com o outro. Esse padrão de interferência produz uma frequência de batida igual à diferença na frequência entre as duas frequências de corrente bifásica. Como exemplo, um circuito pode ter uma frequência fixada de 4.000 Homozigose, enquanto o outro é ajustado a uma frequência de 4.100 Homozigose, criando, dessa forma, uma frequência de 100 batidas por segundo. Esse tipo de CA modulada por batida é referido como *CIF* e/ou **interferencial pré-modulado** e será abordado na sequência do capítulo.

Modulação de rampa

Na modulação **de rampa**, também chamada de modulação oscilante, a amplitude da corrente aumentará ou subirá gradualmente a algum máximo pré-estabelecido e também pode subir ou descer em intensidade (Figura 5.11d). O tempo da rampa de subida é geralmente pré-estabelecido a cerca de um terço do tempo ligado. A opção de rampa de descida está atualmente disponível em todas as máquinas. A maioria dos estimuladores modernos permite que o fisioterapeuta estabeleça os tempos ligado e desligado entre 1 e 10 segundos. A modulação de rampa é clinicamente utilizada para se extrair contração muscular e é geralmente considerada como um tipo muito confortável de corrente, visto que ela permite um aumento gradual na intensidade de uma contração muscular.

Frequência

Para entender as contrações musculares eletricamente estimuladas, deve-se pensar em termos de estímulos múltiplos, em vez de uma simples resposta da CC. Os nervos motores não são estimulados por um fluxo estável de CC. O nervo repolariza sob a influência da corrente e não se despolarizará novamente até que ocorra uma mudança súbita na intensidade da corrente. Se a corrente monofásica contínua for o único modo de corrente disponível, apenas ocorrerá uma contração muscular quando a intensidade da corrente subir para o limiar do estímulo. Uma vez que a membrana seja repolarizada, será necessária outra mudança na intensidade da corrente para forçar outra despolarização e contração (Figura 5.12).

A frequência indica o número de impulsos ou ciclos produzidos por um dispositivo de estímulo elétrico em um segundo e é referida como ciclos por segundo (CPS), pulsos por segundo ou **hertz**. Ela pode determinar o tipo de contração muscular extraída. A quantidade de encurtamento da fibra muscular e a quantidade de recuperação permitida à fibra muscular são funções da frequência. O encurtamento mecânico da resposta de uma fibra muscular simples pode ser influenciado por um novo estímulo tão logo a membrana do tecido se repolarize. Apenas a membrana tem

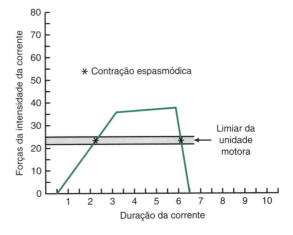

Figura 5.12 Influência da corrente contínua sobre uma unidade motora.

o período refratário absoluto; o mecanismo de contração opera em uma sequência de sincronia diferente e está recém começando a se contrair. Quando a membrana muscular recebe um segundo estímulo, os miofilamentos já estão sobrepostos e o segundo estímulo causa um encurtamento mecânico aumentado da fibra muscular. Este processo de superpor uma contração espasmódica sobre a outra é chamado de **soma das contrações**. À medida que o número de contrações nervosas por segundo aumenta, as respostas de contração espasmódica não podem ser distinguidas e a **tetanização** da fibra muscular é atingida (Figura 5.13). A tensão desenvolvida por uma fibra muscular na tetania é muito maior do que a tensão de uma contração espasmódica.[185] Essa tetania da fibra muscular é estritamente uma função da frequência da corrente estimulante; ela não é dependente na intensidade da corrente.[24,25] Em geral, a frequência mais alta pode ser utilizada para se produzir aumento na tensão muscular devido aos efeitos sumativos, enquanto a frequência mais baixa é utilizada com mais frequência para bombeamento muscular e redução de edema.

Intensidade

O aumento da intensidade do estímulo elétrico leva a corrente a penetrar mais profundamente no tecido. A despolarização das fibras nervosas adicionais é executada por meio de dois métodos: fibras de limiar mais alto dentro do alcance do estímulo são despolarizadas pelo estímulo de intensidade mais alta, e fibras com o mesmo limiar, porém mais profundas na estrutura são despolarizadas pela disseminação mais profunda da corrente. Correntes de alta voltagem são capazes de penetrar mais profundamente no tecido do que as correntes de voltagem baixa e podem ser desejáveis na estimulação do tecido muscular profundo. Essa é uma das diferenças mais significativas entre correntes de alta e baixa voltagem.[8,25]

Duração

Pode-se, também, estimular mais fibras nervosas com a mesma corrente de intensidade, aumentando-se a duração do tempo (duração) em que um estímulo adequado esteja disponível para se despolarizarem as membranas. Números maiores de fibras nervosas poderiam, então, reagir ao mesmo estímulo de intensidade, porque a corrente poderia estar disponível por um período mais longo.[2,24,26] Esse método requer o uso de um estimulador com uma duração ajustável.

Polaridade

Com qualquer corrente elétrica, o eletrodo que possui maior número de elétrons é chamado de **eletrodo negativo** ou **cátodo**. O outro eletrodo tem número relativamente menor de elétrons e é chamado de **eletrodo positivo** ou **ânodo**. O eletrodo negativo atrai íons positivos e o eletrodo

Polaridade:
- eletrodo negativo/ cátodo;
- eletrodo positivo/ ânodo;
- contração muscular/ eletrodo negativo ativo;
- cátodo/ distal;
- ânodo/ proximal.

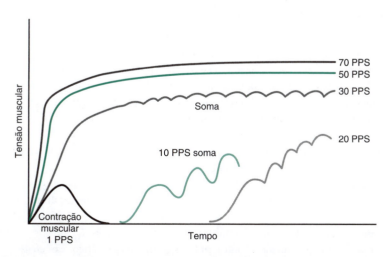

Figura 5.13 Soma das contrações e tetanização.

112 Parte II • Modalidades de Energia Elétrica

positivo atrai íons negativos e elétrons. Com as ondas bifásicas, esses eletrodos mudam de polaridade a cada ciclo da corrente.

Com uma corrente monofásica, o fisioterapeuta pode designar um eletrodo como negativo e um como positivo, e pela duração do tratamento os eletrodos fornecerão este efeito polar. O efeito polar pode ser imaginado em termos de três características: (1) efeitos químicos, (2) facilidade de excitação e (3) direção do fluxo da corrente.[2,24,25,27–29] As mudanças químicas ocorrem apenas com a corrente contínua de longa duração.

Tomada de decisão clínica   *Exercício 5.5*

Um fisioterapeuta está utilizando um estimulador elétrico para induzir uma contração muscular do reto femoral. O eletrodo ativo é colocado sobre o ponto motor do músculo e o eletrodo dispersivo é colocado sob a perna. Quais mudanças na disposição dos eletrodos e/ou mudanças nos parâmetros de corrente podem ser feitas para se atingir o limiar de despolarização para este músculo?

Efeitos químicos

As mudanças no pH sob cada eletrodo, vasodilatação reflexa e a capacidade de se facilitar o movimento de íons opostamente carregados através da pele para o tecido (iontoforese) são todos efeitos químicos. Um efeito estimulador de tecido é atribuído ao eletrodo negativo. Para se criarem esses efeitos, durações de pulso mais longas (>1 minuto) são requeridas.[27,29–31] O efeito bacteriostático é atingido no ânodo e no cátodo com intensidades na variação de 5 a 10 mA, embora a 1 mA ou abaixo fosse encontrado o maior efeito bacerostático no cátodo.[32] Outro estudo que utilizou tempos de tratamento que excedem 30 minutos encontrou efeito bacteriostático de correntes pulsadas de alta voltagem.[33]

Facilidade de excitação do tecido excitável

A polaridade do eletrodo ativo geralmente deverá ser negativa quando o resultado desejado for uma contração muscular devido à maior facilidade para a despolarização da membrana no polo negativo. Contudo, a densidade da corrente sob o polo positivo pode ser aumentada rapidamente o suficiente para se criar um efeito de despolarização. A utilização do eletrodo positivo como eletrodo ativo não é tão eficiente, porque ele irá requerer mais intensidade de corrente para se criar um potencial de ação. Isto pode levar o paciente a ficar menos confortável com o tratamento. Nos programas de tratamento que requerem contração muscular ou estímulo nervoso sensorial, o conforto do paciente deve ditar a escolha da polaridade positiva ou negativa. A polaridade negativa geralmente é a mais confortável nessa situação.[2,25,34]

Direção do fluxo da corrente

Em alguns esquemas de tratamento, a direção do fluxo da corrente também é considerada importante. Em geral, o eletrodo negativo é posicionado distalmente, e o eletrodo positivo, proximalmente. Essa disposição tenta reproduzir o padrão de ocorrência natural do fluxo elétrico no corpo.[27,35]

A direção do fluxo da corrente também pode influenciar o deslocamento do conteúdo aquoso dos tecidos e o movimento de colóides (suspensão de líquido do líquido intracelular). Nenhum destes fenômenos é bem documentado ou entendido e um estudo adicional é necessário antes que os tratamentos clínicos sejam projetados em com base nesses conceitos.[2,36,37]

Efeitos polares reais podem ser substanciados quando ocorrem próximos aos eletrodos por meio dos quais a corrente esteja entrando no tecido. Em situações laboratoriais na física, os efeitos polares ocorrem muito próximos ao eletrodo. Para se causarem esses efeitos, a corrente deve fluir através de um meio. Se o tecido a ser tratado estiver centralmente localizado entre os dois eletrodos, os resultados não poderão ser atribuídos aos efeitos polares (Hooker DN, personal communication, January 30, 1994).[27] Clinicamente, os efeitos polares são uma importante consideração na iontoforese, estimulando pontos motores ou nervos periféricos e os efeitos bioestimulantes nas células não excitatórias.

Capítulo 5 • Princípios Básicos da Eletricidade e de Correntes de Estimulação Elétrica   **113**

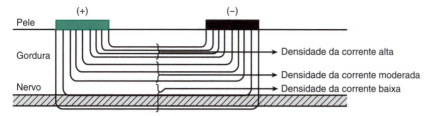

Figura 5.14 Densidade da corrente utilizando-se eletrodos de mesmo tamanho com espaçamento próximo.

Densidade da corrente

A **densidade da corrente** (quantidade de fluxo de corrente por volume cúbico) no nervo ou músculo deve ser alta o suficiente para se causar despolarização. A densidade da corrente é mais alta quando os eletrodos estão em contato com a pele e diminui à medida que a eletricidade penetra nos tecidos mais profundos (Figura 5.14).[2,24] Se houver uma camada de gordura grande o suficiente entre os eletrodos e o nervo, a energia elétrica poderá não ter a densidade alta o suficiente para causar despolarização (Figura 5.15).

Se os eletrodos tiverem um espaçamento muito próximo, a área de densidade da corrente mais alta será relativamente superficial (Figura 5.16A). Se os eletrodos tiverem um espaçamento distante, a densidade da corrente será mais alta nos tecidos profundos, incluindo nervo e músculo (Figura 5.16B).

O tamanho do eletrodo também mudará a densidade da corrente. À medida que o tamanho de um eletrodo relativo a outro diminui, a densidade da corrente por baixo do eletrodo menor aumenta. Quanto maior o eletrodo, maior a área sobre a qual a corrente se alastra, diminuindo a densidade da corrente (Figura 5.17).[2,8,24,25,38]

A utilização de um eletrodo grande (dispersivo) distante da área de tratamento enquanto se coloca um eletrodo menor (ativo) o mais próximo possível do ponto motor nervoso ou muscular conferirá o maior efeito no eletrodo pequeno. O eletrodo grande dispersa a corrente sobre uma área ampla; o eletrodo pequeno concentra a corrente na área do ponto motor (Figura 5.17).

O tamanho e a colocação do eletrodo são elementos-chave que o fisioterapeuta controla e que terão enorme influência sobre os resultados. A densidade da corrente alta próxima à estrutura neural a ser estimulada tem sucesso com mais segurança com menor quantidade de corrente. A colocação do eletrodo é provavelmente uma das maiores causas de resultados insatisfatórios da terapia elétrica (Hooker DN, personal communication, January 30, 1994).

Colocação de eletrodo

Várias orientações auxiliarão o fisioterapeuta a selecionar os locais apropriados para a colocação do eletrodo ao se utilizar qualquer um dos protocolos de tratamento que visem a estimulação elétrica dos nervos sensorial ou motor. Os eletrodos devem ser colocados onde o fisioterapeuta

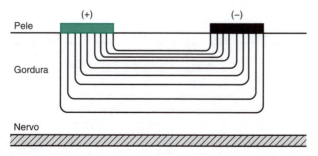

Figura 5.15 Eletrodos de mesmo tamanho com espaçamento próximo na parte do corpo com espessas camadas de gordura. Assim, a corrente elétrica não atinge o nervo.

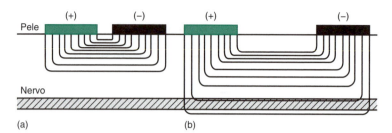

Figura 5.16 (a) Os eletrodos estão muito próximos, produzindo uma corrente de alta densidade nos tecidos superficiais. (b) Aumentar a distância entre os eletrodos aumenta a densidade da corrente nos tecidos mais profundos.

percebe o local mais efetivo e, então, movidos em um padrão de erro e tentativa até que o objetivo do tratamento específico seja atingido. Podem ser utilizados os seguintes padrões:

1. os eletrodos podem ser colocados sobre a área dolorida ou ao redor dela;
2. os eletrodos podem ser colocados sobre dermátomos, miótomos ou esclerótomos específicos que correspondam à área dolorida;
3. os eletrodos podem ser colocados próximos ao segmento da medula espinal que inerva a área dolorida;
4. os nervos periféricos que inervam a área dolorida podem ser estimulados com a colocação dos eletrodos sobre locais em que o nervo se torne superficial e possa ser facilmente estimulado;
5. as estruturas vasculares contêm tecido neural bem como líquidos iônicos que podem transmitir correntes de estímulo elétrico e podem ser mais facilmente estimulados pela colocação de eletrodo sobre as estruturas vasculares superficiais;
6. os eletrodos podem ser colocados sobre pontos-gatilho ou locais de pontos de acupuntura;[39]
7. os eletrodos devem ser colocados sobre pontos motores do músculo ou pelo menos sobre o ventre muscular do músculo no qual se esteja tentando se extrair uma contração;
8. a acupuntura e os pontos-gatilho foram convenientemente mapeados e ilustrados. Uma referência na área de acupuntura e ponto-gatilho é incluída no Apêndice A. O fisioterapeuta deve sistematicamente tentar estimular os pontos listados como bem-sucedidos para determinadas áreas e tipos de dor. Se eles forem efetivos, o paciente terá diminuição da dor. Estes pontos também podem ser identificados utilizando-se um localizador de ponto metro ohm para se determinarem áreas de resistência cutânea diminuída;
9. as combinações de qualquer um dos sistemas precedentes e colocação de eletrodo bilateral também podem ser bem-sucedidas;[28,40,41]
10. aplicação **bipolar** de eletrodos utiliza eletrodos do mesmo tamanho na mesma área de tratamento geral (Figura 5.18a). Uma vez que o tamanho dos eletrodos seja o mesmo, a densidade da corrente sob cada eletrodo será essencialmente a mesma. Assim, os efeitos fisiológicos

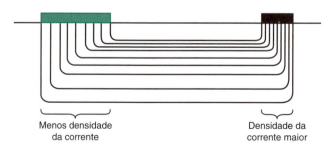

Figura 5.17 A maior densidade da corrente é sob o eletrodo pequeno ou ativo.

Capítulo 5 • Princípios Básicos da Eletricidade e de Correntes de Estimulação Elétrica   115

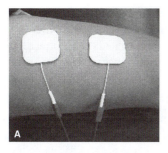 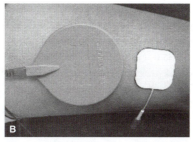 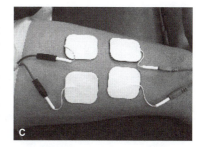

Figura 5.18   Colocação do eletrodo: (a) bipolar, (b) monopolar, (c) quadripolar.

sob cada eletrodo devem ser os mesmos. Contudo, se um eletrodo estiver localizado sobre um ponto motor e o outro não, uma contração muscular poderá ocorrer na amplitude de corrente mais baixa sobre o ponto motor;

11. aplicação **monopolar** dos eletrodos utiliza um ou mais pequenos eletrodos ativos sobre uma área de tratamento e um grande eletrodo dispersivo colocado em outro local no corpo (Figura 5.18b). A densidade de corrente mais alta está sob o eletrodo menor ou ativo e, assim, resposta fisiológica desejada provavelmente ocorrerá no eletrodo ativo;
12. técnica **quadripolar** utiliza duas séries de eletrodos bipolares, cada um dos quais provém de um canal completamente separado sobre o estimulador elétrico (Figura 5.18c);
13. padrões cruzados são utilizados com CIF interferencial e pré-modulada. Eles envolvem a aplicação de eletrodo de modo que os sinais elétricos de cada série de eletrodos somem ao mesmo ponto no corpo e a intensidade se acumula. Os eletrodos são geralmente dispostos

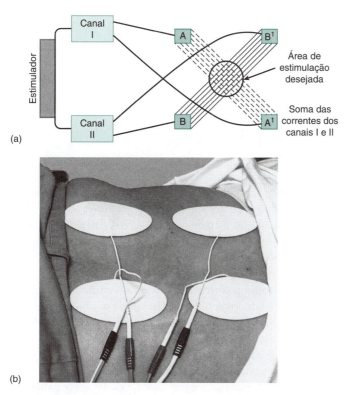

Figura 5.19   (A) O fluxo da corrente vai de A para A^1 e de B para B^1. À medida que a corrente cruza a área de estímulo, ela soma-se na intensidade. (B) Típico padrão cruzado para os eletrodos.

em um padrão quadriculado em volta do ponto a ser estimulado (Figura 5.19). Se você deseja estimular uma área superficial específica, os eletrodos devem estar relativamente próximos. Eles devem estar localizados de modo que a área a ser tratada seja central à localização dos eletrodos. Se a dor estiver muito mal localizada (p. ex., dor geral no ombro) e parecer ser mais profunda na articulação ou área muscular, disponha os eletrodos com maior espaçamento um do outro para conferir mais penetração à corrente.

O fisioterapeuta não deve estar limitado a um sistema, mas deve avaliar a colocação do eletrodo especificamente para cada paciente. A efetividade do estímulo sensorial ou motor está intimamente ligada à colocação apropriada do eletrodo. Assim como nas abordagens de tratamento de tentativa e erro, a busca organizada sistemática é sempre melhor do que a abordagem aleatória, "de tiro ao alvo". Vários artigos têm identificado alguns dos melhores locais para problemas clínicos comuns e estes podem ser utilizados como ponto inicial para a primeira abordagem.[42] Se o tratamento não estiver atingindo os resultados desejados, a colocação de eletrodo deverá ser reconsiderada.

Tomada de decisão clínica *Exercício 5.6*

Um fisioterapeuta está utilizando estimulação elétrica para fortalecimento muscular após lesão dos isquiotibiais por esforço repetitivo. Quais parâmetros de tratamento provavelmente serão mais efetivos na melhora da força?

Tomada de decisão clínica *Exercício 5.7*

Como um fisioterapeuta deve estabelecer um tratamento convencional de TENS para um músculo bíceps lesionado?

Ligada/desligada

A maioria dos geradores elétricos permite ao fisioterapeuta a capacidade de se estabelecer a razão do tempo em que a corrente elétrica estará ligada e o tempo em que estará desligada. Quanto mais baixa a razão de ligada com desligada, menor a corrente total que o paciente receberá. Em alguns geradores, essa relação ligada/desligada é referida como **ciclo de trabalho**.

RESPOSTAS FISIOLÓGICAS À CORRENTE ELÉTRICA

A eletricidade tem um efeito sobre cada célula e tecido pelo qual passa.[43,44] O tipo e a extensão da resposta são dependentes do tipo de tecido e de suas características de resposta (p. ex., como ela funciona ou muda sob o estresse normal) e a natureza da corrente aplicada (tipo de corrente, duração da intensidade, voltagem e densidade). O tecido deve responder à energia elétrica de modo similar àquele no qual ela normalmente funciona.[38]

Os efeitos da corrente elétrica que passa pelos vários tecidos do corpo podem ser térmicos, químicos ou fisiológicos.[45] Todas as correntes elétricas causam aumento na temperatura em um tecido condutor.[46] Os tecidos do corpo possuem vários graus de resistência, e aqueles de resistência mais alta devem aquecer mais quando a corrente elétrica passa. Como previamente indicado, as correntes elétricas utilizadas para estimulação de nervo e músculo têm um fluxo de corrente médio relativamente baixo que produz efeitos térmicos mínimos.

Clinicamente, os fisioterapeutas utilizam correntes elétricas para se produzirem contrações musculares ou mudança de impulsos de dor por meio de efeitos sobre os nervos motor e sensorial. Esta função é dependente, em grande parte, da seleção dos parâmetros de tratamento apropriado com base nos princípios identificados neste capítulo.[46]

Capítulo 5 • Princípios Básicos da Eletricidade e de Correntes de Estimulação Elétrica   117

> **Tomada de decisão clínica**   *Exercício 5.8*
>
> O fisioterapeuta está tratando um ponto-gatilho miofascial no trapézio superior. Ele decide utilizar um estimulador de ponto para a modulação da dor. Qual técnica de tratamento provavelmente será a mais efetiva?

As correntes elétricas também são empregadas para se produzirem efeitos químicos. A maior parte do tecido biológico contém íons negativa e positivamente carregados. Um fluxo de CC causará migração dessas partículas carregadas para o polo de polaridade oposta, produzindo mudanças fisiológicas específicas.

Efeitos fisiológicos diretos e indiretos

Essas respostas fisiológicas às correntes de estimulação elétrica podem ser divididas em efeitos diretos e indiretos. Há sempre um efeito direto junto às linhas de fluxo de corrente e sob os eletrodos. Os efeitos indiretos ocorrem longe da área de fluxo de corrente e são geralmente o resultado do estímulo à ocorrência de um evento fisiológico natural.[8,47]

Se um determinado efeito for desejado do estímulo, os objetivos deverão ser estabelecidos para se atingir a resposta fisiológica específica como objetivo do tratamento. Essas respostas podem ser agrupadas em duas respostas fisiológicas básicas: excitatória e não excitatória.

A resposta excitatória é a mais óbvia e foi utilizada mais vezes no passado, no tratamento de pacientes. No ambiente clínico, passa-se a maior parte do tempo tentando se extrair a resposta excitatória das células nervosas. Os pacientes percebem as respostas excitatórias como sensação elétrica, contração muscular e dor elétrica. Fisiologicamente, os nervos que afetam essas percepções disparam nessa ordem quando a intensidade do estímulo é aumentada gradualmente. Os nervos têm muito pouca capacidade discriminatória. Eles informam apenas se há eletricidade em magnitude suficiente para se causar uma despolarização da membrana nervosa. Eles têm muito pouca consideração pelas diferentes formas e polaridades das formas de onda. Para a célula nervosa, eletricidade é eletricidade. Assim como em todas as coisas que lidam com organismos de nível mais alto, o alcance de respostas ao mesmo estímulo é amplo, dependendo de fatores ambientais e sistêmicos.

> **Tomada de decisão clínica**   *Exercício 5.9*
>
> Ao se utilizar CIF para o tratamento de defesa muscular na região lombar, como os eletrodos devem ser colocados?

Toda percepção é um produto da atividade cerebral de receber o sinal de que um nervo foi eletricamente estimulado. Isso aumenta a ampla gama de efeitos sistêmicos que ocorrem em resposta à estimulação elétrica.

Os eventos de estimulação mudarão a percepção do corpo. À medida que a força da corrente e/ou a duração da corrente aumenta, mais células nervosas irão disparar. À medida que a força do estímulo aumenta e estes eventos ocorrem, determinados julgamentos a cerca do estímulo elétrico serão feitos. A corrente é agradável ou desagradável? A intensidade do estímulo é fraca ou forte? A ampla gama de respostas individuais a esses julgamentos de qualidade tem um significativo impacto sobre os efeitos benéficos dessa terapia.

Respostas nervosas às correntes elétricas

Nervos e músculos são tecidos excitáveis. Essa excitabilidade é dependente da **permeabilidade** da membrana celular **sensível à voltagem**. A membrana celular do músculo ou nervo regula a troca de íons eletricamente carregados entre a parte interna da célula e a parte externa ambiental da célula. Essa permeabilidade sensível à voltagem produz uma distribuição desigual de íons carregados em cada lado da membrana, que, por sua vez, cria uma diferença potencial entre a carga do interior da célula e aquela do exterior da célula. A membrana, então, é considerada polarizada. A diferença potencial entre as partes interna e externa é conhecida como **potencial de repouso**, porque a célula tenta manter este gradiente eletroquímico como seu ambiente homeostático normal.[43]

Os gradientes elétrico e químico são estabelecidos junto às membranas celulares, com maior concentração de íons positivos difundíveis na parte externa da membrana do que na interna. Com o uso da atividade contínua das bombas de sódio na membrana celular nervosa, a célula nervosa moverá continuamente o Na^+ de dentro da célula para fora da membrana celular, enquanto os canais de potássio ativados pela voltagem permitem o K^+ a mover-se para a célula. Isto mantém a maior concentração de K^+ dentro da membrana celular. A diferença de carga global entre a parte interna e a externa da membrana cria um gradiente elétrico em seu nível de repouso de -70 a -90 mV (Figura 5.20). Como Guyton explica, "o potencial é proporcional à diferença na tendência dos íons para difundirem-se em uma direção *versus* a outra direção".[32] Duas condições são necessárias para o desenvolvimento do potencial da membrana: (1) a membrana deve ser semipermeável, permitindo que os íons de uma carga difundam-se através dos poros mais prontamente do que os íons da carga oposta e (2) a concentração de íons difundíveis deve ser maior em um lado da membrana do que no outro.[32,43]

O potencial da membrana em repouso é gerado porque a célula está em uma bateria iônica cuja concentração de íons dentro e fora da célula é mantida pelas bombas de Na^+K^+ dentro da parede celular. Além da capacidade das membranas celulares nervosas e musculares de desenvolver e manter o potencial de repouso, as membranas são excitáveis.[32,48]

Para se criar a transmissão de um impulso no tecido nervoso, o potencial da membrana em repouso deve ser reduzido abaixo de um nível do limiar. As mudanças na permeabilidade da membrana podem, então, ocorrer. Essas mudanças criam um **potencial de ação** que propagará o impulso junto do nervo nas duas direções do local do estímulo. Um potencial de ação criado por um estímulo de meio químico, elétrico, térmico ou mecânico sempre produz o mesmo resultado, **despolarização** da membrana.

Nem todos os estímulos são efetivos em causar um potencial de ação e despolarização. Para ser um agente efetivo, o estímulo deve ter uma intensidade adequada e durar o suficiente para igualar ou exceder o limiar básico da membrana para excitação. O estímulo deve alterar a membrana de modo que um número de íons seja pressionado sobre a membrana, excedendo a capacidade das bombas de transporte ativo de manter os potenciais de repouso. Um estímulo dessa magnitude força a membrana a se despolarizar e resulta em um potencial de ação.[2,32]

Despolarização

À medida que os íons carregados movem-se sobre as membranas da fibra nervosa por baixo do ânodo e do cátodo, ocorre a despolarização da membrana. O cátodo, em geral, é o local da despolarização (Figura 5.21A). À medida que a concentração de íons negativamente carregados aumenta, o potencial de voltagem da membrana fica baixo e é levado até o seu limiar para despolarização (Figura 5.21B). O ânodo torna o potencial da membrana celular nervosa mais positivo, aumentando o limiar necessário para a despolarização (Figura 5.21C). O cátodo, neste exemplo, torna-se o eletrodo ativo; o ânodo torna-se o eletrodo indiferente (dispersivo). O ânodo e o cá-

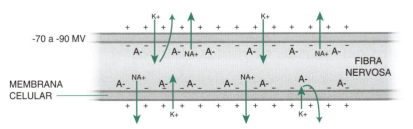

Figura 5.20 Membrana celular nervosa com mecanismos de transporte ativo mantendo o potencial da membrana em repouso.

Capítulo 5 • Princípios Básicos da Eletricidade e de Correntes de Estimulação Elétrica

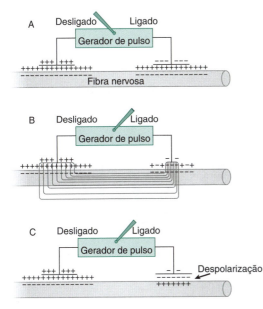

Figura 5.21 (A-C) Despolarização de uma membrana celular nervosa.

todo podem trocar os papéis ativo e indiferente sob determinadas circunstâncias.[2,8,24] O número de íons necessários para se exceder a capacidade de bombear da membrana para se manter o potencial de repouso normal da membrana é dependente do tecido.

Propagação da despolarização. Após a excitação e a propagação do impulso junto à fibra nervosa, há um breve período durante o qual a fibra nervosa é incapaz de reagir a um segundo estímulo. Este é o **período refratário absoluto**, que dura cerca de 0,5 microssegundos. A excitabilidade é gradualmente restaurada quando a membrana celular nervosa se repolariza. O nervo, então, é capaz de ser novamente estimulado. O número máximo de possíveis descargas de um nervo pode atingir 1.000/s dependendo do tipo da fibra.[2,24,32,49]

A diferença no potencial elétrico entre a região despolarizada e a região inativa vizinha leva uma pequena corrente elétrica a fluir entre as duas regiões. Isso forma um circuito local completo e torna a despolarização autopropagada à medida que o processo for repetido junto à fibra em cada direção a partir do local de despolarização. A energia liberada pela célula mantém a intensidade do impulso uniforme à medida que ela percorre a célula.[2,24,32,49] Esse processo é ilustrado na Figura 5.22.

Efeitos de despolarização. À medida que o impulso nervoso atinge seu órgão executor, seja outra célula nervosa ou músculo, o impulso é transferido entre os dois a uma placa terminal ou sinapse. Nessa junção, uma substância neurotransmissora é liberada do nervo. Se o órgão executor for um músculo, essa substância neurotransmissora levará o músculo excitável adjacente a se contrair, resultando em uma contração muscular nervosa simples (Figura 5.23).[2,24] Essa contração, iniciada por um estímulo elétrico, é a mesma da contração espasmódica proveniente da atividade voluntária.

Curva de duração da força

A **curva de duração da força** (DF) é uma representação gráfica do limiar para despolarização de uma fibra nervosa particular (Figura 5.24). Uma quantidade suficiente de corrente elétrica

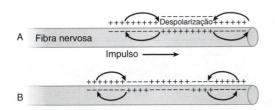

Figura 5.22 (A e B) Propagação de um impulso nervoso.

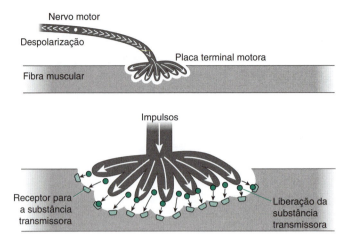

Figura 5.23 Mudança do impulso elétrico para a substância transmissora na placa terminal motora. Quando ativada, a membrana celular muscular irá se despolarizar e ocorrerá a contração.

deve ser liberada para fazer um nervo se despolarizar. Como ilustrado, há uma relação não linear entre duração da corrente e intensidade da corrente, na qual os estímulos de duração mais curta requerem intensidades crescentes para se atingir o limiar para despolarização do nervo. **Reobase** é um termo que identifica a **intensidade** específica de corrente necessária para se causar uma resposta tecidual observável (i. e., uma contração muscular) dada uma duração de corrente longa. **Cronaxia** identifica a duração específica de tempo ou **duração** requerida para uma corrente de duas vezes a intensidade da reobase para se produzir excitação tecidual.

Diferentes tamanhos e tipos de fibras nervosas têm diferentes limiares para despolarização e, assim, diferentes curvas DF (Figura 5.25). As fibras Aβ requerem a menor quantidade de corrente elétrica para se atingir seu limiar para despolarização seguido pelas fibras nervosas motoras, fibras Aδ e finalmente fibras C. As curvas são basicamente simétricas, mas a intensidade de corrente necessária para se atingir o limiar da membrana para a excitação difere para cada tipo de fibra nervosa.[2,32,41,50] Com o aumento gradual da intensidade da corrente e/ou a duração da corrente, a primeira resposta física será uma sensação de formigamento causada pela despolarização das fibras Aβ, seguida por uma contração muscular quando as fibras nervosas motoras despolarizam e, finalmente, uma sensação de dor da despolarização das fibras Aδ e, então, das fibras C.

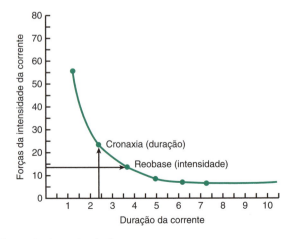

Figura 5.24 Curva de duração da força.

Capítulo 5 • Princípios Básicos da Eletricidade e de Correntes de Estimulação Elétrica **121**

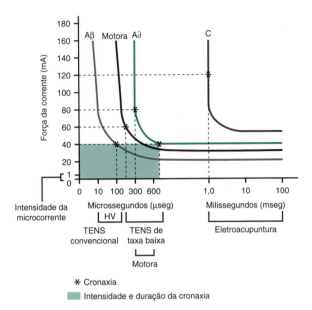

Figura 5.25 Curvas de duração da força para fibras nervosas sensoriais Aβ, motoras, sensoriais Aδ e C (dor). As durações de vários estimuladores elétricos são indicadas junto do eixo inferior. As intensidades correspondentes poderiam ser necessárias para se criar um estímulo de despolarização para qualquer uma das fibras nervosas. A intensidade de microcorrente é tão baixa que as fibras nervosas não se despolarizarão. Essa corrente viaja através de outros tecidos corporais para criar efeitos.

Os fabricantes de equipamento utilizam as curvas CC na escolha de suas durações de pulso pré-estabelecidas para serem efetivas na despolarização das fibras nervosas.

Respostas musculares à corrente elétrica

Para reenfatizar, em geral um músculo se contrai em resposta à despolarização de seu nervo motor. O estímulo do nervo motor é o método utilizado na maioria das aplicações clínicas de contrações musculares eletricamente estimuladas. Contudo, na ausência de uma inervação muscular, é possível de um músculo se contrair utilizando-se uma corrente elétrica que leva a membrana muscular, em vez do nervo motor, a se despolarizar. Isso criará a mesma contração muscular que um estímulo natural.

A **resposta tudo ou nada** é outro importante conceito relevante na aplicação da corrente elétrica ao tecido nervoso ou muscular. Uma vez que um estímulo atinja um limiar de despolarização, a membrana nervosa ou muscular despolariza-se e ocorre a propagação do impulso ou contração muscular. Essa reação permanece a mesma independentemente do aumento na força do estímulo usado. Ou o estímulo causa a despolarização (o tudo) ou ele não causa a despolarização (o nada). Não há graduação da resposta; a resposta de uma fibra nervosa ou muscular simples é máxima ou não existente.[2,24,25] Esse fenômeno tudo ou nada não significa que o encurtamento da fibra muscular e a atividade muscular global não possam ser influenciados pela mudança da intensidade, pelos pulsos por segundo, ou pela duração da corrente estimulante. Os ajustes nos parâmetros da corrente podem causar mudanças no encurtamento da fibra muscular e na atividade muscular global.

Estimulação do músculo desnervado

As correntes elétricas podem ser utilizadas para se produzir uma contração muscular em um **músculo desnervado**. Um músculo que está desnervado é aquele que perdeu seu suprimento nervoso periférico. O propósito primário para o músculo desnervado eletricamente estimulado é o de auxiliar a se minimizar a extensão da atrofia durante o período enquanto o nervo está se regenerando. Após a desnervação, as fibras musculares sofrem uma série de mudanças anatômicas, bioquímicas e fisiológicas progressivas que levam à diminuição no tamanho das fibras musculares individuais e no diâmetro e peso do músculo. Consequentemente, a quantidade de tensão que o músculo pode gerar diminuirá e o tempo requerido para a contração muscular aumentará.[51,52] Essas mudanças degenerativas avançam até o músculo ser reinervado pelos axônios que se regeneram sobre o local da lesão. Se a reinervação não ocorrer em dois anos, é geralmente aceito que o tecido conectivo fibroso terá reposto os elementos contráteis do músculo e a recuperação da função muscular não é possível.[52,174,177]

Uma revisão da literatura indica que a maioria dos estudos sustenta o uso de estimulação elétrica do músculo desnervado. Esses estudos geralmente indicam que a atrofia muscular pode ser retardada, a perda de massa muscular e força da contração pode ser minimizada e o tamanho da fibra muscular pode ser mantido pelo uso adequado da estimulação elétrica.[53-55] As contrações eletricamente estimuladas do músculo desnervado podem limitar o edema e a estase venosa, retardando, assim, a fibrose e a degeneração da fibra muscular.[52] Contudo, parece também haver uma concordância geral de que a estimulação elétrica tem pouco ou nenhum efeito sobre a taxa de regeneração nervosa ou sobre a reinervação muscular.

Poucos estudos sugeriram que a estimulação elétrica do músculo desnervado realmente possa interferir na reinervação, retardando o retorno funcional.[56,57] Esses estudos propõem que a contração muscular rompa a junção neuromuscular, retardando a reinervação, e que a estimulação elétrica possa traumatizar o músculo desnervado, uma vez que ele está mais sensível ao trauma do que o músculo normal.[52,56,58,178]

Os parâmetros de tratamento para o músculo desnervado são os seguintes

1. Uma corrente com forma de onda assimétrica, bifásica, com duração de pulso menor do que um milissegundo, pode ser utilizada durante as primeiras duas semanas.[59]

2. Após duas semanas, uma CC de onda quadrada interrompida e uma CC de onda exponencial progressiva, cada uma com uma duração de pulso longa de mais de 10 milissegundos, ou uma CA de onda senoidal com uma frequência menor do que 10 Homozigose produzirá um espasmo.[57] A duração do pulso deve ser a mais curta possível, mas longa o suficiente para se extrair uma contração.[60]

3. A forma de onda da corrente tem uma duração de pulso igual ou maior do que as cronaxias do músculo desnervado.

4. A amplitude da corrente junto à duração do pulso deve ser suficiente para se estimular um músculo desnervado com cronaxias prolongadas enquanto se produz uma contração moderadamente forte das fibras musculares.

5. A pausa entre os estímulos deve ser 1:4 ou 5 (15 a 40 mA) mais longa do que a duração do estímulo (cerca de 3 a 6 segundos) para se minimizar a fadiga.[60]

6. Uma colocação de eletrodo monopolar ou bipolar pode ser utilizada com o eletrodo ativo de diâmetro menor colocado sobre o ponto mais eletricamente ativo no músculo. Isso pode não ser o ponto motor, uma vez que o músculo não seja normalmente inervado.

7. A estimulação deve começar imediatamente após a desnervação utilizando-se três tratamentos de estímulo por dia que envolvam três séries entre 5 e 20 repetições que possa ser variada de acordo com a fadiga do músculo.[52]

8. A contração precisa criar tensão muscular, assim, as articulações precisam ter contração fixa ou isotônica para que as posições de amplitude final possam ser atingidas.

Efeitos bioestimulantes da corrente elétrica sobre as células não excitatórias

As correntes estimulantes elétricas podem ter um efeito sobre a função das células não excitatórias, que responderão à corrente elétrica em modos consistentes com seu tipo celular e fun-

Capítulo 5 • Princípios Básicos da Eletricidade e de Correntes de Estimulação Elétrica **123**

ção tecidual. Nós temos discutido como as correntes elétricas causam despolarização das células excitáveis que compõem os tecidos nervoso e muscular. A estimulação elétrica da frequência e amplitude apropriadas pode ser capaz de ativar o local de recepção nas células não excitáveis e estimular as mesmas mudanças celulares que as que ocorrem naturalmente pela estimulação molecular química. A célula funciona com a incorporação de uma gama de reações químicas em um processo vivo. É concebível que o sinal elétrico apropriado possa criar locais mais específicos para a atividade enzimática, mudando ou estimulando, desse modo, a função celular.[15]

As células parecem responsivas aos gradientes CC estáveis. As células movem-se ou crescem na direção de um polo e para longe do outro. O campo elétrico criado pela corrente monofásica pode auxiliar a orientar o processo de cicatrização e as capacidades regenerativas dos tecidos lesionados ou em desenvolvimento.[15,59]

As células podem responder a uma frequência de corrente particular. A célula pode ser seletivamente responsiva a determinadas frequências e não responsiva a outras frequências. Alguns pesquisadores afirmam que os genes específicos para a fabricação da proteína podem ser ativados por um determinado impulso elétrico formatado. Essa frequência pode mudar em certas maneiras de acordo com o estado celular. Esse fenômeno tem sido denominado de **seletividade da janela de frequência** da célula.[43]

Em geral, observa-se que as pequenas correntes monofásicas de pequena amplitude são intrínsecas às maneiras que o corpo trabalha para crescimento e reparo. Clinicamente, se for possível duplicar alguns desses mesmos sinais, poder-se-á ter sucesso no uso da eletroterapia do modo mais eficiente.

USOS CLÍNICOS DAS CORRENTES DE ESTIMULAÇÃO ELÉTRICA

Unidades de estímulo elétrico mais velhas foram, em geral, capazes de produzir apenas um tipo de corrente e foram rotuladas especificamente como unidade de estímulo de alta voltagem, unidade de estímulo de baixa voltagem ou, talvez, unidade de estímulo de microcorrente. Com o passar dos anos, os avanços na tecnologia permitiram aos fabricantes de estimuladores elétricos que se ofereçam peças sofisticadas de equipamento que permitem ao fisioterapeuta a flexibilidade de se fazerem escolhas no que diz respeito à seleção do tipo mais apropriado de correntes e parâmetros de tratamento para se executar um objetivo de tratamento específico.[179] As unidades de estimulação elétrica mais recentes são capazes de produzir múltiplos tipos de corrente, incluindo de alta voltagem, bifásica, microcorrente, Russa, interferencial, interferencial pré-modulada e de baixa voltagem (Figura 5.26). A Tabela 5.2 apresenta uma lista de indicações e contraindicações para o uso de vários tipos de correntes elétricas. Uma discussão detalhada destes vários tipos de corrente encontrasse na sequência.

Correntes de alta voltagem

As correntes de alta voltagem são amplamente empregadas para uma variedade de propósitos clínicos: para se extrairem contrações musculares, para se realizar o controle da dor e para se obter a redução do edema. Definitivamente, a aplicação mais comum é a produção de contração muscular. Embora a corrente de alta voltagem seja mais comumente utilizada para se causar contração muscular, deve-se deixar claro que outros tipos de correntes elétricas – Russa, interferencial, interferencial pré-modulada ou bifásica – também podem ser utilizados. Enquanto a corrente de alta voltagem também pode ser utilizada no controle da dor, ela não é a corrente da modulação. Muitos dos dispositivos que geram corrente de alta voltagem não são portáteis. O TENS poderia ser uma escolha de modalidade de tratamento melhor para o alívio da dor a longo prazo. A eficiência e a efetividade do tratamento podem ser aumentadas seguindo-se os protocolos o mais de acordo possível com o equipamento disponível. Uma corrente de alta voltagem é uma forma de onda pulsada de pico gêmeo que tem um intervalo interpulso longo (ver Figura 5.7).

124 Parte II • Modalidades de Energia Elétrica

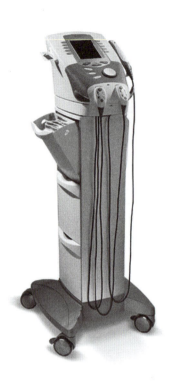
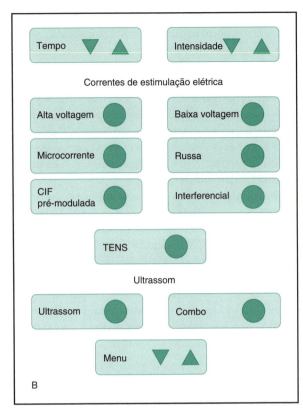

Figura 5.26 A maioria das unidades elétricas permite que o fisioterapeuta opte a partir de uma variedade de escolhas de corrente. Algumas unidades oferecem múltiplas opções de modalidade. (A) Uma combinação de unidade de estimulação elétrica e ultrassom. (B) Painel de controle para a seleção das opções de corrente.

Usos terapêuticos das contrações musculares eletricamente estimuladas

Uma variedade de ganhos terapêuticos pode ser obtida estimulando-se eletricamente uma contração muscular:

1. reeducação muscular;
2. contrações da bomba muscular;
3. retardo da atrofia;
4. fortalecimento muscular;
5. aumento da amplitude de movimento.

A fadiga muscular deve ser considerada ao se decidirem os parâmetros de tratamento. As variáveis que exercem influência sobre a fadiga muscular são as seguintes:

1. intensidade: combinação da intensidade da amplitude do estímulo de pulso e a duração do pulso;
2. o número de pulsos ou *bursts* por segundo;
3. ligada;
4. desligada.

A força muscular é variada pela mudança da intensidade para se recrutarem mais ou menos unidades motoras. Ela também pode ser variada a um certo grau pelo aumento da qualidade da soma da contração com altas taxas de *burst* ou pulso. Quanto maior a força, maior as demandas sobre o músculo, quanto maior a oclusão do fluxo sanguíneo muscular, maior a fadiga. Se altas forças

Tabela 5.2 Resumo das indicações e contraindicações para as correntes de estimulação elétrica

INDICAÇÕES

Modulação da contração muscular na dor aguda, pós-aguda e crônica

Estimulação da contração da reeducação do músculo desnervado

Retardo da atrofia

Fortalecimento muscular

Aumento da amplitude de movimento

Diminuição do edema

Diminuição do espasmo muscular

Diminuição da defesa muscular

Estímulo do processo de cicatrização

Cicatrização da ferida

Cicatrização da fratura

Cicatrização do ligamento

Estímulo da regeneração nervosa

Estímulo da função do sistema nervoso periférico

Mudança da permeabilidade da membrana

Síntese de proteína

Estímulo de fibroblastos e osteoblastos

Regeneração do tecido

Aumento da circulação por meio de contrações da bomba muscular

CONTRAINDICAÇÕES

Marca-passo

Infecção

Malignidades

Gravidez

Problemas musculoesqueléticos nos quais a contração muscular poderia exacerbar a condição

musculares não são requeridas, a intensidade e a frequência podem ser ajustadas a níveis desejados, mas a fadiga ainda pode ser um fator. Para se minimizar a fadiga associada às contrações forçadas, uma combinação da frequência mais baixa e da intensidade mais alta manterá a força constante.[61]

Se o objetivo for atingirem-se altos níveis de força, então frequências e intensidades mais altas podem ser utilizadas. Para se manter a fadiga muscular o mais baixo possível, o tempo de repouso entre as contrações deve ser de pelo menos 60 segundos para cada 10 segundos de tempo de contração. Um treino de frequência variável, no qual um estímulo de alta frequência e então um estímulo de baixa frequência são utilizados, auxiliará a se minimizar a fadiga na estimulação elétrica funcional repetitiva (FES).[61]

A contração neuromuscular induzida em torques mais altos está associada às percepções de dor do paciente, da corrente utilizada ou da intensidade da contração. Isto é, muitas vezes, um fator limitante no sucesso de qualquer um dos protocolos seguintes. Cada paciente precisa de supervisão e confiança no fisioterapeuta para a adesão mais efetiva com os objetivos do tratamento (Hooker DN, personal communication, January 30, 1994).[61,62]

126 Parte II • Modalidades de Energia Elétrica

ESTUDO DE CASO 5.1
CORRENTES DE ESTIMULAÇÃO ELÉTRICA: FORTALECIMENTO DO MÚSCULO INERVADO

Histórico: Uma mulher de 22 anos sofreu um entorse do LCM de grau II do joelho esquerdo três dias atrás em um acidente de carro e está sendo tratada com imobilização com gesso durante três semanas. Ela não tem capacidade de gerar voluntariamente uma contração de quadríceps isométrica máxima. O gesso foi modificado para se acomodarem eletrodos sobre o nervo femoral e o ponto motor do músculo vasto medial. Não existem restrições sobre a quantidade de força que ela pode produzir durante um esforço de extensão do joelho.

Impressão: Entorse do LCM de grau II do joelho esquerdo, com incapacidade de gerar força isométrica máxima dos extensores do joelho.

Plano de tratamento: Uma programação de cinco dias por semana de estimulação elétrica foi iniciada. Uma forma de onda polifásica foi selecionada, com onda transportadora de 2.500 Hz, com uma frequência efetiva de 50 Hz (10 milissegundos ligado, 10 milissegundos desligado). O estimulador foi ajustado para ascender a corrente por 6 segundos, manter a corrente na amplitude específica por 10 segundos e então cair para zero sem ascensão; o tempo de repouso foi de 50 segundos, conferindo um ciclo de trabalho efetivo de 1:5 (10 segundos ligado, 50 segundos desligado). Cada sessão de tratamento começou com 10 repetições em uma amplitude de estímulo confortável, seguido por três séries de 10 repetições cada com a quantidade máxima de corrente tolerável. Um repouso de dois minutos separou as séries. Durante os 10 segundos ligado, a amplitude da corrente foi ajustada para a quantidade máxima que a paciente podia tolerar. A paciente foi encorajada a contrair o grupo do músculo quadríceps femoral enquanto a corrente era empregada.

Resposta: A tolerância da paciente para a estimulação elétrica aumentou gradualmente durante a primeira semana e, então, atingiu um platô; este platô foi mantido pelas duas semanas seguintes. Na remoção do gesso, não houve atrofia mensurável ou visível da coxa esquerda. Um programa de reabilitação da amplitude de movimento ativa, exercício de fortalecimento e atividades funcionais foi iniciado e a paciente retornou à atividade plena, livre de dor, três semanas após a remoção do gesso.

Questões de Discussão

- Quais tecidos foram lesionados ou afetados?
- Quais sintomas estavam presentes?
- Em qual fase da série contínua lesão-cicatrização a paciente se apresentou para tratamento?
- Quais são os efeitos biofísicos da modalidade de agente físico (direta, indireta, profundidade e afinidade do tecido)?
- Quais são as indicações e contraindicações da modalidade de agente físico?
- Quais são os parâmetros da aplicação, dosagem, duração e frequência da modalidade de agente físico neste estudo de caso?
- Quais outras modalidades de agente físico poderiam ser utilizadas para se tratar esta lesão ou condição? Por quê? Como?

O profissional de reabilitação emprega modalidades de agente físico para se criar um ambiente favorável para a cicatrização do tecido, enquanto se minimizam os sintomas associados ao trauma ou à condição.

Ao se utilizar a estimulação elétrica para a contração muscular, o estímulo do ponto motor pode conferir a melhor contração muscular individual. O estímulo deve ser iniciado na localização aproximada do ponto motor desejado (Ver Apêndice A para gráfico de ponto motor). A intensidade deve ser aumentada até que a contração esteja visível, e a intensidade da corrente deve ser mantida nesse nível. A sonda deve ser movida em volta até que a melhor contração visível para essa intensidade da corrente seja encontrada; este é o ponto motor.[24,63] Ao se escolher essa localização para o estímulo, a densidade da corrente poderá ser aumentada em uma área em que numerosas fibras nervosas motoras possam ser afetadas, maximizando-se a resposta muscular do estímulo.

Reeducação muscular. A inibição muscular após cirurgia ou lesão é a indicação primária para a reeducação muscular.[181] Se os vários mecanismos neuromusculares de um músculo não tiverem sido danificados, então a inibição do sistema nervoso central desse músculo geralmente será um fator na perda do controle. A atrofia dos contatos sinápticos que permanece sem uso por longos períodos é teorizada como uma fonte desta alienação sensorimotora. O acréscimo

Capítulo 5 • Princípios Básicos da Eletricidade e de Correntes de Estimulação Elétrica

da estimulação elétrica do nervo motor fornece um uso artificial das sinapses inativas e auxilia na restauração de um equilíbrio mais normal ao sistema à medida que a informação sensorial ascendente é reintegrada aos padrões de controle de movimento do paciente. Uma contração muscular geralmente pode ser forçada estimulando-se eletricamente o músculo. O fato de se forçar o músculo à contração causa aumento no *input* sensorial deste músculo. O paciente sente e vê o músculo se contrair e pode tentar duplicar essa resposta muscular.[24,50,64,65,182] O objetivo aqui é o de se restabelecer o controle, e não se criar uma contração de fortalecimento.

Os protocolos para a reeducação muscular não listam parâmetros específicos para tornar este tratamento mais eficaz, mas os critérios listados no protocolo de tratamento para a reeducação muscular são essenciais.

Parâmetros de tratamento para a reeducação muscular

1. A intensidade da corrente deve ser adequada para a contração muscular, mas confortável para o paciente.

2. A pulsação por duração deve ser estabelecida o mais próximo das cronaxias para neurônios motores (300 a 600 microssegundos).

3. Os pulsos por segundo devem ser altos o suficiente para se produzir uma contração tetânica (35 a 55 pps), mas ajustados de modo que a fadiga muscular seja minimizada. Taxas mais altas podem ser mais produtoras de fadiga do que as taxas no alcance médio da contração tetânica.

4. Ciclos ligados/desligados devem ser baseados nos parâmetros do equipamento disponível e na preferência do fisioterapeuta em ensinar o paciente a readquirir o controle do músculo. As correntes que sobem ou descem precisarão de tempos maiores, assim a corrente efetiva é ligada em 2 a 3 segundos. Os tempos desligados podem ser contração de 1:1 para se recuperar a razão ou de 1:4 ou 5, dependendo da preferência do fisioterapeuta ou da atenção do paciente e/ou nível de fadiga.

5. A corrente ininterrupta ou oscilada deve ser utilizada.

6. O paciente deve ser instruído a permitir que a eletricidade faça o músculo se contrair, permitindo-se que o paciente sinta e veja a resposta desejada. Depois, o paciente deve alternar contrações musculares voluntárias com contrações induzidas por corrente.

7. O tempo de tratamento total deve ser de cerca de 15 minutos, mas isso pode ser repetido várias vezes ao dia.

8. A corrente bifásica pulsada de alta voltagem ou de frequência média pode ser mais efetiva.[24,64,66]

ESTUDO DE CASO 5.2
CORRENTES DE ESTIMULAÇÃO ELÉTRICA: REEDUCAÇÃO DO MÚSCULO INERVADO (2)

Histórico: Um rapaz de 16 anos de idade submeteu-se, ontem, a meniscectomia artroscópica parcial medial do joelho direito. Ele está programado para começar, hoje, a deambulação com muletas e sustentação de peso, se tolerado. A política da clínica afirma que os pacientes devam estar aptos a produzir uma contração do quadríceps femoral ativa antes da instrução sobre a deambulação com muletas. Contudo, o paciente é incapaz de produzir uma contração ativa do músculo quadríceps femoral. A dor e o edema são mínimos, mas, após trabalhar com o paciente por 15 minutos, ele permanece incapaz de contrair o quadríceps femoral.

Impressão: Condição de cirurgia pós-artroscópica do joelho direito com inibição do controle do quadríceps femoral.

(continua)

128 Parte II • Modalidades de Energia Elétrica

ESTUDO DE CASO 5.2 *(Continuação)*
CORRENTES DE ESTIMULAÇÃO ELÉTRICA: REEDUCAÇÃO DO MÚSCULO INERVADO (2)

Plano de tratamento: Empregando-se um gerador de forma de onda pulsada monofásica, um curso de estimulação elétrica foi iniciado. O cátodo (ativo, polaridade negativa) foi colocado sobre o ponto motor do vasto medial, e o ânodo (inativo, polaridade positiva) foi colocado sobre a coxa posterior. A frequência foi ajustada a 40 pps. Utilizando-se um ciclo de trabalho ininterrupto (1:0), a amplitude foi ajustada a um nível que produziu uma contração visível, mas estava abaixo do limiar da dor. Após se estabelecer a amplitude do estímulo, o ciclo de trabalho foi então ajustado para liberar 15 segundos de estímulo seguidos por 15 segundos de repouso; a corrente não ascendeu, assim, o ciclo de trabalho efetivo foi de 1:1. O paciente foi encorajado a contrair o quadríceps femoral durante o estímulo para as primeiras cinco estimulações e, então, foi solicitado a contrair o quadríceps femoral antes que o estímulo fosse liberado.

Resposta: Após 20 repetições do estímulo, o paciente estava apto a iniciar uma contração do quadríceps femoral antes que a corrente fosse liberada. A estimulação elétrica foi interrompida e o paciente estava capaz de continuar a contrair voluntariamente o quadríceps femoral. Ele foi orientado a caminhar com muletas e a reabilitação pós-operatória de rotina foi iniciada.

Questões de discussão

- Quais tecidos foram lesionados/afetados?
- Quais sintomas estavam presentes?
- Em qual fase da série contínua lesão-cicatrização o paciente se apresentou para tratamento?
- Quais são os efeitos biofísicos da modalidade de agente físico (direto/indireto/profundidade/afinidade do tecido)?
- Quais são as indicações/contraindicações da modalidade de agente físico?
- Quais são os parâmetros da aplicação/dosagem/duração/frequência da modalidade de agente físico neste estudo de caso?
- Quais outras modalidades de agente físico poderiam ser utilizadas para se tratar esta lesão ou condição? Por quê? Como?
- Por que o paciente estava incapaz de contrair o quadríceps femoral após a cirurgia?
- Por que a capacidade de contrair o quadríceps femoral era um pré-requisito para a deambulação com muletas?
- Qual é a diferença (trajetória e fisiologia) entre a contração muscular voluntária e a contração induzida (estimulada)?
- Como a estimulação elétrica auxilia o paciente a readquirir a capacidade de contrair voluntariamente o músculo?
- Qual é a alternativa de abordagem viável para se auxiliar a este paciente?
- De que se deveria suspeitar se não houvesse respostas à estimulação elétrica?
- Por que a amplitude de estímulo foi ajustada abaixo do limiar da dor?

O profissional de reabilitação emprega modalidades de agente físico para se criar um ambiente favorável para a cicatrização do tecido, enquanto se minimizam os sintomas associados ao trauma ou à condição.

ESTUDO DE CASO 5.3
CORRENTES DE ESTIMULAÇÃO ELÉTRICA: REEDUCAÇÃO DO MÚSCULO INERVADO

Histórico: Um homem de 23 anos de idade sofreu uma lesão de grau V de Sunderland do nervo radial esquerdo como resultado de uma fratura aberta do úmero sofrida em um acidente de motocicleta. A lesão ocorreu há dois anos. Houve um reparo primário malsucedido da lesão nervosa; como não havia evidência de reinervação, um

(continua)

Capítulo 5 • Princípios Básicos da Eletricidade e de Correntes de Estimulação Elétrica **129**

ESTUDO DE CASO 5.3 (Continuação)
CORRENTES DE ESTIMULAÇÃO ELÉTRICA: REEDUCAÇÃO DO MÚSCULO INERVADO

enxerto de nervo sural foi concluído um ano atrás. Novamente, não houve evidência de reinervação, assim, a inserção distal do flexor radial do carpo (FRC) foi transferida para o aspecto posterior da base do terceiro metacarpal para se fornecer extensão do punho. A transferência de tendão foi completada há três semanas. O punho e o antebraço estavam até ontem imobilizados e o paciente foi encaminhado para a reabilitação. O cirurgião liberou o paciente para uma gentil contração do FRP.

Impressão: Transferência pós-tendão com falta de controle voluntário.

Plano de tratamento: Utilizando-se um gerador de forma de onda bifásico pulsada, um curso de estimulação elétrica terapêutica foi iniciado. Uma disposição de eletrodo bipolar foi utilizada, com um eletrodo sobre o ponto motor do FRP e o outro eletrodo a aproximadamente 4 cm distal, sobre o FRP. A taxa de pulsação foi estabelecida a 40 pps e o ciclo de trabalho efetivo foi ajustado a 5:5 (5 segundos ligado, 5 segundos desligado) com uma rampa ascendente de dois segundos e uma descendente de dois segundos (assim o tempo total em que a corrente era liberada foi de sete segundos, com sete segundos entre as estimulações). A amplitude da corrente foi ajustada para se atingir uma contração palpável do FRC, mas sem movimento de punho e o tempo de tratamento foi ajustado para 12 minutos, de modo a atingir aproximadamente 50 contrações.

Resposta: O tratamento foi conduzido diariamente por três semanas, com aumentos graduais na amplitude de corrente e número de repetições. Nesse momento, o paciente estava capaz de iniciar a extensão de punho independente da estimulação elétrica e recebeu alta para um programa doméstico.

Questões de discussão

- Quais tecidos foram lesionados ou afetados?
- Quais sintomas estavam presentes?
- Em qual fase da série contínua lesão-cicatrização o paciente se apresentou para tratamento?
- Quais são os efeitos biofísicos da modalidade de agente físico (direto, indireto, profundidade e afinidade do tecido)?
- Quais são as indicações e contraindicações da modalidade de agente físico?
- Quais são os parâmetros da aplicação, dosagem, duração e frequência da modalidade de agente físico neste estudo de caso?
- Quais outras modalidades de agente físico poderiam ser utilizadas para se tratar esta lesão ou condição? Por quê? Como?
- Quais estruturas estão envolvidas com uma lesão nervosa periférica de grau V de Sunderland?
- O que está envolvido em um enxerto de nervo sural? O que o cirurgião estava tentando obter?
- Quais fatores levaram à falha do reparo do nervo radial primário e o enxerto sural?
- Por que o cirurgião esperou quase um ano após o reparo primário para fazer o enxerto sural e quase um ano após o enxerto sural para realizar a transferência de tendão?
- A extensão de punho na ausência da função do extensor comum dos dedos realmente aumentará a função do paciente? Por que ou por que não?

O profissional de reabilitação emprega modalidades de agente físico para se criar um ambiente favorável para a cicatrização do tecido, enquanto se minimizam os sintomas associados ao trauma ou à condição.

Contrações de bomba muscular. A contração muscular eletricamente induzida pode ser utilizada para se duplicarem as contrações musculares regulares que auxiliam a se estimular a circulação bombeando-se líquido e sangue através de canais venosos e linfáticos de volta para o coração.[67,183] Uma discussão da formação de edema está inclusa no Capítulo 15. A utilização da estimulação de nível sensorial também foi considerada para se diminuir o edema no entorse e em lesões de contusão em modelos animais.

A estimulação elétrica das contrações musculares na extremidade afetada pode auxiliar a se restabelecer o padrão circulatório adequado enquanto se mantém a parte lesionada protegida.[68–71]

Parâmetros de tratamento para a contração de bomba muscular a fim de se reduzir o edema são os seguintes

1. A intensidade da corrente deve ser alta o suficiente para se fornecer uma contração muscular forte, confortável.
2. A duração do pulso é pré-estabelecida na maioria dos geradores terapêuticos. Se for ajustável, ela deverá ser posta o mais próxima possível da duração necessária para as cronaxias (300 a 600 microssegundos) do nervo motor a ser estimulado.
3. Os pulsos por segundo devem estar nos inícios da amplitude da tetania (35 a 50 pps).
4. A corrente interrompida ou oscilada deve ser utilizada.
5. O ligado deve ser de 5 a 10 segundos.
6. O desligado deve ser de 5 a 10 segundos.
7. A parte a ser tratada deve ser elevada.
8. O paciente deve ser instruído a permitir que a eletricidade faça os músculos se contraírem. A amplitude de movimento ativa pode ser estimulada ao mesmo tempo se não for contraindicada.
9. O tempo total do tratamento deve ser entre 20 e 30 minutos; o tratamento deve ser repetido duas a cinco vezes diariamente.
10. A CP de alta voltagem ou corrente bifásica de frequência média pode ser mais efetiva.[13,36,72–74]
11. Deve-se utilizar esse protocolo além do gelo normal para se obter melhor efeito.[36,75]

Retardo da atrofia. A prevenção ou retardo da atrofia tem sido tradicionalmente uma razão para se tratarem pacientes com contração muscular eletricamente estimulada. A manutenção do tecido muscular, após uma lesão que impeça o exercício muscular normal, pode ser realizada substituindo-se uma contração muscular eletricamente estimulada. A estimulação elétrica reproduz os eventos físicos e químicos associados à contração muscular voluntária normal e auxilia a manter a função muscular normal. Novamente, não existem protocolos específicos. Ao se projetar um programa, o profissional deve tentar duplicar as contrações musculares associadas às rotinas de exercício normais.

Parâmetros de tratamento para o retardo da atrofia

1. A intensidade da corrente deve ser tão alta quanto o paciente puder tolerar. Isto pode ser aumentado durante o tratamento à medida que alguma acomodação sensorial ocorrer. A contração deve ser capaz de mover o membro através do alcance antigravidade ou de atingir 25% ou mais do torque de **contração isométrica voluntária máxima (CIVM)** normal para o músculo. As leituras de torque mais altas parecem ter os melhores resultados.
2. A duração do pulso é pré-estabelecida na maioria dos geradores terapêuticos. Se ela for ajustável, ele deve ser estabelecida o mais próximo possível da duração necessária para as cronaxias (300 a 600 microssegundos) do nervo motor a ser estimulado.
3. Os pulsos por segundo devem estar no alcance da tetania (50 a 85 pps).
4. Deve-se utilizar corrente ininterrupta ou do tipo oscilada.
5. O ligado deve estar entre 6 e 15 segundos.
6. O desligado deve ser de, pelo menos, 1 minuto.
7. O músculo deve receber resistência, seja resistência da gravidade ou externa fornecida pelo acréscimo de pesos ou pela fixação da articulação, de modo que a contração se torne isométrica.
8. O paciente pode ser instruído a trabalhar com a contração eletricamente induzida, mas o esforço voluntário não é necessário para o sucesso deste tratamento.

Capítulo 5 • Princípios Básicos da Eletricidade e de Correntes de Estimulação Elétrica **131**

9. O tempo total de tratamento deve ser de 15 a 20 minutos, ou tempo suficiente para permitir um mínimo de 10 contrações; alguns protocolos têm sido bem-sucedidos com três séries de 10 contrações. O tratamento pode ser repetido duas vezes ao dia. Alguns protocolos que utilizam unidades com bateria em vez de unidades elétricas têm defendido séries mais longas com mais repetições, provavelmente devido à baixa força de contração.

10. A corrente bifásica de alta voltagem ou de frequência média deve ser utilizada.[50,65,76–78]

Fortalecimento muscular. O fortalecimento muscular proveniente da estimulação muscular elétrica tem sido utilizado com alguns bons resultados em pacientes com fraqueza ou desnervação de um grupo muscular.[79–85] O protocolo é mais bem estabelecido para esse uso, mas precisa-se de mais pesquisas para se esclarecerem os procedimentos e permitir que se possa generalizar os resultados para problemas de outros pacientes.

Parâmetros de tratamento para o fortalecimento muscular

1. A intensidade da corrente deve ser alta o suficiente para fazer o músculo desenvolver 60% do torque gerado em uma CIVM.

2. A duração do pulso é pré-estabelecida na maioria dos geradores terapêuticos. Se ajustável, ela deve ser estabelecida o mais próximo possível da duração necessária para as cronaxias (300 a 600 microssegundos) do nervo motor a ser estimulado. Em geral, as durações do pulso devem incluir mais nervos na resposta.

3. Os pulsos por segundo devem estar no alcance da tetania (70 a 85 pps).

4. A corrente oscilada ou interrompida com uma rampa gradual para o pico da intensidade é mais efetiva.

5. O ligado deve estar na variação de 10 a 15 segundos.

6. O desligado deve estar na variação de 50 segundos a 2 minutos.

7. A resistência geralmente é aplicada imobilizando-se o membro. O músculo recebe, então, um torque de contração isométrica igual ou maior do que 25% do torque da CIVM. Quanto maior a porcentagem do torque produzido, melhores os resultados.

8. O paciente pode ser instruído a trabalhar com a contração eletricamente induzida, mas o esforço voluntário não é necessário para o sucesso do tratamento.

9. O tempo total de tratamento inclui um mínimo de 10 contrações, mas a reprodução de protocolos de treinamento resistido ativo normal de três séries de 10 contrações também pode ser produtiva. A fadiga é um fator maior neste cenário. As séries de estimulação elétrica devem ser programadas pelo menos três vezes por semana. Em geral os ganhos de força continuarão durante o tratamento, mas as intensidades precisarão aumentar para se manter o ritmo com a maioria dos torques de contração voluntária máxima da corrente.

10. A corrente russa de alta voltagem ou frequência média é a corrente de escolha.[50,6162,64,65,76–78,86]

Aumento da amplitude de movimento. O aumento da amplitude de movimento nas articulações contraídas também é um uso possível e documentado da estimulação muscular elétrica. Estimular-se eletricamente a contração muscular traciona a articulação por meio da amplitude limitada. A contração contínua desse grupo muscular durante um tempo estendido parece tornar a articulação contraída e o tecido muscular modificado e alongado. A redução das contraturas em pacientes com hemiplegia tem sido registrada, embora nenhum estudo tenha registrado esse tipo de uso nas articulações contraídas de lesões esportivas ou cirurgia.

132 Parte II • Modalidades de Energia Elétrica

ESTUDO DE CASO 5.4
CORRENTES DE ESTIMULAÇÃO ELÉTRICA: FORTALECIMENTO DO MÚSCULO INERVADO (2)

Histórico: Uma mulher de 33 anos sofreu uma ruptura isolada do ligamento cruzado anterior esquerdo (LCA) há duas semanas, enquanto esquiava. Três dias atrás, ela sofreu uma reconstrução intra-articular artroscopicamente assistida do LCA que utilizou um enxerto de ligamento patelar autólogo. Ela, no momento, sustenta peso quando tolerado com muletas axilares, utiliza uma tala removível e foi liberada para se acelerar a reabilitação.

Impressão: Reconstrução pós-operatória do LCA.

Plano de tratamento: Além do fortalecimento ativo padrão e do exercício de amplitude de movimento e das modalidades de agente físico para se controlarem a dor e o edema pós-operatórios, iniciou-se um curso de estimulação elétrica para o fortalecimento. A tala foi removida e a paciente foi sentada em um dispositivo de treinamento e teste isocinético, com o joelho esquerdo em 65° de flexão e o dispositivo estabelecido a 0°/s (isométrico). Foi utilizado um estimulador elétrico polifásico pulsado, com eletrodos colocados sobre os pontos motores dos músculos vasto medial e vasto lateral. O estimulador produziu uma onda portadora de 2.500 Homozigose, com uma frequência efetiva de 50 Hz (10 milissegundos ligado, 10 milissegundos desligado). Uma rampa de subida de dois segundos e, logo, uma rampa de descida de dois segundos foram selecionadas, com um ciclo de trabalho total de 14:50 (14 segundos ligado, 50 segundos desligado), e a amplitude da corrente foi ajustada para a tolerância máxima durante toda a terceira estimulação. Quinze ciclos foram realizados e a paciente repousou por cinco minutos; isto foi repetido duas vezes para um total de 45 contrações por sessão de tratamento. A paciente foi tratada três vezes por semana por um total de cinco semanas.

Resposta: Um aumento linear na força produzida durante a estimulação elétrica, bem como uma produção de força isométrica máxima, foi registrado durante as cinco semanas de tratamento. A marcha e a amplitude de movimento da paciente melhoraram e ela recebeu alta para um programa doméstico no final do tratamento.

Questões de discussão

- Quais tecidos foram lesionados ou afetados?
- Quais sintomas estavam presentes?
- Em qual fase da série lesão-cicatrização a paciente se apresentou para tratamento?
- Quais são os efeitos biofísicos da modalidade de agente terapêutico (direto, indireto, profundidade e afinidade do tecido)?
- Quais são as indicações e contraindicações da modalidade de agente físico?
- Quais são os parâmetros da aplicação, dosagem, duração e frequência da modalidade de agente físico neste estudo de caso?
- Quais outras modalidades de agente físico poderiam ser utilizadas para se tratar esta lesão ou condição? Por quê? Como?
- Quais vantagens existem para se aumentar o reparo do LCA com o tendão patelar?
- Por que o treinamento do quadríceps femoral foi conduzido a 65° de flexão? Quais fatores biomecânicos favorecem o treinamento nesse ângulo articular enquanto oposto à extensão total do joelho?
- Qual efeito a estimulação elétrica teve sobre a taxa de cicatrização da reconstrução? E sobre o retorno da paciente à função?

O profissional de reabilitação emprega modalidades de agente físico para se criar um ambiente favorável para a cicatrização do tecido, enquanto se minimizam os sintomas associados ao trauma ou à condição.

Parâmetros de tratamento para se aumentar a amplitude de movimento

1. A intensidade da corrente deve ser de intensidade e duração suficientes para fazer um músculo contrair forte o suficiente para mover a parte do corpo através de sua amplitude antigravidade. A intensidade deve ser gradualmente aumentada durante o tratamento.

2. A duração do pulso é pré-estabelecida na maioria dos geradores terapêuticos. Se for ajustável, ela deve ser estabelecida o mais próximo possível da duração necessária para estimular as cronaxias (300-600 microssegundos) do nervo motor.

Capítulo 5 • Princípios Básicos da Eletricidade e de Correntes de Estimulação Elétrica   133

3. Os pulsos por segundo devem estar no início do alcance da tetania (40-60 pps).

4. A corrente interrompida ou oscilada deve ser usada.

5. O ligado deve estar entre 15 e 20 segundos.

6. O desligado deve ser igual ou maior do que o ligado porque a fadiga é uma grande consideração.

7. O grupo muscular estimulado deve ser antagonista à contratura articular e a paciente deve ser posicionado de modo que a articulação seja movida até os limites da amplitude disponível.

8. A paciente é passivo neste tratamento e não trabalha com contração elétrica.

9. O tempo de tratamento total deve ser de 90 minutos diários. Isto pode ser dividido em três tratamentos de 30 minutos.

10. As correntes russa ou CP de alta voltagem são as melhores opções.

ESTUDO DE CASO 5.5
CORRENTES DE ESTIMULAÇÃO ELÉTRICA: MODULAÇÃO DA DOR

Histórico: Um homem de 47 anos sofreu uma lesão por esmagamento fechada do pé direito, em um acidente de obra, há 12 semanas. As radiografias não revelaram lesão óssea e o exame físico indicou que as estruturas neurovasculares estavam intactas. Um dispositivo de imobilização pneumático foi aplicado à perna direita no departamento de emergência, o paciente recebeu muletas axilares e foi instruído a evitar a sustentação de peso no pé direito até que fosse liberado pelo fisioterapeuta. O dispositivo de imobilização foi removido há seis semanas e ele foi instruído a começar a sustentação de peso progressiva e a exercitar o pé por conta própria. Ele foi agora encaminhado ao fisioterapeuta devido a um aumento progressivo na dor ardente no pé e na perna, com edema e sensibilidade extrema ao toque. O paciente se recusa a sustentar peso no pé e não está utilizando meia ou sapato no pé direito.

Impressão: Síndrome de dor regional complexa (SDRC) tipo I (também conhecida como distrofia simpática reflexa).

Plano de tratamento: Uma corrente bifásica pulsada foi aplicada à perna direita, com eletrodos sobre os compartimentos anterior e posterior. A frequência estava em 2 pps e a amplitude estava acima do limiar de dor do paciente, mas abaixo da tolerância à dor; uma forte resposta nervosa muscular foi extraída. A corrente foi liberada sem interrupção (ciclo de trabalho de 1:0) por 60 segundos. Quando a corrente foi desligada, o pé do paciente foi levemente escovado pelas mãos do terapeuta. O processo foi repetido em um total de 10 vezes na sessão de tratamento inicial, e o paciente foi instruído a tentar o processo de varredura em casa.

Resposta: Após os 60 segundos iniciais de corrente na primeira sessão de tratamento, o paciente estava apto a tolerar cinco segundos de leve toque. Após o décimo período de estimulação, o paciente estava apto a tolerar 45 segundos de toque moderado. O tratamento foi repetido três dias por semana durante duas semanas, tempo no qual o paciente estava apto a tolerar meias e sapato, sustentava um peso parcial e continuava com o processo de dessenbilização em um programa doméstico.

Questões de discussão

- Quais tecidos foram lesionados ou afetados?
- Quais sintomas estavam presentes?
- Em qual fase da série contínua lesão-cicatrização o paciente se apresentou para tratamento?
- Quais são os efeitos da modalidade de agente físico (direto, indireto, profundidade ou afinidade do tecido)?
- Quais são as indicações e contraindicações da modalidade de agente físico?
- Quais são os parâmetros de aplicação, dosagem, duração e frequência da modalidade de agente físico neste estudo de caso?
- Quais outras modalidades de agente físico poderiam ser utilizadas para se tratar esta lesão ou condição? Por quê? Como?
- O que é SDRC tipo I?

(continua)

134 Parte II • Modalidades de Energia Elétrica

ESTUDO DE CASO 5.5 (Continuação)
CORRENTES DE ESTIMULAÇÃO ELÉTRICA: MODULAÇÃO DA DOR

- Qual é a diferença entre SDRC tipo I e SDRC tipo II?
- Por que a TENS de baixa frequência foi selecionada para este paciente? Quais outras formas de TENS (p. ex., convencional, hiperestimulação) seriam efetivas? Por que ou por que não?

- É provável que a SDRC poderia ter sido prevenida neste paciente? Como?

O profissional de reabilitação emprega modalidades de agente físico para se criar um ambiente favorável para a cicatrização do tecido, enquanto se minimizam os sintomas associados ao trauma ou à condição.

O efeito da estimulação não contrátil sobre o edema

O movimento de íon dentro dos tecidos biológicos é uma teoria básica na literatura da eletroterapia. Isto é nitidamente observado no modelo de potencial de ação da despolarização da célula nervosa. Os efeitos da estimulação de nível sensorial sobre o edema foram teorizados para se trabalhar sobre esse princípio. A pesquisa não documentou a efetividade desse tipo de tratamento e os fisioterapeutas devem continuar a empregar outros mecanismos mais provados para diminuir o edema. Veja o Capítulo 15 para uma discussão da formação de edema.

Desde 1987, vários estudos que utilizam modelos de rato e sapo têm auxiliado a se definirem com mais clareza os efeitos da estimulação elétrica sobre a formação e redução do edema.[7,21,68–70,87] A teoria da bomba muscular discutida anteriormente parece ser o modo mais viável de se afetar esse problema.[28] A maioria dos estudos recentes têm focado na estimulação de nível sensorial. Uma teoria inicial apoiou o uso de CC de nível sensorial como uma força motora para fazer os íons de proteína plasmática carregados nos espaços intersticiais moverem-se na direção do eletrodo opostamente carregado. Cook e colaboradores demonstraram aumento na captação linfática da albumina rotulada em ratos tratados com estimulação de alta voltagem de nível sensorial.[67] Contudo, não houve redução significativa no volume do membro. Eles formularam a hipótese de que o campo elétrico introduzido na área do edema tenha facilitado o movimento das proteínas carregadas para os canais linfáticos. Quando o volume do canal linfático aumentou, também aumentou a taxa de contração do músculo liso nos linfáticos. Eles também formularam a hipótese de que a estimulação dos neurônios sensoriais possa causar ativação indireta do sistema nervoso autônomo. Isto pode causar liberação das substâncias adrenérgicas que poderiam também aumentar a taxa de contração do músculo liso linfático e circulação linfática.

As considerações de tratamento incluem:

1. tempos de tratamento estendidos, uma hora;
2. estimulação de corrente monofásica com polaridade disposta do modo correto;
3. eletrodos dispostos para trazer ou pressionar as proteínas plasmáticas para o sistema linfático e voltarem para o sistema circulatório via ducto torácico.

Outro mecanismo proposto é o de que uma estimulação de microampere dos componentes neurovasculares em uma área lesionada possa causar vasoconstrição e reduzir a permeabilidade das paredes capilares para se limitar a migração de proteínas plasmáticas para os espaços intersticiais. Isto poderia retardar o acúmulo de proteínas plasmáticas e a dinâmica de líquido associada do exsudato de edema. Em um estudo do vazamento estimulado por histamina de proteínas plasmáticas, os animais tratados com pequenas doses de corrente elétrica produziram menos vazamento.[68] Os mecanismos subjacentes tinham tamanho de poro reduzido nas paredes capilares e acúmulo sanguíneo nos capilares, o que poderia ter sido iniciado por fatores hormonais, neurais, mecânicos ou eletroquímicos.

Capítulo 5 • Princípios Básicos da Eletricidade e de Correntes de Estimulação Elétrica **135**

A teoria sobre o mecanismo exato do controle de edema a partir desses métodos permanece obscura e contraditória, mas não se dispõe de achados de pesquisa suficientes para se sustentar clinicamente uma tentativa de ensaio de controle de edema por estimulação elétrica.

Parâmetros de tratamento para controle de edema

1. Intensidade de corrente de 30 a 50 V ou 10% menor do que o necessário para se produzir uma contração muscular visível é mais efetiva.

2. Correntes de curta duração pré-ajustadas no equipamento de alta voltagem são efetivas.

3. Frequências de alta pulsação (120 pps) são as mais efetivas.

4. As correntes monofásicas interrompidas são as mais efetivas. As correntes bifásicas mostraram aumentos no volume.

5. Os animais tratados com um eletrodo distal negativo tiveram um significativo efeito no tratamento. Os animais com um eletrodo distal positivo não mostraram mudança.

6. Tempo de tratamento após a lesão: os melhores resultados foram registrados quando o tratamento começou imediatamente após a lesão. O tratamento iniciado após 24 horas mostrou um efeito sobre o acúmulo de novo volume de edema, mas não mostrou nenhum efeito sobre o volume de edema existente.

7. Um tratamento de 30 minutos mostrou bom controle de volume por 4 a 5 horas.

8. A técnica de eletrodo de imersão em água foi efetiva, mas o uso de eletrodos de superfície não foi efetivo.

9. Os geradores de alta voltagem foram efetivos e os geradores de baixa voltagem não foram efetivos.[8,18,33,75,88–98]

Tomada de decisão clínica *Exercício 5.10*

Ao instalar um turbilhão na área de hidroterapia, o fisioterapeuta deve sempre estar ciente da possibilidade de choque elétrico. Quais medidas podem ser empregadas para se reduzir a possibilidade de choque elétrico?

Correntes bifásicas assimétricas

As correntes bifásicas assimétricas são encontradas na maioria das unidades TENS portáteis (Figura 5.27). O termo **neuroestimulação elétrica transcutânea (TENS)** ficou intimamente associado a controle de dor. Clinicamente, esforços são feitos para se estimularem os nervos sensoriais a fim de se mudar a percepção do paciente de um estímulo doloroso vindo da área lesionada. Uma unidade TENS consiste em um gerador de sinal elétrico, uma bateria e um dispositivo de eletrodos. As unidades são pequenas e programáveis, e os geradores podem liberar trens de estímulos com forças de corrente variáveis, taxas de pulsos e amplitudes de pulso. Para se entender como se afeta maximamente a percepção de dor por meio da estimulação elétrica, é necessário que se entenda a percepção de dor. A teoria de controle do mecanismo da comporta, a teoria de controle descendente e a teoria de controle da dor opiáceo endógena são a base teórica para os fenômenos de redução de dor. Essas teorias foram abordadas em detalhes no Capítulo 4.

Usos terapêuticos da estimulação elétrica dos nervos sensoriais

Teoria de controle do mecanismo da comporta. Fornecer-se um estímulo cutâneo sensorial máximo às fibras Aβ sensoriais quando há dor em determinada área irá, em geral, "fechar a comporta" para impulsos aferentes dolorosos sendo transmitidos à medula espinal nas fibras Aδ e C no nível da medula espinal. Enquanto os estímulos são aplicados, a percepção da dor é diminuída. A estimulação elétrica dos nervos sensoriais extrairá o mecanismo de controle

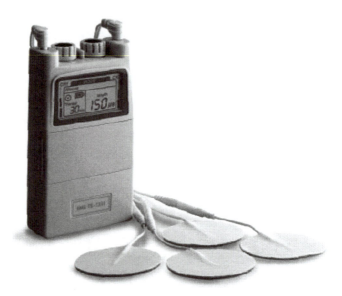

Figura 5.27 Unidade de TENS portátil.

da comporta e diminuirá a consciência dos estímulos dolorosos.[2,35,40,42,46,76,78,99-104] Esse tipo de tratamento é referido como tratamento TENS **convencional, de alta frequência ou de nível sensorial** e é o protocolo TENS mais comumente utilizado. A intensidade é estabelecida apenas alta o suficiente para se extrair uma sensação de formigamento, mas não alta o suficiente para se causar uma contração muscular. O alívio da dor dura enquanto o estímulo é ligado, mas ele geralmente diminui quando o estímulo para. Normalmente, os pacientes aplicam os eletrodos e os deixam no lugar todo o dia, ligando o estímulo por intervalos de aproximadamente 30 minutos.

Parâmetros de tratamento por meio de TENS convencional (controle da comporta)

1. A intensidade da corrente deve ser ajustada à tolerância, mas não deve causar uma contração muscular – quanto mais alta, melhor.
2. A duração do pulso (amplitude do pulso) deve ser de 75 a 150 microssegundos ou o máximo possível na máquina.
3. Os pulsos por segundo devem ser de 80 a 125, ou o mais alto possível na máquina.
4. Uma forma de onda de estimulador elétrico transcutâneo deve ser utilizada (mais comumente bifásica assimétrica, mas ela pode ser bifásica simétrica e, menos comumente, monofásica).
5. O ligado deve estar no modo contínuo.
6. O tempo de tratamento total deve corresponder às flutuações na dor; a unidade deve ser deixada ligada até a dor não ser mais percebida, desligada e, então, religada quando a dor recomeçar.
7. Se o tratamento for bem-sucedido, haverá alívio da dor nos primeiros 30 minutos.
8. Se não for bem-sucedido, mas o fisioterapeuta sentir que é a melhor abordagem teórica ou mais clinicamente aplicável, deve-se mudar a colocação dos eletrodos e tentar novamente. Se isto também não for bem-sucedido, a utilização de uma abordagem teórica diferente poderá oferecer maior auxílio.
9. Qualquer estimulador que possa liberar esta corrente é aceitável. As unidades portáteis são melhores para o controle da dor em 24 horas (ver Figura 5.27).[40,42,105]

Capítulo 5 • Princípios Básicos da Eletricidade e de Correntes de Estimulação Elétrica **137**

Teoria de controle da dor descendente. A estimulação elétrica intensa das pequenas fibras Aδ e C periféricas que transmitem dor causa a estimulação do mesencéfalo, ponte e medula. Por sua vez, isto causa a liberação de encefalina por meio de neurônios descendentes, que bloqueia os impulsos de dor no nível da medula espinal (ver Figura 4.9).[48] O *input* cognitivo do córtex relativo à percepção e experiências de dor passadas também contribui para esse controle de mecanismo descendente. Esse tipo de tratamento é referido como tratamento por TENS de **nível motor** ou de **baixa frequência**. A intensidade é estabelecida alta o suficiente para se extrair uma sensação de formigamento e uma contração muscular. Deve-se esperar que o alívio da dor com a TENS de nível motor leve mais tempo do que o obtido com a TENS convencional (15 a 60 minutos), mas o alívio provavelmente durará mais tempo (>1 hora).

Parâmetros de tratamento para a TENS de baixa frequência ou de nível motor

1. A intensidade da corrente deve ser alta o suficiente para se extrair uma contração muscular.

2. A duração do pulso deve ser de 100 a 600 microssegundos.

3. Os pulsos por segundo devem estar <20 pps.

4. O ligado deve ser de 30 segundos a um minuto.

5. A estimulação deve ser aplicada sobre pontos onde não for difícil de se extrair uma resposta motora como um ponto motor ou mesmo sobre pontos de acupuntura e gatilho.

6. A seleção e o número de pontos utilizados variam de acordo com a parte tratada, mas elas não têm necessariamente de estar acima da área da dor.

7. Se este tratamento for bem-sucedido, a dor será aliviada em 15 a 60 minutos, mas o alívio pode durar mais de uma hora.

8. Se este tratamento não for bem-sucedido, deve-se tentar diferentes colocações de eletrodo, expandindo-se os pontos de tratamento utilizados.

Teoria de controle da dor opiácea endógena. A estimulação elétrica dos nervos sensoriais pode estimular a liberação de β-endorfina e dinorfina da glândula hipofisária e o hipotálamo no líquido espinal cerebral. O mecanismo que causa a liberação e, então, a união de β-endorfina, dinorfina e, por fim, encefalina a algumas células nervosas é ainda incerta. É certo que diminuição ou eliminação da percepção da dor é causada pela aplicação de corrente elétrica nociva a áreas próximas ao local da dor ou à acupuntura ou pontos-gatilho locais e distantes à área da dor.[48,76,94,106-112]

Para utilizar-se a influência da analgesia de hiperestimulação e a liberação de β-endorfina, uma disposição de estímulo de ponto deve ser utilizada.[109] Essa abordagem utiliza um grande coxim dispersivo e um pequeno coxim ou eletrodo de ponto de sonda manual. O eletrodo de ponto é aplicado no local escolhido e a intensidade é aumentada até que o paciente a perceba. A sonda é movida ao redor da área e o paciente é solicitado a relatar mudanças relativas na percepção da intensidade. Quando uma localização de percepção de intensidade máxima é encontrada, a intensidade da corrente é aumentada para níveis nocivos, porém toleráveis.[113] Isto é igual ao achado de um ponto motor, conforme descrito anteriormente.[48,114]

A estimulação da β-endorfina pode oferecer melhor alívio para a dor crônica ou incômoda profunda similar à dor de lesão por esforço repetitivo. A intensidade do impulso é uma função da duração e da amplitude do pulso. O conforto é um fator determinante muito importante da obediência do paciente e, assim, do sucesso global do tratamento. Amplitudes de pulso maiores tendem a ser mais dolorosas. O método de liberação de TENS é menos tolerável porque a intensidade do impulso é mais alta.

Uma combinação de estimulação de ponto nocivo e neuroestimulação elétrica transcutânea pode ser utilizada. As aplicações de neuroestimulação elétrica transcutânea devem ser utilizadas tanto quanto for necessário para tornar o paciente confortável, e a estimulação de ponto intensa deve ser utilizada em base periódica. O uso periódico da estimulação de ponto intensa confere

Parte II • Modalidades de Energia Elétrica

alívio máximo da dor por um período e permite alguns ganhos na supressão global da dor. A estimulação intensa diária do ponto pode, por fim, desviar o sistema nervoso central e diminuir a efetividade deste tipo de estimulação.[26]

Os protocolos de tratamento para a TENS em nível nocivo são os seguintes:

1. A intensidade da corrente deve ser alta, a um nível nocivo: a contração muscular é aceitável.
2. A duração do pulso deve ser de 100 a 1.000 microssegundos.
3. Os pulsos por segundo devem estar entre 1 e 5.
4. A corrente pulsada de alta voltagem deve ser empregada.
5. O ligado deve ser de 30 a 45 segundos.
6. A estimulação deve ser aplicada sobre pontos-gatilho ou de acupuntura.
7. A seleção e o número de pontos utilizados variam de acordo com a parte e a condição sendo tratada.
8. Uma CP de alta voltagem, ou dispositivo de alta intensidade e baixa frequência é mais adequado para este efeito.[48,102,103]
9. Se a estimulação for bem-sucedida, o fisioterapeuta deverá saber sobre conclusão do tratamento. O efeito analgésico deverá durar por várias horas (6 a 7).
10. Se não se obtiver êxito, tenta-se expandir o número de locais de estímulo. Deve-se adicionar os mesmos pontos de estimulação no lado oposto do corpo, pontos de acupuntura auriculares (orelha) e mais pontos no mesmo membro.

Microcorrente

Os geradores que produzem estimulação de nível sensorial foram originalmente chamados de neuroestimuladores elétricos de microcorrente (MENS). Contudo, a trajetória da estimulação não é a trajetória neural comum e esses dispositivos não são projetados para se estimular uma contração muscular. Consequentemente, este tipo de gerador foi subsequentemente referido como estimulador elétrico de microcorrente (MES). A **estimulação de baixa intensidade** (LIS, do inglês *low-intensity stimulator*) é outro termo atualmente utilizado em uma evolução constante da terminologia relativa a este tipo de estimulação. Uma revisão da literatura atual mostra o termo **microcorrente** como o mais amplamente empregado para referir-se a este tipo de corrente.

Microcorrente < 1 mA

Talvez o ponto mais importante a se enfatizar seja o de que as microcorrentes não são substancialmente diferentes das correntes anteriormente abordadas. Essas correntes ainda têm uma direção, e as duas formas de onda bifásica e monofásica estão disponíveis. As correntes também têm amplitude (intensidade), duração de pulso e frequência. A característica que distingue esse tipo de corrente é a de que a intensidade do estímulo está limitada a 1.000 µA (1 mA) ou menos na microcorrente, enquanto a intensidade do equipamento de baixa voltagem padrão pode ser aumentada no alcance do miliampere.[115]

Os geradores podem criar uma variedade de formas de onda de monofásica modificada à bifásica quadrada com frequências de 0,3 a 50 Hz. As durações de pulso também são variáveis e podem ser prolongadas nas frequências mais baixas de 1 a 500 milissegundos. Isto varia quando a frequência muda, ou é pré-estabelecida quando CP são utilizadas. Muitos desses dispositivos são feitos com voltagem sensível à impedância que adapta a corrente à impedância para se manter a corrente constante conforme selecionado.[116]

Se o gerador da corrente puder ser ajustado para se permitirem aumentos de intensidade acima de 1.000 µA, a corrente ficará igual àquelas previamente descritas neste texto. Se a corrente provocar um potencial de ação em um nervo sensorial ou motor, os resultados naquele tecido serão iguais aos previamente descritos para sensações ou contrações musculares causadas por outras correntes.

A maior parte da literatura sobre microcorrentes e subsequentemente sobre estimuladores subsensoriais tem sido criada por pesquisadores interessados na estimulação do processo de con-

Capítulo 5 • Princípios Básicos da Eletricidade e de Correntes de Estimulação Elétrica

solidação em fraturas e feridas cutâneas. A pesquisa subsequente visou identificar porque e como as microcorrentes trabalham. As melhores áreas de aplicação de microcorrentes pesquisadas estão na estimulação da formação óssea no retardo de consolidação ou não união de fraturas dos ossos longos. A maior parte desta pesquisa foi realizada utilizando-se eletrodos implantados em vez de eletrodos de superfície, e a maioria tem utilizado corrente contínua de baixa intensidade (CCBI) com o polo negativo colocado no local da fratura.[8,86,117] Corre-se o risco de se gerarem tratamentos para todos os problemas com base no sucesso nesta única área. Essas aplicações pretendiam imitar o campo elétrico normal criado durante a lesão e o processo de consolidação.[38,91] Hoje, essas mudanças elétricas são muito mal entendidas, e os efeitos de se acrescer uma corrente elétrica extra à atividade elétrica normal criada pela lesão e processo de consolidação estão ainda sendo investigados.

A estimulação de microcorrente tem sido empregada para dois principais efeitos:

1. analgesia da área dolorosa;[184]
2. bioestimulação do processo de consolidação, para se aumentar o processo ou para a aceleração de seus estágios[73,173]

> **Os efeitos da microcorrente são os seguintes:**
> - analgesia;
> - consolidação da fratura;
> - cicatrização da ferida cutânea;
> - cicatrização do ligamento e do tendão.

ESTUDO DE CASO 5.6
ESTIMULAÇÃO ELÉTRICA: ANALGESIA

Histórico: Uma mulher de 52 anos de idade encontra-se em um período de nove meses pós-hemilaminectomia e discectomia sem fusão a L5-S1 devido a um disco herniado com comprometimento da raiz nervosa S1. A cirurgia resultou em alívio da dor periférica, fraqueza e perda sensorial, mas a dor persistente na coluna lombossacra e nádega impede a paciente de realizar com eficiência os exercícios de reabilitação.

Impressão: Condição de cirurgia pós-espinal com dor pós-operatória persistente; sem *deficit* neural.

Plano de tratamento: A paciente já estava sendo tratada com compressa quente antes do exercício; a TENS convencional foi adicionado ao plano de tratamento. Os eletrodos foram colocados no intervalo e sobre o grande trocânter. Uma forma de onda pulsada bifásica foi selecionada, com uma taxa de 60 pps, uma amplitude entre os limiares sensorial e motor e um ciclo de trabalho de 1:0 (ininterrupto). A estimulação foi liberada para a aplicação de calor de 10 minutos e permaneceu no local durante o exercício terapêutico, bem como por 30 minutos após o exercício.

Resposta: A paciente sentiu uma redução de 60% nos sintomas durante o exercício; isto a permitiu executar o exercício com maiores amplitude e efeito. O efeito da TENS começou a diminuir após oito semanas, mas a dor tinha diminuído para níveis razoáveis, de modo que a paciente pudesse continuar o programa de reabilitação sem o uso da TENS.

Questões de discussão

- Quais tecidos foram lesionados/afetados?
- Quais sintomas estavam presentes?
- Em qual fase da série contínua lesão-cicatrização a paciente se apresentou para tratamento?
- Quais são os efeitos da modalidade de agente físico (direto/indireto/profundidade/afinidade do tecido)?
- Quais são as indicações e contraindicações da modalidade de agente físico?
- Quais são os parâmetros da aplicação/dosagem/duração/frequência da modalidade de agente físico neste estudo de caso?
- Quais outras modalidades de agente físico poderiam ser utilizadas para se tratar esta lesão ou condição? Por quê? Como?
- Quais fatores levaram à seleção da TENS convencional?
- Quais poderiam ser as vantagens e desvantagens da TENS baixa para esta paciente?
- Qual é o mecanismo teórico de ação da TENS convencional?
- Por que o efeito da TENS diminui com o passar do tempo?
- Deve-se caracterizar a dor da paciente como crônica ou aguda? Por quê? Existem formas diferentes ideais de estimulação elétrica para alívio da dor dependentes da natureza da dor?

O profissional de reabilitação emprega modalidades de agente físico para se criar um ambiente favorável para a cicatrização do tecido, enquanto se minimizam os sintomas associados ao trauma ou à condição.

Efeitos analgésicos da microcorrente

O mecanismo da analgesia criado por microcorrente não se encaixa em nosso atual esquema de trabalho teórico, visto que uma excitação nervosa sensorial é um componente necessário de todos os três modelos de estimulação de eletroanalgesia. Na melhor das hipóteses, a microcorrente pode criar ou mudar o fluxo de CC constante dos tecidos neurais, o que pode ter algum modo de desviar a transmissão do estímulo doloroso. A LIS também pode tornar a membrana celular nervosa mais receptiva aos neurotransmissores que bloquearão a transmissão. O mecanismo exato ainda não foi estabelecido. A pesquisa não apóia a efetividade da microcorrente para a redução da dor.[118,119] Essa falta de consenso e discordância na pesquisa dá ao fisioterapeuta limitação na segurança em aconselhar um protocolo efetivo. A maior parte das pesquisas utiliza dor muscular de início tardio (DMIT) ou modelos de dor induzida por frio, e os resultados não mostram diferença entre tratamentos com microcorrente e com placebo.[54,73,89,103,10,120–130]

Efeitos bioestimulantes sobre o processo de cicatrização

Promoção da cicatrização da ferida cutânea. A corrente monofásica de baixa intensidade tem sido utilizada para se tratarem úlceras de pele com fluxo sanguíneo insuficiente. As úlceras tratadas mostram taxas de cicatrização aceleradas quando comparadas a úlceras de pele não tratadas. Outros protocolos foram bem-sucedidos ao se utilizar o ânodo na área da ferida o tempo todo. A estimulação de alta voltagem também foi empregada de modo similar ao modelo negativo-positivo apresentado. A intensidade foi ajustada para dar uma corrente de microampere.

O mecanismo pelo qual a microcorrente estimula a cicatrização é elusivo, mas as células são estimuladas para aumentarem sua proliferação, migração, motilidade, síntese de DNA e síntese de colágeno normal. Os níveis de receptor para o fator de crescimento também têm aumento significativo quando as áreas de ferida são estimuladas.[30,50,100,131–138] Os gradientes potenciais elétricos que ocorrem naturalmente são intensificados após a estimulação elétrica.[54]

Parâmetros de tratamento para a cicatrização da ferida cutânea

1. A intensidade da corrente é de 200 a 400 μA para pele normal e de 400 a 800 μA para pele desnervada.

2. As durações de pulso longas ou as correntes ininterruptas contínuas podem ser utilizadas.

3. A frequência de pulso é máxima.

4. A CC monofásica é melhor, mas a CC bifásica é aceitável. Os estimuladores de microcorrente podem ser utilizados, mas outros geradores com intensidades ajustadas a níveis subsensoriais também podem ser efetivos. Uma unidade portátil à bateria é mais conveniente.

5. O tempo de tratamento é de duas horas, seguido por um tempo de repouso de quatro horas.

6. Deve-se utilizar duas a três séries de tratamento por dia.

7. O eletrodo negativo é posicionado na área da ferida pelos primeiros três dias. O eletrodo positivo deve ser posicionado 25 cm próximo à ferida.

8. Após três dias, a polaridade é invertida e o eletrodo positivo é posicionado na área da ferida.

9. Se a infecção estiver presente, o eletrodo negativo deve ser deixado na área da ferida até que os sinais da infecção não estejam evidentes. O eletrodo negativo permanece na ferida por três dias após a infecção melhorar.

10. Se o tamanho da ferida diminuir para o platô, deve-se retornar, então, o eletrodo negativo para a área da ferida por três dias.

Promoção da consolidação de uma fratura. O uso de CC subsensorial pode ser uma modalidade adjunta no tratamento de fraturas, em especial àquelas propensas a não união. A conso-

Capítulo 5 • Princípios Básicos da Eletricidade e de Correntes de Estimulação Elétrica

lidação da fratura pode ser acelerada passando-se uma corrente monofásica através do local da fratura. Colocar a corrente em uma área óssea sem uma técnica invasiva é difícil.[43,46,48,58,86,121,139-141]

Utilizando uma unidade de neuroestimulação elétrica transcutânea padrão, Kahn relatou resultados favoráveis na estimulação elétrica da formação de calo em fraturas com não uniões após seis meses.[142] Essa informação tem base em um estudo de caso. Os resultados de uma população mais extensa de não uniões não foram documentados.

Protocolos de tratamento para a consolidação da fratura

1. A intensidade da corrente era perceptível ao paciente.

2. A duração do pulso era a mais longa duração permitida na unidade (100 a 200 milissegundos).

3. Os pulsos por segundo estavam ajustados na frequência mais baixa permitida na unidade (5 a 10 pps).

4. A corrente monofásica ou bifásica padrão nas unidades de estimulação elétrica transcutânea foi utilizada.

5. O tempo de tratamento era de 30 minutos a uma hora, três a quatro vezes ao dia.

6. Um eletrodo negativo foi colocado próximo, mas distal, ao local da fratura. Um eletrodo positivo foi colocado próximo ao aparelho de imobilização.

7. Se quatro coxins foram utilizados, a colocação interferencial descrita anteriormente foi utilizada.

8. Os resultados foram reavaliados em intervalos mensais.[142]

Promoção da cicatrização no tendão e ligamento. Existem apenas poucos estudos de pesquisa sobre o efeito bioestimulante da estimulação elétrica sobre a cicatrização do tendão ou do ligamento. Os dois tecidos são tidos como geradores de potenciais elétricos gerados por tensão naturalmente em resposta ao estresse. Esses potenciais auxiliam a se assinalar o tecido para crescer em resposta ao estresse de acordo com a lei de Wolff.

Em um estudo piloto sobre divisão parcial de tendões patelares em cães tratados com 20 μA de estimulação de cátodo, os tendões estimulados mostraram 92% de recuperação da resistência à ruptura em oito semanas.[143]

O tendão estimulado *in vitro*, em meio de cultura, mostrou atividade celular fibroblástica, proliferação celular de tendão e síntese de colágeno aumentados. A taxa na qual os tendões estimulados demonstraram reparo histológico no local da lesão foi também significativamente acelerado no grupo de controle.[144] Litke e Dahners estudaram lesões no ligamento colateral medial de ratos tratadas com estimulação elétrica. O grupo tratado mostrou significativa estatística na força de ruptura, rigidez, energia absorvida e lassidão.[56]

Como pôde ser observado nas seções anteriores, a microcorrente pode ser um valioso acréscimo ao arsenal do fisioterapeuta, mas não é testada clinicamente.

A microcorrente é um caso em que mais pode não ser melhor. Para a eletricidade produzir estes efeitos: (1) as células devem ser sensíveis à corrente; (2) a correção da orientação da polaridade pode ser necessária e (3) corrigirem-se as quantidades de corrente levará as células a serem mais ativas no processo de cicatrização.

Se os resultados não forem positivos, deve-se reduzir, então, a corrente e/ou mudar a polaridade. Os estímulos fracos podem aumentar a atividade fisiológica, enquanto estímulos muito fortes abolem ou inibem a atividade.

A maioria dos geradores em uso hoje é capaz de liberar microcorrente. Deve-se ligar simplesmente a máquina, mas não aumentar a intensidade dos níveis de limiar. Isto também pode ser uma função da densidade da corrente que utiliza tamanho e colocação de eletrodo, bem como intensidade para manter a corrente no alcance de microampere. O fisioterapeuta certamente é cético a respeito das afirmações dos fabricantes até que mais pesquisa seja relatada. Os protocolos para utilização existentes não são bem estabelecidos, o que deixa o fisioterapeuta com uma sensação de insegurança sobre essa modalidade.

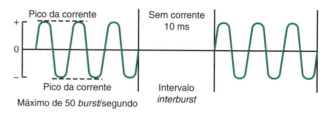

Figura 5.28 Corrente russa com forma de onda CA polifásica e intervalo *interburst* de 10 milissegundos.

Correntes russas (geradores de corrente de frequência média)

Esta classe de geradores de corrente foi desenvolvida no Canadá e nos Estados Unidos após o cientista russo Yadou M. Kots tê-los apresentado em um seminário sobre o uso de estimuladores elétricos para se aumentar o ganho de força.[145] Os estimuladores desenvolvidos após essa apresentação foram chamados de geradores de **corrente russa**. Esses estimuladores evoluíram e, no presente, liberam uma forma de onda pulsada bifásica de frequência média (2.000 a 10.000 Hz). O pulso pode variar de 50 a 250 microssegundos; a duração da fase será a metade da duração do pulso, ou 25 a 125 microssegundos.[146] À medida que a frequência do pulso aumenta, a duração do pulso diminui.[45,91,147]

A corrente russa produz duas formas de onda básicas: uma onda senoidal e um ciclo de onda quadrado com intervalo interpulso fixo. A onda senoidal é produzida em modo *burst* que possui 50% do tempo ligado/desligado. De acordo com dados da curva DF, para se obter o mesmo efeito de estimulação à medida que a duração do estímulo diminua, a intensidade deverá ser aumentada. A intensidade associada a essa duração de corrente poderia ser considerada dolorosa.

Para se tornar esta intensidade de corrente tolerável, ela é gerada em envelopes de 50 *bursts* por segundo com um intervalo *interburst* de 10 milissegundos. Isto reduz um pouco a corrente total, mas permite o suficiente de um pico de intensidade de corrente para se estimular muito bem o músculo (Figura 5.28). Se a corrente continuou sem o efeito *burst*, a corrente total liberada poderia igualar-se à área levemente sombreada na Figura 5.29. Quando gerada com o efeito *burst*, a corrente total diminui. Nesse caso, a corrente total poderia igualar-se à área sombreada escura na Figura 5.30. Isto permite que o paciente tolere uma intensidade de corrente maior. O outro fator que afeta o conforto do paciente é o efeito que a frequência terá sobre a impedância do tecido. Correntes de frequência mais altas reduzem a resistência ao fluxo de corrente, tornando novamente esse tipo de forma de onda confortável o suficiente para que o paciente possa tolerar intensidades mais altas. À medida que a intensidade aumenta, mais nervos motores são estimulados, aumentando a magnitude da contração.[80] Como ela é uma corrente bifásica de oscilação rápida, tão logo o nervo se repolarize, ela será novamente estimulada, produzindo-se uma corrente que somará maximamente à contração muscular.[23,148] O uso clínico primário da corrente russa é para o fortalecimento muscular.

A frequência (pulsos por segundo, ou, neste caso, *bursts* por segundo) é uma variável que pode ser controlada para se estimular a resposta muscular com um contração espasmódica, em vez de se aumentar gradualmente a contração mecânica. Ao se aumentarem gradualmente os números de *bursts*, interrompe-se o ciclo de relaxamento mecânico do músculo e ocasiona-se mais encurtamento (ver Figura 5.13).[25]

Figura 5.29 Corrente russa sem um intervalo *interburst*. A área levemente sombreada é igual à corrente total.

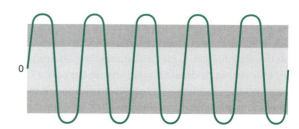

Capítulo 5 • Princípios Básicos da Eletricidade e de Correntes de Estimulação Elétrica   143

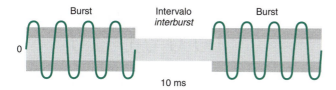

Figura 5.30 Corrente russa com um intervalo *interburst*. A área escuramente sombreada representa a corrente total e a levemente sombreada indica corrente total sem o intervalo *interburst*.

Correntes interferenciais

A pesquisa e a utilização das correntes interferenciais (CIF) ocorreram primariamente na Europa. Um cientista austríaco, Ho Nemec, introduziu o conceito e sugeriu sua utilização terapêutica. As teorias e o comportamento das ondas elétricas são parte da física básica. Esse comportamento é mais facilmente entendido quando as ondas senoidais contínuas são utilizadas como exemplo.

Com apenas um circuito, a corrente se comporta conforme descrito anteriormente; se colocada em um osciloscópio, ela se parece com o gerador 1 na figura 5.31. Se um segundo gerador for trazido ao mesmo local, as correntes podem interferir entre si. Essa interferência pode ser somativa – isto é, as amplitudes da onda elétrica são combinadas e se aumentam (Figura 5.31). As duas ondas são exatamente as mesmas; se elas forem produzidas na fase ou originarem-se ao mesmo tempo, elas se combinam. Isto é chamado de **interferência construtiva**.

Se essas ondas forem geradas fora de sincronia, o gerador 1 começa na direção positiva ao mesmo tempo em que o gerador 2 começa na negativa; as ondas então irão cancelar-se uma a outra. Isto é chamado de **interferência destrutiva**; na soma, as ondas terminam com uma amplitude de zero (Figura 5.32).

Para tornar isto mais complexo, presume-se que um gerador tenha uma frequência levemente mais lenta ou mais rápida, e os geradores comecem produzindo corrente simultaneamente. De início, as ondas elétricas serão construtivamente somadas, contudo, como as frequências das duas ondas diferem, elas gradualmente sairão de fase e ficarão destrutivamente somadas. Ao se lidar com ondas de som, ouvem-se batidas distintas na ocorrência deste fenômeno. Toma-se emprestado o termo **batida** quando se descreve este comportamento. Quando quaisquer formas de onda estão fora de fase, mas são combinadas na mesma localização, as ondas causarão efeito de batida. A combinação das ondas é causada pelos padrões de interferência construtivos e destrutivos das ondas e é chamada de **heteródino** (Figura 5.33).[91,149]

O efeito heteródino é visto em um osciloscópio como forma de onda cíclica, crescente e decrescente.[150] Os picos ou frequência da batida nesse comportamento de onda de heteródino ocorrem regularmente, de acordo com a diferença de cada corrente. Com a CIF, um gerador produz corrente em uma frequência de 4.080 pps. O segundo gerador produz corrente a uma frequência de 4.080 pps. Assim, a frequência da batida seria de 80 pps:

$$4.080 \text{ pps} - 4.000 \text{ pps} = 80 \text{ pps de batida de frequência}$$

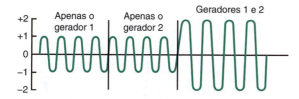

Figura 5.31 Onda senoidal do gerador 1 e onda senoidal do gerador 2 mostrando um padrão de interferência construtivo.

144 Parte II • Modalidades de Energia Elétrica

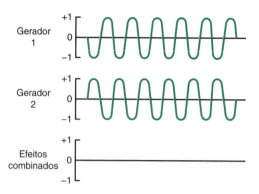

Figura 5.32 Onda senoidal do gerador 1 e onda senoidal do gerador 2 mostrando um padrão de interferência destrutivo.

Nas correntes elétricas, essa frequência de batida é, com efeito, a frequência de estimulação da forma de onda porque a interferência destrutiva nega os efeitos da outra parte da onda. A intensidade (amplitude) será ajustada de acordo com as sensações criadas por esse pico.[91] Ao se utilizar corrente de interferência para a terapia, o fisioterapeuta deve selecionar as frequências para se criar frequência de batida correspondente a suas opções de frequência quando se utilizam outros estimuladores: 20 a 50 pps para contração muscular, 50 a 120 pps para um tratamento com TENS convencional e 1 pps para a modulação de dor opiácea endógena.

Quando os eletrodos estão dispostos em um alinhamento quadrado e a CIF passou por um meio homogêneo, um padrão previsível de interferência ocorrerá. Nesse padrão, um campo elétrico é criado que se assemelha a uma flor de quatro pétalas, com o centro da flor localizado onde as duas correntes cruzam e as pétalas caem entre as linhas de força da corrente elétrica. O efeito de interferência máxima ocorre próximo ao centro, com o campo gradualmente diminuindo de força à medida que se move para os pontos da pétala (Figura 5.34).[91] Como o corpo não é um meio homogêneo, não se pode predizer a localização exata desse padrão de interferência; o fisioterapeuta deve se basear na percepção do paciente. Se ele localizou uma estrutura dolorida, localizar o estímulo no local correto é relativamente fácil. O fisioterapeuta move a colocação de eletrodo até o paciente centralizar a sensação do estímulo na área problemática.[91,149] Quando o paciente tem dor mal localizada, a tarefa fica mais difícil. Veja a discussão na seção "Colocação de Eletrodo" para uma abordagem geral sobre o efeito do movimento do eletrodo. Os engenheiros

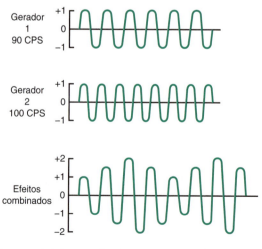

Figura 5.33 Onda senoidal do gerador 1 a 90 CPS e onda senoidal do gerador 2 a 100 CPS mostrando o padrão heteródino ou de batida, de interferência.

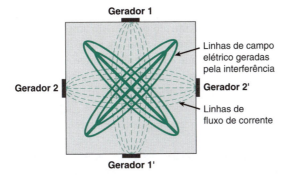

Figura 5.34 Alinhamento de eletrodo quadrado e padrão de interferência da corrente em um meio homogêneo.

ESTUDO DE CASO 5.7
ESTIMULAÇÃO ELÉTRICA: CONTROLE DO EDEMA

Histórico: Uma mulher de 43 anos, corredora amadora, sofreu um entorse de tornozelo de grau II (estresse de inversão) cerca de quatro horas antes de apresentar-se para o tratamento. Ela se movimenta com leve sustentação de peso com muletas e não está em aflição aguda. Os sinais positivos estão limitados ao tornozelo, que demonstra edema de 3+/4, restrição acentuada na amplitude de movimento e sensibilidade pontual sobre os ligamentos talofibular anterior e calcaneofibular. Não há perda de estabilidade ligamentar.

Impressão: Entorse de tornozelo de grau II, com edema significativo.

Plano de tratamento: Além do exercício terapêutico, a estimulação elétrica foi selecionada para auxiliar na redução do edema. Um gerador de forma de onda pulsada monofásico foi selecionado e o cátodo (polaridade negativa) foi colocado sobre o aspecto anterolateral do tornozelo, com o ânodo sobre a perna posterior. A taxa de pulso foi estabelecida em 120 pps, com a amplitude entre os limiares sensorial e motor. A estimulação foi aplicada por 30 minutos diários.

Resposta: O edema foi reduzido em cerca de 30% após o tratamento inicial, mas retornou no dia seguinte. Durante os cinco dias subsequentes, o edema reduziu-se de forma acentuada após o tratamento, mas regrediu em cerca de 50% no dia seguinte. A estimulação elétrica foi interrompida após sete dias. Um programa de reabilitação progressivo foi iniciado no primeiro dia, e a paciente retornou à atividade plena após três semanas.

Questões de discussão

- Quais tecidos foram lesionados/afetados?
- Quais sintomas estavam presentes?
- Em qual fase da série lesão-cicatrização a paciente se apresentou para tratamento?
- Quais são os efeitos biofísicos da modalidade de agente físico (direto/indireto/profundidade/afinidade do tecido)?
- Quais são as indicações/contraindicações da modalidade de agente físico?
- Quais são os parâmetros da aplicação/dosagem/duração/frequência da modalidade de agente físico neste estudo de caso?
- Quais outras modalidades de agente físico poderiam ser utilizadas para se tratar esta lesão ou condição? Por quê? Como?
- A estimulação elétrica é a maneira mais efetiva de se controlar o edema no tornozelo desta paciente? Qual abordagem poderia ser mais igualmente efetiva?
- Como o edema afetará a cicatrização dos tecidos lesionados?
- Como o edema afetará a capacidade da paciente de realizar o exercício terapêutico?
- Quais são os mecanismos fisiológicos para o edema? E para a resolução do edema?
- Qual a diferença entre "edema" e "efusão"?

O profissional de reabilitação emprega modalidades de agente físico para se criar um ambiente favorável para a cicatrização do tecido, enquanto se minimizam os sintomas associados ao trauma ou à condição.

adicionaram aspectos aos geradores e criaram uma CIF de rastreamento que move as pétalas da flor de força ao redor enquanto o tratamento ocorre. Isto amplia a área de tratamento efetiva. A tecnologia extra e outra série de eletrodos criam um efeito de flor tridimensional quando se observa o campo elétrico. Isto é chamado de **corrente de interferência estereodinâmica**.[91,149]

Todas estas alterações são projetadas para se alastrar o efeito heteródino por todo o tecido. Como isto é controlado por um padrão elétrico cíclico, contudo, o fisioterapeuta pode, na verdade, estar diminuindo a corrente passada pelas estruturas que esteja tentando tratar. As máquinas parecem complexas, mas carecem de versatilidade para fazerem mais do que o tratamento com TENS convencional.[25,151]

Nikolova[152] empregou a CIF para uma variedade de problemas clínicos e a considerou eficaz para lidar com problemas de dor (p. ex., entorses articulares com edema, mobilidade restrita e dor, neurite, formação de calo retardada após as fraturas, pseudoartrose).[103] Essas afirmações são sustentadas por outros pesquisadores. Cada um desses pesquisadores utilizou protocolos levemente diferentes no tratamento de diferentes problemas clínicos. Para se obter sucesso em atingir os resultados desejados com a CIF, o fisioterapeuta deve revisar meticulosamente os protocolos existentes e adquirir um bom conhecimento das técnicas de aplicação.

Corrente interferencial pré-modulada

Recentemente, um segundo método de se criar o efeito de interferência foi desenvolvido, que é referido como interferencial pré-modulado. A CIF pré-modulada está disponível na maioria das unidades de estímulo elétrica mais recentes. No cenário pré-modulado, os dois geradores da unidade produzem frequência de 4.000 Hz. Contudo, cada gerador tem a capacidade de pré-modular ou irromper a frequência dentro da unidade.[153] A unidade tem a capacidade de sincronizar com perfeição esses *bursts* na mesma polaridade, ao mesmo tempo, para se criar interferencial pré-modulado.[155]

As unidades que são capazes de pré-modulação não são necessariamente interferenciais pré-moduladas. Elas podem apenas fornecer pré-modulação para o propósito de estimulação bipolar (dois eletrodos). Enquanto as duas criam o efeito interferencial, pode haver algumas vantagens à técnica pré-modulada.[155]

O interferencial real fornece frequência constante, ininterrupta, de 4.000 Hz ao tecido. Isto criará uma dormência por baixo dos eletrodos que o paciente perceberá como redução na intensidade da corrente. Com o interferencial pré-modulado, contudo, uma vez que a corrente esteja sendo irrompida dentro da própria unidade, a dormência não ocorrerá e uma área de tratamento maior será estabelecida com a frequência terapêutica real.[155]

Correntes de baixa voltagem

Galvanismo médico

A aplicação da corrente monofásica de baixa voltagem contínua causa várias mudanças fisiológicas que podem ser terapeuticamente utilizadas. Os benefícios terapêuticos estão relacionados a fatores polares e vasomotores e à reação ácida ao redor do polo positivo e à reação alcalina no polo negativo. O fisioterapeuta deve estar preocupado com os efeitos nocivos dessa variedade da corrente. Mudanças ácidas ou alcalinas podem causar graves reações cutâneas.[2] Essas reações ocorrem apenas com a CC contínua de baixa voltagem e não são prováveis com os geradores pulsados de alta voltagem. A duração do pulso dos geradores pulsáteis de alta voltagem é muito curta para causar essas mudanças químicas.[31]

As correntes de baixa voltagem também têm um efeito vasomotor sobre a pele, aumentando o fluxo sanguíneo por baixo dos eletrodos. Os benefícios desse tipo de CC são geralmente atribuídos ao fluxo sanguíneo aumentado na área de tratamento.[2]

Iontoforese

A CC tem sido empregada há muitos anos para se transportarem íons de metais pesados para e através da pele para tratamento de infecções cutâneas ou para um efeito contra-irritante. A iontoforese é tratada em detalhes no Capítulo 6.

Precauções de tratamento com as correntes monofásicas contínuas

As queimaduras de pele são a maior ameaça de qualquer técnica de corrente monofásica contínua. Essas queimaduras resultam da densidade elétrica excessiva em qualquer área, geralmente do contato do metal diretamente com a pele ou do fato de se estabelecer intensidade muito alta para o tamanho do eletrodo ativo. Esses problemas causam densidade de corrente muito alta na área de contato.[24,114]

Protocolos de tratamento para a corrente de baixa voltagem

1. A intensidade da corrente deve estar na tolerância do paciente; ela deve ser aumentada quando a acomodação ocorre. Essas intensidades estão no alcance de miliampere.
2. A corrente monofásica contínua deve ser utilizada.
3. A quantidade de pulsos por segundo deve ser de zero.
4. Um estimulador de corrente monofásica de baixa voltagem é o dispositivo de escolha.
5. O tempo de tratamento deve ser entre o mínimo de 15 minutos e o máximo de 50 minutos.
6. Eletrodos de tamanho igual são utilizados sobre a gaze que foi embebida na solução salina e levemente espremida.
7. A pele deve estar intacta.[25,114,142]

ESTIMULADORES DE CRESCIMENTO ÓSSEO

Em geral, as fraturas ósseas consolidam-se normalmente com o cuidado padrão. Ocasionalmente, o processo de consolidação para devido a riscos ou complicações adicionais. **O retardo na consolidação** referesse à desaceleração do processo de consolidação óssea. A **não união** é tida como estabelecida quando o local da fratura não mostra sinais visivelmente progressivos de consolidação, sem dar qualquer orientação sobre o esquema de tempo. Um período razoável para a falta de sinais visíveis de consolidação é de três meses. Tem sido mostrado que a corrente elétrica pode estimular o crescimento ósseo e aumentar o processo de consolidação.[154]

Vários estimuladores elétricos de crescimento ósseo estão disponíveis. Esses aparelhos tentam produzir campos eletromagnéticos similares àqueles normalmente existentes no osso. O **tipo não invasivo** de estimulador consiste em bobinas ou eletrodos, colocado sobre a pele próximo ao local da fratura. Os estimuladores de crescimento ósseo não invasivos geram uma corrente elétrica bifásica fraca dentro do local alvo utilizando-se pequenos eletrodos colocados nos dois lados da fratura.[155] Eles são utilizados por 24 horas por dia até que a consolidação ocorra ou por até nove meses. Um segundo tipo de estimulador de crescimento ósseo não invasivo usa campos eletromagnéticos pulsados liberados via bobinas de tratamento colocadas diretamente na pele e são usados por seis a oito horas por dia durante três a seis meses. Há também um estimulador não invasivo que usa ultrassom.

O **tipo invasivo** de estimulador inclui dispositivos percutâneos e implantados. O tipo percutâneo envolve fios de eletrodos inseridos via pele ao osso, enquanto dispositivos implantados incluem um gerador colocado sob a pele ou nos músculos próximos ao local da fratura. Os dispositivos implantados são cirurgicamente colocados e, posteriormente, cirurgicamente removidos. Os dispositivos invasivos usam CC.[155] O dispositivo implantável normalmente permanece funcional por seis a nove meses após o implante. Embora o gerador de corrente seja removido em um segundo procedimento cirúrgico quando o estímulo é concluído, o eletrodo pode ou não ser removido. O estímulo de crescimento ósseo invasivo é apenas usado na cirurgia de fusão espinal e não é usado no esqueleto apendicular.

ESTIMULAÇÃO ELÉTRICA FUNCIONAL (FES)

Desde a metade da década de 1980, os pesquisadores têm experimentado a utilização de correntes elétricas controladas por computador que estimulam o sistema nervoso periférico para fins de se fornecer auxílio dinâmico em atividades funcionais como caminhar ou função da extremidade superior.[156] Utilizada primariamente em pacientes que sofrem de lesão na medula espinal ou com acidente vascular encefálico (AVE), a **FES** emprega estimuladores elétricos de canal múltiplo controlada por um microprocessador para recrutar músculos em uma sequência sinergísca programada que permitirá ao paciente executar um padrão de movimento funcional específico.[113,156] Mesmo que essa técnica tenha sido utilizada com eficácia no manejo a curto prazo de uma variedade de disfunções, podem haver várias considerações práticas para o uso que possam impedir ou limitar a utilidade independente a longo prazo da FES por um paciente.[157]

Atualmente, a maioria dos programas de FES está limitada ao uso de eletrodos de superfície que são difíceis de se aderir à pele e manter o posicionamento no ponto de estímulo apropriado.[158] Para a FES ser útil ao paciente em uma base diária, os eletrodos e, possivelmente, o próprio estimulador precisarão ser implantados diretamente no músculo ou sobre o nervo.[159] A pesquisa se direciona para esse fim, mas, até agora, não foi desenvolvido nenhum sistema aceitável.

Os sistemas de controle por computador existentes para a FES também precisam ser refinados se forem úteis para o paciente. Os sistemas de controle precisam usar uma sequência de ativação pré-estabelecida que permitirá ao paciente executar uma tarefa específica, ou deve haver algum tipo de *feedback* proveniente dos sistemas neuromusculares estimulados de modo que o computador possa fazer as correções de movimento apropriadas para se garantir a segurança do paciente. O desenvolvimento de um sistema de controle de *feedback* de "alça fechada" que possa permitir ao computador compensar um terreno desnivelado ou ajustar a velocidade ou a frequência de movimento apresenta um desafio maior aos pesquisadores que trabalham nessa área.[160]

Embora os microprocessadores de microcanais possam ser pré-programados para realizar uma série de padrões de movimento específicos, a ativação desses programas representa outro obstáculo para o desenvolvimento dos sistemas FES. Pedais e interruptores de muleta podem potencialmente ser utilizados para se evocar uma resposta desejada, embora haja limitações quanto ao número de interruptores que um paciente com AVE ou problema na medula espinal possa realmente utilizar.[113] Alguns dos dispositivos de controle da extremidade superior têm usado movimentos do ombro contralateral para se evocar uma resposta. Comandos verbais reconhecidos pelo computador também foram utilizados para se controlar o estímulo do músculo em várias tarefas funcionais.[157]

Atualmente, a utilização independente de longa duração da FES é prática para apenas alguns problemas.[157,176] Certamente, à medida que novas tecnologias continuem a surgir, a pesquisa clínica constante tornará a FES cada vez mais prática para várias populações de pacientes. O futuro da FES prediz várias possibilidades excitantes para pacientes bem como fisioterapeutas.

Usos clínicos da FES

A FES possui uma série de aplicações clínicas.[161] Inicialmente, foi utilizada para pacientes de AVE com pé caído para auxiliar na dorsiflexão. Subsequentemente, ela foi considerada mais útil para se tratarem pacientes com lesão na medula espinal incompleta que têm boa estabilidade de apoio, mas são incapazes de atingir a flexão adequada durante a fase de oscilação da marcha.[157]

A FES tem sido utilizada com sucesso, permitindo que os pacientes fiquem em pé, transfiram, deambulem em superfícies niveladas e até mesmo subam escadas em uma base limitada usando andador ou muletas em um ambiente supervisionado.[107,162–166] Pacientes com lesão na medula espinal têm utilizado FES controlada por computador para exercitarem-se em bicicletas ergométricas a fim de melhorarem a resistência cardiorrespiratória e o condicionamento.[167,168]

O controle dos músculos na extremidade superior empregando-se estimulação de canal múltiplo tem permitido a pacientes paraplégicos que utilizem os músculos da mão e do antebraço do membro paralisado em padrões de garra funcionais. A FES também tem sido utilizada efetivamente no manejo da subluxação do ombro no paciente hemiplégico.[157]

EFEITO PLACEBO DA ESTIMULAÇÃO ELÉTRICA

Há um efeito placebo maior em tudo que se faz para se prover qualquer terapia aos pacientes. Esse efeito placebo é uma ferramenta básica muito importante que auxilia a atingir os melhores resultados. A atitude do fisioterapeuta em relação aos pacientes e sua apresentação da terapia a eles são vitais. Quando o fisioterapeuta demonstra interesse sincero nos problemas do paciente, o paciente soma este interesse a sua própria convicção e motivação de melhorar.

Essa mudança perceptiva é influenciada por vários fatores nos níveis cognitivo e afetivo. Quando esses fatores são ativos, ocorrem mudanças fisiológicas reais que auxiliam no processo de cura. O fisioterapeuta não deve intencionalmente enganar o paciente com um tratamento falso, mas deve utilizar o tratamento a fim de se obter o melhor impacto sobre a percepção do paciente sobre o problema e a efetividade do tratamento.

O tratamento funcionará melhor se o paciente tiver uma crença profunda em sua capacidade de aliviar o problema. Para se obter o máximo deste efeito, o paciente precisa estar intimamente envolvido com o tratamento. O fisioterapeuta deve educar, estimular e reforçar o paciente a melhorar. Dar ao paciente o conhecimento e a capacidade de sentir algum controle e de ser autodeterminado na cura reduz o estresse da lesão e aumenta as forças de recuperação do paciente. Em situações estressantes, qualquer medida de controle diminui a extensão do estresse e resulta na melhora da resistência à doença ou de fatores da recuperação da lesão, que melhorarão os resultados do tratamento.[26]

SEGURANÇA NO USO DO EQUIPAMENTO ELÉTRICO

A segurança elétrica no cenário clínico deve ser de preocupação máxima para o fisioterapeuta. Com muita frequência, existem relatos de pacientes sendo eletrocutados como resultado de circuitos elétricos defeituosos em turbilhões. Esse tipo de acidente pode ser evitado adotando-se algumas precauções básicas e tendo-se a compreensão do sistema de distribuição de força e da alimentação elétrica.[169]

O circuito elétrico típico consiste em uma fonte produtora de força elétrica, um condutor que carrega a força para um resistor ou série de elementos de condução e um condutor que carrega a força de volta para a sua fonte.

A força elétrica é carregada de plantas geradoras por meio de linhas de força de alta tensão que carregam 2.200 V. A força é diminuída por um transformador e é suprida na tomada de parede a 220 ou 120 V com frequência de 60 Homozigose. A voltagem na saída é CA, ou seja, em um dos polos, o fio "quente" ou "vivo" é positivo ou negativo em relação a outras linhas neutras. Teoricamente, a voltagem do polo neutro deve ser zero. Na realidade, a voltagem das linhas neutras é de cerca de 10 V. Assim, as linhas quente e neutra carregam alguma voltagem em relação ao terra, que tem voltagem zero. A voltagem de qualquer um desses condutos pode ser suficiente para se causar um dano fisiológico.

O plugue de duas vertentes tem apenas dois condutos, os dois carregam voltagem. Consequentemente, o dispositivo elétrico não tem uma real conexão **terra**. O termo **real conexão terra** significa que o circuito elétrico está conectado à terra ou à base, que tem a capacidade de aceitar grandes cargas elétricas sem se tornar carregado. A base continuará a aceitar essas cargas até o potencial elétrico ter sido neutralizado. Portanto, qualquer carga elétrica que possa ser potencialmente nociva (i. e., qualquer eletricidade que fuja do circuito) é quase imediatamente neutralizada pela base. Se um indivíduo entrar em contato com um instrumento de curto-circuito que não tenha base, a corrente elétrica fluirá pelo indivíduo para atingir a terra.

Os dispositivos elétricos com plugues de duas vertentes, em geral, baseiam-se no chassi ou moldura da fonte de força para agir como terra, mas isto não é um aterramento real. Portanto, se um indivíduo tocar a moldura do instrumento enquanto estiver em contato com algum objeto ou instrumento que tiver um aterramento real, o resultado pode ser um choque elétrico. Com plugues de três vertentes, a terceira vertente é ligada diretamente à terra e todo o excesso de energia elétrica teoricamente será, portanto, neutralizado.

Certamente, o mecanismo mais comum de lesão dos dispositivos terapêuticos resulta quando há dano, ruptura ou curto-circuito ao cabo de alimentação. Quando isto acontece, a moldura da máquina fica eletricamente carregada. Em outras palavras, há vazamento de voltagem e, em um dispositivo que não esteja adequadamente ligado à terra, poderá ocorrer o choque elétrico (Figura 5.35).

A magnitude do choque elétrico é um fator crucial em termos de potencial de perigo à saúde (Tabela 5.3). O choque de correntes elétricas que fluem a ≤1 mA não será sentido e é conhecido como **microchoque**. O choque de um fluxo de corrente maior do que 1 mA é chamado de **macrochoque**. Correntes que variam entre 1 e 15 mA produzem uma sensação de formigamento ou talvez alguma contração muscular. Correntes fluem a 15 a 100 mA causam um choque elétrico doloroso. Correntes entre 100 e 200 mA podem resultar em fibrilação do miocárdio ou parada respiratória. Quando o fluxo da corrente está acima de 200 mA, ocorre destruição e queimadura rápida do tecido.[170]

A maioria dos dispositivos eletroterapêuticos (p. ex., estimuladores musculares, ultrassom e diatermias) é geralmente utilizada em ambientes secos. Todo o novo equipamento eletroterapêutico que é produzido tem plugues de três vertentes e é, assim, ligado à terra. Contudo, em uma área molhada ou úmida, o plugue de três vertentes pode não fornecer proteção suficiente contra o choque elétrico. Sabe-se que o corpo prontamente conduzirá eletricidade devido ao seu alto conteúdo aquoso. Se o corpo estiver úmido ou se um indivíduo estiver pisando na água, a resistência ao fluxo elétrico fica ainda mais reduzida. Assim, se ocorrer um curto-circuito, o choque poderia ser, nesse cenário úmido ou molhado, até cinco vezes maior. O perigo potencial que existe com turbilhões ou tanques é óbvio. A terra no turbilhão supostamente conduzirá todo o vazamento de corrente de um cabo de alimentação ou motor defeituoso à terra. Contudo, o indivíduo em um turbilhão, na verdade, faz parte do circuito e está sujeito aos mesmos níveis de corrente que os outros componentes do circuito. Pequenas quantidades de corrente, portanto, podem ser potencialmente nocivas, não importando o quão bem o dispositivo esteja conectado. Por essa razão, em 1981, o National Electrical Code determinou que todas as instalações de cuidado com a saúde que utilizem turbilhões e tanques instalem **interruptores de corta corrente (ICC)** (Figura 5.36). Estes dispositivos comparam constantemente a quantidade de eletricidade que flui da tomada de parede com a turbina do turbilhão com a quantidade que retorna para a saída. Se qualquer vazamento no fluxo da corrente for detectado, o dispositivo à corrente diferencial residual automaticamente interromperá o fluxo da corrente em um quadragésimo de segundo, acabando com o fluxo de corrente e reduzindo as chances de choque elétrico.[171] Esses dispositivos podem ser instalados na tomada ou na caixa de disjuntores.

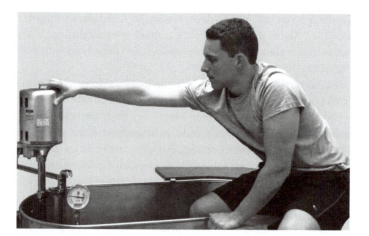

Figura 5.35 Quando um dispositivo terapêutico não está adequadamente ligado à terra, há risco de choque elétrico. Esse é o principal problema no turbilhão.

Capítulo 5 • Princípios Básicos da Eletricidade e de Correntes de Estimulação Elétrica

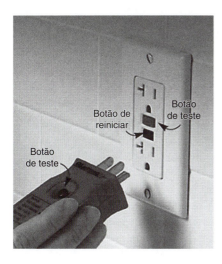

Figura 5.36 Um típico interruptor de corta corrente (ICC). *Cortesia de The Family Handyman Magazine.*

Independentemente do tipo de dispositivo eletroterapêutico que estiver sendo usado e o tipo de ambiente, as práticas de segurança a seguir listadas devem ser consideradas.

1. Todo o sistema elétrico da sala de fisioterapia ou treinamento deve ser projetado e avaliado por um eletricista qualificado. Podem existir problemas com o sistema elétrico em prédios mais velhos ou em situações em que salas tenham sido modificadas para se acomodarem dispositivos terapêuticos (p. ex., colocar um turbilhão em um vestiário onde o piso de concreto é sempre molhado ou úmido).
2. Deve-se presumir que todas as tomadas de parede com três vertentes estão automaticamente ligadas à terra. O aterramento elétrico deve ser verificado.
3. O fisioterapeuta deve estar familiarizado com o equipamento que está sendo utilizado e com quaisquer problemas potenciais que possam existir ou se desenvolver. Qualquer equipamento defeituoso deve ser removido imediatamente da clínica.
4. O plugue não deve ser retirado da parede puxando-se pelo cabo.
5. Fios de extensão ou adaptadores múltiplos nunca devem ser utilizados.
6. O equipamento deve ser reavaliado anualmente e deve estar dentro das orientações do *National Electrical Code*. Se uma sala clínica ou de treinamento físico não estiver dentro dessas normas, não haverá proteção legal em um processo jurídico.
7. O bom senso deve sempre ser empregado ao se utilizarem dispositivos eletroterapêuticos. Uma situação que se apresente como potencialmente perigosa pode resultar em lesão ou morte.

Tabela 5.3 Efeitos fisiológicos do choque elétrico de variadas magnitudes

INTENSIDADE (mA)	EFEITOS FISIOLÓGICOS
0-1	Imperceptível
2-15	Sensação de formigamento e contração muscular
16-100	Choque elétrico doloroso
101-200	Parada cardíaca ou respiratória
>200	Destruição e queimadura instantâneas do tecido

Parte II • Modalidades de Energia Elétrica

RESUMO

1. Os elétrons movem-se junto a um meio condutor como uma corrente elétrica.

2. Um volt é a força eletromotriz que produz um movimento de elétrons; um ampere é uma unidade de medida que indica a taxa na qual a corrente elétrica está fluindo.

3. A lei de Ohm expressa a relação entre voltagem do fluxo de corrente e a resistência. O fluxo da corrente é diretamente proporcional à voltagem e inversamente proporcional à resistência.

4. Os dispositivos eletroterapêuticos geram três diferentes tipos de corrente, CA ou bifásica, CC ou monofásica, ou CP ou polifásica, que são capazes de produzir mudanças fisiológicas específicas quando introduzidas no tecido biológico.

5. Existe confusão quanto à terminologia utilizada para se descreverem as correntes eletroterapêuticas, mas todos os geradores elétricos terapêuticos são estimuladores elétricos transcutâneos, independentemente de liberarem corrente bifásica, monofásica ou CP por eletrodos inseridos à pele.

6. O termo **pulso** é sinônimo de **forma de onda**, que indica uma representação gráfica da forma, direção, amplitude, duração e frequência de pulso da corrente elétrica que o dispositivo eletroterapêutico produz, demonstrado por um instrumento chamado osciloscópio.

7. A modulação se refere a qualquer alteração na magnitude ou qualquer variação na duração de um pulso (ou pulsos) e pode ser contínua, interrompida, *burst* ou de rampa.

8. A principal diferença entre um circuito em série e um em paralelo é a de que, no circuito em série, há uma trajetória simples para a corrente sair de um terminal para outro e, no circuito em paralelo, existem duas ou mais rotas para a corrente passar.

9. O circuito elétrico existente quando o elétron flui através do tecido humano é, na realidade, uma combinação de circuitos em série e em paralelo.

10. Os efeitos da corrente elétrica que se move através do tecido biológico podem ser químicos, térmicos ou fisiológicos.

11. Quando um sistema elétrico é aplicado ao músculo ou ao tecido nervoso, o resultado será a despolarização da membrana tecidual, visto que a corrente tem a intensidade, duração e forma de onda apropriadas para se atingir o limiar de excitabilidade do tecido.

12. O tecido muscular e nervoso responde de um modo tudo ou nada; não há graduação da resposta.

13. A contração muscular mudará de acordo com as mudanças na corrente. À medida que a frequência do estímulo elétrico aumenta, o músculo desenvolverá mais tensão como resultado da soma da contração da fibra muscular por meio do encurtamento mecânico progressivo. Os aumentos na intensidade alastram a corrente sobre uma área maior e aumentam o número de unidades motoras ativadas pela corrente. Os aumentos na duração da corrente também levarão as unidades motoras a serem ativadas.

14. As células e tecido não excitatórios respondem às correntes elétricas subsensoriais que podem alterar o modo que a célula funciona após a lesão.

15. As unidades de estímulo elétrico mais recentes são capazes de produzir vários tipos de corrente, incluindo de alta voltagem, bifásica, microcorrente, russa, interferencial, interferencial pré-modulada e de baixa voltagem.

16. Contrações musculares eletricamente estimuladas utilizando-se primariamente corrente de alta voltagem são usadas clinicamente para se auxiliar a reeducação muscular, a contração muscular para a ação de bombeamento muscular, a redução do edema, a prevenção ou o retardo da atrofia, o fortalecimento muscular e o aumento da amplitude de movimento nas articulações tensas.

17. As aplicações de TENS são, em geral, usadas para se estimularem as fibras nervosas sensoriais e se modular a dor. Os parâmetros de corrente do TENS podem ser modificados para se modular a dor por meio do controle do mecanismo da comporta, de mecanismos descendentes e mecanismos opiáceos endógenos de controle da dor.

Capítulo 5 • Princípios Básicos da Eletricidade e de Correntes de Estimulação Elétrica **153**

18. A microcorrente usa primariamente correntes elétricas subsensoriais para se atingirem efeitos bioestimulantes na consolidação do osso e dos tecidos moles.

19. A corrente russa libera uma forma de onda bifásica de frequência média e é utilizada primariamente para o fortalecimento muscular.

20. A CIF e CIF pré-modulada tem como base os efeitos combinados de correntes produzidas de dois geradores separados e é usada primariamente para o manejo da dor.

21. As correntes de baixa voltagem são correntes monofásicas contínuas. O seu uso primário envolve efeitos polares (ácido ou alcalino), fluxo sanguíneo aumentado, efeitos bacteriostáticos (através do eletrodo negativo) e migração e alinhamento dos bloqueios de composição celular no processo de cicatrização.

22. A segurança elétrica é crucial no uso de dispositivos eletroterapêuticos. É de responsabilidade do fisioterapeuta garantir que todas as modalidades elétricas estejam dentro do National Electrical Code.

QUESTÕES DE REVISÃO

1. Como os seguintes termos são definidos: **diferença potencial, ampere, volt, ohm e watt**?
2. Qual é a expressão matemática da lei de Ohm e o que ela representa?
3. Quais são os três diferentes tipos de corrente elétrica?
4. O que é um estimulador elétrico transcutâneo e como ele está relacionado a uma unidade TENS?
5. Quais são os diferentes tipos de formas de onda que os geradores de estimulação elétrica podem produzir?
6. Quais são as várias características de pulso das diferentes formas de onda?
7. Como as correntes elétricas podem ser moduladas?
8. Quais são as diferenças entre circuitos em série e em paralelo?
9. Como a corrente elétrica viaja através de vários tipos de tecido biológico?
10. Quais respostas fisiológicas podem ser obtidas pelo uso de correntes de estimulação elétrica?
11. Explique o conceito de despolarização de músculo e nervo em resposta à estimulação elétrica.
12. O que as curvas DF representam?
13. Como as correntes de estimulação elétrica deveriam ser utilizadas com o músculo desnervado?
14. Quais são os efeitos das células e dos tecidos não excitatórios eletricamente estimulados?
15. Quais parâmetros de tratamento devem ser considerados ao se elaborar um tratamento que utilize correntes de estimulação elétrica?
16. Quais são os vários usos terapêuticos das contrações musculares eletricamente estimuladas?
17. Como as correntes de estimulação elétrica podem ser utilizadas para se modular a dor?
18. Quais são as aplicações clínicas para o uso de CC de baixa voltagem?
19. Quais são os vários efeitos fisiológicos para o uso de microcorrente?
20. Existem vantagens ao se utilizar CIF em relação a outros tipos de correntes de estimulação elétrica?
21. Quais passos o fisioterapeuta deve realizar para garantir a segurança do paciente ao utilizar as modalidades elétricas?

QUESTÕES DE AUTOAVALIAÇÃO

Verdadeiro ou falso

1. Os elétrons tendem a fluir de áreas de baixa concentração para áreas de alta concentração.
2. Os isolantes resistem ao fluxo de corrente.

154 Parte II • Modalidades de Energia Elétrica

3. Quanto maior a voltagem, maior será a amplitude.

4. O cátodo é o eletrodo negativamente carregado em um sistema CC.

5. **Cronaxias** referem-se à intensidade de corrente mínima necessária para a excitação tecidual se aplicada por um tempo máximo.

6. O eletrodo com a maior densidade de corrente é o eletrodo ativo.

Múltipla escolha

7. Uma partícula de matéria com pouca massa e carga negativa é um
   a. Íon
   b. Elétron
   c. Nêutron
   d. Próton

8. Qual é o nome da unidade que mede a força necessária para se produzir movimento de elétron?
   a. Ampere
   b. Coulomb
   c. Volt
   d. Watt

9. Em uma corrente ___, o fluxo de elétron muda constantemente de direção.
   a. Alternada
   b. Contínua
   c. Pulsada
   d. Galvânica

10. Quando a corrente aumenta gradualmente à uma amplitude máxima, ela é conhecida como
    a. Burst
    b. De rampa
    c. Modulação
    d. Galvânica

11. Em circuitos ___, os elétrons têm apenas uma trajetória a seguir.
    a. Galvânica
    b. Em paralelo
    c. Resistor
    d. Em série

12. As respostas fisiológicas à corrente elétrica incluem
    a. Térmica
    b. Química
    c. Fisiológica
    d. Todas as alternativas acima

13. Todos os turbilhões e tanques em um cenário clínico devem ter
    a. ICC
    b. Uma saída de três vertentes
    c. Um fio isolante
    d. Um motor à prova d'água

14. Durante o período refratário absoluto, a célula não é capaz de
    a. Despolarização
    b. Um potencial de ação
    c. Contração muscular nervosa
    d. Todas as alternativas acima

Capítulo 5 • Princípios Básicos da Eletricidade e de Correntes de Estimulação Elétrica **155**

15. A parte da célula responsável pela transmissão de mensagens para outras células via sinais de molécula iônicas, elétricas ou pequenas é a
    a. Electreto
    b. Junção de hiato
    c. Dipolo
    d. Bomba de membrana celular

16. Para se ___ a densidade da corrente no tecido mais profundo, os eletrodos devem ser colocados ___
    a. Aumentar, mais próximos
    b. Aumentar, mas distantes
    c. Diminuir, mais próximos
    d. Diminuir, mais distantes

17. A estimulação elétrica pode liberar encefalina e endorfina para causar alívio da dor. Qual é o nome desse método de controle da dor?
    a. Teoria do controle da comporta
    b. Teoria de desvio central
    c. Teoria do controle da dor opiácea
    d. Efeitos placebos

18. Duas correntes combinam e a amplitude diminui. Isto é chamado de
    a. Interferência destrutiva
    b. Interferência construtiva
    c. Corrente heteródina
    d. Corrente de batida

19. Qual das seguintes correntes é uma onda bifásica pulsada, gerada em *bursts*, projetada para se criar contração muscular?
    a. LIS
    b. Iontoforese
    c. CIF
    d. Russa

20. O fluxo sanguíneo aumentado entre os eletrodos é um efeito de qual destes?
    a. CIF
    b. Função da estimulação elétrica
    c. LIS
    d. Galvanismo médico

SOLUÇÕES PARA OS EXERCÍCIOS DE TOMADA DE DECISÃO CLÍNICA

5.1

Os termos **TENS** e **NMES** servem para todas as intenções e propósitos permutáveis em seus efeitos fisiológicos. As duas unidades podem ser utilizadas para se estimularem nervos motores periféricos ou sensoriais.

5.2

O fisioterapeuta deve tornar perfeitamente claro que, mesmo que o gerador esteja produzindo uma corrente de alta voltagem, a amperagem é bem pequena no alcance de miliampere e, assim, a quantidade total de energia elétrica produzida pelo paciente é bem pequena. É importante que se explique perfeitamente o que o paciente sentirá, em especial se essa for a primeira vez em que ele estiver sentindo a estimulação elétrica.

5.3

O tamanho do eletrodo ativo pode ser diminuído, o que aumentará a densidade da corrente sob esse eletrodo. Os eletrodos ativos podem ser separados. A intensidade da corrente pode ser aumentada, assim como a duração da corrente.

5.4

O fisioterapeuta pode simplesmente aumentar a densidade da corrente o suficiente para se produzir uma contração muscular e, então, ajustar a frequência para cerca de 50 pulsos/s. Isto produzirá uma contração tetânica independentemente de estar sendo utilizada uma corrente bifásica, monofásica ou CP.

5.5

A densidade da corrente sob o eletrodo ativo poderia ser aumentada utilizando-se um eletrodo menor. A intensidade e a duração da corrente, ou uma combinação das duas, podem ser aumentadas para se causar despolarização.

5.6

Um estimulador CA de frequência média deve ser utilizado. A frequência deve ser estabelecida em 20 a 30 Hz empregando-se modulação interrompida ou ondulada. O ligado deve ser estabelecido em 20 segundos com o desligado também estabelecido em 20 segundos. Na maioria dos geradores desse tipo, a duração do pulso é pré-estabelecida. A intensidade deve ser aumentada para se extrair uma forte contração muscular que move a perna inferior por seu alcance antigravitacional. O paciente deve ser instruído a produzir simultaneamente uma contração muscular voluntária.

5.7

Em um tratamento com TENS convencional, o objetivo é o de se fornecer o máximo possível de *input* cutânea sensorial. Assim, a frequência e a duração do pulso devem ser estabelecidas o mais alto que a unidade permitir. A intensidade deve ser aumentada até que uma contração muscular seja extraída e, então, levemente diminuída até o paciente sentir apenas um formigamento. Com o uso de uma unidade portátil, o tratamento pode continuar por várias horas, se necessário, ou até a dor ceder.

5.8

Ao tratar os pontos-gatilhos e de acupuntura, o fisioterapeuta deve usar uma corrente monofásica com a frequência entre 1 e 5 Hz e a duração do pulso entre 100 e 1.000 microssegundos. A intensidade deve ser aumentada ao ponto em que haja contração muscular e, então, aumentada até que esteja dolorosa. O ponto deve ser estimulado por 45 segundos.

5.9

Os quatro eletrodos devem ser estabelecidos em um padrão quadrado com o músculo-alvo no centro desse quadrado, de modo que a interferência máxima aconteça onde as linhas de campo elétrico cruzam-se no centro do padrão.

5.10

O National Electrical Code requer que todos os turbilhões tenham ICC instalado para se cortar automaticamente o fluxo da corrente. Além disso, o fisioterapeuta não deve permitir que o paciente ligue e desligue o turbilhão. Isto é especialmente importante quando o paciente já está em contato com a água. Fios de extensão ou adaptadores múltiplos nunca devem ser utilizados na área de hidroterapia.

REFERÊNCIAS

1. Licht S. *Therapeutic Electricity and Ultraviolet Radiation*. Vol IV. 2nd ed. Baltimore: Waverly; 1969.
2. Watkins A. *A Manual of Electrotherapy*. 3rd ed. Philadelphia: Lea & Febiger; 1968.
3. Valkenberg V. *Basic Electricity*. Clifton Park, NY: Delmar Learning; 1995.
4. Chamishion R. *Basic Medical Electronics*. Boston: Little, Brown and Company; 1964.
5. Stillwell G. *Therapeutic Electricity and Ultraviolet Radiation*. 3rd ed. Baltimore: Williams & Wilkins; 1983.
6. Bergueld P. *Electromedical Instrumentation: A Guide for Medical Personnel*. Cambridge: Cambridge University Press; 1980.
7. Thornton RM, Mendel FC, Fish DR. Effects of electrical stimulation on edema formation in different strains of rats. *Phys Ther*. 1998;78(4):386–394.
8. Alon G, DeDomeico G. *High Voltage Stimulation: An Integrated Approach to Clinical Electrotherapy*. Chattanooga: Chattanooga Corp; 1987.
9. Shriber W. *A Manual of Electrotherapy*. 4th ed. Philadelphia: Lea & Febiger; 1975.
10. Alon G. Principles of electrical stimulation. In: Nelson R, Currier D, eds. *Clinical Electrotherapy*. Norwalk, CT: Appleton & Lange; 1999.
11. DeDomenico G. *Basic Guidelines for Interferential Therapy*. Sydney, Australia: Theramed; 1981.
12. Holcomb WR. A practical guide to electrical therapy. *J Sport Rehabil*. 1997;6(3):272–282.
13. Myklebust B, Robinson A. Instrumentation. In: Snyder-Mackler L, Robinson A, eds. *Clinical Electrophysiology, Electrotherapy and Electrotherapy and Electrophysiologic Testing*. Baltimore: Lippincott Williams & Wilkins; 2007.
14. Robinson A. Basic concepts and terminology in electricity. In: Snyder-Mackler L, Robinson A, eds. *Clinical Electro-physiology, Electrotherapy and Electro-physiologic Testing*. Baltimore: Lippincott Williams & Wilkins; 2007.
15. Carlos J. Clinical electrotherapy part I: physiology and basic concepts. *Phys Ther*. 1998;6(4):44.
16. Cohen H, Brunilik J. *Manual of Electroneuromyography*. 2nd ed. New York: Harper & Row; 1976.
17. Griffin J, Karselis T. *Physical Agents for Physical Therapists*. Springfield, IL: Charles C Thomas; 1988.
18. Taylor K, Mendel FC, Fish DR. Effect of high-voltage pulsed current and alternating current on macromolecular leakage in cheek pouch microcirculation. *Phys Ther*. 1997;77(12):1729–1740.
19. Kitchen S, Bazin S. *Electrotherapy: Evidence-based Practice*. Wernersville, PA: Harcourt Health Sciences; 2001.
20. Kahn I. *Principles and Practice of Electrotherapy*. Philadelphia: Elsevier Health Sciences; 2001.
21. Wolf S. *Electrotherapy: Clinics in Physical Therapy*. Vol 2. New York: Churchill Livingstone; 1981.
22. Nalty T, Sabbahi M. *Electrotherapy Clinical Procedures Manual*. New York: McGraw-Hill; 2001.
23. McLoda TA, Carmack JA. Optimal burst duration during a facilitated quadriceps femoris contraction. *J Athletic Train*. 2000;35(2):145–150.
24. Benton L, Baker L, Bowman B. *Functional Electrical Stimulation: A Practical Clinical Guide*. Downey, CA: Rancho Los Amigos Hospital; 1981.
25. Nelson R, Currier D. *Clinical Electrotherapy*. Norwalk, CT: Appleton & Lange; 1999.
26. Howson D. *Report on Neuromuscular Reeducation*. Minneapolis: Medical General; 1978.
27. Becker R, Selden G. *The Body Electric*. New York: Harper Collins; 1998.
28. Maurer C. The effectiveness of microelectrical neural stimulation on exercise-induced muscle trauma [abstract R200]. *Phys Ther*. 1992;725:574.
29. Randall B, Imig C, Hines HM. Effect of electrical stimulation upon blood flow and temperature of skeletal muscles. *Arch Phys Med*. 1952;33:73–78.
30. Gault W, Gatens P. Use of low-intensity direct current in management of ischemic skin ulcers. *Phys Ther*. 1976;56:265–269.
31. Newton R, Karselis T. Skin pH following high voltage pulsed galvanic stimulation. *Phys Ther*. 1983;63:1593–1596.
32. Guyton A. *Textbook of Medical Physiology*. Philadelphia: WB Saunders; 2005.
33. Kincaid C, Lavoie K. Inhibition of bacterial growth in vitro following stimulation with high voltage monophasic pulsed current. *Phys Ther*. 1989;69:651–655.
34. Delitto A. A study of discomfort with electrical stimulation. *Phys Ther*. 1992;72:410–424.
35. Melzack R. Prolonged relief of pain by brief, intense transcutaneous electrical stimulation. *Pain*. 1975;1(4):357–373.
36. Mohr T, Akers T, Landry R. Effect of high voltage stimulation on edema reduction in the rat hind limb. *Phys Ther*. 1987;67:1703–1707.
37. Reed B. Effect of high voltage pulsed electrical stimulation on microvascular permeability to plasma proteins: a possible mechanism in minimizing edema. *Phys Ther*. 1988;68:491–495.
38. Alon G. High voltage stimulation: effects of electrode size on basic excitatory responses. *Phys Ther*. 1985;65:890.
39. Travell J, Simon D. *Myofascial Pain and Dysfunction: The Trigger Point Manual*. Baltimore: Williams & Wilkins; 1998.
40. Lampe G. A clinical approach to transcutaneous electrical nerve stimulation in the treatment of chronic and acute pain, Minneapolis, July 1978. *Conference presenation*.
41. Wolf S. *Electrotherapy*. New York: Churchill Livingstone; 1981.
42. Lampe G. Introduction to the use of transcutaneous electrical nerve stimulation devices. *Phys Ther*. 1978;58:1450–1454.
43. Charman R. Bioelectricity and electrotherapy—towards a new paradigm? Part 1, the cell. *Physiotherapy*. 1990;76:452–491; Charman R. Part 2, cellular reception and emission of electromagnetic signals. *Physiotherapy*. 1990;76:502–518; Charman R. Part 3, bioelectric potentials and tissue currents. *Physiotherapy*. 1990;76:643–654; Charman R. Part 4, strain generated potentials in bone and connective tissue. *Physiotherapy*. 1990;76:725–730; Charman R. Part 5, exogenous currents and fields—experimental and clinical applications. *Physiotherapy*. 1990;76:743–750.
44. Selkowitz D. High frequency electrical stimulation in muscle strengthening. *Am J Sport Med*. 198;17:103–111.
45. Charman R. Bioelectricity and electrotherapy—towards a new paradigm. Part 6, environmental current and fields—the natural background. *Physiotherapy*. 1991;77:8–13; Charman R. Part 7, environmental currents and fields—man made. *Physiotherapy*. 1991;77:129–140; Charman R. Part 8, grounds for a new paradigm? *Physiotherapy*. 1991;77:211–221.

46. Brighton C. Bioelectric effects on bone and cartilage. *Clin Orthop*. 1977;124:2–4.

47. Clements F. Effect of motor neuromuscular electrical stimulation on microvascular perfusion of stimulated rat skeletal muscle. *Phys Ther*. 1991;71:397–406.

48. Castel J. *Pain Management with Acupuncture and Transcutaneous Electrical Nerve Stimulation Techniques and Photo Simulation (Laser). Symposium on Pain Management, Walter Reed Army Medical Center*; November 13, 1982.

49. Becker R. The bioelectric factors in amphibian-limb regeneration. *J Bone Joint Surg (Am)*. 1961;43-A:643–656.

50. Lomo T, Slater C. Control of acetylcholine sensitivity and synapse formation by muscle activity. *J Physiol*. 1978;275:391.

51. Clemente F, Barron K. Transcutaneous neuromuscular electrical stimulation effect on the degree of microvascular perfusion in autonomically denervated rat skeletal muscle, *Arch Phys Med Rehabil*. 1996;77(2):155–160.

52. Cummings J. Electrical stimulation of denervated muscle. In: Gersch M, ed. *Electrotherapy in Rehabilitation*. Philadelphia: FA Davis; 1992.

53. Chu C. Weak direct current accelerates split-thickness graft healing on tangentially excised second-degree burns. *J Burn Care Rehabil*. 1991;12:285–1293.

54. Gersch MR. *Electrotherapy in Rehabilitation*. Philadelphia: FA Davis; 2000.

55. Gorgey A, Dudley G. The role of pulse duration and stimulation duration in maximizing the normalized torque during neuromuscular electrical stimulation. *J Orthop Sports Phys Ther*. 2008;38(8):508.

56. Litke D, Dahners L. Effect of different levels of direct current on early ligament healing in a rat model. *J Orthop Relat Res*. 1994;12:683–688.

57. Schimrigk K, Mclaughlen J, Gruniger W. The effect of electrical stimulation on the experimentally denervated rat muscle. *Scand J Rehabil Med*. 1977;9:55.

58. *Instruction Manual for Electrostim*. Promatek: Canada; 1989:180–182.

59. Kosman A, Osborne S, Ivey A. Comparative effectiveness of various electrical currents in preventing muscle atrophy in rat. *Arch Phys Med Rehabil*. 1947;28:7.

60. Thom H. Treatment of paralysis with exponentially progressive current. *Br J Phys Med*. 1957;20:49.

61. Binder-MacLeod S, Snyder-Mackler L. Muscle fatigue: clinical implications for fatigue assessment and neuromuscular electrical stimulation. *Phys Ther*. 1993;73:902–910.

62. Dallmann S. Preference for low versus medium frequency electrical stimulation at constant induced muscle forces [abstract R345]. *Phys Ther*. 1992;725:5107.

63. Unger P. A randomized clinical trial of the effects of HVPC on wound healing [abstract R294]. *Phys Ther*. 1991;715:5118.

64. Currier D, Lehman J, Lightfoot P. Electrical stimulation in exercise of the quadriceps femoris muscle. *Phys Ther*. 1979;59:1508–1512.

65. Eriksson E, Haggmark T. Comparison of isometric muscle training and electrical stimulation supplement, isometric muscle training in the recovery after major knee ligament surgery. *Am J Sports Med*. 1979;7:169–171.

66. DeVahl J. Neuromuscular electrical stimulation (NMES) in rehabilitation. In: Gersh M, ed. *Electrotherapy in Rehabilitation*. Philadelphia: FA Davis; 1992.

67. Cook H, Morales M, La Rosa EM, et al. Effect of electrical stimulation on lymphatic flow and limb volume in the rat. *Phys Ther*. 1994;74:1040–1046.

68. Dolan M, Graves P, Nakazawa C. Effects of ibuprofen and high voltage electrical stimulation on acute edema following blunt trauma to hind limb of rats [abstract]. *J Athletic Train*. 2004;39(suppl 2):S–49.

69. Dolan M, Mychaskiw A, Mendel F. Cool-water immersion and high-voltage electric stimulation curb edema formation in rats. *J Athletic Train*. 2003;38(4):225–230.

70. Dolan M, Mychaskiw A, Mattacola C, Mendel F. Effects of cool-water immersion and high-voltage electric stimulation for 3 continuous hours on acute edema in rats. *J Athletic Train*. 2003;38(3):325–329.

71. Hopkins J, Ingersoll C, Edwards J. Cryotherapy and transcutaneous electric neuromuscular stimulation decrease arthrogenic muscle inhibition of the vastus medialis after knee joint effusion. *J Athletic Train*. 2002;37(1):25–31.

72. Cook T, Barr J. Instrumentation. In: Nelson R, Currier D, eds. *Clinical Electrotherapy*. Norwalk, CT: Appleton & Lange; 1999.

73. Denegar C. The effects of low-volt microamperage stimulation on delayed onset muscle soreness. *J Sport Rehabil*. 1993;1:95–102.

74. Reed A, Robertson V, Low J. *Electrotherapy Explained: Principles and Practices*. Burlington, MA: Elsevier Science and Technology; 2006.

75. Flicker MT. *An Analysis of Cold Intermittent Compression with Simultaneous Treatment of Electrical Stimulation in the Reduction of Postacute Ankle Lymphadema* [unpublished master's thesis]. Chapel Hill, NC: University of North Carolina; May 1993.

76. Salar G. Effect of transcutaneous electrotherapy on CSF B--endorphin content in patients without pain problems. *Pain*. 1981;10:169–172.

77. Selkowitz D. Improvement in isometric strength of the quadriceps femoris muscle after training with electrical stimulation. *Phys Ther*. 1985;65:186–196.

78. Siff M. Applications of electrostimulation in physical conditioning: a review. *J Appl Sport Sci Res*. 1990;4:20–26.

79. Holcomb W, Rubley M, Girouard T. Effect of the simultaneous application of NMES and HVPC on knee extension torque [abstract]. *J Athletic Train*. 2004;39(suppl 2):S–47.

80. Holcomb W, Rubley M, Miller M. The effect of rest intervals on knee-extension torque production with neuromuscular electrical stimulation. *J Sport Rehabil*. 2006;15(2):116.

81. Laufer Y, Ries JD, Leininger PM, Alon G. Quadriceps femoris muscle torques and fatigue generated by neuromuscular electrical stimulation with three different waveforms. *Phys Ther*. 2001;81(7):1307–1316.

82. Lewek M, Stevens J, Snyder-Mackler L. The use of electrical stimulation to increase quadriceps femoris muscle force in an elderly patient following a total knee arthroplasty. *Phys Ther*. 2001;81(8):1565–1571.

83. Valma J, Robertson A, Ward R. Vastus medialis electrical stimulation to improve lower extremity function following a lateral patellar retinacular release. *J Orthop Sports Phys Ther*. 2002;32(9):437–446.

84. Van Lunen B, Caroll C, Gratias K. The clinical effects of cold application on the production of electrically induced involuntary muscle contractions. *J Sport Rehabil*. 2003;12(3):240–248.

Capítulo 5 • Princípios Básicos da Eletricidade e de Correntes de Estimulação Elétrica

85. Windley T. The efficacy of neuromuscular electrical stimulation for muscle-strength augmentation. *Athletic Ther Today*. 2007;12(1):9.

86. Currier D, Mann R. Muscular strength development by electrical stimulation in healthy individuals. *Phys Ther*. 1983;63:915–921.

87. Karnes JL, Mendel FC, Fish DR. High-voltage pulsed current: its influence on diameters of histamine-dilated arterioles in hamster cheek pouches. *Arch Phys Med Rehabil*. 1995;76(4):381–386.

88. Bettany J. Influence of high voltage pulsed current on edema formation following impact injury. *Phys Ther*. 1990;70:219–224.

89. Brown S. The effect of microcurrent on edema, range of motion, and pain in treatment of lateral ankle sprains [abstract]. *J Orthop Sports Phys Ther*. 1994;19:55.

90. Cosgrove K, Alon G. The electrical effect of two commonly used clinical stimulators on traumatic edema in rats. *Phys Ther*. 1992;72:227–233.

91. Fish D. Effect of anodal high voltage pulsed current on edema formation in frog hind limbs. *Phys Ther*. 1991;71:724–733.

92. Griffin J. Reduction of chronic posttraumatic hand edema: a comparison of high voltage pulsed current, intermittent pneumatic compression, and placebo treatments. *Phys Ther*. 1990;70:279–286.

93. Lea J. The effect of electrical stimulation on edematous rat hind paws [abstract R379]. *Phys Ther*. 1992;725:5116.

94. Mendel F. Influence of high voltage pulsed current on edema formation following impact injury in rats. *Phys Ther*. 1992;72:668–673.

95. Miller BF, Gruben KG, Morgan BJ. Circulatory responses to voluntary and electrically induced muscle contractions in humans. *Phys Ther*. 2000;80(1):53–60.

96. Miller M, Cheatham C, Holcomb W. Subcutaneous tissue thickness alters the effect of NMES. *J Sport Rehabil*. 2008;17(1):68.

97. Mulder G. Treatment of open-skin wounds with electric stimulation. *Arch Phys Med Rehabil*. 1991;72:375–377.

98. Taylor K. Effect of a single 30-minute treatment of high voltage pulsed current on edema formation in frog hind limbs. *Phys Ther*. 1992;72:63–68.

99. Bishop B. Pain: its physiology and rationale for management. *Phys Ther*. 1980;60:13–37.

100. Cheing G, Hui-Chan C. Analgesic effects of transcutaneous electrical nerve stimulation and interferential currents on heat pain in healthy subjects. *J Rehabil Med*. 2003;35(1):15.

101. Laughman R, Youdes J, Garrett T. Strength changes in the normal quadriceps femoris muscle as a result of electrical stimulation. *Phys Ther*. 1983;63:494–499.

102. Melzack R, Stillwell D, Fox E. Trigger points and acupuncture points for pain: correlations and implications. *Pain*. 1977;3(1):3–23.

103. Melzack R. *The Puzzle of Pain*. New York: Basic Books; 1973.

104. Rolle W, Alon G, Nirschl R. Comparison of subliminal and placebo stimulation in the management of elbow epicondylitis [abstract R280]. *Phys Ther*. 1991;715:5114.

105. Marino A, Becker R. Biologic effects of extremely low-frequency electric and magnetic fields: a review. *Phys Chem*. 1977;9:131–143.

106. Clement-Jones V. Increased β-endorphin but not metenkephalin levels in human cerebrospinal fluid after acupuncture for recurrent pain. *Lancet*. 1980;8:946–948.

107. Evans T, Denegar C. Is transcutaneous electrical nerve stimulation (TENS) effective in relieving trigger point pain? *J Athletic Train*. 2002;37(suppl 2S):S–103.

108. Malezic M, Hesse S. Restoration of gait by functional electrical stimulation in paraplegic patients: a modified programme of treatment. *Paraplegia*. 1995;33(3):126–131.

109. Malizia E. Electroacupuncture and peripheral β-endorphin and ACTH levels. *Lancet*. 1979;8:535–536.

110. Norcross M, Guskiewicz K, Prentice W. The effects of electrical stimulating currents on pain perception, plasma cortisol, and plasma b-endorphin for DOMS [abstract]. *J Athletic Train (Suppl)*. 2004;39(2):S–48.

111. Snyder-Mackler L, Garrett M, Roberts M. A comparison of torque generating capabilities of three different electrical stimulating currents. *J Orthop Sports Phys Ther*. 1989;10:297–301.

112. Wolf S. Perspectives on central nervous system responsiveness to transcutaneous electrical nerve stimulation. *Phys Ther*. 1978;58:1443–1449.

113. Denegar C. Influence of transcutaneous electrical nerve stimulation on pain, range of motion, and serum cortisol concentration in females experiencing delayed onset muscle soreness. *J Orthop Sports Phys Ther*. 1989;11:100–103.

114. *Notes on Low Volt Therapy*. White Plains, NY: TECA Corp; 1966.

115. Alon G. "Microcurrent" stimulation: a progress report 1998. *Athletic Ther Today*. 1998;3(6):15.

116. Picker R. Current trends: low volt pulsed microamp stimulation. Parts 1 and 2. *Clin Manage*. 1989;9:11–14, 28–33.

117. Becker R, Bachman C, Friedman H. The direct current control system. *N Y J Med*. 1962;62:1169–1176.

118. Bonacci JA, Higbie EJ. Effects of microcurrent treatment on perceived pain and muscle strength following eccentric exercise. *J Athletic Train*. 1997;32(2):119–123.

119. Tan G, Monga T, Thornby J. Electromedicine: efficacy of microcurrent electrical stimulation on pain severity, psychological distress, and disability. *Am J Pain Manage*. 2000;10(1):35–44.

120. Allen JD, Mattacola CG, Perrin DH. Effect of microcurrent stimulation on delayed-onset muscle soreness: a double-blind comparison. *J Athletic Train*. 1999;34(4):334–337.

121. Ansoleaga E, Wirth V. Microcurrent electrical stimulation may reduce clinically induced DOMS. *J Athletic Train*. 1999;34(2):S–67.

122. Haynie L, Henry L, VanLunen B. Investigation of microcurrent electrical neuromuscular stimulation and high-voltage electrical muscle stimulation on DOMS. *J Athletic Train (Suppl)*. 2002;37 (2S):S–102.

123. Hewlett K, Kimura I, Hetzler R. Microcurrent treatment on pain, edema, and decreased muscle force associated with delayed-onset muscle soreness: a double-blind, placebo study [abstract]. *J Athletic Train*. 2004;39(suppl 2):S–48.

124. Jeter J, Valcenta D. The effects of microcurrent electrical nerve stimulation on delayed onset muscle soreness and peak torque deficits in trained weight lifters [abstract PO-R065-M]. *Phys Ther*. 1993;735:5–24.

125. Johnson MI, Penny P, Sajawal MA. Clinical technical note: an examination of the analgesic effects of microcurrent electrical stimulation (MES) on cold-induced pain in healthy subjects. *Physiother Theory Pract*. 1997;13(4):293–301.

126. Kulig K. Comparison of the effects of high velocity exercise and microcurrent neuromuscular stimulation on delayed onset muscle soreness [abstract R284]. *Phys Ther*. 1991;715:5115.

127. Rapaski D. Microcurrent electrical stimulation: comparison of two protocols in reducing delayed onset muscle soreness [abstract R286]. *Phys Ther*. 1991;715:5116.

128. Ross S, Guskiewicz K. Effect of balance training with and without subsensory electrical stimulation on postural stability of subjects with stable ankles and subjects with functional ankle instability [abstract]. *J Athletic Train*. 2005;40(suppl 2):S–70.

129. Wolcot C. A comparison of the effects of high voltage and microcurrent stimulation on delayed onset muscle soreness [abstract R287]. *Phys Ther*. 1991;715:5116.

130. Young S. Efficacy of interferential current stimulation alone for pain reduction in patients with osteoarthritis of the knee: a randomized placebo control clinical trial [abstract R088]. *Phys Ther*. 1991;715:552.

131. Carley P, Wainapel S. Electrotherapy for the acceleration of wound healing: low-intensity direct current. *Arch Phys Med Rehabil*. 1985;66:443–446.

132. Chreng N, Van Houf H, Bockx E. The effects of electric current on ATP generation, protein synthesis, and membrane transport in rat skin. *Clin Orthop Relat Res*. 1982;171:264–272.

133. Gentzkow G. Electrical stimulation to heal dermal wounds. *J Dermatol Surg Oncol*. 1993;19:753–758.

134. Griffin J. Efficacy of high voltage pulsed current for healing of pressure ulcers in patients with spinal cord injury. *Phys Ther*. 1991;71:433–444.

135. Howson DC. Peripheral neural excitability. *Phys Ther*. 1978;58:1467–1473.

136. Leffmann D. The effect of subliminal transcutaneous electrical stimulation on the rate of wound healing in rats [abstract R166]. *Phys Ther*. 1992;725:567.

137. Weiss D, Kirsner R, Eaglstein W. Electrical stimulation and wound healing. *Arch Dermatol*. 1990;126:222–225.

138. Wood J. A multicenter study on the use of pulsed low-intensity direct current for healing chronic stage II and stage III decubitus ulcers. *Arch Dermatol*. 1993;129:999–1009.

139. Connolly J, Hahn H, Jardon O. The electrical enhancement of periosteal proliferation in normal and delayed fracture healing. *Clin Orthop*. 1977;124:97–105.

140. Pettine K. External electrical stimulation and bracing for treatment of spondylolysis—a case report. *Spine*. 1993;188:436–439.

141. Szabo G, Illes T. Experimental stimulation of osteogenesis induced by bone matrix. *Orthopaedics*. 1991;14:63–67.

142. Kahn J. *Low-voltage Technique*. 4th ed. Syosset, NY: Joseph Kahn; 1983.

143. Stanish W, Gunnlaugson B. Electrical energy and soft tissue injury healing. *Sport Care Fitness*. 1988;8(5):12–14.

144. Nessler J, Mass P. Direct current electrical stimulation of tendon healing in vitro. *Clin Orthop Relat Res*. 1987;217(3):303–312.

145. Ward A, Shkuratova N. Russian electrical stimulation: the early experiments. *Phys Ther*. 2002;82(10):1019–1030.

146. Delitto A. Introduction to "Russian electrical stimulation": putting this into perspective. *Phys Ther*. 2002;82(10):1017–1018.

147. Goodgold J, Eberstein A. *Electrodiagnosis of Neuromuscular Diseases*. Baltimore: Williams & Wilkins; 1980.

148. Comeau M, Brown L, Landrum J. The effects of high volt pulsed current vs. Russian current on the achievable percentage of MVIC [abstract]. *J Athletic Train*. 2004;39(suppl 2):S–47–S–48.

149. Franklin ME. Effect of varying the ratio of electrically induced muscle contraction time to rest time on serum creatine kinase and perceived soreness. *J Orthop Sports Phys Ther*. 1991;13:310–315.

150. Svacina L. Modified interferential technique. *Pain Control*. 1978;4(1):1–2.

151. Snyder S. Opiate receptors and internal opiates. *Sci Am*. 1977;236:44–56.

152. Nikolova L. *Treatment with Interferential Current*. New York: Churchill Livingstone; 1987.

153. Draper D, Knight K. Interferential current therapy: often used but misunderstood. *Athletic Ther Today*. 2006;11(4):29.

154. Driban J. Bone stimulators and microcurrent: clinical bioelectrics. *Athletic Ther Today*. 2004;9(5):22.

155. Reiff, M IInterferential Therapy: Tips for effective treatment, http://www.medicalproductsonline.org/inth.html.

156. Larsson L. Functional electrical stimulation. *Scand J Rehabil Ed Suppl*. 1994;30:63–72.

157. Baker L, McNeal D, Benton L. *Neuromuscular Electrical Stimulation*. Downey, CA: Rancho Los Amigos Medical Center; 1993.

158. Heller B, Granat M, Andrews B. Swing-through gait with free-knees produced by surface functional electrical stimulation. *Paraplegia*. 1996;34(1):8–15.

159. Agnew W, McCreery D, Bullara L. Effects of prolonged electrical stimulation of peripheral nerve. In: Agnew W, McCreery D, eds. *Neural Prosthesis: Fundamental Studies*. Englewood Cliffs, NJ: Prentice-Hall; 1990.

160. Yamamoto T, Seireg A. Closing the loop: electrical muscle stimulation and feedback control for smooth limb motion. *Soma*. 1986;4:38.

161. Kumar V, Lau H, Liu J. Clinical applications of functional electrical stimulation. *Ann Acad Med*. 1995;24(3):428–435.

162. Bogataj U, Gros N, Kljajic M. The rehabilitation of gait in patients with hemiplegia: a comparison between conventional therapy and multichannel functional electrical stimulation therapy. *Phys Ther*. 1995;75(6):490–502.

163. Kagaya H, Shimada Y. Restoration and analysis of standing-up in complete paraplegia utilizing functional electrical stimulation. *Arch Phys Med Rehabil*. 1995;76(9):876–881.

164. Kralj A, Badj T, Turk R. Enhancement of gait restoration in spinal cord injured patients by functional electrical stimulation. *Clin Orthop*. 1988;233:34.

165. Mannheimer J, Lampe G. *Clinical Transcutaneous Electrical Nerve Stimulation*. Philadelphia: FA Davis; 1984.

166. Stallard J, Major R. The influence of orthosis stiffness on paraplegic ambulation and its implications for functional electrical stimulation (FES) walking. *Prosthet Orthot Int*. 1995;19(2):108–114.

167. Bradley M. The effect of participating in a functional electrical stimulation exercise program on affect in people with spinal cord injuries. *Arch Phys Med Rehabil*. 1994;75(6):676–679.

168. Triolo RJ, Bogie K. Lower extremity applications of functional neuromuscular stimulation after spinal cord injury. *Top Spinal Cord Inj Rehabil*. 1999;5(1):44–65.

169. Gersh MR. Microcurrent electrical stimulation: putting it in perspective. *Clin Manage*. 1990;9(4):51–54.

170. Myklebust B, Kloth L. Electrodiagnostic and electrotherapeutic instrumentation: characteristics of recording and stimulation systems and principles of safety. In: Gersh MR, ed. *Electrotherapy in Rehabilitation*. Philadelphia: FA Davis; 2001.

171. Porter M, Porter J. Electrical safety in the training room. *Journal of Athletic Training*. 1981;16(4):263–264.

172. American Physical Therapy Association. *Electrotherapeutic Terminology in Physical Therapy: APTA Section on Clinical Electrophysiology*. Alexandria, VA: American Physical Therapy Association; 2000.

Capítulo 5 • Princípios Básicos da Eletricidade e de Correntes de Estimulação Elétrica

173. Chan H, Fung DT. Effects of low-voltage microamperage stimulation on tendon healing in rats. *J Orthop Sports Phys Ther*. 2007;37(7):399.

174. Cole B, Gardiner P. Does electrical stimulation of denervated muscle continued after reinnervation, influence recovery of contractile function. *Exp Neurol*. 1984;85:52.

175. Cromwell L, Arditti M, Weibell F. *Medical Instrumentation for Health Care*. Englewood Cliffs, NJ: Prentice-Hall; 1991.

176. FDA clears restorative therapies functional electrical stimulation. *J Orthop Sports Phys Ther*. 2008;38(3):163.

177. Gutman E, Guttman L. Effect of electrotherapy on denervated and reinnervated muscles in rabbit. *Lancet*. 1942;1:169.

178. Herbison G, Jaweed M, Ditunno J. Acetylcholine sensitivity and fibrillation potentials in electrically stimulated crush-denervated rat skeletal muscle. *Arch Phys Med Rehabil*. 1983;64:217.

179. Holcomb W, Rubley M. Effect of the simultaneous application of NMES and HVPC on knee extension torque. *J Sport Rehabil*. 2007;16(4):307.

180. Kloth L, Cummings J. *Electrotherapeutic Terminology in Physical Therapy*. Alexandria, VA: Section on Clinical Electrophysiology and the American Physical Therapy Association; 1990.

181. Mintken P, Carpenter K. Early neuromuscular electrical stimulation to optimize quadriceps muscle function following total knee arthroplasty: a case report. *J Orthop Sports Phys Ther*. 2007;37(7):364.

182. Petterson S, Snyder-Mackler L. The use of neuromuscular electrical stimulation to improve activation deficits in a patient with chronic quadriceps strength impairments following total knee arthroplasty. *J Orthop Sports Phys Ther*. 2006;36(9):678–685.

183. Taylor K. Effect of electrically induced muscle contraction on post traumatic edema formation in frog hind limbs. *Phys Ther*. 1992;72:127–132.

184. Weber W. The effect of MENS on pain and torque deficits associated with delayed onset muscle soreness [abstract R034]. *Phys Ther*. 1991;715:535.

185. Wilding S, Miller K, Stone M. Increasing electrical stimulation frequency above cramp threshold frequency increases the strength and duration of electrically induced muscle cramps. *J Athletic Train*. 2009;44(suppl):S89.

186. Zbar P, Rockmaker G, Bates D. *Basic Electricity: a Text-Lab Manual*. New York: McGraw-Hill; 2000.

LEITURAS SUGERIDAS

Abdel-Moty E, Fishbain D, Goldberg M. Functional electrical stimulation treatment of postradiculopathy associated muscle weakness. *Arch Phys Med Rehabil*. 1994;75(6):680–686.

Akyuz G. Transcutaneous electrical nerve stimulation (TENS) in the treatment of postoperative pain and prevention of paralytic ileus. *Clin Rehabil*. 1993;7(3):218–221.

Allen J, Mattacola C, Perrin D. Microcurrent stimulation effect on delayed onset muscle soreness. *J Athletic Train*. 1996;31:S–47.

Alon G. *High Voltage Stimulation: A Monograph*. Chattanooga, TN: Chattanooga Corporation; 1984.

Alon G. *Electrical Stimulators*. Chattanooga, TN: Chattanooga Corporation; 1985 [video presentation].

Alon G, Allin J, Inbar G. Optimization of pulse duration and pulse charge during TENS. *Aust J Physiother*. 1983;29:195.

Alon G, Bainbridge J, Croson G. High-voltage pulsed direct current effects on peripheral blood flow. *Phys Ther*. 1981;61:678.

Alon G, Kantor G, Ho H. Effects of electrode size on basic excitatory responses and on selected stimulus parameters. *J Orthop Sports Phys Ther*. 1994;20(1):29–35.

Alon G, Kantor G, Smith GV. Peripheral nerve excitation and plantar flexion force elicited by electrical stimulation in males and females. *J Orthop Sports Phys Ther*. 1999;29(4):208–217.

American Physical Therapy Association. *Electrotherapeutic Terminology in Physical Therapy*. Alexandria, VA: APTA Publications; 2000.

Andersson S. Pain control by sensory stimulation. In: Bonica JJ, Liebeskind JC, Albe-Fessard DG, eds. *Advances in Pain Research and Therapy*. Vol 3. New York: Raven; 1979:569–584.

Andersson S, Hansson G, Holmgren E. Evaluation of the pain suppression effect of different frequencies of peripheral electrical stimulation in chronic pain conditions. *Acta Orthop Scand*. 1979;47:149.

Arnold P, McVey S. Functional electric stimulation: its efficacy and safety in improving pulmonary function and musculoskeletal fitness. *Arch Phys Med Rehabil*. 1992;73(7):665–668.

Aubin M, Marks R. The efficacy of short-term treatment with transcutaneous electrical nerve stimulation for osteo-arthritic knee pain. *Physiotherapy*. 1995;81(11):669–675.

Baker L. Neuromuscular electrical stimulation in the restoration of purposeful limb movements. In: Wolf SL, ed. *Electrotherapy—Clinics in Physical Therapy*. New York: Churchill Livingstone; 1981.

Baker L, McNeal D, Benton L. *Neuromuscular Electrical Stimulation: A Practical Guide*. Downey, CA: Rancho Los Amigos Medical Center; 2000.

Balogun J, Onilari O. High voltage electrical stimulation in the augmentation of muscle strength: effects of pulse frequency. *Arch Phys Med Rehabil*. 1993;74(9):910–916.

Bending J. TENS relief of discomfort. *Physiotherapy*. 1993;79(11):773–774.

Benton L, Baker L, Bowman B. *Functional Electrical Stimulation: A Practical Clinical Guide*. 2nd ed. Downey, CA: Professional Staff Association of Rancho Los Amigos Medical Center; 1981.

Berlandt S. Method of determining optimal stimulation sites for transcutaneous nerve stimulation. *Phys Ther*. 1984;64:924.

Binder S. Electrical currents. In: Wolf S, ed. *Electrotherapy*. New York: Churchill Livingstone; 1981.

Binder-Macleod S, McDermond L. Changes in the force–frequency relationship of the human quadriceps femoris muscle following electrically and voluntarily induced fatigue. *Phys Ther*. 1992;72(2):95–104.

Bowman B, Baker L. Effects of waveform parameters on comfort during transcutaneous neuromuscular electrical stimulation. *Ann Biomed Eng*. 1985;13:59–74.

Brown I. *Fundamentals of Electrotherapy, Course Guide*. Madison, WI: University of Wisconsin Press; 1971.

Brown M, Cotter M, Hudlicka O. The effects of long-term stimulation of fast muscles on their ability to withstand fatigue. *J Physiol (Lond)*. 1974;238:47.

Brown M, Cotter M, Hudlicka O. Metabolic changes in long-term stimulated fast muscles. In: Howland H, Poortmans JR, eds. *Metabolic Adaptation to Prolonged Physical Exercise*. Basel: Birkhauser; 1975.

Burr H, Harvey S. Bio-electric correlates of wound healing. *Yale J Biol Med*. 1938;11(2):103–107.

Burr H, Taffel M, Harvey S. An electrometric study of the healing wound in man. *Yale J Biol Med*. 1940;12:483.

Butterfield DL, Draper DO, Ricard M. The effect of high-volt pulsed current electrical stimulation on delayed-onset muscle soreness. *J Athletic Train*. 1997;32(1):15–20.

Buxton B, Okasaki E, Hetzler R. Self selection of transcutaneous electrical nerve stimulation parameters for pain relief in injured athletes. *J Athletic Train*. 1994;29(2):178.

Byl N, McKenzie A, West J. Pulsed microamperage stimulation: a controlled study of healing of surgically induced wounds in Yucatan pigs. *Phys Ther*. 1994;74(3):201–211.

Caggiano E, Emrey T, Shirley S. Effects of electrical stimulation or voluntary contraction for strengthening the quadriceps femoris muscles in an aged male population. *J Orthop Sports Phys Ther*. 1994;20(1): 22–28.

Campbell J. A critical appraisal of the electrical output characteristics of ten transcutaneous nerve stimulators. *Clin Phys Physiol Meas*. 1982;3:141.

Carmick J. Clinical use of neuromuscular electrical stimulation for children with cerebral palsy, part 1, lower extremity. *Phys Ther*. 1993;73(8):505–513.

Carmick J. Clinical use of neuromuscular electrical stimulation for children with cerebral palsy, part 2, upper extremity. *Phys Ther*. 1993;73(8):514–522.

Chan C, Chow S. Electroacupuncture in the treatment of post-traumatic sympathetic dystrophy (Sudek's atrophy). *Br J Anesth*. 1981;53:899.

Chase J. Elicitation of periods of inhibition in human muscle by stimulation of cutaneous nerves. *J Bone Joint Surg*. 1972;54:173–177.

Cook H, Morales M, La Rosa E. Effects of electrical stimulation on lymphatic flow and limb volume in the rat. *Phys Ther*. 1994;74(11):1040–1046.

Cooperman A. Use of transcutaneous electrical stimulation in the control of post operative pain. Results of a prospective, randomized, controlled study. *Am J Surg*. 1977;133:185.

Curico F, Berweger R. A clinical evaluation of the pain suppressor TENS, Fairleigh Dickinson University School of Dentistry, 1983. *Curr Opin Orthop*. 1993;4(6):105–109.

Currier D, Mann R. Pain complaint: comparison of electrical stimulation with conventional isometric exercise. *J Orthop Sports Phys Ther*. 1984;5:318.

Currier D, Petrilli C, Threlkeld A. Effect of medium frequency electrical stimulation on local blood circulation to healthy muscle. *Phys Ther*. 1986;66:937.

Currier D, Ray J, Nyland J. Effects of electrical and electromagnetic stimulation after anterior cruciate ligament reconstruction. *J Orthop Sports Phys Ther*. 1993;17(4):177–184.

DeGirardi C, Seaborne D, Goulet F. The analgesic effect of high voltage galvanic stimulation combined with ultrasound in the treatment of low back pain: a one-group pretest/post-test study. *Physiother Can*. 1984;36:327.

Dimitrijevic M. Mesh-glove. 1. A method for whole-hand electrical stimulation in upper motor neuron dysfunction. *Scand J Rehabil Med*. 1994;26(4):183–186.

Dimitrijevic M. Mesh-glove. 2. Modulation of residual upper limb motor control after stroke with whole-hand electric stimulation. *Scand J Rehabil Med*. 1994;26(4):187–190.

Dolan M, Mendel F, Fish D. Effects of high voltage pulsed current on recovery following grade I and II lateral ankle sprains. *J Athletic Train*. 2009;44(suppl):S57.

Draper V, Lyle L, Seymour T. EMG biofeedback versus electrical stimulation in the recovery of quadriceps surface EMG. *Clin Kinesiol*. 1997;51(2):28–32.

Eisenberg B, Gilal A. Structural changes in single muscle fibers after stimulation at a low-frequency. *J Gen Physiol*. 1979;74:1.

Eriksson E, Haggmark T, Kiessling KH. Effect of electrical stimulation on human skeletal muscle. *Int J Sports Med*. 1981;2:18.

Ersek R. Transcutaneous electrical neurostimulation—a new modality for controlling pain. *Clin Orthop Relat Res*. 197;128:314.

Faghri P, Glaser R, Figoni S. Functional electrical stimulation leg cycle ergometer exercise: training effects on cardiorespiratory responses of spinal cord injured. *Arch Phys Med Rehabil*. 1992;73(11):1085–1093.

Faghri P, Rodger M, Glaser R. The effects of functional electrical stimulation on shoulder subluxation, arm function recovery, and shoulder pain in hemiplegic stroke patients. *Arch Phys Med Rehabil*. 1994;75(1):73–79.

Ferguson A, Granat M. Evaluation of functional electrical stimulation for an incomplete spinal cord injured patient. *Physiotherapy*. 1992;78(4):253–256.

Finlay C. TENS: an adjunct to analgesia. *Can Nurse*. 1992;88(8):24–26.

Fleischli JG, Laughlin TJ. Electrical stimulation in wound healing. *J Foot Ankle Surg*. 1997;36(6):457.

Fourie JA, Bowerbank P. Stimulation of bone healing in new fractures of the tibial shaft using interferential currents. *Physiother Res Int*. 1997;2(4):255–268.

Fox F, Melzack R. Transcutaneous electrical stimulation and acupuncture: comparison of treatment for low back pain. *Pain*. 1976;2:141.

Frank C, Schachar N, Dittrich D. Electromagnetic stimulation of ligament healing in rabbits. *Clin Orthop Relat Res*. 1983;175:263.

Gallien P, Brisso R, Eyssette M. Restoration of gait by functional electrical stimulation for spinal cord injured patients. *Paraplegia*. 1995;33(11):660–664.

Garrison S. *Handbook of Physical Medicine and Rehabilitation*. Philadelphia: Lippincott Williams and Wilkins; 2003.

Geddes L. A short history of the electrical stimulation of excitable tissue. *Physiologist*. 1984;27(suppl):1.

Geddes L, Baler L. *Applied Biomedical Instrumentation*. New York: Wiley; 1975.

Gellman H, Waters R, Lewonski K. Histologic comparison of chronic implantation of nerve cuff and epineural electrodes. *Adv Ext Control Hum Extrem*. 1990;12:160–183.

Godfrey C, Jayawardena H, Quance T. Comparison of electro-stimulation and isometric exercise in strengthening the quadriceps muscle. *Physiother Can*. 1979;31:265.

Gotlin R, Hershkowitz S. Electrical stimulation effect on extensor lag and length of hospital stay after total knee arthroplasty. *Arch Phys Med Rehabil*. 1994;75(9):957–959.

Gould M, Donnermeyer D, Gammon GG. Transcutaneous muscle stimulation to retard disuse atrophy after open meniscectomy. *Clin Orthop Relat Res*. 1983;178:190.

Granat M. Functional electrical stimulation and hybrid orthosis systems. *Paraplegia*. 1996;34(1):24–29.

Greathouse D, Nitz A, Matullonis D. Effects of electrical stimulation on ultrastructure of rat skeletal muscles. *Phys Ther*. 1984;64:755.

Guffey J, Asmussen M. In vitro bactericidal effects of high voltage pulsed current versus direct current against *Staphylococcus aureus*. *J Clin Electrophysiol*. 1989;1:5–9.

Gum SL, Reddy GK, Stehno-Bittel L, Enwemeka CS. Combined ultrasound, electrical stimulation, and laser promote collagen

Capítulo 5 • Princípios Básicos da Eletricidade e de Correntes de Estimulação Elétrica

synthesis with moderate changes in tendon bio-mechanics. *Am J Phys Med Rehabil.* 1997;76(4):288–296.

Halback J, Straus D. Comparison of electromyostimulation to isokinetic training in increasing power of the knee extensor mechanism. *J Orthop Sports Phys Ther.* 1980;2:20.

Hamilton M, Anguish B, Koch D. Effects of high-voltage pulsed electrical current on pain, swelling and function following delayed onset muscle soreness. *J Athletic Train.* 2008;43(suppl):S86.

Higgins M, Eaton C. Nontraditional applications of neuromuscular electrical stimulation. *Athletic Ther Today.* 2005;9(5):6.

Holcomb W, Golestani S, Hill S. AQ comparison of knee extension force production with biphasic versus Russian current. *J Athletic Train.* 1999;34(2):S–17.

Holcomb W, Mangus B, Tandy R. The effect of icing with the Pro-Stim Edema Management System on cutaneous cooling. *J Athletic Train.* 1996;31(2):126–129.

Holcomb W, Rubley M. Periodic increases in neuromuscular electrical stimulation intensity eliminated significant knee extension torque decline. *J Athletic Train.* 2007;42(suppl):S134.

Houghton PE, Kincaid CB, Lovell M, et al. Effect of electrical stimulation on chronic leg ulcer size and appearance. *Phys Ther.* 2003;83(1):17–28.

Ignelzi R, Nyquist J. Excitability changes in peripheral nerve fibers after repetitive electrical stimulation: implications in pain modulation. *J Neurosurg.* 1979;61:824.

Indergand H, Morgan B. Effects of high frequency transcutaneous electrical stimulation on limb blood flow in healthy humans. *Phys Ther.* 1994;74(4):361–367.

Indergand H, Morgan B. Effect of interference current on forearm vascular resistance in asymptomatic humans. *Phys Ther.* 1995;75(5):306–312.

Johnson MI. The mystique of interferential currents when used to manage pain. *Physiotherapy.* 1999;85(6):294–297.

Johnson MI, Tabasam G. A double-blind placebo controlled investigation into the analgesic effects of inferential currents (IFC) and transcutaneous electrical nerve stimulation (TENS) on cold-induced pain in healthy subjects. *Physiother Theory Pract.* 1999;15(4):217–233.

Jones D, Bigland-Ritchie B, Edwards R. Excitation and frequency and muscle fatigue: mechanical responses during voluntary and stimulated contractions. *Exp Neurol.* 1979;64:401.

Kahn J. *Low-volt Technique.* Syosset, NY: Joseph Kahn; 1983.

Karmel-Ross K, Cooperman D. The effect of electrical stimulation on quadriceps femoris muscle torque in children with spina bifida. *Phys Ther.* 1992;72(10):723–730.

Karnes J. Effects of low-voltage pulsed current on edema formation in frog hind limbs following impact injury. *Phys Ther.* 1992;72:273–278.

Karnes J. Influence of high voltage pulsed current on diameters of arterioles during histamine-induced vasodilation [abstract R341]. *Phys Ther.* 1992;725:5105.

Kim K, Saliba S. Effects of neuromuscular electrical stimulation after anterior cruciate ligament reconstruction on quadriceps strength, function, and patient oriented outcomes: a systematic review. *J Athletic Train.* 2009;44(suppl):S87.

Kono T, Ingersoll CD, Edwards JE. A comparison of acupuncture, TENS, and acupuncture with TENS for pain relief during DOMS. *J Athletic Train.* 1999;34(2):S–67.

Kostov A, Andrews B, Popovic D. Machine learning in control of functional electrical stimulation systems for locomotion. *IEEE Trans Biomed Eng.* 1995;42(6):541–551.

Kramer J, Mendryk S. Electrical stimulation as a strength improvement technique: a review. *J Orthop Sports Phys Ther.* 1982; 4:91.

Kues J, Mayhew T. Concentric and eccentric force–velocity relationships during electrically induced submaximal contractions. *Phys Ther.* 1996;76(5):S17.

Lainey C, Walmsley R, Andrew G. Effectiveness of exercise alone versus exercise plus electrical stimulation in strengthening the quadriceps muscle. *Physiother Can.* 1983;35:5.

Lane J. Electrical impedances of superficial limb tissue, epidermis, dermis and muscle sheath. *Ann N Y Acad Sci.* 1974;238:812.

Latash M, Yee M, Orpett C. Combining electrical muscle stimulation with voluntary contraction for studying muscle fatigue. *Arch Phys Med Rehabil.* 1994;75(1):29–35.

LeDoux J, Quinones M. An investigation of the use of percutaneous electrical stimulation in muscle reeducation. *Phys Ther.* 1981;61:678.

Leffman D, Arnall D, Holmgren P. Effect of microamperage stimulation on the rate of wound healing in rats: a histological study. *Phys Ther.* 1994;74(3):195–200.

Levin M, Hui-Chan C. Conventional and acupuncture-like transcutaneous electrical nerve stimulation excite similar afferent fibers. *Arch Phys Med Rehabil.* 1993;74(1):54–60.

Licht S. *Electrodiagnosis and Electromyography.* Vol 1. 3rd ed. Baltimore: Waverly; 1971.

Licht S. History of electrotherapy. In: Stillwell GK, ed. *Therapeutic Electricity and Ultraviolet Radiation.* 3rd ed. Baltimore: Williams & Wilkins; 1983.

Litke D, Dahners L. Effects of different levels of direct current on early ligament healing in a rat model. *J Orthop Res.* 1992;12:683–688.

Livesley E. Effects of electrical neuromuscular stimulation on functional performance in patients with multiple sclerosis. *Physiotherapy.* 1992;78(12):914–917.

Loeser J. Nonpharmacologic approaches to pain relief. In: Ng L, Bonica J, eds. *Pain, Discomfort and Humanitarian Care.* New York: Elsevier; 1980.

Loesor J, Black R, Christman A. A relief of pain by transcutaneous stimulation. *J Neurosurg.* 1975;42:308.

Long D. Cutaneous afferent stimulation for relief of chronic pain. *Clin Neurosurg.* 1974;21:257.

Macdonald A, Coates T. The discovery of transcutaneous spinal electroanalgesia and its relief of chronic pain. *Physiotherapy.* 1995;81(11):653–661.

Mannheimer C, Carlsson C. The analgesic effect of transcutaneous electrical nerve stimulation (TENS) in patients with rheumatoid arthritis. A comparative study of different pulse patterns. *Pain.* 1979;6:329.

Mannheimer C, Lund S, Carlsson C. The effect of transcutaneous electrical nerve stimulation (TENS) on joint pain in patients with rheumatoid arthritis. *Scand J Rheumatol.* 1978;7:13.

Mannheimer J. Electrode placements for transcutaneous electrical nerve stimulation. *Phys Ther.* 1978;58:1455.

Mao W, Ghia J, Scott D. High versus low-intensity acupuncture analgesic for treatment of chronic pain: effects on platelet serotonin. *Pain.* 1980;8:331.

Markov M. Electric current and electromagnetic field effects on soft tissue: implications for wound healing. *Wounds Compen Clin Res Pract.* 1995;7(3):94–110.

Marvie K. A major advance in the control of post-operative knee pain. *Orthopedics.* 1979;2:129.

164 Parte II • Modalidades de Energia Elétrica

Massey B, Nelson R, Sharkey B. Effects of high frequency electrical stimulation on the size and strength of skeletal muscle. *J Sports Med Phys Fitness.* 1965;5:136.

Mastbergen P, Lawson N, Meyer R. TENS application does not alter vibratory sensory threshold. *J Athletic Train.* 2009;44(suppl):S90.

Matsunaga T, Shimada Y, Sato K. Muscle fatigue from intermittent stimulation with low and high frequency electrical pulses. *Arch Phys Med Rehabil.* 1999;80(1):48–53.

Mattison J. Transcutaneous electrical nerve stimulation in the management of painful muscle spasm in patients with multiple sclerosis. *Clin Rehabil.* 1993;7(1):45–48.

McMiken D, Todd-Smith M, Thompson C. Strengthening of human quadriceps muscles by cutaneous electrical stimulation. *Scand J Rehabil Med.* 1983;15:25.

McQuain M, Sinaki M, Shibley L. Effect of electrical stimulation on lumbar paraspinal muscles. *Spine.* 1993;18(13):1787–1792.

Merrick MA. Research digest. Unconventional modalities: microcurrent. *Athletic Ther Today.* 1999;4(5):53–54.

Meyer G, Fields H. Causalgia treated by selective large fibre stimulation of peripheral nerve. *Brain.* 1972;95:163.

Meyer R, Lawson N, Niemann A. TENS application alters constant pressure sensory threshold. *J Athletic Train.* 2009;44(suppl):S88.

Michlovitz S. Ice and high voltage pulsed stimulation in treatment of acute lateral ankle sprains. *J Orthop Sports Phys Ther.* 1988;9:301–304.

Miller K, Knight K. The relationship between the beginning electrical stimulation frequency and a person's true cramp threshold frequency. *J Athletic Train.* 2009;44(suppl):S89.

Milner-Brown H, Stein R. The relation between the surface electromyogram and muscular force. *J Physiol.* 1975;246:549.

Mohr T, Carlson B, Sulentic C. Comparison of isometric exercise and high volt galvanic stimulation on quadriceps, femoris muscle strength. *Phys Ther.* 1985;65:606.

Mostowy D. An application of transcutaneous electrical nerve stimulation to control pain in the elderly. *J Gerontol Nurs.* 1996;22(2):36–38.

Munsat T, McNeal D, Waters R. Preliminary observations on prolonged stimulation of peripheral nerve in man. *Arch Neurol.* 1976;33:608.

Myklebust J, ed. *Neural Stimulation.* Boca Raton, FL: CRC Press; 1985.

Naess K, Storm-Mathison A. Fatigue of sustained tetanic contractions. *Acta Physiol Scand.* 1955;34:351.

Newing A, Tsang K, Thomas K. Concomitant application of ice and electrical stimulation does not improve pain threshold. *J Athletic Train.* 2008;43(suppl):S85.

Newton R. Electrotherapy: selecting wave form parameters. Paper presented at the American Physical Therapy Association Conference; 1981; Washington, DC.

Newton R. *Electrotherapeutic Treatment: Selecting Appropriate Wave Form Characteristics.* Clinton, NJ: Preston; 1984.

Owens J, Malone T. Treatment parameters of high frequency electrical stimulation as established on the Electrostim 180. *J Orthop Sports Phys Ther.* 1983;4:162.

Packman-Braun R. Misconceptions regarding functional electrical stimulation. *Neurol Rep.* 1995;19(3):17–21.

Perroti A, Bay R, Snyder A. The influence of high volt electrical stimulation on edema formation following acute injury: a systematic review of the literature. *J Athletic Train.* 2008;43(suppl):S87.

Pert V. TENS for pain in multiple sclerosis. *Physiotherapy.* 1991;77(3):227–228.

Petrofsky J. Functional electrical stimulation, a two-year study. *J Rehabil.* 1992;58(3):29–34.

Picaza J, Cannon B, Hunter S. Pain suppression by peripheral stimulation, part I. Observations with transcutaneous stimuli. *Surg Neurol.* 1975;4:105.

Pouran D, Faghri M, Rodgers M. The effects of functional electrical stimulation on shoulder subluxation, arm function recovery, and shoulder pain in hemiplegic stroke patients. *Arch Phys Med Rehabil.* 1994;75(1):73–79.

Procacci P, Zoppi M, Maresca M. Transcutaneous electrical stimulation in low back pain: a critical evaluation. *Acupunct Electrother Res.* 1982;7:1.

Rabischong E, Doutrelot P, Ohanna F. Compound motor action potentials and mechanical failure during sustained contractions by electrical stimulation in paraplegic. *Paraplegia.* 1995;33(12):707–714.

Rack P, Westbury D. The effects of length and stimulus rate on tension in the isometric cat soleus muscle. *J Physiol.* 1969;204:443.

Ray R, Samuelson A. Microcurrent versus a placebo for the control of pain and edema. *J Athletic Train.* 1996;31:S–48.

Reddana P, Moortly C, Govidappa S. Pattern of skeletal muscle chemical composition during in vivo electrical stimulations. *Ind J Physiol Pharmacol.* 1981;25:33.

Reismann M. A comparison of electrical stimulators eliciting muscle contraction. *Phys Ther.* 1984;64:751.

Requena B, Ereline J, Gapeyeva H. Posttetanic potentiation in knee extensors after high-frequency submaximal percutaneous electrical stimulation. *J Sport Rehabil.* 2005;14(3):248–257.

Rieb L, Pomeranz B. Alterations in electrical pain thresholds by use of acupuncture-like transcutaneous electrical nerve stimulation in pain-free subjects. *Phys Ther.* 1992;72(9):658–667.

Rochester L. Influence of electrical stimulation of the tibialis anterior muscle in paraplegic subjects: 1. Contractile properties. *Paraplegia.* 1995;33(8):437–449.

Roeser W, Meeks LW, Venis R, et al. The use of transcutaneous nerve stimulation for pain control in athletic medicine: a preliminary report. *Am J Sports Med.* 1976;4(5):210.

Romero J, Sanford T, Schroeder R. The effects of electrical stimulation of normal quadriceps on strength and girth. *Med Sci Sports Exerc.* 1982;14:194.

Rosch P, Markov M. *Bioelectromagnetic Medicine.* New York: Informa Healthcare; 2004.

Rosenberg M, Vutyid L, Bourbe D. Transcutaneous electrical nerve stimulation for the relief of post-operative pain. *Pain.* 1978;5:129.

Rowley B, McKenna J, Chase G. The influence of electrical current on an infecting microorganism in wounds. *Ann N Y Acad Sci.* 1974;238:543.

Schmitz R, Martin D, Perrin D. The effects of interferential current of perceived pain and serum cortisol in a delayed onset muscle soreness model. *J Athletic Train.* 1994;29(2):171.

Scott P. *Clayton's Electrotherapy and Actinotherapy.* 5th and 7th ed. Baltimore: Williams & Wilkins; 1965 and 1975.

Seib T, Price R, Reyes M. The quantitative measurement of spasticity: effect of cutaneous electrical stimulation. *Arch Phys Med Rehabil.* 1994;75(7):746–750.

Selkowitz D. Improvement in isometric strength of the quadricep femoris muscle after training with electrical stimulation. *Phys Ther.* 1985;65:186.

Shealey C, Maurer D. Transcutaneous nerve stimulation for control of pain. *Surg Neurol.* 1974;2:45.

Capítulo 5 • Princípios Básicos da Eletricidade e de Correntes de Estimulação Elétrica

Simmonds M, Wessel J, Scudds R. The effect of pain quality on the efficacy of conventional TENS. *Physiotherapy (Can)*. 1992;44(3):35–40.

Sjolund B, Eriksson M. The influence of naloxone on analgesia produced by peripheral conditioning stimulation. *Brain Res*. 1979;173:295.

Sjolund B, Terenius L, Eriksson M. Increased cerebrospinal fluid levels of endorphin after electroacupuncture. *Acta Physiol Scand*. 1977;100:382.

Smith B, Betz R, Mulcahey M. Reliability of percutaneous intramuscular electrodes for upper extremity functional neuro-muscular stimulation in adolescents with C5 injury. *Arch Phys Med Rehabil*. 1994;75(9):939–945.

Smith B, Mulcahey M, Betz R. Quantitative comparison of grasp and release abilities with and without functional neuro-muscular stimulation in adolescents with tetraplegia. *Paraplegia*. 1996;34(1):16–23.

Snyder K, Meyer R, Neimann A. Transcutaneous electrical nerve stimulation (TENS) does not alter cold sensory detection threshold. *J Athletic Train*. 2009;44(suppl):S89.

Snyder-Mackler L, Delitto A, Stralka S. Use of electrical stimulation to enhance recovery of quadriceps femoris muscle force production in patients following anterior cruciate ligament reconstruction. *Phys Ther*. 1994;74(10):901–907.

Standish W, Valiant G, Bonen A. The effects of immobilization and of electrical stimulation on muscle glycogen and myofibrillar ATPase. *Can J Appl Sports Sci*. 1982;7:267.

Stone JA. Prevention and rehabilitation. "Russian" electrical stimulation. *Athletic Ther Today*. 1997;2(3):27.

Stone JA. Prevention and rehabilitation. Interferential electrical stimulation. *Athletic Ther Today*. 1997;2(2):27.

Stone JA. Prevention and rehabilitation. Microcurrent electrical stimulation. *Athletic Ther Today*. 1997;2(6):15.

Sunderland S. *Nerves and Nerve Injuries*. Baltimore: Williams & Wilkins; 1968.

Szehi E, David E. The stereodynamic interferential current—a new electrotherapeutic technique. *Electromedica*. 1980;48:13.

Szuminsky N, Albers A, Unger P. Effect of narrow pulsed high voltages on bacterial viability. *Phys Ther*. 1994;74(7):660–667.

Taylor M, Newton R, Personius W. The effects of interferential current stimulation for the treatment of subjects with recurrent jaw pain [abstract]. *Phys Ther*. 1986;66:774.

Taylor P, Hallet M, Flaherty L. Treatment of osteoarthritis of the knee with transcutaneous electrical nerve stimulation. *Pain*. 1981;11:233.

Terezhalmy G, Ross G, Holmes-Johnson E. Transcutaneous electrical nerve stimulation treatment of TMJMPDS patients. *Ear Nose Throat J*. 1982;61:664.

Thorsteinsson G, Stonnington H. The placebo effect of transcutaneous electrical stimulation. *Pain*. 1978;5:31.

Tourville T, Connolly D, Reed B. Effects of sensory level high-volt pulsed electrical current on delayed onset muscle soreness. *J Athletic Train*. 2003;38(suppl 2S):S–33.

Vrbov G, Hudlicka O. *Application of Muscle/Nerve Stimulation in Health and Disease*. New York: Springer; 2008.

Wadsworth H, Chanmugan A. *Electrophysical Agents in Physical Therapy*. Marrickville, Australia: Science Press; 1983.

Walsh D, Foster N, Baxter G. Transcutaneous electrical nerve stimulation parameters to neurophysiological and hypoalgesic effects. *Phys Ther*. 1996;76(5):552.

Walsh D, McAdams E. *TENS: Clinical Applications and Related Theory*. Philadelphia: WB Saunders; 1997.

Ward A. *Electricity Waves and Fields in Therapy*. Marrickville, Australia: Science Press; 1980.

Watson T. *Electrotherapy: Evidence Based Practice*. Philadelphia: Churchill Livingstone; 2008.

Weber M, Servedio F, Woddall W. The effects of three modalities on delayed onset muscle soreness. *J Orthop Sports Phys Ther*. 1994;20(5):236–242.

Wheeler P, Wolcott L, Morris J. Neural considerations in the healing of ulcerated tissue by clinical electrotherapeutic application of weak direct current: findings and theory. In: Reynolds D, Sjoberg A, eds. *Neuroelectric Research*. Springfield, IL: Charles C Thomas; 1971:83–96.

Williams G, Krishrian C, Allen E. Torque-based triggering improves stimulus timing precision in activation tests. *J Athletic Train*. 2009;44(suppl):S88.

Windsor R, Lester J. Electrical stimulation in clinical practice. *Phys Sports Med*. 1993;21(2):85–86, 89–92.

Wolf S, Gersh M, Kutner M. Relationship of selected clinical variables to current delivered during transcutaneous electrical nerve stimulation. *Phys Ther*. 1978;58:1478–1483.

Wolf S, Gersh M, Rao V. Examination of electrode placements and stimulating parameters in treating chronic pain with conventional transcutaneous nerve stimulation (TENS). *Pain*. 1981;11:37.

Wong R, Jette D. Changes in sympathetic tone associated with different forms of transcutaneous electrical nerve stimulation in healthy subjects. *Phys Ther*. 1984;64:478.

Yarkony G, Roth E. Neuromuscular stimulation in spinal cord injury: restoration of functional movement of the extremities, part 1. *Arch Phys Med Rehabil*. 1992;73(1):78–86.

Yarkony G, Roth E, Cybulski J. Neuromuscular stimulation in spinal cord injury II: prevention of secondary complications, part 2. *Arch Phys Med Rehabil*. 1992;73(2):195–200.

Zecca L, Ferrario P, Furia G. Effects of pulsed electromagnetic field on acute and chronic inflammation. *Trans Biol Repair Growth Soc*.

GLOSSÁRIO

Acomodação Adaptação pelos receptores sensoriais aos vários estímulos durante um período estendido.

Ampere Unidade de medida que indica a taxa na qual a corrente elétrica está fluindo.

Amplitude A intensidade do fluxo de corrente quando indicado pela altura da forma de onda a partir de linha de base.

Ânodo O eletrodo positivamente carregado.

Bursts Série combinada de três ou mais pulsos; também referida como pacotes, envelopes ou trens de pulso.

Carga de pulso A quantidade total de eletricidade sendo liberada ao paciente durante cada pulso.

Cátodo O eletrodo negativamente carregado.

Ciclo Aplica-se à corrente bifásica.

Circuito A trajetória de corrente, a partir de uma fonte geradora, pelos vários componentes, voltando para a força geradora.

Circuito em paralelo Circuito no qual existem duas ou mais rotas para a corrente passar entre os dois terminais.

Circuito em série Circuito no qual há apenas uma trajetória para a corrente ir de um terminal para o outro.

166 Parte II • Modalidades de Energia Elétrica

Condutância A facilidade na qual a corrente flui junto a um meio condutor.

Condutores Materiais que permitem o livre movimento dos elétrons.

Corrente O fluxo de elétrons.

Corrente alternada Corrente que periodicamente muda sua polaridade ou direção de fluxo.

Corrente bifásica Outro nome para a corrente alternada, na qual a direção do fluxo da corrente inverte de direção.

Corrente contínua Corrente galvânica que permite fluxos na mesma direção e pode fluir em uma direção positiva ou negativa.

Corrente de interferência estereodinâmica Três circuitos distintos misturando-se e criando um padrão de onda elétrico distinto.

Corrente elétrica O movimento de rede de elétrons junto a um meio condutor.

Corrente monofásica Outro nome para a corrente contínua, no qual a direção do fluxo de corrente permanece a mesma.

Corrente russa Onda bifásica pulsada de frequência média (2.000 a 10.000 Hz) gerada em envelopes de 50 *bursts* por segundo.

Correntes pulsadas Contêm três ou mais pulsos agrupados e podem ser unidirecionais ou bidirecionais.

Coulomb Indica o número de elétrons que fluem em uma corrente.

Cronaxias A duração de tempo necessária para se causar excitação tecidual observável, dada uma intensidade de corrente de duas vezes a corrente reobásica.

Densidade da corrente Quantidade de fluxo de corrente por área cúbica.

Despolarização Processo ou ato de neutralização do potencial de repouso da membrana celular.

Duração Às vezes referida como amplitude de pulso. Indica a duração de tempo em que a corrente está fluindo.

Elétron Partículas fundamentais de matéria que possuem carga elétrica negativa e massa muito pequena.

Estimulação elétrica funcional (FES) Usa estimuladores elétricos de canais múltiplos para recrutar músculos em uma sequência programada que produz um padrão de movimento funcional.

Estimulador de intensidade baixa (LIS) Outro termo de corrente para MENS.

Estimulador elétrico neuromuscular (NMES) Também chamado de estimulador elétrico muscular (EMS), é utilizado para se estimular diretamente o músculo, como seria o caso com o músculo desnervado em que os nervos periféricos não estejam funcionando.

Estimulador elétrico transcutâneo Todos os geradores elétricos terapêuticos, independentemente de liberarem eletrodos por meio de correntes bifásicas, monofásicas ou pulsadas.

Fases Aquela porção do pulso que surge acima ou abaixo da linha de base por algum período.

Forma de onda A forma que uma corrente elétrica é demonstrada em um osciloscópio.

Frequência O número de ciclos ou pulsos por segundo.

Galvanismo médico Cria um ambiente ácido ou alcalino que pode ter valor terapêutico.

Impedância elétrica A oposição ao fluxo de elétron em um material condutor.

Interferência construtiva A amplitude combinada de dois circuitos distintos aumenta a amplitude.

Interferência destrutiva Amplitude combinada de dois circuitos distintos diminui a amplitude.

Interruptores de corta corrente (ICC) Um dispositivo de segurança que desliga automaticamente o fluxo de corrente e diminui as chances de choque elétrico.

Intervalo interfase Interrupções entre pulsos individuais ou grupos de pulsos.

Intervalos *interburst* Interrupções entre os *bursts* individuais.

Íon Partícula positiva ou negativamente carregada.

Iontoforese Técnica que utiliza corrente direta contínua para levar íons para os tecidos.

Isolantes Materiais que resistem ao fluxo de corrente.

Lei de Ohm A corrente em um circuito elétrico é diretamente proporcional à voltagem e inversamente proporcional à resistência.

Macrochoque Choque elétrico que pode ser sentido e tem um vazamento de corrente elétrica de mais de 1 mA.

Microchoque Choque elétrico que é imperceptível porque o vazamento de corrente é menor do que 1 mA.

Microcorrente O termo mais comumente utilizado para referir-se a MENS ou LIS.

Modulação Refere-se à alteração na magnitude ou qualquer variação na duração de uma corrente elétrica.

Músculo desnervado Um músculo que não tem inervação nervosa normal.

Neuroestimulação elétrica transcutânea (TENS) Estimulador elétrico transcutâneo utilizado para estimular nervos periféricos.

Neuroestimulador elétrico de microcorrente (MENS) Utilizado primariamente na cicatrização do tecido, suas intensidades de correntes são muito pequenas para excitar nervos periféricos.

Ohm Unidade de medida que indica resistência ao fluxo de corrente.

Período de pulso O tempo combinado da duração do pulso e do intervalo interpulso.

Período refratário absoluto Breve período (0,5 microssegundos) após a despolarização da membrana durante o qual ela é incapaz de novamente se despolarizar.

Permeabilidade sensível à voltagem A qualidade de algumas membranas celulares que as torna permeável a diferentes íons com base na carga elétrica dos íons. As membranas celulares nervosa e muscular permitem íons negativamente carregados dentro da célula enquanto transporta ativamente íons positivamente carregados fora da membrana celular.

Potencial de ação Mudança registrada no potencial elétrico entre a parte interna e a externa de uma célula nervosa, resultando em contração muscular.

Potencial de repouso A diferença potencial entre as partes interna e externa de uma membrana.

Potencial elétrico A diferença entre partículas carregadas a um potencial mais alto e mais baixo.

Pulso Uma forma de onda individual.

Rampa Outro nome para a modulação oscilante, no qual a corrente compõe-se gradualmente a alguma amplitude máxima.

Reobase A intensidade específica de corrente necessária para causar uma resposta tecidual observável dada uma duração de corrente longa.

Resistência A oposição ao fluxo de elétron em um material condutor.

Resposta tudo ou nada A despolarização da membrana nervosa ou muscular é a mesma uma vez que o limiar de intensidade de despolarização seja atingido; aumentos adicionais em intensidade não aumentam a resposta.

Capítulo 5 • Princípios Básicos da Eletricidade e de Correntes de Estimulação Elétrica **167**

Seletividade da janela de frequência As respostas celulares podem ser disparadas por determinado alcance de frequência elétrica.

Taxa de subida A rapidez com a qual uma forma de onda atinge sua amplitude máxima.

Tempo de queda O tempo requerido para uma forma de onda ir de um pico de amplitude para 0 V.

Terra Um fio que faz a conexão elétrica com a terra.

Tetania Condição muscular que é causada pela hiperexcitação e resulta em cãibras e espasmos.

Tetanização Quando respostas de nervos musculares individuais não podem ser mais distinguidas e as respostas forçam o encurtamento máximo da fibra muscular estimulada.

Volt A força eletromotriz que deve ser aplicada para se produzir um movimento de elétrons. Medida de força elétrica.

Voltagem Força resultante de um acúmulo de elétrons em um ponto em um circuito elétrico, geralmente correspondendo a um déficit de elétrons em outro ponto no circuito.

Watt Medida de força elétrica (*watt = volt × ampere*).

ATIVIDADE DE LABORATÓRIO

ESTIMULAÇÃO ELÉTRICA: ANALGESIA

DESCRIÇÃO

A eletroanalgesia é possivelmente o uso mais comum da eletricidade terapêutica. O uso de eletricidade terapêutica para analgesia é, muitas vezes, referido como neuroestimulação elétrica transcutânea ou TENS; contudo, todas as formas de eletricidade terapêutica que não utilizem eletrodos implantados ou de agulha são "transcutâneas", e muitas formas estimulam nervos. Portanto, o termo TENS deve ser desencorajado. Embora existam centenas de diferentes tipos de estimuladores elétricos disponíveis, há essencialmente três níveis no corpo que podem ser afetados.

O primeiro nível é a espinha dorsal. O nível é ativado pelo aumento do *input* à medula espinal de neurônios aferentes de grande diâmetro. O segundo nível é referido como o mecanismo de desvio central, onde *input* aferente da pequena fibra intensa ativa uma alça de *feedback* negativa por meio de conexões no mesencéfalo. Finalmente, algumas formas de estimulação elétrica parecem estimular a produção de opiáceos endógenos, as endorfinas.

Embora os estimuladores tenham muitas formas de onda e modulações diferentes, não há evidência de que exista uma forma de onda "ideal". É impossível de se prever para um paciente individual que tipo de corrente, configuração de eletrodo, amplitude de estimulação e assim por diante fornecerá alívio para a dor. Portanto, a eletroanalgesia é, de certa forma, um fenômeno de tentativa e erro. Isto não significa que a abordagem deva ser acidental; uma abordagem sistemática, com base na experiência clínica, é melhor.

Geralmente, existem três tipos de estímulo para a eletroanalgesia: convencional, de baixa frequência e hiperestimulação. A convencional geralmente tem taxa de pulso de 10 a 100 pps e é aplicada a uma amplitude entre os limiares sensorial e motor. A estimulação de baixa frequência tem taxa de pulso de 1 a 5 pps e amplitude entre os limiares motor e da dor. A hiperestimulação geralmente usa CP monofásica a uma frequência de 1 a 128 pps e amplitude de tolerância à dor. Ela é, muitas vezes, referida como ponto de estimulação.

EFEITOS FISIOLÓGICOS

Despolarização dos nervos periféricos.

EFEITOS TERAPÊUTICOS

Inibição da percepção à dor.

INDICAÇÕES

A indicação óbvia para a eletroanalgesia é a dor. Contudo, a causa da dor deve ser identificada antes do uso da estimulação elétrica e deve-se lembrar que a modulação da dor não é o tratamento da causa da dor.

CONTRAINDICAÇÕES

- Gravidez
- Dispositivos de ajuste elétrico implantados (p. ex., marca-passo cardíaco, estimulador da bexiga)
- Arritmia cardíaca
- Sobre a área do seio da carótida
- Hipersensibilidade (i. e., paciente que tem uma forte aversão à eletricidade, ou paciente com certos tipos de cateteres ou drenos)

ESTIMULAÇÃO ELÉTRICA: ANALGESIA

PROCEDIMENTO	AVALIAÇÃO		
	1	2	3
1. Verificar os suprimentos.			
a. Obter toalhas ou cobertas para cobertura, ou condutor.			
b. Verificar estimulador, eletrodos e cabos para bateria carregada, quebrada ou isolamento partido e assim por diante.			
c. Garantir que os controles de amplitude estejam em zero.			
2. Perguntar ao paciente.			
a. Verificar a identidade do paciente (se já não foi verificada).			
b. Verificar a ausência de contraindicações.			
c. Perguntar sobre tratamentos prévios para a condição atual e verificar notas de tratamento.			
3. Posicionar o paciente.			
a. Colocar o paciente em uma posição bem apoiada, confortável.			
b. Expor a parte do corpo a ser tratada.			
c. Cobrir o paciente para se preservar sua intimidade e proteger roupas, mas permitindo o acesso à parte do corpo.			
4. Inspecionar a parte do corpo a ser tratada.			
a. Verificar a percepção ao leve toque.			
b. Avaliar a função da parte do corpo (p. ex., ADM, irritabilidade).			
5a. Aplicar a estimulação elétrica convencional.			
a. Colocar o condutor sobre os eletrodos conforme indicado, prender os eletrodos ao paciente.			
b. Lembrar o paciente de informar quando sentir algo. Não dizer ao paciente o que ele irá sentir; por exemplo, não dizer "Avise-me quando você sentir um uma picada ou um formigamento".			
c. Ajustar a frequência do pulso, amplitude do pulso e modo de estimulação para os padrões desejados, se possível.			
d. Ligar o estimulador e aumentar lentamente a amplitude. Monitorar a resposta do paciente, não o estimulador.			
e. Após o paciente relatar o início do estímulo, ajustar a amplitude a um nível confortável, mas assegurando-se de que esteja abaixo do limiar motor. Se for impossível de se atingir a estimulação de limiar suprassensorial sem uma resposta motora, desligar o estimulador e mover os eletrodos para outro local.			
f. Ajustar um *timer* para o tempo de tratamento adequado e dar ao paciente um dispositivo de sinais. Assegurar-se de que o paciente entenda como se utiliza esse dispositivo.			
g. Verificar novamente o paciente após cinco minutos. Se a sensação tiver diminuído, ajustar a amplitude adequadamente.			
5b. Aplicar estimulação elétrica de baixa frequência.			
a. Colocar o condutor nos eletrodos conforme indicado, prendê-los ao paciente.			
b. Lembrar o paciente de informar quando sentir algo. Não dizer ao paciente o que ele irá sentir; por exemplo, não dizer, "Avise-me quando você sentir uma picada ou formigamento".			

Capítulo 5 • Princípios Básicos da Eletricidade e de Correntes de Estimulação Elétrica   **169**

c. Ajustar a frequência do pulso, amplitude do pulso e modo de estimulação aos padrões desejados, se possível.			
d. Ligar o estimulador e aumentar lentamente a amplitude. Monitorar a resposta do paciente, não o estimulador.			
e. Após o paciente relatar o início do estímulo, ajustar a amplitude a um nível confortável acima do limiar motor. A contração deve ser um espasmo, não uma forte contração.			
f. Ajustar um *timer* para o tempo de tratamento adequado e dar ao paciente um dispositivo de sinais. Assegurar-se de que o paciente entenda como se utiliza esse dispositivo.			.
g. Verificar novamente o paciente após cinco minutos. Se a sensação tiver diminuído, ajustar a amplitude adequadamente.			
5c. Aplicar estimulação elétrica de hiperestimulação.			
a. Colocar um condutor sobre o eletrodo "inativo"; solicitar ao paciente que segure o eletrodo na palma da mão. Aplicar o condutor nos pontos a serem estimulados.			
b. Se utilizar resistência elétrica para localizar pontos de estímulo, ajustar a sensibilidade do medidor de ohm; ajustar a frequência de pulso, a polaridade e duração da estimulação para os padrões desejados.			
c. Mover o eletrodo "ativo" lentamente na área do ponto a ser estimulado até a área de resistência mínima ser encontrada; a pressão aplicada ao eletrodo deve ser constante.			
d. Informar ao paciente para dizer quando a amplitude de estimulação for o mais alta que ele puder tolerar. Ativar a corrente de estimulação e aumentar lentamente a amplitude. Monitorar a resposta do paciente, não o estimulador.			
e. Após o paciente relatar que o estímulo é o máximo que ele pode tolerar, manter pressão constante sobre o eletrodo. Estimular o ponto duas ou três vezes, por 15 a 30 segundos cada.			
f. Repetir o processo para cada ponto a ser estimulado.			
6. Completar o tratamento.			
a. Quando acabar o tempo de tratamento, girar o controle de intensidade para zero e mover o gerador para longe do paciente; remover o condutor com uma toalha.			
b. Remover o material utilizado para cobertura; auxiliar o paciente a se vestir, se necessário.			
c. Conduzir o paciente a realizar o exercício terapêutico adequado conforme indicado.			
d. Limpar a área de tratamento e o equipamento de acordo com o protocolo normal.			
7. Avaliar a eficácia do tratamento.			
a. Perguntar ao paciente como está a área tratada.			
b. Inspecionar visualmente a área tratada para quaisquer reações adversas.			
c. Executar os testes funcionais conforme indicado.			

170 Parte II • Modalidades de Energia Elétrica

ATIVIDADE DE LABORATÓRIO
ESTIMULAÇÃO ELÉTRICA: REEDUCAÇÃO

DESCRIÇÃO

A estimulação elétrica pode ser utilizada para se auxiliar um paciente a readquirir a capacidade de controlar voluntariamente um músculo normalmente inervado. Às vezes, após a cirurgia, um paciente perde temporariamente a capacidade de produzir uma contração muscular. Provavelmente, a perda mais comum é a do quadríceps femoral após a cirurgia do joelho. Além disso, se um paciente se submeter a uma transferência de tendão, ele pode ter dificuldade em recrutar o músculo para executar a nova ação articular.

O mecanismo pelo qual a estimulação elétrica auxilia na recuperação do controle volitivo do músculo esquelético não é claro, nem é a razão pela qual o controle volitivo é perdido após a cirurgia. O provável método de ação é via estimulação da articulação, músculo e proprioceptores cutâneos quando o músculo produz movimento articular.

EFEITOS FISIOLÓGICOS

Despolarização dos nervos periféricos.

EFEITOS TERAPÊUTICOS

Recuperação do controle volitivo do músculo esquelético.

INDICAÇÕES

A indicação primária é a perda de controle volitivo de um músculo esquelético após a cirurgia ou uma transferência de tendão.

CONTRAINDICAÇÕES

- Gravidez
- Dispositivos de ajuste elétrico implantados (p. ex., marca-passo cardíaco, estimulador da bexiga)
- Arritmia cardíaca
- Sobre a área do seio da carótida
- Hipersensibilidade (i. e., paciente que tem uma forte aversão à eletricidade, ou paciente com certos tipos de cateteres ou drenos).

ESTIMULAÇÃO ELÉTRICA: REEDUCAÇÃO			
PROCEDIMENTO	AVALIAÇÃO		
	1	2	3
1. Verificar suprimentos.			
a. Obter toalhas ou cobertas para cobertura e condutância.			
b. Verificar estimulador, eletrodos e cabos para bateria carregada, partida ou isolamento rompido, etc.			
c. Verificar que o controle de intensidade esteja em zero.			
2. Perguntar ao paciente.			
a. Verificar a identidade do paciente (se não foi verificado).			
b. Verificar a ausência de contraindicações.			
c. Perguntar sobre exposição prévia à eletroterapia; verificar notas de tratamento.			
3. Posicionar o paciente.			
a. Colocar o paciente em uma posição bem apoiada, confortável.			
b. Expor a parte do corpo a ser tratada.			
c. Cobrir o paciente para se preservar a intimidade do paciente e proteger as roupas, mas permitir acesso à parte do corpo.			
4. Inspecionar a parte do corpo a ser tratada.			
a. Verificar a percepção ao leve toque.			
b. Avaliar a função da parte do corpo (p. ex., ADM, irritabilidade).			

Capítulo 5 • Princípios Básicos da Eletricidade e de Correntes de Estimulação Elétrica — 171

5. Aplicar estimulação elétrica para reeducação.			
a. Colocar o condutor sobre os eletrodos quando necessário; prender os eletrodos ao paciente. A localização do eletrodo irá variar dependendo do efeito desejado. Geralmente, a localização ideal para o eletrodo ativo é sobre o ponto motor do músculo alvo ou tronco nervoso periférico que supre o músculo alvo.			
b. Lembrar o paciente de informá-lo quando sentir algo. Não dizer ao paciente o que ele deve sentir; por exemplo, não dizer "Avise-me quando você sentir uma picada ou formigamento".			
c. Ajustar a frequência do pulso, amplitude do pulso e modo de estimulação aos padrões desejados, se possível.			
d. Ligar o estimulador e aumentar lentamente a amplitude. Monitorar a resposta do paciente, não o estimulador.			
e. Após o paciente relatar o início do estímulo, ajustar a amplitude a um nível confortável acima do limiar motor. Estimular o paciente a tentar contrair de modo volitivo o músculo antes que o estimulador o faça e aumentar a força durante a estimulação.			
f. Continuar a monitorar o paciente durante a duração do tratamento.			
6. Completar o tratamento.			
a. Quando o tempo de tratamento acabar ou o paciente estiver apto a controlar a contração muscular, girar a intensidade para zero e mover o gerador para longe do paciente; remover o condutor com uma toalha.			
b. Remover o material utilizado para cobertura; auxiliar o paciente a se vestir, se necessário.			
c. Conduzir o paciente a realizar o exercício terapêutico adequado conforme indicado.			
d. Limpar a área de tratamento e o equipamento de acordo com o protocolo normal.			
7. Avaliar a eficácia do tratamento.			
a. Perguntar ao paciente como está a área tratada.			
b. Inspecionar visualmente a área tratada para quaisquer reações adversas.			
c. Executar os testes funcionais conforme indicado.			

ATIVIDADE DE LABORATÓRIO
ESTIMULAÇÃO ELÉTRICA: FORTALECIMENTO

DESCRIÇÃO

A estimulação elétrica é, muitas vezes, utilizada para se aumentar a força muscular esquelética por conta própria ou junto ao exercício ativo. Contudo, não há evidência de que a estimulação elétrica por contra própria ou junto ao exercício ativo seja melhor do que o exercício ativo isolado para o fortalecimento muscular. Também, o aumento na capacidade de desenvolver tensão não se transfere às atividades funcionais. Devido a isto, ela é, às vezes, referida como "estimulação elétrica para se aumentar a capacidade de desenvolvimento de força isométrica".

EFEITOS FISIOLÓGICOS

Despolarização dos nervos periféricos.

EFEITOS TERAPÊUTICOS

Aumento na capacidade de desenvolvimento da força isométrica.

INDICAÇÕES

A indicação primária é a fraqueza muscular. Contudo, a estimulação elétrica é, algumas vezes, utilizada em uma tentativa de se previnir a atrofia por desuso durante a imobilização de um membro.

CONTRAINDICAÇÕES

- Gravidez
- Dispositivos de ajuste elétrico implantados (p. ex., marca-passo cardíaco, estimulador da bexiga)
- Arritmia cardíaca
- Sobre a área do seio da carótida
- Hipersensibilidade (i. e., o paciente que tem uma forte aversão à eletricidade ou o paciente com certos tipos de cateteres ou dreno)

ESTIMULAÇÃO ELÉTRICA: FORTALECIMENTO			
PROCEDIMENTO	AVALIAÇÃO		
	1	2	3
1. Verificar os suprimentos.			
a. Obter toalhas ou cobertas para proteção e condução.			
b. Verificar estimulador, eletrodos e cabos para bateria carregada, isolamento rompido ou fraco, etc.			
c. Verificar que o controle de intensidade esteja em zero.			
2. Perguntar ao paciente.			
a. Verificar a identidade do paciente (se já não verificado).			
b. Verificar a ausência de contraindicações.			
c. Perguntar sobre exposição prévia à eletroterapia; verificar os registros de tratamento.			
3. Posicionar o paciente.			
a. Colocar o paciente em uma posição bem apoiada, confortável.			
b. Expor a parte do corpo a ser tratada.			
c. Cobrir o paciente para se preservar sua intimidade e proteger as roupas, mas permitir acesso à parte do corpo.			
4. Inspecionar a parte do corpo a ser tratada.			
a. Verificar a percepção ao leve toque.			
b. Avaliar a função da parte do corpo (p. ex., ADM, irritabilidade).			

Capítulo 5 • Princípios Básicos da Eletricidade e de Correntes de Estimulação Elétrica 173

5. Aplicar estimulação elétrica para fortalecimento muscular			
a. Colocar o condutor sobre os eletrodos conforme indicado; prender os eletrodos ao paciente. A localização do eletrodo irá variar dependendo do efeito desejado. Geralmente, a localização ideal para o eletrodo ativo é sobre o ponto motor do músculo-alvo ou o tronco nervoso periférico que supre o músculo alvo.			
b. Lembrar o paciente de informá-lo quando sentir algo. Não dizer ao paciente o que ele deve sentir; por exemplo, não dizer "Avise-me quando você sentir uma picada ou um formigamento".			
c. Ajustar a taxa de pulso, amplitude de pulso e modo de estimulação para os ajustes desejados, se possível.			
d. Ligar o estimulador e aumentar lentamente a amplitude. Monitorar a resposta do paciente, não o estimulador.			
e. Após o paciente relatar o início do estímulo, ajustar a amplitude para o nível mais alto possível que o paciente puder tolerar.			
f. Ajustar um *timer* para o tempo de tratamento apropriado e dar ao paciente um dispositivo de sinais. Assegurar-se de que o paciente entenda como se utiliza o dispositivo de sinais.			
g. Verificar novamente o paciente depois de cinco minutos. Se a sensação tiver diminuído, ajustar a amplitude apropriadamente.			
6. Completar o tratamento.			
a. Quando o tempo de tratamento acabar, girar o controle da intensidade para zero e mover o gerador para longe do paciente; remover o condutor com uma toalha.			
b. Remover o material utilizado para cobertura; auxiliar o paciente a se vestir, se necessário.			
c. Conduzir o paciente a realizar o exercício terapêutico adequado conforme indicado.			
d. Limpar a área de tratamento e o equipamento de acordo com o protocolo normal.			
7. Avaliar a eficácia do treinamento.			
a. Perguntar ao paciente como a área tratada lhe parece.			
b. Inspecionar visualmente a área tratada para quaisquer reações adversas.			
c. Executar testes funcionais conforme indicado na Figura 5.30. Corrente russa com intervalo *interburst*. A área sombreada escura representa a corrente total, e a sombreada clara indica a corrente total sem o intervalo *interburst*.			

6 Iontoforese

William E. Prentice

OBJETIVOS

Após a conclusão deste capítulo, o estudante será capaz de:

➤ diferenciar iontoforese e fonoforese;

➤ explicar os mecanismos básicos da transferência de íons;

➤ estabelecer procedimentos e técnicas de aplicação de iontoforese específicos;

➤ identificar os diferentes íons mais comumente utilizados na iontoforese;

➤ escolher as aplicações clínicas apropriadas para se empregar uma técnica de iontoforese;

➤ estabelecer precauções e preocupações para a utilização do tratamento com iontoforese.

Iontoforese é uma técnica terapêutica que envolve a introdução de íons dentro dos tecidos corporais por meio de uma corrente elétrica contínua.[1] Originalmente chamada de **transferência de íons**, ela foi descrita pela primeira vez por LeDuc em 1903 como uma técnica de transporte de substâncias químicas através de uma membrana utilizando-se corrente elétrica como força motriz.[2] Desde então, o uso e a popularidade da iontoforese têm variado. Recentemente, tem sido dada nova ênfase sobre a iontoforese e ela tem se tornado uma técnica comumente utilizada em cenários clínicos. A iontoforese tem várias vantagens como uma técnica de tratamento visto que ela é uma técnica não invasiva, estéril e indolor para introduzir íons específicos dentro de um tecido que demonstrou ter um efeito positivo sobre o processo de cicatrização.[3]

Embora estatutos específicos relativos à utilização de iontoforese variem de estado para estado, o fisioterapeuta deve estar ciente de que a maioria das medicações utilizadas na iontoforese requer a prescrição de um médico para uso.

IONTOFORESE *VERSUS* FONOFORESE

É crucial apontar-se a diferença entre iontoforese e fonoforese, visto que as duas técnicas são muitas vezes confundidas, e, ocasionalmente, os dois termos são erroneamente trocados. É verdade que ambas as técnicas são empregadas para se administrarem substâncias químicas para vários tecidos biológicos. A fonoforese, que é discutida em detalhes no Capítulo 10, envolve o uso de energia sonora na forma de ultrassom para levar moléculas inteiras através da pele para dentro dos tecidos, ao passo que a iontoforese usa uma corrente elétrica para transportar íons para dentro dos tecidos.[97]

> **Tomada de decisão clínica** *Exercício 6.1*
>
> Um médico envia ao fisioterapeuta uma prescrição para a utilização de hidrocortisona tópica para se tratar fascite plantar, mas não especifica se deve ser empregada fonoforese ou iontoforese. O que deve determinar a decisão do fisioterapeuta para se utilizar uma ou outra?

MECANISMOS BÁSICOS DE TRANSFERÊNCIA DE ÍONS

Farmacocinética da iontoforese

Em um sistema de administração de fármaco ideal, o objetivo é o de se maximizar os efeitos terapêuticos de um fármaco enquanto se minimizam os efeitos adversos e fornece simultaneamente um alto grau de complacência e aceitabilidade do paciente.[4] A iontoforese transdérmica administra medicação em uma frequência constante, de modo que a concentração plasmática efetiva permaneça dentro de uma janela terapêutica por um período de tempo estendido. A **janela terapêutica** refere-se às concentrações plasmáticas de um fármaco, que devem cair entre a concentração mínima necessária para um efeito terapêutico e a concentração efetiva máxima acima da qual os efeitos adversos possam ocorrer.[4] A iontoforese é capaz de facilitar a administração de compostos de peso molecular alto e carregados que não possam ser efetivamente administrados simplesmente aplicando-os na pele. Ela é útil, visto que, aparentemente, supera as propriedades resistivas do estrato córneo aos íons carregados.[4]

A iontoforese diminui o tempo de defasagem de absorção, enquanto aumenta a frequência de administração quando comparada à aplicação passiva na pele. Uma vantagem primária da iontoforese é a capacidade de fornecer uma liberação pontiaguda e sustentada de um fármaco, reduzindo-se, assim, a possibilidade de se desenvolver uma tolerância ao fármaco. A frequência com a qual um íon pode ser administrado é determinada por vários fatores, incluindo a concentração do íon, o pH da solução, o tamanho molecular do soluto, a densidade de corrente e a duração do tratamento.

Aparentemente, os mecanismos de absorção de fármacos administrados por iontoforese são similares aos dos fármacos administrados por outros métodos.[4] Contudo, a administração de medicação via iontoforese transdérmica tem vantagens em relação a de medicações orais, porque a medicação é concentrada em uma área específica e não precisa ser absorvida dentro do trato gastrintestinal. Adicionalmente, a administração transdérmica de um fármaco é mais segura do que a por injeção.

Movimento de íons na solução

Conforme definido no Capítulo 5, **íons** são partículas carregadas positiva ou negativamente. Por meio do processo de **ionização**, compostos solúveis como ácidos, alcalóides ou sais se dissociam ou se dissolvem nos íons, que estão suspensos em algum tipo de solução.[5] O movimento iônico ocorre nas soluções resultantes, chamadas **eletrólitos.** Os íons se movem ou migram dentro dessa solução de acordo com as correntes eletricamente carregadas que agem sobre eles. O termo **eletroforese** refere-se ao movimento de íons na solução.

Em determinado instante, o eletrodo que tem a maior concentração de elétrons é negativamente carregado e é chamado de eletrodo negativo ou cátodo. Inversamente, o eletrodo com uma concentração mais baixa de elétrons é chamado de eletrodo positivo ou de ânodo. Os íons negativamente carregados serão repelidos do eletrodo negativo e, portanto, movem-se para o eletrodo positivo, criando uma **reação ácida.** Os íons positivamente carregados tenderão a se mover para o eletrodo negativo e para longe do eletrodo positivo, resultando em uma **reação alcalina.**

A maneira na qual os íons se movem na solução forma a base para a iontoforese. Os íons positivamente carregados são transportados para os tecidos a partir do polo positivo, e os íons negativamente carregados são introduzidos pelo polo negativo. Uma vez que eles entrem nos tecidos, os íons são captados pelos próprios íons carregados do corpo, e os eletrólitos apanham os elétrons e os transportam, permitindo fluxo de corrente entre eletrodos ativos e dispersivos. Assim, conhecer a polaridade correta do íon e combiná-la à polaridade apropriada do eletrodo é de crucial importância na utilização da iontoforese.

Movimento de íons através do tecido

A força que age para mover os íons através dos tecidos é determinada pela força do campo elétrico e pela impedância elétrica dos tecidos ao fluxo de corrente. A força do campo elétrico é determinada pela densidade de corrente. A diferença na densidade de corrente entre os eletrodos ativos e inativos ou dispersivos estabelece um gradiente de diferença potencial que produz migração de íon dentro do campo elétrico. (No Capítulo 5, o eletrodo ativo foi definido como o menor dos dois eletrodos que tem a maior densidade de corrente. Quando se utiliza iontoforese, o **eletrodo ativo** é definido como aquele que está sendo empregado para se carregar o íon para dentro dos tecidos.) A densidade de corrente pode ser alterada aumentando-se ou diminuindo-se a intensidade de corrente ou mudando o tamanho do eletrodo. O aumento do tamanho do eletrodo irá diminuir a densidade de corrente sob aquele eletrodo. Recomenda-se que a densidade de corrente seja reduzida no cátodo ou eletrodo negativo. O acúmulo de íons positivamente carregados em uma pequena área cria uma reação alcalina que tem mais probabilidade de produzir dano ao tecido do que um acúmulo de íons carregados negativamente que produza uma reação ácida.[92] Portanto, recomenda-se que o eletrodo negativo deva ser maior do que o positivo (talvez duas vezes o tamanho deste) para se reduzir a densidade de corrente.[5,6] Essa relação de tamanho deve permanecer mesmo quando o eletrodo negativo for o eletrodo ativo. Contudo, deve-se acrescentar que esse nem sempre é o caso com os eletrodos de corrente para iontoforese, que têm mais probabilidade de serem do mesmo tamanho (Figura 6.1).

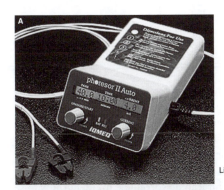
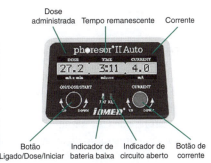

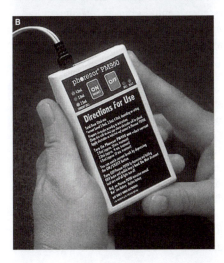

Figura 6.1 Unidades portáteis de iontoforese. (a) O Phoresor PM 850 e seu painel de controle. (b) O Phoresor PM 900 é uma unidade mais simples, mais portátil.

178 Parte II • Modalidades de Energia Elétrica

A pele e a gordura são fracos condutores de corrente elétrica, oferecendo maior resistência ao fluxo de corrente. Intensidades de corrente mais altas são necessárias para se criar movimento de íons em áreas onde as camadas de pele e de gordura são espessas, aumentando a probabilidade de queimaduras principalmente ao redor do eletrodo negativo. Contudo, a presença de glândulas sudoríparas diminui a impedância, facilitando, assim, o fluxo de corrente contínua, bem como de íons. Os ductos sudoríferos são os trajetos primários pelos quais os íons se movem através da pele.[7] À medida que a pele se torna mais saturada com um eletrólito e o fluxo sanguíneo aumenta para a área durante o tratamento, a impedância total da pele irá diminuir sob os eletrodos. A iontoforese deve ser considerada como tratamento relativamente superficial, com a medicação penetrando não mais do que 1,5 cm durante um período de 12 a 24 horas, mas apenas 1 a 3 mm durante a duração do tratamento médio.

A quantidade de íons transferidos para os tecidos por meio da iontoforese é determinada pela intensidade da corrente ou pela densidade de corrente no eletrodo ativo, pela duração do fluxo de corrente e pela concentração de íons em solução.[5] O número de íons absorvidos é diretamente proporcional à densidade da corrente. Além disso, quanto mais longos os fluxos de corrente, maior o número de íons transferidos para os tecidos. Portanto, a transferência de íons pode ser aumentada aumentando-se a intensidade e a duração do tratamento.[95] Infelizmente, à medida que a duração do tratamento aumenta, a impedância da pele diminui, aumentando, dessa forma, a probabilidade de queimaduras. Mesmo que a concentração de íons afete a transferência de íons, as concentrações maiores do que 1 a 2% não são mais efetivas do que as medicações em concentrações mais baixas.[8,9]

Uma vez que os íons passem através da pele, eles recombinam-se com íons existentes e radicais livres que flutuam na corrente sanguínea, formando os novos compostos necessários para interações terapêuticas favoráveis.[6]

Geradores de iontoforese:

• produzem corrente contínua (CC).

EQUIPAMENTO DE IONTOFORESE E TÉCNICAS DE TRATAMENTO

Tipo de corrente necessária

A corrente contínua tem sido utilizada tradicionalmente para iontoforese. Esse tipo de corrente assegura o fluxo de íons unidirecional, o que não pode ser realizado com o emprego de corrente bidirecional ou alternada. Contudo, estudo recente demonstrou que os fármacos podem ser administrados por iontoforese de CA. A iontoforese que utiliza corrente alternada evita queimaduras eletroquímicas, e a administração do fármaco aumenta com a duração da aplicação.[10] Nem as correntes contínuas de alta voltagem nem as correntes interferenciais podem ser utilizadas para iontoforese, visto que a corrente é interrompida e a duração de corrente é muito curta para se produzir movimento de íon significativo. Deve-se acrescentar, contudo, que as correntes pulsadas moduladas têm sido empregadas com algum sucesso em estudos *in vivo* e *in vitro* em animais de laboratório para a administração transdérmica de fármacos.[11-13]

Geradores de iontoforese

Estão disponíveis no mercado vários geradores de corrente que produzem corrente contínua e são especificamente empregados para iontoforese (Figuras 6.1 e 6.2). Deve ser enfatizado que qualquer gerador que tenha a capacidade de produzir corrente contínua pode ser utilizado para iontoforese. Alguns geradores são movidos por baterias, outros, por corrente alternada. Muitos geradores produzem corrente em uma voltagem constante que reduz gradualmente a impedância da pele, aumentando-se, consequentemente, a densidade de corrente e, portanto, o risco de queimaduras. O gerador deve administrar uma saída de voltagem constante para o paciente ajustando-se a amperagem de saída para variações normais que ocorrem na impedância de tecido, reduzindo, dessa forma, a probabilidade de queimaduras. Por motivos de segurança, o gerador deve se desligar automaticamente se a impedância da pele diminuir para algum limite pré-ajustado.

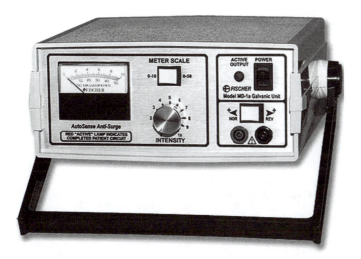

Figura 6.2 O Fisher MD 1ª é um exemplo de unidade menos portátil que pode ser utilizada para iontoforese.

O gerador deve ter algum tipo de controle de intensidade de corrente, para que possa ser ajustado entre 1 e 5 mA. Ele também deve ter um *timer* ajustável, programando-se sua atividade para até 25 minutos. A polaridade dos terminais deve ser claramente marcada, e uma chave inversora de polaridade é desejável. Os fios de chumbo que conectam os eletrodos aos terminais devem ser bem isolados e devem ser verificados regularmente com relação a possível dano ou quebra.

Intensidade de corrente

As correntes de baixa amperagem parecem ser mais efetivas como força motriz do que as correntes com intensidades mais altas.[6,14,15] Correntes de intensidade mais alta tendem a reduzir a penetração efetiva dentro dos tecidos. As amplitudes de corrente recomendadas ao uso para iontoforese variam entre 3 e 5 mA.[6,16-18] Ao se iniciar o tratamento, a intensidade de corrente deve sempre ser aumentada muito lentamente, até que o paciente relate sentir uma sensação de formigamento ou de alfinetada. Se dor ou sensação de queimação for evocada, a intensidade está muito alta e deve ser diminuída. Da mesma forma, quando o tratamento for concluído, a intensidade de corrente deve ser lentamente diminuída para zero antes dos eletrodos serem desconectados.

Recomenda-se que a intensidade de corrente máxima seja determinada pelo tamanho do eletrodo ativo (Figura 6.3a).[19] A amplitude de corrente é geralmente ajustada de modo que a densidade de corrente esteja entre 0,1 e 0,5 mA/cm² da superfície do eletrodo ativo[5] (Figura 6.3b).

O **eletrodo negativo** deve ser maior do que o eletrodo positivo.

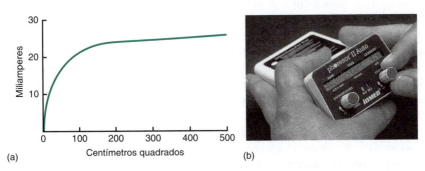

Figura 6.3 (a) A intensidade de corrente máxima deve ser determinada pelo tamanho do eletrodo ativo. (b) A amplitude de corrente é geralmente ajustada de modo que a densidade de corrente esteja entre 0,1 e 0,5 mA/cm² da superfície do eletrodo ativo.

Duração do tratamento

As durações de tratamento recomendadas variam entre 10 e 20 minutos, sendo a média de 15 minutos.[20] Durante o tratamento de 15 minutos, o paciente deve estar confortável, sem sinais relatados ou visíveis de dor ou queimadura. O fisioterapeuta deve verificar a pele do paciente a cada 3 a 5 minutos durante o tratamento, procurando sinais de irritação na pele. Visto que a impedância da pele geralmente diminui durante o tratamento, pode ser necessário que se diminua a intensidade de corrente para se evitar dor ou queimadura.

Deve-se acrescentar que o eletrodo medicado pode ser deixado no local por 12 a 24 horas para se intensificar o tratamento inicial.[20]

Dosagem de medicação

Uma dose de medicação de iontoforese administrada durante o tratamento é expressa em miliamperes-minutos (mA-min). Uma mA-min é uma função de corrente e de tempo. A dose total do fármaco administrada (mA-min) é igual a corrente × tempo de tratamento. Por exemplo:

Dose de 40 mA-min = corrente de 4,0 mA × tempo de tratamento de 10 minutos
OU
Dose de 30 mA-min = corrente de 2,0 mA × tempo de tratamento de 15 minutos

Uma dose de administração de fármaco iontoforético típica é 40 mA-min, mas pode variar de 0 a 80 mA-min dependendo da medicação.

Eletrodos

A corrente elétrica contínua deve ser administrada ao paciente através de algum tipo de eletrodo. Muitos eletrodos diferentes estão disponíveis para o fisioterapeuta, variando-se desde aqueles "emprestados" de outros estimuladores elétricos até os eletrodos fabricados comercialmente, prontos para uso, descartáveis e feitos especificamente para iontoforese.[16,21]

Os eletrodos mais tradicionais são feitos de estanho, cobre, chumbo, alumínio ou platina, sustentados por borracha e completamente cobertos por uma esponja, toalha ou gaze que esteja em contato com a pele. O material absorvente é encharcado com a solução ionizada a fim de que seja conduzida para dentro dos tecidos. Se os íons estiverem contidos em uma pomada, ela deve ser esfregada na pele sobre a zona-alvo e coberta por algum material absorvente embebido em água ou solução salina antes de o eletrodo ser aplicado.

Os eletrodos comercialmente produzidos são vendidos com a maioria dos sistemas de iontoforese. Esses eletrodos possuem uma câmara pequena, na qual a solução ionizada é armazenada, que é coberta por algum tipo de membrana semipermeável. O eletrodo se adere à pele (Figura 6.4). Esse tipo de eletrodo eliminou a confusão e o esforço que estavam associados à preparação do eletrodo para iontoforese no passado. Alguns eletrodos estão disponíveis já com as soluções ionizadas dentro. Outros eletrodos ainda precisam ter a medicação injetada dentro de sua cavidade (Figura 6.5).

Independentemente do tipo de eletrodo utilizado, para se assegurar contato máximo dos eletrodos, a pele deve ser raspada e limpa antes da inserção dos eletrodos. Deve-se tomar cuidado para não se machucar a pele durante a limpeza, pois pele danificada tem uma resistência mais baixa à corrente, de modo que uma queimadura possa ocorrer mais facilmente. Além disso, deve-se ter cuidado ao se tratarem áreas que, por uma razão ou outra, possuam sensação reduzida.

Uma vez que esse eletrodo tenha sido preparado, ele então torna-se o eletrodo ativo, e o fio de chumbo para o gerador é inserido de modo que a polaridade do fio seja a mesma do íon em solução. Um segundo eletrodo, o eletrodo dispersivo, é preparado com água, gel ou algum outro material condutor conforme recomendado pelo fabricante. Os dois eletrodos devem ser presos com segurança na pele, de modo que contato e pressão uniformes na pele sejam mantidos sob os dois eletrodos a fim de se minimizar o risco de queimaduras. Os eletrodos via fios de chumbo não devem ser conectados ao gerador a menos que o gerador e o controle de amplitude ou de intensidade estejam desligados. Ao final do tratamento, o controle de intensidade deve retornar a zero e o gerador deve ser desligado antes de se retirarem os eletrodos do paciente.

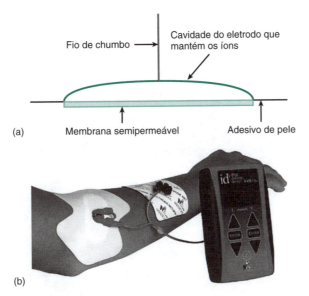

Figura 6.4 Os eletrodos autoadesivos, comercialmente produzidos e utilizados em muitos sistemas de iontoforese, possuem uma pequena câmara que é coberta por algum tipo de membrana semipermeável que contém a solução ionizada.

O tamanho e o formato dos eletrodos podem causar uma variação na intensidade de corrente e afetar o tamanho da área tratada.[22] Eletrodos menores possuem uma densidade de corrente maior e devem ser utilizados para se tratar uma lesão específica. Eletrodos maiores devem ser usados quando a área de tratamento-alvo não é bem definida.

As recomendações para o espaçamento entre os eletrodos ativo e dispersivo parecem ser variáveis. Eles devem ser separados por, pelo menos, o diâmetro do eletrodo ativo. Uma fonte recomenda o espaçamento entre eles de, pelo menos, 45,7 cm de distância.[1] À medida que o espaçamento entre os eletrodos aumenta, a densidade de corrente nos tecidos superficiais irá diminuir, minimizando, talvez, o potencial para queimaduras.

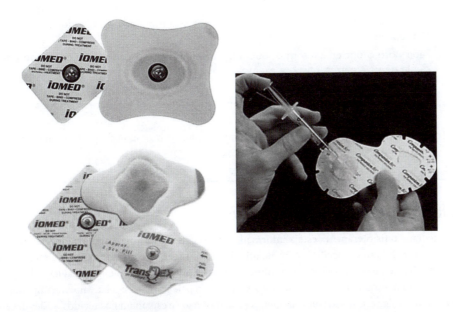

Figura 6.5 Eletrodos utilizados para iontoforese.

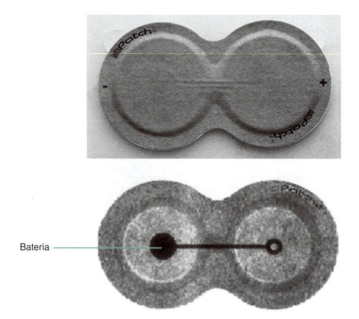

Figura 6.6 O Iontopatch tem uma bateria integrada que utiliza uma corrente de nível baixo para conduzir os íons para a pele.

O tipo de eletrodo mais recente utiliza um sistema de administração de fármaco transdérmico eletrônico liberado por tempo estendido (Figura 6.6). Uma placa autoadesiva tem uma bateria embutida, reservada, que produz uma corrente elétrica de nível baixo para se transportarem íons para o tecido adjacente. A administração de fármaco é interrompida automaticamente quando a dosagem prescrita for administrada. A placa é de uso exclusivo e descartável.

Protocolos de tratamento para iontoforese

1. Preparar os eletrodos de acordo com as instruções do fabricante; prender os eletrodos ao paciente. A localização do eletrodo irá variar dependendo do fármaco que está sendo administrado; fármacos aniônicos são repelidos do cátodo; os cátions são repelidos do ânodo.
2. Pedir para o paciente informar quando ele sentir alguma coisa. Não contar ao paciente o que ele irá sentir; por exemplo, não dizer "Fale-me quando você sentir uma queimação ou formigamento".
3. Ligar o estimulador e aumentar a amplitude lentamente. Monitorar a resposta do paciente, não o estimulador.
4. Após o paciente relatar o início do estímulo, ajustar a amplitude para a intensidade apropriada.
5. Continuar monitorando o paciente durante o período de tratamento.

Selecionando o íon apropriado

É crucial que o fisioterapeuta esteja informado na seleção de íons mais apropriados para o tratamento de condições específicas (Tabela 6.1). Para um composto penetrar em uma membrana como a pele, ele deve ser solúvel em gordura e em água. Ele deve ser solúvel em água se for para permanecer em estado ionizado na solução. Contudo, a pele humana é relativamente impenetrável aos íons de água, que são solúveis apenas na água e não se espalham nos tecidos.[24] Eles devem ser solúveis em gordura para permearem os tecidos do corpo.[21] A penetração é relativamente

Capítulo 6 • Iontoforese **183**

ESTUDO DE CASO 6.1
IONTOFORESE (1)

Histórico: Um homem de 56 anos de idade desenvolveu dor na região inferior à patela direita subsequente a uma queda sobre o joelho enquanto jogava tênis. Houve edema leve, imediato, localizado, que se resolveu com gelo e repouso. A dor aguda diminuiu após cerca de sete dias, mas o paciente então observou rigidez significativa após repouso, sensibilidade localizada e dor ao subir escadas, agachar-se e ajoelhar-se. O exame físico foi benigno, exceto por edema leve e sensibilidade pontual do tendão infrapatelar, bem como crepitação à palpação do tendão durante extensão ativa do joelho.

Impressão: Tendinite infrapatelar.

Plano de tratamento: Além de repouso e aplicação de gelo local, um curso de iontoforese de dexametasona foi iniciado. A área foi preparada adequadamente e o cátodo (polaridade negativa) foi empregado como o eletrodo de administração. Um total de 60 mA-min de corrente foi administrado em um esquema de dias alternados para um total de seis tratamentos.

Resposta: Houve leve aumento nos sintomas após o tratamento inicial, que persistiu por cerca de 12 horas após o segundo tratamento. Os sinais e sintomas então começaram a diminuir, e o paciente estava livre dos sintomas após o quinto tratamento. O aumento progressivo na atividade física foi iniciado, e o paciente retornou à função pré-lesão quatro semanas depois.

Questões de discussão

- Quais tecidos foram lesionados/afetados?
- Quais sintomas estão presentes?
- Em qual fase da série contínua de lesão-cicatrização o paciente se apresentou para tratamento?
- Quais são os efeitos biofísicos da modalidade de agente físico (direto/indireto/profundo/afinidade tecidual)?
- Quais são as indicações/contraindicações da modalidade de agente físico?
- Quais são os parâmetros de aplicação/dosagem/duração/frequência da modalidade de agente físico nesse estudo de caso?
- Quais outras modalidades de agentes físicos poderiam ser utilizadas para se tratar essa lesão ou condição? Por quê? Como? Qual é a fisiopatologia da tendinite?
- Qual é o mecanismo de ação da dexametasona?
- Qual é a polaridade da molécula de dexametasona?
- Quais são as características requeridas e ideais para uma molécula ser introduzida via iontoforese?
- Quais são as vantagens e desvantagens da iontoforese comparadas à injeção com agulha?
- Por que os sintomas aumentaram inicialmente?

O profissional de reabilitação emprega modalidades de agentes físicos para se criar um ambiente favorável para a cicatrização de tecido, enquanto minimiza os sintomas associados com o trauma ou condição.

ESTUDO DE CASO 6.2
IONTOFORESE (2)

Histórico: Uma mulher de 28 anos de idade tem uma história de três semanas de dor bilateral no punho e parestesia noturna no aspecto palmar dos dedos polegar, indicador e médio. Os sintomas iniciaram-se duas semanas após o início de um novo trabalho na linha de montagem de uma fábrica de automóveis. O trabalho envolve movimentos repetitivos com as duas mãos e uma grande quantidade de compressão para colocar molduras nas portas. A parestesia é provocada ao dirigir e ao segurar objetos, como telefone, secador de cabelo ou jornal. Ela tenta aliviar a parestesia sacudindo a mão (sinal da sacudida). Ela tem dor com extensão passiva do punho e dos

dedos e flexão resistida dos dedos, e a parestesia é produzida com compressão sobre o túnel do carpo por 15 segundos. Ela tem um sinal de Tinel positivo sobre o nervo mediano na prega distal do punho e um teste de Phalen positivo em 30 segundos. Crepitação é observada na parte anterior do punho com flexão dos dedos.

Impressão: Tenossinovite dos tendões flexores dos dedos, com síndrome do túnel do carpo aguda.

Plano de tratamento: A paciente foi instruída a usar talas de repouso na mão durante a noite e um curso de iontoforese foi iniciado apenas para o punho direito. Além

(continua)

184 Parte II • Modalidades de Energia Elétrica

ESTUDO DE CASO 6.2 (Continuação)
IONTOFORESE (2)

disso, restrições de trabalho foram indicadas para a paciente, para se evitar movimento repetitivo e atividades de preensão. A dexametasona foi administrada a partir do cátodo (polaridade negativa), que foi colocado sobre o túnel do carpo, com o ânodo colocado sobre o dorso do punho. Um total de 45 mA-min de corrente foi administrada três dias por semana durante duas semanas.

Resposta: Os sintomas da paciente diminuíram nas duas mãos durante o período de duas semanas, contudo, ela continuou tendo teste de compressão carpal positivo, teste de Phalen positivo e sinal de Tinel positivo apenas no lado esquerdo. Ela retornou à linha de montagem com instruções para um período de rampa de subida de duas semanas, contudo, a dor e a parestesia retornaram no punho esquerdo. Ela, subsequentemente, submeteu-se a uma descompressão cirúrgica do túnel carpal esquerdo e estava apta para retornar ao trabalho sem restrições após seis semanas fora do trabalho e um segundo período de rampa de subida de duas semanas.

Questões de discussão

- Quais tecidos foram lesionados ou afetados?
- Quais sintomas estavam presentes?
- Em qual fase da série contínua de lesão-cicatrização a paciente se apresentou para tratamento?

- Quais são os efeitos biofísicos da modalidade de agentes físicos (direto/indireto/profundo e afinidade de tecido)?
- Quais são as indicações e as contraindicações das modalidades de agentes físicos?
- Quais são os parâmetros de aplicação, dosagem, duração e frequência das modalidades de agentes físicos neste estudo de caso?
- Quais outras modalidades de agentes físicos poderiam ser empregadas para se tratar essa lesão ou condição? Por quê? Como?
- Qual é a importância do sinal de Tinel?
- Qual é a importância do teste de Phalen?
- Por que a compressão sobre o túnel do carpo reproduz os sintomas?
- Por que a paciente tem parestesia noturna e não durante o trabalho?
- Qual é a outra fonte potencial dos sintomas da paciente?
- Se a paciente também tivesse dor cervical, deveria se prognosticar uma abordagem de tratamento diferente?
- O teste eletrofisiológico seria apropriado para esta paciente? Quais achados deveriam ser esperados?

O profissional de reabilitação emprega modalidades de agentes físicos para se criar um ambiente favorável para a cicatrização do tecido, enquanto minimiza os sintomas associados com o trauma ou condição.

---

superficial, sendo, em geral, de menos de 1 mm.[18] A maioria dos íons depositados nos tecidos é encontrada primariamente no local do eletrodo ativo, onde eles são armazenados como um composto solúvel ou insolúvel. Eles podem ser utilizados localmente como uma fonte concentrada ou transportados pelo sangue circulante, produzindo mais efeitos sistêmicos.[6]

A tendência de alguns íons para formar precipitados insolúveis à medida que eles passam para dentro dos tecidos inibe sua capacidade de penetração. Isso é particularmente verdadeiro com íons de metais pesados, incluindo ferro, cobre, prata e zinco.[25]

Quando se discutiu o galvanismo médico que utiliza uma corrente monofásica de baixa voltagem contínua (Capítulo 5), afirmou-se que um acúmulo de íons negativos sob o polo positivo produz uma reação ácida por meio da formação de ácido clorídrico. Isso é esclerótico e produz enrijecimento dos tecidos aumentando-se a densidade de proteína. Além disso, alguns íons negativos também podem produzir efeito analgésico (salicilatos). O acúmulo de íons positivos sob o polo negativo produz reação alcalina com a formação de hidróxido de sódio. Os íons positivos são esclerolíticos; assim, eles produzem amolecimento dos tecidos diminuindo-se a densidade de proteína. Isso é útil para se tratarem cicatrizes ou aderências.

Na iontoforese, quando se utiliza uma solução de fármaco ou de íons, o fluxo de uma corrente monofásica por meio de solução de cloreto de sódio ou de salicilato de sódio causa uma dissociação na qual os íons de sódio positivamente carregados migram para o eletrodo negativo e os íons de salicilato ou de cloro negativamente carregados migram para o eletrodo positivo. A presença desses íons causa uma reação química secundária nesses eletrodos. Eles formam hidróxido

Capítulo 6 • Iontoforese **185**

Tabela 6.1 Íons recomendados para o uso dos fisioterapeutas[23]

POSITIVO

Antibióticos, sulfato de gentamicina (+), 8 mg/mL, para condrite supurativa de ouvido.

Cálcio (+), de cloreto de cálcio, solução aquosa a 2%, acredita-se que estabiliza o limiar de irritabilidade em qualquer direção, conforme imposto pelas necessidades fisiológicas dos tecidos. Efetivo com condições espasmódicas, tiques e "estalar os dedos" (articulações).

Cobre (+), a partir de uma solução aquosa a 2% de cristais de sulfato de cobre; fungicida, adstringente, útil com condições intranasais, por exemplo, rinite alérgica ou "febre do feno", sinusite e também dermatofitose ou "pé de paciente".

Hialuronidase (+), a partir de cristais Wydase em solução aquosa conforme direcionado; para edema localizado.

Lidocaína (+), a partir de unguento de Xilocaína a 5%; anestésico/analgésico, especialmente com condições inflamatórias agudas (p. ex., bursite, tendinite, neuralgia do trigêmeo e dor na ATM).

Lítio (+), a partir de cloreto ou carbonato de lítio, solução aquosa a 2%; efetivo como um íon de troca com tofos gotosos e hiperuricemia.

Magnésio (+), a partir de sulfato de magnésio ("Sais de Epsom"), solução aquosa a 2%; um excelente relaxante muscular, bom vasodilatador e analgésico leve.

Mecolil (+), derivado familiar de acetilcolina, unguento a 0,25%; um poderoso vasodilatador, bom relaxante muscular e análgésico. Usado com radiculopatias lombares discogênicas e distrofia simpática reflexa.

Priscoline (=), a partir do hidrocloreto de benzazolina, solução aquosa a 2%; considerado efetivo com úlceras indolentes.

Zinco (+), a partir de unguento de óxido de zinco, 20%; um elemento de traço necessário para cicatrização, especialmente eficaz com lesões abertas e ulcerações.

NEGATIVO

Acetato (−), a partir do ácido acético, solução aquosa a 2%; drasticamente eficaz como um íon de troca esclerolítico com depósitos de cálcio.

Cloro (−), a partir do cloreto de sódio, solução aquosa a 2%; bom agente esclerolítico. Útil com tecido cicatricial, queloides e queimaduras.

Citrato (−), a partir do citrato de potássio, solução aquosa a 2%; considerado eficaz na artrite reumatoide.

Dexametasona (−), a partir do Decadron; usada para se tratarem condições musculoesqueléticas inflamatórias.

Iodo (−), a partir da pomada Iodex, 4,7%; um excelente agente esclerolítico, bem como bactericida e um suave vasodilatador. Usado com sucesso com capsulite adesiva ("ombro congelado"), cicatrizes etc.

Salicilato (−), a partir de Iodex com salicilato de metila, pomada a 4,8%; um descongestionante geral, esclerolítico e agente anti-inflamatório. Se desejado sem o iodo, pode ser obtido na pomada Myoflex (salicilato de trolamina a 10%) ou em solução aquosa a 2% de talco de salicilato de sódio. Utilizado com sucesso com ombro congelado, tecido cicatricial, verrugas e outras condições adesivas ou edematosas.

QUALQUER UM

Solução de Ringer (+/−), com polaridade alternada para lesões de decúbito abertas.

Água da torneira (+/−), geralmente administrada com polaridade alternada e, às vezes, com brometo de glicopirrônio na hiperidrose.

de sódio no eletrodo negativo e ácido clorídrico no eletrodo positivo, que pode ser descrito como um efeito polar porque ocorre apenas sob os eletrodos. Os efeitos fisiológicos incluem enrijecimento dos tecidos sob o eletrodo positivo e amolecimento dos tecidos sob o eletrodo negativo.

A Tabela 6.1, modificada de uma lista compilada por Kahn, lista os íons mais comumente utilizados com iontoforese.[26]

Aplicações clínicas para iontoforese

Uma lista relativamente longa de condições para as quais a iontoforese é uma técnica de tratamento apropriada foi citada na literatura.[27,99] Clinicamente, a iontoforese é, muitas vezes, utilizada para efeitos analgésicos, modificação de cicatriz, cicatrização de ferida e para tratamento de edema, depósitos de cálcio e hiperidrose.[96] Muitos desses estudos publicados são relatos de casos que tentam estabelecer a eficácia clínica da iontoforese no tratamento de várias condições.[28,29,98] A Tabela 6.2 fornece uma lista de estudos que trataram várias condições com a utilização de iontoforese.

Tomada de decisão clínica *Exercício 6.2*

Um jogador de hóquei de campo está fazendo seu primeiro tratamento de iontoforese para tendinite patelar. A dexametasona foi prescrita em uma dose de 40 mA-min. O que o fisioterapeuta pode fazer para se minimizarem as chances de uma sensibilidade adversa a essa medicação durante a primeira sessão de tratamento?

Tomada de decisão clínica *Exercício 6.3*

O fisioterapeuta obtém uma prescrição do médico da equipe para utilizar dexametasona, um anti-inflamatório, para tratar tendinite do calcâneo. Quais considerações e parâmetros de tratamento são importantes para se preparar o paciente para esse tratamento de iontoforese?

Tabela 6.2 Condições tratadas com iontoforese	
CONDIÇÃO	ÍONS USADOS NO TRATAMENTO
Inflamação	
Bertolucci (1982)[16]	Hidrocortisona, salicilato
Kahn (1981)[26]	Dexametasona
Chantraine et al. (1986)[30]	
Harris (1982)[18]	
Hasson (1991)[31]	
Hasson et al. (1992)[32]	
Delacerda (1982)[17]	
Glass et al. (1980)[33]	
Zawislak et al. (1966)[34]	
McEntaffer et al. (1996)[35]	
Gurney et al. (2005)[36]	
Hamann (2006)[37]	
Banta (1995)[38]	
Petelenz et al. (1992)[39]	
Panus et al. (1999)[40]	Cetoprofeno

CONDIÇÃO	ÍONS USADOS NO TRATAMENTO
Analgesia	
Evans et al. (2001)[41]	
Schaeffer et al. (1971)[42]	Lidocaína, magnésio
Russo et al. (1980)[43]	
Gangarosa (1993)[44]	
Gangarosa (1974)[91]	
Abell e Morgan (1974)[45]	
Srivastava e Sing (1977)[46]	
Grice et al. (1972)[47]	
Hill (1976)[48]	
Stalman (1987)[49]	
Fungos	
Kahn (1991)[50]	Cobre
Haggard et al. (1939)[7]	
Lesões cutâneas abertas	
Cornwall (1981)[51]	Zinco
Jenkinson et al. (1974)[23]	
Balogun et al. (1990)[52]	
Herpes	
Gangarosa et al. (1989)[90]	
Rinite alérgica	
Kahn (1991)[50]	Cobre
Garzione (1978)[22]	
Pellecchia et al. (1994)[53]	
Reid et al. (1993)[54]	
Schultz (2002)[55]	
Yarrobino et al. (2006)[56]	
Pasero et al. (2006)[57]	
Espasmo	
Kahn (1975)[58]	Cálcio, magnésio
Kahn (1985)[59]	
Isquemia	
Kahn (1991)[50]	Magnésio, mecolil, iodo
Edema	
Kahn (1991)[50]	Magnésio, mecolil
Boone (1969)[60]	Hialuronidase, salicilato
Magistro (1964)[61]	
Schwartz (1955)[62]	

(continua)

Tabela 6.2 Condições tratadas com iontoforese (*Continuação*)

CONDIÇÃO	ÍONS USADOS NO TRATAMENTO
Depósitos de cálcio	
Ciccone (2003)[63]	
Weider (1992)[64]	Ácido acético
Kahn (1982)[65]	
Kahn (1996)[94]	
Psaki e Carol (1955)[66]	
Kahn (1996) (1977)[67]	
Perron e Malouin (1997)[68]	
Tygiel (2003)[69]	
Gard (2004)[70]	
Bringman et al. (2003)[71]	
Leduc et al. (2003)[72]	
Tecido cicatricial	
Tannenbaum (1980)[73]	Cloro, iodo, salicilato
Kahn (1985)[59]	
Hiperidrose	
Kahn (1973)[6]	Água da torneira
Levit (1968)[74]	
Gillick et al. (2004)[75]	
Gota	
Kahn (1982)[65]	Lítio
Queimaduras	
Rapperport (1965)[76]	Antibióticos
Rigano et al. (1992)[77]	
Driscoll et al. (1999)[78]	
Distrofia simpática reflexa	
Bonezzi et al. (1994)[79]	Guanetidina
Epicondilite lateral	
Demirtas e Oner (1998)[80]	Salicilato de sódio
	Diclofenaco de sódio
Baskurt (2003)[81]	Naproxeno
Fascite plantar	
Gudeman et al. (1997)[82]	Dexametasona
Gulick (2000)[83]	Ácido acético
Osborne e Allison (2006)[84]	
Tendinite patelar	
Huggard et al. (1999)[85]	Dexametasona

CONDIÇÃO	ÍONS USADOS NO TRATAMENTO
Manguito rotador	
Preckshot (1999)[86]	Dexametasona
	Lidocaína
Verrugas plantares	
Soroko et al. (2002)[87]	Salicilato de sódio
Epicondilite	
Nirschl (2003)[88]	Dexametasona

PRECAUÇÕES E CONTRAINDICAÇÕES DE TRATAMENTO

Os problemas que podem surgir por se tratar um paciente com a aplicação de técnicas de iontoforese podem ser evitados em sua maioria se o fisioterapeuta: (1) tiver bom entendimento da condição existente a ser tratada; (2) utilizar os íons mais apropriados para realizar o objetivo de tratamento; e (3) utilizar parâmetros de tratamento e ajuste de equipamentos apropriados. Técnica de tratamento insatisfatória da parte do fisioterapeuta é, muitas vezes, responsável por reações adversas à iontoforese.[89] Uma lista de indicações e contraindicações está apresentada na Tabela 6.3.

Tratamento de queimaduras

Talvez o único problema mais comum associado a iontoforese seja uma queimadura química, que em geral ocorre como resultado da própria corrente contínua, e não como resultado do íon que está sendo usado no tratamento.[19] Passar uma corrente elétrica contínua através dos tecidos cria migração de íons, que altera o pH normal da pele. O pH normal da pele é entre 3 e 4. Em uma **reação ácida**, o pH cai abaixo de três, ao passo que, em uma **reação alcalina**, o pH é maior do que cinco. Embora queimaduras químicas possam ocorrer sob qualquer eletrodo, elas resultam mais frequentemente do acúmulo de hidróxido de sódio no cátodo. A reação alcalina causa esclerose de tecidos locais. Inicialmente, a lesão por queimadura é rosa e em relevo, porém, dentro de algumas horas, torna-se uma ferida acinzentada, mole.[6] Diminuir-se a densidade de corrente aumentando-se o tamanho do cátodo em relação ao ânodo pode minimizar o potencial para queimadura química.

Queimaduras por calor podem ocorrer como resultado de resistência alta ao fluxo de corrente criado por contato insatisfatório dos eletrodos com a pele. Contato insatisfatório resulta quando os eletrodos não estão úmidos o suficiente, há pregas na gaze ou nas toalhas de papel impregnadas com a solução iônica, ou há espaço entre a pele e o eletrodo ao redor do perímetro do eletrodo. O paciente não deve ser tratado com o peso do corpo repousando no topo do eletrodo, uma vez que isso provavelmente crie alguma isquemia (circulação reduzida) sob o eletrodo. Em vez disso, o eletrodo deve ser mantido firmemente no local com fita adesiva, faixas elásticas ou bolsas de areia de peso leve. Recomenda-se que tanto as queimaduras químicas como as por calor devam ser tratadas com curativos estéreis e antibióticos.[6]

> **Tomada de decisão clínica** *Exercício 6.4*
>
> Após fazer um tratamento de iontoforese, um paciente vem à clínica no dia seguinte com uma área de pele vermelha e sensível. É visível que o tratamento produziu uma queimadura leve. O que o fisioterapeuta pode fazer para minimizar a probabilidade de uma recorrência?

Parte II • Modalidades de Energia Elétrica

Tabela 6.3 Indicações e contraindicações para iontoforese
INDICAÇÕES
Inflamação
Analgesia
Espasmo muscular
Isquemia
Edema
Depósitos de cálcio
Tecido cicatricial
Hiperidrose
Fungos
Lesões cutâneas abertas
Herpes
Rinite alérgica
Gota
Queimaduras
Distrofia simpática reflexa
CONTRAINDICAÇÕES
Reações de sensibilidade da pele
Sensibilidade à aspirina (salicilatos)
Gastrite ou úlcera de estômago ativa (hidrocortisona)
Asma (mecolil)
Sensibilidade a metais (zinco, cobre, magnésio)
Sensibilidade a frutos do mar (iodo)

Reações de sensibilidade aos íons

As reações de sensibilidade aos íons raramente ocorrem, contudo, elas podem ser muito graves. O fisioterapeuta deve questionar rotineiramente o paciente sobre alergias a fármacos conhecidos antes de se iniciar o tratamento de iontoforese. Durante o tratamento, o fisioterapeuta deve monitorar de perto o paciente, observando quaisquer reações localizadas anormais da pele ou reações sistêmicas.

Os pacientes que possuem sensibilidade à aspirina podem ter uma reação quando utilizarem salicilatos. A hidrocortisona pode afetar adversamente indivíduos com gastrite ou com úlcera de estômago ativa. Em casos de asma, o mecolil deve ser evitado. Os pacientes que são sensíveis aos metais não devem ser tratados com cobre, zinco ou magnésio. A iontoforese com iodo não deve ser utilizada em indivíduos que possuam alergias a frutos do mar ou que tiveram reação ruim aos pielogramas intravenosos.[6]

RESUMO

1. Iontoforese é uma técnica terapêutica que envolve a introdução de íons nos tecidos corporais por meio de uma corrente contínua.
2. A maneira com a qual os íons se movem em solução forma a base para a iontoforese. Íons positivamente carregados são conduzidos para dentro dos tecidos a partir do polo positivo, e os íons negativamente carregados são introduzidos pelo polo negativo.

3. A força que age para mover os íons através dos tecidos é determinada pela força do campo elétrico e pela impedância elétrica dos tecidos ao fluxo de corrente.

4. A quantidade de íons transferidos para dentro dos tecidos por meio de iontoforese é determinada pela intensidade da corrente ou densidade de corrente no eletrodo ativo, pela duração do fluxo de corrente e pela concentração de íons em solução.

5. A corrente contínua deve ser utilizada para iontoforese, assegurando-se, assim, o fluxo unidirecional de íons que não pode ser realizado usando-se uma corrente bidirecional ou alternada.

6. Os eletrodos podem ser reutilizáveis ou comercialmente produzidos, e são preparados como eletrodos antiaderentes que devem ser presos à pele de forma segura.

7. É crucial que o fisioterapeuta esteja informado na seleção dos íons mais apropriados para se tratarem condições específicas.

8. Clinicamente, a iontoforese é utilizada no tratamento de condições musculoesqueléticas inflamatórias, para efeitos analgésicos, modificação de cicatriz e cicatrização de ferida e no tratamento de edema, depósitos de cálcio e hiperidrose.

9. Talvez o único problema mais comum associado à iontoforese seja uma queimadura química, que em geral ocorre como resultado da própria corrente contínua, e não por causa do íon que está sendo utilizado no tratamento.

QUESTÕES DE REVISÃO

1. O que é iontoforese e como ela pode ser utilizada?

2. Qual é a diferença entre iontoforese e fonoforese?

3. Como os íons se movem na solução?

4. O que determina a quantidade de íons transferidos através dos tecidos durante a iontoforese?

5. Por que a corrente contínua deve ser empregada na iontoforese?

6. Quais tipos de eletrodos podem ser usados com iontoforese e como eles devem ser aplicados?

7. Quais características devem ser consideradas ao se selecionar o íon apropriado para um tratamento de iontoforese?

8. Quais são os vários usos clínicos para iontoforese no treinamento esportivo?

9. Quais precauções de tratamento devem ser tomadas ao se utilizar iontoforese?

QUESTÕES DE AUTOAVALIAÇÃO

Verdadeiro ou falso

1. Ionização é o movimento de íons na solução.

2. O eletrodo dispersivo contém os íons.

3. Reações de pH maior do que cinco são alcalinas.

Múltipla escolha

4. Qual tipo de corrente a iontoforese produz?
   a. Bifásica
   b. Monofásica contínua
   c. Polifásica
   d. Pulsátil

5. Qual é a variação recomendada para a amplitude de corrente da iontoforese?
   a. 3 a 5 mA
   b. 5 a 10 mA
   c. 50 a 100 mA
   d. 100 a 150 mA

192 Parte II • Modalidades de Energia Elétrica

6. A queimadura química é, muitas vezes, associada a iontoforese e pode ser atribuída a
   a. Reação alérgica
   b. Contato insatisfatório do eletrodo
   c. Medicação
   d. Corrente contínua

7. Qual dos seguintes **não** é um íon utilizado para se tratar inflamação?
   a. Hidrocortisona
   b. Salicilato
   c. Lidocaína
   d. Dexametasona

8. A impedância da pele geralmente diminui durante o tratamento. A/O _____ deve ser diminuída(o) para se evitar dor e queimadura.
   a. Intensidade de corrente
   b. Tamanho do eletrodo
   c. Tempo de tratamento
   d. Dosagem de íon

9. Qual problema as áreas de pele e gordura espessas apresentam?
   a. Absorção de íon diminuída
   b. Absorção de íon aumentada
   c. Resistência diminuída
   d. Resistência aumentada

10. Qual das seguintes é uma contraindicação para iontoforese?
    a. Inflamação
    b. Analgesia
    c. Asma
    d. Espasmo muscular

SOLUÇÕES PARA OS EXERCÍCIOS DE TOMADA DE DECISÃO CLÍNICA

6.1

Se há hidrocortisona em uma preparação de creme com base em eucerina ou na solução, o fisioterapeuta deve utilizar fonoforese com a preparação de creme para liberar todas as moléculas. A iontoforese é mais apropriada quando os íons são suspensos em solução e podem ser carregados para dentro dos tecidos por uma corrente elétrica.

6.2

A escolha mais segura é a de se reduzir a intensidade do tratamento enquanto se aumenta a duração. Por exemplo, uma dosagem normal pode ser administrada em 4 mA por 10 minutos. Um ajuste de 2 mA com um tempo de tratamento de 20 minutos administraria a mesma dosagem em uma intensidade mais segura.

6.3

A dexametasona deve ser colocada sob o eletrodo negativo, visto que ela seja um íon negativamente carregado. A intensidade de corrente deve ser ajustada entre 3 e 5 mA. O tempo de tratamento deve ser de 15 minutos. O fisioterapeuta deve verificar a pele a cada 3 a 5 minutos para constatar se há alguma reação.

6.4

Aumentando o tamanho do cátodo em relação ao ânodo, a densidade de corrente pode ser diminuída. Além disso, o aumento do espaçamento entre os eletrodos irá diminuir a intensidade de corrente, minimizando, assim, as chances de uma queimadura química.

REFERÊNCIAS

1. Costello C, Jeske A. Iontophoresis: applications in transdermal medication delivery. *Phys Ther*. 1995;75(6):554–563.
2. LeDuc S. *Electric Ions and Their Use in Medicine*. Liverpool: Rebman; 1903.
3. Federici P. Injury management update. Treating iliotibial band friction syndrome using iontophoresis. *Athletic Ther Today*. 1997;2(5):22–23.
4. Singh P, Mailbach H. Transdermal iontophoresis: pharmacokinetic considerations. *Clin Pharmacokinet*. 1994;26: 327–334.
5. Cummings J. Iontophoresis. In: Nelson RM, Currier DP, eds. *Clinical Electrotherapy*. Norwalk, CT: Appleton & Lange; 1991.
6. Kahn J. Tap-water iontophoresis for hyperhidrosis. Reprinted in *Medical Group News*; August 1973.
7. Haggard H, Strauss M, Greenberg L. Fungus infections of hand and feet treated by copper iontophoresis. *JAMA*. 1939; 112:1229.
8. Murray W, Levine L, Seifter E. The iontophoresis of C2 esterified glucocorticoids: preliminary report. *Phys Ther*. 1963;43:579.
9. O'Malley E, Oester Y. Influence of some physical chemical factors on iontophoresis using radioisotopes. *Arch Phys Med Rehabil*. 1955;36:310.
10. Howard J, Drake T, Kellogg D. Effects of alternating current iontophoresis on drug delivery. *Arch Phys Med Rehabil*. 1995;76(5):463–466.
11. Bagniefski T, Burnette R. A comparison of pulsed and continuous current iontophoresis. *J Control Release*. 1990;11: 113–122.
12. Sabbahi M, Costello C, Emran A. A method for reducing skin irritation from iontophoresis. *Phys Ther*. 1994; 74:S156.
13. Su M, Srinivasan V, Ghanem A. Quantitative in vivo iontophoretic studies. *J Pharm Sci*. 1994;83:12–17.
14. Jacobson S, Stephen R, Sears W. *Development of a New Drug Delivery System (Iontophoresis)*. Salt Lake City, UT: University of Utah; 1980.
15. Mandleco C. *Research: Iontophoresis*. Salt Lake City, UT: Institute for Biomedical Engineering, University of Utah; 1978.
16. Bertolucci L. Introduction of anti-inflammatory drugs by iontophoreses: a double-blind study. *J Orthop Sports Phys Ther*. 1982;4(2):103.
17. Delacerda F. A comparative study of three methods of treatment for shoulder girdle myofascial syndrome. *J Orthop Sports Phys Ther*. 1982;4(1):51–54.
18. Harris P. Iontophoresis: clinical research in musculoskeletal inflammatory conditions. *J Orthop Sports Phys Ther*. 1982;4(2):109–112.
19. Molitor H. Pharmacologic aspects of drug administration by ion transfer. *The Merck Report*: 22–29; January 1943.
20. Anderson CR, Morris RI, Boeh SD, et al. Effects of iontophoresis current magnitude and duration on dexamethasone deposition and localized drug retention. *Phys Ther*. 2003;83 (2):161–170.
21. Harris R. Iontophoresis. In: Stillwell K, ed. *Therapeutic Electricity and Ultraviolet Radiation*. Baltimore, MD: Williams & Wilkins; 1983.
22. Garzione J. Salicylate iontophoresis as an alternative treatment for persistent thigh pain following hip surgery. *Phys Ther*. 1978;58(5):570–571.

23. Jenkinson D, McEwan J, Walton G. The potential use of iontophoresis in the treatment of skin disorders. *Arch Phys Med Rehabil*. 1974;94(1):8–12.
24. Boone D. Applications of iontophoresis. In: Wolf S, ed. *Electrotherapy*. New York: Churchill Livingstone; 1981.
25. Gadsby P. Visualization of the barrier layer through iontophoresis of ferric ions. *Med Instrum*. 1979;13:281.
26. Kahn J. Iontophoresis with hydrocortisone for Peyronie's disease. *JAPTA*. 1981;62(7):995.
27. Banga AK, Panus. PC. Clinical applications of iontophoretic devices in rehabilitation medicine. *Crit Rev Phys Rehabil Med*. 1998;10(2):147–179.
28. Glick E, Snyder-Mackler L. Iontophoresis. In: Snyder-Mackler L, Robinson A, eds. *Clinical Electrophysiology and Electrophysiologic Testing*. Baltimore, MD: Lippincott Williams & Wilkins; 2007.
29. Smutok MA, Mayo MF, Gabaree CL, Ferslew KE, Panus PC. Failure to detect dexamethasone phosphate in the local venous blood postcathodic iontophoresis in humans. *J Orthop Sports Phys Ther*. 2002;32(9):461–468.
30. Chantraine A, Lundy J, Berger D. Is cortisone iontophoresis possible? *Arch Phys Med Rehabil*. 1986;67:380.
31. Hasson S. Exercise training and dexamethasone iontophoresis in rheumatoid arthritis: a case study. *Physiotherapy Canada*. 1991;43:11.
32. Hasson S, Wible C, Reich M. Dexamethasone iontophoresis: effect on delayed muscle soreness and muscle function. *Can J Sport Sci*. 1992;17:8–13.
33. Glass J, Stephen R, Jacobsen S. The quantity and distribution of radiolabeled dexamethasone delivered to tissues by iontophoresis. *Int J Dermatol*. 1980;19:519.
34. Zawislak D, Rau C, Lee M. The effects of dexamethasone iontophoresis on acute inflammation using a sports model of treatment. *Phys Ther*. 1966;76(5):5–17.
35. McEntaffer D, Sailor M. The effects of stretching and iontophoretically delivered dexamethasone on plantar fasciitis. *Phys Ther*. 1996;76(5):S68.
36. Gurney B, Wischer D, Chineleison S. The absorption of dexamethasone sodium phosphate into connective tissue of humans using iontophoresis [abstract]. *J Orthop Sports Phys Ther*. 2005;35(1):24.
37. Hamann H. Effectiveness of iontophoresis of anti-inflammatory medications in the treatment of common musculoskeletal inflammatory conditions: a systematic review. *Phys Ther Rev*. 2006;11(3):190–194.
38. Banta C. A prospective nonrandomized study of iontophoresis, wrist splinting, and antiinflammatory medication in the treatment of early mild carpal tunnel syndrome. *J Orthop Sports Phys Ther*. 1995;21(2):120.
39. Petelenz T, Buttke J, Bonds C. Iontophoresis of dexamethasone: laboratory studies. *J Control Release*. 1992;20:55–66.
40. Panus PC, Ferslew KE, Tober-Meyer B, Kao RL. Ketoprofen tissue permeation in swine following cathodic iontophoresis. *Phys Ther*. 1999;79(1):40–49.
41. Evans T, Kunkle J, Zinz K. The immediate effects of lidocaine iontophoresis on trigger-point-pain. *J Sport Rehabil*. 2001;10(4):287.
42. Schaeffer M, Bixler D, Yu P. The effectiveness of iontophoresis in reducing cervical hypersensitivity. *J Peridontol*. 1971;42:695.

43. Russo J, Lipman A, Comstock T. Lidocane anesthesia: comparison of iontophoresis, injection and swabbing. *Am J Hosp Pharm*. 1980;37:843–847.

44. Gangarosa L. Iontophoresis in pain control. *Pain Digest*. 1993;3:162–174.

45. Abell E, Morgan K. Treatment of idiopathic hyperhidrosis by glycopyrronium bromide and tap water iontophoresis. *Br J Dermatol*. 1974;91:87.

46. Shrivastava S, Sing G. Tap water iontophoresis in palm and plantar hyperhidrosis. *Br J Dermatol*. 1977;96:189.

47. Grice K, Sattar H, Baker H. Treatment of idiopathic hyperhidrosis with iontophoresis of tap water and poldine methosulphate. *Br J Dermatol*. 1972;86:72.

48. Hill B. Poldine iontophoresis in the treatment of palmar and plantar hyperhidrosis. *Aust J Dermatol*. 1976;17:92.

49. Stolman L. Treatment of excess sweating of the palms by iontophoresis. *Arch Dermatol*. 1987;123:893.

50. Kahn J. *Practices and Principles of Electrotherapy*. New York: Churchill Livingstone; 1991.

51. Cornwall M. Zinc oxide iontophoresis for ischemic skin ulcers. *Phys Ther*. 1981;61(3):359.

52. Balogun J, Abidoye A, Akala E. Zinc iontophoresis in the management of bacterial colonized wounds: a case report. *Physiother Can*. 1990;42(3):147–151.

53. Pellecchia G, Hamel H, Behnke P. Treatment of infra-patellar tendinitis: a combination of modalities and transverse friction massage versus iontophoresis. *J Sport Rehabil*. 1994;3(2):135–145.

54. Reid K, Sicard-Rosenbaum L, Lord D. Iontophoresis with normal saline versus dexamethasone and lidocaine in the treatment of patients with internal disc derangement of the temporomandibular joint. *Phys Ther*. 1993;73(6):S20.

55. Schultz AA. Safety, tolerability, and efficacy of iontophoresis with lidocaine for dermal anesthesia in ED pediatric patients. *J Emerg Nurs*. 2002;28(4):289–296.

56. Yarrobino T, Kalbfleisch J, Ferslew K. Lidocaine iontophoresis mediates analgesia in lateral epicondylalgia treatment. *Physiother Res Int*. 2006;11(3):152.

57. Pasero C. Pain care. Lidocaine iontophoresis for dermal procedure analgesia. *J Perianesth Nurs*. 2006;21(1):48–52.

58. Kahn J. Calcium iontophoresis in suspected myopathy. *JAPTA*. 1975;55(4):276.

59. Kahn J. *Clinical Electrotherapy*. 4th ed. Syosset, NY: J. Kahn; 1985.

60. Boone D. Hyaluronidase iontophoresis. *J Am Phys Ther Assoc*. 1969;49:139–145.

61. Magistro C. Hyaluronidase by iontophoresis in the treatment of edema: a preliminary clinical report. *Phys Ther*. 1964; 44:169.

62. Schwartz M. The use of hyaluronidase by iontophoresis in the treatment of lymphedema. *Arch Intern Med*. 1955; 95:662.

63. Ciccone CD. Evidence in practice ... Does acetic acid iontophoresis accelerate the resorption of calcium deposits in calcific tendinitis of the shoulder? *Phys Ther*. 2003;83(1):68–74.

64. Weider D. Treatment of traumatic myositis ossificans with acetic acid iontophoresis. *Phys Ther*. 1992;72(2):133–137.

65. Kahn J. A case report: lithium iontophoresis for gouty arthritis. *J Orthop Sports Phys Ther*. 1982;4:113.

66. Psaki C, Carol J. Acetic acid ionization: a study to determine the absorptive effects upon calcified tendinitis of the shoulder. *Phys Ther Rev*. 1955;35:84.

67. Kahn J. Acetic acid iontophoresis for calcium deposits. *JAPTA*. 1977;57(6):658.

68. Perron M, Malouin F. Acetic acid iontophoresis and ultrasound for the treatment of calcifying tendinitis of the shoulder: a randomized control trial. *Arch Phys Med Rehabil*. 1997;78(4):379–384.

69. Tygiel PP. On "Does acetic acid iontophoresis accelerate the resorption of calcium deposits in calcific tendinitis of the shoulder?" *Phys Ther*. 2003;83(7):667–670.

70. Gard K. Treatment of traumatic myositis ossificans in a hockey player using acetic acid iontophoresis [abstract]. *J Orthop Sports Phys Ther*. 2004;34(1):A18.

71. Bringman D, Carver J, Thompson A. The effects of acetic acid iontophoresis on a heel spur: a single-subject design study [poster session]. *J Orthop Sports Phys Ther*. 2003;33(2):A-27.

72. Leduc B, Caya J, Tremblay S. Treatment of calcifying tendinitis of the shoulder by acetic acid iontophoresis: a double-blind randomized controlled trial. *Arch Phys Med Rehabil*. 2003;84(10):1523–1527.

73. Tannenbaum M. Iodine iontophoresis in reduction of scar tissue. *Phys Ther*. 1980;60(6):792.

74. Levit R. Simple device for treatment of hyperhidrosis by iontophoresis. *Arch Dermatol*. 1968;98:505–507.

75. Gillick B, Kloth L, Starsky A. Management of postsurgical hyperhidrosis with direct current and tap water. *Phys Ther*. 2004;84(3):262.

76. Rapperport A. Iontophoresis—a method of antibiotic administration in the burn patient. *Plast Reconstr Surg*. 1965;36(5):547–552.

77. Rigano W, Yanik M, Barone F. Antibiotic iontophoresis in the management of burned ears. *J Burn Care Rehabil*. 1992; 13(4):407–409.

78. Driscoll JB, Plunkett K, Tamari A. The effect of potassium iodide iontophoresis on range of motion and scar maturation following burn injury. *Phys Ther Case Rep*. 1999;2(1):13–18.

79. Bonezzi C, Miotti D, Bettagilo R. Electromotive administration of guanethidine for treatment of reflex sympathetic dystrophy. *J Pain Symptom Manage*. 1994;9(1):39–43.

80. Demirtas RN, Oner C. The treatment of lateral epicondylitis by iontophoresis of sodium salicylate and sodium diclofenac. *Clin Rehabil*. 1998;12(1):23–29.

81. Baskurt F. Comparison of effects of phonophoresis and iontophoresis of naproxen in the treatment of lateral epicondylitis. *Clin Rehabil*. 2003;17(1):96–100.

82. Gudeman SD, Eisele SA, Heidt RS Jr, et al. Treatment of plantar fasciitis by iontophoresis of 0.4% dexamethasone: a randomized, double-blind, placebo-controlled study. *Am J Sports Med*. 1997;25(3):312–316.

83. Gulick DT. Effects of acetic acid iontophoresis on heel spur reabsorption. *Phys Ther Case Rep*. 2000;3(2):64–70.

84. Osborne H, Allison G. Treatment of plantar fasciitis by LowDye taping and iontophoresis: short term results of a double blinded, randomised, placebo controlled clinical trial of dexamethasone and acetic acid. *Br J Sports Med*. 2006;40(6):545–549.

85. Huggard C, Kimura I, Mattacola C. Clinical efficacy of dexamethasone iontophoresis in the treatment of patellar tendinitis in college athletes: a double blind study. *J Athletic Train*. 1999;34(2):S-70.

86. Preckshot J. Iontophoresis with lidocaine and dexamethasone for treating rotator cuff injury in a hockey player. *Int J Pharm Compounding*. 1999;3(6):441.

87. Soroko YT, Repking MC, Clemment JA, et al. Treatment of plantar verrucae using 2% sodium salicylate iontophoresis. *Phys Ther*. 2002;82(12):1184–1191.

Capítulo 6 • Iontoforese

88. Nirschl RP. Iontophoretic administration of dexamethasone sodium phosphate for acute epicondylitis: a randomized, double-blind, placebo-controlled study. *Am J Sports Med*. 2003;31(2):189–195.

89. Warden G. Electrical safety in iontophoresis. *Rehab Manage Interdisciplinary J Rehabil*. 2007;20(2):20, 22–23.

90. Gangarosa L, Payne L, Hayakawa K. Iontophoretic treatment of herpetic whitlow. *Arch Phys Med Rehabil*. 1989;70(4):336–340.

91. Gangarosa L. Iontophoresis for surface local anesthesia. *J Am Dent Assoc*. 1974;88:125.

92. Guffey JS, Rutherford MJ, Payne W, Phillips C. Skin pH changes associated with iontophoresis. *J Orthop Sports Phys Ther*. 1999;29(11):656–660.

93. Johnson C, Shuster S. The patency of sweat ducts in normal looking skin. *Br J Dermatol*. 1970;83:367.

94. Kahn J. Acetic acid iontophoresis. *Phys Ther*. 1996;76(5):S68.

95. Kahn J. Iontophoresis: practice tips. *Clin Manage*. 1981; 2(4):37.

96. Kahn J. Non-steroid iontophoresis. *Clin Manage Phys Ther*. 1987;7(1):14–15.

97. Roberts D. Transdermal drug delivery using iontophoresis and phonophoresis. *Orthop Nurs*. 1999;18(3):50–54.

98. Sakurai T. Iontophoretic administration of prostaglandin E1 in peripheral arterial occlusive disease. *Ann Pharmacother*. 2003;37(5):747.

99. Van Herp G. Iontophoresis: a review of the literature. *N Z J Physiother*. 1997;25(2):16–17.

LEITURAS SUGERIDAS

Abramowitsch D, Neoussikine B. *Treatment by Ion Transfer*. New York: Grune & Stratton; 1946.

Abramson D. Physiologic and clinical basis for histamine by ion transfer. *Arch Phys Med Rehabil*. 1967;48:583–592.

Agostinucci J, Powers W. Motoneuron excitability modulation after desensitization of the skin by iontophoresis of lidocaine hydrochloride. *Arch Phys Med Rehabil*. 1992;73(2): 190–194.

Akins D, Meisenheimer I, Dobson R. Efficacy of the Drionic unit in the treatment of hyperhidrosis *J Am Acad Dermatol*. 1987;16:828.

Barton C, Webster K. Evaluation of the scope and quality of systematic reviews on nonpharmacological conservative treatment for patellofemoral pain syndrome. *J Orthop Sports Phys Ther*. 2008;38(9):529.

Beam J. Topical silver for infected wounds. *J Athletic Train*. 2009;44(5): 531.

Brumett A, Comeau M. Local anesthesia of the tympanic membrane by iontophoresis. *Trans Am Acad Otolaryngol*. 1974;78:453.

Chein Y, Banga A. Iontophoretic (transdermal) delivery of drugs: overview of historical development. *J Pharm Sci*. 1989;78: 353–354.

Comeau M. Local anesthesia of the ear by iontophoresis. *Arch Otolaryngol*. 1973;98:114–120.

Comeau M. Anesthesia of the human tympanic membrane by iontophoresis of a local anesthetic. *Laryngoscope*. 1978;88:277–285.

Dellagatta E, Thompson E. Changes in skin resistance produced by continuous direct current stimulation utilizing methyl nicotinate. *Phys Ther*. 1994;74(5):S12.

Doyle A, Cheatham C. The effects of dexamethasone iontophoresis on an acute muscle injury of the biceps brachii. *J Athletic Train*. 2007;42(suppl):S133.

Falcone A, Spadaro J. Inhibitory effects of electrically activated silver material on cutaneous wound bacteria. *Plast Reconstr Surg*. 1986;77:455.

Fay M. Indications and applications for iontophoresis. *Today's OR Nurse*. 1989;11(4):10–16, 29–31.

Gangarosa L, Park N, Fong B. Conductivity of drugs used for iontophoresis. *J Pharm Sci*. 1978;67:1439–1443.

Glaviano N, Selkow N, Saliba E. No difference in skin anaesthesia with lidocaine delivered with high or standard doses of iontophoresis. *J Athletic Train*. 2009;44(suppl):S87.

Gordon A. Sodium salicylate iontophoresis in the treatment of plantar warts. *Phys Ther Rev*. 1969;49:869–870.

Haggard H, Strauss M, Greenberg L. Copper, electrically injected, cures fungus diseases. Reprinted in *Science Newsletter*; May 6, 1939.

Henley J. Transcutaneous drug delivery: iontophoresis, phonophoresis. *Phys Med Rehabil*. 1991;2:139.

Jarvis C, Voita D. Low voltage skin burns. *Pediatrics*. 1971; 48:831.

Kahn J. Iontophoresis and ultrasound for post-surgical TMJ trismus and paresthesia. *JAPTA*. 1982;60(3):307.

Kahn J. Iontophoresis in clinical practice. *Stimulus (APTA-SCE)*. 1983;8(3):58.

Kahn J. Phoresor adaptation. *Clin Manage Phys Ther*. 1985;5(4): 50–51.

Kahn J. *Iontophoresis* [video tape]. Pittsburgh: AREN; 1988.

LaForest N, Confrancisco C. Antibiotic iontophoresis in the treatment of ear chondritis. *JAPTA*. 1978;58:32.

Langley P. Iontophoresis to aid in releasing tendon adhesions. *Phys Ther*. 1984;64(9):1395.

Lemming M, Cole R, Howland W. Low voltage direct current burns. *JAMA*. 1970;214:1681.

Lininger M, Miller M, Michael T. An exploratory study of ketoprofen drug concentrations in swine tissue using ultrasound with pluronic lecithin isopropyl palmatate coupling medium. *J Athletic Train*. 2008;43 (suppl):S83.

McFadden E. Iontophoresis for pain management. *J Pediatr Nurs*. 1995;10(5):331.

Nightingale A. *Physics and Electronics in Physical Medicine*. London: F. Bell; 1959.

Nimmo W. Novel delivery systems: electrotransport. *J Pain Symptom Manage*. 1992;7(3):160–162.

Panus P, Campbell J, Kulkami S. Transdermal iontophoretic delivery of ketoprofen through human cadaver skin and in humans. *Phys Ther*. 1996;76(5):S67.

Phipps J, Padmanabhan R, Lattin G. Iontophoretic delivery of model inorganic and drug ions. *J Pharm Sci*. 1989;78:365–369.

Puttemans F, Massart D, Gilles F. Iontophoreses: mechanism of action studied by potentiometry and x-ray fluorescence. *Arch Phys Med Rehabil*. 1982;63:176–180.

Saliba S, Mistry D, Perrin D. Phonophoresis and the absorption of dexamethasone in the presence of an occlusive dressing. *J Athletic Train*. 2007;42(3):349.

Sawyer C. Cystic fibrosis of the pancreas: a study of sweat electrolyte levels in thirty-six families using pilocarpine iontophoresis. *Southern Medical Journal*. 1966;59:197–202.

Shapiro B. Insulin iontophoresis in cystic fibrosis. *Soc Exp Biol Med*. 1975;149:592–593.

Parte II • Modalidades de Energia Elétrica

Shriber W. *A Manual of Electrotherapy*. 4th ed. Philadelphia: Lea & Febiger; 1975.

Sisler H. Iontophoresis local anesthesia for conjunctival surgery. *Ann Ophthalmol*. 1978;10:597.

Stillwell G. Electrotherapy. In: Kottke F, Stillwell G, Lehman J, eds. *Handbook of Physical Medical and Rehabilitation*. Philadelphia: WB Saunders; 1982.

Teeter C, McKeon P, Saliba E. Effect of duration and amplitude of direct current while lidocaine is delivered by iontophoresis. *J Athletic Train*. 2008;43(suppl):S86.

Tregear R. The permeability of mammalian skin to ions. *J Invest Dermatol*. 1966;46:16–23.

Trubatch J, Van Harrevel A. Spread of iontophoretically injected ions in a tissue. *J Theor Biol*. 1972;36:355.

Waud D. Iontophoretic applications of drugs. *J Appl Physiol*. 1967;28:128.

Zankel H, Cress R, Kamin H. Iontophoreses studies with radioactive tracer. *Arch Phys Med Rehabil*. 1959;40:193–196.

GLOSSÁRIO

Eletrodo ativo Eletrodo utilizado para se conduzirem os íons para os tecidos.

Eletroforese O movimento de íons em solução.

Eletrólitos Soluções nas quais ocorre movimento iônico.

Ionização Processo pelo qual compostos solúveis – tais como ácidos, alcaloides ou sais – se dissociam ou se dissolvem em íons que são suspensos em algum tipo de solução.

Íons Partículas positiva ou negativamente carregadas.

Iontoforese Técnica terapêutica que envolve a introdução de íons nos tecidos corporais por meio de uma corrente elétrica contínua.

Janela terapêutica Refere-se às concentrações plasmáticas de um fármaco, que devem estar entre uma concentração mínima necessária para um efeito terapêutico e a concentração efetiva máxima acima da qual podem ocorrer efeitos adversos.

Reação ácida Acúmulo de íons negativos sob o polo positivo que produz ácido clorídrico.

Reação alcalina Acúmulo de íons positivos sob o eletrodo negativo que produz hidróxido de sódio.

ATIVIDADE DE LABORATÓRIO

IONTOFORESE

DESCRIÇÃO

A iontoforese é o uso de eletricidade de corrente contínua para se introduzirem vários fármacos aos tecidos subcutâneos sem a utilização de meios invasivos. Embora existam muitos fármacos que possam ser utilizados, vários corticosteroides e anestésicos locais são os fármacos mais comumente usados.

Não é possível de se utilizar nenhuma forma de corrente elétrica que não seja a corrente contínua para se atingir movimento do fármaco; os "estimuladores galvânicos de alta voltagem", erroneamente denominados, não são capazes de transportar um fármaco devido à carga de pulso muito baixa. Devido à possibilidade de se produzir queimadura eletrolítica com corrente contínua, recomenda-se que a amplitude de corrente permaneça abaixo de 0,7 mA $\times$ número de cm^2 do eletrodo.

Existem muitos eletrodos diferentes disponíveis para iontoforese. O mais rudimentar é empregar-se o clipe-jacaré para se prenderem os cabos a um condutor de lata ou alumínio e usar uma toalha de papel embebida com o fármaco entre o eletrodo e o paciente. Mais comumente, são utilizados os eletrodos desenvolvidos pelo fabricante do estimulador.

É obrigatório que o fármaco esteja em uma forma iônica; do contrário, a corrente elétrica não será capaz de mover o fármaco. Muitos fármacos possuem formas ionizadas e como suspensão. Em caso de dúvida, um PDR (Physician's deskreference) deve ser consultado.

EFEITOS FISIOLÓGICOS

Depende do fármaco.

EFEITOS TERAPÊUTICOS

Depende do fármaco; geralmente inflamação diminuída e anestesia local.

INDICAÇÕES

A indicação primária é para fins de controle de inflamação e/ou dor.

CONTRAINDICAÇÕES

- Gravidez
- Aparelhos de marca-passo elétricos implantados (p. ex., marca-passo cardíaco, estimulador de bexiga)
- Arritmia cardíaca
- Sobre a área do seio da carótida
- Hipersensibilidade (i.e., paciente que tem uma forte aversão à eletricidade, ou paciente com determinados tipos de cateteres ou desvios)
- Problemas conhecidos com a medicação usada no tratamento

ESTIMULAÇÃO ELÉTRICA: IONTOFORESE			
PROCEDIMENTO			
	1	2	3
1. Verificar os suprimentos.			
a. Obter toalhas ou lençóis para cobrir, e condutor.			
b. Verificar o estimulador, os eletrodos e os cabos para bateria carregada, isolamento quebrado ou desfiado e assim por diante.			
c. Verificar se o controle de intensidade está em zero.			
2. Questionar o paciente.			
a. Verificar a identidade do paciente (se já não foi verificada).			
b. Verificar a ausência de contraindicações.			
c. Perguntar sobre exposição prévia à eletroterapia.			
3. Posicionar o paciente.			
a. Colocar o paciente em uma posição bem sustentada, confortável.			
b. Expor a parte do corpo a ser tratada.			
c. Cubrir o paciente para se preservar a intimidade do paciente e protejer as roupas, mas permitir acesso à parte do corpo.			
4. Inspecionar a parte do corpo a ser tratada.			
a. Verificar a percepção de toque leve.			
b. Avaliar a função da parte corporal (p. ex., ADM, irritabilidade).			
5. Aplicar estimulação elétrica para iontoforese.			
a. Preparar os eletrodos de acordo com as instruções do fabricante; prender os eletrodos ao paciente. A localização do eletrodo irá variar dependendo do fármaco que está sendo transportado; fármacos aniônicos são repelidos do cátodo e os cátions são repelidos do ânodo.			
b. Pedir ao paciente para informar quando ele sentir alguma coisa. Não contar ao paciente o que ele irá sentir; por exemplo, não dizer, "Fale-me quando você sentir uma queimação ou formigamento."			
c. Ligar o estimulador e aumentar a amplitude lentamente. Monitorar a resposta do paciente, não o estimulador.			
d. Após o paciente relatar o início do estímulo, ajustar a amplitude para a intensidade apropriada.			
e. Continuar monitorando o paciente durante todo o tratamento.			

6. Completar o tratamento.			
a. Quando o tempo de tratamento acabar, desligar o gerador e girar o controle de intensidade para zero; remover o condutor com uma toalha.			
b. Remover o material utilizado para se cobrir o paciente; auxiliar o paciente a se vestir se necessário.			
c. Fazer o paciente realizar exercícios terapêuticos apropriados conforme indicado.			
d. Limpar a área de tratamento e o equipamento de acordo com o protocolo normal.			
7. Avaliar a eficácia do tratamento.			
a. Perguntar ao paciente como ele sente a área tratada.			
b. Inspecionar visualmente a área tratada para quaisquer reações adversas.			
c. Realizar testes funcionais conforme indicado.			

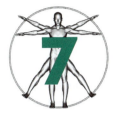

Biofeedback

Wiliam E. Prentice

OBJETIVOS

Após a conclusão deste capítulo, o estudante será capaz de:
- definir *biofeedback* e identificar seus usos em um cenário clínico;
- contrastar os vários tipos de instrumentos de *biofeedback*;
- explicar fisiologicamente como a atividade elétrica gerada por uma contração muscular pode ser medida utilizando-se um eletromiógrafo (EMG);
- desmembrar como a atividade elétrica colhida pelos eletrodos é amplificada, processada e convertida a uma informação significativa pela unidade de *biofeedback*;
- diferenciar entre *feedback* visual e de áudio;
- realçar a disposição do equipamento e as aplicações clínicas para o *biofeedback*.

Biofeedback **eletromiográfico** é uma modalidade que aparentemente está aumentando em popularidade nos cenários clínicos. Ele é um procedimento terapêutico que emprega instrumentos eletrônicos ou eletromecânicos para se medir, processar e fornecer com precisão um *feedback*, reforçando a informação via sinais visuais ou de áudio.[1] Na prática clínica, ele é utilizado para se auxiliar o paciente a desenvolver um controle voluntário maior em termos de relaxamento neuromuscular ou reeducação muscular após a lesão.[32]

ELETROMIOGRAFIA E *BIOFEEDBACK*

A eletromiografia (EMG) é uma técnica clínica que envolve o registro da atividade elétrica gerada em um músculo para fins diagnósticos. Ela envolve um sofisticado estudo eletrodiagnóstico em um laboratório de EMG, que utiliza eletrodos de superfície ou agulha para se medir não apenas a atividade elétrica no músculo, mas também vários aspectos da condução nervosa. Um **eletromiograma** é uma representação gráfica daquelas correntes elétricas associadas à ação muscular. A EMG é amplamente utilizada no diagnóstico de uma variedade de distúrbios neuromusculares. Certamente, a EMG não seria considerada uma modalidade terapêutica.[31]

As unidades de *biofeedback* portáteis pequenas que serão abordadas neste capítulo também medem a atividade elétrica no músculo e são, na verdade, pequenos eletromiógrafos. A discussão, neste capítulo, será limitada à informação na EMG necessária para o fisioterapeuta entender e ser capaz de incorporar efetivamente as técnicas de *biofeedback* na prática clínica.

Os instrumentos de *biofeedback* medem:
- temperatura da pele periférica;
- fototransmissão do dedo;
- atividade de condutância cutânea;
- atividade eletromiográfica.

O PAPEL DO *BIOFEEDBACK*

O termo *biofeedback* deve ser familiar porque todos os fisioterapeutas rotineiramente servem como instrumentos de *biofeedback* ao ensinarem o exercício terapêutico ou um padrão de movimento. A utilização do *biofeedback* pode ajudar o paciente a readquirir a função de um músculo que pode ter sido perdida ou esquecida após a lesão.[2] O *feedback* inclui informação relacionada às sensações associadas ao próprio movimento, bem como informação relacionada ao resultado da ação relativa a algum objetivo. O *feedback* se refere à informação intrínseca inerente ao movimento, incluindo sinais cinestésicos, visuais, cutâneos, vestibulares e de áudio, coletivamente chamados de *feedback* produzido pela resposta. Contudo, ele também se refere à informação extrínseca ou a algum conhecimento dos resultados que é verbal, mecânica ou eletronicamente apresentada para indicar o resultado de alguma performance de movimento. Portanto, o *feedback* é ativo, no sentido temporal da palavra, ocorrendo antes, durante e depois de qualquer tarefa motora ou de movimento. O *feedback* de algum instrumento de medida que forneça informação de momento a momento sobre uma função biológica é referido como **biofeedback**.[3]

Talvez a maior vantagem do *biofeedback* seja a de que ele forneça ao paciente uma chance de se fazerem pequenas mudanças apropriadas na performance que são de pronto observadas e premiadas, de modo que, por fim, mudanças ou melhoras maiores na performance possam ser realizadas. O objetivo é o de treinar o paciente para que ele perceba essas mudanças sem a utilização de instrumento de medida, de modo que ele possa ter tal percepção de forma independente. Portanto, o paciente aprende cedo, no processo de reabilitação, a fazer algo por si mesmo, e não se basear totalmente no fisioterapeuta. Isto o ajudará a ter confiança e a aumentar as sensações de autoeficácia. Os tratamentos que utilizam *biofeedback* são úteis, particularmente em um paciente que tenha dificuldade em perceber as pequenas respostas corretas iniciais ou que possa ter uma percepção falha do que está fazendo. Com sorte, o paciente em reabilitação será motivado e estimulado a ver os primeiros sinais de um leve progresso, aliviando, dessa forma, sensações de impotência e reduzindo, em alguma extensão, o estresse relacionado à lesão.

Para se processar a informação do *feedback*, o paciente utiliza uma complicada série de alças de *feedback* inter-relacionado que envolve componentes anatômicos e neurofisiológicos extremamente complexos.[4] Um discussão profunda desses componentes vai bem além do alcance deste texto. Assim, o foco será orientado para como o *biofeedback* pode ser mais bem incorporado em um programa de tratamento.

INSTRUMENTAÇÃO DO *BIOFEEDBACK*

Os instrumentos de *biofeedback* são projetados para se monitorar um evento fisiológico, quantificar objetivamente estes monitoramentos e, então, interpretar as medidas como informação significativa.[5] Vários diferentes tipos de modalidades de *biofeedback* estão disponíveis para uso na reabilitação. Essas unidades de *biofeedback* não podem diretamente medir um evento fisiológico. Ao contrário, elas registram algum aspecto que esteja altamente correlacionado ao evento fisiológico. Assim, a leitura de *biofeedback* deve ser interpretada como uma indicação conveniente de um processo fisiológico, mas não deve ser confundida com o próprio processo fisiológico.[5]

Os instrumentos mais comumente utilizados incluem aqueles que registram **temperatura cutânea periférica**, indicando-se a extensão da vasoconstrição ou vasodilatação; **unidades de fototransmissão do dedo (fotopletismógrafo)**, que também medem vasoconstrição e vasodilatação; unidades que registram **atividade de condutância cutânea**, indicando atividade da glândula sudorípara; e unidades que medem **atividade eletromiográfica**, indicando quantidade de atividade elétrica durante a contração muscular.

Outros tipos de unidades de *biofeedback* também estão disponíveis, incluindo eletroencefalógrafos (EEGs), transdutores de pressão e eletrogoniômetros.

Capítulo 7 • *Biofeedback* **201**

> **Tomada de decisão clínica** *Exercício 7.1*
>
> O fisioterapeuta está iniciando o primeiro dia de reabilitação pós-operatório após a reconstrução do LCA. O paciente está tendo dificuldades em excitar o vasto medial oblíquo (VMO). Infelizmente, a única unidade de *biofeedback* da clínica está quebrada. O que o fisioterapeuta pode fazer para auxiliar o paciente a readquirir o controle voluntário do VMO?

Temperatura da pele periférica

A temperatura da pele periférica é uma medida indireta do diâmetro dos vasos sanguíneos periféricos. Quando o vaso se dilata, mais sangue quente é liberado para uma área particular, aumentando, assim, a temperatura naquela área. Esse efeito é facilmente observado nos dedos e artelhos, onde o tecido circundante se aquece e resfria rapidamente. As variações na temperatura da pele parecem estar correlacionadas a estados afetivos, ocorrendo uma diminuição em resposta ao estresse ou medo. As mudanças de temperatura são geralmente medidas em graus Celsius.[5]

Fototransmissão digital

O grau de vasoconstrição periférica também pode ser indiretamente medido empregando-se um fotopletismógrafo. Esse instrumento monitora a quantidade de luz que pode passar por um dedo, refletir no osso e voltar por meio do tecido mole para um sensor de luz. À medida que o volume de sangue em uma determinada área aumenta, a quantidade de luz detectada pelo sensor diminui, dando-se a indicação de volume sanguíneo. Apenas mudanças no volume sanguíneo podem ser detectadas porque não existem unidades padronizadas de medida. Esses instrumentos são utilizados com mais frequência para se monitorar o pulso.[6]

Atividade de condutância cutânea

A atividade da glândula sudorípara pode ser indiretamente medida determinando-se a atividade eletrodérmica, mais comumente referida como a "resposta cutânea galvânica". O suor contém sal, que aumenta a condutividade elétrica. Assim, a pele suada é mais condutora do que a pele seca. Esse instrumento aplica uma voltagem elétrica muito pequena à pele, geralmente na superfície palmar da mão ou na superfície volar dos dedos, onde está localizada a maioria das glândulas sudoríparas e medidas de impedância das unidades de micro-ohm. Medir-se a condutância cutânea é uma técnica útil em avaliar objetivamente a excitação psicofisiológica e é mais comumente utilizada no teste do "detector de mentiras".[5]

BIOFEEDBACK ELETROMIOGRÁFICO

O *biofeedback* eletromiográfico é certamente o mais utilizado de todas as modalidades de *biofeedback* em um cenário clínico. A contração muscular resulta da contração mais ou menos síncrona das fibras musculares individuais que compõem um músculo. As fibras musculares individuais são inervadas por nervos que compreendem coletivamente uma unidade motora. O axônio dessa unidade motora conduz um potencial de ação para a junção neuromuscular, onde uma substância neurotransmissora (acetilcolina) é liberada (Figura 7.1). À medida que esse neurotransmissor se une aos locais receptores no sarcolema, ocorre a despolarização dessa fibra muscular, movendo-se nas duas direções junto à fibra muscular. As mudanças na diferença potencial ou voltagem associada à despolarização podem ser detectadas por um eletrodo colocado próximo ao local.

Biofeedback:
- mede a atividade elétrica do músculo, não a contração muscular.

Recrutamento da unidade motora

A quantidade de tensão desenvolvida em um músculo é determinada pelo número de unidades motoras ativas. À medida que mais unidades motoras são recrutadas e a frequência da descarga diminui, a tensão muscular aumenta.

202 Parte II • Modalidades de Energia Elétrica

ESTUDO DE CASO 7.1
BIOFEEDBACK

Histórico: Uma menina de 10 anos subluxou sua patela esquerda enquanto pulava corda na escola. Houve dor imediata e uma efusão localizada que se resolveu com o uso de um imobilizador, compressas de gelo intermitentes e repouso por um período de sete dias. O seu pediatra solicitou o início da reabilitação do quadríceps duas semanas após ela ter relatado ausência de dor e edema mínimo, mas com rigidez residual e sensação de fraqueza na articulação do joelho. O exame físico foi imperceptível, exceto para amplitude de movimento (ADM) limitada de 10 a 110° e a incapacidade da paciente de iniciar com sucesso e sustentar uma contração isométrica da musculatura do seu quadríceps.

Impressão: Inibição do quadríceps secundária a lesão e imobilização.

Plano de tratamento: Além do início do exercício terapêutico – alongamento estático e exercício ADM assistido ativo para a articulação do joelho – o *biofeedback* foi iniciado para o mecanismo do quadríceps. Utilizando-se o músculo vasto medial como músculo alvo, a pele foi limpa e os eletrodos foram colocados alinhados às fibras do músculo. Um limiar de microvolt de detecção levemente acima da capacidade do paciente de maximizar o *feedback* visual e de áudio foi escolhido. A paciente foi encorajada a executar exercícios sentados de quadríceps isométricos de 6 a 10 segundos de duração tentando "maximizar" o *feedback* para o nível de limiar escolhido. O limiar avançou e o processo se repetiu.

Resposta: No curso da sessão de reabilitação inicial, a paciente avançou vários níveis de limiares e "readquiriu" a capacidade de iniciar e sustentar uma contração do músculo do quadríceps isométrica comparável a sua extremidade não envolvida. Ela passou rapidamente para o exercício dinâmico de amplitude limitada e uma sequência de exercício de cadeia fechada funcional com ênfase na estabilidade do joelho de amplitude terminal. Ela retornou às atividades de diversão várias semanas depois.

Questões de discussão

- Quais tecidos foram lesionados/afetados?
- Quais sintomas estavam presentes?
- Em qual fase da série contínua lesão-cicatrização a paciente se apresentou para o tratamento?
- Quais são os efeitos biofísicos da modalidade de agente físico (direto/indireto/profundidade/afinidade do tecido)?
- Quais são as indicações/contraindicações da modalidade de agente físico?
- Quais são os parâmetros da aplicação/dosagem/duração/frequência da modalidade de agente físico neste estudo de caso?

O profissional da reabilitação emprega modalidades de agente físico para se criar um cenário favorável para a cicatrização do tecido, enquanto minimiza os sintomas associados ao trauma ou à condição. Quais outras modalidades poderiam ser utilizadas para o tratamento desta lesão ou condição? Por quê? Como?

O padrão de recrutamento da unidade motora varia dependendo das propriedades inerentes dos neurônios motores específicos, da força requerida durante a atividade e da velocidade da contração. Unidades motoras menores são recrutadas primeiramente e são um tanto limitadas em sua capacidade de gerar tensão. Unidades motoras maiores geram tensão maior porque mais fibras musculares são recrutadas.

As unidades motoras maiores são recrutadas com base na força requerida em uma atividade, e não no tipo de contração realizada. Assim, a taxa de disparo e o recrutamento das unidades motoras são dependentes da força externa requerida. A velocidade de contração também influencia o recrutamento da unidade motora. Contrações rápidas tendem a excitar unidades motoras maiores e a deprimir menores.

Medição da atividade elétrica

Apesar do fato de o **biofeedback** ser utilizado para se determinar a atividade muscular, ele não mede diretamente a contração muscular. Ao contrário, ele mede a atividade elétrica associada à contração muscular. O movimento dos íons sobre a membrana cria uma despolarização das membranas musculares, resultando em uma reversão da polaridade, seguida pela repolarização.

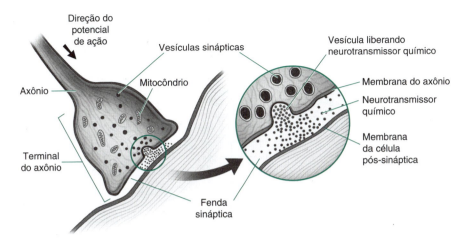

Figura 7.1 A fibra nervosa conduz um impulso para a junção neuromuscular onde a acetilcolina se une aos locais receptores no sarcolema, induzindo a despolarização da fibra muscular, o que cria movimento de íons e, portanto, um gradiente eletroquímico ao redor da fibra muscular. Reproduzida, com permissão, de Van de Graaff KE, Human Anatomy, 6TH Ed. New York: McGraw-Hill, 2002.

Os vários estágios da atividade da membrana geram um sinal elétrico trifásico.[7] A atividade elétrica do músculo é medida em volts ou, mais precisamente, microvolts (V = 1.000.000 µV).

A medida da atividade elétrica é feita em unidades quantitativas padrões. O monitoramento é útil na detecção de mudanças na atividade elétrica, embora mudanças não possam ser quantificadas. A vantagem da medida sobre o monitoramento é a de que uma escala objetiva seja utilizada; portanto, as comparações podem ser feitas entre diferentes indivíduos, ocasiões e instrumentos. A medida permite que **procedimentos** sejam reproduzidos.

Infelizmente, as unidades de *biofeedback* não têm escala de medida padronizada universalmente aceita. Cada marca de unidade de *biofeedback* serve como seu próprio padrão de referência. Diferentes marcas de equipamento de *biofeedback* podem dar diferentes leituras do mesmo grau de contração muscular. Consequentemente, as leituras de *biofeedback* podem ser comparadas apenas quando o mesmo equipamento for utilizado para todas as leituras.[5]

A unidade de *biofeedback* recebe pequenas porções de energia elétrica gerada durante a contração muscular por meio de um eletrodo. Ela, então, separa ou filtra esta energia elétrica de outra atividade elétrica externa na pele e amplifica a energia elétrica. A atividade amplificada é, então, convertida para informação que é significativa para o usuário. A maioria das unidades de *biofeedback* utiliza eletrodos de superfície. A Figura 7.2 é um diagrama dos vários componentes de uma unidade de *biofeedback*.

Separação e amplificação da atividade eletromiográfica

Uma vez que a atividade elétrica seja detectada pelos eletrodos, a atividade elétrica externa ou "**ruído**" deverá ser eliminada antes que a atividade elétrica seja amplificada e subsequentemente objetivada. Isto é feito empregando-se dois **eletrodos ativos** e um **eletrodo de referência** ou terra simples em uma **disposição bipolar** para se criarem três trajetórias separadas da pele para a unidade de *biofeedback* (Figura 7.3). Os eletrodos ativos devem ser colocados próximos um do outro, enquanto o eletrodo de referência pode ser colocado em qualquer lugar do corpo. Geralmente, no *biofeedback*, o eletrodo de referência é colocado entre os dois eletrodos ativos.

Os eletrodos ativos captam atividade elétrica das unidades motoras que disparam nos músculos abaixo dos eletrodos. A magnitude das voltagens pequenas detectadas por cada eletrodo ativo se diferenciará com respeito ao eletrodo de referência, criando-se dois sinais separados. Esses dois sinais são, então, alimentados por um **amplificador diferencial** que basicamente subtrai

A atividade elétrica bruta pode ser:
- retificada;
- suavizada;
- integrada.

204 Parte II • Modalidades de Energia Elétrica

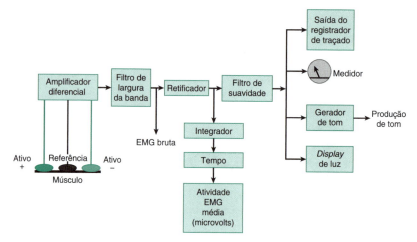

Figura 7.2 A anatomia de uma típica unidade de *biofeedback*.

o sinal de um eletrodo ativo do outro. Isto, com efeito, cancela ou rejeita quaisquer componentes que os dois sinais tenham em comum vindo dos eletrodos ativos, amplificando, dessa forma, a diferença entre os sinais. O amplificador diferencial utiliza o eletrodo de referência para se compararem os sinais dos dois eletrodos ativos ou de registro (ver Figura 7.3).

Sempre haverá algum grau de atividade elétrica externa criada por linhas de força, motores, luzes, dispositivos, e assim por diante, que seja captada pelo corpo e, por fim, detectada pelos eletrodos de superfície sobre a pele. Presumindo-se que este "ruído" estranho seja detectado igualmente pelos dois eletrodos ativos, o amplificador diferencial subtrairá o ruído detectado por um eletrodo ativo do ruído detectado pelo outro, deixando apenas a diferença real entre os eletrodos ativos. A capacidade do amplificador diferencial de eliminar o ruído comum entre os eletrodos ativos é chamada de **razão de rejeição de modo comum (RRMC).**

O ruído externo pode ser reduzido utilizando-se **filtros** que essencialmente tornem o amplificador mais sensível a algumas frequências futuras e menos sensível a outras. Portanto, o amplificador captará sinais apenas naquelas frequências produzidas pela atividade elétrica no músculo em um alcance de frequência específica ou **largura de banda**. Em geral, quanto mais ampla a largura da banda, mais altas são as leituras de ruído.

Deve ser observado que o fisioterapeuta está interessado em medir a atividade elétrica dentro do músculo. Um ruído externo excessivo que não seja eliminado pelo instrumento de *biofeedback* irá mascarar a verdadeira atividade elétrica e diminuirá significativamente a confiabilidade da informação que está sendo gerada por aquele dispositivo.

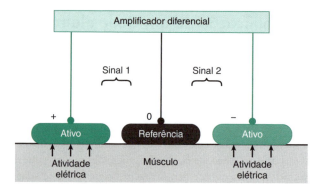

Figura 7.3 O amplificador diferencial monitora os dois sinais separados dos eletrodos ativos e amplifica a diferença, eliminando o ruído externo.

Conversão de atividade eletromiográfica em informação significativa

Após a amplificação e a filtragem, o sinal é indicativo da atividade elétrica verdadeira dentro dos músculos que estão sendo monitorados. Isto é referido como atividade "bruta". A **EMG bruta** é uma voltagem alternativa que significa que a direção ou polaridade está constantemente se invertendo (Figura 7.4A). A amplitude das oscilações aumenta até o máximo e, então, diminui. O *biofeedback* mede o aumento e a diminuição global na atividade elétrica. Para se obter essa medida, a deflexão para o polo negativo deve ser virada para cima em direção ao polo positivo; por outro lado, a soma total de suas deflexões poderiam se cancelar uma a outra (Figura 7.4B). Esse processo, referido como **retificação**, cria essencialmente uma corrente direta pulsada.

Processo do sinal eletromiográfico

O sinal retificado pode ser suavizado e integrado. **Suavizar-se** o sinal significa eliminarem-se os picos e vales ou eliminarem-se as flutuações de alta frequência que são produzidas com uma mudança no sinal elétrico (Figura 7.4C). Uma vez que o sinal tenha sido suavizado, ele poderá ser integrado medindo-se a área sob a curva por um período específico. A **integração** forma a base para a quantificação da atividade EMG (Figura 7.4D).

EQUIPAMENTO DE *BIOFEEDBACK* E TÉCNICAS DE TRATAMENTO

É imperativo que o fisioterapeuta tenha algum conhecimento de como as unidades de *biofeedback* monitoram e registram a atividade elétrica que está sendo produzida em um músculo antes de montar e utilizar a unidade de *biofeedback* no tratamento de um paciente (Figura 7.5). Os protocolos de tratamento específico envolvem preparação da pele, aplicação de eletrodos, seleção do *feedback* ou modos de saída e seleção dos cenários de sensibilidade, todos previamente abordados. Uma vez completos, o fisioterapeuta deve optar por fazer o paciente sentar, deitar ou ocasionalmente ficar em pé em uma posição confortável, dependendo dos objetivos do tratamento.[30] Em geral, o fisioterapeuta deve começar com tarefas fáceis e progressivamente dificultar as atividades. É essencial que se ensine ao paciente como usar adequadamente a unidade de *biofeedback* e que se explique resumidamente o que está sendo medido. Na maioria dos casos, recomenda-se que o fisioterapeuta prenda a si a unidade de *biofeedback* e demonstre ao paciente exatamente o que será feito durante o tratamento.[8]

Biofeedback:
- a informação pode ser visual, auditiva ou ambas.

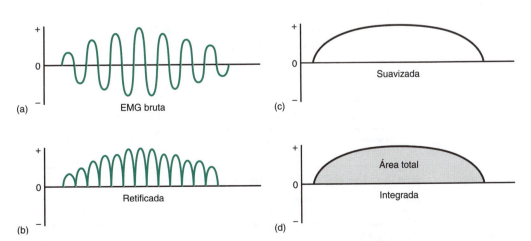

Figura 7.4 O processo de um sinal elétrico envolve tirar a (A) atividade bruta e então (B) retificá-la, (C) suavizá-la e (D) integrá-la de modo que a informação possa ser apresentada em algum formato significativo.

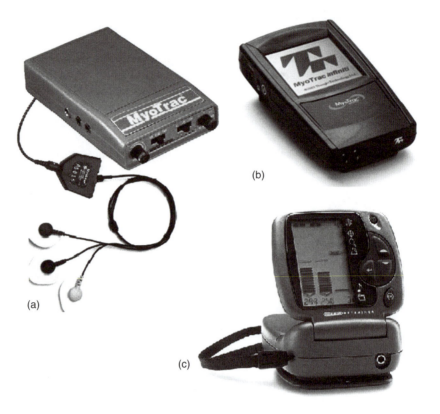

Figura 7.5 Unidades de *biofeedback*. (a) Myotrac, (b) Myotrac Infiniti e (c) Retrainer.

Protocolos de tratamento para *biofeedback* (reeducação muscular)

1. Ajustar a unidade para o limiar mais baixo (μV) que detecte qualquer atividade (PAUM).
2. Ajustar o *feedback* de áudio e visual.
3. Fazer o paciente contrair o músculo-alvo para se produzir *feedback* visual e de áudio máximos.
4. Facilitar a contração do músculo-alvo quando necessário, tocando, batendo ou contraindo o músculo igual oposto.
5. Quando o *feedback* máximo for obtido para o limiar selecionado, avançar o limiar e tentar novamente.
6. Avançar o músculo ou membro para outras posições.
7. Continuar as contrações musculares de 10 a 15 minutos por sessão de treinamento ou até que a ativação muscular máxima seja obtida.

Protocolos de tratamento para *biofeedback* (relaxamento muscular)

1. Ajustar a unidade ao limiar de sensibilidade (μV) que detecte a atividade máxima (PAUM).
2. Ajustar o *feedback* de áudio ou visual.

3. Fazer o paciente relaxar o músculo-alvo para se produzir um *feedback* visual ou de áudio mínimo.

4. Facilitar o relaxamento do músculo-alvo quando necessário, tocando, batendo ou contraindo o músculo igual oposto.

5. Quando o *feedback* mínimo for obtido para o limiar selecionado, reduzir o limiar e tentar novamente o relaxamento.

6. Avançar o músculo ou membro para outras posições funcionais.

7. Continuar o relaxamento muscular de 10 a 15 minutos por sessão ou até que o relaxamento muscular seja obtido.

Eletrodos

Os eletrodos de superfície de pele são geralmente utilizados no *biofeedback*. Também podem ser usados eletrodos de arame fino que permitam a medida localizada altamente precisa da atividade elétrica. Contudo, esses eletrodos devem ser inseridos de modo percutâneo, tornando-se relativamente impraticáveis em um cenário clínico.

Vários tipos de eletrodos de superfície estão disponíveis para o uso com unidades de *biofeedback* (Figura 7.6). Os eletrodos são, em sua maioria, compostos de aço inoxidável ou latão niquelado embutido em uma embalagem plástica. Esses eletrodos menos dispendiosos são eficazes nas aplicações de *biofeedback* EMG. Eletrodos mais caros compostos de ouro ou prata/cloreto de prata também foram empregados.[9]

O tamanho dos eletrodos pode variar de 4 mm de diâmetro para o registro da atividade de pequenos músculos até 12,5 mm para o uso de grupos musculares maiores. Aumentar-se o tamanho do eletrodo não causará um aumento na amplitude do sinal.[8]

Independentemente dos eletrodos serem ou não descartáveis, algum tipo de gel, pasta ou creme condutor com elevado conteúdo de sal é necessário para se estabelecer uma alta conexão condutora com a pele. Eletrodos descartáveis vêm com a quantidade apropriada de gel e um anel adesivo já aplicado, de modo que o eletrodo possa ser facilmente conectado à pele. Eletrodos não descartáveis precisam ter um anel adesivo reforçado aplicado. Então, deve-se adicionar gel condutor suficiente de modo que esteja nivelado à superfície do anel adesivo antes que o eletrodo seja aplicado à pele.

ESTUDO DE CASO 7.2
BIOFEEDBACK

Histórico: Um rapaz de 19 anos sofreu uma entorse do joelho direito jogando futebol americano. Houve dor imediata, efusão, sensibilidade articular e espasmo dos músculos isquiotibiais que impediram a extensão total do joelho. O tratamento inicial envolveu uso de imobilizador, aplicação intermitente de compressas de gelo, elevação e repouso nas primeiras 24 horas após a lesão. O encaminhamento para reabilitação foi imediato, e o paciente apresentou-se ao fisioterapeuta com dor residual e edema mínimo, mas com defesa dos músculos isquiotibiais que impedia a extensão de joelho ativa ou passiva total.

Impressão: Espasmos dos músculos isquiotibiais secundário à lesão.

Plano de tratamento: Foi iniciado exercício terapêutico, relaxamento-contração FNP para a musculatura da articulação do joelho – primariamente os isquiotibiais; o *biofeedback* também foi iniciado para os músculos isquiotibiais. Tendo os músculos semimembranoso/semitendíneo como alvos, a pele foi limpa e eletrodos foram colocados alinhados às fibras dos músculos. Um limiar de microvolt de detecção no nível da atividade de espasmo muscular atual do paciente foi escolhido com *feedback* de áudio contínuo. O paciente foi estimulado a contrair isometricamente seus músculos isquiotibiais e pensar conscientemente em relaxar os músculos e reduzir o nível de *feedback* de áudio. Quando o silêncio auditivo foi atingido para o nível de microvolt escolhido, o

(continua)

> **ESTUDO DE CASO 7.2** *(Continuação)*
> # BIOFEEDBACK
>
> limiar foi reduzido e o processo repetido. O paciente foi estimulado a estender ativa e passivamente o joelho.
>
> **Resposta:** Durante o curso da sessão de reabilitação inicial, o paciente estava apto a reduzir o nível de limiar e "relaxar" os músculos isquiotibiais para atingir a extensão ativa e passiva total comparável a sua extremidade não envolvida. Ele rapidamente passou para o exercício dinâmico e uma sequência de exercício de cadeia fechada funcional com ênfase na estabilidade do joelho de amplitude terminal. Ele retornou ao esporte várias semanas depois.
>
> ### Questões de discussão
>
> - Quais tecidos foram afetados/lesionados?
> - Quais sintomas estavam presentes?
> - Em qual fase da série contínua lesão-cicatrização o paciente se apresentou para o tratamento?
> - Quais são os efeitos biofísicos da modalidade de agente físico (direto/indireto/profundidade/afinidade do tecido)?
> - Quais são as indicações/contraindicações da modalidade de agente físico?
> - Quais são os parâmetros da aplicação/dosagem/duração/frequência da modalidade de agente físico neste estudo de caso?
> - Quais outras modalidades de agente físico poderiam ser utilizadas para se tratar esta lesão ou condição? Por quê? Como?
>
> ### Questões de discussão posterior
>
> - Como o *biofeedback* ajudaria no curso de reabilitação deste paciente?
> - Qual seria o objetivo da sessão de tratamento?
> - Por quanto tempo se deveria continuar a utilização do *biofeedback* com este paciente?
> - Descreva como se deveria integrar as técnicas de FNP com o *biofeedback*.
>
> O profissional de reabilitação emprega modalidade de agente físico para se criar um ambiente favorável para a cicatrização do tecido, enquanto minimiza os sintomas associados ao trauma ou condição.

Preparação da pele

Antes da inserção dos eletrodos de superfície, a pele deve ser adequadamente preparada removendo-se óleo e pele morta junto com cabelo excessivo da superfície para se reduzir a impedância da pele. Esfregar a pele com algodão embebido em álcool é recomendado.[9] Contudo, se a limpeza da pele for demasiada e irritá-la, isso pode interferir no registro do *biofeedback*.

Alguns eletrodos de superfície são permanentemente inseridos a cabos, enquanto outros podem posicionar-se no cabo. Algumas unidades de *biofeedback* incluem uma série de três eletrodos pré-colocados em velcro que pode ser facilmente inserida à pele.

Colocação de eletrodo

Os eletrodos devem ser colocados o mais próximo ao músculo que está sendo monitorado para se minimizar o registro da atividade elétrica externa. Eles devem ser presos com a parte do corpo

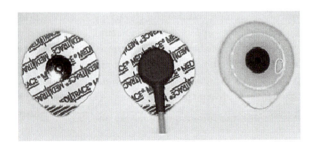

Figura 7.6 Vários tipos de eletrodos de superfície estão disponíveis para utilização com unidades de *biofeedback*.

na posição na qual ele será monitorado, de modo que o movimento da pele não altere a posição dos eletrodos sobre um músculo em particular (Figura 7.7).[9]

Os eletrodos devem estar em paralelo com a direção das fibras musculares para se garantir que melhor amostra da atividade muscular seja monitorada, enquanto se reduz a atividade elétrica externa.

O espaçamento dos eletrodos também é uma consideração crucial. Os eletrodos geralmente detectam sinais mensuráveis de uma distância igual àquela do espaçamento entre os eletrodos. Portanto, à medida que a distância entre os eletrodos aumenta, o sinal irá incluir a atividade elétrica não apenas dos músculos diretamente sob os eletrodos, mas também de outros músculos próximos a eles.[7]

> **Tomada de decisão clínica** *Exercício 7.2*
>
> Quais são as três considerações mais importantes para o fisioterapeuta que está tentando tomar uma decisão sobre a colocação correta dos eletrodos?

Demonstração da informação

Neste ponto, é necessário que se capte esse sinal retificado, suavizado e integrado e se demonstre a informação de forma que tenha algum significado. As unidades de *biofeedback,* em geral, fornecem *feedback* de áudio ou visual relativo à quantidade de atividade elétrica. Algumas unidades de *biofeedback* podem fornecer *feedback* de áudio e visual, dependendo do modo de saída selecionado.

Feedback visual

A atividade bruta, em geral, é demonstrada visualmente em um osciloscópio. Na maioria das unidades de *biofeedback*, a atividade elétrica integrada é visualmente apresentada, como uma linha atravessando o monitor, como uma luz ou séries de luzes que vão e vem ou como uma barra de gráfico que muda de dimensão em resposta ao sinal integrado de entrada. Algumas das mais recentes unidades de *biofeedback* têm incorporado jogos de vídeo como parte de seu sistema de *feedback* visual. Um eletrodo inserido diretamente à pele sobre um músculo capta a atividade elétrica produzida por uma contração muscular. Se a unidade de *biofeedback* utiliza algum tipo de medidor, ele pode ser calibrado em unidades objetivas como microvolts ou simplesmente dar alguma escala relativa de medida.[9]

Os medidores também podem ser analógicos ou digitais. Medidores analógicos têm uma escala contínua e uma agulha que indica o nível de atividade elétrica dentro de um alcance parti-

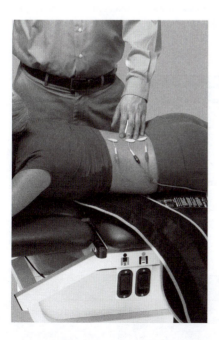

Figura 7.7 A unidade de *biofeedback* é conectada, via uma série de eletrodos, à pele sobre o músculo que está sendo contraído.

cular. Medidores digitais demonstram apenas um número. Eles são bem simples e de fácil leitura. Contudo, a desvantagem de um medidor digital é a de que, para ele, é mais difícil de informar onde um sinal falha em um determinado alcance.

Feedback de áudio

Em algumas unidades de *biofeedback*, a atividade bruta pode ser ouvida e é um tipo de *feedback* de áudio. A maioria das unidades de *biofeedback* tem *feedback* de áudio que produz tom – toque, bipe ou estalo. Aumento na intensidade de um tom, toque ou bipe ou aumento na frequência ou estalo indica aumento no nível da atividade elétrica. Isso poderia ser mais útil para indivíduos que precisem fortalecer as contrações musculares. Inversamente, diminuições na intensidade ou frequência que indicam diminuição na atividade elétrica poderiam ser mais úteis para se ensinarem os pacientes a relaxarem.

Ajustando a sensibilidade

A sensibilidade do sinal ou **ganho de sinal** pode ser estabelecida pelo fisioterapeuta em muitas unidades de *biofeedback*. Se a escolha for um alto ganho, a unidade de *biofeedback* terá uma alta sensibilidade para o sinal da atividade muscular. A sensibilidade pode ser ajustada a 1, 10 ou 100 µV. Um ajuste de 1 µV é sensível o suficiente para se detectarem as menores quantidades de atividade elétrica, e, assim, ter o mais alto ganho de sinal. Os níveis de alta sensibilidade devem ser utilizados durante o treinamento de relaxamento. Níveis de sensibilidade comparativamente mais baixos são mais úteis na reeducação muscular, durante a qual o paciente pode produzir centenas de microvolts de atividade EMG. Geralmente, a variação da sensibilidade deve ser estabelecida ao nível mais alto que não extraia *feedback* em repouso.

APLICAÇÕES CLÍNICAS PARA *BIOFEEDBACK*

O *biofeedback* poderia ser útil como modalidade terapêutica para uma série de condições clínicas. As aplicações primárias para a utilização do *biofeedback* incluem reeducação muscular, que envolve a reaquisição do controle neuromuscular e o aumento da força muscular, o relaxamento do espasmo muscular e a defesa muscular e a redução da dor. A Tabela 7.1 lista indicações e contraindicações para a utilização do *biofeedback*.

Reeducação muscular

O objetivo na reeducação muscular é o de fornecer *feedback* que restabelecerá o controle neuromuscular ou promover a capacidade de um músculo ou grupo de músculos se contrair. Ela

Tabela 7.1   Indicações e contraindicações para *biofeedback*
INDICAÇÕES
Reeducação muscular
Reaquisição do controle neuromuscular
Aumento da força isométrica e isotônica de um músculo
Relaxamento do espasmo muscular
Diminuição da defesa muscular
Redução da dor
Relaxamento psicológico
CONTRAINDICAÇÕES
Qualquer condição musculoesquelética que uma contração muscular possa exacerbar

também pode ser realizada a fim de readquirir a ação de músculo agonista/antagonista normal e para o novo treinamento do controle postural. O *biofeedback* é utilizado para indicar a atividade elétrica associada a essa contração muscular.[10]

Quando o *biofeedback* estiver sendo utilizado para extrair uma contração muscular, o ajuste da sensibilidade deverá ser escolhido fazendo o paciente realizar uma contração isométrica máxima do músculo alvo. O ganho deve ser ajustado de modo que o paciente esteja apto a atingir o máximo em cerca de dois terços das contrações musculares. Se o paciente não puder produzir uma contração muscular, o fisioterapeuta deve tentar facilitar uma contração apertando ou batendo no músculo-alvo. É igualmente útil fazer o paciente olhar para o músculo ao tentar contraí-lo. Pode ser necessário mover os eletrodos ativos para o membro contralateral e fazer o paciente "praticar" a contração muscular que o fisioterapeuta deseja atingir no lado oposto.

> ### Tomada de decisão clínica   *Exercício 7.3*
>
> Duas unidades de *biofeedback* feitas por diferentes fabricantes estão disponíveis para utilização na clínica. O fisioterapeuta vem utilizando a mesma unidade para trabalhar no fortalecimento muscular com um paciente lesionado durante todo o processo de reabilitação. Infelizmente, o gerador quebrou e ele é forçado a utilizar a outra. Podem ser feitas comparações de uma unidade com a outra?

O paciente deve contrair ao máximo isometricamente o músculo-alvo por 6 a 10 segundos. Durante essa contração, o *feedback* visual ou de áudio deve estar ao máximo e deve ser monitorado de perto pelo fisioterapeuta e pelo paciente. Entre cada contração, o paciente deve ser instruído a relaxar por completo o músculo, de modo que o *feedback* retorne à linha de base ou zero antes de se iniciar outra contração. Um período de 5 a 10 minutos trabalhando com um músculo simples ou grupo muscular é mais desejável porque períodos mais longos tendem a produzir fadiga e cansaço, e nenhum desses favorece o aprendizado ideal.[11]

À medida que ocorrem aumentos na atividade elétrica, o paciente deve desenvolver a capacidade de ativar rapidamente as unidades motoras. Isso pode ser feito ajustando-se o nível da sensibilidade a 60 a 80% da atividade isométrica máxima e se instruindo o paciente a atingir esse nível quantas vezes forem possíveis durante um determinado período (i.e., 10 ou 30 segundos). Novamente, o relaxamento total deve ocorrer entre as contrações.

É essencial que o tratamento seja funcionalmente relevante para o paciente. A atenção para a mobilidade e a potência muscular não deve ser negligenciada em favor da terapia por *biofeedback*.[11] O fisioterapeuta deve fazer o paciente executar movimentos funcionais enquanto observa a mecânica corporal e a atividade elétrica relacionada. Recomendações podem ser feitas sobre como os movimentos podem ser alterados para se extraírem as respostas normais.[12] O *biofeedback* é útil em pacientes que não se saem bem nos testes musculares manuais. Se o paciente puder extrair um grau regular, de traço ou zero, então o *biofeedback* deve ser incorporado. Músculos mais fortes geralmente devem receber exercícios resistidos em vez de *biofeedback*, embora o *biofeedback* tenha sido recomendado para aumentar a força de um músculo saudável.[11,13]

Relaxamento da defesa muscular

Muitas vezes, no cenário clínico, os pacientes demonstram uma resposta protetora no músculo que ocorre devido à dor ou medo do movimento. Essa resposta é mais precisamente descrita como **defesa muscular**.

A defesa muscular deve ser diferenciada daqueles problemas neuromusculares que surgem dos déficits do sistema nervoso central que resultam em uma condição clínica conhecida como espasticidade muscular. Para o fisioterapeuta que trata de pacientes que exibem defesa muscular, o objetivo é o de se induzir o relaxamento do músculo pela redução da atividade elétrica por meio do uso de *biofeedback*.[11]

212 Parte II • Modalidades de Energia Elétrica

Como a defesa muscular, muitas vezes, envolve o medo da dor que pode resultar do movimento do músculo, talvez o objetivo mais importante no tratamento seja o de se modular a dor. Isto é mais bem executado com o uso de outras modalidades como gelo ou estimulação elétrica.

Os tratamentos com *biofeedback* devem ser projetados de modo que o paciente sinta sucesso no primeiro tratamento. O paciente tenta, então, reduzir a zero o *feedback* visual ou de áudio. Inicialmente, posicionar o paciente em uma posição relaxada e confortável é crucial para se reduzir a defesa muscular. Um cenário de alta sensibilidade deve ser selecionado de modo que qualquer atividade elétrica no músculo seja facilmente detectada.

Durante o treinamento de relaxamento, o paciente deve receber dicas verbais que melhorarão o relaxamento dos músculos individuais, grupos musculares ou segmentos do corpo. Por exemplo, com músculos individuais ou grupos de pequenos músculos, o paciente pode ser instruído a contrair e relaxar um músculo específico ou a imaginar uma sensação de calor no músculo. Para grupos musculares maiores, o uso da imaginação ou respiração profunda pode ser útil.

À medida que o relaxamento avança, o espaçamento entre os eletrodos deve ser aumentado. Também, o ajuste da sensibilidade deve passar de baixo para alto. Essas duas mudanças requerem que o paciente relaxe mais músculos, atingindo, assim, relaxamento maior. O paciente deve aplicar essa técnica de relaxamento recém aprendida em diferentes posições que sejam potencialmente mais desconfortáveis. Novamente, o objetivo é o de se eliminar a defesa muscular durante as atividades funcionais.[11]

Tomada de decisão clínica   *Exercício 7.4*

O fisioterapeuta está utilizando uma unidade de *biofeedback* para a reeducação dos isquiotibiais após a cirurgia do joelho. O paciente deseja saber como a unidade de *biofeedback* medirá sua contração muscular. Como o fisioterapeuta deve responder a essa questão?

Tomada de decisão clínica   *Exercício 7.5*

O fisioterapeuta deseja utilizar uma unidade de *biofeedback* para auxiliar um paciente lesionado a aprender a relaxar a defesa muscular na região lombar após uma contusão. O fisioterapeuta deve utilizar um ajuste de alta ou baixa sensibilidade? Por quê?

Tomada de decisão clínica   *Exercício 7.6*

Um paciente sofreu uma entorse de um ligamento vertebral na região lombar e desenvolveu uma defesa muscular. Quais modalidades podem potencialmente ser utilizadas para se reduzir e/ou eliminar essa defesa muscular?

Redução da dor

Uma série de modalidades terapêuticas abordadas neste texto é utilizada para se reduzir ou modular a dor. Conforme mencionado na seção "Relaxamento da Defesa Muscular", o *biofeedback* pode ser utilizado para se relaxarem músculos que estão tensos secundários ao medo de dor ao movimento. Se o músculo puder ser relaxado, então existem chances de a dor também ser reduzida com a interrupção do ciclo "dor-defesa-dor". Isto foi experimentalmente demonstrado reduzindo-se a dor em cefaleias e dores lombares.[12,14-18] A modulação da dor é geralmente associada a técnicas de aquisição de imagem e relaxamento progressivo.

Tratando das condições neurológicas

O *biofeedback* tem sido identificado como uma técnica efetiva no tratamento de uma variedade de condições neurológicas, incluindo hemiplegia após AVE, lesão da medula espinal, espasticidade, paralisia cerebral, paralisia facial e incontinência fecal e urinária.[19-29,33-35]

RESUMO

1. O *biofeedback* é um procedimento terapêutico que utiliza instrumentos eletrônicos ou eletromecânicos para se medir, processar e reforçar o *feedback* com precisão, confirmando-se a informação por meio de sinais de áudio ou visuais.

2. Talvez a maior vantagem do *biofeedback* seja a de que ele forneça ao paciente uma chance de fazer pequenas mudanças corretas na performance que são imediatamente observadas e recompensadas, de modo que, por fim, mudanças maiores ou melhoras na performance possam ser realizadas.

3. Estão disponíveis para reabilitação vários e diferentes tipos de modalidades de *biofeedback*, com ele sendo o mais amplamente utilizado no cenário clínico.

4. Uma unidade de *biofeedback* mede a atividade elétrica produzida pela despolarização de uma fibra muscular como um indicador da qualidade de uma contração muscular.

5. A unidade de *biofeedback* recebe pequenas quantidades de energia elétrica gerada durante a contração muscular por meio de eletrodos ativos e, então, separa ou filtra a energia elétrica externa via um amplificador diferencial antes de ela ser processada e subsequentemente convertida para algum tipo de informação que seja significativa para o usuário.

6. A informação do *biofeedback* é demonstrada visualmente com luzes ou medidores ou auditivamente com tons, bipes, toques ou estalos.

7. Níveis de alta sensibilidade devem ser utilizados durante o treinamento de relaxamento, enquanto comparativamente níveis de sensibilidade mais baixos são mais úteis na reeducação muscular.

8. Em um cenário clínico, o *biofeedback* é mais utilizado para a reeducação muscular, para a diminuição da defesa muscular ou para a redução da dor.

QUESTÕES DE REVISÃO

1. O que é *biofeedback* e como ele pode ser utilizado na reabilitação da lesão?

2. Quais são os vários tipos de instrumentos de *biofeedback* que estão disponíveis para o fisioterapeuta?

3. Como a atividade elétrica gerada por uma contração muscular pode ser medida quando se utiliza *biofeedback*?

4. Quais são as importantes considerações para a inserção dos eletrodos de *biofeedback*?

5. Como a atividade elétrica captada pelos eletrodos é amplificada, processada e convertida em informação significativa pela unidade de *biofeedback*?

6. Quais são as vantagens e desvantagens de se utilizar *feedback* de áudio e visual?

7. Como os ajustes de sensibilidade devem ser mudados durante o treinamento de relaxamento *versus* durante a reeducação muscular?

8. Quais são os usos mais comuns para o *biofeedback* durante a reabilitação?

QUESTÕES DE AUTOAVALIAÇÃO

Falso ou verdadeiro

1. As unidades de *biofeedback* medem processos fisiológicos.

2. O eletrodo de referência não possui carga associada a si.

3. Um ganho de alto sinal significa que a unidade de *biofeedback* tem sensibilidade baixa para a atividade muscular.

Múltipla escolha

4. Alguns instrumentos de *biofeedback* medem a temperatura da pele periférica. Quais das seguintes opções elas também medem?

    a. Fototransmissão digital

    b. Atividade de condutância da pele

214 Parte II • Modalidades de Energia Elétrica

    c. Atividade eletromiográfica

    d. Todas as alternativas acima

5. Os eletrodos de *biofeedback* devem ser colocados o mais próximo possível do músculo de interesse. Eles também devem ser colocados ___ ao músculo.

    a. Perpendicularmente

    b. Paralelamente

    c. Obliquamente

    d. Nenhuma das alternativas acima

6. Qual é o princípio que permite à unidade de *biofeedback* eliminar o ruído comum entre os eletrodos ativos?

    a. RRMC

    b. Filtragem

    c. Retificação

    d. Integração

7. A EMG bruta deve ser convertida para um formato visual ou de áudio. Qual é a ordem dessa conversão?

    a. Integrada, retificada, suavizada

    b. Suavizada, retificada, integrada

    c. Retificada, suavizada, integrada

    d. Retificada, integrada, suavizada

8. O objetivo do uso do *biofeedback* na reeducação muscular é o de se extrair uma

    a. Resposta nervosa

    b. Contração muscular

    c. Diminuição da dor

    d. Relaxamento

9. De quanto tempo deve ser o período médio de *biofeedback* para um músculo simples de modo a evitar fadiga e cansaço?

    a. 1 a 2 minutos

    b. 2 a 5 minutos

    c. 5 a 10 minutos

    d. 10 a 15 minutos

10. Qual(is) fator(es) deve(m) ser abordado(s) ao se utilizar *biofeedback* para se relaxar a defesa muscular?

    a. Dor

    b. Imagem mental

    c. Apreensão

    d. Todas as alternativas acima

SOLUÇÕES PARA OS EXERCÍCIOS DE TOMADA DE DECISÃO CLÍNICA

7.1

O fisioterapeuta pode agir como um substituto para a unidade de *biofeedback*. O paciente deve ser instruído a olhar a VMO enquanto tenta contrair o músculo. Isto servirá como *feedback* visual. O fisioterapeuta pode facilitar uma contração batendo ou esfregando o músculo. Igualmente, ao manter contato físico com o músculo, o fisioterapeuta, utilizando *feedback* verbal, pode deixar o paciente saber como o músculo é realmente contraído.

7.2

Eles devem ser colocados o mais próximo possível do músculo para se minimizar o "ruído". Também, colocados em paralelo à direção das fibras musculares. O espaçamento deve ser próximo o suficiente para se monitorar a atividade de um músculo específico. Se o espaçamento for muito distante, a atividade elétrica de outros músculos anatomicamente próximos também pode ser detectada.

7.3

Com unidades de *biofeedback*, não há escala de medida universalmente aceita ou padronizada. Diferentes máquinas provavelmente darão diferentes leituras para o mesmo grau de contração muscular. Cada fabricante possui seus próprios padrões de referência para sua unidade particular. Assim, as informações fornecidas por essas diferentes unidades não podem ser comparadas.

7.4

As unidades de *biofeedback* não medem diretamente a contração muscular. Ao contrário, eles medem apenas a atividade elétrica associada a uma contração muscular. Assim, o paciente deve entender que a atividade elétrica infere alguma informação sobre a qualidade de uma contração muscular, mas não mede a força desta contração muscular especificamente.

7.5

O fisioterapeuta deve ajustar o ganho de sinal na unidade de *biofeedback* para alta sensibilidade sempre que o objetivo for o relaxamento, enquanto baixa sensibilidade deve ser utilizada para a reeducação muscular.

7.6

Várias modalidades podem potencialmente auxiliar a reduzir a defesa muscular, incluindo termoterapia, crioterapia e estimulação elétrica. A recomendação deve ser a de se utilizar primeiramente a estimulação elétrica para romper o ciclo de dor-defesa. Uma vez que a dor tenha sido modulada, uma unidade de *biofeedback* pode ser utilizada para auxiliar o paciente a aprender a relaxar os músculos lombares e a mantê-los relaxados à medida que o movimento ocorre.

REFERÊNCIAS

1. Olson R. Definitions of biofeedback. In: Schwartz M, ed. *Biofeedback: A Practitioner's Guide*. New York: Guilford Press; 2005.
2. Draper V. Electromyographic feedback and recovery in quadriceps femoris muscle function following anterior cruciate ligament reconstruction. *Phys Ther*. 1990;70:25.
3. Miller N. Biomedical foundations for biofeedback as a part of behavioral medicine. In: Basmajian J, ed. *Biofeedback: Principles and Practice for Clinicians*. Baltimore: Williams & Wilkins; 1989.
4. Wolf S, Binder-Macleod S. Electromyographic feedback in the physical therapy clinic. In: Basmajian JV, ed. *Biofeedback: Principles and Practice for Clinicians*. Baltimore: Williams & Wilkins; 1989.
5. Peek C. A primer of biofeedback instrumentation. In: Schwartz M, ed. *Biofeedback: A Practitioner's Guide*. New York: Guilford Press; 2005.
6. Jennings J, Tahmoush A, Redmond D. Non-invasive measurement of peripheral vascular activity. In: Martin I, Venables PH, eds. *Techniques in Psychophysiology*. New York: Wiley; 1980.
7. Basmajian J. Description and analysis of EMG signal. In: Basmajian J, Deluca C, eds. *Muscles Alive. Their Functions Revealed by Electromyography*. Baltimore: Williams & Wilkins; 1985.
8. LeCraw D, Wolf S. Electromyographic biofeedback (EMGBF) for neuromuscular relaxation and re-education. In: Gersh M, ed. *Electrotherapy in Rehabilitation*. Philadelphia: FA Davis Company; 1992.
9. Wolf S. Treatment of neuromuscular problems, treatment of musculoskeletal problems. In: Sandweiss J, ed. *Biofeedback: Review Seminars*. Los Angeles, CA: University of California; 1982.
10. Fogel E. Biofeedback-assisted musculoskeletal therapy and neuromuscular reeducation. In: Schwartz MS, ed. *Biofeedback: A Practitioner's Guide*. New York: Guilford Press; 2005.
11. Krebs D. Neuromuscular re-education and gait training. In: Schwartz M, ed. *Biofeedback: A Practitioner's Guide*. New York: Guilford Press; 2005.
12. Bush C, Ditto B, Feuerstein M. Controlled evaluation of paraspinal EMG biofeedback in the treatment of chronic low back pain. *Health Psychol*. 1985;4:307–321.
13. Croce R. The effects of EMG biofeedback on strength acquisition. *Biofeedback Self Regul*. 1986;9:395.
14. Arena J, Bruno G, Hannah S. A comparison of frontal electromyographic biofeedback training, trapezius electromyographic biofeedback training, and progressive muscle relaxation therapy in the treatment of tension headache. *Headache*. 1995;35(7):411–419.

Parte II • Modalidades de Energia Elétrica

15. Budzynski D. Biofeedback strategies in headache treatment. In: Basmajian J, ed. *Biofeedback: Principles and Practice for Clinicians*. Baltimore: Williams & Wilkins; 1989.
16. Chapman S. A review and clinical perspective on the use of EMG and thermal biofeedback for chronic headaches. *Pain.* 1986;27:1.
17. Nouwen A, Bush C. The relationship between paraspinal EMG and chronic low back pain. *Pain.* 1984;20:109–123.
18. Studkey S, Jacobs A, Goldfarb J. EMG biofeedback training, relaxation training, and placebo for the relief of chronic back pain. *Percept Mot Skills.* 1986;63:1023.
19. Amato A, Hermomeyer C, Kleinman K. Use of electromyographic feedback to increase control of spastic muscles. *Phys Ther.* 1973;53:1063.
20. Asato H, Twiggs D, Ellison S. EMG biofeedback training for a mentally retarded individual with cerebral palsy. *Phys Ther.* 1981;61:1447–1451.
21. Boucher A, Wang S. Effectiveness of a surface electromyographic biofeedback-triggered neuromuscular stimulation on knee rehabilitation: a single case design. *J Orthop Sports Phys Ther.* 2006;36(1):A31.
22. Brucker B, Bulaeva N. Biofeedback effect on electromyography responses in patients with spinal cord injury. *Arch Phys Med Rehabil.* 1996;77(2):133–137.
23. Engardt M. Term effects of auditory feedback training on relearned symmetrical body weight distribution in stroke patients. A follow-up study. *Scand J Rehabil Med.* 1994;26(2): 65–69.
24. Klose K, Needham B, Schmidt D. An assessment of the contribution of electromyographic biofeedback as a therapy in the physical training of spinal cord injured persons. *Arch Phys Med Rehabil.* 1993;74(5):453–456.
25. Moreland J, Thompson M. Efficacy of EMG biofeedback compared with conventional physical therapy for upper extremity function in patients following stroke: a research overview and meta-analysis. *Phys Ther.* 1994;74(6): 534–543.
26. Regenos E, Wolf S. Involuntary single motor unit discharges in spastic muscles during EMG biofeedback training. *Arch Phys Med Rehabil.* 1979;60:72–73.
27. Schleenbaker R, Mainous A. Electromyographic biofeedback for neuromuscular reeducation in the hemiplegic stroke patient: a meta-analysis. *Arch Phys Med Rehabil.* 1993;74(12):1301–1304.
28. Sugar E, Firlit C. Urodynamic feedback: a new therapeutic approach for childhood incontinence/infection. *J Urol.* 1982;128:1253.
29. Whitehead W. Treatment of fecal incontinence in children with spina bifida: comparison of biofeedback and behavior modification. *Arch Phys Med Rehabil.* 1986;67:218.
30. Davlin CD, Holcomb WR, Guadagnoli MA. The effect of hip position and electromyographic biofeedback training on the vastus medialis oblique: vastus lateralis ratio. *J Athletic Train.* 1999;34(4):342–349.
31. Draper V, Lyle L, Seymour T. EMG biofeedback versus electrical stimulation in the recovery of quadriceps surface EMG. *Clin Kinesiol.* 1997;51(2):28–32.
32. Linsay KA. Electromyographic biofeedback. *Athletic Ther Today.* 1997;2(4):49.
33. Moreland JD, Thomson MA, Fuoco AR. Electromyographic biofeedback to improve lower extremity function after stroke: a meta-analysis. *Arch Phys Med Rehabil.* 1998;79(2):134–140.
34. Shinopulos NM, Jacobson J. Relationship between health promotion lifestyle profiles and patient outcomes of biofeedback therapy for urinary incontinence. *Urol Nurs.* 1999;19(4):249–253.
35. Wolf S, Binder-Macleod S. Neurophysiological factors in electromyographic feedback for neuromotor disturbances. In: Basmajian JV, ed. *Biofeedback: Principles and Practice for Clinicians*. Baltimore: Williams & Wilkins; 1989.

LEITURAS SUGERIDAS

Angoules A, Balakatounis K. Effectiveness of electromyographic biofeedback in the treatment of musculoskeletal pain. *Orthopedics.* 2008;31(10):980–984.

Baker M, Hudson J, Wolf S. "Feedback" cane to improve the hemiplegic patient's gait: suggestion from the field. *Phys Ther.* 1979;59:170.

Baker M, Regenos E, Wolf S. Developing strategies for biofeedback: applications in neurologically handicapped patients. *Phys Ther.* 1977;57:402–408.

Balliet R, Levy B, Blood K. Upper extremity sensory feedback therapy in chronic cerebrovascular accident patients with impaired expressive aphasia and auditory comprehension. *Arch Phys Med Rehabil.* 1986;67:304.

Basmajian J. Learned control of single motor units. In: Schwartz GE, Beatty J, eds. *Biofeedback: Theory and Research*. New York: Academic Press; 1977.

Basmajian J. Biofeedback in rehabilitation: a review of principles and practice. *Arch Phys Med Rehabil.* 1981;62:469.

Basmajian J. *Biofeedback: Principles and Practice for Clinicians*. Baltimore: Williams & Wilkins; 1989.

Basmajian J, Blumenthal R. Electroplacement in electromyographic biofeedback. In: Basmajian JV, ed. *Biofeedback: Principles and Practice for Clinicians*. 3rd ed. Baltimore: Williams & Wilkins; 1989.

Basmajian J, Kukulka CG, Narayan MC, et al. Biofeedback treatment of foot drop after stroke compared with standard rehabilitation technique: effects on voluntary control and strength. *Arch Phys Med Rehabil.* 1975;56: 231–236.

Basmajian J, Regenos E, Baker M. Rehabilitating stroke patients with biofeedback, *Geriatrics.* 1977;32:85.

Basmajian J, Samson J. Special review: standardization of methods in single motor unit training. *Am J Phys Med.* 1973;52:250–256.

Beal M, Diefenbach G, Allen A. Electromyographic biofeedback in the treatment of voluntary posterior instability of the shoulder. *Am J Sports Med.* 1987;15:175.

Bernat S, Wooldridge P, Marecki M. Biofeedback-assisted relaxation to reduce stress in labor. *J Obstet Gynecol Neonatal Nurs.* 1992;(4):295–303.

Biedermann H. Comments on the reliability of muscle activity comparisons in EMG biofeedback research with back pain patients. *Biofeedback Self Regul.* 1984;9: 451–458.

Biedermann H, McGhie A, Monga T. Perceived and actual control in EMG treatment of back pain. *Behav Res Ther.* 1987;25:137–147.

Boucher AM, Wang S. Effectiveness of surface EMG biofeedback triggered neuromuscular stimulation on knee joint rehabilitation: a single case design [poster session]. *J Orthop Sports Phys Ther.* 2006;36(1):A31.

Bowman B, Baker L, Waters R. Positional feedback and electrical stimulation. An automated treatment for the hemiplegic wrist. *Arch Phys Med Rehabil.* 1979;60:497.

Brudny J, Grynbaum B, Korein J. Spasmodic torticollis: treatment by feedback display of EMG. *Arch Phys Med Rehabil.* 1974;55:403–408.

Burke R. Motor unit recruitment: what are the critical factors? In: Desmedt J, ed. *Progress in Clinical Neurophysiology.* Vol 9. Basel: Karger; 1981.

Burnside I, Tobias H, Bursill D. Electromyographic feedback in the rehabilitation of stroke patients: a controlled trial. *Arch Phys Med Rehabil.* 1982;63:217.

Burnside I, Tobias H, Bursill D. Electromyographic feedback in the remobilization of stroke patients: a controlled trial. *Arch Phys Med Rehabil.* 1983;63:1393.

Carlsson S. Treatment of temporo-mandibular joint syndrome with biofeedback training. *J Am Dent Assoc.* 1975;91: 602–605.

Christie D, Dewitt R, Kaltenbach P. Using EMG biofeedback to signal hyperactive children when to relax. *Except Child.* 1984;50:547–548.

Cox R, Matyas T. Myoelectric and force feedback in the facilitation of isometric strength training: a controlled comparison. *Psychophysiology.* 1983;20:35–44.

Crow J, Lincoln N, De Weerdt N. The effectiveness of EMG biofeedback in the treatment of arm function after stroke. *Intern Disabil Stud.* 1989;11(4):155–160.

Cummings M, Wilson V, Bird E. Flexibility development in sprinters using EMG biofeedback and relaxation training. *Biofeedback Self Regul.* 1984;9:395–405.

Debacher G. Feedback goniometers for rehabilitation. In: Basmajian J, ed. *Biofeedback: Principles and Practice for Clinicians.* Baltimore: Williams & Wilkins; 1983.

Deluca C. Apparatus, detection, and recording techniques. In: Basmajian J, Deluca C, eds. *Muscles Alive: Their Functions Revealed by Electromyography.* Baltimore: Williams & Wilkins; 1985.

Draper V. Electromyographic biofeedback and recovery of quadriceps femoris muscle function following anterior cruciate ligament reconstruction. *Phys Ther.* 1990;70(1):11–17.

Draper V, Ballard L. Electrical stimulation versus electromyographic biofeedback in the recovery of quadriceps femoris muscle function following anterior cruciate ligament surgery. *Phys Ther.* 1991;71(6):455–464.

Dursun N. Electromyographic biofeedback-controlled exercise versus conservative care for patellofemoral pain syndrome. *Arch Phys Med and Rehabil.* 2001;82(12):1692–1695.

English A, Wolf S. The motor unit: anatomy and physiology. *Phys Ther.* 1982;62:1763.

Fagerson TL, Krebs DE. Biofeedback. In: O'Sullivan SB, Schmit TJ, eds. *Physical Rehabilitation: Assessment and Treatment.* Philadelphia: FA Davis Company; 2001.

Fauquier T. Biofeedback. *Phys Ther Prod.* 2008;19(7):18.

Fields R. Electromyographically triggered electric muscle stimulation for chronic hemiplegia. *Arch Phys Med Rehabil.* 1987;68:407–414.

Flom R, Quast J, Boller J. Biofeedback training to overcome poststroke footdrop. *Geriatrics.* 1976;31:47–51.

Flor H, Haag G, Turk D. Long-term efficacy of EMG biofeedback for chronic rheumatic back pain. *Pain.* 1986;27:195–202.

Flor H, Haag G, Turk DC, et al. Efficacy of EMG biofeedback, pseudotherapy, and conventional medical treatment for chronic rheumatic back pain. *Pain.* 1983;17:21–31.

Gaarder K, Montgomery P. *Clinical Biofeedback: A Procedural Manual.* Baltimore: Williams & Wilkins; 1977.

Gallego J, Perez de la Sota A, Vardon G. Electromyographic feedback for learning to activate thoracic inspiratory muscles. *Am J Phys Med Rehabil.* 1991;70(4):186–190.

Glazer H. Biofeedback vs electrophysiology. *Rehab Manage Interdisciplinary J Rehabil.* 2005;18(9):32–34.

Goodgold J, Eberstein A. *Electrodiagnosis of Neuromuscular Diseases.* Baltimore: Williams & Wilkins; 1972.

Green E, Walters E, Green A. Feedback technology for deep relaxation. *Psychophysiology.* 1969;6:371–377.

Hijzen T, Slangen J, van Houwelingen H. Subjective, clinical and EMG effects of biofeedback and splint treatment. *J Oral Rehabil.* 1986;13:529–539.

Hirasawa Y, Uchiza Y, Kusswetter W. EMG biofeedback therapy for rupture of the extensor pollicis longus tendon. *Arch Orthop Trauma Surg.* 1986;104:342.

Holtermann A, Mork P. The use of EMG biofeedback for learning of selective activation of intra-muscular parts within the serratus anterior muscle: a novel approach for rehabilitation of scapular muscle imbalance. *J Electromyogr Kinesiol.* 2010;20(2):359.

Honer L, Mohr T, Roth R. Electromyographic biofeedback to dissociate an upper extremity synergy pattern: a case report. *Phys Ther.* 1982;62:299–303.

Horowitz S. Biofeedback applications: a survey of clinical research. *Altern Complement Ther.* 2006;12(6):275–281.

Howard P. Use of EMG biofeedback to reeducate the rotator cuff in a case of shoulder impingement. *J Orthop Sports Phys Ther.* 1996;23(1):79.

Ince L, Leon M. Biofeedback treatment of upper extremity dysfunction in Guillain–Barre syndrome. *Arch Phys Med Rehabil.* 1986;67:30–33.

Ince L, Leon M, Christidis D. Experimental foundations of EMG biofeedback with the upper extremity: a review of the literature. *Biofeedback Self Regul.* 1984;9:371–383.

Ince L, Leon M, Christidis D. EMG biofeedback with upper extremity musculature for relaxation training: a critical review of the literature. *J Behav Ther Exp Psychiatry.* 1985;16:133–137.

Inglis J, Donald M, Monga T. Electromyographic biofeedback and physical therapy of the hemiplegic upper limb. *Arch Phys Med Rehabil.* 1984;65:755–759.

Johnson H, Garton W. Muscle reeducation in hemiplegia by use of electromyographic device. *Arch Phys Med Rehabil.* 1973;54:322–323.

Johnson H, Hockersmith V. Therapeutic electromyography in chronic back pain. In: Basmajian JV, ed. *Biofeedback: Principles and Practice for Clinicians.* 2nd ed. Baltimore, MD: Williams & Wilkins; 1983.

Johnson R, Lee K. Myofeedback: a new method of teaching breathing exercise to emphysematous patients. *J Am Phys Ther Assoc.* 1976;56:826–829.

Kasman G. Long-term rehab. Using surface electromyography: a multidisciplinary tool, sEMG can be a valuable asset to the rehab professional's muscle assessment arsenal. *Rehab Manage.* 2002;14(9):56–59, 76.

Kelly J, Baker M, Wolf S. Procedures for EMG biofeedback training in involved upper extremities of hemiplegic patients. *Phys Ther.* 1979;59:1500.

King A, Ahles T, Martin J. EMG biofeedback-controlled exercise in chronic arthritic knee pain. *Arch Phys Med Rehabil.* 1984;65:341–343.

King T. Biofeedback: a survey regarding current clinical use and content in occupational therapy educational curricula. *Occup Ther J Res.* 1992;12(1):50–58.

Kleppe D, Groendijk H, Huijing P. Single motor unit control in the human mm. abductor pollicis brevis and mylohyoideus in relation to the number of muscle spindles. *Electromyogr Clin Neurophysiol.* 1982;22:21–25.

Krebs D. Biofeedback in neuromuscular reeducation and gait training. In: Schwartz M, ed. *Biofeedback: A Practitioner's Guide.* New York: Guilford Press; 1987.

Large R. Prediction of treatment response in pain patients: the illness self-concept repertory grid and EMG feedback. *Pain.* 1985;21:279–287.

Large R, Lamb A. Electromyographic (EMG) feedback in chronic musculoskeletal pain: a controlled trial. *Pain.* 1983;17:167–177.

Lourençao M, Battistella L. Effect of biofeedback accompanying occupational therapy and functional electrical stimulation in hemiplegic patients. *Int J Rehabil Res.* 2008;31(1): 33–41.

Lucca J, Recchiuti S. Effect of electromyographic biofeedback on an isometric strengthening program. *Phys Ther.* 1983;63:200–203.

Madeleine P, Vedsted P. Effects of electromyographic and mechanomyographic biofeedback on upper trapezius muscle activity during standardized computer work. *Ergonomics.* 2006;49(10):921–933.

Mandel A, Nymark J, Balmer S. Electromyographic versus rhythmic positional biofeedback in computerized gait retraining with stroke patients. *Arch Phys Med Rehabil.* 1990;71(9):649–654.

Marinacci A, Horande M. Electromyogram in neuromuscular reeducation. *Bull Los Angeles Neurol Soc.* 1960;25: 57–67.

Mims H. Electromyography in clinical practice. *South Med J.* 1956;49:804.

Morasky R, Reynolds C, Clarke G. Using biofeedback to reduce left arm extensor EMG of string players during musical performance. *Biofeedback Self Regul.* 1981;6:565–572.

Morris M, Matyas T, Bach T. Electrogoniometric feedback: its effect on genu recurvatum in stroke. *Arch Phys Med Rehabil.* 1992;73(12):1147–1154.

Mulder T, Hulstijn W. Delayed sensory feedback in the learning of a novel motor task. *Psychol Res.* 1985;47:203–209.

Mulder T, Hulstijn W, van der Meer J. EMG feedback and the restoration of motor control. A controlled group study of 12 hemiparetic patients. *Am J Phys Med.* 1986;65: 173–188.

Nafpliotis H. EMG feedback to improve ankle dorsiflexion, wrist extension and hand grasp. *Phys Ther.* 1976;56:821–825.

Ng G, Zhang, A. Biofeedback exercise improved the EMG activity ratio of the medial and lateral vasti muscles in subjects with patellofemoral pain syndrome. *J Electromyogr Kinesiol.* 2008;18(1):128.

Nord S. Muscle learning therapy—efficacy of a biofeedback based protocol in treating work-related upper extremity disorders. *J Occup Rehabil.* 2001;11(1):23–31.

Nouwen A. EMG biofeedback used to reduce standing levels of paraspinal muscle tension in chronic low back pain. *Pain.* 1983;17:353–360.

Pages I. Comparative analysis of biofeedback and physical therapy for treatment of urinary stress incontinence in women. *Am J Phys Med Rehabil.* 2001;80(7):494–502.

Pataky Z, De León Rodriguez D. Biofeedback training for partial weight bearing in patients after total hip arthroplasty. *Arch Phys Med Rehabil.* 2009;90(8):1435–1438.

Peper E, TylovaH. *Biofeedback Mastery: An Experiential Teaching and Self-Training Manual.* Wheat Ridge, CO: Association for Applied Psychology & Biofeedback; 2009.

Petrofsky JS. The use of electromyogram biofeedback to reduce Trendelenburg gait. *Eur J Appl Physiol.* 2001;85(5): 135–140.

Poppen R, Maurer J. Electromyographic analysis of relaxed postures. *Biofeedback Self Regul.* 1982;7:491–498.

Pulliam CB. Biofeedback 2003: its role in pain management. *Crit Rev Rehabil Med.* 2003;15(1):65–82.

Russell G, Woolbridge C. Correction of a habitual head tilt using biofeedback techniques—a case study. *Physiother Can.* 1975;27:181–184.

Saunders J, Cox D, Teates C. Thermal biofeedback in the treatment of intermittent claudication in diabetes: a case study. *Biofeedback Self Regul.* 1994;19(4):337–345.

Schulte F. Exercise evaluation via EMG-biofeedback training. *Isokinet Exerc Sci.* 2008;16(3):174.

Smith D, Newman D. Basic elements of biofeedback therapy for pelvic muscle rehabilitation. *Urol Nurs.* 1994;14(3):130–135.

Soderback I, Bengtsson I, Ginsburg E. Video feedback in occupational therapy: its effect in patients with neglect syndrome. *Arch Phys Med Rehabil.* 1992;73(12):1140–1146.

Sousa K, Orfale A. Assessment of a biofeedback program to treat chronic low back pain. *J Musculoskelet Pain.* 2009;17(4):369–377.

Swaan D, van Wiergen P, Fokkema S. Auditory electromyographic feedback therapy to inhibit undesired motor activity. *Arch Phys Med Rehabil.* 1974;55:251.

Winchester P. Effects of feedback stimulation training and cyclical electrical stimulation on knee extension in hemiparetic patients. *Phys Ther.* 1983;63:1097.

Wolf S. Essential considerations in the use of EMG biofeedback. *Phys Ther.* 1978;58:25.

Wolf S. EMG biofeedback application in physical rehabilitation: an overview. *Physiother Can.* 1979;31:65.

Wolf S. Electromyographic biofeedback in exercise programs. *Phys Sports Med.* 1980;8:61–69.

Wolf S. Fallacies of clinical EMG measures from patients with musculoskeletal and neuromuscular disorders. Paper presented at: 14th Annual Meeting of the Biofeedback Society of America; 1983; Denver, CO.

Wolf S. Biofeedback. In: Currier DP, Nelson RM, eds. *Clinical Electrotherapy.* 2nd ed. Norwalk, CT: Appleton & Lange; 1991.

Wolf S, Baker M, Kelly J. EMG biofeedback in stroke: effect of patient characteristics. *Arch Phys Med Rehabil.* 1979;60: 96–102.

Wolf S, Baker M, Kelly J. EMG biofeedback in stroke: a 1-year follow-up on the effect of patient characteristics. *Arch Phys Med Rehabil.* 1980;61:351–355.

Wolf S, Binder-Macleod S. Electromyographic biofeedback applications to the hemiplegic patient. Changes in lower extremity neuromuscular and functional status. *Phys Ther.* 1983;63:1404–1413.

Wolf S, Binder-Macleod S. Electromyographic biofeedback applications to the hemiplegic patient: changes in upper extremity neuromuscular and functional status. *Phys Ther.* 1983;63:1393.

Wolf S, Edwards D, Shutter L. Concurrent assessment of muscle activity (CAMA): a procedural approach to assess treatment goals. *Phys Ther.* 1986;66:218.

Wolf S, Hudson J. Feedback signal based upon force and time delay: modification of the Krusen limb load monitor: suggestion from the field. *Phys Ther.* 1980;60:1289.

Wolf S, LeCraw D, Barton L. A comparison of motor copy and targeted feedback training techniques for restitution of upper extremity function among neurologic patients. *Phys Ther.* 1989;69:719.

Wolf S, Nacht M, Kelly J. EMG feedback training during dynamic movement for low back pain patients. *Behav Ther.* 1982;13:395.

Wolf S, Regenos E, Basmajian J. Developing strategies for biofeedback applications in neurologically handicapped patients. *Phys Ther.* 1977;57:402–408.

Yip S, Ng G. Biofeedback supplementation to physiotherapy exercise programme for rehabilitation of patellofemoral pain syndrome: a randomized controlled pilot study. *Clin Rehabil.* 2006;20(12):1050.

Wong AMK, Lee M, Chang WH, Tang F. Clinical trial of a cervical traction modality with electromyographic biofeedback. *Am J Phys Med Rehabil.* 1997;76(1):19–25.

Young M. Electromyographic biofeedback use in the treatment of voluntary posterior dislocation of the shoulder: a case study. *J Orthop Sports Phys Ther.* 1994;20(3): 173–175.

Zhang Q, Ng G. EMG analysis of vastus medialis obliquus/vastus lateralis activities in subjects with patellofemoral pain syndrome before and after a home exercise program. *J Phys Ther Sci.* 2007;19(2):131.

GLOSSÁRIO

Amplificador diferencial Dispositivo que monitora dois sinais separados dos eletrodos ativos e amplifica a diferença, eliminando-se, assim, o ruído externo.

Biofeedback Informação fornecida por algum instrumento de medida sobre uma função biológica específica.

***Biofeedback* eletromiográfico** Procedimento terapêutico que utiliza instrumentos eletrônicos ou eletromecânicos para medir, processar e reforçar o *feedback* com precisão, confirmando a informação via sinas de áudio ou visuais.

Defesa muscular Resposta protetora no músculo que ocorre devido à dor ou ao medo de se movimentar.

Disposição bipolar Dois eletrodos de registro ativos colocados próximos um ao outro.

Eletrodo ativo Eletrodo inserido diretamente à pele sobre um músculo que capta a atividade elétrica produzida por uma contração muscular.

Eletrodo de referência Também referido como eletrodo terra, serve como um ponto de referência para se comparar a atividade elétrica registrada pelos eletrodos ativos.

EMG bruta Forma na qual a atividade elétrica produzida pela contração muscular possa ser demonstrada e/ou registrada antes que o sinal seja processado.

Filtros Dispositivos que ajudam a reduzir o ruído externo que essencialmente torna o amplificador mais sensível a algumas frequências futuras e menos sensíveis a outras.

Ganho de sinal Determina a sensibilidade do sinal. Se a opção for um alto ganho, a unidade de *biofeedback* terá sensibilidade alta para o sinal da atividade muscular.

Integração Técnica de processamento de sinal EMG que mede a área sob a curva por um período específico, formando, assim, a base para a quantificação da atividade EMG.

Largura de banda Alcance de frequência específico no qual o amplificador irá captar os sinais produzidos pela atividade elétrica no músculo.

Razão de rejeição de modo comum (RRMC) Capacidade do amplificador diferencial de eliminar o ruído comum entre os eletrodos ativos.

Retificação Técnica de processamento de sinal que muda a deflexão da forma de onda do polo negativo para o positivo, criando-se essencialmente uma corrente direta pulsada.

Ruído Atividade elétrica externa que pode ser produzida por qualquer outra fonte que não seja o músculo em contração.

Suavidade Técnica de processamento de sinal EMG que elimina as flutuações de alta frequência que são produzidas com a mudança do sinal elétrico.

ATIVIDADE DE LABORATÓRIO

BIOFEEDBACK

DESCRIÇÃO

O *biofeedback* utiliza os potenciais de ação da unidade motora (PAUM) autogerada pelo corpo. Esses sinais são registrados por eletrodos de superfície, amplificados e então processados e convertidos em sinais de áudio ou visuais para se permitir que o indivíduo monitore vários processos psicofisiológicos e reconheça as respostas apropriadas.

EFEITOS FISIOLÓGICOS

Aumento do nível da ativação da unidade motora. Diminuição do nível da ativação da unidade motora.

EFEITOS TERAPÊUTICOS

Aumento do nível de ativação muscular (reeducação muscular). Diminuição do nível de ativação muscular (redução da espasticidade). Relaxamento muscular corporal geral.

INDICAÇÕES

O *biofeedback* é primariamente utilizado pelo fisioterapeuta como um adjunto na reeducação da função muscular após a lesão, imobilização ou cirurgia ou como um auxílio na identificação de atividade muscular indesejada (espasticidade) que possa estar interferindo na recuperação do atleta. Às vezes, o *biofeedback* é utilizado como ferramenta para se avaliar a condição neuromuscular geral do corpo como auxílio no relaxamento para se reduzirem a dor e a ansiedade.

CONTRAINDICAÇÕES

- Possível irritação cutânea no local do eletrodo, proveniente do gel ou de adesivos.

BIOFEEDBACK			
PROCEDIMENTO	AVALIAÇÃO		
	1	2	3
1. Verificar os suprimentos.			
a. Obter-se uma unidade de *biofeedback*, gel e fita.			
b. Assegurar-se de que as baterias na unidade sejam novas.			
2. Perguntar o paciente.			
a. Verificar a identidade do paciente e rever notas de tratamento prévio.			
b. Verificar a ausência de contraindicações.			
3. Posicionar o paciente.			
a. Colocar o paciente em uma posição bem apoiada, confortável.			
b. Selecionar e expor o músculo ou grupo muscular adequado a monitorar.			
c. Cobrir o paciente para se preservar a sua intimidade e proteger as roupas, mas permitir o acesso ao músculo e grupo.			
4. Selecionar o eletrodo apropriado.			
5. Preparar o local do eletrodo.			
a. Limpar a superfície da pele com álcool ou água e sabão.			
6. Aplicar os eletrodos.			
a. Prender com fita ou faixa.			
7. Explicar o procedimento ao paciente.			
8. Iniciar o procedimento indicado.			
a. Reeducação muscular.			
i. Ajustar a unidade para o limiar mais baixo possível (μV) que capte qualquer atividade (PAUM).			
ii. Ajustar o *feedback* de áudio e visual.			
iii. Fazer o paciente contrair o músculo-alvo para se produzir o *feedback* de áudio e visual máximo.			
iv. Facilitar a contração do músculo-alvo quando necessário, batendo, esfregando ou contraindo o músculo igual oposto.			
v. Quando o *feedback* máximo for obtido para o limiar selecionado, avançar o limiar e tentar novamente.			
vi. Mover o músculo ou membro para outras posições.			
vii. Continuar as contrações musculares por 10 a 15 minutos por sessão de treinamento ou até que a ativação muscular máxima seja obtida.			

b. Inibição da espasticidade.			
i. Ajustar a unidade para o limiar da sensibilidade (μV) que capte a atividade máxima (PAUM).			
ii. Ajustar o *feedback* de áudio ou visual.			
iii. Fazer o paciente relaxar o músculo-alvo para se produzir um *feedback* de áudio ou visual mínimo.			
iv. Facilitar o relaxamento do músculo-alvo quando necessário, batendo, esfregando ou contraindo o músculo igual oposto.			
v. Quando o *feedback* máximo for obtido para o limiar selecionado, reduzir o limiar e tentar novamente.			
vi. Avançar o músculo ou membro para outras posições funcionais.			
vii. Continuar o relaxamento muscular por 10 a 15 minutos por sessão de treinamento ou até o relaxamento muscular ser obtido.			
viii. Completar o tratamento.			
9. Remover os eletrodos.			
a. Limpar completamente o local do eletrodo.			
b. Registrar os resultados da sessão.			
c. Avaliar a eficácia do treinamento.			
10. Instruir o paciente em qualquer exercício indicado.			
11. Retornar o equipamento para o depósito após a limpeza.			

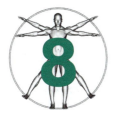

Princípios de Avaliação e Teste Eletrofisiológico

John Halle e David Greathouse

OBJETIVOS

Após a conclusão deste capítulo, o estudante será capaz de:

- definir e descrever a base anatômica e fisiológica do teste eletrofisiológico (condução neural e estudos eletromiográficos [EMG]);
- em um paciente com disfunção neuromuscular, avaliar a conveniência de solicitar teste eletrofisiológico clínico (condução neural e estudos eletromiográficos) e descrever a informação adicional específica que poderia ser fornecida por este teste, se solicitado;
- descrever o papel básico de cada uma das seguintes peças de equipamento no teste eletrofisiológico de rotina: eletrodos (agulha, referência e terra), amplificadores diferenciais, osciloscópio, caixas de som, estimulador, unidade de processamento eletrofisiológica e impressora;
- discutir porque os estudos de condução nervosa (ECN) avaliam as fibras sensoriais e motoras em um nervo, a informação obtida desses testes e a razão de os estudos sensoriais serem avaliados em microvolts, enquanto os estudos motores são avaliados em milivolts;
- explicar o papel da latência, forma, amplitude e velocidade de condução nervosa (VCN) em um ECN. Nessa explanação, comparar e contrastar a informação fornecida pelos achados normais e anormais;
- descrever fisiologicamente um "estudo de condução central" (onda-F) e a informação fornecida por essa parte do exame;
- uma onda-H (**reflexo de Hoffman**) pode apenas ser extraída em locais selecionados nas extremidades superior e inferior. Explicar porque esse procedimento de teste não pode ser aplicado de modo universal, identificar as regiões específicas para as quais esse teste é apropriado e discutir a informação adicional que ele fornece para o eletrofisiologista clínico;
- identificar o tipo de avaliação de condução nervosa que é particularmente útil com condições que afetam a junção neuromuscular, como a miastenia grave e a síndrome de Lambert-Eaton. Para cada uma dessas condições, descrever os resultados neurofisiológicos antecipados;
- listar e descrever os quatro componentes básicos do estudo eletromiográfico (avaliação de agulha) realçados neste capítulo. Nessa descrição, identificar o tipo de informação que pode ser obtida de cada componente;

224 Parte II • Modalidades de Energia Elétrica

➤ enquanto os estados patológicos muitas vezes representam condições que causam algum dano à mielina e aos axônios, o padrão de dano é, muitas vezes, predominantemente de desmielinização ou axonal. Comparar e contrastar os achados eletrofisiológicos demonstrados em uma condição principalmente de desmielinização (p. ex., síndrome compressiva como a síndrome do túnel de carpo) com uma condição principalmente axonal (p. ex., radiculopatia);

➤ comparar e contrastar ramos primários anteriores (RPAs) e ramos primários posteriores (RPPs). Incluir em nossa discussão as diferenças anatômicas e funcionais dos RPAs e RPPs. Além disso, discutir a importância da execução do exame EMG de agulha dos músculos paravertebrais (MPV) em um paciente com suspeita de radiculopatia;

➤ descrever os parâmetros eletrofisiológicos específicos associados a ondas agudas positivas (OAP) e potenciais de fibrilação e discutir o que estes potenciais elétricos espontâneos anormais representam fisiologicamente;

➤ em um paciente com suspeita de doença miopática (p. ex., dermatomiosite), descrever o tipo de achados eletrofisiológicos que poderiam estar presentes se essa doença muscular fosse validada;

➤ o EMG obtido de unidades motoras simples fornece informação indireta sobre a condição de estruturas como axônio, junção neuromuscular e fibras musculares inervadas. Reconhecer que há uma variabilidade inerente na forma do EMG de unidade motora simples, descrever o que constitui achados anormais em termos de fases, a prevalência das fases aumentadas e as implicações de outras alterações de formas de onda como potenciais nascentes;

➤ listar e abordar quatro limitações potenciais associadas ao teste eletrofisiológico;

➤ explicar o propósito do teste de potencial evocado somatossensorial (PES) e os dados adicionais que essa forma de teste pode fornecer;

➤ discutir a sensibilidade e a especificidade relativa para testes eletrofisiológicos de rotina para neuropatias de compressão, radiculopatias e polineuropatias;

➤ nos resultados dos testes eletrofisiológicos (estudos de condução neural e eletromiográficos), descrever como esta informação poderia ser utilizada para ajudar no diagnóstico, produzir planos de tratamento e orientar o prognóstico do paciente.

INTRODUÇÃO

Os pacientes são encaminhados a um especialista eletrofisiológico (EE) quando seus sinais e sintomas sugerem disfunção que envolve a função dos nervos, da junção neuromuscular ou fibras musculares. A função é salientada uma vez que o teste neurofisiológico envolve a avaliação direta de como esta porção do sistema nervoso periférico (SNP) e suas partes componentes trabalham. Uma metáfora que pode ser utilizada para se ilustrarem os estudos de condução nervosa (ECN; uma parte do exame eletrofisiológico) é a seguinte: toda a pessoa que tenha tido a experiência de abrir uma torneira em casa e então dirigir-se à outra extremidade da mangueira, apertar o bocal e, por qualquer razão que seja, não conseguir a quantidade adequada de água, ou a pressão apropriada, para lavar o carro, o indivíduo volta-se para a mangueira a fim de localizar se há algum problema na torneira, ou nó ou quebra na mangueira, ou se algum outro problema está limitando

Capítulo 8 • Princípios de Avaliação e Teste Eletrofisiológico

o fluxo de água. De maneira bem geral, iniciar um potencial de ação (PA) em um ponto junto a um nervo e, então, avaliar os parâmetros associados à sua condução como velocidade (velocidade de condução nervosa [VCN]) ou tamanho (amplitude), permite que o EE faça determinações diretas sobre a função do nervo e os axônios que compõem este nervo. Se o teste também envolver a junção neuromuscular e as fibras musculares, determinações similares podem ser feitas sobre a maneira com a qual trabalham. Outros procedimentos, como a utilização de um eletrodo de agulha durante a parte eletromiográfica (EMG) do exame, permitem que o EE faça julgamentos sobre a função das fibras musculares individuais e alinhe quaisquer anormalidades observadas com o que é conhecido sobre as doenças específicas. Por meio desse tipo de medida direta da função de estruturas, como nervo e axônios que compõem o nervo, a junção neuromuscular e as fibras musculares, obtém-se informação sobre a integridade de cada um desses componentes. Esse tipo de teste pode ser capaz se ser autossuficiente e identificar a disfunção de um paciente, ou pode ser utilizado junto com outros procedimentos para compor um diagnóstico. Procedimentos comuns que são utilizados junto com o teste eletromiográfico são raios X ou imagem por ressonância magnética (IRM), que fornecem um "quadro" das estruturas que podem ser identificadas com cada um destes procedimentos. Assim, o teste eletrofisiológico avalia a função, e outros procedimentos, como IRM, mostram estruturas na região em um período. Com a utilização colaborativa dessas metodologias de avaliação que procuram diferentes aspectos das estruturas especificas, diagnósticos precisos podem, muitas vezes, ser realizados.

A maioria dos testes eletrofisiológicos é o resultado de uma informação adicional solicitada encaminhada sobre a função das estruturas neuromusculares, conforme já salientado. Nessas situações em que uma explicação adicional é necessária, o teste eletrofisiológico é realizado junto com um exame físico primoroso. O exame físico é tido como um elemento-chave obtido antes do teste eletrofisiológico porque ele forma a base para a avaliação subsequente executada durante o teste eletrofisiológico para problemas. Como tal, o papel que o teste eletrofisiológico tem é relativamente análogo a um exame de IRM ou qualquer outro procedimento que ajude na formação do diagnóstico médico. O teste eletrofisiológico potencialmente fornece achados objetivos que são utilizados para corroborar ou refutar a hipótese de trabalho desenvolvida do exame físico e subjetivo inicial. Quando acoplado com um bom exame físico, essa forma de teste, muitas vezes, permite a clara identificação do problema neuromuscular específico e fornece luz sobre os mecanismos associados a achados como dormência ou fraqueza.[1-3] Adicionalmente, o exame físico inicial e a história detalhada ditam os elementos-chave que serão avaliados durante o exame eletrofisiológico. De certa forma, cada avaliação eletrofisiológica é moldada às necessidades do indivíduo que está sendo avaliado, com base nos achados apresentados durante a história e o exame físico.

O referido teste eletrofisiológico consiste na combinação de três procedimentos: (1) **ECN**, (2) **EMG** e (3) potenciais evocados somatossensoriais (**PES**).[2] Os ECN basicamente avaliam a função dos nervos periféricos, a junção neuromuscular e as fibras musculares coletivas inervadas pelo nervo que está sendo examinado. Esses estudos procuram elementos como a velocidade da condução e o tamanho do PA coletivo gerado para fazer uma determinação sobre a saúde das estruturas mencionadas.[4,5] O exame EMG avalia a atividade elétrica dos músculos e os PA musculares monitorados a partir de uma pequena amostra de fibras musculares com o uso de um eletrodo de agulha de calibre pequeno inserido em um músculo específico. Enquanto mais detalhes serão fornecidos posteriormente, essa parte do exame eletrofisiológico monitora o músculo em repouso e durante vários estados de contração voluntária bem como avalia a função global das fibras musculares localizadas próximas à ponta da agulha.[6,7] A partir de informações sobre forma, tamanho, duração e presença ou ausência de PA musculares gerados, julgamentos podem ser realizados sobre a saúde ou disfunção dos nervos que inervam essas fibras musculares ou o próprio músculo.[8,9] A combinação de ECN e teste EMG fornece um excelente modo de avaliar diretamente o SNP e suas partes constituintes. Enquanto excelentes ferramentas de avaliação para o SNP, os dois procedimentos listados têm utilidade limitada para avaliar o cérebro e a medula espinal ou o sistema nervoso central (SNC).[10] Visto que nem todas as patologias estão isoladas ao SNP, o terceiro procedimento do PES tem a capacidade de avaliar elementos do SNC, como traços específicos dentro da medula espinal.[11-13] À parte das práticas de teste eletrofisiológico especializadas, contudo, a grande maioria do teste eletrofisiológico está limitada aos dois procedimentos

226 Parte II • Modalidades de Energia Elétrica

realçados, o ECN e o EMG. A maioria das avaliações eletrofisiológicas está limitada ao SNP e é parte integrante da unidade motora que inclui a célula do corno anterior e uma ou mais sinapses localizadas entre os neurônios **aferente** e **eferente**, que são tecnicamente parte do SNC.[14,15]

EQUIPAMENTO E MONTAGEM DO TESTE ELETROFISIOLÓGICO

Após se obter a história do paciente e se realizar o exame físico, o exame eletrofisiológico é realizado para a avaliação de quaisquer áreas suspeitas de disfunção neuromuscular. Para se executar essa parte do exame, requere-se que o equipamento especializado permita a avaliação objetiva dos nervos, junções neuromusculares, fibras musculares e outros elementos associados ao SNP. Os elementos básicos desse tipo de sistema são eletrodos (para acoplar ao paciente), amplificadores diferenciais (para impulsionar o sinal), um modo de monitorar o sinal gerado (um osciloscópio para ver o sinal e/ou alto-falantes para se ouvir o sinal), uma unidade de processamento de algum tipo (geralmente um computador ou *laptop* com capacidade de processar texto) e um modo de se extrair uma resposta do paciente (um eletrodo de estímulo capaz de estimular o paciente ou um eletrodo de agulha inserido no músculo e monitorado durante a inserção, em repouso e durante a contração voluntária).[16] Este "sistema" é, então, combinado com uma impressora de modo que os relatórios possam ser realizados e, se desejado, exemplos de achados particulares possam ser registrados e colocados nos registros do paciente (Figura 8.1).

Eletrodos

A partir da perspectiva do paciente, esta é a parte do equipamento na qual eles realmente entram em contato durante um estudo de Velocidade de Condução Nervosa (VCN) (Figura 8.2). Existem três eletrodos que são inseridos:

1. eletrodo ativo (coleta);
2. eletrodo de referência;
3. eletrodo terra – filtra o ruído de origem (Figura 8.2A).

Os eletrodos geralmente são reutilizáveis com contatos de prata/cloreto de prata que são acoplados ao paciente com um gel de eletrodo que diminui a resistência sobre a pele e é preso no local, ou eletrodos descartáveis com gel condutor e autoadesivos. Nos dois casos, a pele deve ser limpa e sem quaisquer agentes que possam criar uma barreira à transferência do sinal elétrico (como uma loção para as mãos).

Os tipos específicos de eletrodos para VCN são:

1. eletrodos de anel sensorial (Figura 8.2B);
2. eletrodos de estimulação (Figura 8.2C);
3. eletrodos de barra (Figura 8.2D);
4. clipe.

Os tipos específicos de eletrodos para estudos EMG são:

1. eletrodo de agulha monopolar – um eletrodo de fio fino, muitas vezes revestido com Teflon, ou outro material, para isolar todas as áreas com exceção da ponta que permanece ativa (apta a conduzir um sinal);
2. eletrodo de agulha concêntrica ou coaxial – isto produz um PA menor que o eletrodo de agulha monopolar. Esse tipo de agulha é, às vezes, referido como "eletrodo bipolar", uma vez que os eletrodos ativo e de referência são montados em uma agulha simples; o calibre da agulha é maior nestes eletrodos de agulha concêntricos do que no eletrodo monopolar. Neste capítulo, todas as referências feitas serão para eletrodos monopolares.

Observação: Pode haver mistura e combinação porque um eletrodo monopolar pode ser utilizado como eletrodo ativo para um músculo profundo ou como eletrodo de estimulação para

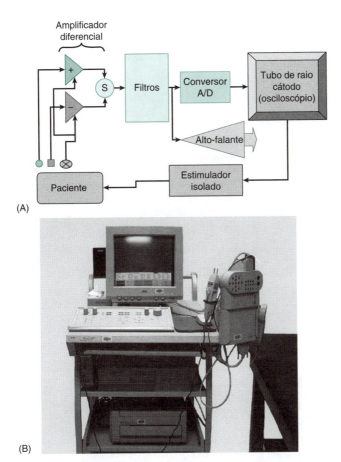

Figura 8.1 Partes componentes de um típico sistema de avaliação eletrofisiológico. (A) Ilustração esquemática. (B) Fotografia de um sistema eletrofisiológico utilizado com pacientes.

um nervo profundamente localizado. Assim, os eletrodos não devem ser considerados como se possuíssem apenas uma função por seu *design* – ao contrário, sua descrição deve ter como base o modo como estão sendo utilizados.

Amplificador

Os eletrodos são conectados em amplificadores que captam um sinal pequeno e o aumentam. O primeiro amplificador é chamado de pré-amplificador e é a unidade em que os eletrodos principais são conectados. O sinal é, então, mandado para o amplificador principal, que é parte da unidade básica (utilizada para se converter um potencial de baixa voltagem para um sinal de alta voltagem). O pré-amplificador é funcionalmente um "amplificador diferencial", que irá subtrair as porções que são comuns aos eletrodos ativo e de referência.

Feedback visual (osciloscópio)

O sinal é monitorado (visualizado) com a utilização de um osciloscópio. Isso demonstra os potenciais evocados (uma forma de PA em movimento sobre a superfície do músculo ou de um segmento de um nervo), ou os potenciais de ação da unidade motora (PAUM) gerados de fibras musculares individualmente contraídas. Uma vez que os sinais gerados variem de tamanho dependendo do tipo de teste que está sendo realizado, o osciloscópio tem a capacidade de mudar seu ganho (ajuste de sensibilidade) e também de alterar a velocidade de varredura do sinal. Esta capacidade de ajustar os aspectos vertical e horizontal do sinal permite que o avaliador visualize de forma ideal qualquer tipo de sinal extraído. Além de demonstrar o sinal, os osciloscópios mo-

228 Parte II • Modalidades de Energia Elétrica

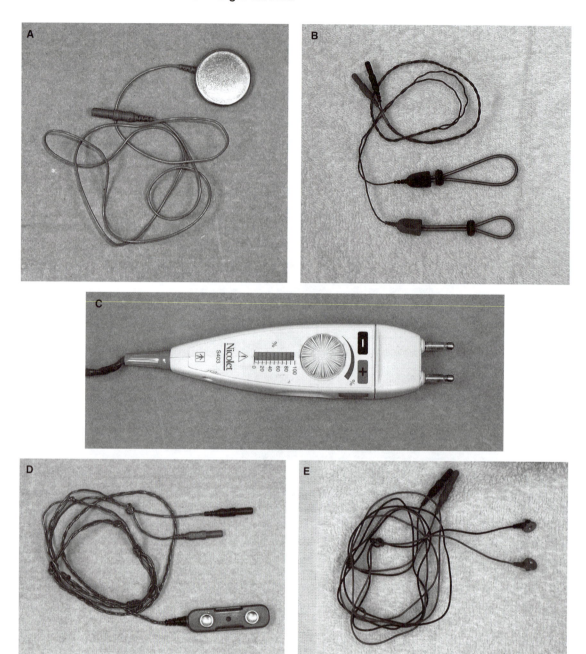

Figura 8.2 Exemplo de alguns dos tipos de eletrodos utilizados durante o teste eletrofisiológico. (A) Eletrodo terra. (B) Eletrodo de anel sensorial. (C) Eletrodo de estimulação (sonda). (D) Eletrodo de barra. (E) Eletrodo de disco.

Capítulo 8 • Princípios de Avaliação e Teste Eletrofisiológico **229**

dernos (ligados com a unidade de base) também são capazes de armazenar o sinal para um exame mais detalhado, ou computar uma determinada característica associada ao sinal como somar e fazer a média dos sinais pequenos para se criar uma resposta mais definida.

Feedback auditivo (alto-falantes)

Durante a parte EMG do exame, os alto-falantes também são utilizados para se monitorar o sinal para benefício do paciente e do avaliador. Para pacientes, o som emitido dos alto-falantes fornece *feedback* direto a respeito de eles estarem ou não relaxados. Existem momentos durante o exame em que os pacientes precisam relaxar por completo e eles podem "ouvir" se isto está sendo realizado observando os alto-falantes sem som. Existem outras ocasiões nas quais eles são solicitados a contrair o músculo branda ou fortemente e, novamente, a magnitude do som gerado dá aos pacientes o "*biofeedback*" direto do seu desempenho nessas tarefas. O avaliador, por outro lado, utiliza o som de todos os modos aqui mencionados mais ainda para se identificarem achados particulares. Enquanto pretendido apenas para se ilustrar um exemplo ou dois, e não fornecer um resumo completo, o som pode ser utilizado para se identificarem potenciais eletrofisiológicos espontâneos em repouso como **ondas agudas positivas** (OAP; um indicador da irritabilidade da fibra muscular e sugestivo de desnervação)[17] ou documentar que nem todas as unidades motoras são desencadeadas durante uma contração volitiva máxima (sugerindo perda de unidades motoras neste músculo em particular). Assim, o acréscimo dessa forma de monitoramento acústico à avaliação fornece uma caracterização muito melhor do sinal e intensifica a capacidade de se identificarem achados anormais.

Unidades de teste

Os itens listados anteriormente (eletrodos, amplificadores, osciloscópio, alto-falantes) realizam interface com algum tipo de unidade primária que tem o maquinário e o *software* necessários para se executarem os testes específicos realizados. Enquanto existem muitas variações sobre esse tema, dois tipos básicos de unidades são estações de trabalho autônomas móveis que são utilizadas em uma instalação ou em unidades de *laptop* portáteis que podem facilmente mover-se para vários locais. Nos dois casos, a tela do computador funciona como osciloscópio durante o exame e, então, serve como uma tela de processamento de palavras para a geração do registro. Independentemente do tamanho da unidade e de se ela é relativamente fixa ou portátil, ela permanecerá capaz de executar a maioria das avaliações requeridas para esse tipo de teste. Como no caso de qualquer peça de equipamento, as estações de trabalho mais caras, dedicadas, podem ter algumas opções adicionais que são úteis em uma prática especializada ou acelerar a capacidade de coletar dados para um determinado tipo de teste eletrofisiológico. Tendo dito isto, todas essas unidades integram a operação dos sinais de eletrodos, amplificadores, filtros etc., para fornecer um modo de monitorar o sinal gerado a partir do paciente.

Extração de um potencial de ação

Com todo o equipamento no lugar e conectado no paciente, uma resposta precisa ser extraída, com a qual um julgamento possa ser realizado. Para a parte da condução nervosa da avaliação, um PA é iniciado por um eletrodo de estímulo com um gatilho (tomada de ligar/desligar). O eletrodo de estímulo também possui duas sondas: uma que é a sonda ativa ou cátodo e uma que é a sonda passiva ou ânodo. O cátodo é o polo negativo que é colocado sobre o curso do nervo. O ânodo é o polo positivo do estimulador e com um estímulo, também colocado junto ao curso do nervo, mas distante do eletrodo ativo. A corrente elétrica flui entre os dois pólos. Funcionalmente, o cátodo despolariza o nervo enquanto o tecido na região do ânodo se torna hiperpolarizado.[18–20]

Esse eletrodo de estímulo portátil é colocado junto ao curso do nervo com o cátodo localizado na direção do eletrodo de captação ativo previamente conectado, e o gatilho é ativado, criando-se um estímulo de onda quadrada monofásica. O objetivo desse estímulo é o de se criar uma alteração súbita e rápida no potencial de membrana em repouso do nervo que está sendo avaliado e trazer todos os axônios do nervo ao limiar (p. ex., gerar um PA).[21] Para a maioria dos procedimentos, a intensidade do estímulo é ajustada até que esteja claro que o estímulo supramáximo tenha sido administrado. Um estímulo supramáximo é necessário para se garantir que todos os axônios contidos dentro de um determinado nervo periférico estejam sendo estimulados, de modo que os resultados obtidos sejam reproduzíveis e representativos das capacidades deste nervo periférico.[21]

Deve se observar, neste ponto, que, quando um estímulo elétrico externo é introduzido a um paciente, a maneira pela qual os PAs são realizados não é a mesma daqueles PA que ocorrem de modo volitivo. Normalmente, quando o SNC ativa uma contração voluntária, recrutam-se unidades motoras e seus axônios associados de pequenos a grandes. Isto vem a ser conhecido como o **princípio do tamanho de Henneman**[22-25] e, basicamente, é a aplicação da lei de Ohm da **força eletromotriz = corrente multiplicada pela resistência**. Ou seja, corpos celulares pequenos e seus axônios de diâmetro menores têm resistência mais alta do que os axônios grandes. Uma analogia básica é olhar no diâmetro de dois canudos e a resistência gerada ao se sugar um líquido espesso pelos canudos. Um canudo de diâmetro menor irá gerar mais resistência (mais difícil de se sugar o líquido) do que um canudo de diâmetro maior. Aplicando essa analogia básica aos diâmetros dos nervos, a corrente flui mais facilmente (com menos resistência) através de axônios de diâmetro maior.[26] Assim, os corpos celulares menores com axônios de diâmetro menor e resistência mais alta sentirão mudança maior na força eletromotriz (voltagem) e atingirão o limiar com mais facilidade. Isto é devido à equação já apresentada que ilustra que a corrente multiplicada por uma resistência relativamente mais alta (do que um corpo celular maior e axônio com menos resistência) proporcionará uma mudança de voltagem maior. Como resultado, neurônios motores menores, como aqueles associados às fibras musculares do tipo I, ou fibras musculares de contração lenta, são ativados primeiramente durante a contração voluntária.[22]

Isso não é o que ocorre quando a eletricidade é externamente aplicada, como quando um eletrodo de estímulo portátil é utilizado no teste de condução nervosa. Nesse caso, a corrente simplesmente flui em direção aos caminhos de menor resistência, que são axônios de diâmetro maior, presumindo-se que todos os axônios tenham a mesma profundidade. Enquanto isto não é completamente preciso, visto que um axônio localizado na periferia de um nervo pode estar exposto a um nível de corrente levemente maior, o princípio se mantém de forma geral.[21,26] Assim, com o estímulo externo, a corrente flui primeiro para os maiores axônios, levando-os a se despolarizarem, e o recrutamento global é agora a partir dos maiores axônios para os menores. A única maneira de se ativar por completo o nervo periférico e atingir o estímulo de todos os axônios associados a um determinado nervo é estimulá-lo de modo supramáximo. Isto é verificado aumentando-se a intensidade do estímulo até que o componente PA não fique maior com níveis mais altos de estímulo. O sinal desse modo gerado deve ser reproduzível e representativo da capacidade coletiva de condução desse nervo. Esse nível de estímulo é conhecido como estimulação supramáxima e é o nível utilizado para a maior parte dos procedimentos nos quais o estímulo é requerido. Adicionalmente, deve ser observado que este nível irá variar de indivíduo para indivíduo com base em aspectos como tecido adiposo interveniente, tecido conectivo, musculatura e assim por diante. Assim, o eletrodo de estímulo precisa ser ajustado para o nível apropriado para cada paciente avaliado.

Ao se monitorar a resposta de um paciente durante a parte EMG do exame, o estímulo elétrico não é utilizado. Isto ocorre porque o propósito do exame EMG é o de se avaliarem fibras musculares individualmente e, após, coletivamente, durante estados de repouso e na contração voluntária de branda à máxima. Devido a esse foco, nenhuma estimulação externa é requerida. Ao contrário, um eletrodo de referência é colocado sobre o músculo de interesse ou próximo dele e uma agulha de pequeno calibre é inserida no músculo. O amplificador diferencial detecta quaisquer PA viajando sobre as fibras musculares nas adjacências da ponta da agulha e transmite este sinal para o osciloscópio e os alto-falantes acústicos. Isto permite a avaliação da condição do músculo enquanto a agulha está sendo inserida, em repouso e durante vários estados de contração voluntária. Para se garantir uma amostra representativa, já que esta área do músculo avaliado é muito pequena ao redor da ponta da agulha, esta é gentilmente movida uma dúzia de vezes para se coletar informação de uma variedade de fibras musculares durante o estado de repouso, ou relaxamento muscular total. Uma resposta normal em repouso é uma breve mudança no potencial associado ao movimento da agulha que se resolve de volta ao estado de repouso em 230 milissegundos.[27-29] A falha no rápido restabelecimento de um estado de repouso normal ou atividade inesperada durante a inserção ou durante a parte da contração voluntária do exame, é um indicador de que algum tipo de disfunção pode estar presente. Uma elaboração posterior do que se espera em cada fase da avaliação EMG típica (inserção, repouso e ativação voluntária) é fornecida na seção "O Exame Eletromiográfico".

Geração de um registro

A peça final do equipamento associada a esse tipo de sistema é uma impressora. Tudo que ela faz é fornecer um modo pelo qual o relato gerado possa ser registrado no papel e colocado no prontuário do paciente. Dependendo dos algoritmos utilizados por vários fabricantes, alguns dos registros gerados simplesmente fornecem resumos numéricos dos dados coletados, enquanto outros produzem formas de onda representativas à impressora que são integradas no relato. Independentemente da forma gerada por um determinado fabricante, a impressora fornece um mecanismo para uma cópia que pode ser colocada no prontuário do paciente e é o modo primário de *feedback* na comunicação com o profissional de saúde.

AVALIAÇÃO DO SISTEMA NERVOSO PERIFÉRICO

Os dois procedimentos de exame primários do SNC e EMG são projetados para se avaliarem as partes componentes do SNP. De modo a fornecer um ponto de referência comum, um nervo espinal típico será utilizado como modelo para se abordar o SNP (Figura 8.3).

Todo o sistema nervoso está artificialmente dividido em dois componentes primários: (1) o SNC que consiste no cérebro e na medula espinal e (2) o SNP que consiste em tudo mais.[14] Essa é uma designação artificial, visto que as duas partes trabalham aparentemente juntas para fornecer a função neural global para um indivíduo. Embora útil conceitual e descritivamente, o fato é que esse é o esquema de classificação sem que uma fronteira clara entre esses dois sistemas seja vista no exame do componente motor dos nervos periféricos. As células corporais para estes axônios motores situam-se dentro da medula espinal e são tecnicamente parte do SNC[30] (Figura 8.3A). Esse corpo celular do neurônio motor alfa influencia diretamente a geração de PA que viajam pelos axônios motores do SNP. Dois exemplos ilustram como esta parte específica do SNC (a célula do corno anterior) pode ser avaliada pelo SNC e teste EMG. Primeiro, se a célula do corno anterior estiver doente e morrer, o axônio motor associado a ela também morre. Nesse caso, este axônio não será apto a conduzir um sinal e se isto tiver ocorrido a um grande número de células do corno anterior, o tamanho (amplitude) do componente motor PA avaliado após um estímulo externamente aplicado diminuirá. Segundo, a avaliação EMG será também capaz de identificar a perda da célula do corno anterior pelos potenciais espontâneos anormais associados às fibras musculares que perderam sua inervação nervosa normal. A presença desses potenciais espontâneos anormais pode ocorrer com a perda de menos células do corno anterior do que são

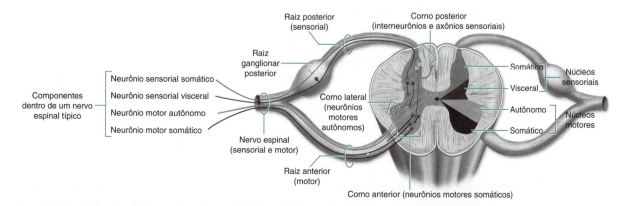

Figura 8.3 Secção transversal da medula espinal com raízes e ramos primários identificados.

necessárias para se observar queda no tamanho do potencial de ação de unidade motora composto (PAMC), de modo que a EMG é um procedimento mais sensível para esse tipo de problema. Em qualquer caso, esses dois exemplos ilustram que, enquanto o SNC e os procedimentos EMG mais comumente utilizados são considerados capazes de testar apenas o SNP, existem elementos selecionados do SNC como os neurônios motores alfa que podem também ser avaliados.

Dois outros termos precisam ser introduzidos porque se relacionam diretamente com a capacidade de funcionamento dos nervos periféricos à medida que esses nervos são avaliados com teste eletrodiagnóstico.[118] O primeiro é a **desmielinização** e está relacionado a algum tipo de dano à bainha de mielina que é sintetizada pelas células de Schwann. Os nervos mielinizados conduzem um PA via condução saltatória (nodo a nodo) a uma taxa mais rápida do que os nervos não mielinizados. Quando a mielina é danificada, independentemente do agente causador, a velocidade pela qual um PA pode viajar para um axônio é reduzida. Portanto, as condições de desmielinização resultam em uma velocidade de condução desacelerada, nos axônios aferentes e eferentes. Duas condições que podem ter um componente de desmielinização significativo são diabetes melito de longa duração e síndrome do túnel do carpo. O segundo maior tipo de problema é a **axonopatia**. Uma axonopatia é encontrada quando uma parte dos grupos de axônio potenciais disponíveis não funciona mais. Nesse caso, a velocidade da condução é muito preservada, uma vez que os axônios restantes conduzem normalmente. O que é afetado é a amplitude da despolarização síncrona somada das fibras musculares inervadas pelo nervo despolarizado e a estabilidade do sarcolema das fibras musculares. A estabilidade diminuída da membrana muscular é o primeiríssimo achado, com atividade elétrica espontânea anormal para agulha EMG que foi descrita no parágrafo anterior. Após ter ocorrido a perda axonal significativa, um potencial de ação de nervo sensorial menor (PANS) ou amplitude PAMC serão observados na resposta à estimulação de um nervo motor ou sensorial. A perda previamente mencionada de células do corno anterior com a perda subsequente de axônios é um exemplo de axonopatia. Como será visto nas seções subsequentes, muitas das disfunções encontradas terão componentes de desmielinização, características de axonopatia ou alguma combinação de ambos.

ANATOMIA DO NERVO ESPINAL E DA JUNÇÃO NEUROMUSCULAR

Começando na periferia e trabalho próximo, o nervo espinal típico consiste nos seguintes elementos (Figura 8.4): (1) receptor sensorial especializado que funciona como transdutor para transformar um tipo de energia (p. ex., toque, temperatura, dor etc.) em um PA sensorial, (2) pelo menos uma sinapse no SNC que liga o neurônio aferente aos neurônios eferentes (3) os neurônios motores alfa localizados no corno anterior (ventral) da medula espinal e seus axônios respectivos no SNP, (4) a junção neuromuscular e (5) as fibras musculares inervadas pelo nervo que está sendo investigado.[30]

O neurônio sensorial é funcionalmente uma combinação do receptor sensorial especializado e o axônio aferente ou neurônio de primeira ordem com seu corpo celular localizado na raiz ganglionar posterior (dorsal) – como tal, eles serão considerados juntos.[31] O tipo de corpo celular é um neurônio pseudounipolar e ele projeta-se no SNC, em que ocorre a primeira sinapse. Um ponto-chave a ser realizado aqui é que esse neurônio aferente é uma célula, muitas vezes com um axônio sobre um metro em comprimento, com o corpo celular representando o centro metabólico da célula. Se há qualquer problema com o nervo em qualquer local de seu comprimento, os aspectos mais distais do neurônio aferente normalmente manifestarão primeiro sinais do problema.

Receptor sensorial e tamanho do axônio

O receptor sensorial específico associado a esse neurônio receptor não é realmente importante para as avaliações SNC/EMG, com exceção do fato de que alguns receptores são ligados com axônios de grande diâmetro (p. ex., feixes musculares têm fibras dos grupos Ia e II, os dois são grandes e rápidos condutores), e a perda de uma determinada modalidade (p. ex., leve toque) é,

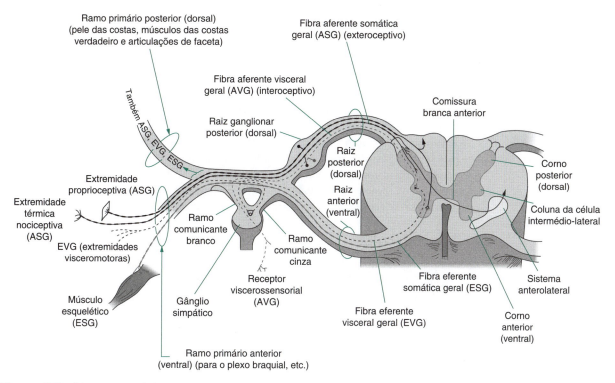

Figura 8.4 Nervo espinal típico.

muitas vezes, o que leva o paciente até a clínica. O tamanho do axônio aferente é importante, contudo, como quando um sinal elétrico é evocado por um estímulo externo, o tempo medido de um ponto até o outro é apenas representativo das mais rápidas fibras condutoras. Os axônios de diâmetro maior são aqueles que afetam preferencialmente esta medida de tempo, e a velocidade pela qual os impulsos são conduzidos nos seres humanos varia tremendamente, de uma velocidade lenta de cerca de 0,3 m/s para fibras não mielinizadas para 60 a 70 m/s para fibras grandes, mielinizadas.[32-34] Adicionalmente, existem alguns nervos, como o nervo radial superficial no antebraço e o nervo sural na perna, que são predominantemente nervos sensoriais (eles podem também conter algumas fibras motoras viscerais [sistema nervoso autônomo – especificamente fibras do sistema nervoso simpático (SNS)], mas esses são funcionalmente ignorados). Assim, a integridade desses axônios aferentes pode ser diretamente avaliada por meio de teste eletrofisiológico.

Sinapse

A segunda parte necessária para um arco reflexo é, pelo menos, uma sinapse que ocorra no SNC para ligar o PA aferente à geração de um PA pelo neurônio motor alfa. O funcionamento dessa sinapse pode ser avaliado por um procedimento conhecido como reflexo H (a ser discutido em mais detalhes posteriormente).

Neurônio motor alfa

O neurônio motor alfa, junto ao seu axônio, é responsável pelo sinal motor projetado da medula espinal para a periferia. Os neurônios motores alfa variam de tamanho, com os maiores neurônios indo de fibras musculares extrafusais (esqueléticas) associadas ao grupo II ou fibras de contração rápida. Inversamente, os menores neurônios motores alfa são aqueles que vão para o grupo I ou fibras de contração lenta.[23,35] Como foi o caso com os axônios aferentes, quaisquer medidas de tempo obtidas devido a um estímulo externo estão medindo apenas as fibras condutoras mais rápidas e são, assim, preferencialmente desviadas para os axônios que suprem as fibras de contração rápida.

Junção neuromuscular

A junção neuromuscular é o espaço que liga o PA eferente com as fibras musculares que ele inerva. Isto é um canal quimicamente dependente que tem muitos receptores sensíveis à liberação de acetilcolina (ACh) encravada em uma membrana com numerosas dobras para aumentar sua área de superfície.[36] Com a condução de um PA para um neurônio eferente, a ACh é liberada para a junção neuromuscular e, se suficiente em quantidade, o neurotransmissor se unirá com o receptor, e as comportas se abrirão para iniciar a condução de um PA junto da fibra muscular. Normalmente, a liberação "quantal" de ACh em resposta a um PA eferente é mais do que suficiente para se atingir essa abertura das comportas da fibra muscular e a condução de um PA motor. Contudo, existem condições, como miastenia grave (problema pós-sináptico) e a síndrome de Lambert-Eaton (problema pré-sináptico), em que a junção neuromuscular pode estar implicada como a causa da fraqueza que um paciente esteja sentindo.[37,38]

Fibra muscular

As próprias fibras musculares são os órgãos efetores nos quais as fibras eferentes estão agindo sobre. Quando os indivíduos volitivamente contraem um músculo, eles estão mandando um sinal do SNC e ativando uma população de neurônios motores alfa que transmitem PA para os axônios eferentes, sobre a junção neuromuscular, resultando em contração do músculo esquelético. Quando realizado por meio de estimulação externa, o processo é o mesmo, com a exceção de que o PA começa no ponto junto do nervo em que o estímulo é fornecido e o PA viaja para longe do local nas duas direções (condução **ortodrômica** se for na direção que o axônio normalmente conduz e condução antidrômica se for na direção oposta àquela da condução PA normal).[39,40] Conforme mencionado anteriormente, como a corrente elétrica segue o caminho de menor resistência, os maiores axônios são preferencialmente ativados primeiro, e as primeiras fibras musculares a responder ao estímulo elétrico são as fibras de contração rápida.[23] Normalmente, a ativação externa de um nervo é feita de modo supramáximo, para tentar ativar todas as fibras musculares inervadas por este nervo periférico. Quando a estimulação supramáxima é atingida, os julgamentos podem ser realizados sobre toda a população de fibras musculares ativadas.

Os elementos do nervo espinal

Enquanto o nervo espinal típico e seus elementos associados fornecem um bom ponto de partida para se examinar o que pode e o que não pode ser razoavelmente avaliado com o teste eletrofisiológico, poucos comentários são necessários. Primeiro, o nervo espinal típico representado na Figura 8.4 parece ter fibras aferentes e eferentes que passam diretamente da periferia ou para ela, sem misturar-se com outros nervos. Isto pode ser mais ou menos o caso para os nervos segmentares simples representados pelos nervos intercostais do tórax. Para praticamente todas as outras fibras aferentes e eferentes, elas são integradas por meio de um plexo (ou misturadas), como é o caso com os plexos braquial, cervical, lombar ou sacral. O avaliador precisa estar ciente do curso real realizado pelos axônios que estão sendo avaliados de modo a ser capaz de fazer julgamentos potenciais sobre em que um problema pode estar ocorrendo. Além disso, o nervo espinal típico mostra dois ramos maiores viajando para a periferia, os ramos primários anteriores (ventrais) e os ramos primários posteriores (dorsais). Os ramos primários anteriores (RPAs) são os que suprem a grande maioria dos músculos e áreas de sensação cutânea para os membros e a parede do corpo anterior, e os axônios contidos neles são os que se unem nos vários plexos. Os ramos primários posteriores (RPPs), por outro lado, suprem três estruturas: (1) pele das costas, (2) os músculos verdadeiros das costas (eretor da espinha, transversoespinal, intertransversos e elevador da costas) e (3) as articulações de faceta (zigapofisárias).[15] Para avaliar os RPAs e RPPs e algumas das estruturas inervadas, os músculos representativos dessas duas regiões precisam ser avaliados. Segundo, o nervo espinal típico como foi mostrado na Figura 8.3B foi obtido do nível torácico da medula espinal. Como tal, os corpos celulares associados aos neurônios simpáticos pré-sinápticos são evidentes na coluna celular intermediolateral da medula espinal e a os gânglios da cadeia simpática estão também incluídos adjacentes aos RPAs. Isto serve como um lembrete de que os nervos periféricos contêm alguns componentes autônomos (p. ex., fibras SNS) e muitas lesões refletem essa contribuição por meio de manifestações físicas, como o suor alterado ou mudanças na cor da pele.[41,42] Não existem fibras do sistema nervoso parassimpático encontradas nos nervos periféricos das extremidades.[15] Enquanto essas fibras autônomas são parte de praticamente cada nervo periférico, não há atualmente um bom modo de se avaliar seletivamente a função dessas fibras específicas. Portanto, o sistema nervoso autônomo não é atualmente avaliado no teste eletrofisiológico típico. Essa é uma área de investigação, e, no futuro, poderá ser possível de se quantificar a função das partes do sistema nervoso autônomo.[43-46]

Estruturalmente, existem outros elementos do nervo espinal típico que precisam ser considerados que não são prontamente aparentes na Figura 8.3. Todos os nervos estão localizados abaixo da pele, no tecido subcutâneo (alguns dos nervos cutâneos) ou em um nível mais profundo. Devido à localização física do nervo, qualquer estímulo ou detecção de PA que viaja sobre o nervo tem de passar pela pele e qualquer gordura na região.[15] Uma vez que a gordura seja razoavelmente um bom isolante, isto produz uma barreira potencial para a fácil estimulação ou identificação da resposta evocada. Adicionalmente, a coleção de axônios que compõem um nervo periférico é organizada em um feixe. Começando no nível do axônio, o tecido conectivo que circunda um determinado axônio é chamado de endoneuro. Uma coleta de axônios agrupados compõe um fascículo, a próxima camada grande, com o tecido conectivo cercando esse feixe chamado de perineuro.[47] Por fim, a coleta de fascículos é agrupada e circundada por mais tecido conectivo, chamado de epineuro. Cada uma dessas camadas de tecido conectivo ajuda ao fornecer a força nervosa periférica, mas elas também criam barreiras adicionais à avaliação elétrica direta dos axônios de interesse.

PROCEDIMENTOS DE TESTE

Uma vez que o avaliador tenha o domínio do equipamento e da anatomia pertinente, a avaliação eletrofisiológica pode se iniciar. Não há ordem particular para essa parte do exame, e alguns avaliadores preferem coletar dados do estudo do nervo sensorial (ENS) antes de prosseguirem com a avaliação EMG, que requer a inserção de eletrodos de agulha nos músculos selecionados. Outros avaliadores preferem determinar o que podem do EMG primeiro e utilizar isto para ajudá-los no *design* do resto do exame. Na realidade, diferentes distúrbios se prestam para sugerir um elemento particularmente vantajoso para se executar primeiro, assim, os avaliadores podem ajustar a ordem do teste para se otimizar a avaliação em termos de tempo e o número de elementos de cada teste ao qual o paciente está exposto. Reconhecendo que a ordem do teste é uma opção arbitrária, essa visão geral dos procedimentos básicos começará com o ENS e, então, abordará a avaliação EMG. Após isto, uma breve visão geral do muito menos frequentemente utilizado teste PES será fornecida.

Temperatura do membro e considerações da idade

O avaliador que faz esses testes eletrofisiológicos precisa ainda estar ciente de outros fatores que irão impactar os resultados obtidos. Dois dos mais importantes são temperatura do membro examinado e a idade. Vários estudos têm demonstrado que há uma correlação inversa entre temperatura da região estudada e a velocidade do PA.[48,49] Um membro frio conduzirá impulsos elétricos mais lentamente do que um membro de temperatura normal. Para controlar essa variável, a temperatura da pele é monitorada durante o exame e, se a temperatura cair muito, ela é aquecida antes de prosseguir com o exame. Para as extremidades superiores, a temperatura da superfície da mão deve ser de, pelo menos, 30 °C, sendo 32 °C o ideal.[50] Para os pés, a temperatura deve ser de, pelo menos, 30 °C, embora esses valores variem entre os laboratórios eletrofisiológicos.[21,51] Para se promover um ambiente ideal para esse tipo de teste, a sala deve ser mantida a uma temperatura de, no mínimo, 25 °C.[51] Devido à importância da temperatura na obtenção de resultados válidos, a temperatura do membro que está sendo avaliado deve ser indicada em qualquer registro publicado. Além disso, os indivíduos com menos de 16 anos ou mais de 50 anos de idade podem ter PA que conduzam a uma velocidade diferente do que adultos entre 18 e 50 anos.[21,51] A maioria dos nervos

236 Parte II • Modalidades de Energia Elétrica

amadurece por volta dos quatro anos, mas isto varia e alguns elementos do SNP podem não estar completamente maduros até aproximadamente 14 a 16 anos de idade. Um nervo imaturo conduz mais lentamente do que o esperado, e as tabelas normativas que foram montadas para esta faixa etária mais jovem consideram esse fator. No outro lado do espectro, os indivíduos com mais de 40 anos começam a perceber uma leve desaceleração na VCN. Por volta dos 50 anos, esses 1 ou 2 m/s por década que começa acima dos 40 anos é suficiente para que um ajuste separado de valores normativos esteja disponível para indivíduos com mais de 50 anos.[21,51] Após os 70 anos, a desaceleração se torna mais significativa.[21,51] Devido à correlação inversa entre envelhecimento e VCN, o processo de envelhecimento também precisa ser considerado ao se executar esse tipo de teste.

Estudo da condução nervosa

A série de testes comumente feita e agrupada sob o rótulo de SNC inclui o seguinte: (1) estudos de nervo sensorial, (2) estudos de nervo motor, (3) estudos reflexos (reflexo de Hoffman e estudos de condução central) e (4) teste de estimulação repetitiva. Cada um desses testes tem uma característica comum de estimular um nervo com um potencial evocado (ou gerado) e, então, apanhar a resposta em algum outro local. Ao se fornecer um estímulo conhecido e saber de outros fatores, como a distância entre o ponto de estímulo e o tempo requerido para a resposta ocorrer, fatores como velocidade de condução e o tamanho do PA do nervo sensorial ou motor podem ser medidos.

Estudos de nervo sensorial

A premissa geral de um ECN sensorial é que o avaliador está introduzindo um PA junto a um nervo periférico e apanhando este PA em um segundo local. Os PA viajam nas duas direções a partir do ponto de estímulo. No teste sensorial, se o eletrodo de registro ativo é colocado próximo ao ponto de estímulo, a condução é ortodrômica (na direção em que as fibras sensoriais normalmente conduzem um PA, com as fibras aferentes conduzindo na direção do SNC). Inversamente, se o eletrodo de registro ativo é colocado junto ao nervo distal ao ponto de estímulo, então a condução é antidrômica (oposta à direção em que as fibras sensoriais normalmente conduzem um PA). Em alguns casos, um PA gerado de modo antidrômico será maior ou de extração mais fácil do que aquele obtido de modo ortodrômico. Uma latência ortodrômica pode ser levemente menor do que aquela obtida de modo antidrômico, contudo, Dumitru e Zwarts afirmam que as latências antidrômica e ortodrômica são equivalentes se a distância entre os eletrodos ativo e diretivo for de 4 cm.[51,52] Como existem outras vantagens para os dois métodos, as duas são opções comumente empregadas pelos eletrofisiologistas, com a direção utilizada geralmente observada do registro escrito.

A montagem de um ECN sensorial é ilustrada na Figura 8.5 para um PA gerado de modo ortodrômico do segmento do punho (dedo indicador)-dois dedos do nervo mediano. Nesse caso, eletrodos de anel estimuladores foram colocados no dedo indicador seguindo o curso do nervo, com o cátodo (polo negativo que é responsável pela despolarização do nervo) colocado proximalmente e, o ânodo, distalmente. A uma determinada distância próxima do cátodo, normalmente de 14 cm para este tipo de estudo, o eletrodo ativo é posicionado sobre a pele do punho sobre o curso do nervo. O eletrodo de referência é similarmente colocado junto ao curso do nervo, vários centímetros próximo ao eletrodo ativo. O eletrodo terra é posicionado na mesma extremidade, geralmente no lado oposto do membro entre o ponto de estímulo e o ponto de captação. Deve-se salientar que a pele deve ser limpa antes do posicionamento dos eletrodos, e o gel condutor é utilizado para se maximizar a condução no local do estímulo. O gel de condução também é utilizado para outros eletrodos se eles forem eletrodos de metal reutilizáveis e são colocados no local. Se eletrodos descartáveis forem utilizados, então o gel autoadesivo fixa os eletrodos na extremidade que está sendo avaliada. Cabe lembrar, também, que as sondas podem ser colocadas no membro, assim como a sonda de temperatura de superfície abordada anteriormente, a fim de se monitorar e registrar a temperatura do membro no momento da avaliação.

Quando o avaliador dispara ou ativa o eletrodo de estímulo, uma onda quadrada monofásica breve simples é criada. Esse "choque elétrico" resulta em uma súbita e rápida alteração dos axônios contidos dentro do nervo periférico coletivo que está sendo examinado, resultando em

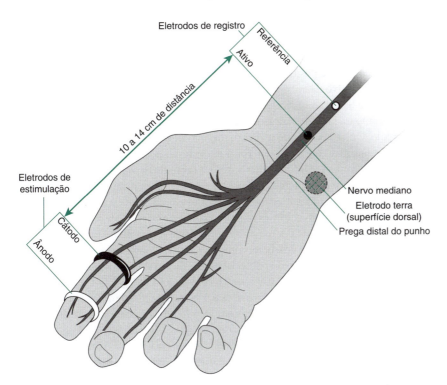

Figura 8.5 Ajuste para um típico estudo de condução nervosa sensorial para um potencial de ação gerado de modo ortodrômico do segmento dois dedos-punho do nervo mediano (*Fonte:* Ref.[53]).

algumas ou todas estas fibras sendo despolarizadas passando do ponto do limiar. Se a intensidade do estímulo não for suficiente para a ativação de todos os axônios, então um PANS submáximo não é o que é procurado. Com a intensidade do estímulo adequada, todos os axônios dentro do nervo avaliado serão ativados e um PANS supramáximo será obtido. Como cada PA individual é "tudo ou nada" as respostas somadas de todos os PA que viajam pelo nervo periférico criam um quadro representativo da função desse nervo. O sinal sendo monitorado junto ao curso do nervo não envolve a junção neuromuscular ou o músculo inervado, assim o PANS é primariamente um espelho da contribuição dos axônios sensoriais porque eles são as maiores e mais rápidas fibras condutoras.[44]

Os parâmetros específicos medidos em associação com um PANS são os seguintes (ver Figura 8.6): (1) amplitude ou tamanho do potencial, medido em microvolts, (2) forma do PA, que é geralmente bifásico com uma fase em cada lado da linha de base, (3) latência, ou o tempo que leva do estímulo à resposta sobre uma distância predeterminada, medido em milissegundos e (4) VCN, a velocidade com a qual um nervo conduz um PA, medido em metros por segundo (deve-se observar que a latência e a VCN têm como base a mesma informação, com a latência refletindo uma medida de tempo sobre uma determinada distância e VCN refletindo velocidade. Se uma for conhecida, a outra pode ser calculada).

Tomada de decisão clínica   *Exercício 8.1*

Amplitudes de PANS diminuídas e latências levemente prolongadas são observadas na avaliação do aspecto distal do nervo ulnar. O estudante que observa esse teste faz a seguinte pergunta: "Esse achado implica exclusivamente o nervo ulnar ou o problema pode ser originado de uma localização mais próxima, como o cordão medial"? Como isto pode ser abordado de modo eletrofisiológico, utilizando-se a parte de ECN do exame?

Amplitude. A amplitude é o reflexo da soma dos PA no nervo periférico avaliado em um ambiente em que há alguma resistência devido a pele, tecido subcutâneo (gordura) e elementos de tecido conectivo. Para as fibras sensoriais, ela é definida como a distância do pico da fase negativa para o pico da fase positiva (ver Figura 8.6). Por convenção, os eletrofisiologistas têm nomeado a deflexão abaixo da linha de base isopotencial como deflexão positiva, enquanto uma deflexão acima dessa base é considerada negativa. Enquanto essa notação de fase positiva e negativa é invertida comparada à construção de um eixo y típico em um gráfico bidimensional, ele é o padrão utilizado. Outra maneira de se dizer a mesma coisa é que a amplitude é medida do pico (topo da deflexão negativa) até o mínimo (pico da deflexão positiva). O tamanho da amplitude do PANS fornece ao avaliador informações sobre a função dos axônios dentro desse segmento. Um PANS de amplitude relativamente grande é bom e estão disponíveis gráficos que dão valores normativos mínimos para uma variedade de nervos sensoriais que estão sendo avaliados. Se a amplitude do PANS é menor do que estes valores, ou um PANS não pode ser extraído, isto sugere algum tipo de comprometimento dos axônios dentro desse segmento do nervo. Esses valores de amplitude são obtidos com o osciloscópio, com um ganho razoavelmente grande e medido em microvolts, uma vez que o tamanho do potencial obtido de um PANS é pequeno quando comparado ao PAMC, que é medido em milivolts (para a conversão, 1.000 μV = 1 mV).

Forma. Antes de se discutir latência, é necessário esclarecer o significado do parágrafo anterior por uma forma de onda que é descrita como tendo uma ou mais fases positiva e negativa. Para um PANS, a fase simplesmente significa que, como uma forma de onda despolarizada coletiva viajando pelo nervo, os axônios individuais que foram trazidos até o limiar estão conduzindo um PA junto de seu comprimento. Uma vez que esses axônios variam em tipo (mielinizado e não mielinizado) e tamanho (axônios grandes conduzem mais rapidamente do que axônios de diâmetro menor estruturados do mesmo modo), a forma de onda cumulativa representa a contribuição de todos os axônios contidos no nervo periférico. Deve-se ressaltar que o local em que o PA está sendo captado tem dois eletrodos no local, um eletrodo ativo (às vezes referido como eletrodo-1 [E1]) e um eletrodo de referência (às vezes referido como eletrodo-2 [E2]). O eletrodo de referência é conectado em uma saída de inversão no amplificador diferencial, de modo que qualquer sinal que ele receba será invertido e então adicionado ao sinal detectado pelo eletrodo ativo.[54] Essa subtração funcional de um eletrodo potencial para outro (inverter e somar é a mesma coisa que subtrair) fornece uma linha de base plana em repouso e um potencial que é bifásico quando estimulado. Antes de qualquer estimulação, os eletrodos ativos e de referên-

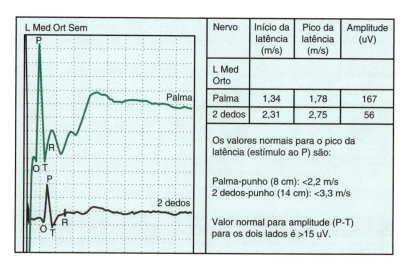

Figura 8.6 Potencial de ação nervosa sensorial (PANS) – parâmetros associados incluem (a) amplitude: medida em microvolts, do pico até o mínimo, (b) latência: medida do início do estímulo até o pico do potencial negativo e (c) forma: potencial bifásico com fase negativa inicial e, então, positiva (fase positiva pequena neste caso) é típico.

Capítulo 8 • Princípios de Avaliação e Teste Eletrofisiológico **239**

cia estão medindo o nervo em repouso e estão essencialmente no mesmo nível de voltagem, produzindo uma linha de base de zero volt. Imediatamente após o estímulo ter sido liberado, o potencial em repouso do nervo sob os eletrodos ativo e de referência permanece inalterado, e a linha isopotencial permanece plana ou imutável. Com o tempo, contudo, essa forma de onda extraída viajará pelo nervo e a borda principal (axônios de condução mais rápida) começará a se despolarizar próximo ao eletrodo ativo. Nesse momento, será observada diferença potencial entre os potenciais elétricos registrados pelos eletrodos ativo e de referência. À medida que as formas de onda coletivas continuam a avançar pelo comprimento do nervo, mais axônios terão seus PA atingindo o eletrodo ativo e contribuem para essa diferença elétrica potencial. Uma vez que o PANS obtido medido no osciloscópio é a diferença entre os eletrodos ativo e de referência (o amplificador diferencial amplifica a diferença no potencial) e o eletrodo de referência mede essa forma de onda coletiva com um leve atraso temporal porque está mais adiante junto ao nervo, um potencial bifásico é gerado. Esse potencial bifásico simplesmente reflete a diferença potencial entre os eletrodos ativo e de referência à medida que a forma de onda coletiva esteja se movendo sob eles junto ao curso do nervo. Normalmente, a deflexão inicial associada a um PANS é a deflexão negativa, seguida por uma deflexão positiva – estas duas fases criam, dessa forma, um potencial bifásico. Uma vez que a forma de onda evocada tenha passado pelos dois eletrodos avaliando qualquer diferença potencial, a linha de base em repouso de diferença potencial zero é restabelecida. Uma vez que o PA de um determinado nervo seja de aproximadamente 0,5 milissegundos em duração no nervo e de aproximadamente 2 a 3 milissegundos na superfície da pele, essa é a duração típica de um PANS.[54]

Uma vez que este PANS esteja simultaneamente avaliando o que é medido nos eletrodos ativo e de referência, a forma de onda poderia ser invertida pela reversão das pontas do eletrodo no amplificador diferencial. Enquanto isto poderia romper a convenção, uma vez que as medidas sejam feitas com o pico da deflexão negativa de um PANS (ver a Seção "Latência"), foi mencionado aqui, a título de ilustração, que as deflexões não são fixadas e são simplesmente reflexos das diferenças potenciais entre dois locais de eletrodos. Para a plenitude, deve-se observar também que as mudanças no potencial em qualquer local (o eletrodo ativo ou de referência) são, na realidade, fisiologicamente trifásicas no nervo. O potencial bifásico observado é um produto do amplificador diferencial medindo mudanças na voltagem equivalentes temporariamente separadas.[54] Assim, pode haver algumas formas de onda PANS que têm morfologia trifásica, geralmente uma fase positiva-negativa-positiva, se o eletrodo de referência não for colocado diretamente junto ao trajeto do nervo que está sendo avaliado e os dois eletrodos não estejam medindo mudanças na voltagem equivalentes.

Latência. A medida de latência associada ao PANS é o tempo que leva de um estímulo até o pico da resposta negativa, sobre uma distância predeterminada, medida em milissegundos (ver Figura 8.6). Para um número de condições clínicas comuns, como uma neuropatia mediana distal com desaceleração no punho ou distal a ele (síndrome do túnel do carpo), isto pode ser o indicador mais sensível e mais remoto de um problema clinicamente significativo.[44,55] Uma vez que a medida de latência seja um tempo determinado, não considerando o tamanho do indivíduo, ela é baseada nas distâncias conhecidas, e os valores normativos estão disponíveis nas tabelas.

O valor da latência obtido é refletivo apenas da função das mais rápidas fibras condutoras (p. ex., as fibras mielinizadas, de diâmetro grande). Deve-se lembrar da discussão recém-exposta, de que a forma de onda coletiva contém alguma contribuição de todos os axônios que compõem o nervo sendo examinado. Visto que a latência é do ponto do estímulo até o pico da fase negativa da forma de onda, os mais rápidos axônios condutores serão aqueles que são responsáveis pela latência avaliada. Em uma condição que é tipificada pela desmielinização de um nervo, como a síndrome do túnel do carpo, uma latência prolongada (desaceleração) poderia ser observada porque os axônios grandes, mielinizados, estarão envolvidos. Por outro lado, em uma condição como a radiculopatia cervical, na qual os axônios selecionados foram danificados em algum lugar ao longo do seu curso, mas a maioria permaneceu intacta, o valor da latência permanecerá inalterado. A razão pela qual o valor da latência permanecerá inalterado é a de que os axônios intactos ainda presentes no nervo estão conduzindo mais rapidamente do que jamais fizeram, e isto preserva a velocidade global do nervo.

Essas **latências sensoriais distais** (LSDs) são obtidas no aspecto mais periférico (ou distal) do nervo sob investigação. A LSD pode envolver vários segmentos de um nervo sensorial, como o segmento da palma até o punho e o segmento do dedo até o punho de um nervo como o mediano. Ou, o DSL pode simplesmente envolver um segmento do nervo, como o sural na perna ou o nervo cutâneo lateral do antebraço (nervo cutâneo antebraquial lateral). Nos dois casos, uma vez que o aspecto distal do nervo esteja localizado na maior distância do corpo celular que vive na raiz ganglionar posterior (dorsal), esse segmento é sensível a um problema próximo que afeta o funcionamento geral de um neurônio de axônios múltiplos ou um problema distal como uma compressão periférica ou uma isquemia de microcirculação. Um cenário de estímulo ortodrômico de cinco dedos-punho (dedo mínimo) é mostrado na Figura 8.7A, enquanto um cenário de estímulo antidrômico para o ramo superficial do nervo radial é mostrado na Figura 8.7B.

Velocidade de condução nervosa. Enquanto o procedimento mais comum realizado com as fibras nervosas sensoriais é a determinação da LSD recém-descrita, existem, por vezes, momentos em que uma VCN sensorial será procurada. Um exemplo de quando isto pode ser empregado é o caso de o avaliador querer testar a velocidade da condução em um segmento particular de um nervo, como em que o nervo ulnar passa sob o epicôndilo medial do úmero (normalmente realizado com um estudo de nervo motor, mas pode ser realizado com uma latência sensorial). O procedimento aqui é similar ao cenário previamente descrito, com um eletrodo de estimulação, um eletrodo ativo e um eletrodo de referência localizado junto ao curso do nervo e um eletrodo terra localizado na extremidade. A estimulação é idêntica ao que foi previamente abordado. A única diferença funcional aqui é a de, em vez de utilizar distâncias predeterminadas para as quais as latências normativas foram desenvolvidas, o avaliador cria um cenário adequado e, então, mede as distâncias entre os locais de estímulo e captação. Essa distância é utilizada como numerador, e o tempo do estímulo até o pico do potencial negativo é o valor utilizado como denominador. Isto cria uma velocidade (em m/s) que pode ser comparada a valores conhecidos pelos nervos periféricos. Normalmente, os nervos nas extremidades superiores conduzem a uma velocidade de no mínimo 50 m/s, e os nervos das extremidades inferiores conduzem a uma velocidade de 40 m/s ou mais.[50,56,57] Estão disponíveis tabelas para velocidades de condução nervosa mais específicas para um determinado nervo, se desejado.[57]

Para propósitos ilustrativos, um cenário típico de estudos de nervo sensorial realizados em um exame de rastreamento da extremidade superior pode incluir o seguinte: (1) segmento palma-punho e dois dedos-punho do nervo mediano (ortodrômico), (2) palma-punho e cinco dedos-punho do nervo ulnar (ortodrômico) e (3) antebraço até o punho do nervo radial superficial (antidrômico). Os dois segmentos avaliados com o nervo ulnar e mediano permitem um exame da compressão potencial em locais como em que o nervo mediano passa sob o ligamento carpal transverso ou o nervo ulnar atravessa o canal de Guyon, bem como a observação de quaisquer outras diferenças que um segmento possa revelar. Com um problema simples, como a síndrome do túnel do carpo, se esperaria que apenas um nervo fosse afetado, neste caso o mediano. Se todos os PANS tivessem latências prolongadas, contudo, poderia suspeitar-se então de um problema mais sistêmico, como uma **polineuropatia**. Deve ser observado que os rótulos diagnósticos, como síndrome do túnel do carpo e polineuropatia, são incluídos aqui como exemplos ilustrativos do que pode ser encontrado em um paciente que apresentou uma dessas condições. Por sua natureza, o exame neurofisiológico fornece informação colaborativa que é utilizada pelo médico que coordena o cuidado do paciente para formar um diagnóstico, mas por si próprio este tipo de avaliação não é diagnóstica. Os exemplos aqui fornecidos dos PANS dos nervos radial mediano, ulnar e superficial são isto, exemplos selecionados. Como tem sido salientado ao longo de toda essa discussão, os avaliadores utilizarão seu conhecimento e experiência para selecionar os PANS adequados e outras partes do exame com base na condição do paciente.

Outras variações aos estudos de nervo sensorial

Estudos de comparação. O propósito de se realizarem estudos de comparação na determinação da presença de mononeuropatias, por exemplo, mononeuropatia mediana no punho ou distal a ele ou síndrome do túnel do carpo, é melhorar a sensibilidade do ECN enquanto mantém a especificidade. Ao se avaliar um paciente com suspeita de mononeuropatia mediana no punho

Capítulo 8 • Princípios de Avaliação e Teste Eletrofisiológico 241

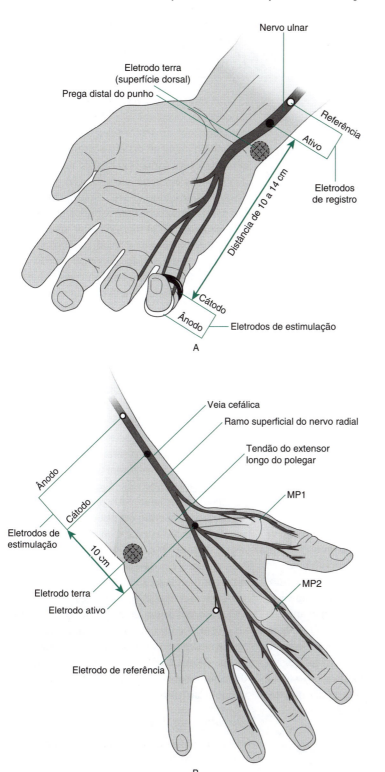

Figura 8.7 (A) Cenário de estimulação ortodrômica ulnar cinco dedos-punho. (B) Cenário de estimulação antidrômica para o ramo superficial do nervo radial (*Fonte*: Ref.[53]).

242 Parte II • Modalidades de Energia Elétrica

> ## ESTUDO DE CASO 8.1
> # TESTE ELETROFISIOLÓGICO

Diagnóstico e razão para encaminhamento: Neuropatia mediana distal no punho ou distal a ele (síndrome do túnel do carpo).

História: Durante o exame clínico, os pacientes com essa condição se apresentarão com frequência com sensação alterada sobre o aspecto palmar do polegar, dedo indicador, dedo médio e metade do dedo anelar (distribuição sensorial nervosa mediana) com sintomas exacerbados à noite. Eles podem também ter fraqueza e/ou atrofia dos músculos da eminência tênar (músculos inervados medianos). Durante o ECN, as latências sensorial e motora são, muitas vezes, desaceleradas para o segmento do nervo distal ou sobre o punho (nervo mediano). A desaceleração é geralmente devida à compressão do nervo mediano à medida que ele passa sob o ligamento carpal transverso. A compressão é multifatorial em seu impacto, causando mudanças na microcirculação dos axônios que compõem coletivamente o nervo, inflamação, bem como desmielinização de um segmento de muitos destes axônios.[28,42,73,87] Portanto, o ECN desacelerado sobre o segmento é, em grande parte, devido à perda de mielina e uma interrupção da condução saltatória normal. A partir de um ponto de partida eletrofisiológico, essa é uma condição que é primariamente caracterizada pela desmielinização. Esse mecanismo de desmielinização será refletido na interpretação fornecida pelos eletrofisiologistas em sua redação.

Enquanto a diminuição da condução nervosa na região da compressão é um achado típico em um paciente com síndrome do túnel do carpo, o segmento do nervo mediano do punho até o cotovelo é geralmente normal em termos de velocidade e tamanho dos PA conduzidos. Isto sugere que o segmento mais proximal do nervo mediano não seja afetado. Assim, identificando em que a mudança na VCN está ocorrendo e demonstrando que outros segmentos do nervo conduzem normalmente, o eletrofisiologista forneceu informação que é valiosa na localização da lesão. Decréscimos na amplitude também podem ser notados em associação a uma compressão moderada a grave.

Procedimentos de testes e achados: O exame EMG pode ter achados positivos (potenciais de fibrilação, OAP, unidades com quedas etc.) em músculos como o abdutor curto do polegar (ACP) (C8-T1, inervado mediano) e o oponente do polegar (C8-T1, inervado mediano). Na avaliação posterior, o EMG normal poderia ser observado no primeiro interósseo dorsal (também C8-T1) o pronador redondo (C6-7, inervado mediano) e outros múscu-

los inervados pelo nervo mediano proximal ao punho ou qualquer outra raiz nervosa terminal. O fato de que mudanças nos músculos selecionados inervados apenas pelo nervo mediano distal ao punho são observadas sugere que alguns axônios dentro do nervo mediano foram danificados a um ponto em que os PA não estão mais sendo conduzidos junto de seu comprimento. Esses achados são consistentes com uma axonopatia e isto é sugestivo de uma compressão mais grave do que aquela limitada a mudanças apenas na velocidade da condução nervosa. Visto que no exame físico, os achados de ECN e de EMG estejam todos limitados ao segmento do nervo mediano no punho ou distal a ele e os músculos que esse segmento supre, um consistente caso pode ser realizado de que essa é a fonte do problema do paciente. Isto é posteriormente apoiado por outros achados, como o EMG normal com o primeiro interósseo dorsal que contêm raízes nervosas C8-T1 similares aos músculos tênares, ainda que normal, pois é derivado do nervo ulnar que não passa sob o retináculo carpal transverso. Outros achados são o ECN mediano normal no antebraço e o EMG normal encontrado no pronador redondo. Esses achados ajudam a delinear o problema e eliminam possibilidades alternativas que poderiam ser compatíveis com a apresentação do paciente. Uma descrição eletrofisiológica desses achados poderia ser algo do tipo "neuropatia mediana moderada com desaceleração no punho ou distal a ele (desmielinização > axonopatia), consistente com a consulta referida de síndrome do túnel do carpo". A desmielinização é enfatizada uma vez que a desaceleração seja o achado primário neste caso, com mudanças EMG mínimas ou ausentes muitas vezes encontradas. Além disso, os achados são normalmente escritos de um modo que não seja diagnóstico, mas sim fornece ao profissional de saúde que é responsável pela coordenação do cuidado do paciente a informação de que ele precisa fazer um diagnóstico, quando observado na luz de quaisquer outros testes especiais ou procedimentos solicitados.

Questões de discussão

• Em um paciente com uma neuropatia mediana distal no punho ou distal a ele (síndrome do túnel do carpo), quais alterações se esperariam nos seguintes parâmetros? Por que eles poderiam ser fisiologicamente observados?

   (a) LSD

   (b) Amplitude do PANS

   (c) LMD

(continua)

Capítulo 8 • Princípios de Avaliação e Teste Eletrofisiológico **243**

ESTUDO DE CASO 8.1 (Continuação)
TESTE ELETROFISIOLÓGICO

(d) Amplitude do potencial de ação da unidade motora composto (PAMC)

(e) Alterações EMG

- Ao ler o registro do mesmo paciente, o estudo de condução central (onda F) para o nervo mediano é levemente prolongado. O que isto significa no contexto desse paciente e quais são os fatores que poderiam afetar esse valor reflexo?

- Poderia um reflexo de Hoffman (onda H) ser apropriado para o músculo ACP? Por que ou por que não?

- Qual é o impacto da temperatura de um membro sobre a latência da condução nervosa e os valores de VCN obtidos?

- A síndrome do túnel do carpo é, muitas vezes, descrita como uma neuropatia de compressão. A partir de um ponto inicial fisiológico, qual estrutura ou quais estruturas são afetadas por essa compressão e como isto impacta a função nervosa?

- A compressão associada com um caso típico de síndrome do túnel do carpo terá achados eletrofisiológicos mais consistentes com uma condição de desmielinização ou uma axonopatia? Por quê?

- O flexor longo do polegar, o pronador redondo e o ACP são inervados pelo nervo mediano. Presumindo-se um caso de síndrome do túnel do carpo de moderada a grave, quais desses músculos medianos inervados demonstrariam mudanças EMG? Por quê?

- Os procedimentos de neuroestimulação repetida poderiam ser utilizados como parte da avaliação de um indivíduo com uma neuropatia mediana distal (síndrome do túnel do carpo)? Por que ou por que não, e, se não adequado, quando esse tipo particular de procedimento de teste poderia ser adequado?

- Para um paciente com uma neuropatia mediana distal (síndrome do túnel do carpo) que tem desaceleração neural documentada (latências prolongadas), qual informação adicional é fornecida pelo achado de potenciais de fibrilação e OAP no ACP e no oponente do polegar?

---

ou distal a ele, a história e os achados de exame físico podem lhe direcionar a comprometer o nervo mediano no túnel carpal ou distal a ele. Contudo, ao se executar ECN motores e sensoriais, especificamente as latências motores distais (LMDs) e LSDs, os valores são normais. Para se melhorar a sensibilidade do exame de ECN, dever-se-ia executar estudos de comparação. Estudos de comparação anormais seriam, nesse caso, sugestivos de comprometimento do nervo mediano

---

Tomada de decisão clínica *Exercício 8.2*

Ao se conduzir a parte de ECN do exame eletrofisiológico, as primeiras LSDs são observadas limítrofes ou marginalmente prolongadas. Qual parâmetro de teste é essencial para se avaliar, e se necessário corrigir, antes de chegar-se à conclusão de que há algum tipo de disfunção dos nervos que estão sendo examinados?

Os estudos de comparação para se determinar a mononeuropatia mediana no punho ou distal a ele podem incluir:

1. Comparar a LSD mediana do dedo 4 (D4) e a LSD ulnar D4 na mesma mão. A diferença normal entre as LSD D4 medianas e ulnar é <0,6 milissegundos quando a distância é equivalente para as duas medidas. A sensibilidade para este estudo de comparação é de 77 a 82%.[1]

2. Comparar a LSD mediana do dedo 1 (D1) e a LSD radial D1 na mesma mão. A diferença normal entre as LSDs D1 medianas e ulnar é <0,5 milissegundos quando a distância é equivalente para as duas medidas. A sensibilidade para este estudo de comparação é de 69 a 74%.[1]

3. Comparar a LSD palmar mediana e a LSD palmar ulnar na mesma mão. A diferença normal entre as LSDs palmar medianas e ulnar é <0,5 milissegundos quando a distância é equivalente para as duas medidas, em geral 8 cm. A sensibilidade para este estudo de comparação é de 61%.[1]

4. Comparar a LSD do dedo médio (D2) e a LSD do dedo ulnar (D5) na mesma mão. A diferença normal entre as LSDs dos dedos médio e ulnar é <0,5 milissegundos quando a distância é equivalente para as duas medidas, geralmente 14 cm.[1]

Enquanto os estudos de comparação rigorosos aqui demonstrados para estudos de nervo sensorial (normalmente as LSDs) poderiam implicar o nervo mediano, outros estudos de comparação podem ser realizados para outros nervos ou com técnicas que envolvam LMD. Um exemplo de um estudo de comparação envolvendo LMD é o de se comparar o LMD mediano ao LMD ulnar na mesma mão (ver a seção "Estudos de Nervo Motor"). A diferença normal entre os LMD mediano e ulnar é <1,0 milissegundos, quando a distância é equivalente para as duas medidas, em geral 8 cm.[1] Os estudos de comparação também podem ser realizados comparando os valores de LMD ou LSD da mão envolvida e a não envolvida (p. ex., LMD mediano direito comparado com a LMD mediano esquerdo). Van Dijk e colaboradores afirmam que dois ou mais estudos de comparação devem ser anormais para se determinar uma mononeuropatia inicial.[58]

> ## Tomada de decisão clínica   Exercício 8.3
>
> O eletrofisiologista está tentando avaliar a LSD do nervo cutâneo lateral da coxa (NCLC; nome antigo: nervo cutâneo femoral lateral). Uma técnica antidrômica comum é a de se estimular o nervo à medida que ele passa sob o ligamento inguinal, 1 a 2 cm medial à espinha ilíaca anterior. Eletrodos de captação e referência estão geralmente localizados junto ao curso do nervo 12 a 14 cm distal ao local de estímulo. Não é incomum, particularmente em um indivíduo com sobrepeso, não ser possível de se atingir a estimulação adequada desse nervo profundamente situado. O que o eletrofisiologista pode fazer para aumentar sua chance de extrair esse nervo sensorial?

Técnicas de estimulação próxima ao nervo. Como é o caso da técnica avaliativa, para aqueles casos que não são tecnicamente de fácil obtenção, existem meios adicionais de se obter a informação fornecida pelos PANS. Por exemplo, alguns nervos estão localizados mais profundamente no corpo (p. ex., nervo cutâneo lateral da coxa [NCLC]) e podem precisar ser estimulados por meio de um eletrodo de agulha colocado próximo do nervo. Isto é chamado de técnica de estimulação "próxima ao nervo". Quando isto é realizado, outros fatores podem ser considerados, como o tempo de subida do PANS, que é definido como o tempo do desvio da forma de onda da base até o pico do potencial negativo. A inclinação dessa linha é utilizada para se determinar o quão próxima a agulha está do nervo profundamente situado, com a inclinação mais aguda possível desejada.[57] Enquanto a premissa básica do PANS obtido é similar ao que foi previamente descrito, uma descrição completa desta e de outras técnicas mais especializadas que podem ser utilizadas na realização de estudos mais avançados está além do alcance deste texto. Para mais informações sobre estes procedimentos especializados, sugerem-se os excelentes textos sobre eletrodiagnósticos de Oh[59], Kimura[2] e Dumitru e colaboradores.[1]

Estudos de nervo motor

Uma segunda parte do ECN é avaliar a função combinada do nervo, da junção neuromuscular e as fibras musculares inervadas pelos axônios disponíveis. As latências para estes ECN motores são um pouco mais longas do que aquelas para PANS, na mesma distância, devido a vários fatores. Primeiro o PA registrado aqui tem que cruzar a junção neuromuscular e isto leva um pouco de tempo, na ordem de 0,5 a 1,0 milissegundos.[60] Então, o PA tem que se espalhar sobre a fibra muscular, e isto é relativamente lento, na ordem de 3 a 5 m/s.[61,62] Isto soma-se ao fato de que os axônios condutores absolutamente mais rápidos são sensoriais (p. ex., axônios Ia associados com fusos musculares) e enquanto os axônios motores grandes conduzem funcionalmente em alta velocidade, eles não são tão rápidos quanto as maiores fibras sensoriais.[63,64] Consequentemente, enquanto a latência de LSD típica a uma distância de 8 cm seria de cerca de 2,2 milissegundos (nervo mediano), o mesmo LSD a uma distância de 8 cm seria de cerca de 4,2 milissegundos.[50]

Capítulo 8 • Princípios de Avaliação e Teste Eletrofisiológico **245**

Outra nítida diferença entre um potencial sensorial e um potencial motor é o tamanho da resposta obtida. Conforme aludido anteriormente, a resposta motora obtida dos estudos de nervo motor é relativamente grande, medida em milivolts. Comparando isto à resposta PANS típica, medida em microvolts, em que uma resposta normal poder ser apenas 5 ou 10 μV na amplitude. Assim, a resposta motora pode facilmente ser mil vezes maior do que aquela obtida com um PANS, requerendo diferentes ajustes de sensibilidade no osciloscópio quando os estudos de nervo motor estão sendo realizados. A diferença no tamanho é devida aos PA somados movendo-se sobre a superfície de todas as fibras musculares ativadas pela resposta desencadeada, conhecida como PAMC.[17]

Uma terceira diferença básica é a variedade de estruturas que pode ser direta ou indiretamente avaliada. Enquanto os estudos de nervo sensorial permitiram a avaliação de um segmento das fibras aferentes de um nervo a ser avaliado, os estudos de nervo motor podem ser utilizados para se avaliar a função da fibra eferente no nervo, da junção neuromuscular, das fibras musculares inervadas e da condição geral do comprimento total do nervo ou do arco reflexo típico (lista resumida). Os dois últimos itens do exame da totalidade do comprimento do nervo ou do arco reflexo são testados pelos estudos de condução central (ondas F) e o reflexo de Hoffman, respectivamente. Esses dois procedimentos serão abordados no final desta seção, após discutirem-se os elementos principais buscados no estudo do nervo motor básico.

A premissa para se obter um PAMC é análoga àquela feita na extração de um PANS. O estímulo ainda ocorrerá com o eletrodo de estimulação colocado junto ao curso do nervo, com o cátodo e o ânodo localizados junto ao curso do nervo e o cátodo localizado distalmente (p. ex., mais próximo ao músculo que está sendo estimulado). Um eletrodo terra também é utilizado na execução de estudos de nervo motor e é colocado no mesmo membro para se minimizar o ruído de fundo. A diferença-chave aqui é a de que o eletrodo ativo (captação) é idealmente colocado na pele sobre o ponto motor, o local em que o nervo penetra no músculo é geralmente localizado próximo ao centro do músculo. O eletrodo de referência é colocado vários centímetros longe de uma área que não conduzirá tão bem quanto o local ativo.[17] Esta configuração, demonstrada na Figura 8.7, tem o cátodo do estimulador da mão e o eletrodo ativo localizado alinhados um com o outro e o ânodo respectivo e os eletrodos de referência longes do meio da montagem.[57] Como foi o caso com o PANS, o eletrodo ativo é acoplado com a porta não invertida do amplificador diferencial, e o eletrodo de referência é inserido com a porta invertida. Devido ao amplificador diferencial, o PAMC obtido (Figura 8.8) observado no osciloscópio após uma estimulação adequada é a diferença na voltagem entre os dois eletrodos (p. ex., ativo – referência).[57]

Com um estímulo supramáximo similar àquele utilizado com o PANS, todas as fibras musculares inervadas pelo nervo sob investigação devem ser ativadas, e uma contração muscular deve ocorrer sob o eletrodo ativo. O PAMC assim obtido fornecerá no osciloscópio um quadro representativo da despolarização síncrona das fibras musculares inervadas pelo nervo despolarizado. Além disso, este PAMC reflete o estado coletivo dos axônios motores contidos no nervo sob investigação, na junção neuromuscular e nas fibras musculares coletivas inervadas. Os elementos específicos que são examinados em relação com o potencial motor evocado são: (1) latência, medida em milissegundos do momento do estímulo ao início do PA; (2) amplitude, medida em milivolts e representando a soma de todas as fibras musculares recrutadas avaliadas do início até o pico; (3) tempo de subida, medido em milissegundos, representando o momento que leva para "subir" da deflexão inicial para o pico negativo; (4) duração, medida em milissegundos e refletindo o tempo que leva da saída inicial da linha de base para restabelecer a linha de base; (5) forma, que é geralmente bifásica e (6) o cálculo da VCN junto ao comprimento do nervo sob investigação.

Tomada de decisão clínica   *Exercício 8.4*

Durante a parte motora do ECN, espera-se que o potencial de ação da unidade motora composto (PAMC) tenha uma deflexão inicial "negativa". Se a deflexão observada estiver na direção "positiva", o que poderá ser feito?

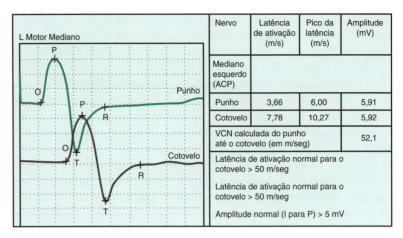

Figura 8.8 Potencial de ação da unidade motora composto (PAMC) com parâmetros de (a) latência de ativação: do estímulo para a fase negativa de arrancada do PAMC, (b) amplitude: medida em milivolts do início (I) até o pico da fase negativa do PAMC (P) e (c) forma: forma bifásica típica com fase negativa inicial (refletida aqui) (*Fonte*: Ref.[53]).

Latência. A latência é uma variável particularmente valiosa na medida em que fornece informação sobre a velocidade da condução dos axônios eferentes que inervam o músculo sob o eletrodo ativo. Ela é definida como o tempo do estímulo à saída inicial da linha de base em uma distância conhecida, que pode ser na direção de uma fase negativa se os eletrodos forem adequadamente posicionados. Como isto é geralmente realizado com músculos localizados na extensão distal do nervo sob investigação, essas latências são referidas como LMD. Para cada nervo investigado, existem gráficos normativos disponíveis com distâncias predeterminadas e valores de LMD normais máximos. Por exemplo, um arranjo da LMD do nervo mediano é mostrado na Figura 8.10. Nesse caso, a distância entre o eletrodo ativo e o cátodo da mão do estimulador é de 8 cm, medido anatomicamente junto ao curso do nervo ao longo de uma linha reta direta que liga os dois pontos. A LMD normal para o nervo mediano é menos de 4,2 milissegundos medida na distância de 8 cm.[34] Se a latência é maior que esse valor e presumindo-se que a temperatura da mão é adequada, isto sugere que o nervo está conduzindo mais lentamente do que o normal. Esse tipo de latência prolongada é, às vezes, encontrado em regiões em que ocorreu alguma desmielinização.

Amplitude. A amplitude para PAMC é convencionalmente medida da linha de base até o pico da deflexão negativa e é medido em milivolts. Como já mencionado, essa é uma deflexão muito maior do que o PANS, permitindo uma identificação relativamente clara do ponto de saída a partir da linha de base. Esse fato se tornará importante na discussão da latência e no cálculo da VCN, porque o real início do PAMC (sua saída da linha de base) é o ponto utilizado no cálculo destes valores, em vez do pico do potencial negativo que foi utilizado com cálculos de PANS. Para muitos dos estudos de nervo motor realizados na extremidade superior, os valores da amplitude dos PAMC são um pouco menores, esperando-se que os valores normais da amplitude excedam 2 mV.[10] Um valor menor que aqueles recém-referenciados sugere técnica inadequada (p. ex., o eletrodo ativo não posicionado de acordo sobre o ponto motor do músculo) ou uma perda de axônios que suprem o músculo e consequentemente o recrutamento de menos fibras musculares (**observação**: há um método alternativo de determinação da amplitude utilizado por alguns profissionais que calcula a amplitude de pico para pico.[57]).

Tempo de subida. Se o eletrodo ativo está corretamente posicionado sobre o ponto motor do músculo, a deflexão inicial da linha de base será negativa.[57] O tempo de subida é, então, o tempo que ele leva desta deflexão inicial até o pico da fase negativa. A inclinação desse tempo de subida é sentida como refletora da distância entre o eletrodo ativo e a fonte do PA.[57] Uma inclinação íngreme é ideal e é indicativa de um bom posicionamento de eletrodo. Se o eletrodo ativo não estiver corretamente posicionado, então a deflexão inicial pode ser em uma direção positiva. Nesse caso, o tempo de subida é medido do pico da deflexão positiva até o pico da deflexão nega-

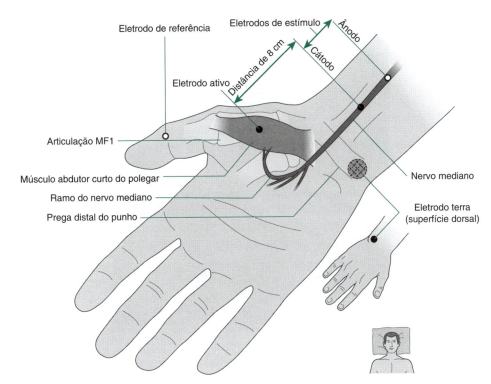

Figura 8.9 Arranjo para estudo de latência motora distal (LMD) mediana (o eletrodo de estímulo está próximo do punho, com o cátodo distalmente localizado). O eletrodo de captação ativo está posicionado sobre o ventre do abdutor curto do polegar, com o eletrodo de referência posicionado na articulação interfalângica. O eletrodo terra está posicionado sobre a parte ulnar do punho.

tiva ou o profissional pode reposicionar o eletrodo de registro ativo. Essa deflexão positiva inicial é indicativa do PAMC atingindo o eletrodo de referência antes de atingir o eletrodo ativo e sugere uma técnica menos ideal. O tempo de subida ajuda os avaliadores na avaliação de sua técnica e na condução do posicionamento de eletrodo ideal.

Duração. A duração é o comprimento de tempo que o PAMC persiste, medido em milissegundos. Uma vez que o PAMC típico tenha duas fases, uma negativa e uma positiva (ver Figura 8.9), há potencial para duas medidas de duração. A primeira e a mais comumente utilizada é o tempo do início do PAMC, por meio do pico negativo, até a linha de base ser novamente atingida.[57] Uma duração excessivamente prolongada pode ser sugestiva de desmielinização, que aumenta a dispersão temporal normal dos axônios que compõem o nervo periférico. A segunda maneira com a qual a duração pode ser calculada é a partir do início, por meio das duas fases, positiva e negativa, até o restabelecimento da linha de base. Esse valor é utilizado com menos frequência, mas, quando excessivamente prolongado, pode ser sugestivo de condições de desmielinização.[57]

Forma. A forma do PAMC é bifásica, como ilustrado na Figura 8.9. Conforme mencionado, a forma obtida fornece informação que ajuda o avaliador a garantir que uma boa técnica está sendo empregada. Se a forma do potencial obtido tiver uma deflexão inicial positiva, então os eletrodos devem ser reajustados antes de se conduzir o estudo de nervo motor.

Velocidade de condução nervosa. Enquanto os valores de LMD fornecem informação sobre um segmento predeterminado de um nervo, eles não fornecem informação sobre a condição de todo o nervo. Por exemplo, se uma LMD prolongada for observada para o nervo mediano com um eletrodo ativo sobre o ventre muscular do abdutor curto do polegar (ACP) e o cátodo de estímulo a 8 cm próximo desse ponto (Figura 8.10), ela apenas indica que esta parte do nervo não avaliador está conduzindo com normalidade. Ela não fornece ao avaliador

248 Parte II • Modalidades de Energia Elétrica

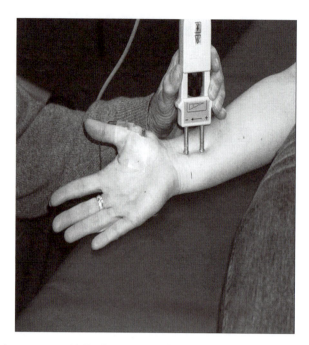

Figura 8.10 Arranjo para LMD do nervo mediano a uma distância de 8 cm.

a informação necessária para que se chegue a conclusões sobre o nervo mediano próximo ao ponto de estímulo.

Para se chegar a conclusões sobre as partes mais próximas do nervo, o eletrodo ativo é deixado no lugar e o eletrodo de estimulação é movido proximalmente. A ilustração na Figura 8.11 mostra a disposição para o nervo mediano que está sendo estimulado na fossa cubital do cotovelo. Essa segunda estimulação na fossa cubital (a primeira foi a LMD inicial obtida) fornece um potencial bifásico que representa o tempo que levou para o PAMC viajar pelo nervo mediano para o local de estimulação para a LMD, **mais** o tempo que levou para viajar os 8 cm distais do nervo, cruzar a junção neuromuscular e causar a despolarização síncrona das fibras musculares do ACP (o tempo da LMD inicial). Ao medir a distância do cátodo durante o ponto inicial de estimulação utilizado na obtenção da LMD até o ponto do cátodo dessa segunda estimulação, uma distância conhecida é obtida (essa técnica de avaliação de velocidade de condução de nervo motor [VCNM] tem de ser feita para cada indivíduo, porque, dependendo do tamanho do corpo de cada pessoa e das características morfológicas, o comprimento do antebraço variará consideravelmente). Subtraindo-se a LMD inicial da latência recém-obtida, tem-se o tempo que foi requerido para o PAMC viajar da fossa cubital até o local de estimulação da LMD. Isto fornece ao avaliador o conhecimento da distância e do tempo, o que permite o cálculo da VCN sobre o segundo segmento do nervo, que neste caso é o antebraço. Visto que a VCN é medida em metros por segundo, a razão das duas variáveis obtidas de distância e tempo é calculada da seguinte maneira: VCN = distância (em milímetros) / tempo (em milissegundos). Cabe observar que, subtraindo o tempo e a distância da estimulação precedente, nesse caso a LMD, o valor de condução nervosa obtido reflete a VCN do segmento específico do nervo por último examinado. Assim, o valor da VCN registrado reflete a velocidade de condução da fossa cubital até o carpo. Salienta-se, também, que este foi o caso com os PANS, os valores de VCN obtidos são refletivos apenas dos axônios motores condutores mais rápidos contidos no nervo. Utilizando-se o equipamento EMG atual, o cálculo da VCNM é determinado pelo programa de computador.

Enquanto a Figura 8.10 ilustra como a VCN pode ser computada para o segmento do nervo da fossa cubital até o carpo, a VCN de outros segmentos também pode ser obtida. Por exemplo, se uma terceira estimulação for desejada junto ao curso do nervo mediano no braço, uma terceira latência PAMC seria obtida. Com a subtração da latência PAMC da fossa cubital (segunda esti-

Capítulo 8 • Princípios de Avaliação e Teste Eletrofisiológico 249

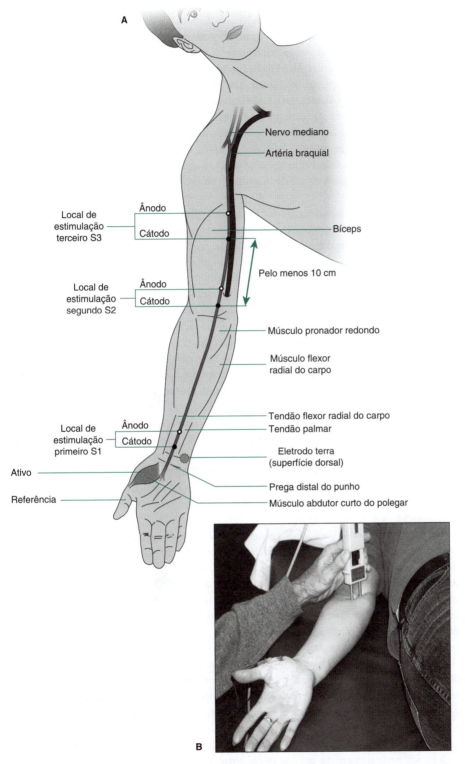

Figura 8.11 Arranjo para nervo mediano (motor) com estímulo na fossa cubital. (A) Fotografia do procedimento. (B) Ilustração com os locais de estimulação identificados.

mulação) do PAMC desse braço (terceira latência), um novo tempo em milissegundos é obtido, que reflete o tempo que leva para o PAMC viajar do local de estimulação para a fossa cubital. Ao se medir a distância, a VCN desse segmento pode ser calculada. Isto pode ser novamente realizado com estimulação na axila e novamente com estimulação no ponto de Erb ou de modo supraclavicular. O ponto de Erb está localizado posteriormente à porção média da clavícula e é o local de um estímulo supramáximo, forte, projetado para ativar o plexo braquial. O ponto de Erb ou local de estimulação supraclavicular também é utilizado nas técnicas mais avançadas com outros nervos que, de outra maneira, não se prestam à estimulação direta, como o nervo torácico longo, o nervo supraescapular, o nervo axilar, o nervo musculocutâneo e o nervo radial proximal.[65]

Esta capacidade de se obter VCN dos segmentos incrementais de um determinado nervo é valiosa em várias maneiras. Primeiro, a velocidade global dos axônios eferentes (motores) na extremidade superior é mais rápida do que aquela na extremidade inferior, com os valores excedendo 50 m/s na extremidade superior e 40 m/s na extremidade inferior.[10,50] As razões para essas diferenças entre as extremidades superior e inferior incluem temperaturas levemente mais baixas nas extremidades inferiores, uma relação inversa entre comprimento do nervo e velocidade de condução e possivelmente diminuição axonal distal mais abrupta.[21] Comparando uma VCN obtida a esses valores gerais, a condição geral desse segmento do nervo pode ser avaliada. No caso de uma compressão grave em um determinado ponto, a VCN poderia ser normal nesse ponto, diminuída sobre o segmento que inclui essa compressão e, então, resumir-se a uma VCN normal para o segmento avaliado de modo mais proximal.[116] Isto poderia ocorrer, por exemplo, com o nervo mediano, se houvesse compressão/restrição significativa em que o nervo mediano passasse pelas duas cabeças do pronador redondo. Ao se identificar este segmento com uma velocidade de condução anormal, a informação fornecida esclarece o mecanismo do problema que o paciente está sentindo. Essa avaliação segmento a segmento é, muitas vezes, utilizada para se medir a função do nervo ulnar quando ele passa sob o epicôndilo medial no túnel cubital e está propenso à compressão. Segundo, as mudanças normais na VCN que ocorrem de distal à proximal podem ser clinicamente observadas. Os nervos tendem a ter um diâmetro maior proximalmente e a se tornarem menores à medida que passam distalmente. Além disso, a temperatura do braço é normalmente mais alta do que a temperatura medida no punho. Teoricamente, portanto, seria esperado que a VCN observada pudesse geralmente aumentar à medida que o nervo é avaliado mais proximalmente. Isto é o que é normalmente encontrado, com todos os segmentos na extremidade superior conduzindo a, no mínimo, 50 m/s, mas os segmentos mais proximais conduzem um PA a uma velocidade ainda mais rápida.

Latência comparada com VCN. A latência e a VCN estão diretamente relacionadas uma à outra, mesmo que as características desejáveis com que cada uma primeiro passa pareçam ser diferentes. A latência desejada é aquela que é curta (medida de tempo), enquanto a VCN desejada é aquela que é rápida (velocidade). Como previamente abordado, as latências são utilizadas para distâncias conhecidas, geralmente o segmento distal do nervo motor sendo investigado (LMD), e comparadas a um gráfico dos valores normativos (p. ex., LMD e amplitudes). Metaforicamente, uma latência pode ser comparada a um motorista que encontra o "quilômetro um" na estrada e marca quanto tempo leva para chegar ao "quilômetro dois". Visto que isto é uma distância conhecida, se esperarmos que carros andem por uma autoestrada a uma velocidade de pelo menos 96 km/h, o valor do tempo de "latência" esperado para esta distância seria de 60 segundos. Qualquer medida de tempo menor de 60 segundos seria boa, indicando um carro rápido. Qualquer medida de latência maior de 60 segundos poderia sugerir um carro lento, que, para termos desta discussão, seria considerada anormal. De modo similar, ao se medir o tempo que um PA leva para passar de um ponto para um segundo ponto, a uma distância conhecida, as latências normais foram obtidas e são parte de uma "tabela de valores normais" utilizada no laboratório eletrofisiológico. Os valores de latência menores que aqueles encontrados na tabela de valores normais são bons, uma vez que eles indicam que a velocidade de um PA que percorre o feixe composto de axônios seja adequadamente rápida. É digno de nota, contudo, observar que LMD são geralmente mais longos do que as LSD, visto que, acrescendo ao PA que percorre os axônios (tudo é avaliado com LSD), a LMD também reflete o tempo para a transmissão sobre a junção neuromuscular e o tempo para o PA percorrer as fibras musculares. Visto que a liberação da ACh sobre a junção neuromuscular leva aproximadamente 1 milissegundo e a velocidade de um PA junto às fibras musculares é mais lento que os axônios, a LMD é mais longa do que a LSD de comprimento similar.

As velocidades de condução são utilizadas para segmentos do nervo próximos ao ponto de estimulação inicial obtida com a LMD e são comparados às velocidades de condução normais para as extremidades superior e inferior, conforme identificado em uma tabela de valores normais. As velocidades de condução nervosa são computadas por várias razões. A primeira é que os comprimentos das extremidades variam, assim determinando a "velocidade" em vez do comprimento do membro, as comparações podem ser feitas entre os indivíduos. Segundo, visto que elas sejam obtidas com a subtração da LMD, a contribuição da junção neuromuscular e do PA junto às fibras musculares é eliminada. Terceiro, esse tipo de avaliação permite o exame dos segmentos de um nervo que estão próximos à parte distal de uma extremidade, permitindo o bloqueio do local da condução potencial ou que outras anormalidades sejam identificadas. Coletivamente, esse tipo de avaliação permite uma representação acurada da velocidade que o PA está percorrendo sobre todos os segmentos do nervo motor de interesse.

Para se concluir esta discussão contrastando latência e VCN, deve-se observar que uma não é necessariamente mais precisa do que a outra, mas elas utilizam basicamente a mesma informação para procurar o aspecto na função nervosa em modos levemente diferentes. Enquanto é teoricamente possível que a VCN possa ser calculada para o segmento medido com uma LMD, isto não é rotineiramente realizado, visto que as imprecisões poderia ser inerentes devido à contribuição da junção neuromuscular e a velocidade diminuída da condução de PA da fibra muscular. Inversamente, enquanto as latências são automaticamente calculadas para cada segmento do nervo estimulado na obtenção da VCN, como os membros têm comprimentos diferentes, as latências obtidas não são diretamente comparáveis. Ao contrário, as LMD são subtraídas uma da outra para obter-se a medida de tempo utilizada no calculo da VCN. Os pontos-chave a reconhecer são os estados desejados são uma latência curta e uma velocidade de condução rápida, e as duas variáveis estão medindo a mesma entidade, mas são expressas em diferentes unidades para se facilitar a comunicação.

Outros procedimentos de condução de nervo motor

Estudos de condução central. Um estudo de condução central no teste de VCN também é conhecido como onda F.[66–68] Funcionalmente, isto é um PA que é transmitido proximalmente (de modo antidrômico) via axônios eferentes ao nível da célula do corno anterior, que então "volta" junto aos mesmos axônios eferentes para resultar em uma segunda contração das fibras musculares incrvadas. O tcrmo contração sccundária é utilizado porque, quando é gerado um estímulo em um local distal, há de início uma ativação direta das fibras musculares do segmento distal dos axônios eferentes que ativam diretamente as fibras musculares, criando um PAMC. Esse PAMC é conhecido como "onda M". Enquanto a onda M ocorre próxima com o estímulo, a onda F ocorre significativamente mais tarde, porque o PA tem de passar de modo antidrômico pelos axônios eferentes até o nível do neurônio motor alfa e voltar para os axônios eferentes de modo ortodrômico para extrair um PAMC. Assim, uma das forças da onda F é que ela é representativa do estado de condução global de todo o nervo sob investigação.

A técnica de se gerar uma onda F é, em grande parte, igual àquela utilizada para se gerar LMDs, com exceção de que o cátodo e o ânodo do estimulador manual são invertidos em suas posições. Nesse caso, o cátodo é colocado proximalmente junto ao nervo sob investigação, de modo que o potencial evocado prossiga diretamente para o nível da medula espinal sem passar sob o ânodo (que está agora colocado distal ao cátodo). A amplitude da onda F é geralmente pequena, apenas cerca de 1 a 5% do tamanho da onda M gerada pela estimulação direta.[69] Além disso, a onda F tem variabilidade significativa e, enquanto ela pode ser extraída de muitos músculos nas extremidades superior e inferior, ela pode não estar universalmente presente. Geralmente, ainda com o uso da estimulação supramáxima, um número razoável de ondas F (p. ex., 10 a 12) é extraído, e a mais curta latência obtida é registrada como valor de latência de onda F. Os valores normais são menos de 32 milissegundos para a extremidade superior e menos de 58 milissegundos para a extremidade inferior,[67] em um indivíduo com altura não superior a 1,82 metros (6 pés). Para indivíduos com mais de 1,82, os valores normativos e/ou métodos para o cálculo

252 Parte II • Modalidades de Energia Elétrica

da onda F estão disponíveis.[70] Além de ser um modo de se examinar o estado da condução sobre todo o comprimento de um nervo, uma onda F prolongada é, muitas vezes, colaboradora de outros achados de VCN diminuídos em um segmento que pode ser indicativo de uma condição de desmielinização.[71-73] Adicionalmente, está técnica pode ser útil na identificação dos problemas do plexo (plexopatia) ou da disfunção neuropráxica proximal.

Reflexo de Hoffman. O reflexo de Hoffman, ou onda H, é um exemplo fisiológico do arco reflexo normal que está presente em apenas alguns músculos selecionados. O PA evocado para este reflexo percorre proximalmente via axônios aferentes (condução ortodrômica) para o nível segmentar da medula espinal. O PA composto resulta em neurotransmissores passando entre uma ou mais sinapses para, por fim, atingir as células do corno anterior, extraindo-se uma condução ortodrômica que resulta no PAMC. A onda F segue o mesmo curso que poderia ser utilizado com um reflexo de estiramento muscular (REM), percorrendo proximalmente via axônios aferentes para a medula espinal, atravessando a medula espinal para os neurônios motores alfa e, então, percorrendo distalmente via neurônios aferentes para despolarizar as fibras musculares. Esse é um reflexo bem estável e pode ser um sensível indicador de um problema junto a um nervo, como uma radiculopatia S1.[74] Como foi o caso com a onda F, há uma onda M inicial que ocorre temporariamente próxima ao tempo de estimulação, com a onda H ocorrendo mais tardiamente devido ao seu curso muito mais longo. Comparada à amplitude máxima da onda M do mesmo músculo (p. ex., sóleo), a onda H tem amplitude menor, latência mais longa e intensidade de estímulo ideal menor.[75] A magnitude do reflexo H geralmente atinge o pico na observação de um PAMC direto ou de uma resposta M, ou antes disso, do músculo sóleo. Aumentos adicionais na intensidade da corrente resultam em aumento contínuo da resposta M, mas em declínio estável da amplitude do reflexo H.[76] Foi determinado que 24 a 100% do grupo do neurônio motor pode participar do reflexo H. Isto sugere que a amplitude do reflexo H é bem variável e sujeita a fatores múltiplos, incluindo contração voluntária branda do músculo sob investigação e/ou influência supra-segmentar de facilitação central.[76] A onda H tem amplitude muito menor do que a onda M e intensidade de estímulo ideal bem menor. O maior obstáculo à onda H é o de que ela pode ser extraída com confiança apenas em um grupo limitado de músculo, primariamente os músculos da panturrilha[69] e, mais raramente, com o flexor radial do carpo.[77] Esse procedimento não é utilizado rotineiramente com exceção dos músculos na perna, mas ele pode fornecer uma valiosa informação colaboradora com condições selecionadas, como a radiculopatia S1 já mencionada.

Estímulo nervoso repetitivo. O procedimento de estímulo nervoso repetitivo é utilizado para se avaliarem condições que afetem a junção neuromuscular, como miastenia grave e síndrome de Lambert-Eaton. A miastenia grave é um problema com os receptores pós-sinápticos, limitando a capacidade da ACh de se unir. Quando a ACh é liberada pelo aspecto distal do axônio eferente e não interage com os receptores pós-sinápticos, a maior parte desse neurotransmissor é reabsorvida antes de estar apta a se unir com os poucos receptores existentes que normalmente causariam despolarização. Com o estímulo nervoso repetitivo, o conteúdo quantal diminui em cerca de 50% do estímulo inicial.[78] Essa queda na ACh disponível acoplada com o número diminuído de receptores com os quais se unir resulta em uma amplitude diminuída da resposta PAMC com estímulo nervoso repetitivo. Existem protocolos restritos que precisam ser seguidos com esse procedimento,[79] como a taxa de estímulo e o estímulo realizado após o exercício e com o tempo. Para a síndrome de Lambert-Eaton, um problema pré-sináptico com os canais de cálcio, o estímulo repetitivo tende a resultar em aumento nas respostas de amplitude de PAMC. A resposta incrementada observada é devido a mais cálcio entrando no aspecto distal do neurônio após o estímulo repetitivo, resultando em liberação quantal maior de ACh, criando PAMC melhorados. Enquanto bem simplificados, esses dois exemplos ilustram como o estímulo repetitivo pode ser utilizado para se auxiliar a determinar a natureza de uma suspeita de problema na junção neuromuscular.

Técnicas de condução neural adicionais. Existe uma série de outras técnicas ou procedimentos que podem ser utilizados na execução do ECN, como a técnica de estímulo próximo ao nervo anteriormente mencionada, ou uma técnica "de avanço", em que um eletrodo de estimulação é movido a pequenas distâncias sobre um nervo periférico em uma tentativa de se identificar a localização específica de um problema. Essas técnicas e outros procedimentos mais avançados

Capítulo 8 • Princípios de Avaliação e Teste Eletrofisiológico · **253**

ESTUDO DE CASO 8.2
TESTE ELETROFISIOLÓGICO

Diagnóstico e Razão para Encaminhamento: Radiculopatia envolvendo a raiz nervosa C5.

Procedimentos de Teste e Achados: Neste caso, esperar-se-ia que o exame clínico e o EMG seriam as partes mais informativas do exame. A diminuição da condução nervosa provavelmente não será observada, uma vez que os segmentos do nervo que pode ser prontamente medido não serão afetados por uma restrição nos forames intervertebrais C4-5. O exame clínico, contudo, pode demonstrar fraqueza, um padrão dermátomo se alteração sensorial ou um reflexo alterado (p. ex., reflexo do bíceps braquial é predominantemente C5). Além disso, o exame EMG trará a amostra de um número de músculos com contribuições C5 que abrangem um número de diferentes nervos. Se os achados EMG positivos são observados no bíceps braquial (nervo musculocutâneo: C5-6), músculo deltoide (nervo axilar: C5-6), porção clavicular do peitoral maior (nervo peitoral lateral: C5-7), músculo supraespinal (nervo supraescapular: C5-6) e o paraespinal mesocervical (ramo dorsal primário) então a raiz nervosa C5 ou C6 está fortemente implicada. Quando isto é combinado com achados normais no pronador redondo (nervo mediano: C6-7), extensor radial longo do carpo (nervo radial: C6-7) e outros músculos com contribuições de C6, mas não com C5, o nível da raiz nervosa C5 emerge como a causa mais provável do problema do paciente. Os achados positivos no paraespinal cervical indicam que o processo patológico é proximal e também envolvem os ramos primários posteriores (dorsal). As velocidades de condução nervosa normal sugerem que não há compressão junto de um dos nervos periféricos nomeados que é responsável pelo que está sendo observado. Coletivamente, estes achados implicam fortemente uma compressão de raiz nervosa, especificamente o nível de raiz C5, como a causa dos sintomas sentidos pelo paciente. Neste caso, a descrição eletrofisiológica dos achados deve ser algo como axonopatia afetando os músculos cervicais partilhando contribuições de raiz nervosa C5, consistente com a consulta referida de radiculopatia cervical. Deve-se observar que, neste caso, a desmielinização potencial não foi abordada, visto que não há nada na avaliação eletrofisiológica que sugerisse uma contribuição de desmielinização.

Questões de discussão

- Em um paciente com radiculopatia cervical, quais alterações na VCN, se houver, poderiam comumente ser encontradas?
- Visto que o exame eletrofisiológico é baseado em um ótimo exame físico, quais achados de testes motor, sensorial, reflexo e especial poderiam ser evidentes em um indivíduo com radiculopatia C6?
- Na ausência de quaisquer achados do exame físico (como aqueles aludidos na questão anterior), ainda poderia se esperar que o exame eletrofisiológico demonstrasse patologia?
- Se houvesse suspeita de radiculopatia cervical C5, quais dos seguintes músculos demonstrariam achados positivos? (Para cada resposta positiva ou negativa, deve-se fornecer uma análise racional para a resposta).
  1. Paraespinal mesocervical
  2. Paraespinal cervical baixo
  3. Supraespinal
  4. Deltoide
  5. Braquiorradial
  6. Extensor dos dedos
  7. Pronador redondo
  8. Flexor ulnar do carpo
  9. Oponente do polegar
  10. Primeiro interósseo dorsal
- Qual informação os achados EMG positivos nos paraespinais fornecem que não estava disponível ao fazer o exame de EMG em um músculo da extremidade?
- Se forem observadas unidades motoras a um nível baixo de contração que sejam muito pequenas (p. ex., <300 µV) e de duração muito curta (p. ex., = 3 milissegundos), qual patologia genérica poderia estar implicada? Por quê?
- Qual é o significado clínico de 1+ OAP sendo registrado, *versus* 4+ OAP sendo registrado?
- Como os achados clínicos de um exame ECN/EMG podem ser úteis na confirmação de um diagnóstico, ajudar no desenvolvimento de um plano de tratamento adequado e orientar o prognóstico do paciente?
- Por que um exame PES deveria ser incluído como parte do teste eletrofisiológico executado?

estão além do alcance desta visão geral do ECN. São sugeridos os excelentes textos sobre esse tópico escritos por Oh[59], Kimura[2], e Dumitru e colaboradores.[1]

Um exemplo de um exame de quarto superior utilizando-se procedimentos de condução nervosa sensorial e motora

Antes de se abordar o próximo componente principal do exame, um exemplo é fornecido de um ECN genérico para uma extremidade superior. O seguinte ECN pode ser incorporado como parte do teste eletrofisiológico completo de pacientes com suspeita de síndrome do túnel do carpo ou síndrome do túnel ulnar. Poderiam ser selecionados os seguintes tipos de testes:

1. estudos de nervo sensorial:
   (a) LSD do nervo mediano (palma-punho e dois dedos-punho);
   (b) LSD do nervo ulnar (palma-punho e cinco dedos-punho);
   (c) LSD do nervo radial superficial (antebraço-punho);
2. estudos de nervo motor:
   (a) nervo mediano:
     - LMD do nervo mediano (punho-ACP);
     - VCN do nervo mediano (segmento cotovelo-punho) (p. ex., antebraço);
     - onda F do nervo mediano;
   (b) nervo ulnar:
     - LMD do nervo ulnar;
     - VCN do nervo ulnar (abaixo dos segmentos cotovelo-punho e acima cotovelo – abaixo cotovelo) (p. ex., antebraço e sobre o cotovelo).
3. onda F do nervo ulnar:

Os estudos de nervo sensorial e motor aqui resumidos fornecem ao avaliador com informações sobre a função dos três principais nervos da extremidade superior: mediano, ulnar e radial. Os estudos LSD, muitas vezes mais sensíveis do que os estudos motores para problemas iniciais, fornecem dados sobre a capacidade de condução dos axônios aferentes distais.[2,55,59] Os estudos LMD fornecem informação equivalente sobre a condição dos axônios eferentes distais de conduzir e adicionalmente testar a junção neuromuscular e fibras musculares inervadas. As velocidades de condução nervosa dos segmentos específicos dos nervos mediano e ulnar são avaliadas, bem como o comprimento total do nervo utilizando-se a onda F. Todos esses dados coletados precisam ser comparados aos valores normativos, às velocidades de condução conhecidas, às amplitudes esperadas, e assim por diante. As tabelas dos valores normais para medidas de ECN devem ser desenvolvidas para cada laboratório eletrofisiológico clínico. Com base nessa avaliação, o profissional que faz o exame pode acrescentar outros testes especializados para se observar em detalhes uma determinada área ou prosseguir para a parte EMG do exame (vários casos de estudo foram fornecidos para se ilustrar como os dados obtidos com o teste de ECN acima podem ser utilizados para se formularem conclusões clínicas).

O EXAME ELETROMIOGRÁFICO

A parte EMG do exame envolve inserir um eletrodo de agulha esterilizada no músculo para fornecer ao avaliador a informação sobre a atividade elétrica espontânea e voluntária do tecido muscular.[115] O arranjo geral para esse procedimento é esquematizado na Figura 8.12 e contém os mesmos elementos básicos utilizados para se monitorar PA durante os estudos de condução neural. Um eletrodo terra é utilizado no membro que está sendo examinado, e há um eletrodo ativo e um de referência. As duas diferenças-chave com este arranjo são que o eletrodo ativo é um eletrodo de agulha colocado dentro do músculo e não há estímulo elétrico externamente suprido. Toda a atividade monitorada provém do músculo em repouso, ou é devida à inserção da agulha, do movimento da agulha ou da atividade voluntária do paciente. O eletrodo de agulha é coberto com material do tipo Teflon para isolar todas as partes da agulha com exceção da ponta e mini-

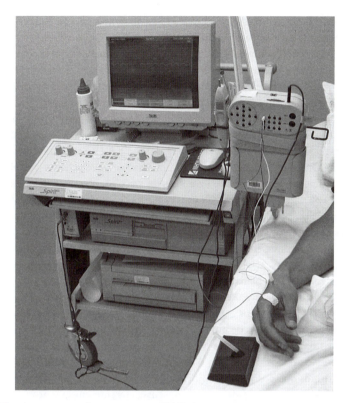

Figura 8.12 Arranjo geral para a parte EMG do exame.

mizar o desconforto durante a inserção. A ponta ativa monitora as poucas fibras musculares localizadas a aproximadamente 0,5 mm da região não isolada.[76] Estima-se que, a qualquer momento, a atividade elétrica de 1 a 12 fibras musculares esteja sendo avaliada por essa pequena região ativa no eletrodo de agulha.[76] É, portanto, necessário que se mova a agulha levemente durante o curso do exame de um músculo para se aumentar a reunião de fibras musculares potenciais que são observadas. Devido à combinação do desconforto potencial associado à inserção da agulha, deve-se mover levemente a agulha e pedir ao paciente que ele contraia o músculo enquanto o eletrodo de agulha permanece no músculo, essa parte do exame é geralmente, porém nem sempre, realizada após os estudos de condução neural. Uma boa comunicação com os pacientes é essencial para prepará-los para esta parte do exame e para solicitar sua cooperação durante o curso da avaliação.

Antes de se fornecer uma visão geral do exame EMG, pode ser benéfico fornecer-se uma análise racional do motivo pelo qual esta parte do exame seja feita. A observação direta da atividade espontânea e voluntária das fibras musculares pode dar uma quantidade de informação sobre a porção eferente do sistema neuromuscular, da célula do corno anterior para as próprias fibras musculares. Por exemplo, se uma célula do corno anterior ficar doente, então o axônio associado a essa estrutura morre, e as fibras musculares associadas a esse axônio ficam desnervadas. Isto cria uma situação em que as fibras musculares e a membrana da fibra muscular ficam "irritáveis" e propensas à atividade elétrica espontânea anormal (p. ex., OAP e potenciais de fibrilação) durante o movimento da agulha em repouso. Um segundo local potencial de compressão é do qual uma raiz nervosa sai dos forames intervertebrais. Se a raiz estiver comprometida nesse local, os axônios que passam por esse espaço podem ficar danificados, resultando novamente em atividade elétrica espontânea anormal. A identificação de uma compressão de raiz nervosa a um nível específico é feita pela amostragem de uma variedade de músculo, notando-se quais têm evidência de atividade elétrica anormal e correlacionando-se isto aos níveis da raiz que suprem os músculos amostrados. Por exemplo, um paciente com achados no pronador redondo direito (nervo mediano C6-7), extensor radial curto do carpo (nervo interósseo posterior de radial C7-8), tríceps braquial (nervo radial, C6-8) e o flexor ulnar do carpo (nervo ulnar, C7-8) têm achados comuns

256 Parte II • Modalidades de Energia Elétrica

nas contribuições da raiz nervosa C7 para todos esses diferentes nervos. Se isto estiver acoplado às intrínsecas normais da mão (nervos mediano e ulnar, C8-T1), bíceps braquial normal (musculocutâneo, C5-6), deltoide normal (axilar, C5-6) e supraespinal normal (nervo supraescapular, C5-6), o avaliador sugere que os níveis de raiz C5, C6, C8 e T1 não estejam envolvidos. O local simples mais provável para esse tipo de achado é nos forames intervertebrais em C7 em que a raiz nervosa poderia ser comprimida à medida que ela sai desse espaço. A peça final desse quebra-cabeça é testar os paraespinais cervicais inferiores, amostrando, dessa forma, os músculos supridos pelos ramos primários (dorsais) posteriores da raiz nervosa C7 (rever a seção "Anatomia do nervo espinal e junção neuromuscular" – Figuras 8.3 e 8.4). Se os músculos paravertebrais (MPV) também demonstram achados elétricos anormais, e esses achados correlacionam-se ao exame físico do paciente, a implicação é bem forte de que o problema esteja ocorrendo próximo ao ponto em que os ramos primários (ventrais) anteriores e posteriores (dorsais) dividem-se e contribuem para os músculos do plexo braquial e verdadeiros das costas. Isto poderia ser uma forte evidência na defesa de uma radiculopatia cervical C7. De modo prático, o exame EMG é o aspecto mais útil do exame eletrofisiológico para se detectarem radiculopatias e é um valioso adjunto a colaborar com os achados de IRM ou outros testes especializados de imagem. Um terceiro local potencial de problema neuromuscular é dentro do próprio músculo, com doenças miopáticas, como a distrofia muscular de Duchenne. Com as doenças afetando as próprias fibras musculares, os potenciais elétricos gerados são incomuns em aspectos como seu tamanho e duração. Essa informação nas mãos de um avaliador experiente pode ser utilizada para auxiliar no diagnóstico da patologia subjacente.

Os três exemplos dados no parágrafo anterior não pretendiam sugerir que esta seja uma variação de distúrbios que possa ser identificada com o teste EMG, mas sim fornecer exemplos ilustrativos de locais dentro da cadeia neuromuscular eferente em que problemas possam ser identificados. Enquanto três exemplos simples foram dados aqui, existem literalmente centenas de condições que se manifestam em diferentes modos com sinais evidentes durante um exame EMG. Precisa-se de significativa habilidade, experiência, bem como excelente compreensão da anatomia e da fisiopatologia da doença para se fornecer um elo entre o problema do paciente e o mecanismo subjacente à condição. A gama de problemas que pode ser avaliada com o teste EMG é bem ampla e além do alcance do que poder ser provido neste capítulo. Como foi previamente referenciado, a abordagem específica utilizada para qualquer paciente será customizada pelo profissional com base nos achados desse paciente, em particular durante o exame físico e a história. Ao se reconhecer a necessidade de se customizar os exames e a gama de patologias específicas, existem elementos comuns à abordagem básica a essa parte do exame utilizados durante a maior parte dos exames EMG. A informação EMG genérica fornecida a seguir lida com os elementos comumente examinados durante a avaliação de um músculo. Para o leitor interessado ávido por mais detalhes sobre as técnicas especializadas ou modos de se modificar esse tipo de exame, recomenda-se alguns dos excelentes textos sobre esse tópico escritos por Oh, Kimura e Dumitru.

Procedimentos EMG clínicos

O exame EMG de rotina não tem um arranjo normal, nem há um número estabelecido de músculos que precisa ser examinado. O julgamento sobre qual músculo distal e proximal testar, o número de músculos que devem ser examinados e se os paraespinais (inervados pelos ramos primários [dorsais] posteriores) devem ou não ser avaliados é baseado na experiência do avaliador e, em alguma extensão, à boa vontade das companhias de seguro em reembolsar os custos.[117] Os quatro passos da avaliação executados em cada músculo examinado são os seguintes. O primeiro passo compreende a atividade de inserção, a atividade elétrica espontânea devida à inserção do eletrodo de agulha EMG.[79] Além disso, o eletrodo de agulha é levemente movido para mostrar diferentes regiões e diferentes profundidades do músculo, avaliar a irritabilidade da membrana muscular e procurar por atividade elétrica espontânea anormal. O segundo passo inclui identificar quaisquer potenciais elétricos espontâneos anormais enquanto o músculo está em repouso. O músculo normal é eletricamente silente em repouso. Se qualquer atividade elétrica espontânea for observada, ela é registrada. O terceiro passo do exame EMG inclui a observação das fibras

Capítulo 8 • Princípios de Avaliação e Teste Eletrofisiológico **257**

musculares durante a contração voluntária. O paciente é solicitado a contrair o músculo, primeiro a um nível bem baixo para permitir a observação de unidades motoras simples e então com a intensidade crescente examinar um recrutamento ordenado das fibras musculares menores, do tipo I para as fibras musculares maiores, do tipo II. Por fim, com a contração completa, a tela do osciloscópio deve ser completamente "preenchida" ao examinar-se um músculo normal. A síntese da informação obtida nos passos 1 a 3 fornece um resumo do teste EMG e é o quarto e último passo. Uma explanação mais detalhada de cada um desses quatro passos é fornecida a seguir.

> **Tomada de decisão clínica** *Exercício 8.5*
>
> Um avaliador completou a parte EMG do exame eletrofisiológico e planeja relatar que o problema identificado tem uma localização no nível de uma raiz nervosa. Qual achado EMG é necessário para se afirmar positivamente que a localização é tão proximal quanto a raiz nervosa?

Inserção

A atividade de inserção avalia a resposta elétrica de uma amostra de fibras musculares à inserção e o movimento do eletrodo de agulha no músculo em repouso. Quando um eletrodo de agulha é colocado no músculo ou movido, é normal para a atividade elétrica observada na tela do osciloscópio durar de 20 a 50 milissegundos.[27,79] Visto que a ponta da agulha geralmente mostra o PA muscular de menos de 12 fibras musculares, ela precisa ser movida para se fornecer uma amostra representativa do músculo sob investigação. Um esquema recomendado é o de se mover a agulha para os "quatro cantos de uma pequena caixa" e repetir isto três vezes avaliando uma diferente profundidade do músculo com cada série de amostra.[76] Após cada movimento de agulha, a atividade elétrica do músculo é avaliada. Isto fornece dados de 12 amostras do músculo e aumenta a probabilidade de se identificar qualquer atividade elétrica anormal, se existir uma. Quando se observa uma atividade elétrica espontânea anormal que persiste por mais de 230 milissegundos após o cessar do movimento da agulha, isto é anormal e as características particulares dessa atividade são descritas. Além disso, se nenhuma atividade elétrica for observada com o movimento da agulha, isto também é considerado anormal. A atividade elétrica anormal aumentada associada à inserção e o movimento da agulha está ligada a condições como desnervação, distúrbios miotônicos e alguns distúrbios miogênicos (miosite).[79,80] Quando se observa redução na atividade elétrica, isto é sugestivo de alterações musculares crônicas e um músculo que está sujeito à degeneração gordurosa ou fibrótica. Nesse caso, pode haver uma sensação anormal ou resistência ao movimento da agulham, como se a agulha estivesse sendo movida por meio de um saco de areia. Esses exemplos pretendem ilustrar que, com a inserção de uma agulha, a atividade elétrica aumentada ou diminuída pode ser observada acrescida à atividade de inserção normal. Além disso, com o movimento da agulha no músculo relaxado, outras atividades elétricas espontâneas anormais podem ser observadas além de 230 milissegundos refletivos da atividade da fibra muscular normal.

Vários dos exemplos mais comuns de atividade elétrica espontânea anormal em repouso são fornecidos a seguir.

Potenciais de fibrilação. Isto representa a atividade elétrica associada à contração espontânea de uma fibra muscular simples. Uma vez que a contração de uma fibra muscular simples seja muito pequena para ser sentida ou visualmente observada, o único modo de se avaliar essa condição é por meio do exame com eletrodo de agulha EMG. A origem dos potenciais de fibrilação é da instabilidade da membrana devido à perda de inervação axonal das fibras musculares individuais que coletivamente compõem uma unidade motora. Essas fibras desnervadas ficam irritáveis e, em uma resposta para se estimular a reinervação por outro axônio, começam a ter o seu potencial de membrana em repouso oscilar para o nível do limiar.[54] À medida que esse nível de limiar é atingido, a fibra muscular simples irá espontaneamente disparar ou fibrilar. Esses potenciais de fibrilação têm uma forma característica, com uma deflexão positiva inicial, geralmente te duas a três fases e são de duração bem curta, apenas alguns milissegundos (menos de cinco).

Além disso, elas emitem um som hiperagudo que foi descrito como "chuva em um telhado de zinco" quando ouvido em um alto-falante.[54] A amplitude desses potenciais pode variar de algumas centenas de microvolts para mais de 1 mV, com a amplitude do potencial de fibrilação mais proeminente da desnervação aguda comparada à desnervação crônica.[69] A Figura 8.13A é uma ilustração de um típico potencial de fibrilação.

Ondas agudas positivas. As OAP são potenciais bifásicos, positivos e então negativos registrados em resposta ao movimento da agulha com o músculo em repouso. Esses potenciais, como os potenciais de fibrilação previamente descritos, são representativos da desnervação muscular. A etiologia básica destes OAP é considerada similar aos potenciais de fibrilação, no que eles indicam instabilidade de membrana secundária à perda de inervação axonal.[69] A verdadeira origem destes OAP não foi claramente identificada, mas obviamente esses potenciais representam uma membrana de fibra muscular instável. A forma desses potenciais é característica, com uma deflexão positiva inicial e duas fases, uma taxa de disparo regular entre 1 e 50 Hz, amplitudes que variam de 100 a 1.000 µV e uma duração que pode variar de vários a 100 milissegundos.[54] Quando amplificados com um alto-falante, esses potenciais soam como um ruído abafado ou algo que cai subitamente. Esses potenciais são, muitas vezes, vistos misturados aos potenciais de fibrilação e são encontrados com uma variedade de condições patológicas que variam de desnervação à polimiosite, distrofia muscular progressiva e doenças de neurônio motor. A Figura 8.13B fornece um exemplo de OAP misturados aos potenciais de fibrilação.

Classificação de potenciais de fibrilação e OAP. Nos registros de um paciente, a presença de potenciais de fibrilação e/ou OAP será quantificada com o uso das seguintes notações utilizadas pela Mayo Clinic[81,82]: (1) 0 indica a ausência desses dois potenciais, (2) 1+ indica que o potencial quantificado persistiu por mais de um segundo em pelo menos duas das 12 áreas examinadas, (3) 2+ indica um ou dois destes potenciais persistiu por mais de um segundo em muitas, mas nem em todas as áreas, (4) 3+ indica observação de um ou dois desses potenciais em todas as áreas, mas os potenciais foram intermitentes e (5) 4+ indica atividade elétrica anormal contínua observada em todas as áreas examinadas. A partir de um ponto de partida prognóstico,

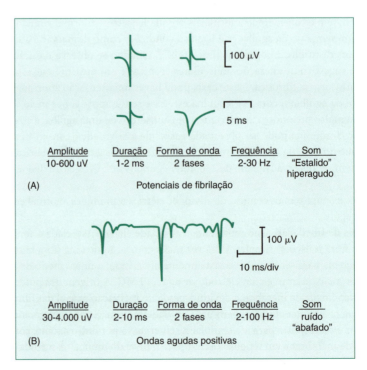

Figura 8.13 Figura que demonstra: (A) potenciais de fibrilação e (B) ondas agudas positivas (*Fonte*: Ref.[53]).

achados de potenciais de fibrilação e/ou OAP 1+ são menos graves que 3+ ou 4+, que são indicativos de uma patologia mais alastrada ou grave.

Descargas miotônicas. Essas são variações sobre o tema recém-abordado com potenciais de fibrilação e OAP, com descargas miotônicas representando uma corrida sustentada de potenciais que lembram OAP. Uma diferença aqui é que esses potenciais crescem e diminuem, soando no alto-falante como uma motocicleta, bomba de mergulho ou serra elétrica.[82,83] Os potenciais para esse tipo são observados em condições como miotonia congênita, miotonia distrófica, paramiotonia congênita e paralisia periódica hipercalêmica.[82,83] As descargas miotônicas têm uma deflexão positiva inicial e duas fases, disparam a uma taxa de 20 a 100 Hz, tem uma amplitude de 10 a 1.000 μV e tem uma duração muito curta de cerca de 2 a 5 milissegundos.[82,83]

Outros potenciais. Os três tipos de potenciais aqui observados (potenciais de fibrilação, OAP e descargas miotônicas) não são os únicos tipos de atividade elétrica anormal observada com inserção de agulha e movimento, mas são os mais comuns. Outros tipos de potenciais anormais, como as descargas repetitivas complexas e as descargas mioquímicas, podem ser vistas em uma variedade de condições do paciente. Esses potenciais são ilustrativos dos achados anormais mais comuns que podem ser observados nos registros do paciente com resultados EMG significativos. Para informação adicional, sugerem-se os excelentes textos sobre este tópico escritos por Oh[59], Kimura[11,21], e Dumitru e colaboradores[1].

Repouso. Com um eletrodo de agulha inserido em um músculo e o músculo em repouso, a linha isoelétrica deve permanecer estável e o alto-falante desligado. Existem exceções para este silêncio elétrico que ocorre no músculo normal, como a detecção da liberação aleatória de uma quanta de ACh na junção neuromuscular (potencial de placa terminal miniatura) ou a detecção de um potencial não propagado espontâneo que ocorre na junção neuromuscular (potencial de placa terminal). Enquanto essas são exceções encontradas no músculo normal, elas são relativamente identificadas com facilidade por seu tamanho, forma e som e são eliminadas movendo-se a agulha para um novo local. As exceções ao silêncio elétrico que pode ocorrer em um músculo em repouso incluem todos os potenciais previamente abordados na seção "Inserção" (potenciais de fibrilação, OAP, descargas miotônicas, descargas repetitivas complexas etc.), bem como fasciculações.

Um potencial de fasciculação é o potencial associado à ativação randômica e espontânea de um grupo de fibras musculares ou todas as fibras musculares que se originam de uma unidade motora. Todos já sentiram potenciais de fasciculação, como quando uma pálpebra se "contrai" no final do dia quando a pessoa está cansada. Isto é geralmente considerado devido à descarga anormal de um neurônio motor alfa, resultando em contração de todas as fibras musculares inervadas pela unidade motora. Como um neurônio motor alfa simples inerva até milhares de fibras musculares em músculos, como o sóleo na perna,[75,82] essas contrações podem ser sentidas pelo indivíduo e observadas por um médico. Em uma condição patológica, sua etiologia não é tão clara, e tem sido mostrado que o potencial de fasciculação pode se originar da célula do corno anterior, do nervo periférico ou da membrana nervosa terminal.[84] Como regra geral, as fasciculações são conhecidas pela companhia que têm. Em outras palavras, visto que todos sentem fasciculações quando estão particularmente cansados ou estressados, elas não são patognomônicas de si próprias de um problema neuromuscular. As fasciculações ocorrem no músculo normal e aquelas associadas à doença visualmente parecem ser idênticas. Contudo, quando elas ocorrem na presença de achados clínicos como atrofia e perda inexplicada de força, a "companhia" com a qual estão associadas é menos que o ideal e aumenta muito a importância de se observar sua aparência regular. O avaliador que procura por potenciais de fasciculação normalmente observará um músculo em repouso de um a vários minutos e contará o número de potenciais de fasciculação observados. Os potenciais de fasciculação anormais são classificados em uma escala de 1+ a 4+. Um achado 1+ indica que as fasciculações foram observadas em duas amostras, ocorrendo na taxa entre 2 e 10/min. Um achado de 4+ significa que estes potenciais foram observados em todas as áreas amostradas e as fasciculações estavam ocorrendo a uma taxa de mais de 60/min.[85] As classificações de 2+ e 2+ são simplesmente níveis que expressam achados entre essas duas extremidades da escala de classificação. Isto fornece mais um *bit* de informação que pode ajudar na formação de um diagnóstico, porque os potenciais de fasciculação anormais estão associados

260 Parte II • Modalidades de Energia Elétrica

à doença da célula do corno anterior, distúrbios metabólicos e outros distúrbios como a atrofia muscular primária e a siringomielia.[76]

Atividade voluntária. O passo seguinte na avaliação é conduzir o paciente a iniciar uma contração voluntária. De início, uma contração muito leve é procurada que causará ativação de apenas poucas unidades motoras. Esse tipo de contração leve fornece ao avaliador a informação necessária para se examinar a atividade somada das fibras musculares de uma unidade motora simples que são voluntariamente ativadas. Deve-se lembrar da discussão prévia de padrões de recrutamento normal de neurônios motores de que os menores neurônios motores que inervam fibras de contração lenta (tipo I) serão recrutados primeiramente.[65] Com os crescentes níveis de ativação voluntária, unidades motoras maiores serão recrutadas. O avaliador procura um recrutamento ordenado de unidades motoras sugerindo esse padrão pequeno à grande e também identificando, no mínimo, 12 unidades motoras para caracterizar em cada músculo examinado. Os elementos geralmente utilizados para se caracterizar uma unidade motora são os seguintes: (1) forma, que normalmente tem de duas as três fases (áreas acima e abaixo da linha de base isoelétrica); (2) amplitude, que normalmente varia de 300 a 5.000 μV (5 mV, com a amplitude de alguns músculos da mão intrínsecos na variação de 10.000 μV), com as unidades motoras com as fibras do tipo I recrutadas mais cedo tendo as menores amplitudes; (3) duração, representando o tempo envolvido da saída do potencial da linha de base até que esta seja restabelecida que normalmente varia entre 3 e 15 milissegundos e (4) som de uma unidade motora. Uma unidade motora saudável com o eletrodo de agulha posicionado próximo de si terá um som agudo, nítido. O três primeiros desses traços são, às vezes, caracterizados pelo acrônimo FAD (forma, amplitude e duração).

Forma. Um PAUM normal e um PAUM com muitas fases (potencial polifásico) são representados na Figura 8.14. Um PAUM normal tem geralmente duas a três fases. Um potencial polifásico tem cinco ou mais fases. Uma fase é aquela porção do PA que ocorre em um lado da linha de base. Assim, um potencial bifásico pode ter uma deflexão positiva inicial que termina quando o potencial retorna à linha de base e uma deflexão negativa que é a continuação da curva ascendente da forma de onda até o pico, retornando novamente à linha de base que completa a segunda fase.

Potenciais polifásicos são, muitas vezes, encontrados no tecido que foi desnervado e está no processo de regeneração.[82] Enquanto a presença de potenciais polifásicos pode colaborar para desnervação, a interpretação unicamente na base da observação destes potenciais é problemática, porque ela mostrou que o músculo normal pode ter potenciais polifásicos que variam de 12 a 35%.[54] Tendo dito isto, os potenciais polifásicos de baixa amplitude e longa duração pode ser sugestivos de potenciais nascentes (do latim, significa **nascer**) que são observados durante os estados iniciais da reinervação do músculo.[69] A identificação dos potenciais com um número anormal de fases pode ajudar na compreensão do que está ocorrendo no tecido muscular.

Um aspecto associado ao tópico das fases são as voltas. As voltas são a mudança na direção de uma parte do PAUM (nas direções positiva ou negativa) que não continua até o ponto no qual a linha de base é encontrada (ver Figura 8.14). O PAUM normal não tem voltas, mas essas pequenas mudanças na direção da forma de onda aumentam com a idade.[86] Algumas voltas sem outros achados são não indicativas de patologia. Se elas forem observadas no registro de um paciente, então a excursão mínima requerida para ser classificada como volta deve ser especificada.[69]

Amplitude. A amplitude é o tamanho do PAUM, medido de pico a pico[87] (ver Figura 8.14). PAUM normais variam de 300 a 5.000 μV (5 mV),[88–92] com os músculos distais exibindo normalmente de modo ocasional amplitudes maiores que podem chegar até 10 mV. Os PAUM do tipo I (contração lenta) devem ter uma amplitude que varia de 300 a 1.000 μV, enquanto os PAUM do tipo II (contração rápida) variam normalmente de 1.000 a 5.000 μV. Os desvios de tamanho de amplitude dessa variação de valores normais pode ser uma pista em um processo patológico. Por exemplo, muitos PAUM que estão reduzidos abaixo dos valores normais (300 μV ou menos) são, muitas vezes, observados em pacientes com miopatias.[89,90,93] Além disso, as unidades motoras de amplitude pequena podem estar presentes durante a regeneração axonal inicial, indicando recuperação contínua de uma lesão nervosa. Por outro lado, PAUM de amplitude extremamente grande são indicativos de um processo neuropático no qual ocorreu um crescimento de axônios.

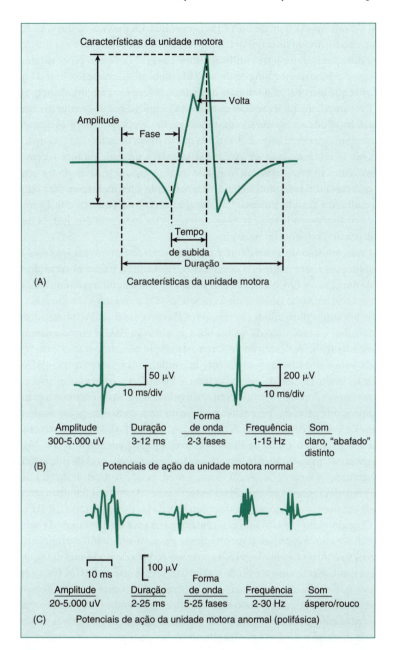

Figura 8.14 Unidades motoras. (A) Características da unidade motora. (B) Potenciais de ação da unidade motora normal. (C) Potenciais de ação da unidade motora anormal (polifásica) (*Fonte*: Ref.[53]).

Por exemplo, em um paciente com doença da célula do corno anterior, os axônios estão morrendo e as fibras musculares estão perdendo sua inervação. Bem no início desse ciclo, as fibras musculares desnervada atrairão crescimentos de axônios dos neurônios que estão ainda relativamente saudáveis, criando uma unidade motora com mais do que o seu contingente típico de fibras musculares. Esta "unidade motora gigante" terá uma amplitude que excede a variação normal, fornecendo assim informação colaboradora de que um processo neuropático está presente. A amplitude de um PAUM, muitas vezes, fornecerá ao fisioterapeuta importantes informações sobre a condição subjacente dos aspectos da unidade motora.

Duração. A duração de um PAUM é a extensão de tempo, expressa em milissegundos, do início do potencial até que uma linha de base normal seja restabelecida (ver Figura 8.14). As durações de PAUM normais variam de 3 a 15 milissegundos. Os desvios da duração dessa variação de valores normais fornecem uma importante informação adicional sobre a condição da unidade motora. Uma duração inferior a três milissegundos é sugestiva de um processo miopático e é o mais consistente parâmetro morfológico da unidade motora[94] (deve-se lembrar do parágrafo anterior que afirma que um processo miopático geralmente terá uma amplitude pequena de menos de 300 μV). Por outro lado, uma duração que exceda 15 milissegundos é sugestiva de um processo neuropático. Isto pode ser observado na consideração de vários elementos discutida anteriormente que acompanha a perda axonal. À medida que as fibras musculares se tornam desnervadas e procuram crescimentos axonais de axônios saudáveis, a unidade motora recém-configurada tem mais fibras musculares inervadas (unidade motora gigante). Além de ter uma amplitude aumentada, essa nova unidade motora tenderá igualmente a ter mais fases para o PAUM (p. ex., polifásica), resultando em um potencial de duração mais longa que excede 15 milissegundos. Desse modo, o avaliador pode utilizar esses elementos da aparência dos PAUM para deduzir a causa mecanicista do problema do paciente.

Som. O som emitido do alto-falante é uma importante ferramenta que ajuda o avaliador a fazer determinações sobre o que está ocorrendo e sua técnica. Para a observação da forma, da amplitude e da duração do PAUM, o avaliador tenta localizar a agulha próxima à unidade motora que está sendo caracterizada. Isto é ajudado ouvindo-se o som emitido e movendo-se a agulha para se extrair um som agudo, nítido. Se o som for abafado, então o PAUM está distante e o avaliador deve trabalhar na reposição da agulha mais próximo ao PAUM sendo avaliado.

Nível de contração. A descrição da forma, da amplitude, da duração e do som fornecida acima foi toda feita a um nível razoavelmente baixo de contração em que o PAUM individual pode ser caracterizado. À medida que o paciente é instruído a aumentar o nível de contração, devido a outros fatores como o recrutamento ordenado de PAUM de pequeno a grande, a taxa de disparo e a capacidade geral de "preencher a tela" com uma contração próxima do máximo, um número maior de PAUM é observado. A taxa de disparo dos PAUM primeiramente recrutados é de cerca de 2 a 3 Hz com a taxa de disparo estável atingida em cerca de 5 a 7 Hz. As unidades motoras menores, primeiramente recrutadas, aumentarão sua taxa de disparo com um nível crescente de contração voluntária. Além disso, à medida que o nível de contração continua a aumentar, as unidades motoras adicionais serão recrutadas. Assim, em um dado momento, vários PAUM podem ser observados, com um disparando a 5 Hz, um segundo a 10 Hz e um terceiro a 15 Hz.[82,84] Quando vários PAUM foram recrutados, sua taxa de disparo pode aumentar até 20 Hz. O ponto-chave aqui é o de que o recrutamento deve ser ordenado e progressivo. Se apenas grandes unidades motoras forem observadas com um recrutamento inicial e elas forem disparadas a uma taxa nitidamente em excesso de 10 Hz, isto sugere que os PAUM foram perdidos para a desnervação e que o músculo está tentando compensar com o aumento das demandas sobre as fibras remanescentes (p. ex., disparando mais rápido e recrutando unidades associadas às fibras do tipo II descritas anteriormente). Essa perda potencial de unidades motoras do tipo I e II pode ser confirmada durante uma forte contração muscular, se o padrão de interferência expresso

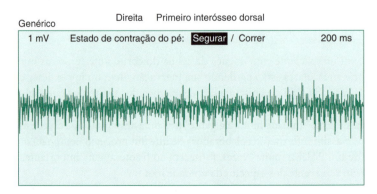

Figura 8.15 Padrão de interferência com unidades motoras normais.

Capítulo 8 • Princípios de Avaliação e Teste Eletrofisiológico **263**

no osciloscópio não é relativamente uniforme e pleno (ver Figura 8.15 para um exemplo de um padrão de interferência normal). Uma forte contração muscular é as respostas somadas de todos os PAUM disponíveis, e isto normalmente preenche a tela do osciloscópio, criando um padrão de interferência normal. Se o padrão de interferência é menos que pleno com as unidades motoras observadas disparando a uma taxa rápida, ele é descrito como representando apenas unidades simples, ou preenchimento de tela parcial. A perda das unidades motoras e o resultado de preenchimento de tela menos que o ideal pode ser indicativo de condições neuropáticas.[93]

Resumindo a parte da contração voluntária do exame, o paciente será solicitado a contrair minimamente, aumentar o nível de contração de leve para forte e então relaxar o músculo. A contração mínima permite a identificação das características do PAUM resumidas anteriormente. O aumento no nível de contração permite o exame da ordem de recrutamento, da amplitude global das maiores unidades e a capacidade de atingir uma contração plena, suave (p. ex., preenchimento pleno da tela ou padrão de interferência normal). Por fim, o paciente precisa relaxar e o músculo deve ser monitorado até que o estado de repouso seja restabelecido.

O número de músculos que deve ser avaliado em determinado exame é a prerrogativa do avaliador. Enquanto em alguns casos isto é limitado devido a aspectos de reembolso, o avaliador é incumbido de assegurar que músculos suficientes tenham sido amostrados com EMG de modo

---

ESTUDO DE CASO 8.3
TESTE ELETROFISIOLÓGICO CLÍNICO

Histórico: Um trabalhador da unidade de produção automobilístico de 43 anos sentiu um início súbito de dor no ombro esquerdo e fraqueza seis meses atrás. O seu trabalho envolve uma grande quantidade de manobras acima da cabeça. Ele foi tratado para síndrome de impacto durante as últimas três semanas sem alívio dos sintomas e o médico de medicina industrial solicitou um estudo para eliminar uma lesão do nervo supraescapular.

Exame físico: O paciente tem amplitude de movimento cervical plena embora ele sinta dor com a rotação para a esquerda. Ele tem uma ligeira diminuição na percepção do leve toque no polegar e profunda fraqueza na abdução do ombro. O seu reflexo do bíceps braquial esquerdo está ausente e todos os outros reflexos do membro superior estão 2+/4.

Resultados do estudo: A LMD mediana esquerda estava prolongada e a VCN sensorial mediana esquerda sobre o punho estava desacelerada. A VCNM mediana esquerda no antebraço bem como a velocidade de condução nervosa sensorial média esquerda no segmento palmar estava dentro dos limites normais estabelecidos, bem como todos os valores sensoriais e motores ulnares. As latências de onda F mediana e ulnar estavam dentro dos limites normais estabelecidos. Com a EMG de agulha, foi observada evidência de desnervação aguda (atividade de inserção aumentada com fibrilações e OAP 3+/4) nos músculos deltoide, bíceps braquial, braquiorradial, serrátil anterior e paraespinais mesocervicais. Os músculos

romboide maior, tríceps braquial, extensor próprio do polegar, flexor ulnar do carpo, primeiro interósseo dorsal e oponente do polegar demonstraram atividade elétrica normal.

Impressão: Axonopatia aguda da raiz nervosa C6 com neuropatia mediana distal (E) no punho ou distal a ele.

Cuidado de acompanhamento: O paciente foi encaminhado a um neurocirurgião que obteve uma IRM da coluna cervical. A IRM demonstrou uma grande hérnia do disco intervertebral C5-6, com compressão da raiz nervosa C6. O paciente se submeteu a uma discectomia com fusão e retornou ao trabalho 12 semanas depois. Contudo, o paciente estava incapaz de tolerar o constante movimento por sobre os ombros no setor em que trabalhava antes da lesão de modo que foi transferido para outra área da linha de montagem.

Questões de discussão

- De qual significado são as anormalidades do nervo mediano?
- O que o estudo poderia ter revelado se a impressão inicial do fisioterapeuta (neuropatia supraescapular) tivesse sido correta?
- Quais músculos adicionais teriam sido desnervados?
- Como o estudo do romboide maior ajudou a localizar a lesão na raiz nervosa C6? O que se esperaria ao encontrar no EMG repetido 16 semanas após a cirurgia?

264 Parte II • Modalidades de Energia Elétrica

que a questão que trouxe o paciente à clínica possa ser respondida e explicações alternativas razoáveis possam ser tratadas. Isto implica geralmente na seleção de uma amostra de músculos que abranja os níveis nervosos de interesse (p. ex., C5-T1 para um problema da extremidade superior em que haja suspeita de algum elemento do plexo braquial ou seus elementos derivados – isto inclui as raízes nervosas, os troncos, as divisões e os cordões) e os elementos terminais dos ramos nervosos nomeados. Além disso, se houver suspeita de uma compressão da raiz nervosa, o exame deve incluir uma amostra dos ramos primários superiores (dorsais) que suprem os músculos reais das costas (p. ex., músculos eretor da espinha, transversoespinal e outros).[15] Ver a introdução desta seção para um exemplo de uma possível cena para a extremidade superior.

Extraindo-se informação do exame EMG (síntese da informação). Como afirmado, as conclusões são tiradas com base nos achados colaboradores de todos os testes eletrofisiológicos médicos executados. Começando com o exame físico e quaisquer achados anormais de fraqueza, alteração sensorial, mudança reflexa, atrofia ou qualquer outra apresentação incomum, os achados do ECN e do exame EMG são analisados e sintetizados. A seguir, são dados dois exemplos que podem ser ilustrativos de como esta informação pode ser reunida.

Sensibilidade e especificidade do exame de ECN/EMG

Dado um paciente com achado positivo ou negativo do exame coletivo de ECN/EMG, qual é a probabilidade que ele realmente tenha o problema identificado ou eliminado por esse exame? Como esse é o caso com praticamente todos os testes diagnósticos, há o potencial para a ocorrência de alguns falso-positivos ou falso-negativos com esse tipo de teste. Os valores de sensibilidade e especificidade são, muitas vezes, utilizados para interpretar os resultados de testes diagnósticos. A sensibilidade do teste é representativa da proporção de pacientes com a condição que têm um resultado de teste positivo, assim um teste sensível é aquele que reconhece um problema quando há um realmente presente. A especificidade do teste, por outro lado, é a capacidade de reconhecer quando a condição está ausente.[95] Cada uma dessas medidas pode ter valores de até 100% e valores mais altos são melhores que os mais baixos. Assim, o ideal é ter um teste que tenha um alto nível de sensibilidade e especificidade. Infelizmente, poucos testes possuem alta sensibilidade e especificidade.[95]

Os valores de sensibilidade e especificidade também dependerão da região do corpo sendo investigada e do tipo de teste sendo realizado. Esses valores variam com a região e o tipo de teste, porque as técnicas eletrofisiológicas funcionam melhor em algumas áreas do que em outras e são mais específicas e/ou sensíveis, com condições específicas. Como exemplo, para o nervo mediano distal, a sensibilidade das medidas eletrofisiológicas compostas variaram entre 49 e 84%.[2,96–98] Os valores de especificidade associados ao nervo mediano foram geralmente ainda melhores, produzindo valores de 95% ou mais altos,[55,93,98] para uma variedade de testes eletrodiagnósticos. Ao procurar outras patologias que são mais prontamente identificadas pela parte EMG do exame (p. ex., radiculopatias), os estudos têm mostrado que a sensibilidade do EMG isolado é limitada, embora a especificidade permaneça relativamente alta.[6,77,99] Para radiculopatias e plexopatias lombares, obtiveram-se variações de especificidade de 77 a 100%, dependendo dos critérios diagnósticos empregados.[100] Para outras condições como polineuropatia de desmielinização inflamatória crônica (PDIC), os valores de sensibilidade e especificidade são relativamente bons. Por exemplo, em um estudo de Koski e colaboradores[85] que examinou 117 pacientes, uma combinação de critérios clínicos como o tempo desde o início e fraqueza em uma ou mais extremidades, combinado com latências motoras e sensoriais e/ou velocidades de condução nervosa anormais, resultou em uma sensibilidade de 83% (intervalo de confiança de 95% de 69 a 93%) e uma especificidade de 97% (intervalo de confiança de 95% de 89 a 99%). Vários outros estudos que usam uma variedade de critérios para PDIC têm demonstrado sensibilidades que variam de 54 a 100% e especificidades que variam de 48 a 100%.[101–104]

Observe que os valores como aqueles registrados anteriormente não são baseados em apenas um achado, mas em um quadro coletivo que surge do exame eletrofisiológico completo. A gama dos achados não é surpreendente porque a sensibilidade e a especificidade são examinadas em uma ampla variedade de condições e os critérios utilizados para fazer um julgamento clínico podem ser acentuadamente diferentes. Reconhecendo que o teste eletrofisiológico é ba-

Capítulo 8 • Princípios de Avaliação e Teste Eletrofisiológico

seado em um forte exame físico, quando existem mais achados físicos (p. ex., história anormal, fraqueza, mudanças sensoriais, mudança nos RMS (reflexos mono-sinápticos), a porcentagem de pacientes com achados anormais também aumenta. Em um estudo recente, o EMG anormal foi encontrado em 90% dos indivíduos com três sinais clínicos, 59% com dois sinais e apenas 10% com um sinal.[105] Em outro relato examinando a sensibilidade e a especificidade de 19 parâmetros separados para síndrome do túnel do carpo, a presença coletiva de nove parâmetros permitiu uma especificidade de 97% no eletrodiagnóstico desse problema.[106] Enquanto esses são excelentes valores de sensibilidade e especificidade, eles não são perfeitos e achados eletrofisiológicos falso-positivos foram registrados.[3] Se partes individuais em vez de achados colaboradores do exame eletrofisiológico forem examinados, os resultados em termos de sensibilidade e especificidade podem parecer acentuadamente diferentes. Por exemplo, em pacientes com síndrome do túnel do carpo, o ECN sensorial é mais frequentemente anormal que o ECN motor.[106] Ou, alguns aspectos do exame como estudo de condução central (**onda F**), por si próprio, pode ter uma alta sensibilidade ainda que uma especificidade baixa e ser de pouco valor quando considerado sozinho.[106] Assim, os achados descritos sublinham dois elementos-chave associados ao teste eletrofisiológico: (1) esses procedimentos podem produzir alta sensibilidade e especificidade baseado em achados colaboradores no exame físico, estudos de ECN e EMG e (2) os achados identificados pelo teste eletrofisiológico serão mais altos em pacientes com achados anormais no exame físico.[107] É importante perceber que esse tipo de teste se baseia no exame físico completo e preciso.

Limitações associadas ao processo de ECN/EMG

O teste eletrofisiológico possui vantagem sobre algumas formas do teste médico, uma vez que a metodologia empregada permite a avaliação direta do estado funcional dos nervos e as sinapses neuromusculares e fibras musculares. Isso está em contraste com outros procedimentos como IRM e raios X que identificam estrutura em vez da função. Enquanto a abordagem funcional do teste eletrofisiológico é um importante procedimento adjunto para se delinear um problema sugerido pelo exame clínico ou procedimentos de teste como IRM, esse procedimento como todos os testes tem nítidas limitações. A lista a seguir identifica algumas das limitações que os profissionais do cuidado com a saúde que encaminham pacientes para o teste eletrodiagnóstico ou interpretam os resultados obtidos devem considerar:

1. por si só, o exame eletrofisiológico não é diagnóstico, mas fornece informação que o profissional de cuidado com a saúde que está supervisionando o cuidado de um paciente pode considerar quando faz um diagnóstico médico;

2. nem todos os nervos e músculos se prestam ao teste eletrofisiológico. Significativas dificuldades técnicas estão presentes quando se tenta obter valores de condução nervosa dos nervos que não estão superficialmente situados ou encontrados em indivíduos com uma quantidade significativa de gordura. Assim, nem todos os procedimentos serão disponíveis em todos os indivíduos. Isto também é verdade para músculos selecionados, em que o risco de realizar um EMG pode sobrepor o benefício potencial. Por exemplo, obter um EMG em um músculo intercostal interno pode ser tecnicamente possível, mas o risco de ter a agulha perfurando a pleura parietal e criando um pneumotórax é muito grande. Portanto, esses procedimentos não são rotineiramente realizados;

3. como mencionado na seção "Sensibilidade e Especificidade do Exame ECN/EMG", os achados de um exame ECN/EMG não são perfeitos. Em vez disso, eles são refletivos da condição funcional das estruturas amostradas em um momento no tempo e a habilidade do indivíduo que executa e interpreta o exame. Portanto, os achados precisam ser considerados na luz de todos os procedimentos de exame médico executados para formar um quadro adequado da condição do paciente;

4. como aludido no ponto anterior, há uma série de armadilhas técnicas que podem confundir um avaliador inexperiente. Dumitru e Zwarts, em seu excelente texto afirmam: "Falta de treinamento médico, falta de capacidade na operação dos instrumentos eletrofisiológicos e incapacidade de coletar dados eletrodiagnósticos com precisão são uma prescrição para

potenciais diagnósticos errados e em virtude disso possível dano ao paciente. Isto é provavelmente a armadilha mais comum nas consultas eletrodiagnósticas";[52]

5. todos os procedimentos que foram discutidos até agora são limitados a avaliar basicamente o SNP, sinapses diretamente envolvidas com SNP (incluindo alguns no nível segmentar da medula espinal no caso de um reflexo H) e fibras musculares. Assim, o teste eletrofisiológico geralmente executado fornece informação de colaboração que ajuda na confecção de um diagnóstico e a informação obtida é em grande parte limitada ao SNP. Existem testes especiais, como os PES discutidos abaixo, que podem ser utilizados para avaliar alguns elementos do SNC. Além disso, o uso do teste eletrofisiológico se expandiu nos últimos anos incluindo o monitoramento intraoperatório (MIO).[108,109]

Potenciais evocados somatossensoriais

Nos procedimentos realçados até aqui, os únicos elementos nervosos que poderiam ser examinados diretamente com estímulo em um lado e captando o sinal em um segundo lado foram as fibras eferentes (motora) ou aferentes (sensoriais) distais à medula espinal. As latências obtidas e amplitudes formaram a base do ECN motor e sensorial descrito anteriormente. PES, por outro lado, expandem as estruturas que podem ser avaliadas por esta forma de estímulo e captação. Com pontos de captação e vários locais junto a medula espinal (região lombossacra e cervical), as partes do tronco cerebral (p. ex., medula) e também para estruturas corticais (p. ex., tálamo e sulco central do córtex), estas outras estruturas também podem ser avaliadas. Deve ser observado aqui que os traços na medula espinal e tronco cerebral que levam até o córtex que são avaliados com esta técnica são tratos sensoriais. Portanto, PES refletem apenas os neurônios sensoriais e os PA que percorrem junto a eles. As duas maiores trajetórias que carregam informação sensorial no SNC são (1) o sistema anterolateral (uma referência composta aos traços individuais dos traços espinotalâmico, espinomesenfálico e espinorreticular) carrega as modalidades de dor, temperatura e toque e (2) o sistema de coluna dorsal, carrega as modalidades de discriminação de dois pontos, toque leve, vibração e propriocepção.[110,111]

Enquanto o equipamento e os arranjos específicos estão além do alcance deste texto, a premissa básica dos PES é a seguinte. Um estimulador é utilizado para gerar um PA que envolve os maiores axônios mielinizados em um nervo sensorial periférico.[11] Esta intensidade de estimulação é geralmente ajustada pelo aumento da intensidade até que uma resposta de contração breve seja observada na musculatura adjacente e utilizando-se uma intensidade levemente maior do que o início da contração observada. Acredita-se que esta intensidade de estimulação será captada por estes axônios mielinizados, grandes uma vez que a corrente externamente aplicada fluirá em sua direção preferencialmente devido à sua resistência interna diminuída (p. ex., a corrente fluirá junto à trajetória da menor resistência de acordo com a lei de Ohm, como descrito antes neste capítulo). Com um PANS extraído, o PA é carregado para a medula espinal e transmitido até o tálamo via sistema anterolateral ou sistema da coluna dorsal. A partir do tálamo, a informação sendo expressa por um neurônio de geração tardia do PA original é transmitida para o córtex. Se a trajetória de neurônio múltiplo da periferia para o córtex é saudável, haverá potenciais de deflexão positivo ou negativo característico que podem ser obtidos. Esta informação pode então ser utilizada para se afirmar que os neurônios sensoriais no SNC (medula espinal e cérebro) estão conduzindo com normalidade. Se, contudo, há um problema em um trato específico na medula espinal, tronco cerebral ou córtex, o potencial de deflexão esperado pode ser menor que o normal ou não disponível, pode ter uma latência prolongada (p. ex., ser desacelerado) ou pode demonstrar algum tipo de característica incomum. Este tipo básico de avaliação pode ser utilizado para se examinar o sistema anterolateral com condições como siringomielia e as colunas dorsais em estados de doença como a esclerose múltipla.[35] Nestes e em uma série de outras condições, a informação obtida pode ser utilizada associada a outros testes médicos (p. ex., IRM, testes laboratoriais) para tentar localizar a lesão e fornecer uma explicação para os sintomas do paciente.

Vários outros pontos precisam ser realizados neste breve resumo. Primeiro, porque apenas os tratos das fibras sensoriais estão envolvidos e os PA coletivos estão geralmente sendo captados pelos eletrodos de superfície (eletrodos de agulha epidural podem ser utilizados na região lombossacra), o tamanho de qualquer potencial obtido é muito pequeno para ser observado. Para corrigir essa limitação potencial, vários estímulos são oferecidos e calculados juntos. A teoria aqui é que os fenômenos trancados no tempo basear-se-ão em si mesmos enquanto o ruído aleatório irá cancelar durante o processo de cálculo. Dependendo do componente da latência do potencial sob investigação, o número de estímulos pode variar de 200 a 4.000 que são calculados juntos. A taxa de estímulo geralmente varia de uma a quatro vezes por segundo. Com os modernos computadores, o cálculo e o subsequente processamento podem ser realizados para fornecer uma série de potenciais positivos e negativos que podem ser interpretados por um especialista nesses tipos de estudo. Segundo, pode haver vários eletrodos de captação posicionados sobre o escalpo, tronco cerebral, região cervical ou outra área e eles podem registrar simultaneamente. Quando se deseja o mapeamento do córtex, os eletrodos são colocados em 16 a 32 locais para monitoramento.[11] Para a maioria dos procedimentos clínicos, dois a quatro eletrodos em locais pré-estabelecidos no escalpo em geral serão suficientes. Os avaliadores que realizam esses procedimentos têm um sistema universal que se adapta a crânios de variado tamanho e permite a avaliação de áreas de suspeita de patologia. Como a descrição implica, a nomenclatura utilizada para se descreverem os vários tipos e localizações de potenciais e suas latências associadas e amplitudes é confusa. Essa é uma área em que a consulta com um especialista no campo é autorizada. Terceiro, como os sistemas sensoriais cruzam o neuroeixo antes se de atingir o córtex, se o monitoramento unilateral é realizado, o estímulo de uma extremidade será contralateral ao crânio sendo avaliado. Com os modernos sistemas computacionais atuais, a estimulação bilateral e o monitoramento podem ser realizado, além da avaliação unilateral. Quarto, os locais comuns de estímulo são o nervo mediano no punho para as extremidades superiores e o nervo tibial no tornozelo para as extremidades inferiores. Outros nervos que são frequentemente utilizados incluem o nervo ulnar, o nervo fibular e o nervo pudendo. Quinto, a estabilidade dos PES obtidos está relacionada com o local de estimulação, com PA evocados das extremidades superiores fornecendo uma resposta mais estável do que aquelas obtidas das extremidades inferiores. Há, também, uma forte correlação de latências obtidas com a altura do indivíduo. Isto é esperado, uma vez que indivíduos mais altos tenham uma trajetória de trato mais longa da periferia até o córtex e isto cria uma resposta de latência mais longa. Além disso, a temperatura corporal afeta a latência, porque os nervos conduzem mais rápido à medida que a temperatura aumenta. O avaliador que realiza esses testes precisa considerar esses e outros fatores ao fazer julgamentos sobre os achados obtidos.

Teste eletrofisiológico na sala de operação

Enquanto é uma clara prática de especialidade, o uso do teste eletrofisiológico na sala de operação tem atualmente crescido à medida que a necessidade por dados fornecidos pelos procedimentos de testes foi estabelecida e a tecnologia para se obterem os dados melhorou (p. ex., computadores ficaram mais rápidos e a qualidade do sinal mais refinada). O exame das trajetórias somatossensoriais foi primeiro introduzido na sala de operação no início da década de 1970 em uma tentativa de se minimizar a incidência de paralisia durante a cirurgia da coluna.[109] A expansão do MIO cresceu exponencialmente com o refinamento do potencial motor extraído na década de 1990 que permitiu a avaliação das trajetórias espinais motoras e estruturas relacionadas.[108] O monitoramento é agora utilizado para múltiplos procedimentos incluindo craniotomias, ressecção de tumor na medula espinal, cirurgia envolvendo estruturas intimamente associadas com nervos como o nervo laríngeo recorrente, medula presa ou ancorada, colocação de parafuso pedicular e estimulação cerebral profunda para distúrbios de movimento como o mal de Parkinson.[108,109] A intenção desse tipo de MIO é a de se identificar rapidamente problemas durante a cirurgia de modo que a gravidade de qualquer insulto neural potencial possa ser minimizada ou eliminada. A utilidade deste tipo de teste intraoperatório foi demonstrada em um estudo de caso da coluna cervical, em que a EMG livre durante a cirurgia demonstrou que com a cirurgia planejada, uma irritação observada em C5-6 não cedeu. Essa informação foi utilizada para se estender a cirurgia a uma descompressão com foraminotomia, o que eliminou a irritação observada e resultou em um exame neurológico normal imediatamente após a cirurgia e no acompanhamento de três meses.[112]

268 Parte II • Modalidades de Energia Elétrica

Essa breve descrição dos PES e MIO foi fornecida para se ponderar que, enquanto os procedimentos ECN/EMG mais comumente utilizados descritos antes no capítulo avaliam predominantemente o SNP, existem metodologias que permitem o exame de áreas menos acessíveis da medula espinal, tronco cerebral, tálamo e córtex. Os PES fazem isto para as fibras sensoriais e os potenciais motores evocados podem ser utilizados para avaliar partes do sistema motor voluntário e durante MIO. Essas técnicas não são realizadas em todos os laboratórios eletrofisiológicos e elas requerem um profissional com significativa experiência com esse tipo de teste. Tendo dito isto, estas técnicas adjuntas são utilizadas com categorias de paciente variando de disfunções do intestino, bexiga e sexual para o impacto do diabetes dentro do SNC, Charcot-Marie-Tooth, degeneração combinada subaguda e intervenções cirúrgicas selecionadas.[11] Assim, as técnicas como PES e MIO são procedimentos de teste eletrofisiológicos que podem ser empregados como parte da avaliação e do cuidado que o paciente recebe.

Outros procedimentos de teste eletrofisiológico

O teste eletrofisiológico é uma área de especialidade. Os exames ECN/EMG resumidos neste capítulo são rotineiramente realizados e, com alguma educação e experiência, prontamente interpretados. Os recém-mencionados PES e muitas outras formas de teste que podem ser feitas em um laboratório eletrofisiológico não se prestam à interpretação sem tempo, educação e experiência significativa neste campo. Portanto, enquanto existem muitos outros procedimentos como as técnicas de fibra simples, potenciais motores evocados, MIO,[113,114] e estimulação magnética do SNC e SNP, para citar apenas dois, eles estão além do alcance deste capítulo (o leitor interessado é encaminhado aos ótimos textos de Dumitru e colaboradores,[1] Oh,[59] e Kimura.[75] A intenção da descrição fornecida neste capítulo foi a de se simplificar a informação geral sobre os procedimentos básicos de ECN e EMG, junto ao tipo de informação clínica que eles fornecem).

SOLICITAÇÃO DE EXAMES ECN/EMG

Se um exame de ECN/EMG for solicitado, sugere-se o seguinte:

1. que seja baseado em um bom exame físico;
2. que os achados clínicos específicos sejam realçados e uma hipótese de trabalho seja introduzida.

Os exames ECN e EMG são adequados para pacientes que requerem informação além da regularmente disponível de um exame clínico ou de estudos de imagem, sobre a condição de seu sistema neuromuscular. Visto que a informação que será dada do exame ECN/EMG será em colaboração com o exame clínico e estudos de imagem, essa informação deve ser dada junto à consulta. Um ponto crucial realçado durante todo este capítulo é que o exame ECN/EMG é baseado em um bom exame físico. Portanto, o fisioterapeuta deve idealmente obter um bom exame subjetivo (história) e completar um bom exame objetivo detalhado (físico). Uma hipótese de trabalho deve ser formulada com base nos achados específicos da história e do exame físico. Essa hipótese de trabalho ou diagnóstico referido ajudará o eletrofisiologista em desenvolver e implementar os exames de ECN e EMG. Na presença de um exame físico completamente normal, é uma exceção e não uma regra, o fato de que o teste eletrofisiológico revelará qualquer informação adicional.

Não é adequado mandar pacientes para exames de ECN/EMG como regra de avaliação do sistema neuromuscular quando o exame físico é completamente normal. Isto é devido aos testes serem relativamente caros, envolverem desconforto e risco devido à inserção de eletrodos de agulha e choques elétricos e ter uma produção relativamente baixa em pacientes sem achados físicos. Contudo, com sinais e sintomas como mudanças sensoriais, fraqueza, atrofia, mudanças reflexas e fácil fatigabilidade, a probabilidade de se identificarem parâmetros eletrofisiológicos anormais aumenta consideravelmente. Esta informação colaborativa é então utilizada junto à informação previamente obtida para tornar claro um diagnóstico e fornecer a base da qual um programa de tratamento lógico pode ser desenvolvido. Assim, uma consulta para esse tipo de avaliação deve ser baseada em um bom exame físico e ser tão específica quanto razoável.

CONCLUSÃO

Os exames ECN e EMG fornecem uma boa quantidade de informação sobre a condição funcional dos nervos, junções neuromusculares e músculo. Como tal, eles são ótimos procedimentos adjuntos para completar os achados de um exame físico clínico ou de outros testes especiais como IRM ou raios X. As forças associadas com essa forma de teste incluem o fato de que ela é minimamente invasiva, muito segura e fornece informação que é uma avaliação direta da condição funcional das estruturas sob exame. As limitações incluem o fato de que alguns aspectos do exame são tecnicamente difíceis, o avaliador deve dispor de habilidade considerável e equipamento sofisticado e a região primária que é investigada com o típico exame ECN/EMG é o SNP, sinapse e músculo. Enquanto outras regiões do sistema nervoso como o cérebro e a medula espinal podem ser examinadas, isto está além do alcance de todos os profissionais, salvo os mais especializados e esses testes consequentemente não são realizados com frequência. Os achados destes testes são geralmente devolvidos para a fonte de encaminhamento em uma linguagem que descreva o que foi observado de modo eletrofisiológico. Essa informação dá então ao médico dados adicionais sobre os quais um diagnóstico pode ser desenvolvido.

Espera-se que a informação fornecida na neurofisiologia básica e um resumo dos procedimentos ECN/EMG genéricos utilizados tenha posto alguma luz sobre a aplicação desses procedimentos. Enquanto o capítulo foi redigido para fornecer uma compreensão básica do processo, ele não pretende fornecer a informação necessária para realizar esses procedimentos. O teste eletrofisiológico é uma área de especialização que requer experiência didática e clínica avançada.

RESUMO

1. O teste eletrofisiológico e uma extensão de um bom exame físico e consiste normalmente em:
   (a) avaliação da função nervosa (integridade, velocidade e tamanho dos potencias obtidos);
   (b) EMG (uso de uma agulha avaliando PA do músculo); e, menos frequentemente;
   (c) PES que são capazes de avaliar alguns componentes do SNC.
2. O equipamento especializado é necessário para se realizar uma avaliação eletrofisiológica. Os componentes básicos envolvidos incluem o seguinte:
   (a) eletrodos para acoplar o equipamento ao paciente de modo a obter um sinal elétrico;
   (b) um amplificador para estimular a mudança natural normalmente pequena nos potenciais de voltagem;
   (c) um osciloscópio para observar a resposta;
   (d) um computador para quantificar a resposta;
   (e) um estimulador para fornecer uma corrente elétrica para se extrair uma resposta;
   (f) alto-falantes para se permitir a avaliação de áudio da resposta;
   (g) uma impressora para documentar os achados.

   Dependendo do teste executado, esses e potencialmente outros equipamentos serão utilizados para se testar a integridade das partes específicas do sistema nervoso.

3. A típica avaliação ECN e EMG foca primariamente a avaliação do SNP, da sinapse neural e da função das fibras musculares. Além dessas estruturas potenciais, a função das células do corno anterior localizada na substância cinzenta do corno anterior da medula espinal e, assim, tecnicamente parte do SNC, também pode ser avaliada (como afirmado no item número 1, o teste especializado com técnicas adicionais como as PES é necessário se mais avaliações do SNC são requeridas).
4. Nem todos os nervos conduzem com igual velocidade e o ambiente em que existem pode afetar sua função. Os testes de VCN avaliam as mais rápidas fibras condutoras e geralmente estas fibras conduzem mais rápido na extremidade superior do que na inferior. Além disso, a velocidade da função nervosa é influenciada por outros fatores como temperatura (nervos

270 Parte II • Modalidades de Energia Elétrica

que são frios conduzem mais lentamente) e idade (os nervos de indivíduos jovens e idosos geralmente conduzem mais lentamente do que aqueles dos adultos jovens).

5. Os típicos elementos de um SNC são:

   (a) estudos de nervos sensoriais que avaliam o tempo que leva para um sinal passar sobre uma distância ou latência conhecida. Isto é uma avaliação das fibras sensoriais condutoras mais rápidas de um segmento de um nervo e o sinal pequeno é geralmente medido em microvolts. Além da latência, o tamanho (amplitude), forma e VCN do PANS são avaliados;

   (b) estudos nervosos motores, que avaliam a capacidade dos mais rápidos axônios motores condutores para se conduzir até a junção neuromuscular, cruzam a junção e ativam as fibras musculares inervadas. Como isto é o sinal combinado de várias fibras musculares, a resposta avaliada é muito maior do que um potencial sensorial e é medida em microvolts. Alguns dos fatores avaliados nesses estudos incluem latência, amplitude, tempo de subida, duração, forma e VCN;

   - outros testes complementares também podem ser realizados, como os estudos de condução central e onda H que avaliam a integridade do nervo junto a todo seu comprimento, até o nível da medula espinal e costas.

6. A avaliação EMG consiste em colocar algum tipo de eletrodo de agulha esterilizada, de diâmetro pequeno (esses variam) em um músculo e obter um sinal. As respostas anormais durante a inserção, o exame do músculo em repouso ou durante a contração voluntária são observados e correlacionados com as queixas e o exame físico do paciente. Essa parte do exame é muito útil para uma ampla variedade de condições, incluindo aquelas que resultam em função de axônio anormal (axonopatia) ou doenças que afetam a função muscular (miopatias).

7. Um exame ECN/EMG é um teste razoavelmente sensível e específico para problemas que envolvem células do corno anterior, o SNP, a junção neuromuscular e as fibras musculares inervadas. A sensibilidade e a especificidade melhoram quando o exame físico fornece mais de um achado clínico. Ao mesmo tempo em que são testes razoáveis, esses procedimentos de avaliação não são perfeitos, e achados eletrofisiológicos falso-positivos foram registrados.

8. O teste eletrofisiológico é um valioso adjunto ao exame físico, mas ele não se aplica para todos os nervos e músculos. Alguns nervos e músculos são tecnicamente muito difíceis de se avaliar rotineiramente (p. ex., os nervos intercostais e músculos próximos aos pulmões). O exame eletrofisiológico, por si próprio, não é diagnóstico. O exame eletrofisiológico confirma a informação avaliada durante o exame físico subjetivo e fornece informação ao profissional que supervisiona o cuidado a um indivíduo pode considerar ao fazer um diagnóstico médico.

9. O teste eletrofisiológico é uma área de especialidade que requer considerável treinamento, conhecimento anatômico e fisiológico e experiência.

QUESTÕES DE REVISÃO

1. Quais são as características dos pacientes que os tornam os principais candidatos a um exame ECN/EMG?

2. Ao examinar as partes da típica avaliação eletrofisiológica (ECN/EMG), qual parte do exame e achados sugerem um problema que é predominantemente devido à perda de mielina?

3. Ao se examinarem as partes da típica avaliação eletrofisiológica (ECN/EMG), qual parte do exame e achados sugerem um problema que seja predominantemente devido ao dano ou perda de axônios (axonopatia)?

4. Dentro do contexto de um ECN, qual é o princípio geral por trás de um estudo nervoso sensorial comparado a um estudo nervoso motor?

Capítulo 8 • Princípios de Avaliação e Teste Eletrofisiológico **271**

5. Duas medidas de velocidade de condução são latência e VCN. Como essas duas variáveis estão relacionadas e como elas diferem e em que estão baseadas?

6. Se um paciente tiver suspeita de problema com a junção neuromuscular, como o exame ECN/EMG será modificado para tratar essa área particular do sistema neuromuscular?

7. Como a duração, a forma e o tamanho dos PAUM comparam-se entre um indivíduo com músculo normalmente inervado e um indivíduo com miopatia?

8. O que os seguintes achados sugerem, em termos de função alterada e processos de doença potenciais?

   (a) OAP

   (b) Fibrilações

   (c) Fasciculações

   (d) Padrão de interferência que não é uniforme e pleno (unidades motoras em queda)

   (e) Descargas miotônicas

9. Durante a contração voluntária de um músculo, qual é a ordem normalmente esperada de recrutamento das unidades motoras? Por quê?

10. Quais são as cinco limitações associadas ao teste eletrofisiológico, como realçado no capítulo?

QUESTÕES DE AUTOAVALIAÇÃO

Falso ou verdadeiro

1. A miastenia grave e Lambert-Eaton são exemplos de disfunção pós-sináptica.

2. Um potencial de fibrilação é definido como "o disparo espontâneo de um neurônio motor e todas as fibras musculares inervadas por esse neurônio motor".

3. Um reflexo H é fisiologicamente equivalente a um RMS. Após a estimulação, um PA é carregado proximalmente via axônios aferentes para a medula espinal, em que o potencial combinado entra no corno dorsal da medula espinal, passa por pelo menos uma sinapse e então é carregado via axônios eferentes ao músculo distal apropriado.

Múltipla Escolha

4. Quais das seguintes afirmações **melhor** representa o papel da história e do exame físico de um paciente, em relação ao teste eletrofisiológico?

   a. O teste eletrofisiológico responde por si próprio como uma avaliação objetiva da função nervosa (sem necessidade de história ou exame físico).

   b. Uma história pode ajudar com itens como potencial para traços herdados, mas não uma necessidade imperiosa de executar-se um exame físico.

   c. Se os testes laboratoriais e as medidas de avaliação precedentes como IRM foram obtidos, é redundante perder tempo obtendo-se a história e/ou o exame físico.

   d. O teste eletrofisiológico é realizado com base em história e exame físico sólidos.

5. Com uma compressão de um ramo superficial do nervo ulnar no canal de Guyon, quais dos seguintes aspectos seriam esperados?

   a. Latência distal prolongada a D5.

   b. Velocidade de condução mais rápida das fibras motoras.

   c. Amplitude aumentada do PANS ulnar.

   d. Recrutamento diminuído da ADM e primeira D1.

6. Qual é a velocidade de VCN mínima típica de um nervo misto normal (motor e sensorial) na extremidade superior?

   a. 40 m/s.

   b. 50 m/s.

   c. 60 m/s.

   d. 70 m/s.

272 Parte II • Modalidades de Energia Elétrica

7. Comparando-se LSD com LMD, obtidas na mesma distância (p. ex., 8 cm), o que poderia se esperar?

   a. LSD > LMD

   b. LMD > LSD

   c. LSD = LMD

   d. É variável por todas as regiões do corpo – não há relação consistente como expressa acima.

8. Ao se examinar um paciente com um distúrbio de junção neuromuscular potencial, quais dos seguintes achados de estimulação repetitiva seriam mais prováveis?

   a. A amplitude de estimulação repetitiva seria igual à amplitude de estimulação simples na miastenia grave.

   b. Poderia se esperar diminuição na VCN na Lambert-Eaton após a estimulação repetitiva.

   c. Poderia se esperar aumento na VCN na miastenia grave após a estimulação repetitiva.

   d. A amplitude da estimulação repetitiva poderia aumentar comparada à amplitude de estimulação simples na Lambert-Eaton.

9. O mesmo lapso de tempo da estimulação (artefato de estímulo) até o início do potencial de ação da unidade motora composto (PAMC) é referido como

   a. Amplitude

   b. Tempo de subida

   c. LMD

   d. Velocidade de condução neural

10. O EMG é o registro e o estudo da atividade elétrica do músculo. O primeiro procedimento geralmente executado durante uma avaliação EMG é o estudo de

    a. Atividade voluntária – contração mínima

    b. Atividade de inserção

    c. Músculo em repouso

    d. Atividade espontânea

11. Quantas fases possui um PAUM polifásico?

    a. >3

    b. >5

    c. >7

    d. >9

SOLUÇÕES PARA OS EXERCÍCIOS DE TOMADA DE DECISÃO CLÍNICA

8.1

Os achados que são listados anteriormente podem ser isolados unicamente pelo nervo ulnar, mas este achado pode também ser uma parte de um envolvimento maior. O teste eletrofisiológico permite que uma série de nervos seja avaliada, além daqueles que são normalmente realizados no exame da extremidade superior ou inferior. Nesse caso, o avaliador poderia acrescentar a avaliação de um ou mais nervos adicionais. Um nervo ideal para se avaliar nesse caso seria o nervo cutâneo medial do antebraço, que surge do cordão medial. Se isto também demonstrou uma amplitude de PANS diminuída e/ou latência prolongada, isto forneceria evidência adicional implicando um cordão medial (uma plexopatia) ou algum problema proximalmente localizado. A parte EMG do exame poderia, então, também explorar músculos adicionais com inervação do cordão medial, como a parte estercocostal do músculo peitoral maior (nervo peitoral maior, C8-T1), ACP (nervo mediano, C8-T1) ou flexor longo do polegar (NIA, C8-T1) para dados adicionais que poderiam ajudar com o diagnóstico.

8.2

É essencial que se avalie a temperatura da pele da parte distal de uma extremidade sendo avaliada, visto que a temperatura do leito do nervo sob a pele está inversamente relacionada à VCN. Se a temperatura da pele está abaixo do ideal (p. ex., menos de 32 ºC nas mãos), os nervos avaliados conduzirão mais lentamente e as latências obtidas serão mais longas. Na presença de temperaturas obtidas menor que o ideal, o eletrofisiologista precisa aquecer a extremidade distal utilizando-se um método de aquecimento adequado ou, na melhor das hipóteses, empregando-se um fator de correção (ver textos de referência de Dumitru, Kimura, Oh), para se ajustar o impacto das temperaturas subfavoráveis nos parâmetros de condução nervosa.

8.3

Existem várias opções que podem ser realizadas para se aumentar a chance de se extrair um nervo como o NCLC, que é tecnicamente um desafio. Primeiro, com o eletrodo de estimulação, deve-se garantir que a área que está sendo estimulada esteja limpa e qualquer resistência criada por óleo e loções na pele seja removida. Isto é facilmente feito com álcool. Então, exerça uma firme pressão com o eletrodo de estimulação e, após a obtenção da intensidade de estimulação máxima sem um bom resultado, pode ser necessário aumentar-se a amplitude do pulso da estimulação utilizada. O aumento na amplitude do pulso funcionalmente permite que mais corrente flua para a área estimulada que pode ajudar a fazer que os axônios atinjam o limiar. Se todas essas medidas não tiverem sucesso, uma ponta de uma agulha pode ser conectada ao estimulador e uma agulha inserida na pele na proximidade imediata do NCLC. Isto se faz utilizando-se um eletrodo de agulha como eletrodo ativo (estimulação próxima ao nervo) e, à medida que a agulha é lentamente avançada enquanto dispara o estimulador, o eletrofisiologista pode avaliar a resposta e trabalhar para encontrar a profundidade ideal do eletrodo de agulha para uma resposta ideal.

Dois aspectos podem ser observados da discussão anterior. Primeiro, mesmo com o uso de um eletrodo de estimulação de agulha, haverá alguns indivíduos em que um PANS claro não é obtido. Isto é particularmente verdadeiro para indivíduos com sobrepeso ou obesos. Segundo, essa técnica de estimulação de agulha próxima ao nervo pode ser utilizada em outras localizações no corpo em que seja desafiador se estimular o nervo diretamente utilizando-se um estimulador de superfície. Além disso, se os sintomas forem unilaterais, o teste do NCLC contralateral deve ser realizado.

8.4

Normalmente, uma deflexão positiva ou "tempo de subida" menos que o ideal da deflexão inicial sugere que o eletrodo de captaçao nao esteja posicionado sobre o ponto motor do músculo. Deve-se tirar o eletrodo e reposicionar o eletrodo de captação e/ou referência irá resolver o problema. Isto pode ser um processo um tanto "erro e tentativa", mas uma deflexão inicial de PAMC aceitável é geralmente encontrada em um ensaio ou dois. Deve também ser considerado que algumas condições, como a variante normal expressa na anastomose de Martin-Gruber, pode causar uma deflexão positiva inicial. Nesse caso, o reposicionamento do eletrodo ativo e/ou de referência não irá resolver a deflexão positiva inicial.

8.5

O nível de uma radiculopatia é geralmente identificado examinando as contribuições de raiz nervosa de todos os músculos com desnervação identificada ou outra atividade EMG alterada e procurando um nível de raiz comum ou dois que seja consistente com os achados identificados. Para todos os músculos da extremidade e para a maioria dos músculos originados do esqueleto axial, o ramo do nervo espinal típico que contribui para esses nervos nomeados é o ramo primário anterior (ventral). Para se afirmar que a localização está tão próxima quanto uma raiz nervosa, deverá haver também idealmente achados EMG nos paraespinais que sejam supridos pelo ramo primário posterior (dorsal). Quando os músculos inervados pelo RPA e RPP mostram os mesmos tipos de EMG anormal, isto implica a raiz nervosa uma vez que esta ramificação ocorre à medida que a raiz nervosa sai dos forames intervertebrais.

REFERÊNCIAS

1. Dumitru D, Amato A, Zwarts M. *Electrodiagnostic Medicine.* 2nd ed. Philadelphia, PA: Hanley & Belfus; 2002.
2. Kimura J. *Electrodiagnosis in Diseases of Nerve and Muscle.* 2nd ed. Philadelphia, PA: FA Davis; 1989.
3. Redmond M, Rivner M. False positive electrodiagnostic tests in carpal tunnel syndrome. *Muscle Nerve.* 1988;11: 511–518.
4. Bahrami M, Rayegani S, Zare A. Studying nerve conduction velocity and latency of accessory nerve motor potential in normal persons. *Electromyogr Clin Neurophysiol.* 2004;44:11–14.
5. Shakir A, Micklesen P, Robinson L. Which motor nerve conduction study is best in ulnar neuropathy at the elbow? *Muscle Nerve.* 2004;29:585–590.
6. Blijham P, Hengstman G, Ter Laak H, Van Engelen B, Zwarts M. Muscle-fiber conduction velocity and electromyography as diagnostic tools in patients with suspected inflammatory myopathy: a prospective study. *Muscle Nerve.* 2004;29:46–50.
7. Dobner J, Nitz A. Postmeniscectomy tourniquet palsy and functional sequelae. *Am J Sports Med.* 1982;10:211–214.
8. Boon A, Harper C. Needle EMG of abductor hallucis and peroneus tertius in normal subjects. *Muscle Nerve.* 2003;27:752–756.
9. Ulas U, Cengiz B, Alanoglu E, Ozdag M, Odabasi Z, Vural O. Comparison of sensitivities of macro EMG and concentric needle EMG in L4 radiculopathy. *Neurol Sci.* 203;24:258–260.
10. Dumitru D, Amato A, Zwarts M. Nerve conduction studies. In: Dumitru D, Amato A, Zwarts M, eds. *Electrodiagnostic Medicine.* 2nd ed. Philadelphia, PA: Hanley & Belfus; 2002:159–223.
11. Kimura J, ed. Somatosensory and motor evoked potentials. In: *Electrodiagnosis in Diseases of Nerve and Muscle.* 2nd ed. Philadelphia, PA: FA Davis; 1989:375–426.
12. Oh S, ed. Somatosensory evoked potentials in peripheral nerve lesions. In: *Clinical Electromyograph—Nerve Conduction Studies.* 2nd ed. Baltimore, MD: Williams & Wilkins; 1993:447–478.
13. Storm S, Kraft G. The clinical use of dermatomal somatosensory evoked potentials in lumbosacral spinal stenosis. *Phys Med Rehabil Clin N Am.* 2004;15:107–115.
14. Amaral D. The anatomical organization of the central nervous system. In: Kandel E, Schwartz J, Jessell T, eds. *Principles of Neural Science.* 4th ed. New York: McGraw-Hill; 2000:317–336.
15. Moore K, Dalley A. *Clinically Oriented Anatomy.* Philadelphia, PA: Lippincott Williams & Wilkins; 1999.
16. Dumitru D. Instrumentation. In: Dumitru D, Amato A, Zwarts M, eds. *Electrodiagnostic Medicine.* 2nd ed. Philadelphia, PA: Hanley & Belfus; 2002:69–97.
17. Dumitru D, Stegeman D, Zwarts M. Electrical sources and volume conduction. In: Dumitru D, Amato A, Zwarts M, eds. *Electrodiagnostic Medicine.* 2nd ed. Philadelphia, PA: Hanley & Belfus; 2002:27–53.
18. Howard FJ. The electromyogram and conduction velocity studies in peripheral nerve trauma. *Clin Neurosurg.* 1970;17:63–75.
19. Stevens J. AAEM minimonograph #26: the electrodiagnosis of carpal tunnel syndrome. *Muscle Nerve.* 1887;20:1477–1486.
20. Wilbourn A. Sensory nerve conduction studies. *J Clin Neurophysiol.* 1994;11:584–601.
21. Kimura J, ed. Principles of nerve conduction studies. In: *Electrodiagnosis in Diseases of Nerve and Muscle.* Philadelphia, PA: FA Davis; 1989:78–102.
22. Bawa P, Binder M, Ruenzel P, Henneman E. Recruitment order of motoneurons in stretch reflexes is highly correlated with their axonal conduction velocity. *J Neurophysiol.* 1984;52:410–420.
23. Clamann H, Henneman E. Electrical measurement of axon diameter and its use in relating motoneuron size to critical firing level. *J Neurophysiol.* 1976;39:844–851.
24. Davidoff R. Skeletal muscle tone and the misunderstood stretch reflex. *Neurology.* 1992;42:951–963.
25. Knaflitz M, Merletti R, De Luca C. Inference of motor unit recruitment order in voluntary and electrically elicited contractions. *J Appl Physiol.* 1990;68:1657–1667.
26. Tasaki I. Electric stimulation and the excitatory process in the nerve fiber. *Am J Physiol.* 1838;125:385.
27. Dumitru D, King J, Stegeman D. Normal needle electromyographic insertional activity morphology: a clinical and simulation study. *Muscle Nerve.* 1998;21:910–920.
28. Preston D, Shapiro B. Needle electromyography: fundamentals, normal and abnormal patterns. *Neurol Clin.* 2002;20:361–396.
29. Wiechers D, Stow R, Johnson E. Electromyographic insertional activity mechanically provoked in the biceps brachii. *Arch Phys Med Rehabil.* 1977;58:573–578.
30. Haines D, Mihailoff G, Yezierski R. The spinal cord. In: Haines D, ed. *Fundamental Neuroscience.* New York: Churchill Livingstone; 1997:129–141.
31. Aidley D, ed. The organization of sensory receptors. In: *The Physiology of Excitable Cells.* New York: Cambridge University Press; 1998:346–365.
32. Aidley D, ed. Electrical properties of the nerve axon. In: *The Physiology of Excitable Cells.* New York: Cambridge University Press; 1989:30–53.
33. Dumitru D, ed. Nerve and muscle anatomy and physiology. In: *Electrodiagnostic Medicine.* Philadelphia, PA: Hanley & Belfus; 1995:3–28.
34. Waxman SG, Foster RE. Ionic channel distribution and heterogeneity of the axon membrane in myelinated fibers. *Brain Res Rev.* 1980;2:205–234.
35. Kawamura Y, Okazaki H, O'Brien P, Dych P. Lumbar motoneurons of man: I) number and diameter histogram of alpha and gamma axons of ventral root. *J Neuropathol Exp Neurol.* 1977;36:853–860.
36. Kandel E, Siegelbaum S. Signaling at the nerve–muscle synapse: directly gated transmission. In: Kandel E, Schwartz J, Jessell T, eds. *Principles of Neural Science.* 4th ed. New York: McGraw-Hill; 2000:187–206.
37. Richman D, Agius M. Treatment of autoimmune myasthenia gravis. *Neurology.* 2003;61:1652–1661.
38. Takamori M, Komai K, Iwasa K. Antibodies to calcium channel and synaptotagmin in Lambert–Eaton myasthenic syndrome. *Am J Med Sci.* 2000;318:204–208.
39. Ellenberg M, Gardin H, Hyman S, Chodoroff G. Orthodromic vs. antidromic latencies. *Arch Phys Med Rehabil.* 1991;72:431–432.
40. Seror P. The medial antebrachial cutaneous nerve: antidromic and orthodromic conduction studies. *Muscle Nerve.* 2002;26:421–423.
41. Hassantash S, Afrakhteh M, Maier R. Causalgia: a meta-analysis of the literature. *Arch Surg.* 2003;138:1226–1231.

Capítulo 8 • Princípios de Avaliação e Teste Eletrofisiológico

42. Naftel J, Hardy S. Visceral motor pathways. In: Haines D, ed. *Fundamental Neuroscience*. New York: Churchill Livingstone; 1997:417–430.

43. Burke D. Microneurography, impulse conduction, and paresthesias. *Muscle Nerve*. 1993;16:1025–1032.

44. Hanson P, Deltombe T. Preliminary study of large and small peripheral nerve fibers in Charcot–Marie–Tooth disease, type I. *Am J Phys Med Rehabil*. 1998;77:45–48.

45. Prout B. Independence of the galvanic skin reflex from the vasoconstrictor reflex in man. *J Neurol Neurosurg Psychiatr*. 1967;30:319–324.

46. Torebjork E. Human microneurography and intraneural microstimulation in the study of neuropathic pain. *Muscle Nerve*. 1883;18:1483.

47. Ross M, Kaye G, Pawlina W, eds. Nerve tissue. In: *Histology: A Text and Atlas*. 4th ed. Baltimore, MD: Lippincott Williams & Wilkins; 2003:282–325.

48. Halle J, Scoville C, Greathouse D. Ultrasound's effect on the conduction latency of the superficial radial nerve in man. *Phys Ther*. 1981;61:345–350.

49. Rutkove S. Effects of temperature on neuromuscular electrophysiology. *Muscle Nerve*. 2001;24:867–882.

50. Greathouse DG, Halle JS. *Neural Conduction Study Guidelines—Laboratory Values*. Fort Campbell, Clarksville, TN, Electrophysiology Laboratory, Blanchfield Army Community Hospital; 2004.

51. Oh S, ed. Physiological factors affecting nerve conduction. In: *Clinical Electromyography—Nerve Conduction Studies*. 2nd ed. Baltimore, MD: Williams & Wilkins; 1993:297–313.

52. Dumitru D, Zwarts M. Electrodiagnostic medicine pitfalls. In: Dumitru D, Amato A, Zwarts M, eds. *Electrodiagnostic Medicine*. 2nd ed. Philadelphia, PA: Hanley & Belfus; 2002:541–577.

53. Nestor DE, Nelson RM. *Performing Motor and Sensory Neuronal Conduction Studies in Adult Humans—A NIOSH Technical Manual*. DHHS (NIOSH) publication no. 89-XXX. Morgantown, WV: Division of Safety Research, National Institute for Occupational Safety and Health; 1987.

54. Dumitru D, ed. Volume conduction. In: *Electrodiagnostic Medicine*. Philadelphia, PA: Hanley & Belfus; 1995:29–64.

55. Dumitru D, Zwarts M. Focal peripheral neuropathies. In: Dumitru D, Amato A, Zwarts M, eds. *Electrodiagnostic Medicine*. 2nd ed. Philadelphia, PA: Hanley & Belfus; 2002:1043–1126.

56. Ayotte K, Boswell L, Hansen D. A comparison of orthodromic and antidromic sensory neural conduction latencies and amplitudes for the palmar branch of the median and ulnar nerves in healthy subjects. *J Clin Electrophysiol*. 1992;4:12–18.

57. Dumitru D, ed. Nerve conduction studies. In: *Electrodiagnostic Medicine*. Philadelphia, PA: Hanley & Belfus; 1995:111–176.

58. Van Dijk JG, Tjon-a-Tsien A, van der Kamp W. CMAP variability as a function of electrode site and size. *Muscle Nerve*. 1995;18(1):68–73.

59. Oh S. *Clinical Electromyography—Nerve Conduction Studies*. 2nd ed. Baltimore, MD: Williams & Wilkins; 1993.

60. Aidley D, ed. Neuromuscular transmission. In: *The Physiology of Excitable Cells*. 3rd ed. New York: Cambridge University Press; 1989:110–138.

61. Dumitru D, Gitter A. Nerve and muscle anatomy and physiology. In: Dumitru D, Amato A, Zwarts M, eds. *Electrodiagnostic Medicine*. 2nd ed. Philadelphia, PA: Hanley & Belfus; 2002:3–26.

62. Guyton A. *Textbook of Medical Physiology*. 8th ed. Philadelphia, PA: WB Saunders; 1991:38–50.

63. Brown P. The electrochemical basis of neuronal integration. In: Haines D, ed. *Fundamental Neuroscience*. New York: Churchill Livingstone; 1997:31–50.

64. Dumitru D, Robinson L, Zwarts M. Somatosensory evoked potentials. In: Dumitru D, Amato A, Zwarts M, eds. *Electrodiagnostic Medicine*. 2nd ed. Philadelphia, PA: Hanley & Belfus; 2002:357–414.

65. Dumitru D, ed. Special nerve conduction techniques. In: *Electrodiagnostic Medicine*. Philadelphia, PA: Hanley & Belfus; 1995:177–209.

66. Dumitru D, ed. Special nerve conduction techniques. In: *Electrodiagnostic Medicine*. Philadelphia, PA: Hanley & Belfus; 2002:225–256.

67. Kimura J, ed. The F wave. In: *Electrodiagnosis in Diseases of Nerve and Muscle: Principles and Practice*. 2nd ed. Philadelphia, PA: FA Davis; 1989:332–355.

68. Magladery J, McDougal DJ. Electrophysiological studies of nerve and reflex activity in normal man. *Bull Johns Hopkins Hosp*. 1950;86:265–290.

69. Dumitru D, ed. AAEM glossary of terms. In: *Electrodiagnostic Medicine*. Philadelphia, PA: Hanley & Belfus; 1995:1172–1208.

70. Fisher M. F response latency determination. *Muscle Nerve*. 1982;5:730–734.

71. Kimura J, Butzer J. F-wave conduction velocity in Guillain Barre syndrome: assessment of nerve segment between axilla and spinal cord. *Arch Neurol*. 1975;32:524–529.

72. Kimura J, Yamada T, Stevland N. Distal slowing of motor nerve conduction velocity in diabetic polyneuropathy. *J Neurol Sci*. 1979;42:291–302.

73. Kimura J. Proximal versus distal slowing of motor nerve conduction velocity in the Guillain–Barre syndrome. *Ann Neurol*. 1978;3:344–350.

74. Troni W. The value and limits of the H reflex as a diagnostic tool in S1 root compression. *Electromyogr Clin Neurophysiol*. 1883;23:471–480.

75. Kimura J. *Electrodiagnosis in Diseases of Nerve and Muscle: Principles and Practice*. 3rd ed. New York, NY: Oxford University Press; 2001.

76. Dumitru D. Needle electromyography. In: *Electrodiagnostic Medicine*. Philadelphia, PA: Hanley & Belfus; 1995: 211–248.

77. Wainner R, Fritz J, Irrgang J, Boninger M, Delitto A, Allison S. Reliability and diagnostic accuracy of the clinical examination and patient self-report measures for cervical radiculopathy. *Spine*. 2003;28:52–62.

78. Dumitru D, ed. Neuromuscular junction disorders. In: *Electrodiagnostic Medicine*. Philadelphia, PA: Hanley & Belfus; 1995:929–1030.

79. Kimura J, ed. Techniques and normal findings. In: *Electrodiagnosis in Diseases of Nerve and Muscle: Principles and Practice*. 2nd ed. Philadelphia, PA: FA Davis; 1989: 227–248.

80. Wiechers D. Mechanically provoked insertional activity before and after nerve section in rats. *Arch Phys Med Rehabil*. 1977;58:402–405.

81. Daube JA. *AAEM Minimonograph #11: Needle Examination in Electromyography*. Rochester, MN: AAEM; 1979.

82. Dumitru D, ed. Needle electromyography. In: Dumitru D, Amato A, Zwarts M, eds. *Electrodiagnostic Medicine*. Philadelphia, PA: Hanley & Belfus; 2002:257–291.

83. Brumlik J, Drechsler B, Vannin T. The myotonic discharge in various neurological syndromes: a neurophysiologic analysis. *Electromyography*. 1970;10:369–383.

84. Dorfman L, Howard J, McGill K. Motor unit firing rates and firing variability in the detection of neuromuscular disorders. *Electroencephalogr Clin Neurophysiol*. 1989;73: 215–224.

85. Koski CL, Baumgarten M, Magder LS, et al. Derivation and validation of diagnostic criteria for chronic inflammatory demyelinating polyneuropathy. *J Neurol Sci*. 2009;15;277(1–2):1–8.

86. Howard J, McGill K, Dorfman L. Age effects on properties of motor unit action potentials: ADEMG analysis. *Ann Neurol*. 1988;24:207–213.

87. Nandedkar S, Stalberg E, Sanders D. Quantitative EMG. In: Dumitru D, Amato A, Zwarts M, eds. *Electrodiagnostic Medicine*. 2nd ed. Philadelphia, PA: Hanley & Belfus; 2002:293–356.

88. Finsterer J, Fuglsang-Frederiksen A. Concentric-needle versus macro EMG. II. Detection of neuromuscular disorders. *Clin Neurophysiol*. 2001;112:853–860.

89. Goodgold J, Eberstein A. Myopathy. In: Goodgold J, Eberstein A, eds. *Electrodiagnosis of Neuromuscular Diseases*. Baltimore, MD: Williams & Wilkins; 1972:116–138.

90. LaHoda F, Russ A, Issel W, eds. Electromyography. In: *EMG Primer*. Berlin, GE: Springer-Verlag; 1974:16.

91. Nelson R, Nestor D. Electrophysiological evaluation: an overview. In: Nelson R, Currier D, eds. *Clinical Electrotherapy*. Norwalk, CT: Appleton & Lange; 1991:331–384.

92. Nelson R, Shedlock M, Kaczmarek C, Gahrs J, MacLaughlin H. Comparison of motor unit action potentials using monopolar vs. concentric needle electrodes in the middle deltoid and abductor digiti minimi muscles. *Electromyogr Clin Neurophysiol*. 2003;43:459–464.

93. Kimura J, ed. Types of abnormality. In: *Electrodiagnosis in Diseases of Nerve and Muscle: Principles and Practice*. 2nd ed. Philadelphia, PA: FA Davis; 1989:249–274.

94. Dumitru D, Amato A. Introduction to myopathies and muscle tissue's reaction to injury. In: Dumitru D, Amato A, Zwarts M, eds. *Electrodiagnostic Medicine*. 3rd ed. Philadelphia, PA: Hanley & Belfus; 2002:1229–1264.

95. Fritz J, Wainner R. Examining diagnostic tests: an evidence-based perspective. *Phys Ther*. 2001;81:1546–1564.

96. American Association of Electrodiagnostic Medicine. Practice parameter for electrodiagnostic studies in carpal tunnel syndrome: summary statement. *Muscle Nerve*. 1993;16:1390–1391.

97. Jablecki C, Andary M, So Y. Literature review of the usefulness of nerve conduction studies and electromyography for the evaluation of patients with carpal tunnel syndrome. *Muscle Nerve*. 1993;16:1392–1414.

98. Robinson LR, Micklesen PJ, Wang L. Strategies for analyzing nerve conduction data: superiority of a summary index over single tests. *Muscle Nerve*. 1998;21:1166–1171.

99. Dillingham T. Electrodiagnostic approach to patients with suspected radiculopathy. *Phys Med Rehabil Clin N Am*. 2003;14:567–588.

100. Tong HC, Haig AJ, Yamakawa KS, Miner JA. Specificity of needle electromyography for lumbar radiculopathy and plexopathy in 55 to 79-year-old asymptomatic subjects. *Am J Phys Med Rehabil*. 2006;85(11):908–912.

101. De Sousa EA, Chin RL, Sander HW, Latov N, Brannagan TH 3rd. Demyelinating findings in typical and atypical chronic inflammatory demyelinating polyneuropathy: sensitivity and specificity. *J Clin Neuromuscul Dis*. 2009;10(4):163–169.

102. Isose S, Kiwabara S, Kokubun N, et al. Utility of the distal compound muscle action potential duration for diagnosis of demyelinating neuropathies. *J Peripher Nerv Syst*. 2009;14(3):151–158.

103. Rajabally YA, Narasimhan M. The value of sensory electrophysiology in chronic inflammatory demyelinating polyneuropathy. *Clin Neurophysiol*. 2007;118(9):1999–2004.

104. Rajabally YA, Nicholas G, Pieret F, Bouche P, Van den Bergh PY. Validity of diagnostic criteria for chronic inflammatory demyelinating polyneuropathy: a multicentre European study. *J Neurol Neurosurg Psychiatry*. 2009;80(12):1364–1368.

105. Miller T, Pardo R, Yaworski R. Clinical utility of reflex studies in assessing cervical radiculopathy. *Muscle Nerve*. 1999;22:1075–1079.

106. Kuntzer T. Carpal tunnel syndrome in 100 patients: sensitivity, specificity on multi-neurophysiological procedures and estimation of axonal loss of motor, sensory and sympathetic median nerve fibers. *J Neurol Sci*. 1994;20:221–229.

107. Nardin R, Patel M, Gudas T, Rutkove S, Raynor E. Electromyography and magnetic resonance imaging in the evaluation of radiculopathy. *Muscle Nerve*. 1999;22:149–150.

108. Erwin CW, Erwin AC. Up and down the spinal cord: intraoperative monitoring of sensory and motor spinal cord pathways. *J Clin Neurophysiol*. 1993;10(4):425–436.

109. Toleikis JR. Intraoperative monitoring using somatosensory evoked potentials: a position statement by the American Society of Neurophysiological Monitoring. *J Clin Monit Comput*. 2005;19(3): 241–258.

110. Warren S, Capra N, Yezierski R. The somatosensory system II: nondiscriminative touch, temperature, and nociception. In: Haines D, ed. *Fundamental Neuroscience*. New York: Churchill Livingstone; 1997:237–254.

111. Warren S, Yezierski R, Capra N. The somatosensory system I: discriminative touch and position sense. In: Haines D, ed. *Fundamental Neuroscience*. New York: Churchill Livingstone; 1997:219–236.

112. Chappuis JL, Johnson G. Using intraoperative electrophysiologic monitoring as a diagnostic tool for determining levels to decompress in the cervical spine: a case report. *J Spinal Disord Tech*. 2007;20(5):403–407.

113. Lopez J. The use of evoked potentials in intraoperative neurophysiologic monitoring. *Phys Med Rehabil Clin N Am*. 2004;15:63–84.

114. Slimp J. Electrophysiologic intraoperative monitoring for spine procedures. *Phys Med Rehabil Clin N Am*. 2004;15:85–105.

115. Goodgold J, Eberstein A. The normal electromyogram. In: Goodgold J, Eberstein A, eds. *Electrodiagnosis of Neuromuscular Diseases*. Baltimore, MD: Williams & Wilkins; 1972:60–73.

116. Lundborg G, Dahlin L. Pathophysiology of nerve compression. In: Szabo R, ed. *Nerve Compression Syndromes: Diagnosis and Treatment*. Thorofare, NJ: Slack Incorporated; 1989:15–39.

117. Mayo Clinic. *Mayo Clinic EMG Laboratory Procedure Manual*. Rochester, MN: Mayo Clinic; 1992.

118. Seddon H. Three types of nerve injury. *Brain*. 1943;66: 237–288.

Capítulo 8 • Princípios de Avaliação e Teste Eletrofisiológico

GLOSSÁRIO

Aferente   Axônios dos neurônios que carregam um sinal para a medula espinal (uma fibra sensorial).

Amplificador diferencial   Os potenciais de ação que passam sobre os nervos ou sobre as fibras musculares são pequenos e precisam ser amplificados para serem vistos, ouvidos e medidos. Um amplificador diferencial estimula a força do sinal e subtrai as partes do sinal que são comuns aos eletrodos ativo e de referência.

Amplitude   O tamanho do potencial. Na avaliação de um nervo sensorial, isto representa o potencial de ação somado que percorre um ponto desse nervo. Na avaliação de um nervo motor, isto representa os potenciais de ação somados que percorrem as fibras musculares coletivas sob o eletrodo de captação. As amplitudes motoras são geralmente muito maiores do que os potenciais de ação sensoriais.

Antidrômico   Um sinal elétrico conduzido em uma direção que é oposta do normal. Por exemplo, para neurônios sensoriais, uma condução antidrômica deveria ser em direção à periferia.

Atividade espontânea   Atividade elétrica que ocorre em repouso durante a investigação do eletrodo de agulha, sem qualquer contribuição voluntária da parte do paciente. Uma vez que a resposta normal em repouso é o silêncio elétrico, a atividade espontânea geralmente indica a patologia.

Atividade voluntária   A atividade elétrica gerada por um paciente que contrai intencionalmente o músculo sob investigação do eletrodo de agulha. Isto pode variar de uma contração mínima em que as unidades motoras individuais podem ser avaliadas à uma forte contração com subsequente preenchimento da tela do osciloscópio.

Axonopatia   Doença ou patologia que envolve um axônio.

Bifásica   Um potencial nervoso com duas fases.

Descargas miotônicas   Uma corrida sustentada de potenciais que crescem e diminuem, soando em um alto-falante como uma "bomba mergulhadora". Visualmente, eles lembram potenciais de fibrilação e ondas agudas positivas. Essas descargas são encontradas em condições como a distrofia miotônica.

Desmielinização   Dano ou remoção da bainha de mielina que cobre os nervos mielinizados. Isto resulta em condução desacelerada ou bloqueada de um sinal elétrico junto a axônios individuais e o nervo coletivo.

Duração   O período em que o potencial de ação de unidade motora composto persiste, medido em milissegundos.

Eferente   Axônios de neurônios que carregam um sinal para fora da medula espinal (uma fibra motora).

Especificidade   A capacidade de um teste de reconhecer quando uma condição está ausente.

Estudo (onda F de condução central)   Um potencial de ação eletricamente estimulado que percorre antidromicamente à medula espinal (células do corno anterior) e então voltam ortodromicamente para extrair uma contração secundária do músculo sob investigação. Este estudo de condução central fornece um modo de observar toda a alça do ponto de estimulação à medula espinal e voltar novamente. Por meio dos valores de latência obtidos, julgamentos clínicos podem ser realizados.

Estudos de condução nervosa (ECN)   Estudos que avaliam a capacidade de um nervo de conduzir um sinal elétrico. Eles são realizados de maneiras que avaliam as fibras sensoriais no nervo, segmentos específicos de um nervo (fibras motoras ou sensoriais), ou a contribuição combinada da junção neuromuscular e as fibras musculares inervadas do nervo sob investigação.

Estudos eletromiográficos   A parte do eletrodo de agulha do exame que geralmente envolve quatro passos: inserção da agulha, observação da atividade elétrica em repouso, observação da atividade elétrica durante a contração voluntária variando de mínimo e máximo e síntese da informação.

Junção neuromuscular   A junção entre a extremidade distal de uma fibra nervosa e as fibras musculares que ela inerva. A comunicação nesse local de junção é feita via acetilcolina neurotransmissora.

Latência   O tempo que leva do estímulo à resposta em uma distância predeterminada, medido em milissegundos.

Latência motora distal (LMD)   O tempo que leva da estimulação de um nervo motor para captar os potenciais de ação que percorrem as fibras musculares adequadamente inervadas. Observe que esse potencial de ação se desloca para a extremidade distal do nervo, cruza a junção neuromuscular e extrai uma contração do músculo sob investigação. Visto que isto é um valor de latência, o tempo é comparado a uma tabela de valores normais, para essa distância medida conhecida.

Latência sensorial distal (LSD)   O tempo que leva da estimulação à captação de um nervo sensorial periférico, medida em milissegundos. Visto que isto é um valor de latência, o tempo é comparado a uma tabela de valores normais para esta distância medida conhecida.

Miopático   Uma doença adquirida ou congênita que se apresenta clinicamente com fraqueza muscular focal ou difusa. Um processo miopático é caracterizado de modo eletrofisiológico por potenciais de ação motora de curta duração e baixa amplitude.

Onda aguda positiva (OAP)   Potenciais que são geralmente bifásicos, com potencial positivo e então negativo, muitas vezes visto combinado a ondas agudas positivas. Esses potenciais são representativos da desnervação muscular.

Ortodrômico   Um sinal elétrico conduzido na direção normal, por exemplo, para neurônios sensoriais, isto é, na direção da medula espinal.

Polineuropatia   Qualquer doença que afeta os nervos periféricos múltiplos (p. ex., diabetes melito).

Ponto de Erb   Um ponto de estimulação em que o plexo braquial pode ser ativado. O ponto de estimulação está localizado de modo supraclavicular na porção média da clavícula.

Potencial de ação de unidade motora composto (PAMC)   O potencial de ação gerado pelo estímulo de um nervo que inerva o músculo sob investigação. Esse PAMC representa os potenciais de ação coletiva que passam sobre todas as fibras musculares sob o eletrodo de captação.

Potencial de ação nervosa sensorial (PANS)   O potencial de ação obtido por um eletrodo de captação colocado sobre o segmento de um nervo, em resposta à estimulação elétrica externa desse nervo em outro local. O potencial obtido representa a resposta coletiva de todos os axônios neuroestimulados.

Potencial de fasciculação   O potencial associado à ativação randômica e espontânea de um grupo de fibras musculares ou todas

278 Parte II • Modalidades de Energia Elétrica

as fibras musculares que se originam de uma unidade motora. Essas são grandes o suficiente para serem sentidas, como uma "contração da pálpebra" quando um indivíduo está cansado. A causa pode ser tão inocente como a fadiga, ou pode ser indicativa de um sério problema.

Potencial de fibrilação Representa a atividade elétrica associada à contração espontânea de uma fibra muscular simples.

Princípio do tamanho de Henneman Um músculo esquelético consiste em potencialmente centenas de unidades motoras de diferentes tamanhos. O recrutamento voluntário no sistema nervoso central da medula espinal ocorre de um modo ordenado, recrutando unidades de diferentes tamanhos de pequena à grande. Funcionalmente, isto recruta os menores neurônios associados às fibras musculares de contração lenta, alta resistência antes de se recrutarem os neurônios motores maiores associados às fibras musculares de contração rápida facilmente fatigáveis.

Radiculopatia Compressão de uma raiz nervosa. Isto ocorre com mais frequência quando ela sai dos forames intervertebrais, mas existem várias causas potenciais de compressão que variam de mudanças artríticas a hérnias de disco vertebral.

Ramo primário anterior (ventral) (RPA) Um ramo de nervo espinal misto que emana da medula espinal que carrega axônios motores e sensoriais. Os ramos primários anteriores são a origem das fibras que compõem os vários plexos e nervos periféricos nomeados.

Ramo primário posterior (dorsal) (RPP) Um ramo de nervo espinal combinado emanando da medula espinal que carrega axônios motores e sensoriais. Os ramos primários posteriores suprem três estruturas: (1) articulações de faceta da coluna vertebral, (2) músculos profundos (reais) das costas e (3) a pele sobreposta das costas.

Reflexo de Hoffman (onda H) Um reflexo eletricamente estimulado que é um exemplo fisiológico do arco reflexo normal (entrando na medula espinal pelos neurônios aferentes e saindo via neurônios motores eferentes). Esse reflexo pode apenas ser extraído em alguns músculos (como os da panturrilha), mas tem utilidade clínica em condições como uma radiculopatia S1.

Sensibilidade A proporção de potenciais com a condição que tem um resultado de teste positivo. Os testes sensíveis reconhecem quando um problema está realmente presente.

Teste de estimulação repetitiva Um procedimento utilizado para se avaliar o impacto de várias condições na junção neuromuscular. As duas condições mais comumente avaliadas com essa técnica são miastenia grave e síndrome de Lambert-Eaton.

Valores normativos Tabelas de valores de condução nervosa (latência, amplitude, duração, velocidade de condução nervosa, etc.) considerados normais. Como as técnicas podem variar levemente entre laboratórios eletrofisiológicos, os valores normais devem ser desenvolvidos para cada laboratório eletrofisiológico.

Velocidade de condução nervosa (VCN) A velocidade pela qual um potencial de ação percorre um nervo periférico, medido em metros por segundo (distância/latência = VCN). Isto mede apenas as mais rápidas fibras condutoras, porque a resposta medida é a primeira chegada detectada do potencial de ação no eletrodo de captação.

ATIVIDADE DE LABORATÓRIO
TESTE ELETROFISIOLÓGICO CLÍNICO

DESCRIÇÃO

O teste eletrofisiológico clínico (TEFC) envolve ECN e EMG. A ECN inclui estudos sensoriais e motores e respostas tardias (onda F e reflexos H). A EMG requer o uso de eletrodos de agulha, uma vez que os eletrodos de superfície (como são utilizados para *biofeedback* e estudos cinesiológicos) não são capazes de examinar as fibras musculares individuais, nem mesmo as unidades motoras isoladas.

INDICAÇÕES

As indicações para TEFC incluem fraqueza, dormência, respostas contráteis breves diminuídas ou ausentes e dor. A TEFC muitas vezes complementa os estudos de imagem (p. ex., IRM, mielograma) para se avaliar a função do sistema neuromuscular periférico.

CONTRAINDICAÇÕES

• Não existem contraindicações específicas para TEFC.

Capítulo 8 • Princípios de Avaliação e Teste Eletrofisiológico 279

TESTE ELETROFISIOLÓGICO CLÍNICO

PROCEDIMENTO PARA ECN MOTOR MEDIANO	AVALIAÇÃO		
	1	2	3
1. Reunir o equipamento (máquina eletromiográfica, fita de medição, lenços umedecidos com álcool, caneta para marcar a pele, eletrodos, fita, papéis toalha).			
2. Preparar o indivíduo.			
a. Posicionar o indivíduo em supino na mesa de tratamento, com o membro a ser testado na posição anatômica.			
b. Utilizando-se o lenço com álcool, esfregar vigorosamente a área sobre o abdutor curto do polegar, o aspecto radial da primeira articulação MCF e o dorso da mão.			
c. Secar as áreas preparadas com o lenço com álcool.			
d. Utilizando-se a caneta, marcar a pele sobre o ventre do abdutor curto do polegar (no meio entre a base do primeiro metacarpal e a primeira articulação MCF); este será o local do eletrodo de registro ativo, Ea.			
e. Utilizando-se a fita de medição, medir 8 cm próximo ao Ea seguindo o curso do nervo mediano e marcar este local (entre os tendões do flexor radial do carpo e o palmar longo).			
f. Prender o eletrodo terra ao aspecto posterior da mão, o Ea sobre o abdutor curto do polegar e o eletrodo de registro de referência (Er) sobre o aspecto radial da primeira articulação MCF. Se for utilizar eletrodos reutilizáveis, use gel condutor entre a pele e o eletrodo e fita para prender o eletrodo. Se estiver empregando-se eletrodos descartáveis, não se deve utilizar gel condutor ou fita.			
3. Preparar o equipamento.			
a. Ligar o aparelho eletromiográfico; esperar pelo aquecimento.			
b. Se disponível, selecionar o protocolo para um estudo de condução nervosa motora. Se os protocolos não estiverem disponíveis, ajuste o ganho para 5.000 μV por divisão, a velocidade de varredura para 2 a 5 milissegundos por divisão, o filtro de frequência baixa a 10 Hz, o filtro de frequência alta a 10.000 Hz e o estímulo e amplitude de pulso a 100 microssegundos.			
4. Obter a resposta distal.			
a. Verificar que a amplitude de estimulação esteja em zero.			
b. Aplicar o gel condutor ao estimulador.			
c. Colocar o estimulador com o cátodo no marco de 8 cm próximo ao Ea e o ânodo orientado proximalmente ao cátodo. Não é necessário ter o ânodo fora do nervo mediano.			
d. Aumentar levemente a intensidade do estimulador e estimular o nervo. Continuar a aumentar a intensidade em pequenos incrementos até que o indivíduo registre a percepção da estimulação e uma resposta motora seja visualizada.			
e. Continuar a estimular o nervo com amplitudes de estímulo crescentes até que a onda M (PAMC) observada na tela não aumente mais em amplitude. Guardar essa resposta (geralmente pressionando-se um pedal).			

280 Parte II • Modalidades de Energia Elétrica

5. Obter a resposta proximal.			
a. Identificar a localização do nervo mediano no cotovelo (medial ao tendão do bíceps braquial).			
b. Estimular o nervo mediano no cotovelo utilizando-se a mesma intensidade de estímulo do estímulo final do punho. Aumentar levemente a amplitude e observar qualquer aumento adicional na amplitude de PAMC. O cátodo deve permanecer distal ao ânodo.			
c. Guardar a resposta proximal.			
6. Calcular o ECN no antebraço.			
a. Medir a distância entre os locais de estimulação no punho e cotovelo em milímetros.			
b. Subtrair a latência do punho até o ACP da latência do cotovelo ao ACP.			
c. Dividir a distância em milímetros pela diferença na latência em milissegundos para se obter a velocidade em metros por segundo.			
7. Avaliar a onda F.			
a. Mudar o ganho para 200 μV por divisão e a velocidade de varredura para 5 milissegundos por divisão (todos os outros cenários permanecem os mesmos).			
b. Diminuir a amplitude de estímulo para zero e colocar o cátodo do estimulador sobre o local de estimulação no punho, com o ânodo distal.			
c. Aumentar lentamente a amplitude de estímulo como antes, observar a resposta na tela para uma segunda resposta com uma latência de cerca de 25 milissegundos. Essa resposta tardia é a onda F e ela segue a onda M.			
d. Guardar a resposta.			
e. Manter a amplitude de estímulo constante, estimular o nervo pelo menos mais 10 vezes, registrando cada resposta.			
f. Medir a latência do estímulo ao início da onda F com a mais curta latência. Essa latência mínima é o valor utilizado para a onda F.			
8. Completar a atividade.			
a. Remover todos os eletrodos; remover qualquer gel condutor do paciente.			
b. Comparar a latência distal, a amplitude do PAMC, VCN do antebraço e latência de onda F com os valores normais.			
c. Interpretar os resultados.			

TESTE ELETROFISIOLÓGICO CLÍNICO

PROCEDIMENTO PARA ECN MOTOR MEDIANO	AVALIAÇÃO		
	1	2	3
1. Reunir o equipamento (máquina eletromiográfica, fita de medição, lenços umedecidos com álcool, caneta para marcar a pele, eletrodos, fita, papéis toalha).			
2. Preparar o indivíduo.			
a. Posicionar o indivíduo em supino na mesa de tratamento, com o membro a ser testado na posição anatômica.			
b. Utilizando-se o lenço com álcool, esfregar vigorosamente a superfície palmar do terceiro dedo (D3, o dedo longo) e a área da palma média.			
c. Secar as áreas preparadas com o lenço com álcool.			
d. Utilizando-se a caneta, marcar a pele do aspecto palmar de D3 distal à prega de pele na articulação MCF. Esse será o local do eletrodo de registro ativo, Ea.			
e. Utilizando-se a fita de medição, medir 7 cm proximal ao Ea seguindo o curso do nervo mediano e marcar esse local (a área mesopalmar). Continuar outros 7 cm proximais junto ao nervo mediano e marcar esse local (próximo ao túnel do carpo).			
f. Prender o eletrodo terra ao aspecto posterior da mão, o Ea em D3 e o eletrodo de registro de referência (Er) 3 com distal ao Ea. Se for utilizar eletrodos reutilizáveis, utilizar gel condutor entre a pele e o eletrodo e fita para prender o eletrodo. Se for utilizar eletrodos descartáveis, não utilizar gel condutor ou fita.			
3. Preparar o equipamento.			
a. Ligar o aparelho eletromiográfico; esperar pelo aquecimento.			
b. Se disponível, selecionar o protocolo para um estudo de condução nervosa sensorial. Se os protocolos não estiverem disponíveis, ajustar o ganho para 20 μV por divisão, a velocidade de varredura para 2 milissegundos por divisão, o filtro de frequência baixa para 10 Hz, o filtro de alta frequência para 2.000 Hz e a amplitude de pulso do estímulo para 100 microssegundos.			
4. Obter a resposta distal.			
a. Verificar que a amplitude de estimulação esteja em zero.			
b. Aplicar gel condutor ao estimulador.			
c. Colocar o estimulador com o cátodo no marco de 7 cm próximo ao Ea e o ânodo orientado próximo ao cátodo. Não é necessário ter o ânodo fora da curva média.			
d. Aumentar levemente a intensidade do estimulador e estimular o nervo. Continuar a aumentar a intensidade em pequenos incrementos até a resposta (PANS) seja observada na tela.			
e. Continuar a estimular o nervo com a crescente amplitude do estímulo até que o PANS observado na tela não aumente mais em amplitude ou até que o artefato do estímulo comece a obscurecer a resposta. A rotação do ânodo ao redor do cátodo pode ajudar a diminuir o artefato do estímulo. Guardar essa resposta (geralmente realizado pressionando um pedal).			

282 Parte II • Modalidades de Energia Elétrica

5. Obter a resposta proximal.			
a. Identificar o local do nervo mediano no punho (entre o flexor radial do carpo e os tendões dos palmares longos).			
b. Estimular o nervo mediano no punho utilizando-se a mesma intensidade de estímulo do estímulo final no punho. Aumentar levemente a amplitude e observar qualquer aumento adicional na amplitude do PANS. O cátodo deve permanecer distal ao ânodo.			
c. Guardar a resposta proximal.			
6. Calcular a VCN no segmento palmar e sobre o punho.			
a. Dividir 70 mm pela latência medida do pico do componente negativo do PANS; isto fornece a VCN em metros por segundo no segmento palmar do nervo mediano.			
b. Dividir 70 mm pela diferença na latência entre os locais de estimulação. Isto fornece a VCN em metros por segundo no segmento do punho do nervo mediano.			
c. Dividir a distância em milímetros pela diferença de latência em milissegundos para obter a velocidade em metros por segundo.			
7. Completar a atividade.			
a. Remover todos os eletrodos; remover qualquer gel condutor do indivíduo.			
b. Comparar os valores de amplitude da VCN e PANS aos valores normais.			
c. Interpretar os resultados.			

PARTE TRÊS

Modalidades de Energia Térmica

Crioterapia e Termoterapia

William E. Prentice

OBJETIVOS

Após o término deste capítulo, o estudante será capaz de:

➤ explicar por que a crioterapia e a termoterapia são mais bem classificadas como modalidades de energia térmica;

➤ diferenciar entre os efeitos fisiológicos do calor e do frio terapêuticos;

➤ descrever as técnicas de termoterapia e crioterapia;

➤ categorizar as indicações e contraindicações para crioterapia e termoterapia;

➤ selecionar as modalidades de energia condutiva mais efetivas para um determinado diagnóstico clínico;

➤ explicar como o fisioterapeuta pode utilizar as modalidades de energia condutiva para reduzir a dor.

Das modalidades terapêuticas discutidas neste capítulo, talvez nenhuma seja mais comumente utilizada do que as modalidades de calor e frio. Conforme indicado no Capítulo 1, a região infravermelha do espectro eletromagnético fica entre a diatermia e as porções de luz visível do espectro em termos de comprimento de onda e frequência. Há confusão sobre a relação entre energia eletromagnética e energia térmica condutiva associada à região infravermelha. Tradicionalmente, é correto pensar nas modalidades **infravermelhas** como aquelas modalidades cujo mecanismo primário de ação é a emissão de radiação infravermelha para aumentar as temperaturas teciduais.[1,2] Objetos quentes emitem radiação infravermelha. Porém, a quantidade de energia infravermelha que é irradiada desses objetos é insignificante. Essas modalidades operam por condução de energia de calor, portanto elas são mais bem descritas como **modalidades de energia térmica condutiva.** As modalidades de energia térmica condutiva são utilizadas para se produzir aquecimento ou resfriamento local e ocasionalmente generalizado dos tecidos superficiais.

As modalidades de energia térmica condutiva são geralmente classificadas naquelas que produzem uma diminuição na temperatura do tecido, chamada de **crioterapia**, e naquelas que produzem aumento na temperatura do tecido, chamada de **termoterapia**. As técnicas de tratamento de crioterapia incluem massagem com gelo, compressas frias de *hydrocollator*, compressas de gelo, turbilhões frios, imersão no gelo, *spray* frio, banhos de contraste, compressão fria e criocinética. As técnicas de tratamento de termoterapia incluem turbilhão quente, compressas quentes de *hydrocollator*, banhos de parafina, fluidoterapia e bandagens ThermaCare.

As lâmpadas infravermelhas luminosas e não luminosas são classificadas como modalidades de energia eletromagnética. Enquanto o comprimento de onda e a frequência da energia emitida por essas modalidades são similares às outras modalidades de termoterapia e crioterapia, o mecanismo pelo qual as lâmpadas infravermelhas produzem aumento na temperatura do tecido não tem nada a ver com condução. Seu mecanismo de transferência de energia é por meio da radia-

286 Parte III • Modalidades de Energia Térmica

ção eletromagnética, explicando-se, assim, por que elas são classificadas como modalidades de energia eletromagnética. Contudo, visto que elas são utilizadas para se aumentar a temperatura superficial e possuem comprimentos de onda e frequências similares às outras técnicas de crioterapia e de termoterapia, elas também serão discutidas neste capítulo.

MECANISMOS DE TRANSFERÊNCIA DE CALOR

A fácil aplicação e conveniência de uso das modalidades de crioterapia e termoterapia fornecem ao fisioterapeuta as ferramentas necessárias para cuidado primário de lesões. O calor é definido como a vibração interna das moléculas dentro de um corpo. A transmissão de calor ocorre por três mecanismos: **condução, convecção** e **radiação**. Um quarto mecanismo de transferência de calor, **conversão**, é discutido no Capítulo 10, sobre ultrassom. A condução ocorre quando o corpo está em contato direto com a fonte de calor ou de frio. A convecção ocorre quando partículas (ar ou água) movem-se por meio do corpo, criando uma variação de temperatura. A radiação é a transferência de calor de uma fonte mais quente para uma fonte mais fria por intermédio de um meio de condução, tal como o ar (p. ex., lâmpadas infravermelhas). O corpo pode ganhar ou perder calor por meio de quaisquer desses três processos de transferência de calor. As modalidades de crioterapia e de termoterapia discutidas neste capítulo utilizam esses três métodos de transferência de calor para efetuar aumento ou diminuição na temperatura do tecido. A Tabela 9.1 resume os mecanismos de transferência de calor para as várias modalidades.

USO APROPRIADO DE MODALIDADES DE CRIOTERAPIA E TERMOTERAPIA

Conforme indicado anteriormente, as técnicas de calor utilizadas com propósitos terapêuticos são chamadas de **termoterapia**. A termoterapia é utilizada quando o objetivo do tratamento é uma elevação na temperatura tecidual. O uso de frio, ou **crioterapia**, é mais eficaz nos estágios agudos do processo de cicatrização imediatamente após a lesão quando o objetivo da terapia é uma perda de temperatura tecidual. As aplicações de frio podem ser continuadas no estágio de recondicionamento do manejo da lesão.[3] A termoterapia e a crioterapia são incluídas nessa seção com base na sua classificação no espectro eletromagnético. O termo **"hidroterapia"** pode ser aplicado para qualquer técnica de crioterapia ou de termoterapia que utilize água como meio para troca de temperatura tecidual.

Tabela 9.1 Mecanismos de transferência de calor das várias modalidades

CONDUÇÃO	CONVECÇÃO	RADIAÇÃO	CONVERSÃO
Massagem com gelo	Turbilhão quente	Lâmpadas infravermelhas	Ultrassom
Compressas frias	Turbilhão frio	*Laser*	Diatermia
Compressas de *hydrocollator*	Fluidoterapia	Luz ultravioleta*	
Spray frio			
Imersão no gelo			
Banhos de contraste**			
Cryo-Cuff			
Criocinética			
Banho de parafina			

*A terapia ultravioleta não envolve uma mudança na temperatura do tecido, mas a energia a partir da fonte ultravioleta irradia-se para a superfície da pele.

**Os banhos de contraste também podem envolver convecção se turbilhões quentes ou frios forem utilizados.

Embora este capítulo esteja preocupado primariamente com a aplicação das modalidades de crioterapia e termoterapia e seus efeitos fisiológicos, várias outras modalidades discutidas neste texto (p. ex., diatermia e ultrassom) causam respostas fisiológicas similares. Especificamente, os efeitos da terapia com frio e calor discutidos neste capítulo podem ser aplicados a qualquer modalidade que altere a temperatura do tecido.

A crioterapia e a termoterapia podem ser utilizadas com sucesso para tratar lesões e traumas.[4] O fisioterapeuta deve conhecer o mecanismo de lesão e a patologia específica, bem como os efeitos fisiológicos dos agentes de calor e de frio, para estabelecer um esquema de tratamento consistente. As modalidades de energia condutiva transmitem energia térmica para o paciente ou a partir dele. Em muitos casos, elas são simples, eficientes e baratas. Os fisioterapeutas que escolhem comparar as modalidades e utilizam a técnica mais apropriada para seus pacientes estarão fornecendo cuidado de qualidade para aquele paciente. Uma abordagem casual para o uso de modalidades infravermelhas apenas irá refletir um descuido pelo cuidado de saúde do paciente.

USO CLÍNICO DAS MODALIDADES DE ENERGIA CONDUTIVA

Os efeitos fisiológicos do calor e do frio discutidos anteriormente raras vezes são o resultado de absorção direta de energia infravermelha. Há acordo geral de que nenhuma forma de energia infravermelha pode ter uma profundidade de penetração maior do que 1 cm.[5] Assim, os efeitos das modalidades de energia condutiva são principalmente superficiais e afetam diretamente os vasos sanguíneos cutâneos e os receptores nervosos cutâneos.[6]

A absorção de energia cutaneamente aumenta e diminui a circulação subcutaneamente nas camadas de músculo e de gordura. Se a energia é absorvida cutaneamente durante um período longo o suficiente para elevar a temperatura do sangue circulante, o hipotálamo irá aumentar reflexivamente o fluxo sanguíneo para o tecido subjacente. Da mesma forma, a absorção de frio cutaneamente pode diminuir o fluxo sanguíneo por meio de um mecanismo similar na área de tratamento.[5]

Assim, se o objetivo primário do tratamento for aumento da temperatura tecidual com aumento correspondente no fluxo sanguíneo para os tecidos mais profundos, é mais prudente talvez escolher uma modalidade – como diatermia ou ultrassom – que produza energia que possa penetrar nos tecidos cutâneos e ser diretamente absorvida pelos tecidos profundos. Se o objetivo do tratamento primário for reduzir a temperatura tecidual e diminuir o fluxo sanguíneo para uma área lesionada, a aplicação superficial de gelo ou frio é a única modalidade capaz de produzir tal resposta.

Talvez o uso mais efetivo das modalidades de energia condutiva seja fornecer analgesia ou reduzir a sensação de dor associada a lesão. Essas modalidades estimulam principalmente os receptores nervosos cutâneos. Por meio de um dos mecanismos de modulação da dor discutidos no Capítulo 4 (mais provavelmente a teoria do controle do mecanismo da comporta), a hiperestimulação desses receptores Aβ nervosos por aquecimento ou resfriamento reduz a dor. Dentro da filosofia de um programa agressivo de reabilitação, a redução de dor como um meio de facilitar o exercício terapêutico é uma prática comum. Conforme enfatizado do prefácio até este capítulo, as modalidades terapêuticas são talvez mais bem utilizadas como um adjunto do exercício terapêutico. Certamente, essa deva ser a consideração principal ao se selecionar uma modalidade infravermelha para uso em qualquer programa de tratamento.

Investigação e pesquisa continuadas sobre o uso de calor e frio são indicadas para fornecer dados úteis para o fisioterapeuta. As aplicações de calor e de frio, quando utilizadas de forma apropriada e eficiente, irão fornecer ao fisioterapeuta ferramentas para se aumentar a recuperação e fornecer ao paciente manejo de cuidado de saúde favorável. A termoterapia e a crioterapia são apenas duas das ferramentas disponíveis para auxiliar no bem-estar e no recondicionamento do paciente lesionado.

Efeitos da mudança de temperatura tecidual sobre a circulação

A aplicação local de calor ou frio é indicada para efeitos fisiológicos **térmicos**. O efeito fisiológico principal é sobre a circulação superficial por causa da resposta dos receptores de temperatura na pele e no sistema nervoso simpático.

288 Parte III • Modalidades de Energia Térmica

A circulação através da pele compreende duas funções principais: nutrição dos tecidos cutâneos e condução de calor a partir das estruturas internas do corpo para a pele, de modo que o calor possa ser removido do corpo.[7] O aparelho circulatório é composto de **dois tipos de vasos principais**: artérias, capilares e veias; e estruturas vasculares para aquecer a pele. Dois tipos de estruturas vasculares são o plexo venoso subcutâneo, que mantém grande quantidade de sangue que aquece a superfície da pele, e a anastomose arteriovenosa, que fornece comunicação vascular entre as artérias e os plexos venosos.[8] As paredes dos plexos possuem revestimentos musculares fortes inervados por fibras nervosas vasoconstritoras simpáticas que secretam norepinefrina. Quando contraído, o fluxo sanguíneo é reduzido a quase nada no plexo venoso. Quando maximamente dilatado, há um fluxo de sangue extremamente rápido nos plexos. As anastomoses arteriovenosas são encontradas principalmente nas superfícies volar ou palmar das mãos e dos pés, lábios, nariz e orelhas.

Quando o frio é aplicado diretamente na pele, os vasos cutâneos contraem-se progressivamente até a temperatura de cerca de 10 °C (50 °F), atingindo suas constrições máximas nesse ponto. Essa constrição resulta primariamente da sensibilidade aumentada dos vasos à neuroestimulação, mas provavelmente também resulta pelo menos parcialmente de um reflexo que passa para a medula espinal e depois volta para os vasos. Em temperaturas abaixo de 10 °C (50 °F), os vasos começam a se dilatar. Essa dilatação é causada por um efeito local direto do frio sobre os próprios vasos, produzindo paralisia do mecanismo de contração da parede do vaso ou bloqueio dos impulsos nervosos que chegam aos vasos. Em temperaturas próximas de 0 °C (32 °F), os vasos cutâneos frequentemente alcançam vasodilatação máxima.

Os plexos da pele são supridos com inervação vasoconstritora simpática. Nos momentos de estresse circulatório, tais como exercício, hemorragia, ou ansiedade, a estimulação simpática desses plexos cutâneos força grandes quantidades de sangue para os vasos internos. Assim, as veias subcutâneas da pele agem como um reservatório sanguíneo importante, muitas vezes fornecendo sangue para satisfazer outras funções circulatórias quando necessário.[7]

Três tipos de receptores sensoriais são encontrados no tecido subepitelial: frio, calor e dor. Os receptores de dor são terminações nervosas livres. A temperatura e a dor são transmitidas para o cérebro via trato espinotalâmico lateral (ver Capítulo 4). As fibras nervosas respondem de forma diferente em temperaturas diferentes. Os receptores de frio e de calor descarregam minimamente em 33 °C (91,4 °F). Os receptores de frio descarregam entre 10 °C e 41 °C (50 a 105,8 °F), com uma descarga máxima na variação de 37,5 a 40 °C (99,5 a 104 °F). Acima de 45 °C (113 °F), os receptores de frio começam a descarregar novamente e os receptores de dor são estimulados. As fibras nervosas que transmitem sensações de dor respondem aos extremos de temperatura. Tanto os receptores de calor quanto os de frio adaptam-se rapidamente à mudança de temperatura; quanto mais rápida a mudança de temperatura, mais rápida a adaptação do receptor. O número de receptores de calor e de frio em qualquer área de superfície pequena é considerado pequeno. Portanto, pequenas mudanças de temperatura são difíceis de se perceber em áreas localizadas. Áreas superficiais maiores estimulam a adição de sinais térmicos. Esses padrões maiores de excitação ativam os centros vasomotores e o centro hipotalâmico.[1,2] A estimulação do hipotálamo anterior causa vasodilatação cutânea, ao passo que a estimulação do hipotálamo posterior causa vasoconstrição cutânea.[7,9]

O fluxo sanguíneo cutâneo depende da descarga do sistema nervoso simpático. Esses impulsos simpáticos são transmitidos simultaneamente aos vasos sanguíneos para vasoconstrição cutânea e para a medula suprarrenal. Tanto a norepinefrina quanto a epinefrina são secretadas nos vasos sanguíneos e induzem a constrição do vaso.[7] Muitas das influências de constrição simpática são mediadas quimicamente por meio desses transmissores neurais. A exposição geral ao frio provoca vasoconstrição cutânea, tremor, piloereção e aumento na secreção de epinefrina, portanto, ocorre contração vascular. Simultaneamente, o metabolismo e a produção de calor são aumentados para se manter a temperatura do corpo.

O fluxo sanguíneo aumentado fornece oxigênio adicional para a área, explicando os efeitos de analgesia e de relaxamento sobre o espasmo muscular. Um mecanismo reflexo proprioceptivo aumentado pode explicar esses efeitos. Órgãos terminais receptores localizados no fuso muscular são inibidos por calor temporariamente, ao passo que o resfriamento repentino tende a excitar o órgão terminal receptor.[1,2]

Efeitos da mudança de temperatura tecidual sobre o espasmo muscular

O frio pode ser melhor para se reduzir o espasmo muscular.

Vários estudos[5] abordam os efeitos do calor e do frio no tratamento de muitas condições musculoesqueléticas. Embora seja verdade que a utilização de calor como uma modalidade terapêutica tem sido aceita e documentada por muito tempo na literatura, é visível que pesquisa mais recente tem sido direcionada para a utilização de frio. Parece haver acordo geral de que os mecanismos fisiológicos que fundamentam a eficácia dos tratamentos de frio e de calor na redução do espasmo muscular situam-se no nível do fuso muscular, dos órgãos tendinosos de Golgi e no sistema gama.[10]

Acredita-se que o calor tem efeito relaxante sobre o tônus dos músculos esqueléticos.[11] A aplicação local de calor relaxa os músculos por meio do sistema esquelético, diminuindo simultaneamente o limiar de estímulo dos fusos musculares e a taxa de disparo eferente gama. Isso sugere que os fusos musculares são facilmente excitados. Consequentemente, os músculos podem ser eletromiograficamente silenciosos enquanto em repouso durante a aplicação de calor, mas a quantidade menor de movimento voluntário ou passivo pode ocasionar o disparo dos eferentes, aumentando, assim, a resistência muscular ao alongamento. Se esse for de fato o caso, então parece lógico que diminuir os impulsos aferentes elevando o limiar dos fusos musculares pode ser efetivo em facilitar o relaxamento muscular, contanto que não haja movimento.

A taxa de disparo das terminações primárias e secundárias é diretamente proporcional à temperatura. As aplicações locais de frio diminuem a atividade neural local. Terminações anuloespirais, em ramalhete de flores (pequenas fibras localizadas no fuso muscular que detectam mudanças na posição muscular) e do órgão tendinoso de Golgi disparam mais lentamente quando resfriadas. O resfriamento, na verdade, diminui a taxa de atividade aferente ainda mais, com aumento na quantidade de tensão sobre o músculo. Assim, o frio parece elevar o estímulo limiar dos fusos musculares e o calor tende a diminuí-lo.[12] Embora o disparo dos aferentes primários dos fusos aumente abruptamente com a aplicação de frio, uma diminuição subsequente na atividade aferente do fuso ocorre e persiste à medida que a temperatura diminui.[13]

O uso simultâneo de calor e de frio no tratamento do espasmo muscular também tem sido estudado.[8,14] O resfriamento local com gelo, embora mantendo a temperatura corporal para se prevenir tremor, resulta em redução significativa de espasmo muscular, maior do que aquela que ocorre com o uso de calor ou de frio independentemente. Esse efeito foi atribuído para a manutenção da temperatura do corpo, que diminui a atividade eferente, ao passo que o resfriamento local diminui a atividade aferente. Se a temperatura do núcleo do corpo não for mantida, o tremor reflexo resulta em tônus muscular aumentado, inibindo, dessa forma, o relaxamento.

Há redução substancial na frequência de potencial de ação (intensidade de estímulo necessária para disparar as fibras musculares) que dispara da unidade motora quando a temperatura muscular é reduzida. A atividade do fuso muscular é mais significativamente reduzida quando o músculo é resfriado, ao passo que a temperatura corporal normal é mantida.[15]

Miglietta[15] apresentou uma perspectiva levemente diferente sobre o efeito do frio na redução do espasmo muscular. Ele realizou uma análise eletromiográfica dos efeitos do frio sobre a redução do clônus (tônus muscular aumentado) ou espasticidade em um grupo de 15 pacientes. Após a imersão da extremidade espástica em um turbilhão frio por 15 minutos, foi observado que a atividade eletromiográfica caiu significativamente e, em alguns casos, desapareceu completamente. O frio foi pensado para induzir um bombardeio aferente de impulsos frios, que modificam o estado excitatório cortical e bloqueiam a corrente de impulsos dolorosos a partir do músculo. Assim, o relaxamento do músculo esquelético ocorre com o desaparecimento da dor.[16] Não é certo se é a excitabilidade dos neurônios motores ou a hiperatividade do sistema gama, que é modificado no nível do fuso muscular ou no nível da medula espinal, que é responsável pela redução da espasticidade. Contudo, é certo que o frio é eficaz em reduzir a espasticidade reduzindo ou modificando o mecanismo reflexo de alongamento altamente sensível no músculo.

Outro fator que pode ser importante para a redução da espasticidade é a redução na velocidade de condução nervosa por causa da aplicação de frio.[17] Essas mudanças podem resultar de uma diminuição da velocidade de condução de nervos motores e sensoriais e uma diminuição das descargas aferentes dos receptores cutâneos.

Parte III • Modalidades de Energia Térmica

Vários estudos investigaram o uso de frio seguido por algum tipo de exercício no tratamento de várias lesões para a unidade musculotendínea.[18-20] Cada um desses estudos indicou que o uso de frio e de exercício foram extremamente eficazes no tratamento de patologias agudas do sistema musculoesquelético que produziam restrições de ação muscular. Contudo, se o alongamento fosse indicado, foi salientado que ele seria mais importante para se aumentar a flexibilidade do que o uso de calor ou de frio.[21,22]

Efeitos da mudança de temperatura sobre a performance

Vários estudos examinaram os efeitos de alterar a temperatura tecidual sobre as capacidades de performance física.[23-25]

As mudanças na capacidade de se produzir torque durante o teste isocinético após a aplicação de calor e frio foram demonstradas, embora pareça haver alguma discordância em relação ao grau de mudança nas capacidades de torque concêntrico e excêntrico.[26,27,28] Um estudo observou que a força de uma contração excêntrica foi melhorada com a aplicação de gelo, ao passo que outro estudo indicou que o gelo ajudava a facilitar a força concêntrica, mas não a excêntrica.[29,30] Isso pode ser devido a aumento na capacidade de recrutar neurônios motores adicionais durante e após o resfriamento.[31] Parece também que valores de torque mais altos podem ser produzidos após a aplicação de compressas frias do que de compressas quentes.[32] O uso de crioterapia não parece causar o torque máximo, mas pode aumentar a resistência.[33] O frio parece ter algum efeito sobre a potência muscular, além disso, foi mostrado que a performance no salto vertical é diminuída após a aplicação de frio.[34,35] A imersão em água fria não parece afetar a amplitude de movimento.[36] A crioterapia articular anulou as deficiências de movimento representadas por diminuições no torque máximo do joelho e na potência.[37]

Aparentemente, o aquecimento ou o resfriamento de uma extremidade tem mínimo ou nenhum efeito sobre a propriocepção, sobre a sensação da posição articular e sobre o equilíbrio.[30,38-49] Assim, conclui-se que as mudanças de temperatura tecidual não possuem efeito sobre a agilidade ou a capacidade de mudar a direção.[12,50,51] A aplicação de gelo antes de um aquecimento mostrou afetar negativamente a performance funcional, mas um período de aquecimento ativo diminui efeitos prejudiciais.[52,53]

> **O frio deve ser utilizado para diminuir a temperatura e a taxa metabólica térmica.**

CRIOTERAPIA

Crioterapia é a utilização de frio no tratamento de trauma agudo e lesão subaguda e para a diminuição de desconforto após recondicionamento e reabilitação.[54,55]

Efeitos fisiológicos do resfriamento do tecido

Os efeitos fisiológicos do frio são o oposto daqueles do calor para a maior parte, sendo que o efeito primário é uma diminuição local na temperatura. O frio tem seu maior benefício na lesão aguda.[26,56-60] Há acordo geral de que a utilização de frio é o tratamento inicial para muitas condições no sistema musculoesquelético. Ver a Tabela 9.2 para um resumo de indicações e contraindicações para o uso de crioterapia.

A razão primária para se utilizar frio na lesão aguda é diminuir a temperatura na área lesionada, reduzindo assim a taxa metabólica com uma diminuição correspondente na produção de metabólitos e de calor metabólico.[61] Isso ajuda o tecido lesionado a sobreviver à hipoxia e limita mais a lesão tecidual.[59,62] O frio demonstrou ser mais eficaz quando aplicado com compressão do que o uso do gelo isolado para se reduzir o metabolismo no tecido lesionado.[60,63] Ele também é utilizado imediatamente após a lesão para a diminuição da dor e para promover **vasoconstrição** local, controlando, dessa maneira, a hemorragia e o edema.[64,65] Contudo, o resfriamento pré-exercício não afeta a magnitude do dano muscular em resposta ao exercício excêntrico.[66] O frio também é utilizado na fase aguda de condições inflamatórias, tais como bursite, tenossinovite e tendinite, em que o calor possa causar dor e edema adicionais.[2]

Capítulo 9 • Crioterapia e Termoterapia

Tabela 9.2 Indicações e contraindicações para crioterapia
INDICAÇÕES (durante inflamação aguda ou subaguda)
Dor aguda
Dor crônica
Edema agudo (controlando hemorragia e edema)
Pontos-gatilho miofasciais
Defesa muscular
Espasmo muscular
Lesão muscular aguda
Distensão aguda de ligamento
Contusão aguda
Bursite
Tenossinovite
Tendinite
Dor muscular de início tardio (DMIT)
CONTRAINDICAÇÕES
Circulação prejudicada (i.e., fenômeno de Raynaud)
Doença vascular periférica
Hipersensibilidade ao frio
Anestesia da pele
Feridas abertas ou condições de pele (turbilhões frios e banhos de contraste)
Infecção

O frio também é utilizado para a redução da dor e do espasmo muscular reflexo e condições espásticas que o acompanham.[60] Seu efeito analgésico provavelmente seja um de seus maiores benefícios.[10,13,67,68] Embora o gelo pareça ser eficaz para se tratar a dor, há pouco material com base em evidência para se sustentar o uso de gelo no tratamento de outras condições musculoesqueléticas.[69] Uma explicação do efeito analgésico é a de que o frio diminua a velocidade de condução nervosa, embora ele não a elimine inteiramente.[13,17,60] Também é possível que o frio bombardeie as áreas de receptores de dor centrais com tantos impulsos de frio que os impulsos de dor são perdidos por meio da teoria do controle do mecanismo da comporta da modulação de dor. Com tratamentos com gelo, o paciente em geral relata uma sensação desconfortável de frio seguida por sensação de picada ou de queimadura, depois de dor intensa e, por fim, dormência completa.[71]

O frio também demonstrou ser eficaz no tratamento de **dor miofascial**.[16] Esse tipo de dor é referido por pontos-gatilho miofasciais ativos com vários sintomas, incluindo dor ao movimento ativo e amplitude de movimento diminuída. Os pontos-gatilho podem resultar de esforço ou tensão muscular, o que sensibiliza os nervos em uma área localizada. Um ponto-gatilho pode ser identificado à palpação como um pequeno nódulo ou como uma faixa de tecido muscular tenso.[72]

Aparentemente, o frio é mais efetivo no tratamento da dor muscular aguda, ao contrário da dor muscular de início tardio (DMIT), que ocorre após o exercício.[73] O ultrassom mostrou ser mais efetivo do que o gelo para tratar a DMIT.[74]

O frio diminui a excitabilidade das terminações nervosas livres e das fibras nervosas periféricas, aumentando o limiar de dor.[75] Isso é de grande valor no tratamento a curto prazo. As aplicações de frio também podem intensificar o controle voluntário nas condições espásticas, e, em condições traumáticas agudas, diminuir os espasmos dolorosos que resultam de irritabilidade muscular local.[76]

A redução na defesa muscular em relação ao trauma agudo tem sido observada por todos os fisioterapeutas ativos. A literatura revisada indica várias razões por trás da defesa muscular reduzida, com o pensamento comum de atividade de fuso muscular diminuída.[77]

A reação inicial ao frio é vasoconstrição local de todos os músculos lisos pelo sistema nervoso central para se conservar calor.[65] A vasoconstrição localizada é responsável pela diminuição na tendência para formação e acúmulo de edema, provavelmente como resultado de diminuição na pressão hidrostática local.[78] Há também diminuição na quantidade de nutrientes e fagócitos liberados para a área, reduzindo, assim, a atividade fagocítica.[78]

Imagina-se que, quando a temperatura local é diminuída consideravelmente por um período de cerca de 30 minutos, ocorrem períodos intermitentes de vasodilatação, que duram de 4 a 6 minutos. A vasoconstrição dos vasos sanguíneos nos tecidos superficiais repete-se, então, por um ciclo de 15 a 30 minutos, seguida novamente por vasodilatação. Esse fenômeno é conhecido como **resposta de caça** e é necessário para se prevenir lesão de tecido local ocasionada pelo frio.[79-81] A resposta de caça tem sido aceita por muitos anos como um fato; na realidade, essas investigações estudaram mudanças de temperatura medidas em vez de mudanças circulatórias. Alguns fisioterapeutas tomaram a liberdade de pressupor que as mudanças de temperatura produzem mudanças circulatórias, e isso simplesmente não é o que significa a resposta de caça. A resposta de caça é mais provavelmente um artefato de medição do que uma mudança real no fluxo sanguíneo em resposta ao frio.[71,81] Mesmo se alguma vasodilatação induzida por frio ocorrer, os efeitos são insignificantes.[26]

Se uma área grande for resfriada, o hipotálamo (o centro de regulação da temperatura no cérebro) induzirá reflexivamente o tremor, o que eleva a temperatura do núcleo como um resultado da produção aumentada de calor. O resfriamento de uma área grande também pode causar vasoconstrição arterial em outras partes remotas do corpo, resultando em aumento na pressão arterial.[78] Devido à baixa condutividade térmica do tecido de gordura subcutânea subjacente, as aplicações de frio por curtos períodos provavelmente sejam ineficazes em resfriar tecidos mais profundos.[65] Foi mostrado também que o uso de frio por muito tempo pode ser prejudicial para o processo de cicatrização.[58]

Os tratamentos com frio não necessariamente têm tanto efeito na relação dos tecidos mais profundos ao sangue. A tomografia por emissão de pósitron é uma técnica de imagem que pode ser utilizada para se quantificar diretamente o fluxo sanguíneo local em resposta à aplicação clínica. Utilizando-se essa tecnologia, foi mostrado que o fluxo sanguíneo no tecido muscular é reduzido após um tratamento com gelo de 20 minutos. Contudo, essa redução ocorre apenas na camada mais superficial, que pode sugerir que os efeitos terapêuticos da aplicação de gelo diminuem com a profundidade do tecido.[83]

A duração necessária do tratamento para que se resfrie efetivamente o tecido depende das diferenças nas espessuras do tecido subcutâneo.[84] Os pacientes com tecido subcutâneo espesso devem ser tratados com aplicações de frio por mais de cinco minutos para se reduzir significativamente a temperatura intramuscular.[85] Grant tratou de condições agudas e crônicas do sistema musculoesquelético e descobriu que pessoas magras requerem períodos de gelo menores, pois nelas a resposta foi mais exitosa.[18] McMaster sustentou essas descobertas.[64] Quinze minutos de resfriamento aumentam a rigidez na articulação do joelho e diminuem a sensibilidade da sensação de posição.[86] Os tempos de tratamento recomendados variam de 5 a 45 minutos de contato direto para a obtenção do resfriamento adequado.

Em geral, recomenda-se que os tratamentos durem 20 minutos.[87] Também recomenda-se que, em pacientes com espessuras adiposas subcutâneas diferentes, a duração necessária do tratamento de crioterapia para produzir um efeito de resfriamento padrão deva variar. Para se produzir mudanças similares na temperatura intramuscular, a duração do tratamento deve ser ajustada com base na espessura adiposa subcutânea do paciente conforme determinada pelas medidas das dobras da pele.[88] Um tratamento de 25 minutos pode ser adequado para um paciente com uma prega de pele de 20 mm ou menos, contudo, uma aplicação de 40 minutos é requerida para se produzirem resultados similares em um paciente cuja prega da pele esteja entre 20 e 30 mm. Um tratamento de 60 minutos é requerido para se produzirem resultados similares em um paciente cuja prega da pele esteja entre 30 e 40 mm.[89]

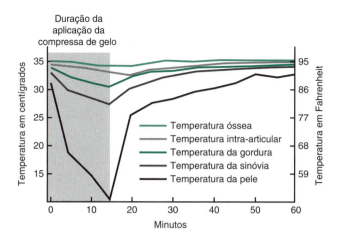

Figura 9.1 Mudanças de temperatura em vários tecidos durante a aplicação de gelo.

Geralmente, acredita-se que tratamentos com frio sejam mais efetivos em atingir tecidos profundos do que a maioria das formas de calor. O frio aplicado à pele é capaz de baixar significativamente a temperatura do tecido em uma profundidade considerável. A extensão dessa temperatura de tecido diminuída depende do tipo de frio aplicado à pele, da duração de sua aplicação, da espessura da gordura subcutânea e da região do corpo na qual ele é aplicado.[90] Um tratamento de crioterapia aplicado ao tornozelo não altera a temperatura do núcleo.[91] A Figura 9.1 mostra as mudanças de temperatura em vários tecidos associada a um tratamento com compressa de gelo.

A aplicação de frio diminui a permeabilidade da célula, o metabolismo celular e o acúmulo de edema. Deve ser continuada em aplicações de 5 a 45 minutos por, no mínimo, 72 horas após o trauma inicial.[26] Deve-se evitar um tratamento por frio agressivo para se prevenir o rompimento da sequência de cicatrização.

Os efeitos fisiológicos do frio estão resumidos na Tabela 9.3.

Ulceração pelo frio (frosbite)

É definido como ulceração pelo frio de uma parte do corpo e ocorre quando as temperaturas do tecido caem abaixo de 0 ºC (32ºF). Sintomas de ulceração pelo frio inicialmente incluem formigamento e vermelhidão de hiperemia, que indica que o sangue ainda está circulando nos tecidos superficiais, seguidos por palidez (falta de cor na pele) e dormência, que indica que a vasoconstrição ocorreu e o sangue não está mais circulando nos tecidos superficiais.

Quando se utiliza uma técnica de crioterapia, as chances de ulceração pelo frio são mínimas se os procedimentos recomendados são seguidos. Contudo, se o tempo de tratamento excede as recomendações ou se a temperatura da modalidade está abaixo do recomendado, as chances de congelamento aumentam. Certamente, se houver insuficiência circulatória, as chances de ulceração pelo frio também aumentam.

Se há suspeita de ulceração, a parte do corpo deve ser imediatamente removida da fonte de frio e imersa em água entre 38 e 40 ºC (100 e 104ºF). É também aconselhável encaminhar o paciente a um médico.

Técnicas de tratamento por crioterapia

As ferramentas da crioterapia incluem compressas de gelo, turbilhão frio, turbilhão com gelo, massagem com gelo, *spray* de gelo químico comercial e banhos de contraste. A aplicação de crioterapia produz uma sensação de terceiro a quarto estágio. Primeiro, há uma desconfortável sensação de frio seguida por uma ferroada, depois um sentimento de ardência ou coceira, e, finalmente, dormência. Cada estágio está relacionado às terminações nervosas à medida que elas temporariamente param de funcionar em virtude do fluxo sanguíneo e da velocidade de condução nervosa reduzidos. O tempo requerido para essa sequência varia, mas vários autores indicam

294 Parte III • Modalidades de Energia Térmica

Tabela 9.3 Efeitos fisiológicos do frio e do calor

EFEITOS DO CALOR

Aumento da temperatura local superficialmente

Aumento do metabolismo local

Vasodilatação de arteríolas e capilares

Aumento do fluxo sanguíneo na parte aquecida

Aumento dos leucócitos e fagocitose

Aumento da permeabilidade capilar

Aumento da drenagem venosa e linfática

Aumento dos resíduos metabólicos

Aumento da atividade reflexa do axônio

Aumento da elasticidade dos músculos, ligamentos e fibras capsulares

Analgesia

Aumento da formação de edema

Diminuição do tônus muscular

Diminuição do espasmo muscular

EFEITOS DO FRIO

Diminuição da temperatura local, em alguns casos em profundidade considerável

Diminuição do metabolismo

Vasoconstrição de arteríolas e capilares (primeiramente)

Diminuição do fluxo sanguíneo (primeiramente)

Diminuição da velocidade de condução nervosa

Diminuição da liberação de leucócitos e fagócitos

Diminuição da drenagem linfática e venosa

Diminuição da excitabilidade muscular

Diminuição da despolarização do fuso muscular

Diminuição da formação e do acúmulo de edema

Efeitos anestésicos extremos

que ela ocorra de 5 a 15 minutos.[18,65,71,76,92-96] Após 12 a 15 minutos, a resposta de caça é, algumas vezes, demonstrada com frio intenso (10 °C [50ºF]).[64,79,95,97] Desse modo, um período de, no mínimo, 15 minutos é necessário para se atingirem efeitos analgésicos extremos.

A aplicação de gelo é segura, simples e de baixo custo. A crioterapia é contraindicada em pacientes com alergia ao frio (urticária, dor articular, náusea), fenômeno de Raynaud (espasmo arterial) e algumas condições reumáticas.[4,7,18,98,99]

A profundidade de penetração depende da quantidade de frio e da duração do tratamento, pois o corpo é equipado para manter a viabilidade da pele e do tecido subcutâneo por meio do leito capilar pela vasodilatação reflexa de até quatro vezes o fluxo sanguíneo normal. O corpo tem a capacidade de diminuir o fluxo sanguíneo para o segmento que está supostamente perdendo muito calor ao desviá-lo. A profundidade de penetração também está relacionada à intensidade e com a duração da aplicação de frio e com a resposta circulatória ao segmento exposto do corpo. Se a pessoa tem respostas circulatórias normais, a ulceração pelo frio não deve preocupar. Ainda assim, deve-se ter prudência ao aplicar frio intenso diretamente na pele. Se penetração mais profunda é desejada, o tratamento por gelo é mais efetivo com o uso de toalhas de gelo, compressas de gelo, massagem com gelo e turbilhão frio.[100] O paciente deve ser avisado dos quatro estágios da crioterapia e do desconforto que ele experimentará. O fisioterapeuta deve explicar essa sequência e avisar o paciente do resultado esperado, que pode incluir uma rápida diminuição da dor.[17,18,82,101] Recomenda-se que os pacientes não participem de atividade que requeira potência imediatamente após a crioterapia. Contudo, o uso de frio não é contraindicado como analgésico antes do exercício submáximo com o objetivo de restaurar o controle neuromuscular para os tecidos lesionados.[102]

Massagem com gelo

A massagem com gelo pode ser aplicada pelo fisioterapeuta ou pelo paciente se este puder atingir a área de aplicação para administrar o autotratamento. É melhor que os três primeiros tratamentos sejam administrados pelo fisioterapeuta para proporcionar ao paciente o benefício máximo. Quando posicionar o segmento do corpo do paciente que vai ser tratado, essa parte deve estar relaxada, e o paciente, confortável. Se possível, a parte do corpo a ser tratada deve ser elevada. O modo de sentar e o posicionamento apropriado devem ser considerados durante a aplicação de gelo. A administração deve ser completa para se obter o máximo do tratamento. A massagem com gelo é, possivelmente, a melhor indicação em condições nas quais algum tipo de atividade de alongamento será utilizada. Aparentemente, a massagem com gelo resfria o músculo mais rapidamente do que os sacos com gelo.[103]

Equipamento necessário. (Figuras 9.2 e 9.3)

1. Copos de isopor: um copo de isopor regular de 170 a 226 ml deve ser preenchido com água e colocado no freezer. Após o congelamento, todo o isopor nas laterais deve ser removido a 2,5 cm do fundo. Um copo congelado com uma espátula de língua inserida é o preferido porque dispõe de uma alça com a qual se segura o bloco de gelo.
2. Copos de gelo: um copo é preenchido com água e uma espátula de madeira é colocada dentro dele. O copo é, então, colocado no freezer. Após seu congelamento, o copo de papel é rasgado. Um bloco de gelo no palito está agora pronto para ser utilizado na massagem.
3. Copos de papel: utiliza-se a mesma técnica dos copos de isopor, exceto pela necessidade de uma toalha para se isolar a mão do fisioterapeuta que está segurando o copo de papel.
4. Cryo-cup: um copo de plástico reutilizável disponível comercialmente que é ideal para massagem com gelo.
5. Toalhas: elas são utilizadas para o posicionamento e a absorção da água que derrete na área da aplicação da massagem com gelo.

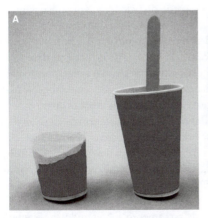
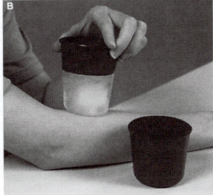

Figura 9.2 (A) A água pode ser congelada em um copo de papel, em um copo de isopor ou em uma espátula para a massagem com gelo. (B) Cryo-cup é um produto fabricado comercialmente para massagem com gelo.

296 Parte III • Modalidades de Energia Térmica

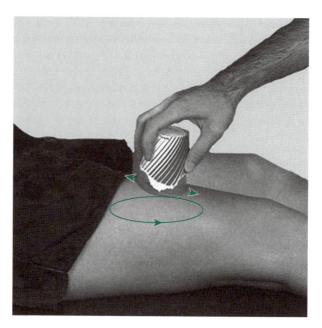

Figura 9.3 A massagem com gelo pode ser aplicada utilizando-se movimentos circulares ou longitudinais.

Tratamento. As posições preferidas são deitada de lado, pronada, supinada, deitada em forma de gancho ou sentada, dependendo da área a ser tratada. O autotratamento deve ser utilizado quando os pacientes podem confortavelmente atingir sozinhos a área a ser tratada. Deve-se aplicar a massagem com gelo em um padrão circular, com cada movimento que se sucede cobrindo metade do movimento anterior, ou de maneira longitudinal, em que cada movimento sobrepõe-se à metade do movimento anterior. O gelo deve ser aplicado por 15 a 20 minutos; A sequência descrita na seção de usos clínicos inclui um padrão que consiste em movimentos circulares e longitudinais.

Respostas fisiológicas. A progressão do frio passa pelos quatro estágios: frio, ferroada, ardência e dormência. A vermelhidão da pele (**eritema**) ocorre como resultado do empalidecimento ou da falta de sangue no leito capilar. Um exemplo comum ocorre quando alguém trabalha externamente no frio sem luvas ou calçados apropriados e retorna para o interior do ambiente e encontra os dedos dos pés vermelhos. Isso é um exemplo do corpo tentando levar sangue à área para prevenir perda de temperatura adicional. As aplicações de gelo de 5 a 15 minutos em temperaturas maiores do que 10 ºC (50ºF) não estimulam a resposta de caça nem a vasodilatação reflexa, criada pelo próprio calor fisicamente induzido do corpo ou pelo fluxo sanguíneo aumentado.

Considerações. O tempo necessário para a área da superfície ficar dormente depende da área do corpo massageada. O tempo aproximado dependerá da rapidez com que o gelo derrete e do que o thermopane* desenvolve entre a pele e a massagem com gelo. O conforto do paciente deve ser considerado em todas as ocasiões. Se uma circulação adequada estiver presente, o congelamento não deve ser uma preocupação. Contudo, se o paciente tem diabetes, as extremidades, especialmente os dedos do pé, podem requerer temperatura reduzida e ajuste da intensidade e da duração do frio.

Aplicação. Após se selecionar o tipo de aplicador de frio para massagem com gelo, o paciente deve ser confortavelmente posicionado e suas roupas devem ser removidas da área a ser tratada. A área deve ser estabelecida antes de se posicionar o paciente. Remova os dois terços de cima de papel do copo com gelo ou do copo de isopor, deixando 2,5 cm no fundo como uma alça para o fisioterapeuta ou o paciente utilizar como pegador de mão. O fisioterapeuta deve amaciar as bordas ásperas do copo de gelo friccionando-as suavemente. O gelo deve ser aplicado à pele exposta do paciente em movimentos circulares ou longitudinais, com cada movimento sobrepondo-se ao anterior. A

---

* N. de R.T. Ver glossário página: 336.

Capítulo 9 • Crioterapia e Termoterapia **297**

pressão firme durante o movimento aumenta a dormência após a massagem com gelo.[104] A aplicação deve ser continuada até que o paciente atinja a sequência de progressão de frio: frio, ferroada, ardência ou coceira e dormência. Uma vez que a pele esteja dormente a um leve toque, a aplicação de gelo deverá ser encerrada. A progressão de frio é a resposta das fibras nervosas sensoriais na pele. A diferença entre frio e ardência está primariamente entre a ausência (déficit sensorial) das terminações nervosas frias e quentes. Os tratamentos-padrão permitem ao paciente colocar aplicações frias a cada 20 minutos, facilitando a resposta de caça. Alguma barreira térmica é desenvolvida durante a massagem com gelo na camada de água sobre a pele, mas isso permite que o copo de gelo se mova suavemente. O tempo de aplicação para dormência do segmento do corpo depende do tamanho do segmento, mas a progressão para a dormência deve ser entre 7 e 10 minutos.

Protocolos de tratamento: massagem com gelo

1. Expor o bloco de gelo.
2. Friccionar o gelo na mão para amaciar as bordas ásperas.
3. Avisar ao paciente que você colocará a mão fria sobre a parte do corpo a ser tratada, e então posicionar a mão.
4. Remover sua mão após 2 a 3 segundos e avisar ao paciente que você colocará o gelo sobre a parte do corpo a ser tratada, e então posicione o gelo.
5. Começar friccionando o bloco de gelo em movimentos circulares sobre a parte do corpo a ser tratada. Não colocar pressão adicional sobre o gelo. Mover o gelo em cerca de 5 a 7 cm/s. Não deixar a água do gelo escorrer para áreas do corpo que não estejam sendo tratadas.

ESTUDO DE CASO 9.1
CRIOTERAPIA: MASSAGEM COM GELO

Histórico: Um homem de 35 anos sofreu uma fratura de Colles no punho direito durante uma queda 13 semanas antes. Ele foi tratado com redução fechada e gesso por 12 semanas e o gesso foi removido uma semana atrás. A fratura está bem consolidada com boa posição. Além do exercício ativo e passivo, é iniciada mobilização da articulação em um programa de dias alternados. Apesar do fato de que os tecidos são fortes o suficiente para tolerar os graus II e III de mobilização, o paciente experimenta tanta dor que o fisioterapeuta limita-se à mobilização de grau I. Para aumentar a resistência do paciente à mobilização, é feita massagem com gelo antes desse procedimento.

Impressão: Limitação de movimento secundária à fratura e à imobilização.

Plano de tratamento: Um copo de gelo foi aplicado nos aspectos anterior e posterior do punho até que o paciente referisse dormência. A duração do tratamento foi aproximadamente nove minutos. Imediatamente após a massagem com gelo, técnicas de mobilização articular foram utilizadas para se aumentar a amplitude de movimento do punho.

Resposta: A resistência do paciente à mobilização mais agressiva foi aumentada por aproximadamente cinco minutos após a massagem com gelo. À medida que os movimentos acessórios foram restaurados, a amplitude de movimento ativa também melhorou. Após seis sessões, a mobilização articular foi interrompida, o paciente continuou com exercício de amplitude de movimento ativa e passiva e o exercício de fortalecimento foi adicionado ao programa. Dez semanas após a remoção do gesso, a amplitude de movimento do paciente, em todos os planos, foi de aproximadamente 90% do normal e ele recebeu alta para um programa domiciliar.

Questões de discussão

- Quais tecidos foram lesionados/afetados?
- Quais sintomas estavam presentes?
- Em qual fase da série contínua de lesão-cicatrização o paciente se apresentou para tratamento?
- Quais são os efeitos biofísicos (diretos, indiretos, de profundidade e afinidade do tecido) da modalidade terapêutica?

(continua)

298 Parte III • Modalidades de Energia Térmica

> ### ESTUDO DE CASO 9.1 (Continuação)
> ## CRIOTERAPIA: MASSAGEM COM GELO
>
> - Quais são as indicações/contraindicações dessa modalidade terapêutica?
> - Quais são os parâmetros de aplicação, dosagem, duração e frequência da modalidade terapêutica neste estudo de caso?
> - Quais outras modalidades terapêuticas poderiam ser utilizadas para tratar essa lesão ou condição? Por quê? Como?
> - Quais outras técnicas poderiam ter sido utilizadas para fornecer tratamento da dor pela mobilização articular?
> - Quais são os mecanismos fisiológicos para o alívio da dor?
> - Por que foi necessário iniciar a mobilização articular imediatamente após a massagem com gelo?
> - Qual efeito a massagem com gelo pode ter sobre as propriedades dos tecidos que estão sendo mobilizados? Existe algum outro tratamento que teria o efeito oposto?
>
> O profissional de reabilitação emprega modalidades terapêuticas para criar um ambiente favorável para a cicatrização do tecido enquanto são minimizados os sintomas associados ao trauma ou à condição.

Compressas (frias) comerciais de *Hydrocollator*

As compressas frias de *hydrocollator* (Figura 9.4) são indicadas em qualquer lesão aguda da estrutura musculoesquelética.

Equipamento necessário

1. Compressa fria de *hydrocollator*: deve ser resfriada a 15 °C (8°F). Também são necessárias fraldas plásticas ou cobertura protetora para a colocação no segmento do corpo. Gel de petróleo destilado é a substância contida na bolsa plástica.
2. Toalhas umedecidas frias: as toalhas podem ser imersas em água gelada e moldadas à superfície da pele ou embrulhadas com gelo e permanecer no local. A compressa comercial fria deve ser colocada em cima da toalha úmida.
3. Sacola plástica: a compressa de *hydrocollator* deve ser colocada na sacola. O ar deve ser removido para que ela possa ser então moldada em volta do segmento do corpo.
4. Toalha seca: para se impedir que a compressa de *hydrocollator* fria perca temperatura rapidamente, a toalha é utilizada como cobertura isolante.

Tratamento. As posições preferidas são deitada de lado, pronada, supinada, deitada em forma de gancho ou sentada, dependendo da área a ser tratada. O paciente deve permanecer imóvel

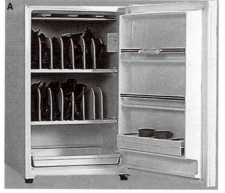 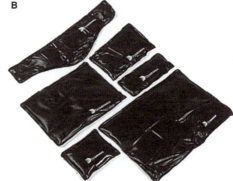

Figura 9.4 Compressa fria comercial. (A) Armazenada em uma unidade de refrigeração. (B) Está disponível em uma variedade de tamanhos.

durante o tratamento para manter o posicionamento apropriado da compressa fria, que deve ser moldada à pele. A compressa deve ser coberta com uma toalha para limitar a perda de frio. Um *timer* deve ser ajustado ou o tempo deve ser observado de outra maneira. O tempo de tratamento deve ser de 20 minutos.

Respostas fisiológicas. Ocorre eritema. A progressão do frio passa pelos quatro estágios.

Considerações

A área do corpo deve ser coberta para se prevenir exposição desnecessária.w

A resposta fisiológica ao tratamento por frio é imediata.

O conforto do paciente deve ser considerado em todas as ocasiões.

A ulceração pelo frio não deve ser uma preocupação, a menos que a circulação esteja inadequada.

O paciente não deve ficar em cima da compressa fria.

Aplicação. O paciente deve ser posicionado com a área de tratamento exposta e com uma toalha dobrada para proteger a roupa. A compressa comercial fria deve ser colocada contra a toalha molhada para se intensificar a transferência de frio para o segmento do corpo. Se a lesão for aguda ou subaguda, o segmento do corpo deve ser elevado para se reduzir o edema provocado pela gravidade.[105] Deve-se envolver a compressa fria ao redor da articulação de uma maneira projetada para remover todo o ar e garantir a colocação diretamente contra a toalha úmida. A progressão do frio será igual a da massagem com gelo, mas não tão rápida devido à toalha entre a pele e a compressa fria.[72] O tempo geral de tratamento requerido para a dormência é de cerca de 20 minutos. A importância do conforto e da posição apropriada do paciente é evidente. Verificar a área sensorial após a aplicação é importante. Novamente, a ulceração pelo frio não deve ser uma preocupação se a circulação estiver intacta. Se o edema for uma preocupação, uma bandagem de compressão úmida (elástica) pode ser aplicado sob a compressa fria. Uma sequência de 20 minutos "com" e 20 minutos "sem" deve ser repetida por duas horas. A mesma sequência pode ser utilizada no tratamento domiciliar. A elevação é a terapia adjunta principal durante as horas de repouso.

Protocolos de tratamento: compressa fria com *hydrocollator*

1. Embrulhar a compressa fria em toalhas para fornecer de seis a oito camadas de toalha entre a compressa fria e o paciente. Se utilizar uma cobertura de compressa fria comercial, utilizar pelo menos uma camada de toalha para manter a cobertura limpa.

2. Informar ao paciente que você colocará a compressa fria sobre a parte do corpo que vai ser tratada, e então posicionar a compressa.

3. Ajustar um *timer* para o tempo de tratamento apropriado e dê ao paciente um aparelho sinalizador. Certificar-se de que o paciente entende como utilizar o aparelho sinalizador.

4. Verificar a resposta do paciente após cinco minutos, perguntando a ele como se sente e verificando também visualmente a área sob a compressa fria. Se a área estiver com bolhas, toalhas adicionais podem ser necessárias. Verificar verbalmente a cada cinco minutos. Uma inspeção visual a cada cinco minutos é adequada também.

Compressas de gelo

Como as compressas frias de *hydrocollator*, as de gelo são indicadas nos estágios agudos da lesão, bem como para prevenir edema adicional após exercitar a parte lesionada (Figura 9.5). Aparentemente, as compressas de gelo podem baixar mais as temperaturas intermusculares do que as compressas de gel comerciais.[90,106]

Equipamento necessário

1. Pequenos sacos de plástico: sacos de vegetais ou de pão podem ser utilizados.

2. Máquina de flocos de gelo: gelo em flocos ou quebrado é mais fácil de ser moldado do que o gelo em cubos.

3. Toalhas úmidas: são utilizadas para facilitar a transmissão de frio e devem ser colocadas diretamente na pele.

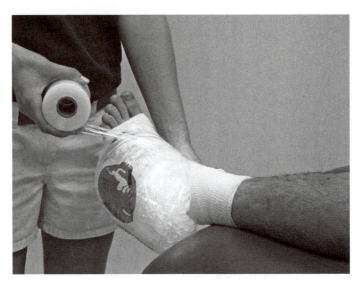

Figura 9.5 Compressa de gelo moldada para se encaixar na parte lesionada.

4. Bandagem elástica: a bandagem prende a sacola plástica de gelo no lugar e aplica compressão. O segmento do corpo a ser tratado pode ser elevado.

Tratamento. A posição do paciente depende da parte a ser tratada. O paciente deve permanecer imóvel durante o tratamento. Um saco deve ser colocado na pele e mantido no local com toalha ou bandagem elástica. Deve-se cobrir a compressa com uma toalha para se limitar a perda de frio. Um *timer* deve ser ajustado ou o tempo deve ser observado de outro modo. O tempo de tratamento deve ser de 20 minutos.

Respostas fisiológicas. A progressão do frio passa pelos quatro estágios. Ocorre eritema.

Considerações. A área do corpo a ser tratada deve ser coberta para se prevenir exposição desnecessária.

A resposta fisiológica ao frio é imediata.

O conforto do paciente deve ser considerado em todas as ocasiões.

A ulceração pelo frio não deve ser uma preocupação, a menos que a circulação esteja inadequada.

O paciente não deve ficar sobre a compressa de gelo.

Aplicação. A aplicação de compressas de gelo é similar a das compressas comerciais *hydrocollator* frias; o equipamento ajustado na área de tratamento consiste em gelo em flocos ou em cubos em um saco de gelo grande o suficiente para se atingir a área a ser tratada. O saco de plástico pode ser aplicado diretamente na pele e mantido no local por uma bandagem elástica úmida ou seca. Foi mostrado que envolver firmemente a compressa fria no local produz diminuição significativamente maior na temperatura intramuscular.[107,108] Contudo, o conforto do paciente é de extrema importância durante essa aplicação para facilitar o relaxamento do paciente. O fisioterapeuta pode adicionar sal ao gelo para facilitar o derretimento, criando uma mistura de neve mais fria. O gelo derretido produz mais energia devido ao seu estado menos estável, e, portanto, maior quantidade de frio. A colocação regular de gelo em uma compressa de gelo que passa por uma mudança de fase provoca temperaturas mais baixas na pele e intramuscular de 1 cm do que a modalidade de frio em compressas comerciais de gelo que não possuam essas propriedades.[81] Uma toalha deve ser colocada sobre a compressa de gelo para se diminuir o efeito de aquecimento do ar ambiental, facilitando, dessa forma, a aplicação de frio. A progressão da resposta fisiológica normal é frio, ferroada, ardência e, por fim, dormência, sendo que a esta altura o programa pode ser encerrado. Devido à flexibilidade do saco de gelo em flocos, ele pode ser moldado ao segmento do corpo tratado. Se gelo em cubos for utilizado em vez de gelo em flocos, ele ainda pode ser moldado, mas não manterá prontamente sua posição e precisará ser preso com elástico ou toalha.

Protocolos de tratamento: compressa de gelo

1. Embrulhar a compressa fria em toalha molhada.
2. Avisar ao paciente que você colocará a compressa fria sobre a parte do corpo a ser tratada, e então posicionar a compressa.
3. Ajustar um *timer* para o tempo de tratamento apropriado (em geral, cerca de 20 minutos) e dar ao paciente um aparelho sinalizador. Certificar-se de que o paciente compreende como se utiliza o aparelho de sinalização.
4. Verificar a resposta do paciente verbalmente após os primeiros dois minutos, e depois a cada cinco minutos. Fazer uma verificação visual da área se o paciente relatar qualquer sensação incomum. Se pústulas ou estrias surgirem, ou se a pele ficar branca durante os primeiros quatro minutos de tratamento, deve-se interromper o tratamento.

Tomada de decisão clínica Exercício 9.1

O fisioterapeuta está tratando uma entorse de tornozelo por inversão aguda e colocou uma bandagem elástica ao redor do tornozelo para compressão. Sacos de gelo picado foram aplicados aos dois lados do tornozelo e este foi elevado. Quanto tempo os sacos de gelo devem ser deixados no local?

Turbilhão frio

O turbilhão frio é indicado em condições agudas e subagudas nas quais se deseja exercitar a parte lesionada durante o tratamento com frio (Figura 9.6).

Equipamento necessário

1. Turbilhão: o turbilhão de tamanho apropriado deve ser preenchido com água fria ou gelo para baixar a temperatura para 10 a 15,5 °C. O fisioterapeuta deve utilizar gelo picado e assegurar-se de que ele derreta por completo, pois os pedaços de gelo podem tornar-se projéteis se um segmento do corpo estiver na banheira.
2. Máquina de gelo: o gelo picado atua mais rapidamente do que o gelo em cubos para baixar a temperatura da água.
3. Toalha: é necessária uma cobertura com toalhas para estofar o segmento do corpo que está no turbilhão e para secá-lo após o tratamento.
4. Organização apropriada da área: uma cadeira e um turbilhão com banco em seu interior devem estar arrumados antes do tratamento.

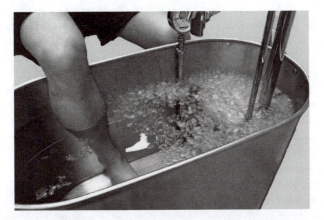

Figura 9.6 O turbilhão frio deve ter o gelo derretido antes de ser ligado.

302 Parte III • Modalidades de Energia Térmica

Tratamento. A temperatura deve ser de 10 a 15,5 °C. O segmento do corpo a ser tratado deve ficar imerso. Para a imersão total do corpo, a temperatura da água deve ser ajustada entre 18,3 e 26,6 °C. O tempo de tratamento deve ser de 5 a 15 minutos.

Respostas fisiológicas

A progressão do frio passa pelos quatro estágios.

Ocorre eritema.

Considerações. Cuidado: mesmo que a aplicação imediata de frio ajude a controlar o edema, as posições contra a gravidade devem ser evitadas diante de lesões agudas e subagudas.[80,109-111] Foi mostrado que o tratamento na posição contra a gravidade provoca aumento significativo no volume do tornozelo durante um período de 20 minutos. Contudo, se correntes elétricas pulsadas de alta voltagem de intensidade suficiente para se produzir contração muscular forem utilizadas simultaneamente, os aumentos no volume do tornozelo são minimizados.[112] A compressão úmida fria e a bandagem elástica devem ser colocadas no lugar antes do tratamento. A área do corpo a ser tratada deve ficar completamente imersa. O turbilhão frio permite a realização de exercícios durante o tratamento. O conforto do paciente deve ser considerado em todas as ocasiões. A úlcera pelo frio não deve ser uma preocupação, a menos que a circulação esteja inadequada. Uma proteção para os dedos do pé feita de neoprene pode ser utilizada para deixar o paciente mais confortável no turbilhão.[113]

Aplicação e precauções. A unidade deve ser ligada após verificar-se que o interruptor de fuga à terra (GFI) esteja funcionando. O paciente deve ser avisado para ter cuidado ao ficar em pé ou caminhar em chãos escorregadios e, particularmente, ao entrar e sair do turbilhão. O paciente deve ser posicionado na área do turbilhão, e um acolchoamento apropriado deve ser fornecido para seu conforto. Ajusta-se o *timer* para a quantidade de tempo desejada, dependendo do tamanho da parte do corpo a ser tratada. O tratamento continua até que o segmento do corpo fique dormente (aproximadamente 15 minutos). A dormência é a resposta cutânea (da pele ou superficial). A úlcera pelo frio não deve ser uma preocupação, a menos que a pessoa apresente um histórico de deficiências circulatórias ou tenha diabetes. O tempo de tratamento deve ser entre 7 e 15 minutos para se permitir resposta circulatória completa. É indicado cuidado com a posição contra a gravidade devido à probabilidade de edema adicional se o segmento do corpo já estiver edemaciado.[80] Essa é a aplicação de frio mais intensa entre as técnicas de crioterapia listadas. Portanto, os primeiros dois ou três tratamentos devem ser administrados com o fisioterapeuta no local. Uma das várias razões para a intensidade de frio é que o corpo não pode desenvolver um revestimento térmico (Thermopane, camada de isolamento de água) na pele, devido ao efeito de convecção do turbilhão. O turbilhão frio é apresentado como mais efetivo do que as compressas de gelo na manutenção de redução significativa prolongada da temperatura por no mínimo 30 minutos após o tratamento.[114] Os benefícios adicionais incluem massagem e vibração pelo fluxo de água. A revisão da superfície da pele e a avaliação do edema nas extremidades irá requerer a remoção da parte que está sendo tratada do turbilhão. Se a imersão total do corpo é utilizada, deve-se tomar cuidado com sua intensidade, com sua duração e com a proteção das partes íntimas do fluxo direto da água. As aplicações podem ser repetidas após o reaquecimento do segmento do corpo depois que a sensibilidade tenha retornado. Se a aplicação de frio for feita antes da prática, ela deverá anteceder a aplicação de uma bandagem preventiva. Deve ser dado tempo suficiente para permitir que a sensação retorne antes da aplicação de bandagem. Estudos indicam que a vasodilatação reflexa dura até duas horas. Um paciente pode praticar exercício, depois retornar à clínica e receber tratamento adicional sem edema a mais criado pela congestão como resultado da insuficiência capilar e vascular durante o processo de cicatrização. O aumento da frequência cardíaca e da pressão arterial está associado à aplicação de frio. Pacientes condicionados não devem ter problemas com tontura após aplicações de frio, mas deve-se cuidar no caso de transferir o paciente da área do turbilhão. A limpeza do jato e do tanque do turbilhão deve ser semanal para manter o crescimento bacteriano sob controle.

Manutenção do turbilhão. As considerações de segurança relacionadas aos turbilhões frio e quente foram discutidas anteriormente. É igualmente importante mencionar a importância da manutenção da limpeza dos turbilhões em um ambiente clínico. Não é incomum para vários indivíduos utilizar o turbilhão entre as limpezas. Essa prática certamente não é recomendada e é contrária aos padrões da maioria das agências de regulação de saúde em muitos estados.

Capítulo 9 • Crioterapia e Termoterapia **303**

Recomenda-se que o turbilhão seja drenado e limpo após cada tratamento para se minimizarem os riscos potenciais de alastramento de fungos, vírus ou infecções bacterianas, especialmente naqueles indivíduos que possuam lesões abertas. A limpeza deve ser feita enchendo-se a bacia acima do nível da turbina, adicionando uma solução antibiótica comercial, um agente desinfetante ou um alvejante de cloro e então ligando a turbina por, no mínimo, um minuto. A turbina e o filtro de drenagem devem ser esfregados, e o turbilhão deve ser completamente limpo. A superfície externa do turbilhão deve ser limpa diariamente. Para manter sob controle o crescimento de fungos e bactérias, o turbilhão deve ser limpo semanalmente.

Protocolos de tratamento: turbilhão frio

1. Colocar uma toalha na borda do turbilhão para acolchoamento, avisar ao paciente que a água está fria e colocar a parte do corpo a ser tratada na água.
2. Instruir o paciente a manter-se longe de todas as partes da turbina.
3. Ligar a turbina, ajustar a aeração, agitação e direção da água que está sendo bombeada.
4. Verificar a resposta do paciente verbal e visualmente a cada dois minutos. Pedir para o paciente dizer se a área começa a doer ou se a sensação é perdida.

Tomada de decisão clínica *Exercício 9.2*

No segundo dia após a entorse de tornozelo, o fisioterapeuta decide colocar o paciente em um turbilhão para que ele faça exercícios. Nesse ponto do programa de reabilitação, este é realmente o melhor curso de ação?

ESTUDO DE CASO 9.2
HIDROTERAPIA: TURBILHÃO FRIO

Histórico: Uma mulher de 32 anos caiu sobre sua mão esquerda estendida há 12 semanas e sustentou uma fratura cominutiva do rádio distal, bem como uma fratura não cominutiva do escafoide. Ela foi tratada com redução fechada e fixação externa (tala de fibra de vidro) por oito semanas e depois com tala por quatro semanas. Ela havia sido encaminhada para reabilitação que incluía mobilização, fortalecimento e exercício de amplitude de movimento. O rádio demonstra consolidação radiográfica e não há evidência de necrose asséptica. Seu antebraço distal, punho, mão e dedos permanecem marcadamente edemaciados e ela experimenta dor significativa em repouso. A paciente é incapaz de tolerar mais do que uma pressão leve no punho, tornando a mobilização da articulação extremamente difícil, e tem dor forte ao tentar realizar amplitude de movimento ativa.

Impressão: Dor pós-traumática e edema, dor e perda de movimento após a imobilização.

Plano de tratamento: Um tanque para hidroterapia de extremidade pequena foi preenchido com gelo e água para atingir a temperatura da água de 17 °C (63°F). O membro superior esquerdo da paciente foi imerso em água até o nível médio do antebraço e a turbina foi utilizada para direcionar a água para o punho e a mão. Pelos cinco minutos iniciais, a paciente foi instruída a mover suavemente o punho e a mão de modo ativo. Nos cinco minutos seguintes, a amplitude de movimento passiva foi conduzida pelo fisioterapeuta: cinco minutos de mobilização articular após a amplitude de movimento passiva. O tempo total de tratamento no turbilhão frio foi de 15 minutos. A paciente foi instruída em um programa de exercício domiciliar para ganhar movimento e força.

Resposta: A paciente foi tratada com o turbilhão frio três dias por semana durante três semanas, em cuja duração o edema diminuiu ao mínimo. Sua amplitude de movimento era de aproximadamente 50% em relação ao punho e à mão direita. O turbilhão frio foi interrompido após nove sessões e outros agentes físicos foram utilizados para facilitar o retorno à função. Após 12 sessões adicionais, a paciente recebeu alta para um programa domiciliar, com o

(continua)

304 Parte III • Modalidades de Energia Térmica

ESTUDO DE CASO 9.2 (Continuação)
HIDROTERAPIA: TURBILHÃO FRIO

movimento e a força de seu punho e sua mão esquerda de aproximadamente 80% do da mão e do punho direito.

Questões de discussão

- Quais tecidos foram lesionados ou afetados?
- Quais sintomas estavam presentes?
- Em qual fase da série contínua de lesão-cicatrização a paciente se apresentou para tratamento?
- Quais são os efeitos biofísicos (diretos, indiretos, de profundidade e afinidade do tecido) dessa modalidade terapêutica?
- Quais são as indicações e contraindicações dessa modalidade terapêutica?
- Quais são os parâmetros de aplicação, dosagem, duração e frequência da modalidade terapêutica nesse estudo de caso?
- Quais outras modalidades terapêuticas poderiam ser utilizadas para se tratar essa lesão ou condição? Por quê? Como?
- O que é necrose asséptica? As áreas particulares são mais vulneráveis? Quais são as áreas? Qual é o mecanismo do distúrbio?

- O que a abreviação "QSME" significa? Que tipos de lesão se poderia prevenir em um paciente que experimentou uma "QSME"?
- Se o turbilhão frio foi útil para atingir os objetivos terapêuticos, por que ele foi interrompido após nove sessões? Por que o turbilhão frio foi selecionado para essa paciente?
- Quais são as desvantagens de se utilizar o turbilhão para auxiliar na resolução do edema dos tecidos moles? E as vantagens?
- Se a paciente tivesse patologia cardiovascular coexistente (p. ex., insuficiência cardíaca, doença vascular periférica), o tratamento ideal seria diferente? Por quê?
- Que efeito a água levada pela turbina exerce sobre a capacidade da paciente de tolerar o alongamento agressivo? Qual é o mecanismo para esse efeito?

O profissional de reabilitação emprega modalidades terapêuticas para se criar um ambiente favorável para cicatrização do tecido enquanto se minimizam os sintomas associados ao trauma ou à condição.

Spray frio

Os *sprays* frios, tais como o flúor-metano, não fornecem penetração profunda adequada, mas são terapia adjunta para se reduzir o espasmo muscular. Fisiologicamente, isso é executado estimulando-se as fibras Aβ envolvidas na teoria do controle da comporta. A ação primária de um *spray* frio é a redução da sequência do espasmo da dor secundária ao trauma direto. Contudo, ele não reduz a hemorragia porque trabalha nas terminações nervosas superficiais para diminuir o espasmo por meio da estimulação das fibras Aβ, a fim de se reduzir o chamado arco doloroso. O *spray* frio é uma técnica extremamente efetiva no tratamento dos pontos-gatilho miofasciais. As precauções a respeito de sua utilização incluem a proteção da face do paciente da dispersão de gases e da aplicação do *spray* em ângulo agudo em vez de perpendicular.[98] O *spray* frio é indicado quando o alongamento de uma parte lesionada for desejado junto ao tratamento por frio.

Equipamento necessário

1. Flúor-metano
2. Toalha
3. Acolchoado

Tratamento

A área a ser tratada deve ser borrifada e depois alongada.

O espasmo deve ser reduzido.

O tratamento deve ser de distal a proximal.

Um rápido *spray* **de corrente de jato** ou movimento rápido deve ser utilizado.

O resfriamento deve ser superficial; nenhum congelamento deve ocorrer.

Os *sprays* frios podem ser utilizados em conjunto com a acupressão.

O tempo de tratamento deve ser ajustado de acordo com o segmento do corpo.

Respostas fisiológicas

O espasmo muscular é reduzido.

A resposta do órgão tendinoso de Golgi é facilitada.

A resposta do fuso muscular é inibida.

As estruturas musculoesqueléticas podem ser estimuladas.

Considerações

As respostas aguda e subaguda devem ser positivas.

A sala deve ser bem ventilada para que se evite o acúmulo de dispersão de gases.

O conforto do paciente deve ser considerado em todas as ocasiões.

Aplicação. A aplicação de flúor-metano é semelhante a de outros *sprays* frios (Figura 9.7). Os seguintes procedimentos de aplicação referem-se especificamente ao flúor-metano, mas fornecem um resumo dos procedimentos, indicações e precauções aplicáveis a todos os *sprays* frios. O fisioterapeuta deve seguir as instruções do fabricante ao utilizar qualquer *spray* frio.

O flúor-metano é um *vapocoolant* tópico que atua como um contrairritante que bloqueia os impulsos de dor dos músculos em espasmo. Quando utilizado em conjunto com a técnica de "*spray* e alongamento", o flúor-metano pode bloquear o ciclo da dor, permitindo que o músculo seja alongado até seu comprimento normal (estado livre de dor). A aplicação da técnica de "*spray* e alongamento" é uma modalidade terapêutica que envolve três estágios: avaliar, *spray* e alongamento. O valor terapêutico da técnica de "*spray* e alongamento" torna-se mais efetivo quando o profissional domina todos os estágios e os aplica na sequência apropriada.

Avaliação. Durante a fase de avaliação, a causa da dor é determinada como espasmo local de um ponto-gatilho irritado. O método de aplicar "*spray* e alongamento" a um espasmo muscular difere levemente da aplicação ao ponto-gatilho. Este é uma banda hipersensível profunda localizada em um músculo que produz um padrão de dor referida. Com os pontos-gatilho, a fonte da dor raramente é o seu local. Um ponto-gatilho pode ser detectado por meio de palpação crepitada sobre o músculo, levando-o a "saltar". No caso do espasmo múltiplo, a fonte e o local da dor são idênticos. Um ponto-gatilho também pode ser efetivamente tratado por ultrassom e estimulação elétrica.[116]

Utilizando o *spray*

Os seguintes passos devem ser seguidos para a aplicação de flúor-metano.

1. O paciente deve ficar em uma posição confortável.
2. Deve-se cobrir os olhos, o nariz e a boca do paciente ao borrifar perto da face.

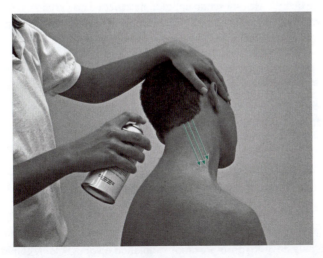

Figura 9.7 Técnica de *spray* e alongamento utilizando-se fluorometano.

306 Parte III • Modalidades de Energia Térmica

3. Segurar a lata ou garrafa do *spray* de 30 a 45 cm de distância da superfície de tratamento, permitindo que a corrente de jato do *vapocoolant* encontre a pele em ângulo agudo.

4. Aplicar o *spray* somente em uma direção – não para frente e para trás – em uma frequência de 10 cm por segundo. Três ou quatro jatos em uma única direção são o suficiente para tratar o ponto-gatilho ou os espasmos musculares dolorosos. A pele não deve ser congelada. É possível, mas não muito provável, que o frio intenso (15 °C) do flúor-metano congele a pele, cause ulceração pelo frio e resulte em necrose do tecido superficial. As chances de isso ocorrer são menores do que com o cloreto de etila. No caso do ponto-gatilho, o *spray* deve ser aplicado a partir do ponto-gatilho em direção à área de dor referida. Se não houver ponto-gatilho, aplica-se o *spray* a partir do músculo afetado para a sua inserção. O *spray* deve ser aplicado em um movimento de varredura constante. Cerca de duas a quatro varreduras em paralelo, mas não sobrepostas, são suficientes para se cobrir a porção de pele do músculo afetado.

Alongamento. O alongamento estático deve iniciar quando se começa a borrifar a partir da origem em direção à inserção (dor do espasmo muscular simples), ou a partir do ponto-gatilho, em direção à dor referida, quando o ponto-gatilho está presente. "*spray* e alongamento" até que o músculo atinja seu comprimento de repouso máximo ou normal. Geralmente se sentirá aumento gradual na amplitude de movimento. O método de "*spray* e alongamento" pode requerer de duas a quatro aplicações de *spray* para que se atinjam os resultados terapêuticos em qualquer sessão de tratamento. Um paciente pode ter sessões múltiplas de tratamento em um mesmo dia.

A técnica de "*spray* e alongamento" descrita deve ser considerada um sistema terapêutico. O profissional deve passar algum tempo por dia praticando até dominar a técnica.

Composição. O flúor-metano é uma combinação de dois clorofluorcarbonos – 15% de diclorodifluorometano e 85% de tricloromonofluorometano. A combinação não é inflamável e, em temperatura ambiente, é somente volátil o suficiente para expelir os conteúdos do recipiente invertido. O flúor-metano é suprido em garrafas *dispenseal* de âmbar que emitem uma corrente de jato a partir de um esguicho calibrado.

Indicações. O Flúor-Metano é um *vapocoolant* planejado para aplicação tópica no tratamento da dor miofascial, do movimento restrito e do espasmo muscular. As condições clínicas que podem responder à técnica de "*spray* e alongamento" incluem dor lombar (causada por espasmo muscular), rigidez cervical aguda, torcicolo, bursite aguda do ombro, espasmo muscular associado a osteoartrite, entorse de tornozelo, contratura dos músculos isquiotibiais, espasmo do músculo masseter, certos tipos de cefaleia e dor referida dos pontos-gatilho.

Precauções. A lei federal proíbe a preparação sem prescrição. Embora o flúor-metano seja seguro para aplicação tópica na pele, deve-se tomar cuidado para minimizar a inalação de vapores, especialmente quando ele está sendo aplicado na cabeça e no pescoço. O flúor-metano não foi projetado para produzir anestesia local e não deve ser aplicado ao ponto de formação de gelo. O congelamento pode, ocasionalmente, alterar a pigmentação.

Tomada de decisão clínica *Exercício 9.3*

Um trabalhador de linha de montagem é diagnosticado com um ponto-gatilho miofascial no meio do trapézio. Qual modalidade de energia térmica condutiva seria uma boa escolha para se tratar essa condição?

Protocolos de tratamento: *spray vapocoolant*

1. Posicionar a parte do corpo de modo que a área a ser tratada esteja alongada.
2. Proteger os olhos do paciente e se assegurar de que ele não inale vapores.
3. Borrifar a pele de distal para proximal, mantendo o *vapocoolant*, com o esguicho em um ângulo de cerca de 30° perpendicular à pele e a cerca de 45 cm da pele.

4. Borrifar em apenas uma direção três a quatro vezes, depois aplicar pressão direta ou aumentar o alongamento conforme indicado e tolerado pelo paciente. Repetir o procedimento conforme necessário após a pele estar reaquecida.
5. Verificar a resposta do paciente com frequência durante o tratamento.

Banho de contraste

Os banhos de contraste são utilizados para se tratar edema subagudo, dependente da gravidade e a resposta de vasodilatação-vasoconstrição. Tanto os banhos de contraste quanto os turbilhões frios demonstraram ser efetivos no tratamento da dor muscular de início tardio (DMIT).[96] Uma técnica de fisioterapia de contraste utilizando-se compressas quentes e frias apresenta pouco ou nenhum efeito nas temperaturas musculares profundas.[117,118]

Equipamento necessário. (Figura 9.8)

1. Dois recipientes. Um recipiente é utilizado para reter a água fria (10 a 15,5 ºC) e o outro para reter a água quente (40 a 41,1 ºC). Os turbilhões podem ser utilizados como recipientes.
2. Máquina de gelo.
3. Toalhas.
4. Cadeira.

Tratamento. As imersões quente e fria são alternadas. O tempo de tratamento deve ser de, no mínimo, 20 minutos. Os tratamentos devem consistir em cinco imersões frias de um minuto e cinco imersões quentes de três minutos, embora a proporção exata de frio e calor seja altamente variável.

Sugestão de tratamento. Os banhos de contraste produzem pouca ou nenhuma "ação de bombeamento" e não são muito efetivos no tratamento do edema. Uma alternativa melhor é utilizar criocinética, que envolve frio seguido de contrações musculares ativas e relaxamento para auxiliar a eliminar o edema.

Respostas fisiológicas. Ocorre vasoconstrição e vasodilatação.
Redução das células necróticas no nível celular.
Diminuição do edema.

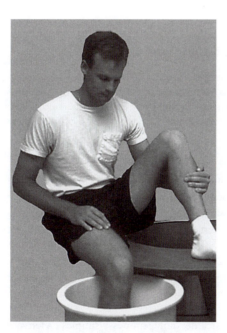

Figura 9.8 Banho de contraste utilizando um turbilhão quente e um cilindro de imersão de gelo.

308 Parte III • Modalidades de Energia Térmica

Considerações

As temperaturas dos banhos devem ser mantidas.

Uma grande área é requerida para o tratamento.

O conforto do paciente deve ser considerado em todas as ocasiões.

Aplicação. Após a área ser organizada, um turbilhão pode ser utilizado para aplicação de calor ou frio, com o método oposto do tratamento contido em um recipiente esterilizado ou balde. As temperaturas desses banhos de imersão devem ser mantidas (fria de 10 a 15,5 °C, quente de 36,6 a 43,3 °C) ao se adicionar gelo ou água quente. Geralmente, é mais fácil utilizar um turbilhão grande para a aplicação de água quente e um balde para a aplicação de água fria. Há considerável controvérsia a respeito da utilização dos banhos de contraste para controlar o edema. Os banhos de contraste são indicados com mais frequência quando a mudança da modalidade do tratamento de frio para quente facilita um leve aumento na temperatura do tecido. A utilização de banho de contraste permite um período transicional durante o qual um leve aumento na temperatura do tecido pode ser efetivo para se aumentar o fluxo sanguíneo em uma área lesionada sem causar acúmulo de edema adicional. A teoria de que banhos de contraste induzem a um tipo de ação de bombeamento pela vasoconstrição alternada com a vasodilatação tem pouca ou nenhuma credibilidade. Os banhos de contraste provavelmente causem somente resposta capilar superficial, resultante da incapacidade dos vasos sanguíneos profundos maiores em contrair e dilatar em resposta ao aquecimento superficial.[119,120]

Dessa forma, recomenda-se que, durante os estágios iniciais do tratamento por banho de contraste, a proporção do tratamento quente para o frio comece com um período relativamente curto no banho quente, aumentando-se gradualmente sua duração nos tratamentos subsequentes. As recomendações para as durações específicas de tempo são extremamente variáveis. No entanto, ao que tudo indica, uma proporção de 3 para 1 (três minutos no quente, um minuto no frio) ou de 4 para 1 por 19 a 20 minutos seja razoavelmente bem-aceita. O término do tratamento em frio ou quente depende em alguma extensão do grau de aumento de temperatura do tecido desejado. Outros fisioterapeutas preferem utilizar as mesmas proporções de 3 para 1 ou de 4 para 1, começando com frio. A técnica pode ser modificada para se satisfazerem necessidades específicas. Uma vez que a extremidade esteja na posição contra a gravidade, depois que a parte lesionada é removida do banho de contraste, a sensação da pele e a quantidade de acúmulo de edema deverão ser avaliadas para assegurar-se de que o tratamento não tenha realmente aumentado o edema.[92]

> **Tomada de decisão clínica** *Exercício 9.4*
>
> O fisioterapeuta está tratando um paciente com uma entorse de LCM de grau 2. Após a primeira semana, ainda há edema considerável no lado medial do joelho logo, abaixo da linha articular. Ele decide utilizar um banho de contraste para levar vantagem na "ação de bombeamento" da vasoconstrição/vasodilatação. Essa técnica é efetiva?

Unidades de frio e compressão

O Cryo-Cuff é um dispositivo que utiliza o frio e a compressão simultaneamente. É bastante utilizado após a lesão e também pós-cirurgicamente (Figura 9.9).

Equipamento necessário. Originalmente desenvolvido pela Aircast, o Cryo-Cuff é composto de uma manga de nylon conectada por um tubo a um galão refrigerador.

Aplicação. A água fria flui para dentro da manga, partindo do refrigerador. À medida que o refrigerador é erguido, a pressão no manguito aumenta. Durante o tratamento, a água aquece e pode ser resfriada ao abaixar o refrigerador para se drenar o manguito, misturando a água mais quente com a mais fria, e então erguendo novamente o galão para se aumentar a pressão no manguito.

Considerações. A única desvantagem desse simples e efetivo equipamento é que o manguito deve ser continuamente preenchido com água. Contudo, o Cryo-Cuff é portátil, de fácil utilização e de baixo custo.[26]

ESTUDO DE CASO 9.3
HIDROTERAPIA: BANHO DE CONTRASTE

Histórico: Um oficial de polícia de 29 anos sustentou uma laceração do antebraço posterior direito como resultado da luta com um indivíduo armado com uma faca. Houve uma laceração parcial dos músculos extensor radial longo e radial curto do carpo e do músculo extensor dos dedos (comum). Não ocorreu nenhum dano arterial ou nervoso motor, mas houve transecção completa do nervo radial superficial. Primeiro, a laceração foi suturada e depois uma tala aplicada para prevenir o estresse no reparo. O paciente completa 12 semanas após a lesão e tem o movimento total do punho e da mão, além da força quase normal. Contudo, ele desenvolveu sensibilidade extrema a qualquer estímulo sobre o aspecto dorsal-radial do punho e da mão, o que é incapacitante. O paciente protege a área ao segurar o antebraço direito com sua mão esquerda e experimenta dor rigorosa quando a área é tocada (inclusive pelo vento). A área inervada pelo nervo radial superficial é lustrosa na aparência e está agora depilada (quando comparada com o antebraço e a mão esquerda). Ele foi encaminhado para o tratamento da dor e dessensibilização.

Impressão: Síndrome da dor regional complexa (SDRC) do tipo II (também conhecida como causalgia).

Plano de tratamento: Duas bacias grandes o suficiente para submergir todo o antebraço foram preenchidas com água quente, uma a 40 ºC e outra a 14 ºC. O antebraço do paciente foi imergido na água quente por dois minutos, e então removido e imergido na água fria por um minuto. A sequência foi repetida seis vezes, para uma duração total de tratamento de 18 minutos. Imediatamente após a imersão final, o paciente foi encorajado a escovar a área dolorosa com sua mão esquerda e a dar uma palmada suave sobre os rádios médio e distal, ao longo do curso do nervo radial superficial.

Resposta: Após o tratamento inicial, o paciente observou pouca melhora e foi incapaz de tolerar a dessensibilização. O tratamento foi repetido no dia seguinte e ele se mostrou apto a tolerar poucos segundos de dessensibilização. O paciente foi tratado na clínica diariamente por um total de quatro sessões e então instruído a continuar o tratamento por banho de contraste em um programa domiciliar, com reavaliações semanais. Ele fez duas sessões por dia em casa e observou aumentos bastante graduais na duração da tolerância ao toque e à palmada, bem como capacidade de tolerar um toque mais forte. Dois meses mais tarde, não havia hipersensibilidade na distribuição do nervo radial superficial e a pele tinha retornado à sua aparência normal.

Questões de discussão

- Quais tecidos foram lesionados ou afetados?
- Quais sintomas estavam presentes?
- Em que fase da série contínua de lesão-cicatrização o paciente se apresentou para tratamento?
- Quais são os efeitos biofísicos (diretos, indiretos, de profundidade e afinidade do tecido) dessa modalidade terapêutica?
- Quais são as indicações e as contraindicações dessa modalidade terapêutica?
- Quais são os parâmetros de aplicação, dosagem, duração e frequência da modalidade terapêutica neste estudo de caso?
- Quais outras modalidades terapêuticas poderiam ser utilizadas para se tratar essa lesão ou condição? Por quê? Como?
- O que é SDRC tipo II?
- Qual é a diferença entre SDRC do tipo I e SDRC do tipo II?
- É provável que a SDRC possa ser prevenida nesse paciente? Como?
- Se as pontas dos dedos do paciente ficassem muito pálidas durante a imersão na água fria, e ele tivesse se queixado de dor rigorosa nas pontas dos dedos, qual teria sido a resposta? De qual patologia se suspeitaria?

O profissional de reabilitação emprega modalidades terapêuticas para se criar um ambiente favorável para a cura do tecido enquanto se minimizam os sintomas associados ao trauma ou à condição.

Criocinética

A criocinética é uma técnica que combina crioterapia ou aplicação de frio com exercício.[26,62] O objetivo da criocinética é o de se entorpecer a parte lesionada no ponto de analgesia e então trabalhar visando a atingir a amplitude de movimento normal por meio de exercício ativo progressivo. A utilização da criocinética não parece retardar o início da fadiga.[121]

Equipamento necessário. A técnica utiliza imersão no gelo, compressas frias ou massagem com gelo.

310 Parte III • Modalidades de Energia Térmica

> ## ESTUDO DE CASO 9.4
> # CRYO-CUFF
>
> **Histórico:** Uma mulher de 28 anos sustentou uma contusão na parte anterior do pé direito quando deixou cair uma caixa cheia de papéis sobre ele enquanto tentava retirar a caixa de uma prateleira. Ela foi a uma clínica de saúde ocupacional e, após realizar um raio X para descartar fratura, ela foi encaminhada para o fisioterapeuta para tratamento de emergência. A parte anterior pé estava visivelmente edemaciada e descolorida. A medida da circunferência obtida nas cabeças MT aumentou 1 cm sobre a medida do lado não envolvido. O profissional rapidamente posicionou a paciente com o pé elevado acima do nível do coração e continuou o exame. *Pedis dorsalis* e *tibialis posterior* estavam intactas e não havia sensibilidade no ligamento medial ou lateral do tornozelo. Tentativas de avaliar a ADMA/ADMP foram abandonadas devido às queixas de dor no pé feitas pela paciente.
>
> **Impressão:** Contusão de tecido mole com formação de edema agudo no tecido mole na parte anterior do pé direito.
>
> **Plano de tratamento:** Aplicação de uma malha tubular de algodão umedecida no pé e no tornozelo direito, seguida pela aplicação de um manguito de Cryo-Cuff no tornozelo. O manguito foi preenchido com água gelada até encher totalmente. O tratamento com frio, compressão leve e elevação durou aproximadamente 20 minutos. Imediatamente após o término do tratamento de frio inicial, compressão e elevação, a paciente foi instruída a caminhar com muletas, não sustentar peso na extremidade inferior direita e a utilizar o Cryo-Cuff uma vez a cada hora de caminhada tendo atenção para manter o membro em uma posição elevada. A paciente foi aconselhada a voltar à clínica na manhã seguinte.
>
> **Resposta:** A paciente tolerou a compressão fria e a elevação muito bem e relatou alívio imediato da dor na parte anterior do pé. Ao retornar à clínica na manhã seguinte, observou-se que o edema no pé não tinha aumentado. Foram iniciados exercícios de amplitude de movimento ativa e passiva para os dedos e o tornozelo. Tentativas
>
> de sustentar peso com muletas foram feitas. No quinto dia de tratamento, os exercícios de alongamento foram acrescentados ao programa. Entre os tratamentos, a paciente usou uma meia de compressão e uma bota ortopédica. Uma semana após a lesão, a paciente foi capaz de utilizar um calçado sem desconforto e retornar ao trabalho.
>
> ### Questões de discussão
>
> - Quais tecidos foram lesionados/afetados?
> - Quais sintomas estavam presentes?
> - Em qual fase da série contínua de lesão-cicatrização a paciente se apresentou para tratamento?
> - Quais são os efeitos biofísicos (diretos, indiretos, de profundidade e afinidade de tecido) dessa modalidade terapêutica?
> - Quais são as indicações e as contraindicações dessa modalidade terapêutica?
> - Quais são os parâmetros de aplicação, dosagem, duração e frequência da modalidade terapêutica neste estudo de caso?
> - Que outras modalidades terapêuticas poderiam ser utilizadas para tratar essa lesão ou condição? Por quê? Como?
>
> O profissional de reabilitação emprega modalidades terapêuticas para criar um ambiente favorável para a cura do tecido enquanto são minimizados sintomas associados ao trauma ou condição.
>
> ### Questões de discussão adicionais
>
> - Quais outras técnicas poderiam ter sido utilizadas para tratamento da dor e controle do edema agudo?
> - Quais são os mecanismos fisiológicos para o alívio da dor e o controle do edema agudo?
> - Por que é necessário elevar o pé acima do nível do coração?
> - Que efeito o Cryo-Cuff pode ter sobre as propriedades dos tecidos moles da parte dianteira do pé?

Aplicação. A técnica começa ao se entorpecer a parte do corpo por meio de imersão no gelo, compressas frias ou massagem com gelo. A maioria dos pacientes relata uma sensação de dormência entre 12 e 20 minutos. Se a dormência não for percebida em até 20 minutos, o fisioterapeuta deverá prosseguir com o exercício. A dormência geralmente dura de três a cinco minutos, ponto no qual o gelo deve ser reaplicado por mais três a cinco minutos até que a dormência retorne. Essa sequência deve ser repetida cinco vezes.

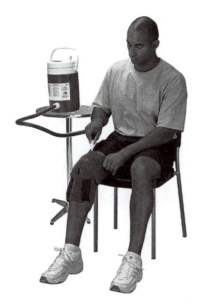

Figura 9.9 O Cryo-Cuff combina frio e pressão.

Considerações. Os exercícios são realizados durante os períodos de dormência. Os exercícios selecionados devem ser indolores e de intensidade progressiva, concentrando-se na flexibilidade e na força.[122] As mudanças na intensidade da atividade devem limitar-se à natureza do processo de cicatrização e às diferenças individuais dos pacientes na percepção de dor. Contudo, a progressão sempre deve ser encorajada.

Imersão em gelo

Equipamento necessário. Os baldes de gelo permitem fácil aplicação por parte do fisioterapeuta.

Aplicação. Novamente, uma área úmida deve ser selecionada (em que a água derramada não seja um problema), com o paciente posicionado confortavelmente. A água deve estar entre 10 e 16 °C e o tratamento deve durar 20 minutos. A imersão, como o banho de contraste, deve ser mantida até que se atinjam os resultados desejados. Se a criocinética fizer parte do tratamento, então o recipiente deve ser grande o suficiente para permitir o movimento do segmento do corpo.

Considerações. Embora a imersão em gelo tenha sido efetiva no controle do edema pós-traumático,[123] ela é similar ao turbilhão frio, no qual o segmento do corpo pode estar sujeito a posições contra a da gravidade. A dor do frio pode ser pior durante a imersão em gelo do que durante a aplicação de compressa fria.[124]

TERMOTERAPIA

Efeitos fisiológicos do aquecimento do tecido

O aquecimento local superficial (calor infravermelho) é recomendado em condições subagudas para se reduzir a dor e a **inflamação** por meio de efeitos analgésicos. O aquecimento superficial produz temperaturas de tecido mais baixas no local da patologia (lesão) relativas às temperaturas mais altas nos tecidos superficiais, resultando em **analgesia**. Durante os estágios finais de cicatrização, um efeito de aquecimento mais profundo é geralmente desejável, e ele pode ser obtido por diatermias ou por ultrassom. O calor dilata os vasos sanguíneos, fazendo com que os capilares permeáveis se abram e aumentem a circulação. A pele é suprida com fibras vasoconstritoras simpáticas que secretam norepinefrina em suas extremidades (evidente, especialmente, nos pés, nas mãos, nos lábios, no nariz e nos ouvidos). Na temperatura normal do corpo, os nervos vasoconstritores simpáticos mantêm as anastomoses vasculares quase totalmente fechadas, mas quando o tecido superficial é aquecido, o número de impulsos simpáticos é extremamente reduzido para que as anas-

312 Parte III • Modalidades de Energia Térmica

tomoses dilatem e permitam que grandes quantidades de sangue fluam para os plexos venosos. Isso aumenta duplamente o fluxo sanguíneo, o que pode promover perda de calor por parte do corpo.[7]

A **hiperemia** criada pelo calor possui efeito benéfico sobre a lesão. Isso se baseia no aumento do fluxo sanguíneo e no acúmulo de sangue durante os processos metabólicos. Hematomas recentes (coágulos sanguíneos) nunca devem ser tratados com calor até que a resolução do sangramento esteja completa. Alguns fisioterapeutas defendem que o calor nunca deve ser utilizado durante qualquer aplicação de modalidade terapêutica.[26,61,97,99]

Tomada de decisão clínica   *Exercício 9.5*

Um paciente está na primeira semana pós-contusão no quadríceps. Até esse momento, havia realizado apenas crioterapia e alguns exercícios leves de alongamento. Em qual momento o fisioterapeuta deveria mudar para calor?

A taxa do metabolismo dos tecidos depende parcialmente da temperatura e aumenta aproximadamente 13% para cada 1 °C de elevação na temperatura.[99] Diminuição similar no metabolismo tem sido demonstrada quando as temperaturas são baixadas.

Um efeito primário do aquecimento local é aumento na taxa metabólica local com elevação na produção de **metabólitos** e calor adicional. Esses dois fatores levam ao aumento da pressão hidrostática intravascular aumentada, causando **vasodilatação** arteriolar e aumento no fluxo sanguíneo capilar.[78] Contudo, a pressão hidrostática aumentada envolve uma tendência para a formação de edema, que pode aumentar o tempo necessário para reabilitação de uma lesão particular.[125] O fluxo sanguíneo capilar aumentado é importante para muitos tipos de lesão com inflamação de branda a moderada, uma vez que ele aumenta o suprimento de oxigênio, de anticorpos, de leucócitos e de outros **nutrientes** e enzimas necessários, além de aumentar a limpeza dos metabólitos. Com intensidades de calor maiores, a vasodilatação e o fluxo sanguíneo aumentado espalham-se para as áreas remotas, ocasionando metabolismo aumentado na área não aquecida. Isso é conhecido como **vasodilatação consensual por calor** e pode ser útil em muitas condições nas quais o calor local é contraindicado.[11]

A aplicação de calor pode produzir efeito analgésico, reduzindo a intensidade da dor, sendo esta a sua indicação mais frequente.[78] Embora os mecanismos subjacentes a esse fenômeno não sejam bem entendidos, ele está relacionado, de algum modo, à teoria do controle do mecanismo da comporta da modulação da dor. O calor reduziu o desconforto associado à dor muscular de início tardio após 30 minutos de tratamento.[27]

O calor é aplicado em distúrbios musculoesqueléticos e neuromusculares, tais como entorses, distensões, problemas articulares e espasmos musculares, sendo que todos eles apresentam vários tipos de dor muscular.[11] O calor geralmente produz um efeito de relaxamento e reduz a proteção do músculo esquelético. Ele também aumenta a elasticidade e diminui a viscosidade do tecido conectivo, o que constitui importante consideração em lesões articulares pós-agudas ou após longos períodos de imobilização. Isso também pode ser importante durante uma atividade de aquecimento antes do exercício para aumentar as temperaturas intramusculares.[126] Contudo, também foi demonstrado que o calor isolado sem alongamento exerce pouco ou nenhum efeito na melhora da flexibilidade.[129-130] Estudos indicam que o tratamento com calor profundo utilizando-se ultrassom pode ser mais efetivo para aumentar a amplitude de movimento do que a utilização de uma técnica de calor mais superficial.[131]

Muitos fisioterapeutas acreditam empiricamente que o calor exerce pouco efeito sobre a própria lesão, mas serve mais para facilitar um tratamento posterior, produzindo relaxamento nesses tipos de distúrbios.[11] Isso ocorre ao se aliviar a dor, diminuir a hipertonicidade dos músculos, produzir sedação (o que diminui a espasticidade, a sensibilidade e o espasmo) e diminuir a tensão nos músculos e nas estruturas relacionadas.

Técnicas de tratamento por termoterapia

O calor ainda é utilizado como um tratamento universal para a dor e o desconforto. Ver a Tabela 9.4 para um resumo dos usos da termoterapia. Muito de seu benefício origina-se de simplesmente

Tabela 9.4 — Indicações e contraindicações para termoterapia

INDICAÇÕES

Condições inflamatórias subagudas e crônicas

Dor subaguda ou crônica

Remoção de edema subagudo

ADM diminuída

Resolução de edema

Pontos-gatilho miofasciais

Defesa muscular

Espasmo muscular

Tensão muscular subaguda

Entorse muscular subagudo

Contusão subaguda

Infecção

CONTRAINDICAÇÕES

Condições musculoesqueléticas agudas

Circulação prejudicada

Doença vascular periférica

Anestesia da pele

Feridas abertas ou problemas de pele (turbilhão frio e banhos de contraste)

---

sentir-se bem com o tratamento. Contudo, nos estágios iniciais após a lesão, o calor provoca aumento na pressão sanguínea capilar e na permeabilidade celular. Isso resulta em edema adicional ou em acúmulo de **edema**.[11,71,82,132,133] **Nenhum paciente com edema deve ser tratado com qualquer modalidade que envolva calor até que as causas do edema sejam determinadas**. É mais interessante para o fisioterapeuta utilizar as técnicas de crioterapia para reduzir o edema antes de aplicar calor. As aplicações de calor superficial parecem ser mais confortáveis para queixas nas áreas do pescoço, das costas, lombar e da pelve e podem ser mais apropriadas para o paciente que tenha alguma resposta alérgica às aplicações frias. Contudo, os tecidos nessas áreas não são absolutamente diferentes daqueles das extremidades. Desse modo, as mesmas respostas fisiológicas ao calor ou ao frio serão evocadas em todas as áreas do corpo.

Os objetivos primários da termoterapia incluem aumento do fluxo sanguíneo e da temperatura muscular para se estimular a analgesia, o aumento da nutrição no nível celular, a redução do edema e a remoção de metabólitos e de outros produtos do processo inflamatório.[134,135]

Turbilhão quente

Equipamento necessário. (Figura 9.10).

1. Turbilhão: o turbilhão deve ser do tamanho correto para o segmento do corpo a ser tratado.
2. Toalhas: são utilizadas para acolchoamento e secagem.
3. Cadeira.
4. Acolchoado: deve ser colocado ao lado do turbilhão.

Tratamento. O paciente deve estar confortavelmente posicionado, permitindo que a parte lesionada seja imersa no turbilhão. O fluxo direto deve estar distante de 15 a 20 cm do segmento

314   Parte III • Modalidades de Energia Térmica

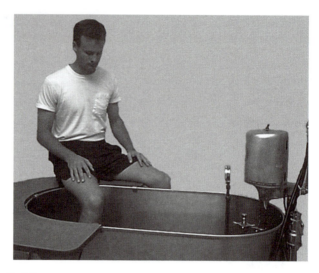

Figura 9.10   Turbilhão quente.

do corpo. A temperatura deve ser de 37 a 45 ºC para o tratamento do braço e da mão. Para o tratamento da perna, a temperatura deve ser de 37 a 39 ºC. O tempo de aplicação deve ser de 15 a 20 minutos.

Considerações. O posicionamento do paciente deve permitir o exercício da parte lesionada. O tamanho do segmento do corpo a ser tratado determina se o turbilhão deve ser utilizado para a extremidade superior, para a extremidade inferior ou para todo o corpo.

Aplicação. A variação da temperatura de um turbilhão quente é de 39 a 45º. Ela é similar em ajuste ao turbilhão frio. O paciente deve ser posicionado no turbilhão com um estofamento adequado para seu conforto. A unidade deve ser ligada após ter sido verificado que a GFI esteja funcionando. O *timer* deve ser ajustado para a quantidade de tempo desejado, dependendo do tamanho da parte do corpo a ser tratada (10 a 30 minutos). O tempo de tratamento deve ser longo o suficiente para se estimular a vasodilatação e reduzir o espasmo muscular (aproximadamente 20 minutos). Novamente, é indicado cuidado na posição contra a gravidade em lesões subagudas.[136] Se algum edema de depressão existir (i.e., se a pressão dos dedos na pele deixar um sulco), banhos frios ou de contraste são mais indicados. Além da circulação aumentada e da redução do espasmo, os benefícios do turbilhão quente incluem o massageamento e os efeitos de vibração do movimento da água. Ao se remover o segmento do corpo do turbilhão, é necessário rever a superfície da pele e o perímetro do membro para se verificar se o turbilhão quente aumentou o edema. Esse passo é indicado mesmo se o paciente tiver passado do estágio subagudo. Após permitir o resfriamento do segmento do corpo, o paciente pode ter uma cobertura preventiva colocada sobre o segmento tratado. Se o paciente receber o tratamento antes de se exercitar, é recomendado que ele faça suavemente exercícios de amplitude de movimento para reduzir a congestão e aumentar a propriocepção (sentido de posição) em todas as articulações. Se o paciente se queixa de dor muscular, seria mais apropriado recomendar exercícios na piscina. O turbilhão fornece um efeito sedativo. Recomenda-se que o paciente limpe a superfície do corpo antes de utilizar o turbilhão. O acesso aleatório ao turbilhão não é recomendado.

O turbilhão quente é uma excelente modalidade pós-cirúrgica para aumentar o fluxo sanguíneo sistêmico e a mobilização da parte do corpo afetada. A conveniência da fisioterapia por turbilhão precisa ser revista pelo fisioterapeuta porque é a modalidade de fisioterapia mais comumente mal-utilizada. Um exemplo desse mau uso é a prática de se colocar uma pessoa no turbilhão sem observar o tempo necessário para avaliar as respostas fisiológicas desejadas. Contudo, é uma excelente modalidade adjunta quando utilizada apropriadamente no cenário clínico.

Os turbilhões devem ser limpos com frequência para se prevenir o crescimento de bactérias. Quando um paciente com qualquer lesão aberta ou infectada utiliza o turbilhão, ele deve ser drenado e limpo imediatamente. A limpeza deve ser feita com um agente desinfetante e antibacteriano. Deve-se prestar atenção à limpeza da turbina ao se colocar as válvulas de ingestão em um

ESTUDO DE CASO 9.5
HIDROTERAPIA: TURBILHÃO QUENTE

Histórico: Um homem de 82 anos sofreu artroplastia total bilateral do joelho há seis semanas. Ele foi tratado pós-operatoriamente no hospital, com exercícios de fortalecimento, de amplitude de movimento e treinamento de marcha e de AUDS. Sua amplitude de movimento, na época da alta do hospital, era de 5/90 bilateralmente e ele era independente para andar com um andador. Antes da alta, foram agendadas com o paciente visitas domiciliares, porém, devido a um erro administrativo, nenhuma visita foi feita. Dois dias atrás, o paciente retornou ao cirurgião ortopédico, que observou contraturas de flexão bilateral que limitavam o movimento do joelho a 45/70 bilateralmente. O paciente foi encaminhado à fisioterapia para um exercício agressivo de amplitude de movimento e de fortalecimento. Ele está andando por si próprio com um andador, embora ele caminhe com os quadris e os joelhos flexionados. Suas incisões estão completamente cicatrizadas e não há efusão articular. Ele não apresentava distúrbios cardiovasculares ou pulmonares significativos.

Impressão: Grave limitação pós-operatória de movimento de ambos os joelhos.

Plano de tratamento: Amplitude de movimento ativa, ativa-assistida e passiva (alongamento) em um turbilhão "rebaixado", com a temperatura da água em 38 ºC (100ºF) por 30 minutos, três dias por semana. Para os 10 minutos iniciais, o paciente foi instruído a flexionar e estender ativamente os joelhos, utilizando a flutuabilidade da água para facilitar essa extensão. Os 10 minutos seguintes consistiam em pressão excessiva suave no final da amplitude de movimento disponível (ativa-assistida), e os 10 minutos finais consistiam em mais alongamento estático forçado na flexão e na extensão. Além disso, exercícios generalizados e específicos de alongamento foram executados, bem como treinamento adicional da marcha.

Resposta: Houve aumento gradual na amplitude de movimento do joelho durante o curso de oito semanas. Após 24 visitas, o paciente recebeu alta para um programa domiciliar. Sua amplitude de movimento do joelho era 0/110 bilateralmente, e ele estava caminhando por si próprio com uma simples bengala.

Questões de discussão

- Quais tecidos foram lesionados ou afetados?
- Quais sintomas estavam presentes?
- Em que fase da série contínua de lesão-cicatrização o paciente se apresentou para tratamento?
- Quais são os efeitos biofísicos (diretos, indiretos, de profundidade e afinidade do tecido) dessa modalidade terapêutica?
- Quais são as indicações e contraindicações dessa modalidade terapêutica?
- Quais são os parâmetros de aplicação, dosagem, duração e frequência da modalidade terapêutica neste estudo de caso?
- Quais outras modalidades terapêuticas poderiam ser utilizadas para tratar essa lesão ou condição? Por quê? Como?
- Se o paciente tivesse uma efusão significativa das articulações do joelho, o turbilhão quente poderia ter sido o agente físico favorável de escolha? Por quê? Qual teria sido o efeito da exposição à água quente sobre os mecanismos fisiológicos da efusão?
- Se as incisões do paciente não estivessem completamente cicatrizadas, esse tratamento poderia ter sido alterado? Por quê? Qual é a única característica do turbilhão que precisa ser considerada em caso de feridas abertas?
- Por que o turbilhão "rebaixado" foi escolhido? Quais são as vantagens e as desvantagens do uso de um turbilhão "rebaixado" em comparação a um de "grande extremidade" para esse paciente?
- Se o paciente apresentasse patologia cardiovascular coexistente (p. ex., insuficiência cardíaca, doença vascular periférica), o tratamento ideal teria sido diferente? Por quê?
- Que efeitos a água trazida pela turbina tem na capacidade do paciente de tolerar o alongamento agressivo? Qual é o mecanismo para esse efeito?

---

balde com solução desinfetante e ligando a potência. As culturas de bactérias devem ser monitoradas periodicamente no tanque, no dreno e no jato.

Compressas comerciais (quentes) com *hydrocollator*

Equipamento necessário. (Figura 9.11)

1. Unidade de compressas quentes: são bolsas de lona de petróleo destilado. Um termostato mantém a temperatura alta (76 ºC ou 170ºF) e ajuda a prevenir queimaduras. As unidades de

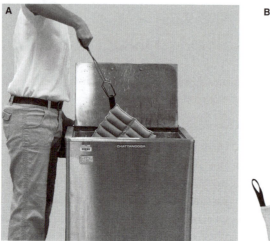
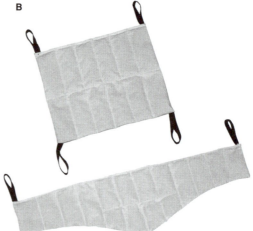

Figura 9.11 (A) Compressas com *hydrocollator* armazenadas em um tanque. (B) Estão disponíveis em vários tamanhos.

compressas quentes vêm em três tamanhos: (1) o tamanho regular é de 30,4 × 30,4 cm para a maioria dos segmentos do corpo; (2) o tamanho duplo é de 60,8 × 60,8 cm para as costas, lombar e nádegas; e (3) a cervical é de 15,2 × 45,6 cm para a coluna cervical. As compressas são removidas por pinças ou cabos de tesoura.

2. Toalhas: toalhas de banho normais e toalhas acolchoadas duplas comerciais são necessárias. A toalha acolchoada dupla comercial tem uma bolsa para a colocação da compressa e um revestimento de 2,5 cm de espessura para ser colocado de modo cruzado, etiquetas nas bordas das compressas dobradas para dentro, cobertura sobreposta em um lado e quatro camadas no lado oposto. Seis camadas correspondem a 2,5 cm de toalha. Toalhas adicionais podem ser necessárias, dependendo da superfície total do corpo coberta.

Tratamento. Posicionar as seis camadas de toalha conforme ilustrado na Figura 9.12. Toalhas suficientes devem ser fornecidas para se proteger o paciente de queimaduras. A posição do paciente deve ser confortável. O tempo de tratamento deve ser de 15 a 20 minutos.

Respostas fisiológicas

Aumento da circulação.
Aumento da temperatura muscular.
Aumento da temperatura do tecido.
Relaxamento dos espasmos.

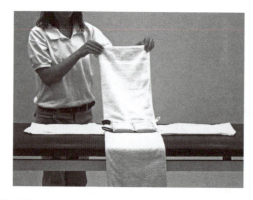
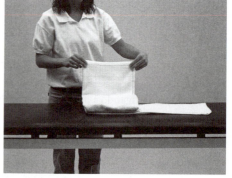

Figura 9.12 Técnicas para enrolar as compressas de *hydrocollator*.

ESTUDO DE CASO 9.6
TERMOTERAPIA: COMPRESSA DE *HYDROCOLLATOR*

Histórico: Um menino de 15 anos teve uma fratura transversa não cominutiva da patela esquerda durante uma partida de futebol americano há seis semanas. Ele foi tratado com imobilização de gesso durante seis semanas e o gesso foi removido ontem. O paciente tem extensão total do joelho (o joelho foi imobilizado em extensão total) e somente 20° de flexão. A patela está bem consolidada e não sensível, e a mobilidade patelar está seriamente limitada. Como um adjunto para os exercícios ativo e passivo, o fisioterapeuta iniciou mobilização articular na articulação patelofemoral todos os dias. Para intensificar a resposta do tecido conectivo, decidiu-se aumentar a temperatura do tecido antes da mobilização.

Impressão: Limitação de movimento secundária à fratura e à imobilização.

Plano de tratamento: Como os tecidos-alvo são imediatamente subcutâneos, o fisioterapeuta escolheu utilizar uma compressa de *hydrocollator*. Utilizando-se uma compressa cervical, o calor foi aplicado para a circunferência do joelho por 12 minutos. Imediatamente após a remoção da compressa quente, a mobilização articular foi iniciada. Após a mobilização articular, a amplitude de movimento ativa e os exercícios de fortalecimento foram executados.

Resposta: O paciente foi tratado três dias por semana, durante quatro semanas e, depois, liberado para um programa domiciliar. Ele tinha amplitude de movimento ativa e passiva total, a mobilidade patelar estava normal e a força era de 80% do membro não afetado.

Questões de discussão

- Quais tecidos foram lesionados ou afetados?
- Quais sintomas estavam presentes?
- Em que fase da série contínua de lesão-cicatrização o paciente se apresentou para tratamento?
- Quais são os efeitos biofísicos (diretos, indiretos, de profundidade e afinidade do tecido) dessa modalidade terapêutica?
- Quais são as indicações e contraindicações dessa modalidade terapêutica?
- Quais são os parâmetros de aplicação, dosagem, duração e frequência da modalidade terapêutica neste estudo de caso?
- Quais outras modalidades terapêuticas poderiam ser utilizadas para tratar essa lesão ou condição? Por quê?

O profissional de reabilitação emprega a modalidade terapêutica para se criar um ambiente favorável para a cura do tecido enquanto se minimizam os sintomas associados ao trauma ou à condição.

Considerações. O tamanho do segmento do corpo a ser tratado determina quantas compressas são necessárias. O conforto do paciente deve sempre ser considerado. O tempo de aplicação deve ser de 15 a 20 minutos. Além disso, após o uso, o reaquecimento da compressa requer cerca de 20 minutos.[137]

Aplicação. A cobertura com toalha e o posicionamento apropriados do paciente são necessários para um tratamento confortável. A compressa úmida quente tende a estimular a resposta circulatória. O calor seco, como discutido na seção de infravermelho, tem a tendência de forçar o sangue para fora do leito capilar cutâneo, aumentando-se a possibilidade de queimadura relacionada à incapacidade da pele de dissipar o calor.[138] O paciente não deve deitar nas compressas porque isso aumenta o risco de queimaduras. Além disso, força a sílica gel a sair pelas camadas das mangas do tecido. Se o paciente não puder tolerar o peso da compressa de calor úmido, métodos alternativos podem ser utilizados. Por exemplo, o paciente pode ser colocado deitado de lado, com a maioria do peso da compressa quente na sua lateral, mantendo-a no lugar por toalhas adicionais ou panos enrolados em volta do paciente. As indicações mais comuns são para espasmo muscular, dor nas costas ou como tratamento preliminar para outras modalidades. As compressas quentes atenuaram a dor muscular de início tardio 30 minutos após o tratamento.[27]

Banhos de parafina

O **banho de parafina** é uma técnica simples e eficiente, embora um tanto trabalhosa, para aplicar um grau razoavelmente alto de calor localizado. Os tratamentos de parafina fornecem seis vezes a quantidade de calor disponível na água porque o óleo mineral na parafina abaixa o seu ponto de fusão. A combinação de parafina e óleo mineral possui calor específico baixo, o que intensifica a capacidade do paciente de tolerar o calor vindo da parafina melhor do que o da água na mesma temperatura.

O risco de queimadura com parafina é considerável. O fisioterapeuta deve examinar cuidadosamente as considerações entre o banho de parafina e o banho em turbilhão quente no cenário atlético. A maioria dos banhos de parafina é utilizada para artrite crônica nas mãos e nos pés. Se o paciente tem um problema crônico nessas partes do corpo, a utilização de parafina no lugar da água geralmente proporciona alívio mais duradouro da dor.

Equipamento necessário

1. Banheira de parafina (Figura 9.13).
2. Sacos plásticos e toalhas de papel.
3. Toalhas.

Tratamento

Imersão. A extremidade deve ser mergulhada na parafina por dois segundos e então removida, para permitir que a parafina endureça ligeiramente por poucos segundos. Esse procedimento é repetido até que seis camadas tenham se acumulado na parte a ser tratada.

Isolamento. A extremidade revestida de parafina deve ser enrolada em um saco plástico com várias camadas de toalha em volta para agir como isolante (Figura 9.13). O tempo de tratamento deve ser de 20 a 30 minutos.

Respostas fisiológicas

Aumento na temperatura do tecido.

Alívio da dor.

Hipertermia térmica.

Considerações. Algumas unidades são equipadas com termostatos que podem elevar a temperatura a 100 °C, matando, desse modo, qualquer bactéria que possa se desenvolver na parafina. No entanto, a temperatura deve ser ajustada em 52,2°.

Se a parafina tornar-se sólida, ela deve ser dispensada e substituída em um intervalo não superior a seis meses.

Aplicação. Ao se adquirir uma banheira de parafina para a clínica, ela deve ter um termostato instalado. Antes do tratamento, o segmento do corpo do paciente deve ser minuciosamente limpo com sabão, água e, por fim, álcool, para que se remova qualquer resíduo de sabão. Isso irá prevenir a formação de bactérias no fundo da banheira de parafina, que é um excelente meio para sua proliferação.

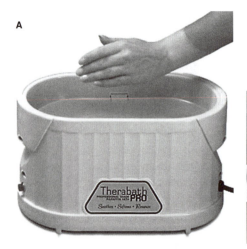
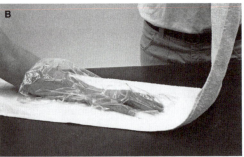

Figura 9.13 (A) Mão sendo mergulhada no banho de parafina. (B) Após ser mergulhada na parafina, a mão deve ser embrulhada em sacos plásticos e revestida com uma toalha.

Capítulo 9 • Crioterapia e Termoterapia **319**

A proporção da mistura de parafina com o óleo mineral é de um galão de óleo mineral para 908 gramas de parafina. O óleo mineral reduz a temperatura ambiente da parafina, que é de 52,2 °C (temperatura na qual a queimadura ocorre). É importante montar seis camadas de parafina, com a primeira camada mais alta no segmento do corpo e cada camada sucessiva mais baixa do que a anterior. Isso é importante porque, ao mergulhar a extremidade na parafina, se a segunda camada ficar entre a pele e a primeira camada, o calor não se dissipa e o paciente pode se queimar. Como o calor está retido no corpo e também é irradiado a partir da parafina, há aumento na dilatação capilar e no suprimento sanguíneo no segmento tratado. O fisioterapeuta deve colocar o paciente em uma posição confortável e envolver a parafina em toalhas de papel, sacos plásticos e toalhas para manter o calor. O tratamento é aplicado por aproximadamente 20 a 30 minutos. A remoção da parafina requer cuidado extra para não haver contaminação da porção utilizada e para que ela não contamine toda a banheira quando esta for religada.

A remoção da parafina envolve a remoção das toalhas, dos sacos plásticos e das toalhas de papel, depois, utiliza-se um depressor lingual para partir a parafina e permitir que seja removida facilmente. Se a parafina não tocou o chão, deve-se remover o molde sobre a banheira de parafina aberta. Ela se dissolverá ao retornar à parafina líquida restante. Limpe o segmento do corpo com água e sabão. Se um paciente pós-cirúrgico estiver sendo tratado, faz-se uma massagem, porque o óleo mineral deixará a pele úmida e flexível. Ao limpar a pele, o fisioterapeuta deve examinar a superfície à procura de queimaduras ou manchas.

Uma técnica menos segura, mas provavelmente mais eficaz, para aumentar a temperatura do tecido é imergir a parte do corpo na banheira de parafina. O tratamento se inicia ao se mergulhar repetidamente a parte do corpo na parafina conforme descrito até que, pelo menos, seis camadas tenham se acumulado. Então, coloca-se a parte do corpo na parafina pelo restante do tempo de tratamento. O paciente deve ser instruído a não mover a parte do corpo, para que não haja quebra, e a evitar tocar no fundo ou nas laterais da unidade de parafina.

O termostato eleva a temperatura da parafina para 100 °C, destrói qualquer bactéria e mantém o meio de contato esterilizado. Os banhos de parafina requerem supervisão para prevenir contaminação, mas fornecem um tipo especial de tratamento que é bem adaptado ao paciente com lesões das mãos e dos pés.

Protocolos de tratamento: banho de parafina

1. Direcionar a parte do corpo na parafina, certificando-se de que o paciente não toque o fundo da unidade ou as bobinas de aquecimento.

2. Após 2 ou 3 segundos, remover a parte do corpo da submersão e mantê-la acima da banheira para que não pingue parafina no chão. Mergulhar novamente a parte do corpo e repetir até completar o número de imersões apropriadas ou mergulhar novamente por todo o período de tratamento.

3. Ajustar um *timer* para o tempo apropriado de tratamento e fornecer ao paciente um dispositivo de sinalização. Certificar-se de que o paciente sabe utilizar o dispositivo de sinalização.

4. Verificar a resposta do paciente após os primeiros cinco minutos, perguntando como ele se sente. Revisar verbalmente a cada cinco minutos.

Fluidoterapia

A **fluidoterapia** é uma modalidade fisioterapêutica multifuncional, única. A unidade de fluidoterapia é uma modalidade de calor seco que utiliza uma corrente de ar suspenso, que possui as propriedades de um líquido (Figura 9.14). Sua efetividade terapêutica na reabilitação e na cicatrização tem como base a sua capacidade de aplicar simultaneamente calor, massagem, estimulação sensorial para dessensibilização, levitação e oscilações de pressão. A fluidoterapia é capaz de elevar significativamente a temperatura da pele superficial.[139] Diferentemente da água, o meio seco, natural, não irrita a pele nem produz choques térmicos.[140] Isso permite temperaturas de tratamento muito mais altas do que com a transferência de calor de parafina ou aquosa. As oscilações

320 Parte III • Modalidades de Energia Térmica

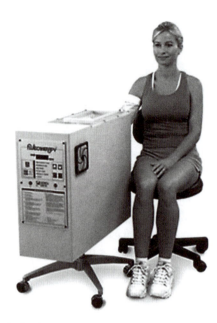

Figura 9.14 Unidade de fluidoterapia para a extremidade superior.

de pressão podem realmente minimizar o edema, mesmo em temperaturas de tratamento muito altas. O sucesso clínico tem sido relatado em tratamento da dor, amplitude de movimento, feridas cutâneas, lesões agudas, edema e insuficiência de fluxo sanguíneo. O tratamento por fluidoterapia da mão a 46,2 °C aumenta em seis vezes o fluxo sanguíneo e quadruplica as taxas metabólicas em um adulto normal. Essas propriedades aumentarão o fluxo sanguíneo, sedarão, diminuirão a pressão sanguínea e promoverão cicatrização acelerando as reações bioquímicas.

A contrairritação, por meio da estimulação mecanorreceptora e termorreceptora, reduz a sensibilidade à dor, permitindo altas temperaturas sem sensações de calor dolorosas. A hipertermia pronunciada acelera os processos metabólicos químicos e estimula o processo de cicatrização normal. As altas temperaturas intensificam a elasticidade do tecido e reduzem sua viscosidade, o que melhora a mobilidade musculoesquelética. As respostas vasculares são estimuladas pela hipertermia de longa duração e pelas flutuações de pressão, resultando em fluxo sanguíneo aumentado na área lesionada.

Equipamento necessário

1. Escolher a unidade de fluidoterapia apropriada.
2. Toalhas.

Tratamento

O paciente deve ser posicionado confortavelmente.

O paciente deve colocar o segmento do corpo a ser tratado (mão ou pé) na unidade de fluidoterapia.

Uma toalha protetora deve ser colocada na interface da unidade e no segmento do corpo.

O tempo de tratamento deve ser de 15 a 20 minutos.

Respostas fisiológicas

Aumento da temperatura do tecido.
Alívio da dor.
Hipertermia térmica.

Considerações

A unidade de fluidoterapia deve ser mantida limpa.
Todos os botões devem retornar para zero após o tratamento.

Aplicação. O paciente deve estar posicionado confortavelmente. O segmento do corpo a ser tratado deve ser submergido no meio antes que a unidade seja ligada. Não há choque térmico quando o calor é aplicado. Os tratamentos são de aproximadamente 20 minutos. A temperatura recomendada varia de acordo com a parte do corpo e com a tolerância do paciente, com uma variação de 43 a 53 ºC. O aumento máximo da temperatura na parte tratada ocorre após 15 minutos de tratamento. A menos que contraindicados, exercícios ativos e passivos são encorajados durante o tratamento.

Em caso de lesões abertas ou infecções, um curativo protetor é recomendado para prevenir a sujeira ou a contaminação das portas de entrada do tecido. Pacientes com talas, bandagens, tiras, pinos ortopédicos, substituição de articulação plástica e tendões artificiais podem ser tratados com fluidoterapia. O meio é limpo e não suja as roupas. Não é necessário despir-se para obter benefício total do aquecimento e da massagem, porém, o contato direto entre a pele e o meio é desejável para se maximizar a transferência de calor.

No tratamento de mãos, músculos, tornozelos e condições que se manifestam relativamente próximas da superfície da pele, temperaturas do corpo especialmente mais altas podem ser atingidas com modalidades de calor superficial. Além disso, as modalidades superficiais tratam uma área maior do corpo do que as diatermias por micro-ondas ou o ultrassom, desse modo, a quantidade total de calor absorvido será muito mais alta. A fluidoterapia, a hidroterapia e os banhos de parafina causam praticamente a mesma quantidade de elevação da temperatura.[4]

Protocolos de tratamento: fluidoterapia

1. Com a agitação desligada, abrir a porção com manga da unidade.

2. Instruir o paciente a inserir a parte do corpo nas partículas de celulose, lembrando-o de que comunique se a temperatura estiver muito quente.

3. Apertar a manga ao redor da parte do corpo para prevenir que as partículas de celulose saiam da unidade e iniciar a agitação.

4. Verificar a resposta do paciente verbalmente após cerca de cinco minutos. Pedir para o paciente falar se a sensação de calor tornar-se desconfortável.

Compressas ThermaCare

Compressas ThermaCare quentes são feitas de um material tipo tecido que se ajusta ao formato do corpo para fornecer calor terapêutico (Figura 9.15). Cada compressa contém pequenos discos com ferro, carvão vegetal, sal de cozinha e água que esquentam quando expostos ao oxigênio no ar, fornecendo, pelo menos, oito horas de calor contínuo, de nível baixo. Uma vez aberta, a compressa ThermaCare começa a esquentar imediatamente e alcança sua temperatura terapêutica em cerca de 30 minutos.[117,141,142] As compressas são realizados para o pescoço, as costas e a parte inferior do abdome.[143-145] A compressa ThermaCare aumenta efetivamente a temperatura intramuscular em uma profundidade de 2 cm.[146,147]

Lâmpadas infravermelhas

Conforme mencionado anteriormente neste capítulo, diferentemente de todas as outras modalidades discutidas previamente, as lâmpadas infravermelhas são consideradas como modalidade de energia eletromagnética, em vez de uma modalidade de energia condutiva. Quando se fala sobre modalidades infravermelhas, o fisioterapeuta geralmente se lembra da lâmpada infravermelha. A sua maior vantagem é que a temperatura do tecido superficial pode ser aumentada mesmo que a unidade não toque o paciente. Contudo, o calor radiante raramente é utilizado, pois tem limitada profundidade de penetração na pele de menos de 1 mm. O calor seco de uma lâmpada infravermelha tende a elevar as temperaturas da pele superficial mais do que o calor úmido, porém, o calor úmido provavelmente tenha profundidade de penetração maior.

Queimaduras superficiais de pele ocorrem ocasionalmente devido à intensa radiação infravermelha e ao refletor tornar-se extremamente quente (2.204 ºC). Recomenda-se que uma toalha

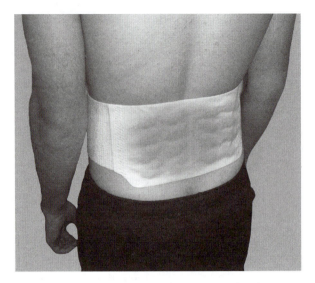

Figura 9.15 Compressa ThermaCare aplicada na região lombar.

úmida e quente seja colocada sobre o segmento do corpo a ser tratado para se intensificarem os efeitos do aquecimento. Toalhas secas devem cobrir o restante do corpo que não está sendo tratado. Isso irá permitir mais sangue para a troca de tecido ao acumular calor na toalha úmida e reduzir o ar estagnado sobre o segmento do corpo. Deve-se tomar cuidado, e a pele deve ser verificada a cada perído de poucos minutos para coloração.

Os geradores infravermelhos podem ser divididos em duas categorias: (i) luminosos e (ii) não luminosos. Os geradores não luminosos consistem em uma bobina espiral de fio de metal resistente enrolada em volta de um pedaço de material não condutor em formato de cone. A resistência do fio ao fluxo elétrico produz calor e um brilho vermelho fosco. Um refletor feito apropriadamente para este fim irradia, então, o calor para o corpo. Todos os corpos incandescentes e as lâmpadas de filamento de carbono e tungstênio estão na categoria dos geradores luminosos. Nenhuma lâmpada não luminosa está atualmente sendo fabricada, porque a infravermelha em um comprimento de onda de 12.000 A penetra ligeiramente mais profundamente do que as ondas mais longas ou mais curtas, devido a uma certa característica única da pele humana. O filamento de tungstênio e fontes vermelhas de quartzo especiais produzem quantidades significativas de calor infravermelho a 12.000 A. O brilho como resultado da reflexão da pele pode ser um problema sério.

Equipamento necessário

1. Lâmpada infravermelha (Figura 9.16).
2. Toalha seca: é utilizada para se cobrirem as partes do corpo que não estiverem sendo tratadas.
3. Toalha úmida: as toalhas úmidas são utilizadas para se cobrir a área a ser tratada.
4. Um GFI deve ser utilizado com uma lâmpada infravermelha.

Tratamento. O paciente deve estar posicionado a 50 cm da fonte.
Uma cobertura com toalha protetora deve ser colocada no lugar.
O tempo de tratamento deve ser de 15 a 20 minutos.
A pele deve ser verificada a cada período de poucos minutos devido à coloração.
As áreas que não serão tratadas devem ser protegidas.
Respostas fisiológicas. Ocorre uma elevação superficial na temperatura do tecido.
Alguma diminuição da dor
Umidade e suor surgem na superfície da pele.
Considerações. Para se evitar aumento generalizado da temperatura, somente a porção lesionada deve ser tratada. A lâmpada infravermelha deve ser utilizada principalmente quando

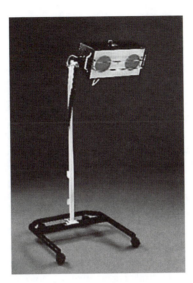

Figura 9.16 Lâmpada infravermelha de aquecimento. (Cortesia NOMEQ, Ltd.)

um paciente não puder tolerar pressão de nenhum outro tipo de modalidade (p. ex., compressas *hydrocollator*). Deve-se tomar cuidado para se evitarem queimaduras.

Aplicação. O paciente deve ser colocado em uma posição confortável. O calor úmido deve ser utilizado para estimular o fluxo sanguíneo sem forçar o sangue a sair da área da mesma forma que ocorre com o calor seco. Uma toalha úmida e quente deve ser aplicada na área a ser tratada. Um frasco de esguicho deve ser utilizado para manter a toalha úmida. Todas as áreas que não serão tratadas devem ser cobertas. A distância da área a ser tratada para a lâmpada deve ser ajustada de acordo com o tempo de tratamento. A fórmula padrão é de 50 cm de distância igual ao tempo de tratamento de 20 minutos. Após o tratamento, a superfície da pele deve ser verificada. Esse tipo de tratamento tende a forçar o sangue para longe do leito capilar e deve ser utilizado na condição em que a pele superficial necessita de calor seco ao invés do calor úmido.

Protocolos de tratamento: Lâmpadas infravermelhas

1. Posicionar a lâmpada de modo que o bulbo esteja em paralelo à parte do corpo que estiver sendo tratada (para que a energia atinja o corpo em um ângulo de 90°) e esteja a 50 cm de distância do paciente. Deve-se medir e registrar a distância da lâmpada até a parte mais próxima do corpo que estiver sendo tratada.
2. Informar ao paciente que ele irá sentir apenas um leve aquecimento; se estiver quente, ele deve avisá-lo. Ligar a lâmpada.
3. Ajustar um *timer* para o tempo de tratamento apropriado e dar ao paciente um dispositivo de sinalização. Certificar-se de que o paciente compreende como deve utilizar o dispositivo.
4. Verificar a resposta do paciente após os primeiros cinco minutos, perguntando como ele se sente e verificando visualmente a área que está sendo tratada. Repetir a verificação visual e verbalmente a cada cinco minutos.

Tomada de decisão clínica   *Exercício 9.6*

Um jogador de voleibol tem uma lesão aguda dos músculos eretores da espinha, na região lombar. O fisioterapeuta acredita que utilizar gelo na região lombar fará com que o paciente fique desconfortável e talvez induza a defesa muscular no músculo lesionado. Desse modo, o fisioterapeuta decide utilizar uma compressa de *hydrocollator* quente no lugar da compressa de gelo. Essa é a decisão clínica apropriada?

CONTRAIRRITANTES*

Embora os contrairritantes não sejam uma modalidade infravermelha, eles são, muitas vezes, associados ao gelo e ao calor devido às suas sensações comuns. Os contrairritantes são pomadas aplicadas topicamente que estimulam quimicamente os receptores sensoriais na pele.[148] Quatro ingredientes ativos principais são encontrados nos contrairritantes. O mentol e o salicilato de metila, que são encontrados na hortelã e em óleos de gautéria, respectivamente, são os dois mais comuns e muitas vezes utilizados em combinação. A cânfora é outro irritante geralmente combinado aos dois já citados, produzindo um irritante químico. Talvez o irritante mais promissor seja a capsaicina, que é derivada de pimentas quentes. A capsaicina, a mais pesquisada, é efetiva na redução da dor crônica.[149] A aplicação de bálsamo analgésico com mentol ou capsaicina na pele tem efeitos analgésicos sobre os sinais dos receptores localizados nos músculo.[150,151] A capsaicina e o salicilato de metila têm sido utilizados em combinação para auxiliar na redução da dor.[152] Os contrairritantes da pele são utilizados por profissionais de saúde junto a uma população ativa crescente para aliviar alguma dor das lesões e entorses de seus trabalhos e atividades recreacionais.

O mecanismo de alívio da dor a partir dos contrairritantes não é suficientemente conhecido. Provavelmente existam métodos múltiplos de controle da dor em funcionamento. Algumas pessoas especulam que a aplicação de fricção estimula os mecanorreceptores mielinizados grandes e trabalha pela teoria do controle do mecanismo da comporta. Como os irritantes produzem um estímulo nocivo e uma sensação de resfriamento/aquecimento, eles também estimulam os receptores nocivos e térmicos. Com aplicação de estímulo nocivo e resposta térmica superficial, as fibras Aδ e aferentes C são estimuladas e inibem a dor de modo similar à acupuntura. Não há evidência de resposta de temperatura de tecido ou aumento significativo no fluxo sanguíneo a partir da aplicação de um contrairritante. Acredita-se que a capsaicina tenha ação preferencial nas fibras C ao estimular a liberação e a diminuição de substâncias P armazenadas nos nociceptores, que são responsáveis pela transmissão do sinal da dor. Existe forte evidência de que a capsaicina afeta as sinapses no trato espinotalâmico.[153] Os contrairritantes mostram-se nos ensaios clínicos reduzindo a dor e aumentando a amplitude de movimento[154] quando comparados à pomada de placebo quente. Alguns pesquisadores especulam que eles agem de modo semelhante à técnica de *spray* e de alongamento. Foi sugerido que eles agem de forma semelhante à medicação anti-inflamatória não esteroidal, limitando a produção de prostaglandina.

Os métodos de aplicação incluem massagem, fricção rigorosa e acolchoamento combinado. O método mais comum é o de se massagear uma generosa quantidade na área afetada até que nenhuma pomada esteja visível. Os contrairritantes podem ser aplicados com fricção ou massagem vigorosa para o benefício do tratamento do tecido mole. O método de acolchoamento combinado envolve a aplicação de uma generosa quantidade de contrairritante, entre 0,625 e 1,25 cm, no coxim, aplicando-o na área afetada com um envólucro. Atualmente, existem compressas de contrairritantes manufaturadas com autoadesivo. Os contrairritantes não devem ser confundidos com outros produtos similares que contenham salicilato de trolamina, os quais não são muito eficazes. Eles não produzem irritação química e devem ser utilizados com otimismo cético. Como eles agem como os anti-inflamatórios não esteroidais, indica-se cuidado com pessoas sensíveis a tais medicações.

RESUMO

1. Qualquer modalidade que produza energia com comprimentos de onda e frequências que caiam na região infravermelha do espectro eletromagnético é chamada de modalidade infravermelha. Contudo, a energia é transferida por condução, e, desse modo, as técnicas de crioterapia e de termoterapia são classificadas como modalidades de energia térmica condutiva.

2. Quando qualquer modalidade de energia térmica condutiva for aplicada ao tecido conectivo ou no tecido muscular e mole, ela causará diminuição ou aumento na temperatura do tecido.

---

* Os autores agradecem ao Dr. Brian G. Ragan, da University of Northern Iowa, por sua contribuição nesta seção.

Capítulo 9 • Crioterapia e Termoterapia **325**

3. O efeito fisiológico primário do calor é a vasodilatação dos capilares com fluxo sanguíneo aumentado, atividade metabólica aumentada e relaxamento do espasmo muscular.

4. Os efeitos fisiológicos primários do frio são vasoconstrição dos capilares com diminuição do fluxo sanguíneo, diminuição da atividade metabólica e analgesia com redução do espasmo muscular.

5. As modalidades de energia térmica condutiva têm uma profundidade de penetração de menos de 1 cm. Desse modo, os efeitos fisiológicos são primariamente superficiais e afetam diretamente os vasos sanguíneos cutâneos e os receptores nervosos.

6. Exemplos de termoterapia são turbilhões, compressas de calor úmido, lâmpadas infravermelhas, almofadas de aquecimento e fluidoterapia.

7. Exemplos de crioterapia são compressas de gelo, massagem com gelo, compressas de gelo comerciais, turbilhões com gelo e *sprays* frios.

QUESTÕES DE REVISÃO

1. Qual é a definição de uma modalidade de energia condutiva?
2. Quais são as duas utilizações clínicas terapêuticas básicas para as modalidades de energia condutiva?
3. Qual é a profundidade de penetração nos tecidos das modalidades de energia condutiva?
4. Quais são os efeitos da mudança da temperatura na circulação?
5. Como a mudança da temperatura do tecido afeta o espasmo muscular?
6. Quais são os efeitos fisiológicos do calor e do frio terapêuticos?
7. Quais são as diferenças entre os termos **crioterapia, termoterapia e hidroterapia**?
8. Quais são as várias técnicas de crioterapia que o fisioterapeuta pode utilizar?
9. Quais são as várias técnicas de termoterapia que o fisioterapeuta pode utilizar?

QUESTÕES DE AUTOAVALIAÇÃO

Verdadeiro ou falso
1. A aplicação de calor ou frio a uma extremidade afetará o equilíbrio, a propriocepção e a performance.
2. Os turbilhões frios devem ser ajustados a uma temperatura de 10 a 15,5 ºC.
3. Criocinética é uma técnica terapêutica que combina crioterapia e exercício.

Múltipla escolha
4. Este mecanismo de transferência de calor é por meio de contato direto.
   a. Radiação
   b. Convecção
   c. Condução
   d. Conversão
5. _____ deve ser utilizado em lesões agudas para _____ a temperatura e, dessa forma, diminuir a taxa metabólica.
   a. Frio, diminuir
   b. Frio, aumentar
   c. Calor, diminuir
   d. Calor, aumentar
6. Os três a quatro estágios de sensação após a aplicação de frio, em ordem, são os seguintes:
   a. Ferroada, frio, ardência/dor, dormência
   b. Frio, ferroada, dormência, ardência/dor
   c. Ardência/dor, frio, ferroada, dormência
   d. Frio, ferroada, ardência/dor, dormência

Parte III • Modalidades de Energia Térmica

7. Uma camada isolante de água próxima à pele é chamada como?
   a. Eritema
   b. Revestimento térmico
   c. Anestesia
   d. Inflamação

8. Qual dos seguintes **não** é um efeito da termoterapia?
   a. Aumento da circulação
   b. Relaxamento dos espasmos
   c. Diminuição do metabolismo celular
   d. Aumento da elasticidade do tecido mole

9. Qual dos seguintes sintomas é uma contraindicação para crioterapia?
   a. Dor aguda
   b. Anestesia da pele
   c. Espasmo muscular
   d. Entorse aguda de ligamento

10. Em qual condição a termoterapia seria indicada?
    a. Amplitude de movimento diminuída
    b. Anestesia da pele
    c. Lesão musculoesquelética aguda
    d. Dor aguda

SOLUÇÕES PARA OS EXERCÍCIOS DE TOMADA DE DECISÃO CLÍNICA

9.1
Devido ao invólucro elástico ter sido colocado sob os sacos de gelo, há uma camada isolante por meio da qual o frio deve penetrar. A passagem de frio pode ser facilitada se o invólucro elástico estiver molhado. Provavelmente, o gelo pode ser deixado no local por até uma hora, contanto que o paciente não tenha nenhum tipo de reação de sensibilidade ao frio.

9.2
É provável que os efeitos combinados da colocação do tornozelo em uma posição contra a gravidade, a ação de massageamento dos jatos do turbilhão e o exercício ativo possam causar algum edema adicional, especialmente apenas dois dias pós-lesão, quando é provável que o paciente ainda esteja exibindo sinais e sintomas de inflamação. Seria mais razoável utilizar um saco de gelo com elevação, seguido por quaisquer exercícios ativos apropriados.

9.3
Uma técnica de borrifar e alongar tem sido recomendada como técnica efetiva para tratar pontos-gatilho miofasciais. Utilizando um *spray* de flúor-metano, o fisioterapeuta deve fazer movimentos paralelos à direção das fibras e depois, imediatamente após a aplicação do *spray* frio, alongar o trapézio médio.

9.4
Está claro que um banho de contraste produz pouca ou nenhuma "ação de bombeamento" e, portanto, não seria efetivo no tratamento do edema. Uma alternativa melhor seria a utilização de criocinética, que envolve frio seguido por contrações musculares ativas e relaxamento para auxiliar a se eliminar o edema.

9.5

No sétimo dia, a probabilidade de qualquer edema adicional é mínima. Contanto que o paciente não esteja se queixando de sensibilidade ao toque, provavelmente seja seguro mudar para alguma forma de calor, mas seria recomendado que o ultrassom ou a diatermia por ondas curtas fosse utilizado, visto que a profundidade de penetração de ambos é maior do que qualquer modalidade infravermelha.

9.6

O fisioterapeuta deveria ter escolhido utilizar uma compressa de gelo. Deve-se lembrar que se trata de uma lesão aguda. As lesões musculares na região lombar não são diferentes de nenhum outro músculo, e o fato de o paciente poder ficar um pouco desconfortável não é uma boa razão para se tomar uma decisão incorreta sobre qual modalidade será a mais apropriada.

REFERÊNCIAS

1. Lehman, J. *Therapeutic Heat and Cold.* 3 ed., BaltimoreWilliams & Wilkins, 1982.
2. Licht, S. *Therapeutic heat and cold.* New Haven, CT: Elizabeth Licht, 1972.
3. Moore, R. Uses of cold therapy in the rehabilitation of athletes: Recent advances, Proceedings 19th American Medical Association National Conference on the Medical Aspects of Sports, San Francisco, June 1977.
4. Downey, J. Physiological effects of heat and cold. *J Am Phys Ther Assoc* 1964;44(8):713–717.
5. Abramson, D, Tuck, S, and Lee, S. Vascular basis for pain due to cold. *Arch Phys Med Rehab* 1966;47:300–305.
6. Mancuso, D, and Knight, K. Effects of prior skin surface temperature response of the ankle during and after a 30-minute ice pack application. *J Athl Training* 1992;27:242–249.
7. Guyton, A. *Medical Physiology*, 11th ed, Philadelphia: W.B. Saunders, 2005.
8. Dontigny, R, and Sheldon, K. Simultaneous use of heat and cold in treatment of muscle spasm. *Arch Phys Med Rehab* 1962;43:235–237.
9. Rocks, A. Intrinsic shoulder pain syndrome. *Phys Ther* 1979;59(2):153–159.
10. Prentice, W. An electromyographic analysis of the effectiveness of heat or cold and stretching for inducing relaxation in injured muscle. *J Orthop Sports Phys Ther* 1982;3(3): 133–146.
11. Fischer, E, and Soloman, S. Physiologic responses to heat and cold. In Licht, S (ed). *Therapeutic Heat and Cold*. New Haven, CT:Elizabeth Licht, 1972.
12. Eldred, E, Lindsley, D, and Buchwald, J. The effect of cooling on mammalian muscle spindles. *Exp Neurol* 1960;2: 144–157.
13. Lippold, O, Nicholls, J, and Redfearn, J. A study of the afferent discharge produced by cooling a mammalian muscle spindle. *J Physiol* 1960;153:218–231.
14. Long, B, Seiger, C, and Knight, K. Holding a moist heat pack to the chest decreases pain perception and has no effect on sensation of pressure during ankle immersion in an ice bath (Abstract). *J Athl Training* 2005;40(2) suppl:S-35.
15. Miglietta, O. Electromyographic characteristics of clonus and influence of cold. *Arch Phys Med Rehab* 1964;45:508.
16. Travell, J. Rapid relief of acute "stiff neck" by ethyl chloride spray. *Am Med Wom Assoc* 1949;4(3):89–95.
17. Dejong, R, Hershey, W, and Wagman, I. Nerve conduction velocity during hypothermia in man. *Anesthesiology* 1966;27:805–810.
18. Grant, A. Massage with ice (cryokinetics) in the treatment of painful conditions of the musculoskeletal system. *Arch Phys Med Rehab* 1964;45:233–238.
19. Knott, M, and Barufaldi, D. Treatment of whiplash injuries. *Phys Ther* 1961;41:8.
20. Long, B, Cordova, M, and Brucker, J. Exercise and quadriceps muscle cooling time. *J Athl Training* 2005; 40(4):260.
21. Dufresne, T, Jarzabski, K, and Simmons, D. Comparison of superficial and deep heating agents followed by a passive stretch on increasing the flexibility of the hamstring muscle group. *Phys Ther* 1994;74(5):S70.
22. Taylor, B, Waring, C, and Brasher, T. The effects of therapeutic application of heat or cold followed by static stretch on hamstring muscle length. *J Orthop Sports Phys Ther* 1995;21(5): 283–286.
23. Evans, T, Ingersoll, C, and Knight, K. Agility following the application of cold therapy. *J Athl Training* 1995;30(3):231–234.
24. Hatzel, B, Weidner, T, and Gehlsen, G. Mechanical power and velocity following cryotherapy and ankle taping. *J Athl Training* (suppl.) 2001;36(2S):S-89.
25. Rubley, M, Denegar, C, and Buckley, W. Cryotherapy, sensation and isometric-force variability. *J Athl Training* 2003;38(2):113–119.
26. Knight, K. *Cryotherapy in Sports Injury Management*, Champaign, IL: Human Kinetics, 1995.
27. Sumida, K, Greenberg, M, and Hill, J. Hot gel packs and reduction of delayed-onset muscle soreness 30 minutes after treatment. *J Sport Rehab* 2003;12(3):221–228.
28. Kimura, IF, Gulick, DT, and Thompson, GT. The effect of cryotherapy on eccentric plantar flexion peak torque and endurance, *J Athl Training* 1997;32(2):124–126.
29. Cutlaw, K, Arnold, B, and Perrin, D. Effect of cold treatment on concentric and eccentric force velocity relationship of the quads. *J Athl Training* 1995;30(2):S31.
30. Ruiz, D, Myrer, J, and Durrant, E. Cryotherapy and sequential exercise bouts following cryotherapy on concentric and eccentric strength in the quadriceps. *J Athl Training* 1993;28(4):320–323.
31. Zankel, H. Effect of physical agents on motor conduction velocity of the ulnar nerve. *Arch Phys Med Rehab* 1966; 47(12):787–792.
32. Clemente, F, Frampton, R, and Temoshenka, A. The effects of hot and cold packs on peak isometric torque generated by the back extensor musculature. *Phys Ther* 1994;74(5):S70.

33. Thompson, G, Kimura, I, and Sitler, M. Effect of cryotherapy on eccentric and peak torque and endurance. *J Athl Training* 1994;29(2):180.

34. Gallant, S, Knight, K, and Ingersoll, C. Cryotherapy effects on leg press and vertical jump force production, *J Athl Training* 1996;31(2):S18.

35. Grecier, M, Kendrick, Z, and Kimura, I. Immediate and delayed effects of cryotherapy on functional power and agility. *J Athl Training* 1996;31(suppl.):S-32.

36. Comeau, MJ, and Potteiger, JA. The effects of cold water immersion on parameters of skeletal muscle damage and delayed onset muscle soreness, *J Athl Training* 2000;35(2):S-46.

37. Hopkins, J Ty. Knee joint effusion and cryotherapy alter lower chain kinetics and muscle activity. *J Athl Training* 2006; 41(2):177.

38. Clarke, D. Effect of immersion in hot and cold water upon recovery of muscular strength following fatiguing isometric exercise. *Arch Phys Med Rehab* 1963;44:565–568.

39. Golestani, S, Pyle, M, and Threlkeld, AJ. Joint position sense in the knee following 30 min of cryotherapy. *J Ath Train* 1999;34(2):S-68.

40. Jameson, A, Kinzey, S, and Hallam, J. Lower-extremity-joint cryotherapy does not affect vertical ground-reaction forces during landing. *J Sport Rehab* 2001;10(2):132.

41. LaRiviere, J, and Osternig, L. The effect of ice immersion on joint position sense. *J Sport Rehab* 1994;3(1):58–67.

42. Leonard, K, Horodyski, MB, and Kaminski, T. Changes in dynamic postural stability following cryotherapy to the ankle and knee. *J Athl Training* 1999;34(2):S-68.

43. Paduano, R, and Crothers, J. The effects of whirlpool treatments and age on a one-leg balance test. *Phys Ther* 1994;74(5):S70.

44. Rivers, D, Kimura, I, and Sitler, M. The influence of cryotherapy and Aircast bracing on total body balance and proprioception. *J Athl Training* 1995;30(2):S15.

45. Schnatz, A, Kimura, I, and Sitler, M. Influence of cryotherapy thermotherapy and neoprene ankle sleeve on total body balance and proprioception. *J Athl Training* 1996;31(2):S32.

46. Thieme, H, Ingersoll, C, and Knight, K. Cooling does not affect knee proprioception. *J Athl Training* 1996;31(1):8–11.

47. Thieme, H, Ingersoll, C, and Knight, K. The effect of cooling on proprioception of the knee. *J Athl Training* 1993; 28(2):158.

48. Tremblay, F, Estaphan, L, and Legendre, M. Influence of local cooling on proprioceptive acuity in the quadriceps muscle. *J Athl Training* 2001;36(2):119–123.

49. Whittaker, T, Lander, J, and Brubaker, D. The effect of cryotherapy on selected balance parameters. *J Athl Training* 1994;29(2):180.

50. Knight, K, Ingersoll, C, and Trowbridge, C. The effects of cooling the ankle, the triceps surae or both on functional agility. *J Athl Training* 1994;29(2):165.

51. Schuler, D, Ingersoll, C, and Knight, K. Local cold application to foot and ankle, lower leg of both effects on a cutting drill. *J Athl Training* 1996;31(2):S35.

52. Nosaka, K, Sakamoto, K, and Newton, M. Influence of pre-exercise muscle temperature on responses to eccentric exercise. *J Athl Training* 2004;39(2):132.

53. Richendollar, M, Darby, L, and Brown, T. Ice bag application, active warm-up, and 3 measures of maximal functional performance. *J Athl Training* 2006;41(4):364.

54. Behnke, R. Cold therapy, *J Athl Training* 1974;9(4):178–179.

55. Knight, K. Effects of hypothermia on inflammation and swelling. *J Ath Train* 1976;11:7–10.

56. Bierman, W, and Friendiander, M. The penetrative effect of cold. *Arch Phys Med Rehab* 1940;21:585–592.

57. Chambers, R. Clinical uses of cryotherapy. *Phys Ther* 1969;49(3):145–149.

58. Griffin, J, and Karselis, T. *Physical Agents for Physical Therapists*, 2nd ed., Springfield, ILCharles C Thomas, 1988.

59. Knight, K. Ice for immediate care of injuries. *Phys Sports Med* 1982;10(2):137.

60. Merrick, MA, Knight, K, and Ingersoll C. The effects of ice and compression wraps on intramuscular temperatures at various depths. *J Athl Training* 1993;28(3):236–245.

61. Ho, S, Illgen, R, and Meyer, R. Comparison of various icing times in decreasing bone metabolism and blood in the knee. *Am J Sports Med* 1995;23(1):74–76.

62. Knight, K. *Cryotherapy: Theory, Technique and Physiology*, Chattanooga, TN: Chattanooga Corporation, 1985.

63. Merrick, MA, Knight, K, and Ingersoll, C. The effects of ice and elastic wraps on intratissue temperatures at various depths. *J Athl Training* 1993;28(2):156.

64. McMaster, W. A literary review on ice therapy in injuries. *Am J Sports Med* 1977;5(3):124–126.

65. Olson, J, and Stravino, V. A review of cryotherapy. *Phys Ther* 1972;62(8):840–853.

66. Nosaka, K, Sakamoto, K, and Newton, M. Influence of pre-exercise muscle temperature on responses to eccentric exercise. *J Athl Training* 2004;39(2):132–137.

67. Downer, A, and Oestmann, E. *Physical Therapy Procedures*, 6th ed, Springfield, IL:Charles C Thomas, 2003.

68. Galvan, H, Tritsch, A, and Tandy, R. Pain perception during repeated ice-bath immersion of the ankle at varied temperatures. *J Sport Rehab* 2006;15(2):105.

69. Hubbard, T, and Denegar, C. Does cryotherapy improve outcomes with soft tissue injury? *J Athl Training* 2004; 39(3):278–279.

70. Lowden, B, and Moore, R. Determinants and nature of intramuscular temperature changes during cold therapy. *Am J Phys Med* 1975;54(5):223–233.

71. Knight, K, Aquino, J, and Johannes S. A reexamination of Lewis' cold induced vasodilation in the finger and the ankle. *J Ath Train* 1980;15:248–250.

72. Travell, J, and Simons, D. *Myofascial Pain and Dysfunction: The Trigger Point Manual*. Baltimore: Williams & Wilkins, 1998.

73. Clark, R, Lephardt, S, and Baker, C. Cryotherapy and compression treatment protocols in the prevention of delayed onset muscle soreness, *J Athl Training* 1996;31(2):S33.

74. Mickey, C, Bernier, J, and Perrin, D. Ice and ice with non-thermal ultrasound effects on delayed onset muscle soreness. *J Athl Training* 1996;31(2):S19.

75. Knutsson, E, and Mattson, E. Effects of local cooling on monosynaptic reflexes in man. *Scand Rehab Med* 1969;1:126–132.

76. Basset, S, and Lake, B. Use of cold applications in management of spasticity. *Phys Ther* 1958;38(5):333–334.

77. Knutsson, E. Topical cryotherapy in spasticity. *Scand Rehab Med* 1970;2:159–163.

78. Stillwell, K. Therapeutic heat and cold. In Krusen F, Kootke F, and Ellwood P (eds). *Handbook of Physical Medicine and Rehabilitation*. Philadelphia: WB Saunders, 1990.

79. Clarke, R, Hellon, R, and Lind, A. Vascular reactions of the human forearm to cold. *Clin Sci* 1958;17:165–179.

Capítulo 9 • Crioterapia e Termoterapia

80. Cote, D, Prentice, W, and Hooker, D. A comparison of three treatment procedures for minimizing ankle edema. *Phys Ther* 1988;68(7):1072–1076.
81. Lewis, T. Observations upon the reactions of the vessels of the human skin to cold, *Heart* 1930;15:177–208.
82. Baker, R, and Bell, G. The effect of therapeutic modalities on blood flow in the human calf. *J Orthop Sports Ther* 1991;13:23.
83. Coulombe, B, Swanik, C, and Raylman, R. Quantification of musculoskeletal blood flow changes in response to cryotherapy using positron emission tomography. *J Athl Training* (suppl) 2001;36(2S):S-49.
84. Myrer, JW, Myrer, K, and Measom, G. Muscle temperature is affected by overlying adipose when cryotherapy is administered. *J Athl Training* 2001;36(1):32–36.
85. Myrer, KA, Myrer, JW, and Measom, GJ. Overlying adipose significantly effects intramuscular temperature change during crushed ice pack therapy. *J Athl Training* 1999;34(2):S-69.
86. Uchio, Y, Ochi, M, and Fujihara, A. Cryotherapy influences joint laxity and position sense of the healthy knee joint. *Arch Phys Med Rehab* 2003;84(1):131–135.
87. Holcomb, W. Duration of cryotherapy application, *Athlet Ther Today* 2005;10(1):60–62.
88. Merrick, MA, Jutte, LS, and Smith, ME. Intramuscular temperatures during cryotherapy with three different cold modalities. *J Athl Training* 2000;35(2):S-45.
89. Otte, J, Merrick, M, and Ingersoll, C. Subcutaneous adipose tissue thickness changes cooling time during cryotherapy. *J Athl Training* (suppl) 2001;36(2S):S-91.
90. Merrick, MA, Jutte, L, and Smith, M. Cold modalities with different thermodynamic properties produce different surface and intramuscular temperatures. *J Athl Training* 2003;38(1):28–33.
91. Palmieri, R, Garrison, C, and Leonard, J. Peripheral ankle cooling and core body temperature. *J Athl Training* 2006;41(2):185.
92. Bibi, KW, Dolan, MG, and Harrington, K. Effects of hot, cold, contrast therapy whirlpools on non-traumatized ankle volumes. *J Athl Training* 1999;34(2):S-17.
93. Braswell, S, Frazzini, M, and Knuth, A. Optimal duration of ice massage for skin anesthesia. *Phys Ther* 1994;74(5):S156.
94. Hayden, C. Cryokinetics in an early treatment program. *J Am Phys Ther Assoc* 1964;44:11.
95. Moore, R, Nicolette, R, and Behnke, R. The therapeutic use of cold (cryotherapy) in the care of athletic injuries. *J Athl Training* 1967;2:613.
96. Murphy, A. The physiological effects of cold application. *Phys Ther* 1960;40(2):112–115.
97. Knight, K, and Londeree, B. Comparison of blood flow in the ankle of uninjured subjects during therapeutic applications of heat, cold, and exercise. *Med Sci Sports Exerc* 1980;12(1):76–80.
98. Curl, WW, Smith, BP, Marr, A, et al. The effect of contusion and cryotherapy on skeletal muscle microcirculation. *J Sports Med Phys Fitness* 1997;37(4):279–286.
99. Hocutt, J, Jaffe, R, and Rylander, C. Cryotherapy in ankle sprains. *Am J Sports Med* 1992;10(3):316–319.
100. Tsang, KKW, Buxton, BP, Guion, WK, et al. The effects of cryotherapy applied through various barriers. *J Sport Rehab* 1997;6(4):343–354.
101. Hedenberg, L. Functional improvement of the spastic hemiplegic arm after cooling, *Scand J Rehab Med* 1970;2:154–158.
102. Rubley, M, Denegar, C, and Buckley, W. Cryotherapy, sensation, and isometric-force variability. *J Athl Training* 2003; 38(2):113.

103. Zemke, JE, Andersen, JC, and Guion, K. Intramuscular temperature responses in the human leg to two forms of cryotherapy: Ice massage and icebag, *J Orthop Sports Phys Ther* 1998;27(4):301–307.
104. Rogers, J, Knight, K, and Draper, D. Increased pressure of application during ice massage results in an increase in calf skin numbing. *J Athl Training* (suppl.) 2001;36(2S): S-90.
105. Weston, M, Taber, C, and Casagranda, L. Changes in local blood volume during cold gel pack application to traumatized ankles. *J Orthop Sports Phys Ther* 1994;19(4):197–199.
106. Bender, A, Kramer, E, and Brucker, J. Local ice-bag application and triceps surae muscle temperature during treadmill walking. *J Athl Training* 2005;40(4):271.
107. Dervin, GF, Taylor, DE, and Keene, GC. Effects of cold and compression dressings on early postoperative outcomes for the athroscopic ACL reconstruction patient. *J Orthop Sports Phys Ther* 1998;27(6):403–411.
108. Serwa, J, Rancourt, L, and Merrick, M. Effect of varying application pressures on skin surface and intramuscular temperatures during cryotherapy. *J Athl Train* (suppl.) 2001; 36(2S):S-90.
109. Dolan, MG, Mendel, FM, and Teprovich, JM. Effects of dependent positioning and cold water immersions on nontraumatized ankle volumes. *J Ath Train* 1999;34(2):S-17.
110. Dolan, MG, Thornton, RM, and Fish, DR. Effects of cold water immersion on edema formation after blunt injury to the hind limbs of rats, *J Ath Train* 1997;32(3):233–237.
111. Tsang, KH, Hertel, J, and Denegar, C. The effects of gravity dependent positioning following elevation on the volume of the uninjured ankle. *J Athl Training* 2000;35(2):S-50.
112. McKeon, P, Dolan, M, and Gandloph, J. Effects of dependent positioning cool water immersion CWI and high-voltage electrical stimulation HVES on nontraumatized limb volumes. *J Athl Training* (suppl.) 2003;38(2S): S-35.
113. Misasi, S, Morin, G, and Kemler, D. The effect of a toe cap and bias on perceived pain during cold water immersion. *J Athl Training* 1995;30(1):149–156.
114. Myrer, JW, Measom, G, and Fellingham, GW. Temperature changes in the human leg during and after two methods of cryotherapy. *J Athl Training* 1998;33(1):25–29.
115. Travell, J. Ethyl chloride spray for painful muscle spasm. *Arch Phys Med Rehab* 1952;32:291–298.
116. Lee, JC, Lin, DT, and Hong C. The effectiveness of simultaneous thermotherapy with ultrasound and electrotherapy with combined AC and DC current on the immediate pain relief of myofascial trigger points. *J Musculoskeletal Pain* 1997;5(1):81–90.
117. Mitra, A, Draper, D, and Hopkins, T. Application of the Thermacare knee wrap results in significant increases in muscle and intracapsular temperature (Abstract). *J Athl Training* 2005;40(2) suppl:S-35.
118. Myrer, JW, Measom, G, Durrant, E, and Fellingham, GW. Cold- and hot-pack contrast therapy: subcutaneous and intramuscular temperature change. *J Athl Training* 1997;32(3): 238–241.
119. Myrer, JW, Draper, D, and Durrant, E. The effect of contrast therapy on intramuscular temperature in the human lower leg. *J Athl Training* 1994;29(4):318–322.
120. Smith, K, and Newton, R. The immediate effect of contrast baths on edema. temperature and pain in postsurgical hand injuries. *Phys Ther* 1994;74(5):S157.

121. Campbell, H, Cordova, M, and Ingersoll, C. A cryokinetics protocol does not affect quadriceps muscle fatigue, *J Athl Training* (suppl) 2003;38 (2S):S-48.

122. Pincivero, D, Gieck, J, and Saliba, E. Rehabilitation of a lateral ankle sprain with cryokinetic and functional progressive exercise. *J Sport Rehab* 1993;2(3):200–207.

123. Dolan, M, Thornton, R, and Mendel, F. Cold water immersion effects on edema formation following impact injury to hind limbs of rats. *J Athl Training* 1996;31(2):S48.

124. Knight, KL, Rubley, MD, and Ingersoll, CD. Pain perception is greater during ankle ice immersion than during ice pack application. *J Athl Training* 2000;35(2):S-45.

125. Kolb, P, and Denegar, C. Traumatic edema and the lymphatic system. *J Athl Training* 1983;18:339–341.

126. Sreniawski, S, Cordova, M, and Ingeroll, C. A comparison of hot packs and light or moderate exercise on rectus femoris temperature. *J Athl Training* (suppl.) 2002;37(2S): S-104.

127. Achkar, M, Caschetta, E, and Brucker, J. Hamstring flexibility acute gains and retention are not affected by passive or active tissue warming methods (Abstract). *J Athl Training* 2005;40(2) suppl:S-90.

128. Burke, D, Holt, L, and Rasmussen, R. The effect of hot or cold water immersion and proprioceptive neuromuscular facilitation on hip joint range of motion. *J Athl Training* 2001;36(1):16–19.

129. Cosgray, N, Lawrance, S, and Mestrich, J. Effect of heat modalities on hamstring length: a comparison of Pneumatherm, moist heat pack, and a control. *J Orthop Sports Phys Ther* 2004;34(7):377–384.

130. Sawyer, P, Uhl, T, and Yates, J. Effects of muscle temperature on hamstring flexibility. *J Athl Training* (suppl.) 2002;37(2S):S-103.

131. Knight, CA, Rutledge, CR, Cox, ME, et al. Effect of superficial heat, deep heat, and active exercise warm-up on the extensibility of the plantar flexors. *Phys Ther* 2001;81:1206–1214.

132. Clarke, D, and Stelmach, G. Muscle fatigue and recovery curve parameters at various temperatures. *Res Quart* 1966; 37(4):468–479.

133. Krause, BA, Hopkins, JT, and Ingersoll, CD. The relationship of ankle temperature during cooling and rewarming to the human soleus H reflex. *J Sport Rehab*, 2000;9(3):253–262.

134. Taeymans, J, Clijsen, R, and Clarys, P. Physiological effects of local heat application (Abstract). *Isokinet Exerc Sci* 2004; 12(1):29–30.

135. Kuligowski, LA, Lephart, SM, and Frank, P. Effect of whirlpool therapy on the signs and symptoms of delayed-onset muscle soreness. *J Athl Training* 1998;33(3):222–228.

136. Ragan, BG, Marvar, PJ, and Dolan, MG. Effects of magnesium sulfate and warm baths on nontraumatized ankle volumes. *J Athl Training* 2000;35(2):S-43.

137. Kaiser, D, Knight, K, and Huff, J. Hot-pack warming in 4- and 8-pack hydrocollator units. *J Sport Rehab* 2004;13(2): 103–113.

138. Smith, K, Draper, D, and Schulthies, S. The effect of silicate gel hot packs on human muscle temperature. *J Athl Training* 1995;30(2):S33.

139. Kelly, R, Beehn, C, and Hansford, A. Effect of fluidotherapy on superficial radial nerve conduction and skin -temperature. *J Orthop Sports Phys Ther* 2005;35(1):16.

140. Wood, C, and Knight, K. Dry and moist heat application and the subsequent rise in tissue temperatures (Poster Session). *J Athl Training* 2004;39(2) suppl:S–91.

141. Draper, D, and Trowbridge, C. The Thermacare heatwrap increases skin and paraspinal muscle temperature greater than the Cureheat Patch (Poster Session). *J Athl Training* 2004;39(2) suppl:S-93.

142. Draper, D, and Trowbridge, C. Continuous low-level heat therapy: What works, what doesn't. *Athlet Ther Today* 2003; 8(5):46.

143. Nadler, S, Steiner, D, and Erasala, G. Continuous low-level heat wrap therapy provides more efficacy than ibuprofen and acetaminophen for acute low back pain (Abstract). *J Orthop Sports Phys Ther* 2002;32(12):641.

144. Nadler, S, Steiner, D, and Erasala, G. Continuous low-level heatwrap therapy for treating acute nonspecific low back pain. *Arch Phys Med Rehab* 2003;84(3):329–334.

145. Purvis, B, and Del Rossi, G. The effect of various therapeutic heating modalities on warmth perception and hamstring flexibility (Abstract). *J Ath Train* 2005;40(2) Suppl:S-89.

146. Trowbridge, C, Draper, D, and Jutte, L. A comparison of the capsicum back plaster, the ABC back plaster and the ThermaCare Heatwrap on paraspinal muscle and skin temperature. *J Athl Training* (suppl.) 2002;37(2S): S-102.

147. Trowbridge, C, Draper, D, and Feland, J. Paraspinal musculature and skin temperature changes: comparing the ThermaCare HeatWrap, the Johnson & Johnson Back Plaster, and the ABC Warme-Pflaster. *J Orthop Sports Phys Ther* 2004; 34(9):549–558.

148. Hill, J, and Sumida, K. Acute effect of 2 topical counterirritant creams on pain induced by delayed-onset muscle soreness. *J Sport Rehab* 2002;11(3):202.

149. Hautkappe, M, Roizen, M, Toledano, A, et al. Review of the effectiveness of capsaicin for painful cutaneous disorders and neural dysfunction, *Clin J Pain* 1998;14(2): 97–106.

150. Nelson, AJ, Ragan, BG, Bell, GW, and Iwamoto, GA. Capsaicin based analgesic balm decreases the pressor response evoked by muscle afferents. *Med Sci Sports Exerc* 2004;36(3): 444–450.

151. Ragan, B, Nelson, A, and Bell, G. Menthol based analgesic balm attenuates the pressor response evoked by muscle afferents. *J Athl Training* (suppl.) 2003;38(2S):S-34.

152. Ichiyama, RM, Ragan, BG, Bell, GW, and Iwamoto, GA. Effects of topical analgesics on the pressor response evoked by group III and IV muscle afferents. *Med Sci Sports Exerc* 2002;34(9):1440–1445.

153. Chung, JM, Lee, KH, Hori, Y, and Willis, WD. Effects of capsaicin applied to a peripheral nerve on the responses of primate spinothalamic tract cells. *Brain Res* 1985;329 (1–2):27–38.

154. Haynes, SC, and Perrin, DH. Effects of a counterirritant on pain and restricted range of motion associated with delayed onset muscle soreness. *J Sport Rehab* 1992;1(1):13–18.

LEITURAS SUGERIDAS

Abraham, E. Whirlpool therapy for treatment of soft tissue wounds complicated by extremity fractures. *J Trauma* 1974;4.222.

Abraham, W. Heat vs. cold therapy for the treatment of muscle injuries. *J Athl Training* 1974;9(4):177.

Abramson, D, Bell, B, and Tuck, S. Changes in blood flow, oxygen uptake and tissue temperatures produced by therapeutic physical agents: Effect of indirect or reflex vasodilation. *Am J Phys Med* 1961;40:5–13.

Abramson, D, Chu, L, and Tuck, S. Effect of tissue temperatures and blood flow on motor nerve conduction velocity. *JAMA* 1966;198:1082.

Abramson, D, Mitchell, R, and Tuck, S. Changes in blood flow, oxygen uptake and tissue temperatures produced by a topical application of wet heat. *Arch Phys Med Rehab* 1961;42:305.

Abramson, D, Tuck, S, and Chu, L. Effect of paraffin bath and hot fomentation on local tissue temperature. *Arch Phys Med Rehab* 1964;45:87.

Abramson, D, Tuck, S, and Lee, S. Comparison of wet and dry heat in raising temperature of tissues. *Arch Phys Med Rehab* 1967;48:654.

Abramson, D, Tuck, S, and Zayas, A. The effect of altering limb position on blood flow, oxygen uptake and skin temperature. *J Appl Physiol* 1962;17:191.

Abramson, D, Tuck, S, and Chu, L. Indirect vasodilation in thermotherapy. *Arch Phys Med Rehab* 1965;46:412.

Abramson, D. Physiologic basis for the use of physical agents in peripheral vascular disorders. *Arch Phys Med Rehab* 1965;46:216.

Airhihenbuwa, C, St. Pierre, R, and Winchell, D. Cold vs. heat therapy: A physician's recommendations for first aid treatment of strain. *Emergency* 1987;19(1):40–43.

Anlauf, J, and Powers, M. Cryotherapy does not impair cervical spine extension strength, *J Athl Training* 2007;42(suppl):S67.

Anzivino, P, Guth, K. Delaying triceps surae ice bag application up to 10 minutes influences intramuscular temperatures during exercise. *J Athl Training* 2007;42(suppl):S66.

Ascenzi, J. *The Need for Decontamination and Disinfection of Hydrotherapy Equipment*, Vol. 1. Surgikos: Asepsis Monograph, 1980.

Austin, K. Diseases of immediate type hypersensitivity. In Fauci, A (ed). *Harrison's Principles of Internal Medicine*, 17 ed. New YorkMcGraw-Hill Professional, 2008.

Barnes, L. Cryotherapy: Putting injury on ice. *Phys Sports Med.* 1979;7(6):130–136.

Basur, R, Shephard, E, and Mouzos G. A cooling method in the treatment of ankle sprains. *Practitioner* 1976;216:708.

Beasley, R, and Kester, N. Principles of medical-surgical rehabilitation of the hand, *Med Clin North Am* 1969; 53:645.

Becker, N, Demchak, T, and Brucker, J. The effects of cooling the quadriceps versus the knee joint on concentric and eccentric knee extensor torque (Abstract). *J Athl Training* (suppl.) 2005;40(2) :S-36.

Belitsky, R, Odam, S, and Humbley-Kozey, C. Evaluation of the effectiveness of wet ice, dry ice, and cryogen packs in reducing skin temperature. *Phys Ther* 1987;67:1080.

Bender, A, Kramer, E, Brucker, J. Local ice bag application does not decrease triceps surae muscle temperature during treadmill walking (Abstract). *J Athl Training* (suppl.) 2005; 40(2): S-35- –S-36.

Benoit, T, Martin, D, and Perrin, D. Effect of clinical application of heat and cold on knee joint laxity. *J Athl Training* 1995; 30(2):S31.

Benson, T, and Copp, E. The effects of therapeutic forms of heat and ice on the pain threshold of the normal shoulder. *Rheumatol Rehab* 1974;13:101.

Berg, C, Hart, J, and Palmieri, R. Cryotherapy does not affect peroneal reaction following sudden inversion (Abstract). *J Athl Training* (suppl.) 2005;40(2):S-36–S-37.

Berg, C, Hart, J, and Palmieri-Smith, R. Cryotherapy does not affect peroneal reaction following sudden inversion. *J Sport Rehab* 2007;16(4):285.

Berne, R, and Levy, M. Cardiovascularphysiology. 4 ed, St. Louis: Mosby, 1981.

Bickle, R. Swimming pool management. *Physiotherapy* 1971;57: 475.

Bierman, W. Therapeutic use of cold. *JAMA* 1955;157:1189–1192.

Blum, M, and Kolasinski, S. Hydrotherapy for arthritis. *Alt Med Alert* 2007;10(12):136.

Bocobo, C. The effect of ice on intra-articular temperature in the knee of the dog. *Am J Phys Med Rehab* 1991;70:181.

Boes, M. Reduction of spasticity by cold. *J Am Phys Ther Assoc* 1962;42(1):29–32.

Bokulich, D, and Demchak, T. Comparison of a 30-degree contrast stimulator protocol to ice cup during 30-minute treatments. *J Athl Training* 2007;42(suppl):S68.

Boland, A. Rehabilitation of the injured athlete. In Strauss, RA (ed). *Physiology*, Philadelphia: WB Saunders, 1979.

Borgmeyer, J, Scott, B, and Mayhew, J. The effects of ice massage on maximum isokinetic-torque production. *J Sport Rehab* 2004;13(1)1:1–8.

Borrell, R, Henley, E, and Purvis H. Fluidotherapy: Evaluation of a new heat modality, *Arch Phys Med Rehab* 1977; 58:69.

Borrell, R, Parker, R, and Henley, E. Comparison of in vivo temperatures produced by hydrotherapy, paraffin wax treatment, and fluidotherapy. *Phys Ther* 1980;60(10):1273–1276.

Boyer, T, Fraser, R, and Doyle, A. The haemodynamic effects of cold immersion. *Clin Sci* 1980;19:539.

Boyle, R, Balisteri, F, and Osborne, F. The value of the Hubbard tank as a diuretic agent. *Arch Phys Med Rehab* 1964;45:505.

Brucker, J, Knight, K, Ricard, M. Effects of unilateral ankle ice water immersion on normal walking gait (Abstract). *J Athl Training* (suppl.) 2004;39(2):S-32–S-33.

Brucker, J, Matocha, M. Delayed quadriceps ice bag application up to 30 minutes does not influence superficial or deep tissue heat removal following exercise in uninjured trained cyclists. *J Athl Training* 2006;41(suppl):S43.

Carlson, A, Shaffer, S, and Mattacola,C. A 15-minute ice immersion is effective at reducing plantar sensation for laboratory assessment of induced neuropathy. *J Athl Training* 2008; 43(suppl):S85.

Chastain, P. The effect of deep heat on isometric strength, *Phys Ther* 1978;58:543.

Chesterton, L, Foster, N, and Ross, L. Skin temperature response to cryotherapy, *Arch Phys Med Rehab* 2002;83(4):543–549.

Clarke, K(ed). *Fundamentals of Athletic Training: Physical Therapy Procedures,* Chicago: AMA Press, 1971.

Claus-Walker, J. Physiological responses to cold stress in healthy subjects and in subjects with cervical cord injuries, *Arch Phys Med Rehab* 1974;55:485.

Clements, J, Casa, D, and Knight, JC. Ice-water immersion and cold-water immersion provide similar cooling rates in runners with exercise-induced hyperthermia. *J Athl Training* 2002;37(2):146–150.

Clendenin, M, and Szumski, A. Influence of cutaneous ice application on single motor units in humans, *Phys Ther* 1971;51(2):166–175.

Cobb, C, Devries, H, and Urban, R. Electrical activity in muscle pain, *Am J Phys Med* 1975;54:80.

Cobbold, A, and Lewis, O. Blood flow to the knee joint of the dog: effect of heating, cooling and adrenaline. *J Physiol* 1956;132:379.

Cohen, A, Martin, G, and Waldin, K. The effect of whirlpool bath with and without agitation on the circulation in normal and diseased extremities. *Arch Phys Med Rehab* 1949;30:212.

Conolly, W, Paltos, N, and Tooth, R. Cold therapy: an improved method. *Med J Aust* 1972;2:424.

Cook, D, Georgouras K. Complications of cutaneous cryotherapy. *Med J Aust* 1994;161(3):210–213.

Cordray, Y, and Krusen, E. Use of hydrocollator packs in the treatment of neck and shoulder pains. *Arch Phys Med Rehab* 1959;39:105.

Covington, D, and Bassett, F. When cryotherapy injures. *Phys Sports Med* 1993;21(3):78–79.

Crockford, G, Hellon, R, and Parkhouse, J. Thermal vasomotor response in human skin mediated by local mechanism. *J Physiol* 1962;161:10.

Crockford, G, and Hellon, R. Vascular responses of human skin to infrared radiation, *J Physiol* 1959;149:424.

Culp, R, and Taras, J. The effect of ice application versus controlled cold therapy on skin temperature when used with postoperative bulky hand and wrist dressings: a preliminary study. *J Hand Ther* 1995;8(4):249–251.

Currier, D, and Kramer, J. Sensory nerve conduction: Heating effects of ultrasound and infrared, *Physiotherapy Can* 1982;34:241.

Dawson, W, Kottke, P, and Kubicek, W. Evaluation of cardiac output, cardiac work, and metabolic rate during hydrotherapy exercise in normal subjects. *Arch Phys Med Rehab* 1965;46:605.

Day, M. Hypersensitive response to ice massage: report of a case. *Phys Ther* 1974;54:592.

DeLateur, B, and Lehmann, J. Cryotherapy. In Lehmann, J (ed). *Therapeutic Heat and Cold.* 3 ed, Baltimore: Williams & Wilkins,1982.

Devries, H. Quantitative electromyographic investigation of the spasm theory of muscle pain. *Am J Phys Med* 1966;45:119.

Draper, D, Schulthies, S, and Sorvisto, P. Temperature changes in deep muscles of humans during ice and ultrasound therapies: an in vivo study. *J Orthop Sports Phys Ther* 1995; 21(3):153–157.

Drez, D, Faust, D, and Evans, J. Cryotherapy and nerve palsy. *Am J Sports Med* 1981;9:256.

Drez, D. *Therapeutic Modalities for Sports Injuries,* Chicago: Yearbook, 1989.

Dykstra, J, Hill, H, and Miller, M. Comparisons of cubed ice, crushed ice, and wetted ice on intramuscular and surface temperature changes. *J Athl Training*, 2009;44(2):136.

Edwards, H, Harris, R, and Hultman, E. Effect of temperature on muscle energy metabolism and endurance during successive isometric contractions, sustained to fatigue, of the quadriceps muscle in man. *J Physiol* 1972;220:335.

Engle, J, and Demchak, T. The contrast stimulator can effectively raise skin interface temperatures. *J Athl Training* 2007;42(suppl):S4133.

Epstein, M. Water immersion: modern researchers discover the secrets of an old folk remedy. *Sciences* 1979;205:12.

Eyring, E, and Murray, W. The effect of joint position on the pressure of intraarticular effusion, *J Bone Joint Surg* 1964;46[A](6):1235.

Farry, P, and Prentice, N. Ice treatment of injured ligaments: an experimental model, *NZ Med J* 1950;9:12.

Ferguson, K, Meyer, R, and Evans, T. Ice immersion of the hand does not alter vibratory sensory threshold. *J Athl Training* 2008;43(suppl):S87.

Folkow, B, Fox, R, and Krog, J. Studies on the reactions of the cutaneous vessels to cold exposure. *Acta Physiol Scand* 1963; 58:342.

Fountain, F, Gersten, J, and Senger, O. Decrease in muscle spasm produced by ultrasound, hot packs and IR. *Arch Phys Med Rehab* 1960;41:293.

Fox, R, and Wyatt, H. Cold induced vasodilation in various areas of the body surface in man. *J Physiol* 1962;162:259.

Fox, R. Local cooling in man. *Br Ed Bull* 1961;17(1):14–18.

French, D, and Thompson, K. The effects of contrast bathing and compression therapy on muscular performance. *Medic Sci Sports Exercise*, 2008;40(7):1297.

Galvan, H, and Tritsch, A. Pain perception during repeated ice-bath immersion of the ankle at varied temperatures. *J Sport Rehab* 2006;15(2):105.

Gammon, G, Starr, I. Studies on the relief of pain by counterirritation. *J Clin Invest* 1941;20:13.

Gerig, B. The effects of cryotherapy upon ankle proprioception (Abstract). *J Athl Training* 1990;25:119.

Gieck, J. Precautions for hydrotherapeutic devices. *Clin Manage* 1953;3:44.

Golland, A. Basic hydrotherapy. *Physiotherapy* 1951;67:258.

Green, G, Zachazewski, J, and Jordan, S. A case conference: peroneal nerve palsy induced by cryotherapy. *Phys Sports Med* 1989;17:63.

Greenberg, R. The effects of hot packs and exercise on local blood flow. *Phys Ther* 1972;52:273.

Guisbert K, and McVey, E. A 20-minute cryotherapy application does not increase the vastus medialis obliques H:M ratio in subjects following ACL reconstruction. *J Athl Training* 2008;43(suppl):S56.

Halkovich, I, Personius, W, and Clamann, H. Effect of fluori-methane spray on passive hip flexion, *Phys Ther* 1981; 61:185.

Halvorson, G. Therapeutic heat and cold for athletic injuries. *Phys Sports Med* 1990;18:87.

Harb, G. The effect of paraffin bath submersion on digital blood flow in patients with Raynaud's syndrome. *Phys Ther* 1993;73(6): S9.

Harrison, R. Tolerance of pool therapy by ankylosing spondylitis patients with low vital capacity. *Physiotherapy* 1981;67:296.

Hawkins, J, and Knight, K. Rate of cryotherapy temperature change- a function of adipose thickness or thermocouple depth?, *J Athl Training* 2007;42(suppl):S65.

Hayes, K. Heat and cold in the management of rheumatoid arthritis. *Arth Care Res* 1993;6(3):156–166.

Head, M, and Helms, P. Paraffin and sustained stretching in the treatment of burn contractures, *Burns* 1977;4:136.

Healy, W, Seidman, J, and Pfeifer B. Cold compressive dressing after total knee arthroplasty. *Clin Orthop Rel Res* 1994;299: 143–146.

Hellerbrand, T, Holutz, S, and Eubarik, I. Measurement of whirlpool temperature, pressure and turbulence. *Arch Phys Med Rehab* 1950;32:17.

Hendier, E, Crosbie, R, and Hardy, J. Measurement of heating of the skin during exposure to infrared radiation. *J Appl Physiol* 1958;12:177.

Henricksen, A, Fredricksson, K, and Persson, I. The effect of heat and stretching on the range of hip motion, *J Orthop Sports Phys Ther* 1984;6:110.

Hing, W, and White, S. Contrast therapy—A systematic review. *Phys Ther Sport*, 2008;9(3):148.

Ho, S, Coel, M, and Kagawa, R. The effects of ice on blood flow and bone metabolism in knees. *Am J Sports Med* 1994; 22(4):537–540.

Hocutt, J, Jaffe, R, and Rylander, R. Cryotherapy in ankle sprains. *Am J Sports Med* 1982;10:316.

Holcomb, W, Mangus, B, Tandy, R. The effect of icing with the Pro-Stim Edema Management System on cutaneous cooling. *J Athl Training* 1996;31(2):126–129.

Holmes, G. Hydrotherapy as a means of rehabilitation. *Br J Phys Med* 1942;5:93.

Hopkins, J, Adolph, J, and McCaw, S. Effects of knee joint effusion and cryotherapy on lower chain function (Abstract). *J Athl Training* 2004;(suppl.) 39(2): S-32.

Hormuth, J, Lemmer, J, and Carvassin, T. Intramuscular temperature changes in response to post-exercise application of two cold modalities. *J Athl Training* 2009;44(Suppl):S90.

Horton, B, Brown, G, and Roth, G. Hypersensitiveness to cold with local and systemic manifestations of a histamine-like character: Its amenability to treatment. *JAMA* 1936;107:1263.

Horvath, S, and Hollander, L. Intra-articular temperature as a measure of joint reaction. *J Clin Invest* 1949;28:469.

Hubbard, T, Aronson, S, and Denegar, C. Does cryotherapy hasten return to participation: A systematic review. *J Athl Training* 2004;39(1):88–94.

Huddleston, L, Walusz, H, and McLeod, M. Ice massage decreases trigger point sensitivity and pain (Abstract). *J Athl Training* 2005;(suppl.) 40(2): S-95.

Huffman, D, Pietrosimone, B, Grindstaff, T. A menthol counterirritant does not facilitate the quadricps motorneuron pool in healthy subjects. *J Athl Training* 2008;43(supplement): S55.

Hunter, J, and Mackin, E. Edema and bandaging. In Hunter, J (ed). *Rehabilitation of the Hand*, 1 ed., St. Louis:Mosby, 1978.

Ingersoll, C, Mangus, B, and Wolf, S. Cold-induced pain: habituation to cold immersion (Abstract), *J Athl Training* 1990;25:126.

Ingersoll, C, and Mangus, B. Sensations of cold reexamined: a study using the McGill Pain Questionnaire. *J Athl Training* 1991;26:240.

Jamison, C, Merrick, M, and Ingersoll, C. The effects of post cryotherapy exercise on surface and capsular temperature, *J Athl Training* (suppl.) 2001;36(2S):S-91.

Jessup, G. Muscle soreness: Temporary distress of injury? *J Athl Training* 1950;15(4):260.

Jezdirisky, J, Marek, I, and Ochonsky, P. Effects of local cold and heat therapy on traumatic oedema of the rat hind paw. 1. Effects of cooling on the course of traumatic oedema, *Acta Universitatis Palackianae Olomucensis Facultatis Medicae* 1973;66:155.

Johnson, D. Effect of cold submersion on intramuscular temperature of the gastrocnemius muscle. *Phys Ther* 1979;59: 1238.

Johnson, J, and Leider, F. Influence of cold bath on maximum handgrip strength, *Percept Mot Skills* 1977;44:323.

Kaempffe, F. Skin surface temperature after cryotherapy to a casted extremity. *J Orthop Sports Phys Ther* 1989;10(11): 448–450.

Kaul, M, Herring, S. Superficial heat and cold: How to maximize the benefits. *Phys Sports Med* 1994;22(12):65–72, 74.

Kawahara, T, Kikuchi, N, and Stone, M. Ice bag application increases threshold frequency of electrically induced muscle cramp (Abstract). *J Athl Training* 2005;(suppl.) 40(2): S-36.

Kennet, J, Hardaker, N, and Hobbs, S. Cooling efficiency of 4 common cryotherapeutic agents. *J Athl Training* 2007;42(3):343.

Kerperien, V, Coats, A, and Comeau, M. The effect of cold water immersion on mood states. (Abstract), *J Athl Training* (suppl.) 2005;40(2):S-35.

Kessler, R, and Hertling, D. Management of common musculoskeletal disorders, Philadelphia: Harper & Row, 1953.

Knight, K, Han, K, and Rubley, M. Comparison of tissue cooling and numbness during application of Cryo5 air cooling, crushed ice packs, ice massage, and ice water immersion, *J Athl Training* 2002;(suppl.) 37(2S).S-103.

Knight, K, Rubley, M, and Brucker, J: Knee surface temperature changes on uninjured subjects during and following application of three post-operative cryotherapy devices. *J Athl Training* (suppl.) 2001;36(2S).S-90.

Knight, K. Ankle rehabilitation with cryotherapy, *Phys Sports Med* 1979;7(11):133.

Kowal, M. Review of physiological effects of cryotherapy. *J Orthop Sports Phys Ther* 1953;6(2):66–73.

Kramer, J, and Mendryk, S. Cold in the initial treatment of injuries sustained in physical activity programs. *Can Assoc Health Phys Ed Rec J* 1979;45(4):27–29, 38–40.

Krause, B, Ingersoll, C, and Edwards, J. Ankle ice immersion facilitates the soleus Hoffman Reflex and muscle response. *J Athl Training* (suppl.) 2003;38(2S):S-48.

Krause, B, Ingersoll, C, and Edwards, J. Ankle joint and triceps surae muscle cooling produce similar changes in the soleus H:M ratio. *J Athl Training* 2001;(suppl.) 36(2S): S-50.

Krause, B. Ankle cryotherapy facilitates peroneus longus motoneuron activity (Abstract). *J Athl Training* 2004;(suppl.) 39(2).S-32.

Krusen, E. Effects of hot packs on peripheral circulation, *Arch Phys Med Rehab* 195031:145.

Landen, B. Heat or cold for the relief of low back pain? *Phys Ther* 1967;47:1126.

Lane, L. Localized hypothermia for the relief of pain in musculoskeletal injuries. *Phys Ther* 1971;51:182.

Lawrence, S, Cosgray, N, and Martin, S. Using heat modalities for therapeutic hamstring flexibility: a comparison of pneumatherm moist heat pack and a control, *J Athl Training* 2002;(suppl.) 37(2S).S-101.

Lee, J, Warren, M, and Mason, S. Effects of ice on nerve conduction velocity, *Physiotherapy* 1978;64:2.

Lehmann, J, Brurmer, G, and Stow, R. Pain threshold measurements after therapeutic application of ultrasound, microwaves and infrared, *Arch Phys Med Rehab* 1958;39: 560.

Lehmann, J, Silverman, J, and Baum, B. Temperature distributions in the human thigh produced by infrared, hot pack and microwave applications, *Arch Phys Med Rehab* 1966; 41:291.

Lehmann, J. Effect of therapeutic temperatures on tendon extensibility. *Arch Phys Med Rehab* 1970;51:481.

Levine, M, Kabat, H, and Knott, M. Relaxation of spasticity by physiological techniques. *Arch Phys Med Rehab* 1954; 35:214.

Levy, A, and Marmar, E. The role of cold compression dressings in the postoperative treatment of total knee arthroplasty. *Clin Orthop Rel Res* 1993;(297):174–178.

334 Parte III • Modalidades de Energia Térmica

Long, B, Knight, K, and Hopkins, T. Arthrogenic muscle inhibition occurs with pain and is removed with cryotherapy. *J Athl Training* 2009;44(suppl):S57.

Long, B, and Hopkins, T. Superficial moist heat does not influence soleus function. *J Athl Training* 2006;41(suppl):S43.

Long, B, and Hopkins, T. Superficial moist heat's lack of influence on soleus function. *J Sport Rehab* 2009;18(3):438.

Long, B, Seiger, C, and Knight, K. Holding a moist heat pack to the chest decreases pain perception and has no effect on sensation of pressure during ankle immersion in an ice bath (Abstract). *J Athl Training* 2005;(suppl.)40(2):S-35.

Lundgren, C, Muren, A, and Zederfeldt, B. Effect of cold vasoconstriction on wound healing in the rabbit, *Acta Chir Scand* 1959;118:1.

Magness, J, Garrett, T, and Erickson, D. Swelling of the upper extremity during whirlpool baths, *Arch Phys Med Rehab* 1970;51:297.

Major, T, Schwingharner, J, and Winston, S. Cutaneous and skeletal muscle vascular responses to hypothermia. *Am J Physiol* 1981;240 (*Heart Circ Physiol 9*):H868.

Marek, I, Jezdinsky, J, and Ochonsky, P. Effects of local cold and heat therapy on traumatic oedema of the rat hind paw. II. Effects of various kinds of compresses on the course of traumatic oedema. *Acta Universitatis Palackianae Olomucensis Facultafis Medicae* 1973;66:203.

Matsen, F, Questad, K, and Matsen, A. The effect of local cooling on post fracture swelling, *Clin Orthop* 1975;109:201.

McDowell, J, McFarland, E, and Nalli, B. Use of cryotherapy for orthopaedic patients, *Orthop Nurs* 1994;13(5):21–30.

McGowen, H. Effects of cold application on maximal isometric contraction, *Phys Ther* 1967;47:185.

McGray, R, and Patton, N. Pain relief at trigger points: a comparison of moist heat and shortwave diathermy, *J Orthop Sports Phys Ther* 1984;5:175.

McMaster, W, Liddie, S, and Waugh, T. Laboratory evaluation of various cold therapy modalities. *Am J Sports Med* 1978;6(5): 291–294.

McMaster, W, Liddie, S. Cryotherapy influence on posttraumatic limb edema. Clin Orthop 1980;150:283–287.

McMaster, W. Cryotherapy, *Phys Sports Med* 1982;10(11): 112–119.

McVey, E, and Hertel, J. Influences of cryotherapy on motorneuron pool excitability in subjects with chronic ankle instability. *J Athl Training* 2008;43(suppl):S55.

Mense, S. Effects of temperature on the discharges of muscle spindles and tendon organs, *Pflugers Arch* 1978; 374:159.

Mermel, J. The therapeutic use of cold. *J Am Osteopath Assoc* 1975;74:1146–1157.

Meyer, R, Ferguson, K. Ice bath immersion of the hand alters continuous pressure sensory threshold. *J Athl Training* 2008; 43(suppl):S88.

Michalski, W, and Sequin, J. The effects of muscle cooling and stretch on muscle spindle secondary endings in the cat. *J Physiol* 1975;253:341–356.

Michlovitz, S. Thermal agents in rehabilitation, Philadelphia: A Davis, 1995.

Miglietta, O. Action of cold on spasticity, *Am J Phys Med* 1973; 52(4): 198–205.

Miller, K, and Hawkins, J. Variations of skinfold thickness at different locations in college-aged physically active individuals and athletes. *J Athl Training* 2007;42(suppl):S68.

Miniello, S, Powers, M, and Tillman, M. Cryotherapy treatment does not impair dynamic stability in healthy females (Abstract). *J Athl Training* 2004;(suppl.)39(2):S-33.

Moore, A, Silvey, J, and Brucker, J. The effect of intramuscular tissue temperature on hamstring extensibility, *J Athl Training* 43(Supplement):S87, 2008.

Morris, A, Knight, K, and Draper, D. Moist heat pack re-warming following 10, 20, and 30 min applications (Poster Session). *J Athl Training* 2004;(suppl.) 39(2):S-93–S-94.

Nelson, A, Ragan, B, and Bell, G. Capsaicin based analgesic balm decreases the pressor response evoked by muscle afferents. *J Athl Training* (suppl.) 2003;38(2S):S-34.

Newton, T, Lchnikuhi, D. Muscle spindle response to body heating and localized muscle cooling: implications for relief of spasticity, *J Am Phys Ther Assoc* 1965;45(2).91, 105.

Noonan, T, Best, T, and Seaber, A. Thermal effects on skeletal muscle tensile behavior, *Am J Sports Med* 1993;21(4):517–522.

Nylin, J. The use of water in therapeutics, *Arch Phys Med Rehab* 1932;13:261.

Oliver, R, Johnson, D, and Wheelhouse, W. Isometric muscle contraction response during recovery from reduced intramuscular temperature. *Arch Phys Med Rehab* 1979;60:126–129.

Palmeri, R, Garrison, J. Peripheral joint cooling increases spinal reflex excitability and serum norepinepherine. *J Athl Training* 2006;41(suppl):S43.

Panus, P, Carroll, J, and Gilbert, R. Gender-dependent responses in humans to dry and wet cryotherapy. *Phys Ther* 1994; 74(5):S156.

Perkins, J, Mao-Chih, L, and Nicholas, C. Cooling and contraction of smooth muscle, Am J Physiol 1950;163:14.

Petajan, H, and Watts, N. Effects of cooling on the triceps surae reflex. *Am J Phys Med* 1962;42:240–251.

Pietrosimone, B, Hart, J, and Ingersoll, C. Focal knee joint cooling facilitates quadriceps motorneuron pool excitability in healthy subjects. *J Athl Training* 2008;43 (Suppl):S55.

Pope, C. Physiologic action and therapeutic value of general and local whirlpool baths. *Arch Phys Med Rehab* 1929; 10:498.

Prentice, W. *Principles of Athletic Training*. 14 ed. New York: McGraw-Hill, 2011.

Preston, D, Irrgang, J, Bullock, A. Effect of cold and compression on swelling following ACL reconstruction, *J Ath Train* 1993;28(2):166.

Price, R, Lehmann, J, Boswell, S. Influence of cryotherapy on spasticity at the human ankle, *Arch Phys Med Rehab* 1993;74(3):300–304.

Price, R. Influence of muscle cooling on the vasoelastic response of the human ankle to sinusoidal displacement, *Arch Phys Med Rehab* 1990;71(10):745–748.

Randall, B, Imig, C, and Hines, H. Effects of some physical therapies on blood flow, *Arch Phys Med Rehab* 1952; 33:73.

Randt, G. Hot tub folliculitis, *Phys Sports Med* 1983;11:75.

Richendollar, M, Darby, L. Ice bag application, active warm-up, and 3 measures of maximal functional performance. *J Athl Training* 2006;41(4):364.

Ritzmann, S, and Levin, W. Cryopathies: A review, *Arch Intern Med* 1961;107:186.

Roberts, P. Hydrotherapy: Its history, theory and practice. *Occup Health* 1981;235:5.

Rubley, M, Gruenenfelder, A, and Tandy, R. Effects of cold and warm bath immersions on postural stability (Abstract), (suppl.) *J Athl Training* 2004;39(2): S-33.

Schaubel, H. Local use of ice after orthopedic procedures. *Am J Surg* 1946;72:711.

Schultz, K. The effect of active exercise during whirlpool on the hand, unpublished thesis, San Jose, CA:San Jose State University, 1982.

Shelley, W, Caro, W. Cold erythema: A new hypersensitivity syndrome, *JAMA* 1962;180:639.

Simonetti, A, Miller, R, and Gristina, J. Efficacy of povidone-iodine in the disinfection of whirlpool baths and hubbard tanks *Phys Ther* 1972;52:450.

Skurvydas, A, Kamandulis, S, and Stanislovaitis, A. Leg immersion in warm water, stretch-shortening exercise, and exercise-induced muscle damage. *J Athl Training* 2008; 43(6):592.

Steve, L, Goodhart, P, and Alexander, J. Hydrotherapy burn treatment: use of chloramine-T against resistant microorganisms, *Arch Phys Med Rehab* 1979;60:301.

Stewart, B, and Basmajian, J. Exercises in water. In Basmajian, J (ed). *Therapeutic Exercise,* 3rd ed, Baltimore: Williams & Wilkins, 1978.

Strandness, D. Vascular diseases of the extremities. In Isselbacher, K, Adams, R, and Braunwald, E (eds). *Harrison's Principles of Internal Medicine,* 9th ed., New York: McGraw-Hill, 1980.

Strang, A, Merrick, M. In vivo exploration of glenohumeral pericapsular temperature during cryotherapy (Poster Session) *J Athl Training* (suppl) 2004;39(2):S-91.

Streator, S, Ingersoll, C, and Knight, K. The effects of sensory information on the perception of cold-induced pain. *J Ath Train* 1994;29(2):166.

Taber, C, Contryman, K, and Fahrenbach, J. Measurement of reactive vasodilation during cold gel pack application to non-traumatized ankles. *Phys Ther* 1992;72:294.

Tamura, M, Brucker, J. The effect of a nylon shorts barrier on discomfort level and thigh skin temperature during a 20-minute – Kg ice bag application. *J Athl Training* 2007;42(supplement):S67.

Tomchuck, D, Rubley, M. The magnitude of tissue cooling during cryotherapy with varied types of compression. *J Athl Training* 2007;42(supplement):S66.

Travell, J, and Simons, D. *Myofascial pain and dysfunction: the trigger point manual,* Baltimore: Williams & Wilkins, 1983.

Tsang, K, Morris, L, and Hand, J. Ice bag application may negate the effects of interferential electrical stimulation. *J Athl Training* 2008;43(suppl):S84.

Urbscheit, N, Johnston, R, and Bishop, B. Effects of cooling on the ankle jerk and H-response in hemiplegic patients. *Phys Ther* 1971;51:983.

Usuba, M, and Miyanaga, Y. Effect of heat in increasing the range of knee motion after the development of a joint contracture: An experiment with an animal model. *Arch Phys Med Rehab* 2006;87(2).247–253.

Vannetta, M, Millis, D, and Levine, D. The effects of cryotherapy on in-vivo skin and muscle temperature and intramuscular bloodflow (Poster Session). *J Orthop Sports Phys Ther* 2006;36(1):A47.

Wakim, K, Porter, A, and Krusen, K. Influence of physical agents and of certain drugs on intra-articular temperature. *Arch Phys Med Rehab* 1951;32:714.

Walsh, M. Relationship of band edema to upper extremity position and water temperature during whirlpool treatments in normals. Unpublished thesis. Philadelphia: Temple University, 1983.

Warren, G, Lehmann, J, and Koblanski, N. Heat and stretch procedures: An evaluation using rat tail tendon. *Arch Phys Med Rehab* 1976;57:122.

Warren, G. The use of heat and cold in the treatment of common musculoskeletal disorders. In Hertling, D, Kessler, R (eds.) *Management of Common Musculoskeletal Disorders, Physical Therapy Principles and Methods,* Philadelphia: Lippincott, Williams & Wilkins, 2005.

Watkins, A. *A Manual of Electrotherapy,* 3rd ed., Philadelphia: Lea & Febiger, 1975.

Waylonis, G. The physiological effect of ice massage, *Arch Phys Med Rehab* 1967;48:37–42.

Weinberger, A, Lev, A. Temperature elevation of connective tissue by physical modalities. *Crit Rev Phys Rehab Med* 1991; 3:121.

Wessman, M, Kottke, F. The effect of indirect heating on peripheral blood flow, pulse rate, blood pressure and temperature. *Arch Phys Med Rehab* 1967;48:567.

Whitelaw, G, DeMuth, K, and Demos H. The use of the Cryo/Cuff versus ice and elastic wrap in the postoperative care of knee arthroscopy patients. *Am J Knee Surg* 1995;8(1): 28–30.

Whitney, S. Physical agents: heat and cold modalities. In Scully, R, Barnes, M (eds). *Physical Therapy*. Philadelphia: JB Lippincott, 1987.

Whyte, H, Reader, S. Effectiveness of different forms of heating. *Ann Rheum Dis* 1951;10:449.

Wickstrom, R, Polk, C. Effect of whirlpool on the strength endurance of the quadriceps muscle in trained male adolescents. *Am J Phys Med* 1961;40:91.

Wilkerson, G. Treatment of inversion ankle sprain through synchronous application of focal compression and cold. *Ath Train* 1991;26:220.

Wolf, S, Basmajian, J. Intramuscular temperature changes deep to localized cutaneous cold stimulation. *Phys Ther* 1973;53(12):1284–1288.

Wolf, S, Ledbetter, W. Effect of skin cooling on spontaneous EMG activity in triceps surae of the decerebrate cat, *Brain Res* 1975;91:151–155.

Wright, V, Johns, R. Physical factors concerned with the stiffness of normal and diseased joints. *Bull Johns Hopkins Hosp* 1960;106:215.

Wyper, D, McNiven, D. Effects of some physiotherapeutic agents on skeletal muscle blood flow. *Physiotherapy* 1976; 62:83.

Yackzan, L, Adams, C, and Francis, K. The effects of ice massage in delayed muscle soreness. *Am J Sports Med* 1984;12(2): 159–165.

Zankel, H. Effect of physical agents on motor conduction velocity of the ulnar nerve. *Arch Phys Med Rehab* 1966;47:787 .

Zeiter, V. Clinical application of the paraffin bath, *Arch Phys Ther* 20:469, 1939.

Zislis J. Hydrotherapy. In Krusen, F (ed). *Handbook of physical medicine and rehabilitation,* 2nd ed, Philadelphia: WB Saunders, 1990.

336 Parte III • Modalidades de Energia Térmica

GLOSSÁRIO

Analgesia Perda de sensibilidade à dor.

Banho de contraste Imersão alternada da parte do corpo em água quente e fria.

Banho de parafina Imersão em uma combinação de parafina e óleo mineral comumente utilizada nas mãos e pés para ganhos de temperatura distal no fluxo sanguíneo e temperatura.

Compressas de *Hydrocollator* Compressas quentes comercialmente disponíveis cuja principal indicação é a de se fornecer aquecimento terapêutico aos tecidos superficiais.

Condução Perda ou ganho de calor por meio de contato direto.

Congestão Presença de quantidade anormal de sangue nos vasos resultante de aumento no fluxo sanguíneo ou de retorno venoso obstruído.

Convecção Perda ou ganho de calor por meio do movimento de moléculas de água pela pele.

Conversão Troca de uma forma de energia para outra.

Criocinética O uso de frio e exercício no tratamento de patologia ou doença.

Crioterapia O uso de frio no tratamento de patologia ou doença.

Cryo-Cuff Dispositivo que utiliza o frio e a compressão simultaneamente. É bastante utilizado após a lesão e também no pós-cirurgico.

Dor miofascial Um tipo de dor referida associada a pontos-gatilho.

Edema Líquido excessivo nas células.

Eritema Vermelhidão da pele.

Fluidoterapia Modalidade de calor seco que utiliza sólido finamente dividido suspenso em uma corrente com propriedades líquidas.

Hidroterapia Técnicas de crioterapia e termoterapia que utilizam água como meio de transferência de calor.

Hiperemia Presença de uma quantidade aumentada de sangue em uma parte do corpo.

Indicação A razão para se prescrever um remédio ou procedimento.

Inflamação Vermelhidão da pele causada pela dilatação capilar.

Infravermelho Porção do espectro eletromagnético associada a mudanças térmicas; localizada adjacente à porção vermelha do espectro de luz visível. Parte do espectro eletromagnético que lida com comprimentos de onda infravermelhos.

Metabólitos Resíduos de metabolismo ou catabolismo.

Modalidades de energia térmica condutiva Aquelas modalidades que transferem energia (calor ou frio) por meio de contato direto.

Nutrientes Substâncias alimentares essenciais ou não essenciais.

Radiação O processo de emissão de energia de alguma fonte na forma de ondas.

Resposta de caça Aumento reflexo na temperatura que ocorre em resposta ao frio a aproximadamente 15 minutos no tratamento. A resposta de caça não tem relação com a vasoconstrição e/ou vasodilatação.

Sprays vapocoolants São líquidos borrifados sobre a pele utilizados principalmente para o tratamento de pontos-gatilho e para alongamento do tecido musculotendíneo tenso.

Termoterapia O uso de calor no tratamento da patologia ou da doença.

Thermopane Uma camada de isolamento de água próximo à pele.

Turbilhão quente Tanque preenchido com água em temperatura particular, dependendo do efeito terapêutico desejado.

Vasoconstrição Estreitamento dos vasos sanguíneos.

Vasodilatação Dilatação dos vasos sanguíneos.

Vasodilatação consensual por calor Vasodilatação e fluxo sanguíneo aumentado se propagam para áreas remotas, causando metabolismo aumentado na área não aquecida.

ATIVIDADE DE LABORATÓRIO

POSICIONAMENTO DO PACIENTE

DESCRIÇÃO

O posicionamento de um paciente antes da aplicação de uma modalidade de agente físico é um dos aspectos mais importantes que contribuem para um tratamento bem sucedido. Colocar o paciente em uma posição alinhada e sustentada garante o relaxamento muscular e facilita o fluxo venoso de sangue. O posicionamento adequado permite, por parte do fisioterapeuta, o uso da mecânica corporal ideal na aplicação do tratamento selecionado.

EFEITOS TERAPÊUTICOS

Relaxamento muscular
Facilitação do fluxo sanguíneo venoso

Capítulo 9 • Crioterapia e Termoterapia   337

POSICIONAMENTO DO PACIENTE			
PROCEDIMENTO	AVALIAÇÃO		
	1	2	3
1. Verificar os suprimentos.			
a. Travesseiro			
b. Toalha			
c. Lençóis			
2. Perguntar ao paciente.			
a. Verificar a identidade.			
b. Verificar a área de tratamento.			
3. Posicionar o paciente.			
a. Na posição pronada em uma mesa.			
i. Colocar o travesseiro sob o abdome; a coluna lombar deve estar reta.			
ii. Colocar travesseiros sob os tornozelos.			
iii. Assegurar o alinhamento corporal adequado.			
iv. Cobrir o paciente para se preservar a privacidade.			
b. Posição supina.			
i. Colocar o travesseiro sob a cabeça e os joelhos.			
ii. Assegurar o alinhamento corporal adequado.			
iii. Cobrir o paciente para se preservar a privacidade.			
c. Sentado.			
i. Sentar o paciente inclinando-o para a frente em uma cadeira ou banco.			
ii. Apoiar a cabeça e os ombros com travesseiros.			
iii. Repousar os antebraços e mãos sobre a mesa.			
iv. Assegurar o alinhamento corporal adequado.			
v. Cobrir o paciente para se preservar a privacidade.			
4. Administrar o tratamento.			
5. Completar o tratamento.			
6. Colocar o equipamento de volta no depósito após a limpeza.			

ATIVIDADE DE LABORATÓRIO
MASSAGEM COM GELO

DESCRIÇÃO

A massagem com gelo é executada friccionando-se uma pequena área do corpo com um bloco de gelo até que a anestesia superficial seja atingida. O bloco de gelo é produzido congelando-se um copo de água a uma temperatura não inferior a 5 °C. Copos de isopor são, muitas vezes, recomendados, mas os pedaços de isopor que são removidos do copo durante o tratamento tendem a ser sujos. Às vezes, costuma-se congelar água em copos de suco vazios, com um depressor de língua para manuseio, mas o depressor pode prejudicar a pele durante o tratamento. O copo ideal é o copo de papel encerado, pois a cera proporciona isolamento para manter sua mão aquecida e metade do copo pode ser rasgada em um só pedaço. O fundo do copo deve ser removido, não o topo. Isto permite que o copo atue como um funil e evite que o gelo escorregue.

EFEITOS FISIOLÓGICOS

Vasoconstrição
Anestesia
Diminuição do metabolismo local
Diminuição da elasticidade do tecido conectivo

EFEITOS TERAPÊUTICOS

Prevenção ou diminuição do edema
Diminuição da dor
Diminuição da inflamação

Dano tecidual secundário minimizado

INDICAÇÕES

A indicação primária para massagem com gelo é dor de origem musculoesquelética que esteja impedindo o uso efetivo do exercício terapêutico, por exemplo, em um indivíduo com movimento restrito no tornozelo que não consegue aplicar força suficiente para produzir a remodelagem do tecido conectivo devido à dor. A massagem com gelo diminuirá a dor o suficiente para permitir um alongamento efetivo. Contudo, deve-se ter cuidado para evitar o estresse excessivo do tecido conectivo, já que a anestesia fornecida pelo gelo pode permitir que um indivíduo excessivamente agressivo produza distensão ou entorse.

A massagem com gelo também é útil para auxiliar a prevenir aumento na inflamação e edema da articulação após uma sessão de exercício terapêutico. Ele provavelmente não seja mais efetivo do que a compressa de gelo, mas fornece, muitas vezes, anestesia mais profunda.

CONTRAINDICAÇÕES

- Falta de sensibilidade à temperatura normal.
- Hipersensibilidade ao frio (urticária ou hemoglobinúria).
- Distúrbios vasoespásticos (p. ex., fenômeno de Raynaud).
- Doença da artéria coronária.
- Hipertensão.

MASSAGEM COM GELO			
PROCEDIMENTO	AVALIAÇÃO		
	1	2	3
1. Verificar os suprimentos.			
a. Obter uma toalha para absorver a água à medida que o gelo derrete, cubos de gelo, lençóis ou toalhas para cobertura.			
b. Verificar se o congelador está na temperatura adequada.			
2. Perguntar ao paciente.			
a. Verificar a identidade do paciente (se já não tiver sido verificada).			
b. Verificar a ausência de contraindicações.			
c. Perguntar sobre tratamentos de crioterapia prévios, verificar anotações de tratamento.			

3. Posicionar o paciente.			
a. Colocar o paciente em uma posição confortável, bem apoiada.			
b. Expor a parte do corpo a ser tratada.			
c. Cobrir o paciente para preservar sua intimidade, proteger as roupas, mas manter o acesso à parte do corpo a ser tratada.			
4. Inspecionar a parte do corpo a ser tratada.			
a. Verificar a percepção ao leve toque.			
b. Verificar a condição circulatória (pulsos, refil capilar).			
c. Certificar-se de que não existam feridas abertas ou erupções.			
d. Avaliar a função da parte do corpo (p. ex., ADM, irritabilidade).			
5. Aplicar a massagem com gelo.			
a. Expor o bloco de gelo.			
b. Friccionar o gelo na mão para aparar as bordas ásperas.			
c. Avisar ao paciente que você colocará sua mão fria sobre a parte do corpo a ser tratada, e, em seguida, posicionar a mão.			
d. Remover a sua mão após 2 ou 3 segundos e avisar ao paciente que você colocará gelo na parte do corpo a ser tratada, e, em seguida, posicionar o gelo.			
e. Começar a friccionar o bloco de gelo em movimentos circulares sobre a parte do corpo a ser tratada. Não colocar pressão extra sobre o gelo. Mover o gelo a cerca de 5 a 7 cm por segundo. Não deixar a água derretida escorrer para áreas do corpo que não estejam sendo tratadas.			
f. Verificar verbalmente a resposta do paciente a cada dois minutos. Executar verificações visuais da área continuadamente durante o tratamento. Se aparecer vergão ou pústula, ou se a cor da pele mudar para branco absoluto nos primeiros quatro minutos de tratamento, interromper o tratamento. Pedir que o paciente avise quando a área estiver dormente.			
6. Completar o tratamento.			
a. Quando o paciente informar que a área está dormente, remover o gelo e secar a área. Executar um teste para a sensação ao leve toque, verificando anestesia.			
b. Remover o material utilizado para cobertura, auxiliar o paciente a se vestir, se necessário. Colocar o gelo não utilizado em uma pia, e o copo, no lixo.			
c. Solicitar que o paciente execute o exercício terapêutico adequado conforme indicado.			
d. Limpar a área de tratamento e o equipamento de acordo com o protocolo normal.			
7. Avaliar a eficácia do tratamento.			
a. Perguntar ao paciente como ele sente a área tratada.			
b. Inspecionar visualmente a área tratada à procura de quaisquer reações adversas (p. ex., vergões ou pústulas).			
c. Executar os testes funcionais conforme indicado.			

ATIVIDADE DE LABORATÓRIO
COMPRESSAS FRIAS

DESCRIÇÃO

As compressas frias comercialmente disponíveis são geralmente uma cobertura de vinil preenchida com gel que não se solidifica em temperaturas baixas. Unidades de resfriamento projetadas especificamente para as compressas frias estão disponíveis, mas elas devem ser mantidas em *freezer*. A temperatura do *freezer* deve ser mantida entre 0° e 5 °C. As compressas estão disponíveis em vários tamanhos, incluindo um projetado para abranger a região cervical. As compressas são geralmente enroladas em uma toalha úmida para aumentar a condutividade térmica do paciente.

EFEITOS FISIOLÓGICOS

Vasoconstrição
Anestesia superficial
Diminuição do metabolismo local
Diminuição da elasticidade do tecido conectivo

EFEITOS TERAPÊUTICOS

Impedimento ou diminuição do edema
Diminuição da dor

Diminuição da inflamação
Diminuição do dano ao tecido secundário

INDICAÇÕES

A indicação primária para a utilização de compressa fria é a fase aguda da lesão do tecido mole. O resfriamento da área lesionada ajudará a prevenir o desenvolvimento do edema e pode auxiliar na sua resolução, alterando as forças Starling-Landis no leito capilar.

Uma compressa fria também é útil para minimizar ou prevenir o aumento da inflamação ou a dor após uma sessão de exercício terapêutico. A profundidade da anestesia obtida com compressa fria é, em geral, consideravelmente menor do que com a massagem com gelo.

CONTRAINDICAÇÕES

- Falta de sensibilidade à temperatura normal.
- Hipersensibilidade ao frio (urticária ou hemoglobinúria).
- Distúrbios vasoespásticos (p. ex., doença de Raynaud).
- Doença da artéria coronária.
- Hipertensão.

COMPRESSAS FRIAS			
PROCEDIMENTO	AVALIAÇÃO		
	1	2	3
1. Verificar os suprimentos.			
a. Obter uma compressa fria, uma toalha úmida para a enrolar, lençóis ou toalhas para cobertura.			
b. Verificar o *freezer* para a temperatura apropriada.			
2. Perguntar ao paciente.			
a. Verificar a identidade do paciente (se já não tiver sido verificada).			
b. Verificar a ausência de contraindicações.			
c. Perguntar sobre os tratamentos por crioterapia prévios e verificar as observações de tratamento.			

Capítulo 9 • Crioterapia e Termoterapia

3. Posicionar o paciente.			
a. Colocar o paciente em uma posição confortável e bem apoiada.			
b. Expor a parte do corpo a ser tratada.			
c. Cobrir o paciente para preservar sua intimidade, protegendo as roupas, mas manter o acesso à parte do corpo a ser tratada.			
4. Inspecionar a parte do corpo a ser tratada.			
a. Verificar a percepção ao leve toque.			
b. Verificar o estado circulatório (pulsos, refil capilar).			
c. Verificar se não existem feridas abertas ou erupções.			
d. Avaliar a função da parte do corpo (p. ex., ADM, irritabilidade).			
5. Aplicar a compressa fria.			
a. Enrolar a compressa fria na toalha úmida.			
b. Avisar ao paciente que você colocará a compressa fria na parte do corpo a ser tratada e, em seguida, posicionar a compressa.			
c. Ajustar o *timer* para o tempo de tratamento apropriado (geralmente 20 minutos) e dar ao paciente um aparelho de sinalização. Assegurar-se de que o paciente sabe como utilizar esse aparelho.			
d. Verificar verbalmente a resposta do paciente após os primeiros dois minutos, depois a cada cinco minutos. Verificar visualmente a área se o paciente relatar qualquer sensação incomum. Parar o tratamento se aparecer vergão ou pústula, ou se a cor da pele modificar-se para branco absoluto nos primeiros quatro minutos de aplicação.			
6. Completar o tratamento.			
a. Quando o tempo de tratamento acabar, remover a compressa fria e secar a área com uma toalha.			
b. Remover o material utilizado para cobertura, auxiliar o paciente a se vestir, se necessário.			
c. Conduzir o paciente a executar o exercício terapêutico, ou aplicar fita ou embrulho de compressão quando indicado.			
d. Limpar a área de tratamento e o equipamento de acordo com o protocolo normal.			
7. Avaliar a eficácia do tratamento.			
a. Perguntar ao paciente como ele sente a área tratada.			
b. Inspecionar visualmente a área tratada à procura de quaisquer reações adversas (p. ex., vergões ou estrias).			
c. Realizar os testes funcionais conforme indicado.			

342 Parte III • Modalidades de Energia Térmica

ATIVIDADE DE LABORATÓRIO
COMPRESSAS DE GELO

DESCRIÇÃO

Uma compressa de gelo usa gelo triturado em temperatura entre 0 e –5 °C. O gelo pode ser colocado em um saco plástico e enrolado em uma toalha úmida, ou pode ser colocado diretamente em uma toalha úmida. A utilização de um saco plástico minimiza o potencial distúrbio a partir do gotejamento de água, mas ele também pode diminuir a condução de energia térmica do paciente. A vantagem principal da compressa de gelo sobre a compressa fria é que a primeira pode ser de qualquer tamanho ou formato, ou seja, uma compressa de gelo é útil para tratar qualquer parte do corpo.

EFEITOS FISIOLÓGICOS

Vasoconstrição
Anestesia superficial
Diminuição do metabolismo local
Diminuição da elasticidade do tecido conectivo

EFEITOS TERAPÊUTICOS

Diminuição ou prevenção do edema
Diminuição da dor

Diminuição da inflamação
Diminuição do dano tecidual secundário

INDICAÇÕES

A principal indicação para o uso de uma compressa de gelo é na fase aguda de uma lesão de tecido mole. O resfriamento da área lesionada previne o desenvolvimento de edema e pode auxiliar na sua resolução, alterando as forças de Starling-Landis no leito capilar.

Uma compressa de gelo também minimiza ou previne inflamação ou dor aumentada após uma sessão de exercício terapêutico. A profundidade de anestesia atingida com compressa de gelo é geralmente bem menor do que com massagem com gelo.

CONTRAINDICAÇÕES

- Falta de sensibilidade à temperatura normal.
- Hipersensibilidade ao frio (urticária ou hemoglobinúria).
- Distúrbios vasoespásticos (p. ex., doença de Raynaud).
- Doença da artéria coronária.
- Hipertensão.

COMPRESSAS DE GELO			
PROCEDIMENTO	AVALIAÇÃO		
	1	2	3
1. Verificar os suprimentos.			
a. Obter uma quantidade apropriada de gelo triturado, uma toalha úmida para o envolver, lençol ou toalhas para cobertura.			
b. Verificar se o *freezer* está na temperatura adequada.			
2. Interrogar o paciente.			
a. Verificar a identidade do paciente (se já não tiver sido verificada).			
b. Verificar a ausência de contraindicações.			
c. Perguntar sobre tratamentos de crioterapia prévios e verificar as observações de tratamento.			

3. Posicionar o paciente.			
a. Colocar o paciente em uma posição confortável e bem apoiada.			
b. Expor a parte do corpo a ser tratada.			
c. Cobrir o paciente para preservar sua intimidade, protegendo as roupas, mas manter o acesso à parte do corpo a ser tratada.			
4. Inspecionar a parte do corpo a ser tratada.			
a. Verificar a percepção ao toque leve.			
b. Verificar o estado circulatório (pulsos, refil capilar).			
c. Verificar se não há feridas abertas ou erupções.			
d. Avaliar a função da parte do corpo (p. ex., ADM, irritabilidade).			
5. Aplicar a compressa de gelo.			
a. Avisar ao paciente que você colocará a compressa de gelo sobre a parte do corpo a ser tratada e, em seguida, posicionar a compressa. Certificar-se de que a cobertura conterá a água que escorrer da compressa de gelo.			
b. Ajustar um *timer* para o tempo de tratamento apropriado (geralmente 20 minutos) e dar ao paciente um aparelho de sinalização. Certificar-se de que o paciente sabe como utilizar esse aparelho.			
c. Verificar a resposta do paciente verbalmente após os primeiros dois minutos e, depois, aproximadamente a cada cinco minutos. Verificar visualmente a área se o paciente relatar qualquer sensação incomum. Se aparecerem estrias ou vergões, ou se a cor da pele mudar para o branco absoluto nos primeiros quatro minutos de tratamento, parar o tratamento.			
6. Completar o tratamento.			
a. Quando o tempo de tratamento acabar, remover a compressa de gelo e secar a área com uma toalha.			
b. Remover o material utilizado para cobrir e auxiliar o paciente a se vestir, se necessário.			
c. Colocar o gelo não derretido na pia.			
d. Conduzir o paciente a realizar exercício terapêutico apropriado ou aplicar fita ou embrulho de compressão conforme indicado.			
e. Limpar a área de tratamento e o equipamento de acordo com o protocolo normal.			
7. Avaliar a eficácia do tratamento.			
a. Perguntar ao paciente como ele sente a área tratada.			
b. Inspecionar visualmente a área tratada à procura de quaisquer reações adversas (p. ex., estrias, vergões).			
c. Realizar testes funcionais conforme indicado.			

ATIVIDADE DE LABORATÓRIO
TURBILHÃO FRIO

DESCRIÇÃO

O turbilhão é um tanque cheio de água em determinada temperatura, dependendo do efeito terapêutico desejado. O tanque também contém uma turbina ou bomba que gera correntes de convecção na água. Embora a água em qualquer temperatura abaixo da temperatura da superfície do corpo seja considerada "fria", geralmente a água é utilizada entre 10 e 16 ºC. Como a água da torneira raramente é fria, pode-se adicionar gelo ao tanque. Gelo triturado resfria a água mais rapidamente, e todo o gelo deve estar derretido antes da turbina ser ligada. Utilizar a turbina garante que uma camada de água quente não se desenvolva adjacente à pele, fornecendo resfriamento mais eficaz dos tecidos. Como o membro está em posição contra a gravidade, qualquer efeito do resfriamento na diminuição do edema do tecido mole pode ser negado. Utilizar bandagem de compressão durante o tratamento pode ajudar a reduzir os efeitos da ação da gravidade. Da mesma forma que quanto ao uso do turbilhão quente, o paciente não deve ficar sozinho e deve ser orientado a não tocar qualquer parte da turbina.

EFEITOS FISIOLÓGICOS

Vasoconstrição
Anestesia superficial
Diminuição do metabolismo local
Diminuição da elasticidade do tecido conectivo

EFEITOS TERAPÊUTICOS

Diminuição ou prevenção do edema

Diminuição da dor
Diminuição da inflamação
Diminuição do dano tecidual secundário

INDICAÇÕES

A principal indicação para o turbilhão frio é fornecer resfriamento terapêutico para uma área extensa do corpo que pode ser atingida prontamente com uma compressa fria ou de gelo. Também, áreas do corpo com formas irregulares podem ser tratadas com contato total. Além disso, o paciente pode realizar exercício ativo durante a aplicação, ou o fisioterapeuta pode realizar mobilização articular no membro lesionado enquanto este estiver imerso na água.

A utilização de um turbilhão frio também pode minimizar a inflamação e o edema após uma sessão de exercício terapêutico. A vantagem do turbilhão frio sobre a compressa fria ou de gelo é a área maior que pode ser tratada; uma desvantagem é a possibilidade de edema aumentado quando o membro está em posição contra gravidade.

CONTRAINDICAÇÕES

- Falta de sensibilidade à temperatura normal.
- Hipersensibilidade ao frio (urticária ou hemoglobinúria).
- Distúrbios vasoespásticos (p. ex., doença de Raynaud).
- Doença da artéria coronária.
- Hipertensão.

TURBILHÃO FRIO			
PROCEDIMENTO	AVALIAÇÃO		
	1	2	3
1. Verificar o material e o equipamento.			
a. Obter toalhas para acolchoar a borda do tanque do turbilhão, bem como para secar a parte tratada.			
b. Verificar a temperatura do tanque e certificar-se de que todo o gelo esteja derretido antes de aplicar o tratamento.			
c. Posicionar a cadeira em uma altura correta próxima ao turbilhão.			

2. Interrogar o paciente.			
a. Verificar a identidade do paciente (se já não tiver sido verificada).			
b. Verificar a ausência de contraindicações.			
c. Perguntar sobre tratamentos de crioterapia ou de turbilhão prévios e as observações de tratamento.			
3. Posicionar o paciente.			
a. Solicitar ao paciente que se sente em uma cadeira e mantenha a parte do corpo a ser tratada fora da água.			
b. Expor a parte do corpo a ser tratada.			
c. Cobrir o paciente para preservar sua intimidade, protegendo sua roupa, mas manter o acesso à parte do corpo a ser tratada.			
4. Inspecionar a parte do corpo a ser tratada.			
a. Verificar a percepção ao toque leve.			
b. Verificar o estado circulatório (pulsos, refil capilar).			
c. Verificar se não há feridas abertas ou erupções.			
d. Avaliar a função da parte do corpo (p. ex., ADM, irritabilidade).			
5. Administrar turbilhão frio.			
a. Acolchoar a borda do tanque com toalhas, avisar ao paciente que a água está fria, e, então, colocar na água a parte do corpo a ser tratada.			
b. Instruir o paciente a ficar longe de todas as partes da turbina.			
c. Ligar a turbina, ajustar a ventilação, a agitação e a direção da água bombeada.			
d. Verificar a resposta do paciente verbal e visualmente a cada dois minutos. Pedir que o paciente comunique se a área começar a doer ou se ele perder a sensibilidade.			
6. Completar o tratamento.			
a. Desligar a turbina ao término do tempo de tratamento.			
b. Remover a parte do corpo tratada da água e secá-la.			
c. Ajudar o paciente a se vestir, se necessário, e indicar exercício terapêutico conforme indicado.			
d. Limpar a área de tratamento e o equipamento de acordo com o protocolo normal.			
7. Avaliar a eficácia do tratamento.			
a. Perguntar ao paciente como ele sente a área tratada.			
b. Inspecionar visualmente a área tratada à procura de quaisquer reações adversas (p. ex., estrias, vergões).			
c. Realizar testes funcionais conforme indicado.			

ATIVIDADE DE LABORATÓRIO

SPRAY VAPOCOOLANT FRIO

DESCRIÇÃO

Sprays vapocoolants, como flúor-metano, são líquidos que para se borrifar sobre a pele. A energia térmica do corpo é absorvida pelos líquidos, que têm pontos de ebulição baixos, portanto, o líquido evapora quase imediatamente. À medida que ele evapora, a energia térmica é removida do corpo, resultando em resfriamento superficial.

O flúor-metano, uma mistura de 85% de tricloromonofluorometano e 15% de diclorodifluorometano, não é inflamável e não é tóxico. O cloreto de etila é inflamável e, portanto, não é recomendado.

EFEITOS FISIOLÓGICOS

Anestesia superficial

EFEITOS TERAPÊUTICOS

Inibição de pontos-gatilho dolorosos
Diminuição da dor com alongamento do tecido musculotendíneo

INDICAÇÕES

Os *sprays vapocoolants* são utilizados principalmente para o tratamento de pontos-gatilho e para alongamento do tecido musculotendíneo tenso. Os pontos-gatilho são um fenômeno pouco compreendido, mas muitas síndromes dolorosas ativam-nos. Dois tratamentos relativamente comuns para os pontos-gatilho são massagem com fricção profunda (similar à acupressão vigorosa) e alongamento do músculo em que o ponto-gatilho está localizado. Como a pressão direta e o alongamento dos pontos-gatilho são dolorosos, a área pode ser borrifada com um *vapocoolant* para diminuir a dor durante o tratamento.

De uma maneira similar, se um esforço musculotendíneo causou perda de amplitude de movimento, borrifar a pele sobre o músculo lesionado pode diminuir a percepção de dor enquanto o fisioterapeuta alonga a parte do corpo. Deve-se ter cuidado para não alongar demais o tecido e produzir lesão adicional.

CONTRAINDICAÇÕES

- Falta de sensibilidade à temperatura normal.
- Hipersensibilidade ao frio (urticária ou hemoglobinúria).
- Distúrbio vasoespástico (p. ex., doença de Raynaud).

SPRAY VAPOCOOLANT FRIO			
PROCEDIMENTO	AVALIAÇÃO		
	1	2	3
1. Verificar o material.			
a. Obter o *vapocoolant*.			
b. Obter toalhas ou outros materiais para cobrir.			
2. Interrogar o paciente.			
a. Verificar a identidade do paciente (se já não tiver sido verificada).			
b. Verificar a ausência de contraindicações.			
c. Perguntar sobre tratamentos de crioterapia prévios e verificar as observações de tratamento.			

Capítulo 9 • Crioterapia e Termoterapia   **347**

3. Posicionar o paciente.			
a. Colocar o paciente em uma posição confortável e bem apoiada.			
b. Expor a parte do corpo a ser tratada.			
c. Cobrir o paciente para preservar sua intimidade, protegendo a roupa, mas manter o acesso à parte do corpo a ser tratada.			
4. Inspecionar a parte do corpo a ser tratada.			
a. Verificar a percepção ao toque leve.			
b. Verificar o estado circulatório (pulsos, refil capilar).			
c. Verificar se não há feridas abertas ou interrupções.			
d. Avaliar a função da parte do corpo (p. ex., ADM, irritabilidade).			
5. Aplicar o *vapocoolant*.			
a. Posicionar a parte do corpo de modo que a área a ser tratada esteja alongada.			
b. Proteger os olhos do paciente e assegurar-se de que o paciente não inale vapores.			
c. Segurando o *vapocoolant* com o bocal em um ângulo de aproximadamente 30º perpendicular à pele e a aproximadamente 45 cm da pele, borrifar a pele de distal para proximal.			
d. Borrifar em uma direção apenas três a quatro vezes, depois aplicar pressão direta ou alongamento aumentado conforme indicado e tolerado pelo paciente. Repetir o procedimento conforme necessário depois que a pele tiver reaquecido.			
e. Verificar a resposta do paciente com frequência durante o tratamento.			
6. Completar o tratamento.			
a. Ao obter o efeito terapêutico desejado (ou após quatro repetições de *spray* e alongamento, pressão ou até a tolerância do paciente), inspecionar a parte do corpo tratada à procura de reações adversas.			
b. Remover os tecidos utilizados para cobrir o paciente e auxiliá-lo a se vestir, se necessário.			
c. Se algum exercício terapêutico adicional for indicado, instruir o paciente a realizá-lo.			
d. Limpar a área de tratamento e o equipamento de acordo com o protocolo normal.			
7. Avaliar a eficácia do tratamento.			
a. Perguntar ao paciente como ele sente a área tratada.			
b. Inspecionar visualmente a área tratada à procura de quaisquer reações adversas (p. ex., estrias ou vergões).			
c. Realizar testes funcionais conforme indicado.			

ATIVIDADE DE LABORATÓRIO
BANHO DE CONTRASTE

DESCRIÇÃO

O banho de contraste envolve a imersão alternada da parte do corpo em água quente e fria. Geralmente o punho e a mão, ou o pé e o tornozelo são tratados, embora todo o membro superior ou inferior possa ser tratado utilizando-se dois tanques de turbilhão. A duração da imersão em cada temperatura da água é variável, assim como o número de imersões durante uma sessão de tratamento. Uma sequência sugerida é a de se iniciar com três minutos em água quente, seguidos por um minuto em água fria, com a sequência repetida cinco vezes (p. ex., 3Q-1F-3Q-1F-3Q-1F-3Q-1F-3Q-1F). Contudo, alguns fisioterapeutas recomendam começar e terminar com água quente. A água quente deve estar entre 40 e 41 ºC, e a água fria, entre 10 e 16 ºC.

EFEITOS FISIOLÓGICOS

Vasodilatação e vasoconstrição alternadas

EFEITOS TERAPÊUTICOS

Efeitos variáveis sobre o edema
Diminuição da dor

INDICAÇÕES

Os banhos de contraste são, muitas vezes, utilizados nos estágios subagudo e crônico de recuperação. A maior parte da informação em relação aos benefícios dos banhos de contraste é irrelevante; há pouca pesquisa documentando a eficácia desse tratamento.

CONTRAINDICAÇÕES

- Falta de sensibilidade à temperatura normal.
- Hipersensibilidade ao frio (urticária ou hemoglobinúria).
- Distúrbios vasoespásticos (p. ex., doença de Raynaud).

BANHO DE CONTRASTE			
PROCEDIMENTO	AVALIAÇÃO		
	1	2	3
1. Verificar o material e o equipamento.			
a. Obter toalhas, recipientes, gelo, *timer* e assim por diante.			
b. Verificar a temperatura da água em cada recipiente.			
2. Interrogar o paciente.			
a. Verificar a identidade do paciente (se já não tiver sido identificada).			
b. Verificar a ausência de contraindicações.			
c. Perguntar sobre tratamentos de crioterapia ou de termoterapia prévios e verificar as observações de tratamento.			
3. Posicionar o paciente.			
a. Solicitar ao paciente que se sente em uma posição confortável.			
b. Expor a parte do corpo a ser tratada.			
c. Cobrir o paciente para preservar sua intimidade, protegendo a roupa, mas manter o acesso à parte do corpo a ser tratada.			

4. Inspecionar a parte do corpo a ser tratada.			
a. Verificar a percepção ao toque leve.			
b. Verificar o estado circulatório (pulsos, refil capilar).			
c. Verificar se não há feridas abertas ou erupções.			
d. Avaliar a função da parte do corpo (p. ex., ADM, irritabilidade).			
5. Administrar o banho de contraste.			
a. Ajustar o *timer* para o intervalo apropriado, ajudar o paciente a imergir a parte do corpo completamente na água quente e acionar o *timer*.			
b. Após acabar o tempo, ajustá-lo para o próximo intervalo. Avisar ao paciente que ele sentirá a água muito fria; auxiliá-lo a imergir a parte do corpo completamente na água fria; acionar o *timer*.			
c. Continuar os ciclos até que o tratamento esteja completo. Geralmente, os próprios pacientes podem controlar o tempo de cada imersão.			
d. Verificar a resposta do paciente verbal e visualmente a cada dois minutos. Pedir que o paciente comunique se a área começar a doer ou se ele perder a sensibilidade.			
6. Completar o tratamento.			
a. Remover a parte do corpo da água e secá-la.			
b. Auxiliar o paciente a se vestir, se necessário, e instruí-lo sobre o exercício terapêutico conforme indicado.			
c. Limpar a área de tratamento e o equipamento de acordo com o protocolo normal.			
7. Avaliar a eficácia do tratamento.			
a. Perguntar ao paciente como ele sente a área tratada.			
b. Inspecionar visualmente a área tratada à procura de quaisquer reações adversas (p. ex., estrias ou vergões).			
c. Realizar testes funcionais conforme indicado.			

ATIVIDADE DE LABORATÓRIO

CRYO-CUFF

DESCRIÇÃO

O Cryo-Cuff tem três partes: um manguito que mantém água fria, um refrigerador que mantém a água e o gelo e um tubo de conexão. Os manguitos são fabricados para várias articulações do corpo, incluindo tornozelo, joelho e ombro. A principal vantagem de um Cryo-Cuff é que o manguito pode se adaptar ao formato único de uma articulação, fornecendo frio e compressão simultaneamente.

EFEITOS FISIOLÓGICOS

Anestesia superficial
Diminuição do metabolismo local

EFEITOS TERAPÊUTICOS

Diminuição do edema
Diminuição da dor
Diminuição da inflamação

INDICAÇÕES

A principal indicação para a utilização de um Cryo-Cuff é na fase aguda de uma lesão de tecido mole ou imediatamente após a cirurgia de uma articulação. O resfriamento e a compressão da área lesionada fornecem analgesia e auxiliam a prevenir o desenvolvimento de edema ou de efusão. O Cryo-Cuff pode auxiliar na resolução do edema, alterando as forças de Starling-Landis no leito capilar.

350 Parte III • Modalidades de Energia Térmica

O Cryo-Cuff também é útil para minimizar ou prevenir a inflamação ou a dor aumentada após uma sessão de exercício terapêutico. A profundidade de anestesia atingida com um Cryo-Cuff é geralmente bem menor do que com a massagem com gelo.

CONTRAINDICAÇÕES

- Falta de sensibilidade à temperatura normal.
- Hipersensibilidade ao frio (urticária ou hemoglobinúria).
- Distúrbios vasoespásticos (p. ex., doença de Raynaud).
- Doença da artéria coronária.
- Hipertensão.

CRYO-CUFF			
PROCEDIMENTO	AVALIAÇÃO		
	1	2	3
1. Verificar o material.			
a. Obter uma toalha úmida para envolver a articulação, uma quantidade apropriada de gelo para encher o refrigerador e um lençol ou toalhas para cobrir.			
b. Adicionar água e gelo ao refrigerador para a mistura apropriada.			
2. Interrogar o paciente.			
a. Verificar a identidade do paciente (se já não tiver sido verificada).			
b. Verificar a ausência de contraindicações.			
c. Perguntar sobre tratamentos de crioterapia prévios e verificar as observações de tratamento.			
3. Posicionar o paciente.			
a. Colocar o paciente em uma posição bem apoiada e confortável.			
b. Expor a parte a ser tratada.			
c. Cobrir o paciente para preservar sua intimidade, protegendo a roupa, mas manter o acesso à parte do corpo a ser tratada.			
4. Inspecionar a articulação a ser tratada.			
a. Verificar a percepção ao toque eleve.			
b. Verificar o estado circulatório (pulsos, refil capilar).			
c. Verificar se não há feridas abertas ou erupções.			
d. Avaliar a função da parte do corpo (p. ex., ADM, irritabilidade).			
5. Aplicar o Cryo-Cuff vazio à articulação conforme indicado, fechar as tiras de velcro e conectar o tubo do refrigerador para o manguito.			
a. Avisar ao paciente que você vai encher o Cryo-Cuff e abrir a ventosa do refrigerador elevando-o acima do manguito até enchê-lo. Fechar a ventosa do refrigerador e elevar a articulação conforme requerido.			
b. Ajustar o *timer* para o tempo de tratamento apropriado (geralmente cerca de 15 minutos) e dar ao paciente um aparelho de sinalização. Certificar-se de que o paciente sabe como utilizar esse aparelho.			
c. Verificar a resposta do paciente verbalmente após os primeiros dois minutos e, depois, aproximadamente a cada cinco minutos. Realizar uma verificação visual da área se o paciente relatar qualquer sensação incomum. Se aparecerem estrias ou vergões, ou se a cor da pele mudar para branco absoluto nos primeiros quatro minutos, parar o tratamento.			
d. Resfriar o manguito conforme necessário. Reconectar o tubo ao manguito, abrir a ventosa, baixar o refrigerador para o chão e drenar a água completamente do manguito. Deixar a água refrigerar e depois encher novamente o manguito.			

6. Completar o tratamento.			
a. Quando o tempo de tratamento acabar, remover o Cryo-Cuff e secar a área com uma toalha.			
b. Remover o material utilizado para cobrir e auxiliar o paciente a se vestir, se necessário.			
c. Conduzir o paciente a realizar exercício terapêutico apropriado conforme indicado.			
d. Limpar a área de tratamento e o equipamento de acordo com o protocolo normal.			
7. Avaliar a eficácia do tratamento.			
a. Perguntar ao paciente como ele sente a área tratada.			
b. Inspecionar visualmente a área tratada à procura de quaisquer reações adversas.			
c. Realizar testes funcionais conforme indicado.			

ATIVIDADE DE LABORATÓRIO
TURBILHÃO QUENTE

DESCRIÇÃO

O turbilhão é um tanque preenchido com água em temperatura particular, dependendo do efeito terapêutico desejado. O tanque também contém uma turbina ou bomba que cria correntes de convecção na água. Embora a água que esteja em qualquer temperatura acima da temperatura da superfície do corpo possa ser considerada "quente", geralmente a água é utilizada em temperaturas entre 35 e 45 ºC. Se todo o corpo for imerso, temperaturas acima de 38º não devem ser utilizadas para se evitar interferência na regulação térmica. A utilização da turbina evita o desenvolvimento de uma camada de água fria adjacente à parte do corpo, produzindo aquecimento mais uniforme. Devido à posição contra gravidade da parte do corpo no turbilhão e da temperatura aumentada da parte do corpo, o turbilhão quente pode aumentar o edema do tecido mole. Mesmo nos membros não lesionados, pode ocorrer aumento considerável no líquido intersticial após o uso do turbilhão quente.

Como a turbina é acionada pela eletricidade, é geralmente prudente não deixar o paciente tocar qualquer de suas partes. Além disso, os pacientes não devem ser deixados sozinhos durante o uso do turbilhão, mesmo que todo o corpo ou apenas um membro esteja imerso.

EFEITOS FISIOLÓGICOS

Vasodilatação
Diminuição da percepção da dor
Diminuição do metabolismo local
Aumento da plasticidade do tecido conectivo
Diminuição da força isométrica (transitória)

EFEITOS TERAPÊUTICOS

Diminuição da dor
Aumento da extensibilidade do tecido mole
Sedação

INDICAÇÕES

A principal indicação para o uso do turbilhão quente é o fornecimento de aquecimento terapêutico para uma área extensa do corpo que não possa ser atingida prontamente com uma compressa quente. A profundidade efetiva do aquecimento terapêutico é a mesma em aproximadamente 1 cm. Além disso, o paciente pode realizar o exercício ativo durante a aplicação, e o fisioterapeuta pode executar a mobilização articular do membro lesionado enquanto imerso na água. Alguns fisioterapeutas utilizam o turbilhão para limpar o membro após a remoção do gesso. O chuveiro é igualmente efetivo e de menor custo.

O efeito terapêutico principal do aquecimento superficial é o de se aumentar a capacidade de remodelação do colágeno. Portanto, o aquecimento do tecido é benéfico, seguindo um período de mobilidade reduzida, se o tecido mole encurtou. Além disso, a viscosidade do tecido é reduzida, facilitando o movimento maior por meio da amplitude de movimento disponível.

CONTRAINDICAÇÕES

- Falta de sensibilidade à temperatura normal.
- Doença vascular periférica com circulação comprometida.
- Tumores em excesso.
- Doença da artéria coronária.

TURBILHÃO QUENTE

PROCEDIMENTO	AVALIAÇÃO		
	1	2	3
1. Verificar o material e o equipamento.			
a. Obter toalhas para acolchoar a borda do tanque do turbilhão, bem como para secar a parte tratada.			
b. Verificar a temperatura do tanque antes de aplicar o tratamento.			
c. Posicionar uma cadeira de altura adequada próxima ao turbilhão.			
2. Interrogar o paciente.			
a. Verificar a identidade do paciente (se já não tiver sido verificada).			
b. Verificar a ausência de contraindicações.			
c. Perguntar sobre tratamentos de termoterapia ou de turbilhão prévios e verificar as observações do tratamento.			
3. Posicionar o paciente.			
a. Solicitar ao paciente que se sente em uma cadeira e mantenha a parte do corpo a ser tratada fora da água.			
b. Expor a parte do corpo a ser tratada.			
c. Cobrir o paciente para se preservar sua intimidade, protegendo as roupas, mas manter o acesso à parte do corpo a ser tratada.			
4. Inspecionar a parte do corpo a ser tratada.			
a. Verificar a percepção ao toque leve.			
b. Verificar o estado circulatório (pulsos, refil capilar).			
c. Verificar se existem feridas abertas ou erupções.			
d. Avaliar a função da parte do corpo (p. ex., ADM, irritabilidade).			
5. Administrar o turbilhão quente.			
a. Cobrir a borda do tanque com toalha. Pedir ao paciente que avise se a água estiver muito quente e, em seguida, colocar na água a parte do corpo a ser tratada.			
b. Instruir o paciente a se manter afastado de todas as partes da turbina.			
c. Ligar a turbina e ajustar a ventilação, a agitação e a direção da água bombeada.			
d. Verificar a resposta do paciente verbal e visualmente a cada dois minutos. Pedir que o paciente comunique se a área começar a doer ou se ele perder a sensibilidade.			
6. Completar o tratamento.			
a. Desligar a turbina ao término do tratamento.			
b. Remover da água a parte do corpo tratada e secá-la.			
c. Auxiliar o paciente a se vestir, quando necessário, e instruí-lo sobre o exercício terapêutico como indicado.			
d. Limpar a área de tratamento e o equipamento de acordo com o protocolo normal.			

7. Avaliar a eficácia do tratamento.			
a. Perguntar ao paciente como ele sente a área tratada.			
b. Inspecionar visualmente a área tratada à procura de quaisquer reações adversas (p. ex., estrias ou vergões).			
c. Realizar os testes funcionais quando indicado.			

ATIVIDADE DE LABORATÓRIO
COMPRESSAS DE *HYDROCOLLATOR*

DESCRIÇÃO

As compressas quentes comercialmente disponíveis ("compressas de *hydrocollator*") constituem-se, geralmente, de cobertura de lona preenchida com substância hidrofílica tal como a bentonina. As compressas quentes são mantidas em um recipiente comercial preenchido de água que mantém uma temperatura de aproximadamente 71 ºC. As compressas são embrulhadas em seis a oito camadas de toalhas secas para proteger o paciente de queimaduras, sendo que, em geral, são aproximadamente quatro espessuras de toalha. Após a utilização, a compressa quente deve ser devolvida ao recipiente por, no mínimo, 30 minutos, para assegurar o reaquecimento. As compressas quentes só fornecem aquecimento superficial; a profundidade máxima de aquecimento terapêutico é de cerca de 1 cm e ocorre cerca de 10 minutos após a aplicação.

EFEITOS FISIOLÓGICOS

Vasodilatação
Diminuição da percepção da dor
Aumento do metabolismo local
Aumento da plasticidade do tecido conectivo
Aumento da força isométrica (transitória)

EFEITOS TERAPÊUTICOS

Diminuição da dor

Aumento da extensibilidade do tecido mole

INDICAÇÕES

A principal indicação da compressa quente é a de fornecer aquecimento terapêutico aos tecidos superficiais. Os tecidos mais profundos do que 1 cm não atingem a faixa de temperatura terapêutica, que é de 30 a 40 ºC. Portanto, se o tecido-alvo for mais profundo do que 1 cm (p. ex., articulações facetárias espinais), a compressa quente não será efetiva. Outras articulações, tais como joelho, punho e tornozelo, podem ser efetivamente aquecidas com compressa quente.

O efeito terapêutico primário do aquecimento superficial é o aumento da capacidade de remodelação do colágeno. Portanto, o aquecimento do tecido é benéfico após um período de mobilidade reduzida se o tecido mole estiver encurtado. Além disso, a viscosidade do tecido é reduzida, ampliando-se o movimento já disponível. Embora geralmente não seja um problema, em caso de extrema sensibilidade, o peso da compressa quente pode ser maior do que o paciente tolera. Nesses casos, a fluidoterapia ou o turbilhão quente podem ser úteis.

CONTRAINDICAÇÕES

- Falta de sensibilidade à temperatura normal.
- Doença vascular periférica com circulação comprometida.
- Tumores em excesso.

Parte III • Modalidades de Energia Térmica

COMPRESSAS *HYDROCOLLATOR*			
PROCEDIMENTO	AVALIAÇÃO		
	1	2	3
1. Verificar o material.			
a. Obter toalhas secas para embrulhar a compressa quente, lençóis ou toalhas para cobertura, *timer* e aparelho de sinalização.			
b. Verificar se a temperatura ambiente está agradável.			
2. Interrogar o paciente.			
a. Verificar a identidade do paciente (se já não tiver sido verificada).			
b. Verificar a ausência de contraindicações.			
c. Perguntar sobre tratamentos de termoterapia anteriores e verificar as observações do tratamento.			
3. Posicionar o paciente.			
a. Colocar o paciente em uma posição bem apoiada e confortável.			
b. Expor a parte do corpo a ser tratada.			
c. Cobrir o paciente para preservar sua intimidade, protegendo as roupas, mas manter o acesso à parte do corpo a ser tratada.			
4. Inspecionar a parte do corpo a ser tratada.			
a. Verificar a percepção ao toque leve.			
b. Verificar o estado circulatório (pulsos, refil capilar).			
c. Verificar se existem feridas abertas ou erupções.			
d. Avaliar a função da parte do corpo (p. ex., ADM, irritabilidade).			
5. Aplicar a compressa quente.			
a. Embrulhar a compressa quente em toalhas para fornecer de seis a oito camadas de toalha entre a compressa e o paciente. Se for utilizar uma cobertura comercial de compressa quente, aplicar, no mínimo, uma camada de toalha para manter essa cobertura limpa.			
b. Informar ao paciente que você colocará a compressa quente na parte do corpo a ser tratada e, em seguida, posicionar a compressa.			
c. Ajustar o *timer* para o tempo de tratamento apropriado e dar ao paciente um aparelho de sinalização. Assegurar-se de que o paciente sabe utilizar esse aparelho.			
d. Verificar verbalmente a resposta do paciente após os primeiros cinco minutos de tratamento visualmente a área sob a compressa quente. Se a área estiver manchada, devem ser utilizadas mais toalhas. Verificar verbalmente a cada cinco minutos. Uma inspeção visual a cada cinco minutos não é inapropriada.			
6. Completar o tratamento.			
a. Quando o tempo de tratamento acabar, remover a compressa quente e secar a área com uma toalha.			
b. Remover o material utilizado para cobertura e auxiliar o paciente a se vestir se necessário.			
c. Conduzir o paciente a realizar o exercício terapêutico apropriado quando indicado.			
d. Limpar a área de tratamento e o equipamento de acordo com o protocolo normal.			

Capítulo 9 • Crioterapia e Termoterapia **355**

7. Avaliar a eficácia do tratamento.			
a. Perguntar ao paciente como ele sente a área tratada.			
b. Inspecionar visualmente a área tratada à procura de quaisquer reações adversas.			
c. Realizar os testes funcionais conforme indicado.			

ATIVIDADE DE LABORATÓRIO

BANHO DE PARAFINA

DESCRIÇÃO

Os banhos de parafina consistem em mergulhar e remover ou imergir uma parte do corpo em uma mistura de cera e óleo mineral. A razão de cera para óleo mineral é de cerca de 7:1, o que resulta em uma substância com ponto de derretimento de 47,8 ºC, calor específico de cerca de 0.65 cal/g/ºC e variação de temperatura terapêutica de 48 a 54 ºC. Devido ao calor específico baixo, temperaturas muito mais altas podem ser assim toleradas se utilizar-se água. A parafina é mantida em um gabinete termostaticamente controlado.

A parafina fornece calor superficial, com profundidade de aquecimento terapêutico de cerca de 1 cm. Contudo, como a parafina é em geral utilizada apenas para as mãos e pés, a profundidade da penetração é adequada para essas articulações sejam aquecidas a um alcance terapêutico.

As duas técnicas básicas de aplicação de parafina envolvem imersão repetida da parte do corpo na mistura, em seguida a cobertura da parte do corpo com plástico e toalhas. A vantagem deste método é que a parte do corpo pode então ser elevada, reduzindo-se o potencial para edema. O segundo método envolve mergulhar a parte do corpo na parafina apenas uma vez, deixando-a secar por alguns segundos, então imergindo a parte do corpo para a duração do tratamento. A vantagem desta técnica é que a fonte de calor é constante, assim a temperatura terapêutica pode ser mantida por um período mais longo.

EFEITOS FISIOLÓGICOS

Vasodilatação

Diminuição na percepção da dor
Aumento no metabolismo local
Aumento na plasticidade do tecido conectivo
Diminuição na força isométrica (transitória)

EFEITOS TERAPÊUTICOS

Diminuição da dor
Aumento da extensibilidade do tecido mole

INDICAÇÕES

A principal indicação para um banho de parafina é a de se fornecer aquecimento terapêutico dos tecidos superficiais. Isto é particularmente efetivo nas mãos e pés após um período de imobilização. O aumento na plasticidade do tecido conectivo que ocorre com o aquecimento intensificará a efetividade do exercício terapêutico.

Os banhos de parafina são também úteis para aliviar a dor causada pelas mudanças artríticas nas mãos e pés. Deve-se tomar cuidado ao utilizar a parafina (ou qualquer agente de aquecimento) durante uma fase aguda de dor artrítica e edema.

CONTRAINDICAÇÕES

- Falta de sensibilidade à temperatura normal.
- Doença vascular periférica com comprometimento da circulação.
- Aplicação sobre tumores.

Parte III • Modalidades de Energia Térmica

BANHO DE PARAFINA			
PROCEDIMENTO	AVALIAÇÃO		
	1	2	3
1. Verificar os suprimentos.			
a. Obter uma sacola plástica e toalhas para enrolar a parte do corpo a ser tratada, um *timer* e um dispositivo de sinalização.			
b. Verificar o gabinete para a temperatura adequada.			
2. Interrogar o paciente.			
a. Verificar a identidade do paciente (se já não verificada).			
b. Verificar a ausência de contraindicações.			
c. Perguntar sobre tratamentos termoterápicos anteriores; verificar observações de tratamento.			
3. Preparar o paciente.			
a. Solicitar ao paciente que remova todas as joias da parte do corpo a ser tratada, lavá-la bem e secá-la por completo.			
b. Explicar ao paciente que, após o mergulho da parte do corpo na parafina, não pode haver movimento algum dessa parte durante o tratamento.			
4. Inspecionar a parte do corpo a ser tratada.			
a. Verificar a percepção ao leve toque.			
b. Verificar a condição circulatória (pulsos, refil capilar).			
c. Verificar se não existem feridas abertas ou erupções.			
d. Avaliar a função da parte do corpo (p. ex., ADM, irritabilidade).			
5. Aplicar a parafina.			
a. Conduzir a parte do corpo dentro da parafina, assegurando-se de que o paciente não faça contato com o fundo do gabinete ou as bobinas de aquecimento.			
b. Após dois ou três segundos, remover a parte do corpo e mantê-la acima da banheira de modo que a parafina não pingue no chão. Mergulhar novamente a parte do corpo e repetir até que o número adequado de imersões tenha sido concluído ou mergulhá-la novamente pela duração de todo o tratamento.			
c. Ajuste um *timer* para o tempo adequado do tratamento e dar ao paciente o dispositivo de sinalização. Assegurar-se de que o paciente entenda como utilizar o dispositivo de sinalização.			
d. Verificar a resposta do paciente após os primeiros cinco minutos, perguntando-o paciente como se sente. Verificar verbalmente a resposta a cada cinco minutos.			
6. Completar o tratamento.			
a. Quando o tempo de tratamento tiver acabado, remover a toalha e a sacola plástica. Auxiliar o paciente a remover a parafina e colocar a parafina de volta ao gabinete ou descartá-la conforme o protocolo local.			
b. Solicitar ao paciente que lave e seque por completo a parte do corpo tratada.			
c. Instruir o paciente a executar o exercício terapêutico adequado conforme indicado.			
d. Limpar a área de tratamento e o equipamento de acordo com o protocolo normal.			

7. Avaliar a eficácia do tratamento.			
a. Perguntar ao paciente como ele sente a área tratada.			
b. Inspecionar visualmente a área tratada para quaisquer reações adversas.			
c. Executar os testes funcionais como indicado.			

ATIVIDADE DE LABORATÓRIO

LÂMPADAS INFRAVERMELHAS

DESCRIÇÃO

As lâmpadas infravermelhas fornecem aquecimento superficial (1 mm ou menos). Devido à penetração extremamente limitada, elas não são capazes de elevar as temperaturas do tecido conectivo a um nível terapêutico. Portanto, o seu efeito primário é aquele da analgesia branda e seu uso é muito limitado.

EFEITOS FISIOLÓGICOS

Vasodilatação cutânea.
Diminuição da percepção à dor.

EFEITOS TERAPÊUTICOS

Diminuição da dor.

INDICAÇÕES

A principal indicação para o aquecimento com lâmpada infravermelha é a diminuição da dor localizada. A elevação da temperatura da pele pode diminuir a percepção à dor durante um curto período.

CONTRAINDICAÇÕES

- Falta de sensibilidade à temperatura normal.
- Doença vascular periférica com comprometimento da circulação.
- Aplicação sobre tumores.

LÂMPADAS INFRAVERMELHAS			
PROCEDIMENTO	AVALIAÇÃO		
	1	2	3
1. Verificar suprimentos.			
a. Obter lençóis ou toalhas para cobertura, *timer*, dispositivo de sinalização.			
b. Verificar a lâmpada para filamentos desgastados, sua integridades, protetores e assim por diante.			
2. Interrogar o paciente.			
a. Verificar a identidade do paciente (se já não verificada).			
b. Verificar a ausência de contraindicações.			
c. Perguntar sobre tratamentos termoterápicos anteriores, verificar observações de tratamento.			

358   Parte III • Modalidades de Energia Térmica

3. Posicionar o paciente.			
a. Colocar o paciente em uma posição bem apoiada, confortável.			
b. Expor a parte do corpo a ser tratada, solicitar ao paciente que remova todas as joias da área.			
c. Cobrir o paciente para preservar sua intimidade, proteger roupas, mas manter o acesso à parte do corpo a ser tratada.			
4. Inspecionar a parte do corpo a ser tratada.			
a. Verificar a percepção do leve toque.			
b. Verificar a condição circulatória (pulsos, refil capilar).			
c. Verificar que não haja feridas abertas ou erupções.			
d. Avaliar a função da parte do corpo (p. ex., ADM, irritabilidade).			
5. Aplicar a luz infravermelha.			
a. Posicionar a lâmpada de modo que o bulbo esteja em paralelo com a parte do corpo tratada (para que a energia atinja o corpo em um ângulo de 90°) e de 45 a 60 cm de distância do paciente. Medir e registrar a distância da lâmpada para a mais próxima parte do corpo tratada.			
b. Informar ao paciente que ele sentirá apenas um leve aquecimento e que, se estiver quente, ele deverá avisar-lhe. Comece a aplicar a lâmpada.			
c. Ajustar um *timer* para o tempo de tratamento adequado e dar ao paciente o dispositivo de sinalização. Assegurar-se de que o paciente entenda como utilizar o dispositivo de sinalização.			
d. Verificar a resposta do paciente após os primeiros cinco minutos, perguntando como ele se sente, bem como verificar visualmente a área tratada. Verificar visual e verbalmente a cada cinco minutos.			
6. Completar o tratamento.			
a. Quando o tempo de tratamento tiver acabado, retirar a lâmpada e secar a área com uma toalha. Girar o controle de intensidade para zero.			
b. Remover o material utilizado para cobertura, auxiliar o paciente a vestir-se quando necessário.			
c. Instruir o paciente a executar o exercício terapêutico adequado conforme indicado.			
d. Limpar a área de tratamento e o equipamento de acordo com o protocolo normal.			
7. Avaliar a eficácia do tratamento.			
a. Perguntar ao paciente como ele sente a área tratada.			
b. Inspecionar visualmente a área tratada para quaisquer efeitos adversos.			
c. Executar os testes funcionais conforme indicado.			

ATIVIDADE DE LABORATÓRIO

FLUIDOTERAPIA

DESCRIÇÃO

A fluidoterapia é um dispositivo fabricado pela Henley International de Sugarland, Texas. O ar aquecido é forçado por meio de um recipiente preenchido com partículas de celulose; quando aquecida, a celulose adquire características fluidas. A parte do corpo a ser tratada é imersa nas partículas de celulose, e as partículas são circuladas no recipiente, fornecendo assim elevação da temperatura do tecido e um estímulo mecânico da pele. A temperatura da unidade é ajustável em um alcance de cerca de 39 ºC a 48 ºC.

Existem várias vantagens na utilização da fluidoterapia no tratamento de mãos e pés afetados. A fonte de calor é constante, assim a temperatura do tecido pode ser mantida a um nível terapêutico para a duração do tratamento. A parte do corpo pode ser exercitada durante o tratamento, ativa ou passivamente pelo terapeuta. O estímulo mecânico da pele com as partículas de celulose pode fornecer um efeito analgésico e pode auxiliar a anestesiar a área lesionada.

EFEITOS FISIOLÓGICOS

Vasodilatação
Diminuição à percepção da dor
Aumento do metabolismo local
Aumento da plasticidade do tecido conectivo
Diminuição da força isométrica (transitório)

EFEITOS TERAPÊUTICOS

Diminuição da dor
Aumento da extensibilidade do tecido mole

INDICAÇÕES

A principal indicação para a fluidoterapia é a de fornecer aquecimento terapêutico de uma área mais ampla da parte do corpo que pode ser prontamente atingida com uma compressa quente. Além disso, o paciente pode executar o exercício ativo durante a aplicação ou o fisioterapeuta pode executar mobilização articular no membro lesionado durante o procedimento.

O efeito terapêutico primário do aquecimento superficial é o de aumentar a capacidade de remodelagem do colágeno. Portanto, aquecer o tecido é benéfico após um período de mobilidade reduzida se o tecido mole tiver encurtado. Além disso, a viscosidade do tecido é reduzida, resultando em maior facilidade de movimento por meio da amplitude de movimento disponível.

CONTRAINDICAÇÕES

- Falta de sensibilidade à temperatura normal.
- Doença vascular periférica com comprometimento da circulação.
- Aplicação sobre tumores.
- Doença da artéria coronária.

FLUIDOTERAPIA			
PROCEDIMENTO	AVALIAÇÃO		
	1	2	3
1. Verificar os suprimentos e equipamentos.			
a. Obter *timer*, dispositivo de sinalização e assim por diante.			
b. Verificar a temperatura da unidade de fluidoterapia antes de aplicar o tratamento.			
c. Posicionar a cadeira na altura correta próxima à unidade.			

360 Parte III • Modalidades de Energia Térmica

2. Interrogar o paciente.			
a. Verificar a identidade do paciente (se já não verificada).			
b. Verificar a ausência de contraindicações.			
c. Perguntar sobre tratamentos termoterápicos anteriores, verificar observações de tratamento.			
3. Posicionar o paciente.			
a. Solicitar ao paciente que remova joias da área a ser tratada, lave-a e seque-a por completo.			
b. Solicitar ao paciente que se sente na cadeira próxima à unidade.			
c. Expor a parte do corpo a ser tratada.			
d. Cobrir o paciente para preservar sua intimidade, proteger as roupas, mas manter o acesso à parte do corpo a ser tratada.			
4. Inspecionar a parte do corpo a ser tratada.			
a. Verificar a percepção ao leve toque.			
b. Verificar a condição circulatória (pulsos, refil capilar).			
c. Verificar que não haja feridas abertas ou erupções.			
d. Avaliar a função da parte do corpo (p. ex., ADM, irritabilidade).			
5. Administrar a fluidoterapia.			
a. Com a agitação desligada, abrir a porção em forma de manga da unidade.			
b. Instruir o paciente a inserir a parte do corpo nas partículas de celulose e lembrá-lo de avisar se a temperatura estiver muito quente.			
c. Prender a manga em volta da parte do corpo para se prevenir que as partículas de celulose sejam extinguidas da unidade e começar a agitação.			
d. Verificar verbalmente a resposta do paciente após cinco minutos. Lembrar ao paciente de que lhe informe se a sensação de aquecimento estiver desconfortável.			
e. Instruir o paciente em qualquer exercício terapêutico indicado a ser executado durante o tratamento.			
6. Completar o tratamento.			
a. Desligar a agitação na conclusão do tempo de tratamento.			
b. Remover a parte do corpo da unidade, instruindo o paciente a escovar ou sacudir o máximo possível de celulose.			
c. Auxiliar o paciente a vestir-se, quando necessário, e instrui-lo no exercício terapêutico conforme indicado.			
d. Limpar a área de tratamento e o equipamento de acordo com o protocolo normal.			
7. Avaliar a eficácia do tratamento.			
a. Perguntar ao paciente como ele sente a área tratada.			
b. Inspecionar visualmente a área tratada para quaisquer reações adversas (p. ex., vergões ou estrias).			
c. Executar os testes funcionais conforme indicado.			

PARTE QUATRO

Modalidades de Energia Sonora

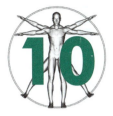

10 Ultrassom Terapêutico

David O. Draper e William E. Prentice

OBJETIVOS

Após o término deste capítulo, o estudante de fisioterapia será capaz de:

▶ analisar a transmissão de energia acústica nos tecidos biológicos em relação ao formato de onda, frequência, velocidade e atenuação;

▶ analisar a física básica envolvida na produção de um feixe de ultrassom terapêutico;

▶ comparar os efeitos fisiológicos térmicos e não térmicos do ultrassom terapêutico;

▶ avaliar as técnicas específicas de aplicação de ultrassom terapêutico e como elas podem ser modificadas para se atingirem os objetivos do tratamento;

▶ escolher os usos mais adequados e clinicamente efetivos para o ultrassom terapêutico. Explicar a técnica e a aplicação clínica da fonoforese;

▶ identificar as contraindicações e as precauções que devem ser observadas em relação ao ultrassom terapêutico.

Na comunidade médica, o ultrassom é uma modalidade utilizada para inúmeros objetivos, incluindo diagnóstico, destruição de tecido e como agente terapêutico. O ultrassom diagnóstico é utilizado há mais de 50 anos para que se possa visualizar estruturas internas. Historicamente, o ultrassom diagnóstico tem sido utilizado para visualizar o feto durante a gravidez. Mais recentemente, com a redução nos custos do equipamento, melhoras significativas na resolução da imagem, imagem ultrassonográfica em tempo real e imagem anatômica detalhada, o ultrassom diagnóstico tem se expandido para várias práticas clínicas que avaliam, diagnosticam e tratam distúrbios musculoesqueléticos. O ultrassom musculoesquelético diagnóstico pode identificar patologia em músculos, tendões, ligamentos, ossos e articulações.[1] O ultrassom também tem sido utilizado para produzir hipertermia extrema do tecido, que demonstrou efeitos tumoricidas em pacientes com câncer.

Na prática clínica, o ultrassom é uma das modalidades terapêuticas mais utilizadas, juntamente com o calor e o frio superficial e com a estimulação por correntes elétricas.[2] Ele tem sido utilizado com objetivos terapêuticos como uma ferramenta valiosa na reabilitação de muitas lesões diferentes, principalmente com a intenção de estimular o reparo de lesões dos tecidos moles e aliviar a dor,[3] embora alguns estudos tenham questionado sua eficácia como modalidade de tratamento.[4]

Conforme discutido no Capítulo 1, o ultrassom é uma forma de energia acústica e não eletromagnética. O ultrassom é definido como vibrações acústicas inaudíveis de alta frequência que pode produzir efeitos fisiológicos térmicos ou não térmicos.[5] O uso do ultrassom como agente terapêutico pode ser extremamente efetivo se o fisioterapeuta tiver uma com-

364 Parte IV • Modalidades de Energia Sonora

preensão adequada de seus efeitos sobre os tecidos biológicos e dos mecanismos físicos pelos quais esses efeitos são produzidos.[3]

- O **ultrassom** é uma das modalidades mais amplamente utilizadas no cuidado de saúde.
- Ultrassom e diatermia = modalidades de calor profundo.

ULTRASSOM COMO MODALIDADE DE CALOR

O Capítulo 9 discute o calor como uma modalidade de tratamento. Turbilhões quentes, banhos de parafina e compressas quentes, entre outras, produzem calor terapêutico. Contudo, a profundidade de penetração dessas modalidades é superficial e atinge no máximo 1 a 2 cm.[6] O ultrassom, junto à diatermia, foi classificado tradicionalmente como "modalidade de calor profundo" e tem sido utilizado principalmente com o objetivo de elevar a temperatura do tecido.

Para citar um exemplo, supõe-se um paciente que não apresenta dorsiflexão. Por meio de uma avaliação, determina-se que o problema seja uma contratura no músculo sóleo e o fisioterapeuta deseja utilizar termoterapia seguida de alongamento. O calor superficial preparará adequadamente esse músculo para ser alongado? Como o sóleo está abaixo do músculo gastrocnêmio, ele está além do alcance do calor superficial.

Uma das vantagens do uso do ultrassom em relação a outras modalidades de calor é que ele pode fornecer calor profundo.[7,156] Os efeitos do calor das compressas quentes de gel de sílica e do turbilhão quente têm sido comparados aos do ultrassom. Em uma profundidade intramuscular de 3 cm, um tratamento de 10 minutos com compressas quentes provoca aumento de 0,8 ºC, ao passo que, nessa mesma profundidade, o ultrassom de 1 MHz eleva a temperatura muscular em quase 4 ºC em 10 minutos.[8,9] A 1 cm abaixo da superfície de gordura, um banho de turbilhão quente (40,6 ºC) eleva a temperatura em 1,1 ºC, contudo, nessa mesma profundidade, o ultrassom de 3 MHz eleva a temperatura em 4 ºC em quatro minutos.[8,10,11]

TRANSMISSÃO DE ENERGIA ACÚSTICA NOS TECIDOS BIOLÓGICOS

Ao contrário da energia eletromagnética, transmitida de maneira mais eficaz no vácuo, a energia acústica depende da colisão molecular para transmissão. As moléculas no meio condutor causam vibração e deslocamento mínimo das outras moléculas circundantes quando ajustadas em vibração, de modo que, eventualmente, essa "onda" de vibração se propaga por todo o meio. As ondas sonoras são transmitidas de modo similar às ondas criadas por uma pedra atirada na água de uma piscina. O ultrassom é uma onda mecânica cuja energia é transmitida pelas vibrações das moléculas do meio biológico pelo qual a onda se propaga.[12]

Ondas transversas *versus* ondas longitudinais

Dois tipos de onda podem se propagar pelo meio sólido, **ondas longitudinais** e **transversas**. Em uma onda longitudinal, o deslocamento molecular ocorre na direção de propagação. Nesse trajeto da onda longitudinal, existem regiões de alta densidade molecular chamadas de **compressões** (nas quais as moléculas são comprimidas juntas) e regiões de baixa densidade molecular chamadas de **rarefações** (nas quais as moléculas se propagam) (Figura 10.1). Isso se assemelha à ação de compressão e afastamento em uma brincadeira infantil "furtiva". Em uma onda transversa, as moléculas são deslocadas em direção perpendicular à direção do movimento da onda. Embora as ondas longitudinais atravessem meios líquidos e sólidos, as ondas transversas podem atravessar apenas sólidos. Como os tecidos moles são mais semelhantes aos líquidos, o ultrassom se propaga primariamente como uma onda longitudinal, porém, quando ele chega ao osso, transforma-se em uma onda transversa.[12]

Frequência de transmissão de onda

A **frequência** dos sons audíveis varia entre 16 e 20 KHz (kilohertz = mil ciclos por segundo). O ultrassom tem frequência acima de 20 kHz. A variação de frequência para o ultrassom terapêutico é de 0,75 a 3 MHz (megahertz = 1 milhão de ciclos por segundo). Quanto maior a frequência

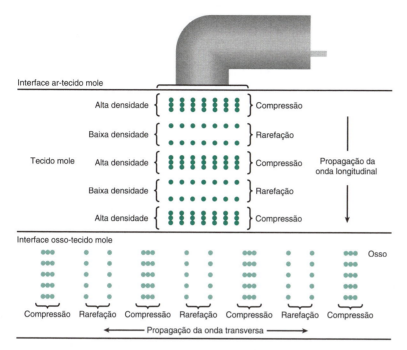

Figura 10.1 O ultrassom se propaga pelos tecidos moles como uma onda longitudinal alternando regiões de alta densidade molecular (compressões) e áreas de baixa densidade molecular (rarefações). As ondas transversas são encontradas principalmente no osso.

das ondas sonoras emitidas pela fonte sonora, menor será a dispersão do som e, dessa forma, um feixe de som mais direcionado será produzido. Nos tecidos biológicos, quanto menor a frequência das ondas sonoras, maior a profundidade de penetração. Ondas sonoras de maior frequência são absorvidas nos tecidos mais superficiais.

Velocidade

A **velocidade** em que essa vibração ou onda sonora se propaga pelo meio condutor está diretamente relacionada à densidade. Materiais mais densos e mais rígidos possuem maior velocidade de transmissão. Em uma frequência de 1 MHz, o som se propaga pelos tecidos moles em 1.540 m/s e pelo osso compacto a 4.000 m/s.[13]

Atenuação

À medida que a onda de ultrassom é transmitida por vários tecidos, há uma **atenuação** ou diminuição na intensidade de energia. Essa diminuição se deve à **absorção** de energia pelos tecidos ou à **dispersão** e **disseminação** da onda sonora que resulta de reflexão ou de refração.[12]

O ultrassom penetra pelos tecidos com alto conteúdo de água e é absorvido nos tecidos densos ricos em proteína, nos quais ele terá maior potencial de aquecimento.[14] A capacidade da energia acústica de penetrar ou de ser transmitida aos tecidos mais profundos é determinada pela frequência do ultrassom, bem como pelas características dos tecidos pelos quais o ultrassom está se propagando. A penetração e a absorção estão inversamente relacionadas. A absorção aumenta à medida que a frequência aumenta; dessa forma, menos energia é transmitida para os tecidos mais profundos. Tecidos com maior conteúdo de água possuem uma taxa menor de absorção, ao passo que tecidos com maior conteúdo de proteína possuem uma alta taxa de absorção.[15] A gordura tem uma taxa de absorção relativamente baixa e o músculo absorve uma quantidade consideravelmente maior. Os nervos periféricos absorvem em uma taxa duas vezes maior que a dos músculos. O osso, que é relativamente superficial, absorve mais energia ultrassônica do que qualquer outro tecido (Tabela 10.1).

Parte IV • Modalidades de Energia Sonora

Tabela 10.1	Relação entre penetração e absorção (1 MHz)	
MEIO	ABSORÇÃO	PENETRAÇÃO
Água	1	1.200
Plasma sanguíneo	23	52
Sangue	60	20
Gordura	390	4
Músculo esquelético	663	2
Nervo periférico	1.193	1

De Griffin JE. J Am Phys Ther. 1966; 46(1): 18-26. Reimpressa com permissão da American Physical Therapy Association.

Quando uma onda sonora encontra um limite ou uma interface entre diferentes tecidos, parte da energia irá se disseminar devido à reflexão ou à refração. A quantidade de energia refletida e, inversamente, a quantidade de energia que será transmitida para os tecidos mais profundos, é determinada pela magnitude relativa das **impedâncias acústicas** dos dois materiais de cada lado da interface. A impedância acústica pode ser determinada multiplicando-se a densidade do material pela velocidade na qual o som se propaga dentro dele. Se a impedância acústica dos dois materiais que formam a interface é a mesma, todo o som será transmitido e não haverá reflexão. Quanto maior a diferença entre as duas impedâncias acústicas, mais energia é refletida e menos se consegue entrar em um segundo meio (Tabela 10.2).[17]

- Penetração e absorção são inversamente relacionadas.

O som que passa do transdutor para o ar é quase totalmente refletido. O ultrassom é transmitido pela gordura. Ele sofre reflexão e refração na interface muscular. Na interface tecido mole-osso, praticamente todo o som é refletido. Quando a energia do ultrassom é refletida nas interfaces dos tecidos com diferentes impedâncias acústicas, a intensidade da energia aumenta à medida que a energia refletida encontra a nova energia que está sendo transmitida, criando o que se chama de **onda permanente** ou **"ponto quente"**. Esse nível de energia aumentado tem o potencial de produzir dano ao tecido. A movimentação do transdutor sonoro ou a utilização de ultrassom de onda pulsada pode ajudar a minimizar o desenvolvimento de pontos quentes.[18]

FÍSICA BÁSICA DO ULTRASSOM TERAPÊUTICO

Componentes de um gerador de ultrassom terapêutico

Um gerador de ultrassom consiste em um gerador elétrico de alta frequência conectado a um circuito oscilador e a um transformador por meio de um cabo coaxial a um transdutor contido em um tipo de aplicador isolado (Figura 10.2). O circuito oscilador produz um feixe de som em uma

Tabela 10.2	A porcentagem da energia incidente refletida nas interfaces do tecido[16]	
INTERFACE	PERCENTUAL DE REFLEXÃO	
Tecido mole/ar	99,9	
Água/tecido mole	0,2	
Tecido mole/gordura	1,0	
Tecido mole/osso	15-40	

De Ward AR. Electricity Fields and Waves in Therapy. Maricksville, NSW, Australia: Science Press; 1986.

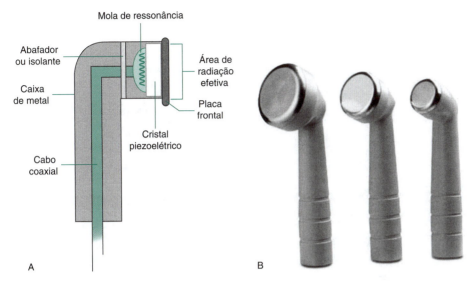

Figura 10.2 (A) A anatomia de um típico transdutor de ultrassom. (B) Transdutores de ultrassom de diâmetros diferentes.

frequência específica, ajustada pelo fabricante de acordo com as necessidades de frequência do transdutor. O painel de controle de uma unidade de ultrassom geralmente tem um cronômetro que pode ser pré-ajustado, um medidor de potência, um controle de intensidade, um interruptor de controle de ciclo de trabalho, um seletor de modos contínuo ou pulsado e, possivelmente, a potência de saída em resposta à carga do tecido e desligamento automático em caso de superaquecimento do transdutor. Recentemente, opções com duas fontes de som e frequência dupla foram disponibilizadas como equipamento padrão em unidades de ultrassom (Figura 10.3). A Tabela 10.3 fornece uma lista das características mais desejáveis em um gerador de ultrassom.

Deve-se acrescentar que vários estudos demonstraram diferenças significativas na eficácia de unidades de ultrassom diferentes produzidas por uma variedade de fabricantes na elevação das temperaturas dos tecidos.[19,20] Também é crucial certificar-se de que as unidades de ultrassom sejam rotineiramente testadas e recalibradas para assegurar que os parâmetros de tratamento estejam realmente sendo produzidos pela unidade de ultrassom.[21]

Transdutor

O **transdutor**, também chamado de aplicador ou reprodutor, deve ser combinado com unidades particulares e, em geral, não intercambiáveis.[22] O transdutor consiste em algum cristal, tal como o quartzo, ou cristais de cerâmica sintética feitos de zirconato ou titanato de chumbo, titanato de bário ou ferrita de níquel-cobalto de aproximadamente 2 a 3 mm de espessura. É o cristal dentro do transdutor que converte energia elétrica em energia acústica por meio da deformação mecânica do cristal.

Efeito piezoelétrico. Os cristais que são capazes de distorção mecânica (expandindo-se e contraindo-se) são chamados de **cristais piezoelétricos**. Quando uma corrente elétrica bifásica gerada na mesma frequência da ressonância do cristal passa através do cristal piezoelétrico, o cristal irá se expandir e contrair, criando o que é chamado de **efeito piezoelétrico.**

Existem duas formas desse efeito piezoelétrico (Figura 10.4). Um efeito piezoelétrico **indireto** ou **reverso** é criado quando uma corrente bifásica passa através do cristal, produzindo compressão ou expansão do cristal. É essa expansão e contração que ocasiona a vibração do cristal em uma frequência específica, produzindo uma onda sonora que é transmitida dentro dos tecidos. Assim, o efeito piezoelétrico reverso é utilizado para gerar ultrassom em uma frequência desejada.

Um efeito piezoelétrico **direto**, que não tem nenhuma relação com ultrassom, é a geração de uma voltagem elétrica através do cristal quando ele é comprimido ou expandido.

368 Parte IV • Modalidades de Energia Sonora

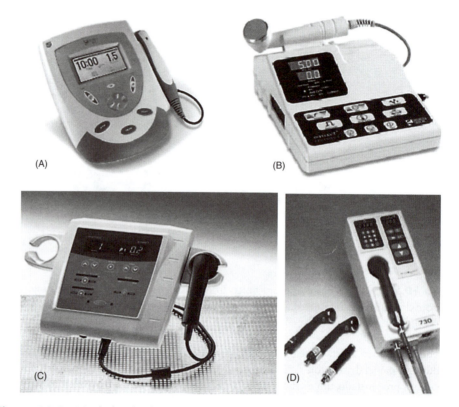

Figura 10.3 Unidades de ultrassom: (A) Intellect Transport, (B) Intellect Legend, (C) Accusonic Plus e (D) Sonicator.

Área de radiação efetiva (ARE). A porção da superfície do transdutor que realmente produz a onda sonora é chamada de **área de radiação efetiva (ARE)**. A ARE é dependente da área

Tabela 10.3 Características que a máquina de ultrassom mais moderna deve conter
Baixa taxa de não uniformidade do feixe (BNR, do inglês *beam nonuniformity ratio*) (4:1)
Alta ARE (quase toda a superfície da fonte sonora)
Frequências múltiplas (1 e 3 MHz)
Fontes sonoras de vários tamanhos
Sensor de desligamento por superaquecimento
Bom isolamento que permita o uso sob a água
Tomada de saída para terapia combinada
Vários ciclos de trabalhos pulsados
Cristal sintético de boa qualidade
Cabo de transdutor que mantenha o punho do operador em uma posição natural e relaxada
Face do transdutor durável, que proteja o cristal em caso de queda
Cronômetro computadorizado que ajuste a duração do tratamento quando a intensidade for ajustada (semelhante à iontoforese, em que o tempo de tratamento se ajusta de acordo com a dose aplicada)

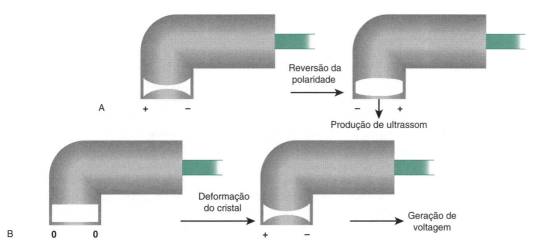

Figura 10.4 Efeito piezoelétrico. (A). No efeito piezoelétrico reverso, à medida que a corrente alternada reverte a polaridade, o cristal se expande e se contrai, produzindo energia ultrassônica. (B). Em um efeito piezoelétrico direto, uma deformação mecânica do cristal gera uma voltagem.

da superfície do cristal e idealmente quase alcança o diâmetro da placa do transdutor (Figura 10.5).[3] A ARE é determinada por meio da varredura do transdutor em uma distância de 5 mm da superfície de radiação e registrando todas as áreas em excesso de 5% da saída de potência máxima encontrada em qualquer local na superfície do transdutor. A energia acústica é contida por um feixe cilíndrico concentrado que é praticamente do mesmo diâmetro da fonte sonora.[17] O débito de energia é maior no centro e menor na periferia da ARE. Do mesmo modo, a temperatura no centro é significativamente maior do que na periferia da ARE.[23]

Como a área de radiação efetiva é sempre menor do que a superfície do transdutor, o tamanho do transdutor não indica a superfície real de radiação. Há variabilidade significativa na área de radiação efetiva e na potência de saída dos transdutores de ultrassom.[24] Um erro muito comum é o de se assumir que, em uma grande superfície transdutora, toda a superfície irradia o ultrassom. Isso geralmente não é verdade, particularmente com transdutores maiores de 10 cm^2. Realmente, não há sentido em se ter um transdutor grande com uma superfície de radiação pequena, uma vez que ele apenas limita mecanicamente a aplicação em áreas menores (ver Figura 10.5). A ARE do

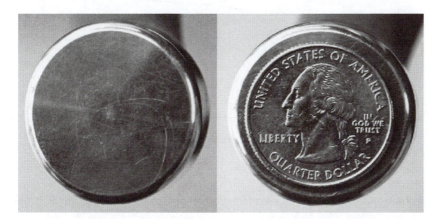

Figura 10.5 (Esquerda) Foto de um cristal do tamanho de uma moeda de 25 centavos de dólar colocada dentro da placa frontal do transdutor. (Direita) Uma moeda de 25 centavos de dólar é colocada sobre a face do transdutor para ilustrar que este cristal é menor do que a placa frontal. Em condições ideais, eles devem ter quase o mesmo tamanho.

transdutor deve atingir o tamanho total do transdutor com maior proximidade possível para facilidade de aplicação nas várias superfícies corporais, de modo a manter o acoplamento mais efetivo.

O tamanho apropriado da área a ser tratada utilizando-se ultrassom é de duas a três vezes o tamanho da ARE do cristal.[25,26] Para suportar essa premissa, a temperatura máxima no músculo humano foi medida durante 10 minutos de aplicação de 1 MHz de ultrassom fornecido a 1,5 W/cm² (Figura 10.6). O tamanho do tratamento para 10 indivíduos foi 2 ARE e, para outros 10, de 6 ARE. A temperatura do grupo de 2 ARE aumentou 3,6 °C (aquecimento moderado a vigoroso), enquanto a temperatura nos indivíduos no grupo de 6 ARE aumentou apenas 1,1 °C (aquecimento leve). Um estudo similar mostrou que um ultrassom de 3 MHz em uma intensidade de 1 W/cm² aumentou significativamente a temperatura do tendão patelar em duas vezes e quatro vezes a ARE. Contudo, o tamanho 2 ARE forneceu aquecimento maior e mais longo do que 4 ARE.[27] Assim, o ultrassom é utilizado mais efetivamente para se tratarem áreas pequenas.[28] Compressas quentes, turbilhões e diatermia por ondas curtas têm uma vantagem em relação ao ultrassom porque podem ser utilizados para se aquecerem áreas bem maiores, como todo o complexo do ombro.[160]

Frequência do ultrassom terapêutico

O ultrassom terapêutico produzido por um transdutor piezoelétrico tem variação de frequência entre 0,75 e 3,3 MHz. A frequência é o número de ciclos de ondas completado a cada segundo. A maioria dos geradores de ultrassom antigos é ajustada em uma frequência de 1 MHz (com isso, o cristal é deformado 1 milhão de vezes por segundo), enquanto alguns dos modelos mais modernos também contêm a frequência de 3 MHz (dessa forma, o cristal é deformado 3 milhões de vezes por segundo).[159] Certamente, um gerador que pode ser ajustado entre 1 e 3 MHz permite ao fisioterapeuta maior flexibilidade de tratamento.

Um erro comum é o de se considerar que a intensidade determina a profundidade de penetração do ultrassom e, portanto, intensidades altas (1,5 ou 2 W/cm²) são utilizadas para aqueci-

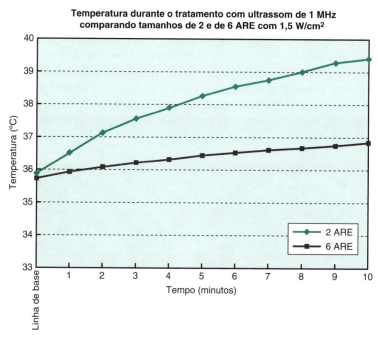

Figura 10.6 O gráfico ilustra que o ultrassom é ineficaz para aquecer áreas maiores do que duas vezes o tamanho da face do transdutor. O aumento médio de temperatura para 2 ARE foi de 3,4 °C e de apenas 1,1 °C para uma área seis vezes a área de radiação efetiva (ARE). (De Chudliegh D, Schulthies SS, Draper DO e Myrer JW: Muscle temperature rise with 1 MHz ultrasound in treatment sizes of 2 and 6 times the effective radiating área of the transducer, *Master's Thesis,* Brigham Young University; Julho de 1997).

mento profundo e intensidades baixas ($1W/cm^2$) são utilizadas para aquecimento superficial. Contudo, a profundidade de penetração do tecido é determinada pela frequência do ultrassom, e não pela intensidade.[29] A energia de ultrassom gerada a 1 MHz é transmitida através de tecidos mais superficiais e absorvida primariamente nos tecidos mais profundos, em profundidades de 2 a 5 cm (Figura 10.7).[8] Uma frequência de 1 MHz é mais útil em pacientes com alto percentual de gordura corporal cutanea e sempre que se deseja um efeito nas estruturas mais profundas como os músculos sóleo e piriforme.[5] Com 3 MHz, a energia é absorvida nos tecidos mais superficiais com profundidade de penetração entre 1 e 2 cm, tornando-a ideal para tratar condições superficiais, como fasciite plantar, tendinite patelar e epicondilite.[13,30]

Conforme mencionado anteriormente, a atenuação é a diminuição na energia do ultrassom à medida que aumenta a distância percorrida por ela nos tecidos. O índice de absorção e, portanto, a atenuação aumentam à medida que a frequência do ultrassom se eleva.[31] A frequência de 3 MHz não é absorvida apenas superficialmente, mas também é absorvida três vezes mais rapidamente do que a frequência do ultrassom de 1 MHz. Esse índice de absorção mais rápida resulta em um pico de aquecimento mais rápido nos tecidos. Foi demonstrado que o ultrassom de 3 MHz aquece o músculo humano três vezes mais rapidamente do que o de 1 MHz.[8]

Tomada de decisão clínica *Exercício 10.1*

Um paciente está se queixando de dor no epicôndilo lateral do cotovelo, que foi diagnosticado como cotovelo de tenista. O fisioterapeuta está tentando decidir se usa ultrassom de 1 MHz ou de 3 MHz. Qual seria o mais efetivo?

O feixe do ultrassom

Se o comprimento de onda do som é maior do que a fonte que o produziu, então o som se propaga em todas as direções.[17] É o que acontece com os sons audíveis, explicando a razão de uma pessoa posicionada atrás de você ouvir a sua voz tão bem quanto alguém na sua frente. No caso do ultrassom terapêutico, o som é menos divergente, concentrando, dessa forma, a energia em uma área limitada (1 MHz à velocidade de 1.540 m/s nos tecidos moles e um comprimento de onda de 1,5 mm, emitido de um transdutor maior do que o comprimento de onda a aproximadamente 25 mm de diâmetro).

Quanto maior o diâmetro do transdutor, mais concentrado ou **colimado** é o feixe. Transdutores menores produzem um feixe mais divergente. Do mesmo modo, o feixe do ultrassom gerado à frequência de 1 MHz é mais divergente do que o ultrassom gerado a 3 MHz (ver Figura 10.7).

Campo proximal/campo distal. Dentro desse feixe cilíndrico, a distribuição de energia sonora é altamente não uniforme, particularmente em uma área próxima ao transdutor chamada de **campo proximal** (Figura 10.7b). O campo proximal é uma zona de intensidade de ultrassom flutuante. A flutuação ocorre porque o ultrassom é emitido em ondas a partir do transdutor. Dentro de cada onda, há energia sonora mais alta e, entre as ondas, há menos energia sonora. Desse modo, dentro do feixe de ultrassom próximo ao transdutor no campo proximal, há variação na intensidade do ultrassom. À medida que o feixe se afasta do transdutor, a energia sonora torna-se mais consistente.

$$\text{Comprimento do campo proximal} = \frac{\text{Diâmetro do transdutor}^2}{\text{Comprimento de onda do ultrassom}}$$

No final do campo proximal, o ponto de intensidade acústica máxima é onde a intensidade dentro do feixe de ultrassom está no seu nível mais alto.[17] O comprimento do campo proximal a partir da superfície do transdutor e, portanto, a localização do ponto de intensidade acústica máxima, pode ser determinada pelo seguinte cálculo:[1]

O campo distal se inicia além desse ponto de intensidade acústica máxima, onde a distribuição de energia é muito mais uniforme, mas o feixe se torna mais divergente.

Taxa de não uniformidade do feixe. A quantidade de variabilidade de intensidade dentro do feixe de ultrassom é indicada pela **taxa de não uniformidade do feixe (BNR)**. Essa

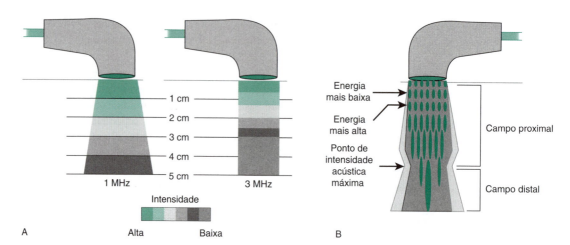

Figura 10.7 (A) A energia do ultrassom é atenuada à medida que ela atravessa os tecidos moles. Em 1 MHz, a energia pode penetrar nos tecidos mais profundos, embora o feixe desvie levemente. Em 3 MHz, os efeitos são primariamente nos tecidos superficiais e o feixe é menos divergente. (B) No campo proximal, a distribuição de energia não é uniforme. No campo distal, a distribuição de energia é mais uniforme, mas o feixe é mais divergente.

taxa é determinada medindo-se o ponto máximo de intensidade do ultrassom sobre a área do transdutor em relação ao débito médio de ultrassom sobre a área do transdutor. (O débito é medido em Watts por centímetro quadrado.) Por exemplo, BNR (taxa de não uniformidade do feixe) de 2 para 1 significa que o pico de intensidade do feixe é 2 W/cm², a intensidade média é de 1 W/cm².

A BNR ideal seria 1 para 1; contudo, como isso não é possível, na maioria dos geradores de ultrassom a BNR fica entre 2:1 e 6:1. Algumas unidades de ultrassom possuem BNR de até 8:1. Picos de intensidades de 8 W/cm² danificam os tecidos; portanto o paciente corre o risco de ter dano nos tecidos se intensidades maiores do que 1 W/cm² forem utilizadas em uma máquina com BNR 8:1. Quanto mais baixa a BNR, mais uniforme a saída e, dessa forma, menor a chance de se desenvolverem "pontos quentes" de energia concentrada. O Food and Drug Administration exige que todas as unidades de ultrassom especifiquem a BNR, e o fisioterapeuta deve estar ciente da BNR daquela unidade em particular.[32]

Os picos elevados de intensidade associados à BNR elevada são responsáveis por grande parte do desconforto ou da dor periosteal associados ao tratamento com ultrassom.[33] Portanto, quanto maior a BNR, mais importante a movimentação rápida do transdutor durante o tratamento para se evitarem pontos quentes e áreas de dano do tecido ou cavitação. A Figura 10.8 mostra a homogeneidade elevada do feixe de um transdutor com BNR baixa e o perfil típico do feixe de um transdutor com BNR alta em frequência de 3 MHz.

Alguns pesquisadores dão pouco crédito à BNR como fator de escolha de um bom equipamento de ultrassom e dizem que ela tem pouco efeito na qualidade do tratamento. Eles imaginam que uma boa técnica de tratamento é muito mais importante do que a BNR.[34] Contudo, a maioria deles concordaria que um tratamento contínuo com ultrassom é eficaz apenas se for tolerado pelo paciente e se produzir aquecimento uniforme nos tecidos.[20] Alguns especulam que o feixe de ultrassom produzido por um cristal de má qualidade constitui um dos motivos pelos quais os pacientes apresentam dor e aquecimento irregular dos tecidos. A aceitação do paciente deve ser melhor quando o calor do ultrassom é fornecido por um aparelho de ultrassom com baixa taxa de não uniformidade do feixe. Isso encoraja o paciente a retornar para o tratamento necessário e permite que o fisioterapeuta aumente a intensidade até o ponto em que o paciente sinta o calor local. Quando uma modalidade de calor é aplicada ao tecido, ela só é eficaz se o paciente sentir o calor. Se ele não sentir o calor, o fisioterapeuta está movendo o transdutor muito rapidamente ou a intensidade está muito baixa.

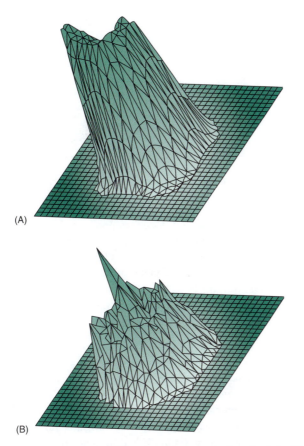

Figura 10.8 (A) Representação gráfica de uma BNR baixa de 2:1. (B) Representação gráfica de uma BNR alta de 6:1.

Amplitude, potência e intensidade

Amplitude é um termo que descreve a magnitude da vibração em uma onda. A amplitude é utilizada para se descrever a variação na pressão ao longo do trajeto da onda em unidades de pressão (N/m^2).[22] **Potência** é a quantidade total de energia ultrassônica no feixe expressa em watts. A **intensidade** é a medida da velocidade na qual a energia está sendo fornecida por unidade de área. Como a potência e a intensidade são distribuídas irregularmente no feixe, vários tipos de intensidades precisam ser definidos.

- **Intensidade espacial média** é a intensidade do feixe de ultrassom mediada por toda a área do transdutor. Ela pode ser calculada dividindo-se a potência em watts pela área de radiação efetiva total (ARE) do transdutor em cm^2 e é indicada em watts por centímetro quadrado (W/cm^2). Se o ultrassom está sendo produzido a uma potência de 6 W e a ARE do transdutor é de 4 cm^2, a intensidade espacial média deve ser de 1,5 W/cm^2. Em muitas unidades de ultrassom, a potência em watts e a intensidade espacial média em W/cm^2 podem ser exibidas. Se a potência fornecida for constante, o aumento do tamanho do transdutor diminui a intensidade espacial média.
- **Intensidade de pico espacial** é o valor mais alto que ocorre dentro do feixe ao longo do tempo. No ultrassom terapêutico, as intensidades máximas podem variar entre 0,25 e 3,0 W/cm^2.
- **Intensidade de pico temporal**, também chamada de *intensidade média de pulso*, é a intensidade máxima durante o período de funcionamento do ultrassom pulsado, indicada em W/cm^2 (ver Figura 10.10).
- **A intensidade média temporal** é importante apenas com o ultrassom pulsado e é calculada pela média da potência durante os períodos ligado e desligado. Para um feixe sonoro pulsado

374 Parte IV • Modalidades de Energia Sonora

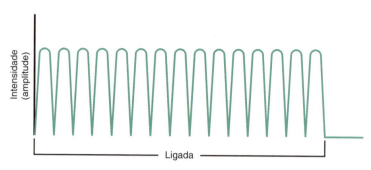

Figura 10.9 No ultrassom contínuo, a energia está sendo gerada constantemente.

com ciclo de trabalho de 20% com intensidade temporal de pico de 2 W/cm², a intensidade temporal média seria de 0,4 W/cm². Deve-se observar que, em algumas máquinas, o ajuste de intensidade indica a intensidade temporal de pico ou ligada, enquanto, em outras, ele mostra a intensidade temporal média ou a média da intensidade ligado/desligado (ver Figura 10.10).[6]

- **A intensidade de pico temporal e espacial média** *(SATP, do inglês spatial-average temporal peak)* é a intensidade máxima que ocorre no tempo da intensidade espacial média. A intensidade de SATP é simplesmente a média espacial durante um único pulso.

Não há regras definitivas que governem a seleção de intensidades específicas de ultrassom durante o tratamento, embora o uso de uma intensidade elevada possa causar dano aos tecidos e exacerbar a doença.[6] Uma recomendação é a de que, para atingir o efeito terapêutico desejado, seja utilizada a menor intensidade de energia ultrassônica na maior frequência que permita a transmissão de energia ao tecido específico. Algumas orientações para a seleção de intensidades surgem de relatos publicados por aqueles que obtiveram resultados clínicos bem-sucedidos, embora subjetivos.[6]

- A profundidade de penetração no tecido é determinada pela frequência do ultrassom e não pela intensidade.

É importante lembrar que a tolerância individual ao calor é diferente e, portanto, a intensidade do ultrassom deve sempre ser ajustada de acordo com a tolerância do paciente.[33] No início do tratamento, ajuste a intensidade para um ponto em que o paciente sinta um calor mais profundo e, depois, reduza-a levemente até que seja sentido um calor suave.[28,35] Durante o tratamento, solicite informações ao paciente e faça os ajustes necessários na intensidade. Essa ideia se aplica apenas ao ultrassom de modo contínuo, pois o pulsado geralmente não produz calor. A despeito disso, o tratamento nunca deve produzir relatos de dor. Se o paciente relata que o transdutor está quente na superfície cutânea, é provável que o meio de acoplamento esteja inadequado e que o cristal piezoelétrico tenha sido danificado e o transdutor esteja superaquecendo.

Os tratamentos com ultrassom dependem da temperatura e não do tempo. O ultrassom térmico é utilizado para produzir alguns efeitos desejados e os tecidos respondem de acordo com a quantidade de calor que recebem.[36,37] Qualquer ajuste significativo na intensidade deve ser contrabalançado com um ajuste no tempo de tratamento. Mudar os níveis de intensidade durante o tratamento não resulta em aquecimento ideal.[38]

O ultrassom de intensidade mais alta resulta em aumento mais rápido e maior de temperatura.[39] Por essa razão, é provável que a nova geração de aparelhos de ultrassom tenha a capacidade de reduzir automaticamente o tempo de tratamento quando a intensidade for aumentada e de aumentar o tempo de tratamento quando a intensidade for reduzida (ver Figura 10.3).

- 3 MHz = calor superficial
- 1 MHz = calor profundo
- Área de tratamento = 2-3 ARE
- O ultrassom pode ser contínuo ou pulsado.

Deve-se acrescentar também que diferentes aparelhos de ultrassom provavelmente produzirão intensidades e energias diferentes durante os tratamentos, apesar do fato de que os parâmetros de tratamento selecionados possam ser idênticos. Portanto, os efeitos terapêuticos podem ser diferentes de um aparelho de ultrassom terapêutico para outro.[40]

Ultrassom pulsado *versus* contínuo

Praticamente todos os geradores de ultrassom terapêutico podem emitir ondas contínuas ou pulsadas. Se o **ultrassom de ondas contínuas** for utilizado, a intensidade do som permanecerá constante durante o tratamento e a energia do ultrassom estará sendo produzida em 100% do tempo (Figura 10.9).

$$\text{Ciclo de trabalho} = \frac{\text{Duração do pulso (ligada)} \times 100}{\text{período do pulso (ligada + desligada)}}$$

Com o **ultrassom pulsado,** a intensidade é interrompida periodicamente, sem produção de energia ultrassônica durante o período desligado (Figura 10.10). Com o ultrassom pulsado, a intensidade média da potência ao longo do tempo é reduzida. A porcentagem de tempo de geração de ultrassom (duração do pulso) durante um período de pulso é chamada de *ciclo de trabalho*.

Assim, se a duração do pulso for de 1 milissegundo e o período de pulso total é de 5 ms, o ciclo de trabalho seria de 20%. Portanto, a quantidade total de energia fornecida aos tecidos seria de apenas 20% da energia se ultrassom contínuo estivesse sendo utilizado. A maioria dos geradores de ultrassom tem ciclos de trabalho que são pré-ajustados em 20 ou 50%, contudo, alguns fornecem vários ciclos de trabalho opcionais. Ocasionalmente, o ciclo de trabalho também é chamado de relação **marca:espaço**.

O ultrassom contínuo é mais comumente utilizado para se atingirem efeitos térmicos. O uso de ultrassom pulsado resulta em uma redução do aquecimento médio dos tecidos. Ultrassom pulsado ou contínuo em intensidade baixa produzirá efeitos não térmicos ou mecânicos que podem estar associados à cicatrização dos tecidos moles.

EFEITOS FISIOLÓGICOS DO ULTRASSOM

O ultrassom terapêutico pode induzir respostas clinicamente significativas em células, tecidos e órgãos por meio de efeitos térmicos e biofísicos não térmicos.[3,12,13,17,18,29,41-44] O ultrassom afeta os tecidos biológicos normais e lesionados. Os tecidos lesionados podem ser mais receptivos ao ultrassom do que os tecidos normais.[45] Quando o ultrassom é aplicado por seus efeitos térmicos, os efeitos biofísicos não térmicos também ocorrem e podem lesionar os tecidos normais.[31] Quando apropriado, os parâmetros de tratamento são selecionados, contudo, os efeitos não térmicos podem ocorrer com efeitos térmicos mínimos.

Efeitos térmicos

A onda de ultrassom sofre atenuação à medida que se propaga pelos tecidos. A atenuação é causada primariamente pela conversão da energia ultrassônica em calor por meio da absorção e, em alguma extensão, por disseminação e deflexão do feixe. Tradicionalmente, o ultrassom tem sido

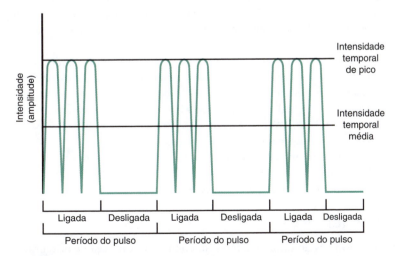

Figura 10.10 No ultrassom pulsado, a energia é gerada apenas durante o período ligada. O ciclo de trabalho é determinado pela relação entre o tempo ligado e o período do pulso.

Parte IV • Modalidades de Energia Sonora

utilizado primariamente para se produzir aumento da temperatura do tecido.[16,46-50] Os efeitos clínicos do ultrassom para o aquecimento dos tecidos são similares a outras formas de calor que podem ser aplicadas, incluindo:[37]

1. aumento na extensibilidade das fibras de colágeno verificado nos tendões e cápsulas articulares;
2. diminuição na rigidez articular;
3. redução do espasmo muscular;
4. modulação da dor;
5. aumento do fluxo sanguíneo;
6. leve resposta inflamatória que pode auxiliar na resolução da inflamação crônica.

Sugere-se que, para que a maioria desses efeitos ocorra, os tecidos devem ser elevados a um nível de 40 a 45 °C por, no mínimo, cinco minutos.[18] Outros dizem que as temperaturas absolutas não são importantes, mas, sim, a quantidade de temperatura que se eleva acima da linha de base.[77-79] Eles relatam que elevações de temperatura do tecido de 1 °C aumentam o metabolismo e a cicatrização, elevações de 2 a 3 °C diminuem a dor e o espasmo muscular e elevações de 4 °C ou mais elevam a extensibilidade do colágeno e diminuem a rigidez articular.[25,37,52] Foi demonstrado que temperaturas acima de 45 °C podem ser potencialmente prejudiciais aos tecidos, embora geralmente os pacientes sintam dor antes dessas temperaturas extremas.[8]

Foi relatado que o ultrassom a 1 MHz com intensidade de 1 W/cm^2 eleva a temperatura dos tecidos moles em até 0,86 °C/min em tecidos com pouco suprimento vascular.[53] Foi mostrado que o ultrassom de 3 MHz a 1 W/cm^2 eleva a temperatura do ligamento patelar humano 2 °C/min.[27] No músculo, que é muito vascularizado, ultrassom de 1 e 3 MHz a 1 W/cm^2 aumenta a temperatura 0,2 e 0,6 °C por minuto, respectivamente.[8] Também foi demonstrado que as elevações de temperatura nos tecidos aumentaram significativamente por meio do pré-aquecimento da área de tratamento antes de se iniciar a aplicação de ultrassom.[54]

A principal vantagem do ultrassom em relação a outras modalidades de calor não acústicas é a de que os tecidos ricos em colágeno, como tendões, músculos, ligamentos, cápsulas articulares, meniscos articulares, interfaces intermusculares, raízes nervosas, periósteo, osso cortical e outros tecidos profundos podem ser aquecidos seletivamente até a amplitude terapêutica sem elevar significativamente a temperatura do tecido na pele ou na gordura.[55] O ultrassom penetra na pele e na gordura com pouca atenuação.[56]

Os efeitos térmicos do ultrassom estão relacionados à frequência. Conforme indicado anteriormente, há uma relação inversa entre a profundidade de penetração e a frequência. A maior parte da energia em uma onda sonora a 3 MHz é absorvida nos tecidos superficiais. Com 1 MHz, há menos atenuação e a energia penetra nos tecidos profundos, aquecendo-os seletivamente. Sugere-se que 3 MHz de ultrassom deve ser a modalidade recomendada no aquecimento dos tecidos até uma profundidade de 2,5 cm. O tratamento com 1 MHz não produz as temperaturas (> 4 °C de mudança ou 40 °C de temperatura absoluta) necessárias para aquecer as estruturas do corpo efetivamente.[57]

Ocorre aquecimento com o ultrassom contínuo e com o pulsado, dependendo da intensidade da corrente total fornecida ao paciente.[58] Efeitos térmicos significativos são induzidos sempre que a extremidade superior da amplitude de intensidade disponível for utilizada. Independentemente de o ultrassom ser pulsado ou contínuo, se a intensidade média temporal e média espacial estiverem na faixa de 0,1 a 0,2 W/cm^2, a intensidade será muito baixa para se produzir aumento da temperatura do tecido e apenas efeitos não térmicos ocorrem.[18]

Ao contrário de outras modalidades de calor discutidas neste livro, sempre que o ultrassom for utilizado para produzir alterações térmicas, também ocorrem alterações não térmicas simultaneamente.[39] Portanto, é essencial que se compreenda essas alterações não térmicas.

Efeitos não térmicos

Os efeitos não térmicos do ultrassom terapêutico incluem **cavitação** e **microfluxo acústico** (Figura 10.11). Cavitação é a formação de bolhas de gás que se expandem e se comprimem devido às alterações de pressão induzidas pelo ultrassom nos fluidos do tecido.[12,18] A cavitação

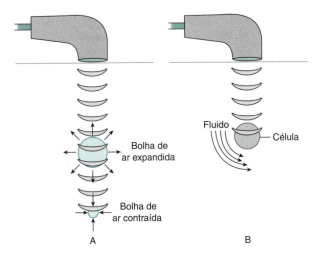

Figura 10.11 Efeitos não térmicos do ultrassom. (A) Cavitação é a formação de bolhas de gás que se expandem e se contraem devido às alterações de pressão induzidas pelo ultrassom nos fluidos do tecido. (B) Microfluxo é o movimento unidirecional de fluidos ao longo dos limites das membranas celulares resultante da onda de pressão mecânica no campo ultrassônico.

pode ser classificada como **estável** ou **instável**. Na cavitação estável, as bolhas se expandem e se contraem em resposta a alterações de pressão repetidas regularmente durante muitos ciclos acústicos. Na cavitação instável ou transitória, ocorrem grandes excursões violentas no volume de bolhas antes da implosão e do colapso após poucos ciclos. Os benefícios terapêuticos derivam apenas da cavitação estável, enquanto acredita-se que o colapso das bolhas aumente a pressão e elevadas temperaturas possam danificar o tecido local. A cavitação instável deve claramente ser evitada. Provavelmente, o ultrassom de alta intensidade e baixa frequência produza cavitação instável, particularmente quando se desenvolvem ondas estacionárias nas interfaces do tecido.[18]

A cavitação resulta em aumento do fluxo de fluido em torno dessas bolhas vibrantes. O microfluxo é o movimento unidirecional de fluidos ao longo dos limites da membrana celular resultante da onda de pressão mecânica em um campo ultrassônico.[12,18] O microfluxo produz tensões altamente viscosas, que podem alterar a estrutura e a função da membrana celular devido a alterações na permeabilidade da membrana celular ao sódio e ao cálcio, íons importantes no processo de cicatrização. Desde que a membrana celular não esteja danificada, o microfluxo pode ter valor terapêutico por acelerar o processo de cicatrização.[18]

Foi devidamente documentado que os efeitos não térmicos do ultrassom terapêutico no tratamento de tecidos lesionados podem ser tão ou mais importantes do que os térmicos. Efeitos não térmicos terapeuticamente significativos foram identificados no reparo dos tecidos moles mediante a estimulação da atividade dos fibroblastos, que produz um aumento na síntese proteica, na regeneração do tecido, no fluxo sanguíneo em tecidos cronicamente isquêmicos, na cicatrização óssea e no reparo de fraturas não unidas e fonoforese.[45,59,60] O tratamento com ultrassom em níveis terapêuticos pode alterar o curso da resposta imune. O ultrassom afeta o número de processos biológicos associados ao reparo da lesão.

A literatura fornece vários exemplos nos quais a exposição de células ao ultrassom terapêutico sob condições não térmicas modificou as funções celulares. Os níveis não térmicos do ultrassom modulam as propriedades da membrana, alteram a proliferação celular e produzem aumentos nas proteínas associados com inflamação e reparo da lesão.[61] Combinados, esses dados sugerem que os efeitos não térmicos do ultrassom terapêutico podem modificar a resposta inflamatória. O conceito da absorção de energia ultrassônica por proteínas enzimáticas que leva a mudanças na atividade das enzimas não é recente.[61] Contudo, relatos recentes que demonstram que o ultrassom afeta a atividade enzimática e possivelmente a regulação genética fornecem dados suficientes para

378 Parte IV • Modalidades de Energia Sonora

se apresentar um provável mecanismo molecular da ação terapêutica não térmica do ultrassom. A hipótese de ressonância por frequência descreve dois mecanismos biológicos possíveis que podem alterar a função proteica como um resultado da absorção de energia ultrassônica. Primeiro, a absorção de energia mecânica por uma proteína pode produzir uma troca conformacional transitória (modificando a estrutura tridimensional) e altera a atividade funcional da proteína. Segundo, as propriedades de ressonância ou de cisalhamento da onda (ou ambos) podem dissociar um complexo multimolecular, rompendo, dessa forma, a função do complexo.[61]

- BNR ideal = 1:1

Os efeitos não térmicos de cavitação e microfluxo podem ser maximizados enquanto se minimizam os efeitos térmicos, utilizando-se a intensidade média espacial e temporal de 0,1 a 0,2 W/cm^2 com ultrassom contínuo. Essa amplitude também pode ser atingida com intensidade temporal média baixa pulsando intensidade de pico temporal mais alta de 1 W/cm^2 em um ciclo de trabalho de 20% para fornecer intensidade média temporal de 0,2 W/cm^2.

> **Tomada de decisão clínica**   *Exercício 10.2*
>
> Um fisioterapeuta está tratando uma entorse de tornozelo no segundo dia pós-lesão. Para facilitar o processo de cicatrização, ele está utilizando ultrassom por seus efeitos não térmicos. Quais parâmetros de tratamento são necessários para se assegurar que não haverá efeitos térmicos durante o tratamento?

TÉCNICAS DE TRATAMENTO POR ULTRASSOM

Os princípios e teorias do ultrassom terapêutico estão suficientemente compreendidos e documentados. Contudo, recomendações práticas específicas de como o ultrassom possa ser melhor aplicado terapeuticamente são bastante controversas e têm como base principalmente a experiência dos profissionais que já o utilizaram. Mesmo diante de inúmeros relatos com base em experiência clínica e laboratorial na literatura, os procedimentos e parâmetros de tratamento são altamente variáveis e muitos resultados e conclusões contraditórios são apresentados na literatura.[6]

Frequência de tratamento

Em geral, aceita-se que condições agudas requeiram tratamento mais frequente por período mais curto, enquanto condições mais crônicas requerem menos sessões de tratamento durante um período mais longo.[6] O tratamento com ultrassom deve iniciar logo que possível após a lesão, de preferência em poucas horas, mas definitivamente em 48 horas para se maximizarem os efeitos sobre o processo de cicatrização.[62-64] Condições agudas podem ser tratadas com ultrassom de baixa intensidade ou pulsado uma ou duas vezes por dia, durante seis a oito dias, até que os sintomas agudos, como dor e edema, desapareçam. Em condições crônicas, após o desaparecimento dos sintomas agudos, o tratamento pode ser realizado em dias alternados.[65] O tratamento com ultrassom deve continuar enquanto houver melhora. Assumindo-se que os parâmetros de tratamento adequados sejam escolhidos e o gerador de ultrassom esteja funcionando apropriadamente, se não for observada melhora após três ou quatro sessões de tratamento, o ultrassom deve ser suspenso ou parâmetros diferentes (i.e., ciclo de trabalho, frequência) devem ser empregados.

Esta pergunta é sempre feita: "Quantas sessões de ultrassom podem ser aplicadas?". A maioria das pesquisas a respeito da duração do tratamento foi realizada em animais e é preciso mais do que lógica para se assumir que os mesmos efeitos negativos ocorreriam em humanos. Se os parâmetros corretos forem seguidos utilizando-se um aparelho de ultrassom de alta qualidade, com calibração recente, o tratamento pode ser diário por várias semanas. Antigamente, recomendava-se que o ultrassom fosse limitado a 14 aplicações na maioria das condições, embora isso não tenha sido documentado cientificamente. Mais de 14 aplicações podem reduzir a quantidade de leucócitos e de hemácias. Após essas 14 aplicações, alguns autores aconselham evitar o ultrassom por duas semanas.[5]

Duração do tratamento

No passado, os livros sobre ultrassom eram bastante vagos a respeito do tempo de tratamento e geralmente sugeriam duração muito curta.[33,66] Em média, os tempos de tratamento recomendados variavam entre 5 e 10 minutos, contudo, esses tempos podem ser insuficientes. A duração do tratamento depende de vários fatores: o tamanho da área a ser tratada; a intensidade em W/cm^2; a frequência e o aumento de temperatura desejado. Conforme citado anteriormente, são necessários aumentos específicos de temperatura para se atingirem efeitos benéficos nos tecidos. O fisioterapeuta deve determinar quais são os efeitos desejados antes de estabelecer a duração do tratamento (Figura 10.12). Há pouca pesquisa definindo a duração de aplicação necessária para se aumentar a temperatura do tecido até uma amplitude alvo durante a aplicação de ultrassom em várias intensidades. Do mesmo modo, existem poucos dados descrevendo o efeito da intensidade do ultrassom sobre a temperatura final alcançada.[67]

Uma recomendação aceita é a de que o ultrassom seja administrado em uma área duas vezes a ARE (aproximadamente duas vezes o tamanho do transdutor). Se forem desejados efeitos térmicos em uma área maior do que essa, obviamente o tempo de tratamento precisa ser aumentado.

Quanto maior a intensidade aplicada em W/cm^2, menor a duração do tratamento e vice-versa. Não faz sentido tratar um paciente com 1 W/cm^2 e outro com 2 W/cm^2 com durações de tratamento iguais quando ambos necessitam de aquecimento vigoroso. Com base nesse cenário, imagina-se que o segundo paciente produza aumentos de temperatura do tecido duas vezes maiores do que o primeiro paciente. Contudo, mostrou-se que um tratamento com ultrassom em frequência de 1 MHz e intensidade de 1 W/cm^2 aumenta o tecido intramuscular para temperaturas mais elevadas do que uma intensidade de 2 W/cm^2 em uma profundidade de 4 cm.[67]

A frequência do ultrassom (MHz) não só determina a profundidade de penetração, mas também a taxa de aquecimento. A energia produzida no ultrassom com 3 MHz é absorvida três vezes mais rapidamente do que a produzida com 1 MHz, que resulta em aquecimento mais rápido. O ultrassom a 3 MHz aquece consistentemente os tecidos três vezes mais rapidamente do que a 1 MHz, reduzindo, dessa forma, a duração de tratamento em um terço.[8,68] Foi questionado se o ultrassom a 1 MHz é capaz de alcançar o aumento de 4 graus necessário para se atingirem efeitos terapêuticos.[69]

O aumento desejado da temperatura também é um fator determinante da duração do tratamento com ultrassom. A Tabela 10.4 mostra a velocidade de aumento da temperatura muscular por minuto, por W/cm^2 e em várias intensidades e frequências.[8] Com base nessas informações, o

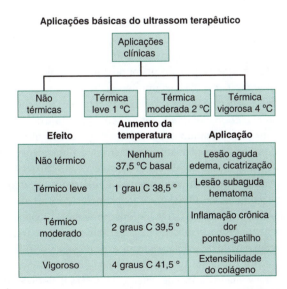

Figura 10.12 É importante que se tenha um objetivo de tratamento e se ajuste o tempo de tratamento com o ultrassom de acordo com esse objetivo. (Cortesia de Castel JC: *Sound advice*, PTI, Inc., 1995. Reimpressa com permissão.).

380 Parte IV • Modalidades de Energia Sonora

Tabela 10.4 Velocidade de aquecimento do ultrassom por minuto[8]

INTENSIDADE (W/cm²)	1 MHz (°C)	3 MHz (°C)
0,5	0,04	0,3
1,0	0,2	0,6
1,5	0,3	0,9
2,0	0,4	1,4

fisioterapeuta pode determinar a duração apropriada do tratamento com ultrassom. Por exemplo, um paciente tem limitação da amplitude de movimento devido à formação de tecido cicatricial por uma distensão crônica dos isquiotibiais na junção musculotendínea. O objetivo adequado seria aquecer vigorosamente o músculo (um aumento de 4 °C) e realizar imediatamente alongamento passivo dos músculos isquiotibiais. Se o ultrassom a 1 MHz fosse utilizado em uma intensidade de 2 W/cm², o aumento de 4 °C levaria 10 minutos. Aos dois minutos de tratamento, porém, o paciente se queixa de que está muito quente. A maioria dos profissionais responderia com redução da intensidade, mas pode-se esquecer de aumentar o tempo de tratamento. Nesse caso, se diminuíssemos a intensidade para 1,5 W/cm², precisaríamos acrescentar dois minutos ao tempo de tratamento a fim de assegurar um aumento de 4 °C na temperatura muscular. É importante observar que esse quadro requer um tratamento de 2 a 3 ARE e essas temperaturas foram relatadas no músculo. Também foi sugerido que os tendões aquecem três vezes mais rapidamente do que os músculos.[27]

Tomada de decisão clínica *Exercício 10.3*

Um paciente está sendo tratado com ultrassom para defesa muscular no trapézio superior. O fisioterapeuta deseja atingir um efeito de aquecimento leve aumentando a temperatura em 3 °C. Se o ultrassom a 1 MHz com intensidade de 1,5 W/cm² está sendo utilizado, quanto tempo deve durar o tratamento para se atingir esse aumento de temperatura?

Métodos de acoplamento

• Géis solúveis em água = melhor meio de acoplamento

A maior quantidade de reflexão da energia ultrassônica ocorre na interface ar-tecido. Para se garantir que a energia máxima seja transmitida ao paciente, a face do transdutor deve estar paralela à superfície da pele, de modo que o ultrassom atinja a superfície em um ângulo de 90°. Se o ângulo entre a face do transdutor e a pele for maior do que 15°, grande porcentagem de energia será refletida e os efeitos do tratamento serão mínimos.[15]

A reflexão na interface ar-tecido pode ser reduzida ainda mais aplicando-se o ultrassom com um agente de acoplamento. O objetivo do **meio de acoplamento** é o de excluir o ar da região entre o paciente e o transdutor de modo que o ultrassom possa atingir a área a ser tratada.[17] A impedância acústica do meio de acoplamento deve ser igual à impedância do transdutor e um pouco mais alta do que a da pele. Além disso, o meio deve ter um baixo coeficiente de absorção para minimizar a atenuação no meio de acoplamento. É importante que o meio permaneça livre de bolhas de ar durante o tratamento. O agente de acoplamento deve ser viscoso o suficiente para agir como um lubrificante à medida que o transdutor se movimenta sobre a superfície da pele.[6]

O meio de acoplamento deve ser aplicado na superfície da pele e o transdutor de ultrassom deve ficar em contato com o meio de acoplamento antes de o aparelho ser ligado. Se o transdutor não estiver em contato com a pele por intermédio do meio de acoplamento, ou, se, por algum motivo, o transdutor for levantado da área de tratamento, o cristal piezoelétrico poderá ser danificado e o transdutor poderá superaquecer.

Vários estudos observaram a eficácia dos diferentes meios de acoplamento na transmissão do ultrassom.[18,26,56,70] Água, óleos leves, analgésicos tópicos,[41,71] compressas de gel,[72,73] almofadas de

Capítulo 10 • Ultrassom Terapêutico **381**

Tabela 10.5 Técnica para verificar a capacidade de transmissão relativa de um meio
Enrole o transdutor com fita adesiva deixando cerca de 2 cm de fita exposta (fazendo um tubo com a fita).
Preencha o tubo de fita com uma camada de 1 cm de gel de ultrassom.
Encha o tubo com água.
Ajuste a intensidade e observe a água borbulhar.
Repita o procedimento substituindo o gel por outro meio que você queira testar.
Se a água apresentar bolhas pequenas, ou não apresentar bolhas, o meio que está sendo utilizado não é um bom meio de acoplamento.

gel[74] e várias marcas de gel ultrassônico têm sido recomendadas como meio de acoplamento. As recomendações desses estudos se mostraram um pouco contraditórias. Essencialmente, parece que todos esses agentes possuem propriedades acústicas muito semelhantes e são eficazes como agentes de acoplamento.[75]

Quando o ultrassom for utilizado no tratamento de pacientes com feridas de espessura parcial ou total, os tratamentos são realizados sobre uma camada de hidrogel (i.e., Nu-Gel, ClearSite etc.) ou curativo de película semipermeável (i.e., J%J Bioclusive, Tegaderm). A capacidade de transmissão dos produtos de cuidado de feridas cutâneas utilizados para fornecer energia acústica durante o tratamento de feridas com ultrassom varia muito entre os curativos.[72]

A água é um meio de acoplamento eficaz, mas sua baixa viscosidade reduz a sua adequação na área de aplicação. Para atingir o aumento de temperatura obtido com gel, intensidades mais altas precisam ser utilizadas com água.[76] Óleos leves, como óleo mineral e glicerol, têm um coeficiente de absorção relativamente maior e são, de certo modo, difíceis de limpar após o tratamento. O gel solúvel em água parece ter as propriedades mais desejáveis necessárias para um bom meio de acoplamento.[56,75] Talvez sua única desvantagem seja a de que os sais presentes em sua fórmula podem danificar a face metálica do transdutor quando ele não for limpo de forma adequada. Por conveniência, alguns fisioterapeutas utilizam loção de massagem em vez de gel, contudo, a experiência demonstra que a loção de massagem não é um meio condutor de ultrassom adequado. A Tabela 10.5 descreve uma técnica que pode ser empregada para verificar a capacidade de transmissão relativa de um meio.

Tomada de decisão clínica *Exercício 10.4*

O fisioterapeuta está utilizando ultrassom para tratar uma entorse de tornozelo por inversão. Infelizmente, o gerador de ultrassom tem apenas um transdutor de 10 cm² e o fisioterapeuta está preocupado em manter bom contato direto sobre a área de tratamento. Quais técnicas alternativas de acoplamento poderiam ser utilizadas?

Técnicas de exposição

Contato direto

A aplicação direta do ultrassom envolve contato real entre o aplicador e a pele, com uma quantidade suficiente de meio de acoplamento entre eles. Uma camada de gel deve ser aplicada na área de tratamento em quantidade suficiente para manter bom contato e lubrificação entre o transdutor e a pele, mas não tanto que permita a formação de bolsas de ar pelo movimento do transdutor. Uma fina película de gel também deve ser aplicada diretamente sobre a face do transdutor antes de ser iniciada a transmissão (Figura 10.13).[6] Uma técnica de exposição direta pode ser utilizada desde que a superfície a ser tratada seja maior do que o diâmetro do transdutor. Se a área tratada

• O ultrassom acelera o processo inflamatório.

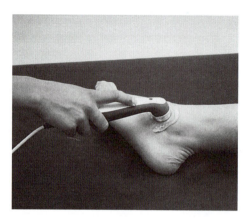

Figura 10.13 O ultrassom pode ser aplicado diretamente através de algum gel como meio de acoplamento.

for menor, deverá ser empregado um transdutor menor, de modo que a aplicação direta ainda possa ser realizada.

Recomenda-se o aquecimento do gel de ultrassom antes do tratamento para melhorar os efeitos térmicos do ultrassom nos tecidos profundos, contudo, esse não é o caso. Como o ultrassom aquece apenas por meio de conversão de vibração mecânica em calor, e não por meio de condução, o aquecimento do gel não terá nenhum efeito nos tecidos profundos.[77] A única razão de se aquecer o gel de ultrassom é estritamente o conforto e a complacência do paciente.

Recentemente, vários fabricantes de cremes analgésicos promoveram o seu uso como agente de acoplamento para ultrassom (i.e., Biofreeze, T-prep).[71,78-80,161] Os pacientes são tratados com ultrassom por um meio condutor de gel misturado ao creme.[81,80] Uma companhia recomendava uma mistura de duas partes de gel e uma de creme analgésico (isso foi recentemente alterado para 80% de gel e 20% de creme), enquanto outra recomendava uma proporção de 50/50 de gel de ultrassom e creme analgésico. Pequenas misturas de creme analgésico com 80 ou 90% de gel podem produzir aquecimento significativo, todavia isso ainda não foi testado. Alguns desses produtos realmente impediram a transmissão de ultrassom. Muitas dessas medicações vendidas sem receita atualmente utilizadas são muito pouco eficazes como agentes de acoplamento do ultrassom.[82] Se um paciente deseja os benefícios adicionais do calor e da analgesia, primeiro deve-se massagear o creme na área; depois aplicar o gel a 100% seguido pelo ultrassom. As percepções de calor pelo paciente podem não indicar os aumentos reais de temperatura dentro do músculo quando se utiliza creme analgésico.[80] Até que sejam realizadas pesquisas adicionais nessa área, sugere-se que a prática de misturar cremes analgésicos com gel de ultrassom seja suspensa quando se deseja aquecimento vigoroso. A Figura 10.14 mostra os resultados da pesquisa envolvendo dois produtos e seus efeitos no aumento da temperatura muscular pelo ultrassom.

Protocolos de tratamento: ultrassom
(Acoplamento direto)

1. Aplicar a técnica indicada: selecionar energia contínua ou pulsada e verificar se a intensidade está em zero antes de ligar o aparelho.
2. Aplicar uma camada de gel de acoplamento na superfície de tratamento.
3. Estabelecer a duração do tratamento de acordo com o tamanho da área a ser tratada (i.e., cinco minutos para cada área de 103,23 cm^2).
4. Manter contato entre o transdutor e a superfície de tratamento, movimentando o transdutor de forma circular e linear em uma velocidade de 5 a 10 cm/s; observar se há formação de bolhas de ar.
5. Ajustar a intensidade de tratamento: 0,5 a 1 W/cm^2 para tecidos superficiais e 1 a 2 W/cm^2 para tecidos profundos.

Capítulo 10 • Ultrassom Terapêutico **383**

FLEX-ALL V/S BIOFREEZE

Profundidade	50/50 flex-all; gel	50/50 biofreeze; gel	100%gel
3cm	2,8 °C	1,8 °C	3,4 °C
5cm	1,8 °C	1,3 °C	2,5 °C

Aumento da temperatura muscular com o ultrassom contínuo de 1 MHz a 1,5 W/cm² por 10 minutos.

Figura 10.14 Dois cremes analgésicos populares foram misturados com gel de ultrassom e utilizados como meio de acoplamento. Apenas os tratamentos que utilizaram gel de ultrassom a 100% como agente de acoplamento produziram temperaturas consistentes com aquecimento vigoroso. Concluímos que esses cremes, embora possam reduzir a percepção de dor, na verdade impedem a transmissão do ultrassom. *Observação:* Esses fabricantes estão recomendando atualmente misturas de 80% de gel com 20% do seu produto.

Imersão

Embora a aplicação direta do ultrassom com gel apresenta-se como a técnica mais eficaz, a imersão em água é indicada em alguns casos. A técnica de imersão é recomendada se a área a ser tratada for menor do que o diâmetro do transdutor disponível ou se a área de tratamento for irregular, com proeminências ósseas (Figura 10.15). Uma bacia de plástico, cerâmica ou borracha deve ser utilizada, uma vez que a de metal ou o turbilhão reflete parte do ultrassom, aumentando a intensidade próximo à parede da bacia. A água fria parece ser tão eficaz quanto a água desgaseificada como meio de acoplamento para a técnica de imersão e menos propensa a produzir aquecimento superficial do que o óleo mineral ou a glicerina.[26,62] O transdutor deve ser movimentado de forma paralela à superfície que está sendo tratada a uma distância de 0,5 a 1 cm.[13] Se bolhas de ar se acumularem no transdutor ou sobre a área de tratamento, elas podem ser removidas rapidamente durante o tratamento. Para se garantir o aquecimento adequado, a intensidade deve ser aumentada, provavelmente em até 50%.[83]

Protocolos de tratamento: ultrassom
(Acoplamento embaixo d'água)

---

1. Encher uma bacia não condutora de plástico ou de cerâmica com água desgaseificada morna de profundidade suficiente para cobrir a superfície de tratamento.

2. Mergulhar a parte do corpo na bacia.

3. Estabelecer a duração do tratamento de acordo com o tamanho da área a ser tratada (i.e., cinco minutos para cada 103,23 cm² de área).

4. Manter o transdutor paralelo à superfície de tratamento em uma distância de 0,5 a 3 cm, movimentando-o de forma circular ou linear em uma velocidade de 5 a 10 cm/s; observar se há formação de bolhas de ar no transdutor e removê-las.

5. Ajustar a intensidade do tratamento: 0,5 a 1 W/cm² para tecidos superficiais e 1 a 2 W/cm² para tecidos profundos; pode ser necessário aumentar a intensidade.

6. Monitorar a resposta do paciente durante o tratamento; se o paciente relatar calor ou dor, reduzir a intensidade em 10% e continuar o tratamento.

Técnica da bolsa de água

Se, por alguma razão, a área de tratamento não puder ser imersa em água, pode-se aplicar uma técnica com bolsa de água na qual um balão, luva cirúrgica ou mesmo um preservativo pode ser preenchido com água e a energia ultrassônica é transmitida do transdutor até a superfície de tratamento por meio dessa bolsa de água (Figura 10.16). Em geral, o uso da técnica da bolsa de água não é recomendado. Todavia, ela é utilizada ocasionalmente. Ambos os lados do balão devem ser recobertos com gel para garantir melhor contato. Recentemente, bolsas de gel comerciais

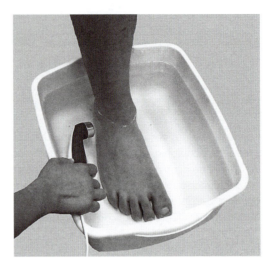

Figura 10.15 A técnica de imersão é recomendada quando se utiliza o ultrassom sobre superfícies irregulares.

ficaram populares e vários estudos demonstraram sua eficácia como meio de acoplamento.[72,73,84] Tratamentos que utilizam um balão cheio de gel ou silicone também têm sido empregados com intensidades de ultrassom mais elevadas.[70] Quando o ultrassom é aplicado sobre proeminências ósseas, uma almofada de gel deve ser recoberta com gel de ultrassom nos dois lados para se garantir o aquecimento ideal[85] (Figura 10.16b).

Protocolos de tratamento: ultrassom
(Acoplamento da bolsa de água)

1. Encher um balão com água morna desgaseificada ou utilizar Aquaflex Gel Pad.
2. Aplicar uma camada de gel de acoplamento no balão.
3. Aplicar uma camada de gel de acoplamento na superfície de tratamento.
4. Colocar o balão sobre a superfície de tratamento.
5. Estabelecer a duração do tratamento de acordo com o tamanho da área a ser tratada (i.e., cinco minutos para cada 103,23 cm^2 de área).
6. Manter contato entre o transdutor e a superfície de tratamento, movimentando-o de forma circular ou linear em uma velocidade de 5 a 10 cm/s; observar se há formação de bolhas de ar.
7. Ajustar a intensidade do tratamento: 0,5 a 1 W/cm^2 para tecidos superficiais e 1 a 2 W/cm^2 para tecidos profundos; a intensidade pode precisar ser aumentada.
8. Monitorar a resposta do paciente durante o tratamento: se o paciente relatar calor ou dor, reduzir a intensidade em 10% e continuar o tratamento.

Movimentação do transdutor

No passado, eram recomendadas técnicas de tratamento que envolviam a movimentação do transdutor e também seu posicionamento estacionário. A técnica estacionária era mais utilizada quando a área de tratamento era pequena ou quando o ultrassom pulsado era utilizado em baixa intensidade média temporal. Contudo, devido à não uniformidade do feixe de ultrassom, a distribuição de energia nos tecidos é irregular, criando "pontos quentes" com potencial de lesão aos tecidos.[13] Se o feixe de ultrassom for estacionário, a intensidade de pico espacial determina o ponto de maior aumento de temperatura. Com a técnica de movimentação, a intensidade média espacial fornece a medida mais razoável da velocidade média de aquecimento na área de trata-

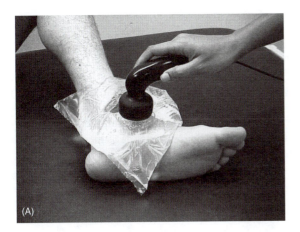
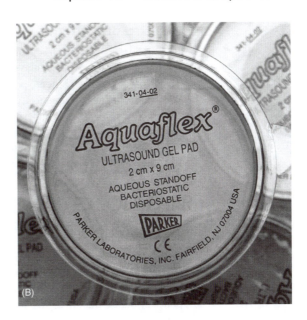

Figura 10.16 (A) Embora não recomendada, a técnica da bolsa de água pode ser utilizada sobre superfícies irregulares. (B) Uma almofada de gel Aquaflex comercialmente disponível pode ser utilizada para os mesmos objetivos da bolsa de água (Parte b, cortesia de Parker Laboratories Inc.).

mento.[12] Essa técnica estacionária produz interrupção do fluxo sanguíneo, agregação plaquetária e dano ao sistema venoso; portanto, ela não é mais recomendada.[86]

A movimentação do transdutor durante o tratamento leva a uma distribuição mais uniforme de energia na área de tratamento, especialmente se a unidade tem uma BNR baixa.[52] Isso pode reduzir os efeitos danosos das ondas estacionárias, particularmente daquelas mais propensas de ocorrer nas interfaces osso-tecidos. Pode ser utilizado o padrão de movimentos circulares em sobreposição ou em faixas longitudinais. Aumentos de temperatura intramuscular muito similares podem ser observados entre os tratamentos com ultrassom com as velocidades do transdutor de 2 a 3, 4 a 5 e 7 a 8 cm/s.[87] Em geral, o transdutor deve ser movimentado lentamente, a aproximadamente 4 cm/s, cobrindo a área de tratamento que é de duas a três vezes maior do que a ARE do transdutor.[7,88] A velocidade de movimentação do transdutor depende da BNR. Quanto maior a BNR, mais rápido o transdutor deve ser movimentado durante o tratamento para se evitar irritação perióstea e cavitação transitória.[33,66] Contudo, a movimentação muito rápida do transdutor diminui a quantidade total de energia absorvida por unidade de área. O movimento rápido do transdutor propicia ao fisioterapeuta que trate uma área maior, desse modo, as temperaturas desejadas podem não ser atingidas.

Equipamento com BNR baixa em geral permite movimento mais lento do transdutor de ultrassom. Os movimentos lentos são mais controlados e facilmente contidos em uma área menor (2 ARE). O movimento lento do transdutor produz ondas sonoras distribuídas uniformemente em toda a área, enquanto o movimento rápido não permite uma absorção adequada das ondas sonoras e não ocorre aquecimento suficiente. Se o paciente se queixa de dor, deve-se reduzir a intensidade, enquanto são feitos os ajustes necessários na duração do tratamento. O transdutor deve ser mantido em contato máximo com a pele por meio de algum agente de acoplamento.

Durante a administração do ultrassom, é possível que a quantidade de pressão no transdutor afete a resposta fisiológica e o resultado do tratamento.[89] Foi demonstrado que, ao se aplicar pressão excessiva, reduz-se a transmissividade acústica, danifica-se o cristal no transdutor ou causa-se desconforto ao paciente. Recomenda-se que o fisioterapeuta aplique pressão firme e consistente durante o tratamento.[89]

Há uma unidade de ultrassom atualmente no mercado que possui um aplicador com múltiplos cristais piezoelétricos que são microprocessadores controlados para movimentar a energia do ultrassom, imitando o movimento humano, na velocidade prescrita de 4 cm/s automaticamente sem ter de mover manualmente o transdutor (Figura 10.17).

Registro dos tratamentos de ultrassom

Recomenda-se que o fisioterapeuta relate ou registre os parâmetros específicos utilizados em um tratamento de ultrassom quando concluir os registros de tratamento ou as anotações de progressão, de modo que o tratamento possa ser reproduzido ou alterado. Os parâmetros que devem ser registrados incluem frequência, SAPT, tipo de feixe (pulsado ou contínuo), fator de atividade (quando pulsado), área de superfície de radiação efetiva do transdutor, duração do tratamento e o número de aplicações por semana.[6] Um tratamento típico pode ser registrado como 3 MHz a 1 W/cm^2, pulsado a 20% (0,2) de fator de atividade, cabeça do transdutor de 5 cm, cinco minutos, quatro vezes por semana.

APLICAÇÕES CLÍNICAS PARA O ULTRASSOM TERAPÊUTICO

O ultrassom, em geral, é conhecido clinicamente como uma das modalidades mais amplamente utilizadas no tratamento de muitas lesões de tecidos moles e de ossos. Considerando-se o seu uso extensivo no tratamento de lesões dos tecidos moles, até a década passada, havia relativamente pouca evidência documentada pela comunidade médica a respeito da eficácia dessa modalidade (contudo, a pesquisa nessa área está aumentando). Muitas das decisões sobre como o ultrassom deve ser utilizado são empíricas, com base em opiniões e experiências pessoais. Esta seção resume a abordar as várias aplicações clínicas do ultrassom terapêutico em um ambiente clínico.

> **Tomada de decisão clínica** *Exercício 10.5*
>
> De que forma o fisioterapeuta pode utilizar melhor o ultrassom para tratar tendinite patelar?

Cicatrização e reparo dos tecidos moles

A cicatrização e o reparo dos tecidos moles podem ser acelerados pelo ultrassom térmico e pelo não térmico.[3,90-92] O reparo dos tecidos moles envolve três fases de cicatrização: inflamação, proliferação e remodelação. O ultrassom aparentemente não exerce nenhum efeito anti-inflamatório; parece, sim, acelerar a fase inflamatória da cicatrização. Provavelmente, também, o ultrassom tenha pouco ou nenhum efeito no tratamento de dor muscular de início tardio.[155]

Demonstrou-se que uma única aplicação de ultrassom pode estimular a liberação de histamina pelos mastócitos.[93] O mecanismo para isso é atribuído primariamente aos efeitos não

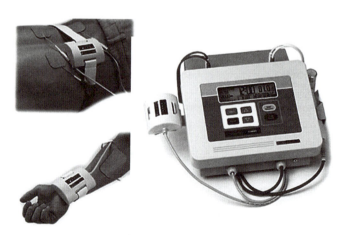

Figura 10.17 O ultrassom automático fornece tratamento de ultrassom com as mãos livres e a combinação de ultrassom e estimulação elétrica.

térmicos envolvendo cavitação e fluxo que aumentam o transporte de íons cálcio por meio da membrana celular, estimulando, assim, a liberação de histamina pelos mastócitos.[18] A histamina atrai leucócitos polimorfonucleares que "limpam" os detritos da área lesada, junto com os monócitos cuja função principal é a de liberar agentes quimiotáticos e fatores de crescimento que estimulam os fibroblastos e as células endoteliais a formar um tecido bem vascularizado, rico em colágeno, utilizado para o desenvolvimento de novo tecido conectivo essencial para o reparo rápido. Assim, o ultrassom pode ser eficaz na facilitação do processo de inflamação e, portanto, de cicatrização se aplicado após o término do sangramento, mas ainda nas primeiras horas após a lesão, durante os primeiros estágios da inflamação.[18,157] Foi sugerido que essa resposta ocorre com o uso do ultrassom pulsado a 0,5 W/cm^2 com um ciclo de trabalho de 20% por cinco minutos ou ultrassom contínuo a 0,1 W/cm^2.[42]

Esses tratamentos têm sido descritos como "pró-inflamatórios" e têm valor na aceleração do reparo a curto prazo ou a inflamação aguda.[94] Contudo, em condições inflamatórias crônicas, os efeitos pró-inflamatórios têm valor questionável.[93] Se um estímulo inflamatório, como o esforço repetitivo, permanece, a resposta ao ultrassom terapêutico tem valor questionável.[84]

O edema depressível é uma condição que, às vezes, apresenta um desafio para o fisioterapeuta. O edema depressível pode ser tratado com ultrassom contínuo a 3 MHz em intensidades de 1 a 1,5 W/cm^2. O calor parece liquefazer os detritos celulares "tipo gel". O membro, então, é elevado ou massageado ou EME (Estimulação Muscular Elétrica) é utilizada para bombear líquidos e promover drenagem linfática.

Durante a fase proliferativa da cicatrização, é produzida uma matriz de tecido conectivo na qual crescem novos vasos sanguíneos. Os fibroblastos são os principais responsáveis pela produção desse tecido conectivo. Os fibroblastos expostos ao ultrassom terapêutico são estimulados a produzir mais colágeno, que fornece mais força ao tecido conectivo.[95] Novamente, a cavitação e o microfluxo alteram a permeabilidade da membrana celular aos íons cálcio, o que facilita o aumento da síntese de colágeno e a força de tensão. Os níveis de intensidade do ultrassom terapêutico que produzem essas alterações durante a fase proliferativa são muito baixos para serem inteiramente térmicos. Foi demonstrado que o aquecimento com ultrassom contínuo pode ser mais eficaz do que o alongamento isolado para aumentar a extensibilidade do tecido conectivo denso.[96]

O ultrassom não parece ser eficaz em melhorar a recuperação da força muscular pós-exercício ou em diminuir a dor muscular de início tardio.[97,98,155] Embora o tratamento com ultrassom pulsado possa promover a fase de proliferação das células satélites da miorregeneração, ele não parece ter efeitos significativos sobre as manifestações morfológicas totais da regeneração muscular.[99]

Tecido cicatricial e contratura articular

Durante a remodelação, as fibras de colágeno são realinhadas ao longo das linhas de tensão e esforço, formando o tecido cicatricial. Esse processo pode durar meses ou mesmo anos. No tecido cicatricial, o colágeno nunca atinge o mesmo padrão e permanece mais fraco e menos elástico do que o tecido normal antes da lesão. O tecido cicatricial em tendões, ligamentos e cápsulas em torno das articulações pode produzir contraturas articulares que limitam a amplitude de movimento. Elevações da temperatura dos tecidos aumentam a elasticidade e diminuem a viscosidade das fibras de colágeno. Como os tecidos profundos que circundam as articulações que mais frequentemente restringem a amplitude são ricos em colágeno, o ultrassom é a modalidade de escolha.[13,100]

Vários estudos investigaram os efeitos do tratamento com ultrassom no tecido cicatricial e na contratura articular. Foi demonstrado que o ultrassom aumenta a mobilidade nas cicatrizes maduras.[101] Maior elevação residual no comprimento do tecido com menos dano potencial é produzida pelo pré-aquecimento com ultrassom antes de alongar, ou colocando a articulação em estiramento enquanto se aplica o ultrassom.[10,102,103] A extensibilidade do tecido aumenta quando o ultrassom contínuo é aplicado em intensidades mais altas causando aquecimento vigoroso dos tecidos.[104] Estruturas periarticulares apertadas e tecidos cicatriciais se tornam significativamente mais extensíveis após o tratamento com ultrassom envolvendo efeitos térmicos em intensidades de 1,2 a 2 W/cm^2.[102] O tecido cicatricial pode ser amaciado quando tratado com ultrassom no estágio inicial.[64] A contratura de Dupuytren mostra efeito benéfico nas bandas contraídas de longa duração da cicatriz e diminuição da dor quando tratada precocemente com ultrassom.[105]

A maioria dos estudos iniciais atribuiu a eficácia do ultrassom aos efeitos térmicos com intensidades moderadas contínuas entre 0,5 e 2 W/cm^2.

Alongamento do tecido conectivo

O tecido colágeno, quando tensionado, é bastante rígido, embora quando aquecido se torne muito mais complacente.[102,104] Contudo, a combinação de calor e alongamento produz, teoricamente, alongamento residual do tecido conectivo que aumenta de acordo com a força aplicada.[106]

Recomenda-se, comumente, prevenir o aquecimento e o alongamento antes do exercício para melhorar a amplitude de movimento em uma tentativa de se evitar a lesão musculotendínea. O exercício ativo parece ser mais eficaz que o ultrassom para aumentar a temperatura intramuscular, contudo, os aumentos de temperatura não parecem influenciar a amplitude de movimento.[107]

O período de aquecimento vigoroso quando os tecidos sofrem a maior extensibilidade e alongamento é chamado de **janela de alongamento**.[10,103] A existência dessa janela de alongamento é teórica e não houve demonstração conclusiva de que ela exista.[108] A analogia da colher de plástico ajuda a explicar esse conceito.[52] Quando uma colher de plástico é mergulhada em água quente, ela amolece e, ao puxarmos suas extremidades, ela se alonga. À medida que o plástico esfria, porém, ela endurece e não tem mais capacidade de se alongar. Do mesmo modo, se aquecermos vigorosamente os tecidos, eles se tornam mais maleáveis e menos resistentes ao alongamento, ainda que ao esfriar eles resistam ao alongamento e possam ser realmente lesionados se for aplicada uma força muito grande.

A velocidade de esfriamento do tecido após o ultrassom contínuo em frequências de 1 e 3 MHz foi determinada (Figura 10.18).[10,103] Sondas termistoras foram inseridas a 1,2 cm abaixo da superfície cutânea e o ultrassom foi aplicado. O tratamento elevou a temperatura do tecido em 5,3 °C na frequência de 3 MHz. O tempo médio para a queda da temperatura de cada grau expressa em minutos e segundos foi: 1 °C = 1:20; 2 °C = 3:22; 3 °C = 5:50; 4 °C = 9:13; 5 °C = 14:55. Nesse caso, a temperatura permaneceu na fase de aquecimento vigoroso por apenas 3,3 minutos após o tratamento com ultrassom.

Os mesmos métodos foram utilizados para se determinar a janela de alongamento em 1 MHz. A temperatura foi registrada a uma profundidade de 4 cm no músculo. Levou dois minutos para a temperatura cair 1 °C e um total de cinco minutos e meio para cair 2 °C. O músculo profundo esfria a uma velocidade menor do que o músculo superficial porque os tecidos adicionais servem de barreira à dissipação de calor. De qualquer maneira, o tecido aquecido pelo ultrassom perde seu calor em uma velocidade bastante rápida; portanto, o alongamento, a massagem por fricção ou a mobilização articular devem ser realizados imediatamente após o ultrassom. Para se aumentar a duração da janela de alongamento, recomenda-se que o alongamento seja realizado durante e imediatamente após a aplicação do ultrassom.

Aparentemente, o ultrassom e o alongamento aumentam a amplitude de movimento mais do que o alongamento isolado imediatamente após o tratamento. Contudo, não há diferença significativa entre as duas técnicas a longo prazo.[111]

Inflamação crônica

Poucos estudos clínicos ou experimentais discutem os efeitos do ultrassom terapêutico nas inflamações crônicas (tendinite, bursite, epicondilite). O tratamento da tendinite bicipital com ultrassom diminui a dor e a sensibilidade e aumenta a amplitude de movimento.[112] Embora estudos iniciais tenham mostrado eficácia no tratamento da dor e no aumento da amplitude de movimento na bursite subacromial, um estudo mais recente não mostra melhora nas condições gerais do ombro com o ultrassom contínuo a 1 ou 2 W/cm^2.[109] O ultrassom aplicado em intensidade de 1 a

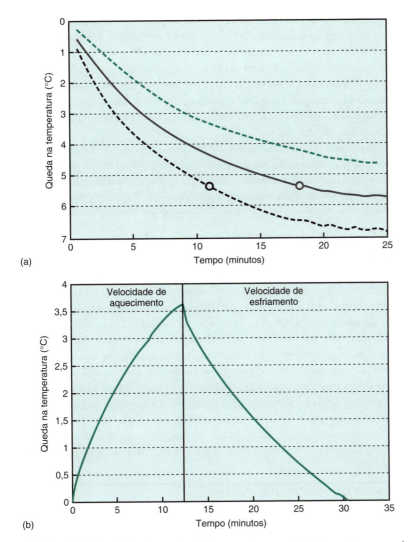

Figura 10.18 (a) Velocidade de queda da temperatura após tratamentos com ultrassom a 3 MHz. Linha contínua = redução média da temperatura. Linhas pontilhadas = um desvio padrão acima e abaixo da média. O = tempo até a linha-base pré-ultrassom. (b) Velocidade de aumento da temperatura durante aplicação de ultrassom a 1 MHz, a 1,5 W/cm², seguido pela velocidade de redução da temperatura no término da aplicação. O termistor estava no músculo tríceps sural a uma profundidade de 4 cm.[109,110]

2 W/cm² com ciclo de trabalho de 20% aumentou significativamente a recuperação em pacientes com epicondilite.[84]

Nessas condições inflamatórias crônicas, o ultrassom parece ser eficaz no aumento do fluxo sanguíneo para a cicatrização e para a redução da dor por meio do aquecimento.[13]

Na lesão ligamentar aguda, o tratamento com ultrassom pulsado pode estimular a inflamação.[113]

Cicatrização óssea

Como o osso é um tipo de tecido conectivo, sua lesão passa pelos mesmos estágios de cicatrização que outros tecidos moles, sendo a principal diferença a deposição de sais no osso.[114] Vários pesquisadores observaram a aceleração do reparo de fraturas após o tratamento com ultrassom.[60,115-117] Foi demonstrado que a aplicação de ultrassom, nas duas primeiras semanas após fratura da fíbula, durante os estágios inflamatórios e proliferativos, aumenta a velocidade de cicatrização. Os parâmetros de tratamento foram 0,5 W/cm² em um ciclo de trabalho de 20% por cinco minutos, quatro vezes por semana.[118] O ultrassom foi utilizado de forma eficaz para estimular o reparo ósseo após osteotomia e fixação da tíbia em coelhos.[119]

O tratamento administrado durante as duas primeiras semanas após a lesão é suficiente para acelerar a consolidação óssea. Contudo, o ultrassom aplicado em uma fratura instável durante a fase de formação de cartilagem pode causar proliferação de cartilagem com consequente retardo na consolidação óssea.[3] Estudos indicam que os mecanismos não térmicos são mais responsáveis pela cicatrização óssea acelerada.[6]

Vários pesquisadores têm observado o uso do ultrassom nas epífises em crescimento.[2,120,121] Embora os resultados tenham sido um pouco inconsistentes, observou-se alguma forma de dano em cada estudo, incluindo fechamento prematuro das epífises, deslocamento e alargamento epifiseal, fraturas, erosão dos côndilos e encurtamento dos ossos. O grau de destruição parece imprevisível; portanto, não é recomendável aplicar ultrassom sobre um osso em crescimento.[5]

Estimuladores ultrassônicos de crescimento ósseo

Atualmente, existem dois tipos de estimuladores de crescimento ósseo: elétrico e ultrassônico. Um estimulador elétrico de crescimento ósseo (EEO) utiliza corrente elétrica para promover cicatrização do osso. A corrente pode gerar um campo eletromagnético contínuo, pulsado contínuo ou campo eletromagnético pulsado (CEMP). Um estimulador ultrassônico de crescimento ósseo utiliza ultrassom para acelerar a cicatrização da fratura.[115] O aparelho de ultrassom pulsado, de baixa intensidade, fornece estimulação ultrassônica não térmica, especificamente programada para acelerar o reparo do osso. O aparelho é caracterizado por uma unidade de operação principal com um suprimento de energia externo conectado a um módulo de tratamento fixado a um suporte de montagem centralizado no local da fratura (Figura 10.19). Esse aparelho não térmico é especificamente programado para promover a aceleração da cicatrização da fratura, mas não aumenta a temperatura do tecido e, portanto, pode ser administrado pelo paciente em casa em um tratamento diário de 20 minutos. Os tempos de cicatrização de fraturas recentes parecem ser significativamente menores naqueles que recebem estimulação com ultrassom de baixa intensidade.[115]

Absorção de depósitos de cálcio

Não há evidências documentadas de que o ultrassom possa causar reabsorção dos depósitos de cálcio. Contudo, foi sugerido que o ultrassom ajude a reduzir a inflamação em torno dos depósitos de cálcio, reduzindo a dor e melhorando a função.[13]

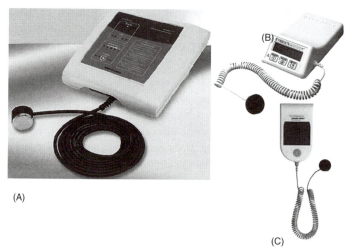

Figura 10.19 Estimuladores ultrassônicos de crescimento ósseo: (A) Accusonic Lipus, (B) Exogen 2000+ e (C) Exogen 4000+.

A miosite ossificante é a calcificação dentro do músculo após trauma agudo ou repetido. Essa condição pode ser exacerbada aplicando-se calor ou massageando a área. Portanto, o ultrassom é contraindicado nos hematomas agudos e é uma falta de lógica assumir que ele é capaz de reduzir o tamanho da calcificação madura.

Ultrassom na avaliação das fraturas de estresse

Tem sido recomendado o uso do ultrassom como uma técnica confiável para identificar fraturas de estresse.[69] Utilizando um feixe contínuo a 1 MHz com um transdutor pequeno e um meio de acoplamento aquoso, o fisioterapeuta movimenta o transdutor lentamente sobre a área lesada enquanto aumenta gradualmente a intensidade de 0 a 2 W/cm^2, até que o paciente sinta desconforto (irritação periosteal) e, nesse ponto, o ultrassom é desligado. Se o paciente relatar sensação de pressão, contusão ou dor, então pode estar presente uma fratura de estresse. Outra técnica é aplicar primeiro o ultrassom contínuo de 1 MHz no modo estacionário ao membro contralateral. A intensidade é aumentada lentamente até que o indivíduo relate dor. Isso é então repetido na área afetada. Com a fratura de estresse, geralmente a dor será relatada em uma intensidade menor do que no lado oposto. É necessário uma radiografia ou cintilografia óssea para confirmar o diagnóstico.

Tomada de decisão clínica *Exercício 10.6*

Um fisioterapeuta está tratando uma paciente com um ponto-gatilho miofascial. Ele utilizou ultrassom térmico por cerca de uma semana com resultados insatisfatórios. Como ele pode alterar o tratamento para atingir melhores resultados?

Redução da dor

Muitos dos estudos discutidos anteriormente observaram que há redução da dor com o tratamento de ultrassom, mesmo que o tratamento tenha sido administrado para outros objetivos. Vários mecanismos foram propostos para explicar essa redução de dor. Parece que o ultrassom aumenta o limiar de ativação das terminações nervosas livres por meio de efeitos térmicos.[17] O calor produzido pelo ultrassom nas fibras nervosas mielinizadas de grande calibre pode reduzir a dor por meio do mecanismo e comporta.[6,122] O ultrassom também pode aumentar a velocidade de condução nervosa nos nervos normais, criando um efeito contrairritante por meio de mecanismos térmicos.[31] Não há consenso de opinião na literatura em relação ao mecanismo exato de redução da dor.

A redução da dor após a aplicação do ultrassom tem sido relatada em pacientes com epicondilite lateral,[101] dor no ombro, fasciite plantar, feridas cirúrgicas, bursite, prolapso de disco intervertebral, entorse do tornozelo, distrofia simpática reflexa e várias outras lesões de tecidos moles[9,91,101,123-127]

Verrugas plantares

As verrugas plantares são observadas ocasionalmente em áreas de apoio dos pés devido a vírus ou trauma. Essas lesões contêm capilares trombosados em uma área central macia esbranquiçada, coberta por tecido epitelial hiperceratótico. Entre outras técnicas mais convencionais, vários estudos recomendam o ultrassom como método eficaz e indolor para eliminar verrugas plantares.[53,128,129] As intensidades médias são de 0,6 W/cm^2 por 7 a 15 minutos.[130]

Efeito placebo

Enquanto os efeitos fisiológicos do ultrassom foram discutidos em detalhes, também deve ser mencionado que o ultrassom pode exercer efeitos psicológicos terapêuticos significativos.[18] Inúmeros estudos demonstraram efeito placebo em pacientes que receberam ultrassom simulado.[48,93,131]

Parte IV • Modalidades de Energia Sonora

ESTUDO DE CASO 10.1
ULTRASSOM

Histórico: Um universitário de 18 anos sofreu uma fratura do quinto osso metacarpal da mão esquerda durante uma brincadeira no dormitório. A fratura necessitou de imobilização com luva gessada por seis semanas. No momento da remoção do gesso, o paciente observou restrição significativa de movimento e fraqueza no punho esquerdo. Foi feito um encaminhamento. O exame físico revelou flexão 0 a 45°, extensão 0 a 30° com desvios radial e ulnar inalterados. Havia um ponto sensível no local do calo ósseo na diáfise do quinto osso metacarpal. A movimentação dos dedos estava dentro dos limites normais em todas as articulações.

Impressão: Restrição de movimento na cápsula articular do punho secundária à imobilização, fraqueza muscular secundária à imobilização.

Plano de tratamento: Uma série de ultrassom terapêutico foi iniciada para reduzir a rigidez articular por meio do aumento da extensibilidade colágeno-tecido conectivo. Devido ao fato de a superfície da articulação do punho ser pequena e irregular, foi escolhida a forma de aplicação de ultrassom na água. Após se verificar a presença de fissuras ou feridas abertas na mão e punho esquerdos e se verificar se a sensação e a circulação estavam normais na porção distal da extremidade, o antebraço, o punho e a mão esquerdos foram submersos em uma bacia plástica com água morna. Um tratamento com ultrassom de 1,5 W/cm² foi aplicado por seis minutos no aspecto dorsal do punho esquerdo. O paciente relatou leve sensação de calor. Ao final do tratamento, o paciente foi orientado a realizar exercícios ativos e ativos-assistidos de mobilização do punho.

Resposta: Após o tratamento inicial com ultrassom e exercício, o paciente apresentou melhora de 10° na amplitude de movimento de flexão e extensão. Ao final do sexto tratamento, a amplitude de movimento do punho estava dentro dos limites normais e o paciente estava realizando um esquema agressivo de fortalecimento da flexão do punho. O tratamento com ultrassom foi suspenso nesse momento, com os esforços concentrados no fortalecimento e no uso funcional da extremidade superior esquerda.

O profissional de reabilitação emprega modalidades terapêuticas para criar um ambiente favorável para a cicatrização do tecido enquanto se minimizam os sintomas associados ao trauma ou à condição.

Questões de discussão

- Quais tecidos foram lesionados ou afetados?
- Quais sintomas estavam presentes?
- Em qual fase da série contínua da lesão-cicatrização o paciente se apresentou para tratamento?
- Quais são os efeitos biofísicos (diretos, indiretos, de profundidade e afinidade do tecido) dessa modalidade terapêutica?
- Quais são as indicações e as contraindicações dessa modalidade terapêutica?
- Quais são os parâmetros de aplicação, dosagem, duração e frequência da modalidade terapêutica neste estudo de caso?
- Quais outras modalidades terapêuticas poderiam ser utilizadas para tratar essa lesão ou condição? Por quê? Como?

ESTUDO DE CASO 10.2
ULTRASSOM

Histórico: Um estudante de 12 anos do ensino fundamental sofreu uma contusão profunda no músculo quadríceps esquerdo em uma queda de skate. Os pais foram aconselhados pelo pediatra a aplicar inicialmente frio e, depois, calor úmido até a resolução do problema. Após um mês da lesão, ainda havia restrição significativa do movimento do joelho esquerdo. O paciente foi encaminhado à fisioterapia por solicitação dos pais. O exame físico revelou movimentação ativa do joelho de apenas 10 a 65 graus. Havia um ponto sensível e um hematoma palpável bem demarcado no terço médio do vasto lateral.

Impressão: Restrição de movimento do joelho secundária à contusão dos tecidos moles e formação de hematoma.

Plano de tratamento: Uma série de ultrassom terapêutico pulsado foi iniciada para reduzir a formação de hematoma por meio do aumento da extensibilidade do colágeno-tecido conectivo e reabsorção dos detritos extracelulares da

(continua)

Capítulo 10 • Ultrassom Terapêutico 393

ESTUDO DE CASO 10.2 (Continuação)
ULTRASSOM

contusão original. O paciente relatou leve sensação de calor. Ao final do tratamento, o paciente foi orientado a realizar exercícios ativos e ativos-assistidos de amplitude de movimento do joelho.

Resposta: Após o tratamento inicial com US e exercícios, o paciente apresentou melhora de 10 graus na amplitude de movimento de flexão e extensão do joelho. Ao final da décima sessão de tratamento, a amplitude de movimento do joelho estava dentro dos limites normais e o paciente estava realizando um esquema vigoroso de fortalecimento do quadríceps. O tratamento com ultrassom foi suspenso nesse momento com os esforços sendo concentrados no fortalecimento e no uso funcional da extremidade inferior esquerda.

O profissional de reabilitação emprega modalidades terapêuticas para criar um ambiente favorável à cicatrização do tecido enquanto se minimizam os sintomas associados ao trauma ou à condição.

Questões de discussão

- Quais tecidos foram lesionados ou afetados?
- Quais sintomas estavam presentes?

- Em qual fase da série contínua da lesão-cicatrização o paciente se apresentou para tratamento?
- Quais são os efeitos biofísicos (diretos, indiretos, de profundidade e afinidade do tecido) dessa modalidade terapêutica?
- Quais são as indicações e as contraindicações dessa modalidade terapêutica?
- Quais são os parâmetros de aplicação, dosagem, duração e frequência da modalidade terapêutica neste estudo de caso?
- Quais outras modalidades terapêuticas poderiam ser utilizadas para tratar essa lesão ou condição? Por quê? Como?

Questões adicionais para discussão

- Qual frequência de ultrassom seria ideal para a condição desse paciente?
- Poderia ser utilizado ultrassom contínuo? Por quê?
- Qual seria a resposta apropriada do fisioterapeuta em relação à queixa de dor do paciente durante o tratamento?
- Devido à idade do paciente, há outras precauções adicionais que se devam ter na utilização do ultrassom?

FONOFORESE

A fonoforese é uma técnica na qual o ultrassom é utilizado para se melhorar a administração de uma medicação selecionada nos tecidos.[108,154] Talvez a maior vantagem da fonoforese seja a de que a medicação pode ser administrada por meio de uma técnica segura, indolor e não invasiva, como no caso da iontoforese (discutida no Capítulo 6), que utiliza corrente elétrica para administrar a medicação. Imagina-se que o transporte ativo ocorra como resultado de mecanismos térmicos e não térmicos que juntos aumentam a permeabilidade do extrato córneo, embora os parâmetros térmicos pareçam mais benéficos.[15] Isso permite difundir a medicação através da pele devido às diferenças de concentração entre o meio externo e interno. Embora a medicação tenda a seguir o trajeto do feixe, deve ser enfatizado que, quando a medicação penetra no extrato córneo, a circulação vascular provoca difusão a partir do local de administração altamente concentrado para todo o corpo.[108]

Diferentemente da iontoforese, a fonoforese transporta moléculas inteiras para os tecidos em vez de íons.[78] Consequentemente, a fonoforese não é propensa a causar dano ou queimadura à pele. Além disso, a profundidade potencial de penetração com a fonoforese é muito maior do que com a iontoforese.

As medicações comumente aplicadas por fonoforese são, muitas vezes, anti-inflamatórios, como hidrocortisona, cortisol, salicilatos ou dexametasona; ou analgésicos, como a lidocaína. Ao se aplicar a fonoforese, é importante selecionar-se o fármaco apropriado para a patologia. Como a fonoforese pode aumentar a penetração do fármaco, ela também pode aumentar os benefícios clínicos bem como os riscos de aplicação tópica do fármaco.[132] O fisioterapeuta deve lembrar que a maioria das medicações utilizadas na fonoforese deve ser prescrita por um médico.

O uso mais amplo da técnica de fonoforese tem sido a administração de hidrocortisona, que tem efeitos anti-inflamatórios. Geralmente, um creme de hidrocortisona a 1 ou 10% é utilizado nos tratamentos junto com ultrassom térmico.[133] A preparação de hidrocortisona a 10% parece ser superior à preparação a 1%.[134] Vários estudos observaram a eficácia dessa técnica.[135,136] O uso da fonoforese com hidrocortisona se mostrou superior ao ultrassom isolado para aliviar a dor e reduzir a inflamação em pacientes com artrite.[120] Ela tem sido utilizada para o tratamento de pacientes com vários distúrbios inflamatórios, incluindo bursite, tendinite e neurite.[134,153] Ela também tem sido utilizada para tratar disfunção da articulação temporomandibular.[137,138] Griffin,[99] Kleinkort[134] e colaboradores demonstraram a penetração efetiva dos corticosteroides no tecido com o ultrassom. Contudo, Benson e McElnay[139] mostraram que muitos tratamentos com fonoforese são ineficazes.

Muitos profissionais estão utilizando o fosfato sódico de dexametasona (Decadron) como uma alternativa à hidrocortisona.[140] A dexametasona deve ser utilizada com ultrassom térmico por dois a três dias.[50,60] O cetoprofeno também tem sido utilizado com fonoforese.[141]

Os salicilatos são compostos que provocam inúmeros efeitos farmacológicos, incluindo analgesia e diminuição da inflamação devido à redução nas prostaglandinas. Existem poucos relatos que sugerem que a fonoforese com salicilatos melhora os efeitos analgésicos ou anti-inflamatórios. Contudo, tem sido relatado que essa combinação pode ser utilizada para reduzir a dor muscular de início tardio sem se promoverem alterações celulares que simulem uma resposta inflamatória.[142]

A lidocaína é um fármaco anestésico comumente utilizado. O uso de fonoforese com lidocaína mostrou-se eficaz no tratamento de uma série de pontos-gatilho.[143]

A eficácia de vários meios de acoplamento foi discutida anteriormente. A adição de um ingrediente ativo no meio de acoplamento é prática comum. Contudo, produtos farmacêuticos tópicos geralmente não são formulados para otimizar sua eficiência como meio de acoplamento de ultrassom.[139,158] Por exemplo, a hidrocortisona a 1 ou 10% geralmente é apresentada em uma base cremosa branca espessa que já demonstrou ser um mau condutor de ultrassom. Os fisioterapeutas tentaram misturar essa preparação com o gel de ultrassom (que é um bom transmissor) sem melhora na capacidade de transmissão. O uso de preparações tópicas com má capacidade de transmissão pode neutralizar a eficácia do tratamento com ultrassom. Infelizmente, poucos produtos adequados estão disponíveis e há claramente uma necessidade de ingredientes ativos adequados em forma de gel. A Tabela 10.6 apresenta uma lista das capacidades de transmissão de vários meios de fonoforese disponíveis comercialmente.[132]

Como a pesquisa tem mostrado que algumas dessas medicações impedem o ultrassom,[50,82] uma sugestão é a de se aplicar a medicação e o gel separadamente. Isto é feito esfregando-se a medicação diretamente na superfície da área de tratamento e, então, aplicando-se o acoplamento com gel seguido pela aplicação de ultrassom. Com a técnica direta, a transmissão de gel deve ser aplicada, e, com a imersão, a área de tratamento com a preparação aplicada é simplesmente tratada debaixo d'água.

O ultrassom pulsado e o contínuo foram empregados na fonoforese. O ultrassom contínuo a uma intensidade grande o suficiente para se produzirem efeitos térmicos pode induzir uma resposta pró-inflamatória.[42] Se o objetivo for o de se diminuir a inflamação, o ultrassom pulsado com SAPT baixa pode ser a melhor opção.[5] Se o objetivo do tratamento for o de se reduzir a dor, foi demonstrado que, independentemente de a fonoforese pulsada ter sido ou não utilizada, alongamento, fortalecimento e crioterapia foram significativamente mais efetivos na diminuição dos níveis percebidos de dor.[144]

Protocolos de tratamento: fonoforese

1. Limpar a área de tratamento com álcool ou água e sabão.
2. Aplicar a medicação em glicerina, óleo ou outro veículo em lugar do gel.
3. Estabelecer a duração do tratamento dependendo do tamanho da área a ser tratada (i.e., cinco minutos para cada área de 103,23 cm²).

Capítulo 10 • Ultrassom Terapêutico **395**

Tabela 10.6 Transmissão de ultrassom por meios de fonoforese[132]

PRODUTO	TRANSMISSÃO RELATIVA À ÁGUA(%)
MEIOS QUE SÃO BONS TRANSMISSORES DE ULTRASSOM	
Lidex gel*, fluocinonida 0,05%	97
Thera-Gesic*, creme, metilsalicilato 15%[†]	97
Óleo mineral[‡]	97
Gel de US[§]	96
Loção de US[‖]	90
Betametasona 0,05% em gel de US[§]	88
MEIOS QUE SÃO MAUS TRANSMISSORES DE ULTRASSOM	
Unguento de diprolene, betametasona 0,05%[#]	36
Hidrocortisona (HC) em pó 1% de gel em US[§]	29
HC em pó a 10%[†] em gel US[§]	7
Unguento de cortril, HC 1%[††]	0
Eucerin creme [‡‡]	0
HC creme 1%[§§]	0
HC creme 10%[§§]	0
HC creme 10%[§§] misturado com partes iguais de gel de US[§]	0
Mioflex creme, salicilato de trolamina 10%[‡‡]	0
Triamcinolona acetonida, creme 0,1%[§§]	0
Velva HC*, creme 10%[†]	0
Velva HC* creme 10%[†] misturado com partes iguais de gel de US[§]	0
Vaselina[¶¶]	0
OUTROS	
Chempad-L[##]	68
Atadura de polietileno[***]	98

*Syntex Laboratories Inc, 3401 Hillview Ave, PO Box 10850, Palo Alto, CA 94303.

[†]Missions Pharmacal Co,. 1325 E. Durango, San Antonio, TX78210.

[‡]Pennex Corp., Eastern Ave. At Pennex Dr., Verona, PA 15147.

[§]Ultrasonic, Pharmaceutical Innovations Inc., 897 Frelinghuysen Dr., Newark, NJ 07114.

[‖]Polysonic, Parker Laboratories Inc., 307 Washington St., Orange, NJ 07050.

[#]Schering Corp., Galloping Hill Rd., Kenilworth, NJ 07033.

[††]Pfizer Labs Division, Pfizer Inc., 253 E 42nd St., New York, NY 10017.

[‡‡]Beiesdorf Inc., PO Box 5529, Norwalk, CT 06856-5529.

[§§]E Fougera & Co., 60 Baylis Rd., Melville, NY 11747.

[¶¶]Universal Cooperatives Inc., 7801 Metro Pkwy., Minneapolis, MN 55420.

[##]Henley International, 104 Industrial Blvd., Sugar Land, TX 77478.

[***]Saran Wrap, Dow Brands Inc., 9550 Zionsville Rd., Indianapolis, IN 46268.

De Cameron M, Monroe L. Relative transmission of ultrasound by media customarily used for phonophoresis. *Phys Ther.* 1992;72(2):142–148. Reimpressa com permissão da American Physical Therapy Association.

---

* N. de R.T. Nomes comerciais de medicamentos disponíveis nos Estados Unidos e não disponíveis no Brasil com este nome.

Parte IV • Modalidades de Energia Sonora

4. Manter o contato entre o transdutor e a superfície de tratamento, movendo o transdutor em movimentos sobrepostos circulares ou lineares a uma taxa de 5 a 10 cm/s; observar a formação de bolhas de ar.

5. Ajustar a intensidade do tratamento: 0,5 a 1 W/cm² para tecidos superficiais e 1 a 2 W/cm² para tecidos mais profundos. Pode ser necessário reduzir a intensidade.

6. Monitorar a resposta do paciente durante o tratamento; se ele relatar aquecimento ou dor, reduzir a intensidade em 10% e continuar o tratamento.

7. Limpar a superfície de tratamento com álcool ou água e sabão.

Tomada de decisão clínica *Exercício 10.7*

Um fisioterapeuta está tratando de um paciente que tem espasmos musculares dolorosos em toda a região lombar, nos dois lados. Como o fisioterapeuta pode utilizar o ultrassom para tratar desse problema?

O USO DO ULTRASSOM EM COMBINAÇÃO COM OUTRAS MODALIDADES

Em cenário clínico, não é incomum combinarem-se modalidades a fim de se executar um objetivo de tratamento específico. O ultrassom é frequentemente utilizado com outras modalidades, incluindo compressas quentes, compressas frias e correntes de estimulação elétrica. Infelizmente, há pouca evidência documentada na literatura para se substanciar a efetividade do ultrassom e das correntes elétricas, contudo, estudos recentes de resfriamento ou aquecimento da área antes da aplicação de ultrassom têm produzido resultados interessantes.[22,97,145] É possível que a combinação de modalidades de tratamento possa realmente interferir na efetividade de um tratamento.[146]

Ultrassom e compressas quentes

Compressas quentes, como o ultrassom contínuo ou de alta intensidade, são primariamente utilizadas devido a seus efeitos térmicos. O calor é efetivo na redução do espasmo muscular e da defesa muscular e é útil na redução da dor. Por essas razões, o calor e o ultrassom utilizados em combinação podem ser efetivos para se executarem esses objetivos do tratamento.[147] Alguns estudos têm mostrado que uma aplicação de compressa quente por 15 minutos antes do ultrassom possui um efeito térmico adicional.[54,148] Sugeriu-se que a duração do tratamento por ultrassom pode ser diminuída em 3 a 5 minutos quando os tecidos são pré-aquecidos com compressas quentes.[28] Contudo, deve ser observado que, como as compressas quentes produzem aumento no fluxo sanguíneo, em particular nos tecidos superficiais, criando um meio menos denso para a transmissão do ultrassom, a atenuação pode ser aumentada, e a profundidade de penetração do ultrassom, reduzida.

Ultrassom e compressas frias

Alguns autores têm fornecido análise racional para o uso do ultrassom imediatamente após o gelo.[162] De acordo com esta premissa, a aplicação de compressa fria aos tecidos humanos inicia respostas fisiológicas como vasoconstrição e diminuição de fluxo sanguíneo. Assim, o resfriamento da área não apenas resulta em diminuição da temperatura local, mas ele pode auxiliar no aumento temporário da densidade do tecido a ser aquecido. Isto ocorre com a diminuição da atenuação superficial e com a facilitação da transmissão aos tecidos mais fundos e melhorando consequentemente os efeitos térmicos do ultrassom.[37,97,145] Embora pareça bom, dois estudos recentes parecem refutar tais afirmações.[97,145] Se uma compressa de gelo for aplicada por cinco ou 15 minutos, um significativo resfriamento ocorre no músculo, reduzindo a taxa e a intensidade do aumento da temperatura muscular via ultrassom (Figura 10.20). Não faz sentido resfriar-se algo que se deseja aquecer imediatamente.

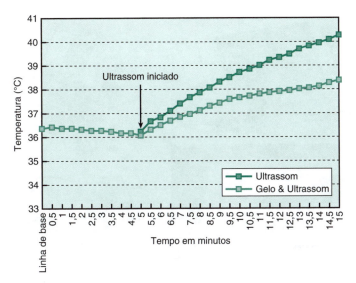

Figura 10.20 Quando uma compressa fria foi aplicada por cinco minutos, ela impediu o aquecimento produzido pelo ultrassom. O aumento na temperatura muscular foi maior e mais rápido durante o tratamento por ultrassom (aumento de 4 °C) do que durante o tratamento por gelo/ultrassom (aumento de 1,8 °C) (de Draper DO, Schulthies S, Sorvisto P, Hautala A. Temperature changes in deep muscles of humans during ice and ultrasound therapies: an in-vivo study. *J Orthop & Sports Phys Therapy*, 1995;21:153-157).

Ao se tratar de lesões agudas e pós-agudas, contudo, a combinação de frio para a redução do fluxo sanguíneo (i.e., edema) e produção de analgesia e ultrassom de baixa intensidade devido a seus efeitos não térmicos que promovem cicatrização do tecido mole pode ser a opção de tratamento. As compressas frias são utilizadas em sua maioria para analgesia e para a diminuição significativa do fluxo sanguíneo após a lesão. Como o frio é um analgésico efetivo, deve-se ter cuidado ao utilizar o ultrassom em intensidades mais altas que produzam efeitos térmicos, uma vez que a percepção térmica e de dor do paciente está diminuída. O ultrassom pulsado, no entanto, poderia ser utilizado após a aplicação de gelo se o objetivo for a redução da dor e a cicatrização no estágio agudo.

Ultrassom e estimulação elétrica

O ultrassom e as correntes de estimulação elétrica são frequentemente utilizadas em combinação[163] (Figura 10.21). A utilização dessas duas modalidades em combinação é considerada como clinicamente benéfica.[149] As correntes de estimulação elétrica são utilizadas para analgesia ou produção de contração muscular. O ultrassom e as correntes de estimulação elétrica em combinação foram recomendados no tratamento de pontos-gatilho miofasciais.[150,151] As duas modalidades fornecem efeitos analgésicos e as duas se mostraram efetivas na redução do ciclo dor-espasmo-dor, embora os mecanismos específicos responsáveis não sejam completamente entendidos.

As correntes de estimulação elétrica foram discutidas no Capítulo 5. Ao se utilizar o ultrassom e as correntes de estimulação elétrica juntos, o transdutor do ultrassom serve como um eletrodo e, assim, libera energia acústica e elétrica (Figura 10.22). A energia elétrica deve ser suficiente para causar contração muscular quando o transdutor passa sobre os pontos-gatilho, enquanto o ultrassom causa pelo menos aumento moderado na temperatura tecidual. Como os pontos-gatilhos são encontrados dentro do músculo, é provável que 3 MHz de ultrassom sejam mais efetivos em atingir o tecido mais profundo. O transdutor deve ser movido lentamente (4 cm/s) em um padrão circular pequeno sobre o ponto-gatilho. O alongamento do músculo durante a aplicação de ultrassom e uma corrente de estimulação elétrica também pode ser útil no tratamento de um ponto-gatilho miofascial.

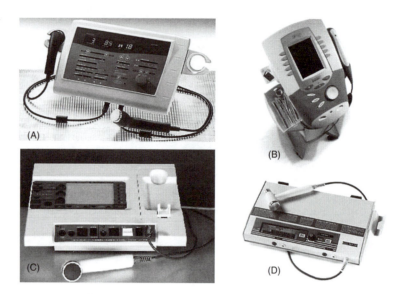

Figura 10.21 Combinação de ultrassom e unidades de estimulação elétrica: (A) Vectorsonic Combi, (B) Intellect Legend XT Combination System, (C) MedCon e (d) Theramini 3C.

PRECAUÇÕES DO TRATAMENTO

A Tabela 10.7 fornece um resumo das indicações e contraindicações do uso do ultrassom terapêutico. Além disso, há uma série de precauções quanto à aplicação desse procedimento.

1. O uso contínuo do ultrassom com SATP alta deve ser evitado em condições agudas e pós-agudas devido aos efeitos térmicos associados.
2. Deve-se ter cuidado ao tratar de áreas de sensação diminuída, em particular quando há um problema na percepção de dor e temperatura.

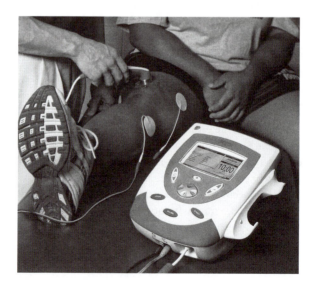

Figura 10.22 Na utilização do ultrassom e das correntes de estimulação elétrica juntos, o transdutor do ultrassom serve como um eletrodo e, assim, libera energia acústica e elétrica.

Capítulo 10 • Ultrassom Terapêutico **399**

Tabela 10.7 Resumo das indicações e contraindicações para o uso de ultrassom
INDICAÇÕES
Condições agudas e pós-agudas (ultrassom com efeitos não térmicos)
Cicatrização e reparo do tecido mole
Cicatriz tecidual
Contratura articular
Inflamação crônica
Aumento da extensibilidade de colágeno
Redução do espasmo muscular
Modulação da dor
Aumento do fluxo sanguíneo
Reparo do tecido mole
Aumento na síntese de proteína
Regeneração do tecido
Consolidação óssea
Reparo das fraturas por não união
Inflamação associada com a miosite ossificante
Verrugas plantares
Pontos-gatilhos miofasciais
CONTRAINDICAÇÕES
Condições agudas e pós-agudas (ultrassom com efeitos térmicos)
Áreas de diminuição da sensação de temperatura
Áreas de diminuição da circulação
Insuficiência vascular
Tromboflebite
Olhos
Órgãos reprodutores
Pelve imediatamente após a menstruação
Gravidez
Marca-passo
Malignidade
Áreas epifisárias em crianças jovens
Artroplastias totais
Infecção

3. Em áreas de diminuição de circulação, deve-se ter cuidado devido à formação excessiva de calor que possa potencialmente danificar os tecidos.

4. Indivíduos com problemas vasculares que envolvam tromboflebite não devem receber ultrassom devido à possibilidade de se desalojar um coágulo e se criar embolia.

5. O ultrassom não deve ser aplicado em volta do olho, porque o calor não é bem dissipado e a lente e a retina podem ficar danificadas.

Parte IV • Modalidades de Energia Sonora

6. O ultrassom não deve ser aplicado sobre a genitália, especialmente os testículos, porque o resultado pode ser a esterilidade temporária. Deve-se ter cuidado no tratamento da região abdominal da mulher durante a fase fértil ou imediatamente após a menstruação.

7. O uso de ultrassom é contraindicado durante a gravidez devido ao potencial dano ao feto.

8. Deve-se ter cuidado ao tratar áreas em volta do coração devido às mudanças potenciais na atividade ECG. O ultrassom certamente pode interferir na função normal de um marca-passo.

9. O ultrassom não deve ser utilizado sobre um tumor maligno. Aparentemente, o uso de ultrassom pode aumentar o tamanho do tumor e causar, possivelmente, metástase. Há também perigo no uso do ultrassom mesmo em pacientes com história de tumores malignos, porque sempre é possível que pequenos tumores possam passar despercebidos. Assim, é melhor que o fisioterapeuta consulte o médico do paciente ou o oncologista antes de utilizar o ultrassom em pacientes com câncer.

10. Conforme anteriormente mencionado, o ultrassom nunca deve ser utilizado sobre áreas epifisárias em crianças jovens.

11. O ultrassom pode ser utilizado com segurança sobre implantes metálicos, porque se sabe que não há aumento na temperatura do tecido adjacente ao implante, pois o metal tem alta condutividade térmica e, assim, o calor é removido da área mais rapidamente do que pode ser absorvido. Contudo, em casos de artroplastia total, o cimento utilizado (metil metacrilato) absorve calor com mais rapidez e pode ficar superaquecido, danificando-se os tecidos moles adjacentes.

DIRETRIZES PARA O USO SEGURO DO EQUIPAMENTO DE ULTRASSOM

Atualmente, as unidades de ultrassom são a única modalidade terapêutica para a qual existe a Federal Performance Standards[152]. As unidades de ultrassom produzidas desde 1979 são requeridas para indicar a magnitude da força e da intensidade do ultrassom com precisão de ± 20% e controlar com precisão o tempo de tratamento. Recomenda-se que a produção de intensidade, a precisão do regime de pulso e a precisão do *timer* sejam verificados em intervalos regulares por profissionais qualificados que tenham acesso ao equipamento de teste apropriado. A área de radiação efetiva e a razão de não uniformidade do feixe do transdutor devem ser precisamente fornecidas pelo fabricante. O seguinte protocolo de tratamento ajudará a garantir a segurança do paciente.

Protocolo de Tratamento: ultrassom

1. Interrogar o paciente (contraindicações/tratamentos prévios).
2. Posicionar o paciente (conforto, privacidade).
3. Inspecionar a parte a ser tratada (verificar erupções, infecções ou feridas abertas).
4. Utilizar um transdutor de tamanho adequado.
5. Determinar a frequência do ultrassom (1 MHz para profundo, 3 MHz para superficial).
6. Ajustar o ciclo de trabalho (optar por um ajuste contínuo ou pulsado).
7. Aplicar o meio de acoplamento na área.
8. Ajustar a duração do tratamento (aquecimento vigoroso = 10 a 12 minutos a 1 MHz e 3 a 4 minutos a 3 MHz).
9. Manter o contato entre a pele e o aplicador (mover a uma taxa de 4 cm/s para 2 ARE).
10. Ajustar a intensidade à percepção de aquecimento (se ficar muito quente, diminuir a intensidade ou mover o aplicador levemente mais rápido).
11. Se o objetivo for o de se aumentar a ADM articular, colocar a parte em alongamento (para os últimos 2 a 3 minutos de insonação e manter o alongamento ou a massagem por fricção por 2 a 5 minutos após o término do tratamento).
12. Terminar o tratamento (girar todos os botões em zero, limpar o gel).

13. Avaliar a eficácia do tratamento (inspecionar a área, *feedback* do cliente).
14. Registrar os parâmetros do tratamento.

Observação: As unidades de ultrassom devem ser recalibradas a cada 6 a 12 meses, dependendo da frequência de uso.

RESUMO

1. O ultrassom é definido como uma onda de vibrações inaudíveis e acústicas de alta frequência que podem produzir efeitos fisiológicos térmicos ou não térmicos.

2. O ultrassom viaja através do tecido mole como uma onda longitudinal a uma frequência terapêutica de 1 ou 3 MHz.

3. À medida que a onda de ultrassom é transmitida por vários tecidos, a intensidade de energia atenua ou diminui devido à absorção de energia pelos tecidos ou à dispersão e espalhamento da onda de som.

4. O ultrassom é produzido por um cristal piezoelétrico dentro do transdutor que converte energia elétrica em energia acústica por meio da deformação mecânica via efeito piezoelétrico.

5. A energia do ultrassom propaga-se dentro dos tecidos como um feixe colimado altamente focado com uma distribuição de intensidade não uniforme.

6. Embora o ultrassom contínuo seja o mais comumente utilizado quando o efeito desejado é o de se produzirem efeitos térmicos, o ultrassom pulsado ou ultrassom contínuo a uma intensidade baixa irá produzir efeitos não térmicos ou mecânicos.

7. O ultrassom terapêutico, quando aplicado ao tecido biológico, pode induzir respostas clinicamente significativas nas células, tecidos e órgãos por meio dos efeitos térmicos, que produzem um aumento na temperatura tecidual, e dos efeitos não térmicos, que incluem cavitação e microfluxo.

8. Recente pesquisa forneceu respostas a muitos dos resultados e conclusões contraditórios dos vários relatos laboratoriais prévios e clinicamente baseados na literatura.

9. O ultrassom terapêutico é mais efetivo quando há combinação de um meio de acoplamento apropriado e técnica com uso de contato direto, imersão ou uma bolsa como um transdutor móvel.

10. Ainda que haja relativamente pouca evidência documentada da comunidade clínica sobre a eficácia do ultrassom, ele é utilizado com mais frequência para a cicatrização e reparo do tecido mole, na cicatriz do tecido e contratura muscular, para a inflamação crônica, para a consolidação óssea, com verrugas plantares e para efeitos de placebo.

11. A fonoforese é uma técnica na qual o ultrassom é utilizado para se levarem as moléculas de uma medicação aplicada topicamente, geralmente anti-inflamatórios ou analgésicos, para os tecidos.

12. Em um cenário clínico, o ultrassom é frequentemente utilizado em combinação com outras modalidades, incluindo compressas quentes, compressas frias e correntes de estimulação elétrica, para se produzirem efeitos de tratamento específicos.

13. Embora o ultrassom seja uma modalidade relativamente segura se utilizado de modo adequado, o fisioterapeuta deve estar ciente das várias contraindicações e precauções.

14. Para o ultrassom ser efetivo, o fisioterapeuta deve prestar atenção particular para corrigir parâmetros como intensidade, frequência, duração e tamanho do tratamento.

QUESTÕES DE REVISÃO

1. O que é ultrassom terapêutico e quais são seus dois efeitos fisiológicos primários?

2. Como uma onda de ultrassom propaga-se através dos tecidos biológicos e o que acontece com a energia acústica dentro desses tecidos?

3. Como o transdutor converte energia elétrica em energia acústica?

Parte IV • Modalidades de Energia Sonora

4. Como a frequência afeta o feixe de ultrassom dentro dos tecidos?
5. Quais são as diferenças entre ultrassom contínuo e pulsado?
6. Quais são os efeitos térmicos potenciais do ultrassom?
7. Como os efeitos não térmicos do ultrassom podem facilitar o processo de cicatrização?
8. Qual é a relação entre intensidade de tratamento e duração do tratamento para se aumentar a temperatura nos tecidos?
9. Quais são os vários agentes acoplados e as técnicas de exposição que podem ser utilizadas ao se tratar de um paciente por meio de ultrassom?
10. Quais são as várias aplicações clínicas para o uso de ultrassom no tratamento de lesões?
11. Qual é o propósito de se utilizar um tratamento de fonoforese?
12. Como o ultrassom deve ser utilizado em combinação com outras modalidades terapêuticas?

QUESTÕES DE AUTOAVALIAÇÃO

Verdadeiro ou falso

1. A penetração e a absorção estão inversamente relacionadas.
2. O ultrassom de frequência de 3 MHz é absorvido mais profunda e rapidamente do que o de 1 MHz.
3. Uma razão de não uniformidade de feixe baixo (BNR) resulta em aquecimento desigual.

Múltipla escolha

4. A diminuição na intensidade de energia da onda de ultrassom à medida que é espalhada e dispersada enquanto percorre vários tecidos é conhecida como qual das seguintes?
   a. Impedância acústica
   b. Atenuação
   c. Rarefação
   d. Compressão

5. Pode haver o desenvolvimento de qual da alternativas quando as ondas estacionárias formam-se nas interfaces teciduais e a energia refletida encontra a energia transmitida aumentando a intensidade?
   a. Ponto quente
   b. Impedância
   c. Rarefação
   d. Feixe colimado

6. Qual dos seguintes NÃO é um efeito não térmico do ultrassom?
   a. Microfluxo acústico
   b. Cavitação
   c. Aumento da extensibilidade do colágeno
   d. Aumento da atividade de fibroblasto

7. Qual dos seguintes é o MENOS efetivo método de acoplagem de ultrassom?
   a. Loção para massagem
   b. Gel ultrassônico
   c. Imersão em água
   d. Técnica de bolsa

8. O ultrassom pode ser utilizado para tratar qual(is) dos seguintes problemas?
   a. Fratura óssea
   b. Dor
   c. Verrugas plantares
   d. Todas respostas acima

Capítulo 10 • Ultrassom Terapêutico **403**

9. Qual das seguintes técnicas utiliza ultrassom para conduzir moléculas de medicação para a pele?
   a. "Terapia Combo"
   b. Iontoforese
   c. Fonoforese
   d. Nenhuma das respostas acima
10. De modo a diminuir em 2 ºC a temperatura tecidual, quanto tempo deve durar o tratamento com ultrassom a um ajuste de 1 MHz e 1 W/cm²?
    a. 5 minutos
    b. 10 minutos
    c. 7,5 minutos
    d. 15 minutos

SOLUÇÕES PARA OS EXERCÍCIOS DE TOMADA DE DECISÃO CLÍNICA

10.1

Quanto mais baixa a frequência, menos energia é absorvida nos tecidos superficiais e, assim, a penetração é mais profunda. A maioria das ondas de som geradas do tratamento com 3 MHz seria absorvida no músculo ou tendão. Também, ao se tratar da estrutura subcutânea, 3 MHz aquecem mais rapidamente e tornam o procedimento mais confortável do que o uso de 1 MHz.

10.2

Os efeitos não térmicos da cavitação e do microfluxo podem ser maximizados enquanto se minimizam os efeitos térmicos utilizando-se intensidade média espacial e média temporal de 0,1 a 0,2 W/cm² com o ultrassom contínuo. Essa amplitude pode ser atingida empregando-se intensidade média pulsando uma intensidade máxima temporal mais alta do que 1 W/cm² a um ciclo de trabalho de 20% para se conferir uma intensidade média temporal de 0,2 W/cm².

10.3

Visto que o aumento na temperatura é dependente da frequência, a 1 MHz com uma intensidade de 1,5 W/cm², a temperatura se elevará a uma taxa de 0,30 ºC/min. Portanto, será necessário um tratamento de 10 minutos.

10.4

Ao se utilizar um transdutor grande para tratar proeminências ósseas, a técnica de imersão, utilizando um tubo plástico ou de borracha, pode ser efetiva. Também a técnica de bolsa poderia ser utilizada para assegurar que o contato entre o transdutor e o meio de acoplagem seja consistente.

10.5

A fonoforese provavelmente seria uma escolha razoável. O médico poderia prescrever uma medicação anti-inflamatória tópica que poderia ser administrada ao paciente topicamente. Na fonoforese, o ultrassom é utilizado para intensificar a administração de uma medicação para os tecidos.

10.6

Uma vez que o paciente aparentemente não esteja melhorando, o fisioterapeuta pode tentar combinar ultrassom com uma corrente de estimulação elétrica. O alongamento durante o tratamento também é recomendado.

10.7

Neste caso, a melhor opção de tratamento é não utilizar o ultrassom. Uma decisão melhor poderia ser a de utilizar compressas de hidrocollator ou diatermia, ambos são mais úteis no tratamento de áreas maiores. Se a profundidade da penetração for uma preocupação, então a diatermia por ondas curtas poderia ser a opção de tratamento.

REFERÊNCIAS

1. Kremkau F. Diagnostic Ultrasound: Principles and Instruments. Philadelphia: W.B. Saunders; 2002.

2. Delacerda FG. Ultrasonic techniques for treatment of plantar warts in patients. *J Orthop Sports Phys Ther*. 1979;1:100

3. Dyson M. The use of ultrasound in sports physiotherapy. In: Grisogono V, ed. *Sports Injuries (International Perspectives in Physiotherapy)*, Edinburgh: Churchill Livingstone; 1989.

4. Baker KG, Robertson VJ, Duck FA. A review of therapeutic ultrasound: biophysical effects. *Phys Ther*. 2001;81:1351–1358.

5. Gann N. Ultrasound: current concepts. *Clin Manage*. 1991;11(4):64–69.

6. McDiarmid T, Burns PN. Clinical applications of therapeutic ultrasound. *Physiotherapy*. 1987;73:155.

7. Michlovitz S. *Thermal agents in rehabilitation*. Philadelphia, PA: FA Davis; 1996.

8. Draper DO, Castel JC, Castel D. Rate of temperature increase in human muscle during 1 MHz and 3 MHz continuous ultrasound. *J Orthop Sports Phys Ther*. 1995;22:142–150.

9. Middlemast S, Chatterjee DS. Comparison of ultrasound and thermotherapy for soft tissue injuries. *Physiotherapy*. 1978;64:331.

10. Draper DO, Ricard MD. Rate of temperature decay in human muscle following 3 MHz ultrasound: the stretching window revealed. *J Athl Train*. 1995;30:304–307.

11. Myrer JW, Draper DO, Durrant E. Contrast therapy and intramuscular temperature in the human leg. *J Athl Train*. 1994;29:318–322.

12. Ter Haar C. Basic physics of therapeutic ultrasound, *Physiotherapy*. 1987;73(3):110–113.

13. Ziskin M, McDiarmid T, Michlovitz S. Therapeutic ultrasound. In: Michlovitz S, ed. *Thermal Agents in Rehabilitation*. Philadelphia, PA: FA Davis; 1996.

14. Griffin JE, Karsalis TC. *Physical Agents for Physical Therapists*. Springfield, IL: Charles C Thomas; 1987.

15. Summer W, Patrick MK. *Ultrasonic Therapy*. New York: American Elsevier; 1964.

16. Ward AR. *Electricity Fields and Waves in Therapy*. Marrickville, NSW, Australia: Science Press; 1986.

17. Williams R. Production and transmission of ultrasound. *Physiotherapy*. 1987;73(3):113–116.

18. Dyson M. Mechanisms involved in therapeutic ultrasound. *Physiotherapy*. 1987;73(3):116–120.

19. Holcomb W, Joyce C. A comparison of temperature increases produced by 2 commonly used ultrasound units. *J Athl Train*. 2003;38(1):24–27.

20. Holcomb W, Joyce C. A comparison of the effectiveness of two commonly used ultrasound units. *J Athl Train* (Suppl.). 2001;36(2S):S-89.

21. Artho PA, Thyne JG, Warring BP, et al. A calibration study of therapeutic ultrasound units. *Phys Ther*. 2002;82:257–263.

22. Docker MF. A review of instrumentation available for therapeutic ultrasound. *Physiotherapy*. 1987;73(4):154.

23. Miller M, Longoria J, Cheatham C. A comparison of the tissue temperature difference between the midpoint and peripheral effective radiating area during 1 and 3 MHz ultrasound treatments (abstract). *J Athl Train*. 2007;42(2):S-40.

24. Johns L, Straub S, Howard S. Variability in effective radiating area and output power of new ultrasound transducers at 3 MHz. *J Athl Train*. 2007;42(1):22.

25. Castel JC. Therapeutic ultrasound. *Rehab and Therapy Products Review*. 1993;Jan/Feb:22–32.

26. Reid DC, Cummings GE. Factors in selecting the dosage of ultrasound with particular reference to the use of various coupling agents. *Physiother Can*. 1973;63:255.

27. Chan AK, Myrer JW, Measom G, Draper D. Temperature changes in human patellar tendon in response to therapeutic ultrasound. *J Athl Train*. 1998;33(2):130–135.

28. Draper DO. The latest research on therapeutic ultrasound: clinical habits may need to be changed. Presented at the 46th Annual Meeting and Clinical Symposium of the National Athletic Trainers' Association, Indianapolis, IN, June 16; 1995.

29. Fyfe MC, Bullock M. Therapeutic ultrasound: some historical background and development in knowledge of its effects on healing. *Aust J Physiother*. 1985;31(6):220–224.

30. Hayes B, Merrick M, Sandrey M. Three-MHz ultrasound heats deeper into the tissues than originally theorized. *J Athl Train*. 2004;39(3):230–234.

31. Kitchen S, Partridge C. A review of therapeutic ultrasound: part 2, the efficacy of ultrasound. *Physiotherapy*. 1990;76(10):595–599.

32. Ferguson BA. *A practitioner's guide to ultrasonic therapy equipment standard*. U.S. Dept. of Health and Human Services, Public Health Service, Food and Drug Administration, Rockville, MD; 1985.

33. Hecox B, Mehreteab TA, Weisbergm J. *Physical Agents: A Comprehensive Text for Physical Therapists*. Norwalk, CT: Appleton & Lange; 1994.

34. Gatto J, Kimura IF, Gulick D. Effect of beam nonuniformity ratio of three ultrasound machines on tissue phantom temperature. *J Athl Train*. 1999;34(2):S-69.

35. Draper DO. Ten mistakes commonly made with ultrasound use: current research sheds light on myths. *Athl Train Sports Health Care Perspect*. 1996;2:95–107.

36. Lehmann JF, de Lateur BJ, Silverman DR. Selective heating effects of ultrasound in human beings. *Arch Phys Med Rehab*. 1966;46:331.

37. Lehmann JF, de Lateur BJ. Therapeutic heat. In Lehmann JF, ed. *Therapeutic Heat and Cold*. 4th ed. Baltimore, MD: Williams & Wilkins.

38. Burr P, Demchak T, Cordova M. Effects of altering intensity during 1-MHz ultrasound treatment on increasing triceps surae temperature. *J Sport Rehab*. 2004;13(4):275–286.

39. Morrisette D, Brown D, Saladin M. Temperature change in lumbar periarticular tissue with continuous ultrasound. *J Orthop Sports Phys Ther*. 2004;34(12):754–760.

40. Merrick MA, Bernard KD, Devor ST. Identical 3-MHz ultrasound treatments with different devices produce different intramuscular temperatures. *J Orthop Sports Phys Ther*. 2003;33(7):379–385.

41. Boone L, Ingersol CD, Cordova ML. Passive hip flexion does not increase during or following ultrasound treatment of the hamstring musculature. *J Athl Train*. 1999;34(2):S-70.

Capítulo 10 • Ultrassom Terapêutico **405**

42. Dyson M. Therapeutic application of ultrasound. In: Nyborg WL, Ziskin MC, eds. *Biological Effects of Ultrasound*, Edinburgh: Churchill-Livingstone; 1985.

43. Kitchen S, Partridge C. A review of therapeutic ultrasound: part 1, background and physiological effects. *Physiotherapy*. 1990;76(10):593–595.

44. Partridge CJ. Evaluation of the efficacy of ultrasound. *Physiotherapy*. 1987;73(4):166–168.

45. Dyson M, Luke DA. Induction of mast cell degranulation in skin by ultrasound. *IEEE Trans Ultrasonics Ferroelectrics Freq Control*. 1986; UFFC-33:194.

46. Black K, Halverson JL, Maierus K, Soderbere GL. Alterations in ankle dorsiflexion torque as a result of continuous ultrasound to the anterior tibial compartment. *Phys Ther*. 1984;64(6):910–913.

47. Frizell LA, Dunn F. Biophysics of ultrasound; bioeffects of ultrasound. In: Lehmann JF, ed. *Therapeutic Heat and Cold*. 3rd ed. Baltimore, MD, Williams & Wilkins; 1982.

48. Lowden A. Application of ultrasound to assess stress fractures. *Physiotherapy*. 1986;72(3):160–161.

49. MacDonald BL, Shipster SB. Temperature changes induced by continuous ultrasound. *S Afr J Physiother*. 1981;37(1):13–15.

50. Saliba S, Mistry D, Perrin D. Phonophoresis and the absorption of dexamethsone in the presence of an occlusive dressing. *J Athl Train*. 2007;42(3):349–354.

51. Lehman JF, de Lateur BJ, Stonebridge JB, Warren G. Therapeutic temperature distribution produced by ultra-sound as modified by dosage and volume of tissue exposed. *Arch Phys Med Rehab*. 1967;48:662–666.

52. Castel JC. Electrotherapy application in clinical for neuro-muscular stimulation and tissue repair. Presented at the 46th Annual Clinical Symposium of the National Athletic Trainer's Association, June 16, 1995, Indianapolis.

53. Quade AG, Radzyminski SF. Ultrasound in verruca plan-taris. *J Am Podiatric Assoc*. 1966;56:503.

54. Holcomb WR, Blank C, Davis C. The effect of superficial pre-heating on the magnitude and duration of temperature elevation with 1 MHz ultrasound. *J Athl Train*. 2000;35(2):S-48.

55. Ter Haar G, Hopewell JW. Ultrasonic heating of mammalian tissue in vivo. *Br J Cancer*. 1982;45 (Suppl. V):65–67.

56. Draper DO, Sunderland S. Examination of the law of Grotthus--Draper: does ultrasound penetrate subcutaneous fat in humans? *J Athl Train*. 1993;28:246–250.

57. Hayes B, Sandrey M, Merrick M. The differences between 1 MHz and 3 MHz ultrasound in the heating of sub-cutaneous tissue. *J Athl Train* (Suppl.). 2001;36(2S):S-92.

58. Gallo J, Draper D, Brody L. A comparison of human muscle temperature increases during 3-mhz continuous and pulsed ultrasound with equivalent temporal average intensities. *J Orthop Sports Phys Ther*. 2004;34(7):395–401.

59. Hogan RD, Burke KM, Franklin TD. The effect of ultrasound on microvascular hemodynamics in skeletal muscle: effects during ischemia. *Microvasc Res*. 1982;23:370.

60. Pilla AA, Figueiredo M, Nasser P, et al. Non-invasive low intensity pulsed ultrasound: a potent accelerator of bone repair. Proceedings of the 36th Annual Meeting, Orthopaedic Research Society, New Orleans; 1990.

61. Johns L. Nonthermal effects of therapeutic ultrasound. *J Athl Train*. 2002;37(3):293–299.

62. Fyfe MC, Chahl LA. The effect of single or repeated applications of "therapeutic" ultrasound on plasma extravasation during silver nitrate induced inflammation of the rat hindpaw ankle joint. *Ultrasound Med Biol*. 1985;11:273.

63. Oakley EM. Application of continuous beam ultrasound at therapeutic levels. *Physiotherapy*. 1978;64(4):103–104.

64. Patrick MK. Applications of pulsed therapeutic ultrasound. *Physiotherapy*. 1978;64(4):3–104.

65. Strapp E, Guskiewicz K, Hackney A. The cumulative effects of multiple phonophoresis treatments on dexamethasone and cortisol concentrations in the blood. *J Athl Train*. 2000;35(2):S-47.

66. Starkey C. *Therapeutic Modalities for Athletic Trainers*. Philadelphia, PA: F.A. Davis; 2004.

67. Leonard J, Merrick M, Ingersoll C. A comparison of ultrasound intensities on a 10 minute 1.0 MHz ultrasound treatment. *J Athl Train* (Suppl.). 2001;36(2S):S-91.

68. Draper DO. Guidelines to enhance therapeutic ultrasound treatment outcomes. *Athletic Therapy Today*. 1998;3(6):7.

69. Leonard J, Merrick M, Ingersoll C. A comparison of intramuscular temperatures during 10-minute 1.0-MHz ultrasound treatments at different intensities. *J Sport Rehab*. 2004;13(3):244–254.

70. Balmaseda MT, Fatehi MT, Koozekanani SH. Ultrasound therapy: a comparative study of different coupling medium. *Arch Phys Med Rehab*. 1986;67:147.

71. Pesek J, Kane E, Perrin D. T-Prep ultrasound gel and ultrasound does not effect local anesthesia. *J Athl Train* (Suppl.). 2001;36(2S):S-89.

72. Klucinec B, Scheidler M, Denegar C. Transmission of coupling agents used to deliver acoustic energy over irregular surfaces. *J Orthop Sports Phys Ther*. 2000;30(5):263–269.

73. Mihaloyvov MR, Roethmeier JL, Merrick MA. Intramuscular temperature does not differ between direct ultrasound application and application with commercial gel packs. *J Athl Train*. 2000;35(2):S-47.

74. Merrick MA, Mihalyov MR, Roethemeier JL. A comparison of intramuscular temperatures during ultrasound treatments with coupling gel or gel pads. *J Orthop Sports Phys Ther*. 2002;32(5):216–220.

75. Docker MF, Foulkes DJ, Patrick MK. Ultrasound couplants for physiotherapy. *Physiotherapy*. 1982;68(4):124–125.

76. Jennings Y, Biggs M, Ingersoll C. The effect of ultra-sound intensity and coupling medium on gastrocnemius tissue temperature. *J Athl Train* (Suppl.). 2002;37(2S):S-42.

77. Ferguson HN. Ultrasound in the treatment of surgical wounds. *Physiotherapy*. 1981;67:12.

78. Anderson M, Draper D, Schulthies S. A 1:3 mixture of Flex--All and ultrasound gel is as effective a couplant as 100 % ultrasound gel, based upon intramuscular temperature rise (Abstract). *J Athl Train* (Suppl.). 2005; 40(2): S-89–S-90.

79. Draper D, Anderson M. Combining topical analgesics and ultrasound, part 1. *Athletic Therapy Today*. 2005;10(1):26–27.

80. Myrer J, Measom G, Fellingham G. Intramuscular temperature rises with topical analgesics used as coupling agents during therapeutic ultrasound. *J Athl Train*. 2001;36(1):20–26.

81. Anderson M, Eggett D, Draper D: Combining topical analgesics and ultrasound, Part 2. *Athletic Therapy Today*. 2005;10(2):45.

82. Ashton DF, Draper DO, Myrer JW: Temperature rise in human muscle during ultrasound treatments using Flex-All as a coupling agent. *J Athl Train*. 1998;33(2):136–140.

83. Draper DO, Sunderland S, Kirkendall DT, Ricard MD. A comparison of temperature rise in the human calf muscles following applications of underwater and topical gel ultrasound. *J Orthop Sports Phys Ther*. 1993;17:247–251.

84. Bishop S, Draper D, Knight K. Human tissue temperature rise during ultrasound treatments with the Aquaflex Gel Pad. *J Athl Train*. 2004;39(2):126–131.

85. Bishop S, Draper D, Knight K. Human tissue-temperature rise during ultrasound treatments with the Aquaflex Gel Pad. *J Athl Train*. 2004;39(2):126–131.

86. Zarod AP, Williams AR. Platelet aggregation in vivo by therapeutic ultrasound. *Lancet*. 1977;1:1266.

87. Weaver S, Demchak T, Stone M. Effect of transducer velocity on intramuscular temperature during a 1-MHz ultrasound treatment. *J Orthop Sports Phys Ther*. 2006;36(5):320–325.

88. Kramer JF. Ultrasound: evaluation of its mechanical and thermal effects. *Arch Phys Med Rehab*. 1984;65:223.

89. Klucinec B, Denegar C, Mahmood R. The transducer pressure variable: its influence on acoustic energy transmission. *J Sport Rehab*. 1997;6(1):47–53.

90. Dyson M, Pond JB. The effect of pulsed ultrasound on tissue regeneration. *J Physiother*. 1970;105–108.

91. Finucane S, Sparrow K, Owen J. Low-intensity ultrasound enhances MCL healing at 3 and 6 weeks post injury. *J Athl Train (Suppl.)*. 2003;38(2S):S-23.

92. Karnes JL, Burton HW. Continuous therapeutic ultrasound accelerates repair of contraction-induced skeletal muscle damage in rats. *Arch Phys Med Rehab*. 2002;83(1):1–4.

93. Hashish I, Harvey W, Harris M. Antiinflammatory effects of ultrasound therapy: evidence for a major placebo effect. *Br J Rheumatol*. 1986;25:77.

94. Snow CJ, Johnson KA. Effect of therapeutic ultrasound on acute inflammation. *Physiother Can*. 1988;40:162.

95. Harvey W, Dyson M, Pond JB. The simulation of protein synthesis in human fibroblasts by therapeutic ultrasound. *Rheumat Rehab*. 1975;14:237.

96. Reed B, Ashikaga T, Flemming BC. Effects of ultra-sound and stretch on knee ligament extensibility. *J Orthop Sports Phys Ther*. 2000;30(6):341–347.

97. Plaskett C, Tiidus PM, Livingston L. Ultrasound treatment does not affect post exercise muscle strength recovery or soreness. *J Sport Rehab*. 1999;8(1):1–9.

98. Tiidus P, Cort J, Woodruf S. Ultrasound treatment and recovery from eccentric-exercise-induced muscle damage. *J Sport Rehab*. 2002;11(4):305–314.

99. Rantanen J, Thorsson O, Wollmer P, et al. Effects of therapeutic ultrasound on the regeneration of skeletal myofibers after experimental muscle injury. *Am J Sports Med*. 1999;27(1):54–59.

100. Lehmann JF. Effect of therapeutic temperatures on tendon extensibility. *Arch Phys Med Rehab*. 1970;51:481.

101. Bierman W. Ultrasound in the treatment of scars. *Arch Phys Med Rehab*. 1954;35:209.

102. Lehmann JF. Clinical evaluation of a new approach in the treatment of contracture associated with hip fracture after internal fixation. *Arch Phys Med Rehab*. 1961;42:95.

103. Rose S, Draper DO, Schulthies SS, Durrant E. The stretching window part two: rate of thermal decay in deep muscle following 1 MHz ultrasound. *J Athl Train*. 1996;31: 139–143.

104. Gersten JW: Effect of ultrasound on tendon extensibility. *Am J Phys Med*. 1955;34:662.

105. Markham DE, Wood MR. Ultrasound for Dupytren's contracture. *Physiotherapy*. 1980;66(2):55–58.

106. Merrick MA. Ultrasound and range of motion examined. *Athletic Therapy Today*. 2000;5(3):48–49.

107. Crumley M, Nowak P, Merrick M. Do ultrasound, active warm-up and passive motion differ on their ability to cause temperature and range of motion changes? *J Athl Train (Suppl.)*. 2001; 36(2S):S-92.

108. Bly N, McKenzie A, West J, Whitney J. Low dose ultrasound effects on wound healing: a controlled study with Yucatan pigs. *Arch Phys Med Rehab*. 1992;73:656–664.

109. Downing DS, Weinstein A. Ultrasound therapy of subacromial bursitis (abstract). *Phys Ther*. 1986;66:194.

110. Lundeberg T, Abrahamsson P, Haker E. A comparative study of continuous ultrasound, placebo ultrasound and rest in epicondylalgia. *Scand Rehab Med*. 1988;20:99.

111. Draper DO, Anderson C, Schulthies SS. Immediate and residual changes in dorsiflexion range of motion using an ultrasound heat and stretch routine. *J Athl Train*. 1998;33(2):141–144.

112. Echternach JL. Ultrasound: an adjunct treatment for shoulder disability. *Phys Ther*. 1965;45:565.

113. Leung M, Ng G, Yip K. Effect of ultrasound on acute inflammation of transected medial collateral ligaments. *Arch Phys Med Rehab*. 2004;85(6):963–966.

114. Woolf N. *Cell, Tissue and Disease*. 2nd ed. London: Bailliere Tindall; 1986.

115. Conner C: Use of an ultrasonic bone-growth stimulator to promote healing of a Jones fracture. *Athletic Therapy Today*. 2003;8(1):37–39.

116. Stein T. Ultrasound: exploring benefits on bone repair, growth and healing. *Sports Med Update*. 1998;13(1): 22–23.

117. Werden SJ, Bennell KK, McMeeken JM. Can conventional therapeutic ultrasound units be used to accelerate fracture repair? *Phys Ther Rev*. 1999;4(2):117–126.

118. Dyson M, Brookes M. Stimulation of bone repair by ultrasound (abstract). *Ultrasound Med Biol (Suppl.)*. 1982;8(50):50.

119. Brueton RN, Campbell B. The use of geliperm as a sterile coupling agent for therapeutic ultrasound. *Physiotherapy*. 1987;73:653.

120. Griffin JE, Echternach JL, Price RE. Patients treated with ultrasonic-driven hydrocortisone and ultrasound alone. *Phys Ther*. 1967;47:594–601.

121. Vaughen IL, Bender LF. Effect of ultrasound on growing bone. *Arch Phys Med Rehab*. 1959;40:158.

122. Currier DP, Kramer IF. Sensory nerve conduction: heating effects of ultrasound and infrared. *Physiother Can*. 1982;34:241.

123. Clarke GR, Stenner L. Use of therapeutic ultrasound. *Physiotherapy*. 1976;62(6):85–190.

124. Gorkiewicz R. Ultrasound for subacromial bursitis. *Phys Ther*. 1984;64:46.

125. Makuloluwe RT, Mouzas GL. Ultrasound in the treatment of sprained ankles. *Practitioner*. 1977;218:586–588.

126. Nwuga VCB. Ultrasound in treatment of back pain resulting from prolapsed intervertebral disc. *Arch Phys Med Rehab*. 1983;64:88.

127. Portwood MM, Lieberman SS, Taylor RG. Ultra-sound treatment of reflex sympathetic dystrophy. *Arch Phys Med Rehab*. 1987;68:116.

128. Kent H. Plantar wart treatment with ultrasound. *Arch Phys Med Rehab*. 1959 40:15.

129. Vaughn DT. Direct method versus underwater method in treatment of plantar warts with ultrasound. *Phys Ther*. 1973;53:396.

130. Draper DO. Current research on therapeutic ultrasound and pulsed short-wave diathermy. Presented at Physio Therapy Research Seminars Japan, Sendai, Japan November 17; 1996.

131. El Hag M, Coghlan K, Christmas P. The anti-inflammatory effects of dexamethasone and therapeutic ultrasound in oral surgery. *Br J Oral Maxillofac Surg*. 1985;23:17.

132. Cameron M, Monroe L. Relative transmission of ultrasound by media customarily used for phonophoresis. *Phys Ther*. 1992;72(2):142–148.

133. Fahey S, Smith M, Merrick M. Intramuscular temperature does not differ among hydrocortisone preparations during exercise. *J Athl Train*. 2000;35(2):S–47.

134. Kleinkort IA, Wood F. Phonophoresis with 1 percent versus 10 percent hydrocortisone. *Phys Ther*. 1975;1320;5.

135. Holdsworth LK, Anderson DM. Effectiveness of ultra-sound used with hydrocortisone coupling medium or epicondylitis clasp to treat lateral epicondylitis: pilot study. *Physiotherapy*. 1993;79(1):19–25.

136. Kuntz A, Griffiths C, Rankin J. Cortisol concentrations in human skeletal muscle tissue after phonophoresis with 10% hydrocortisone gel. *J Athl Train*. 2006;41(3):32.

137. Kahn J. Iontophoresis and ultrasound for post-surgical temporomandibular trismus and paresthesia. *Phys Ther*. 1980;60(3):307–308.

138. Wing M. Phonophoresis with hydrocortisone in the treatment of temporomandibular joint dysfunction. *Phys Ther*. 1982;62:32–33.

139. Benson HAE, McElnay IC. Transmission of ultrasound energy through topical pharmaceutical products. *Physiotherapy*. 1988;74:587.

140. Darrow H, Schulthies S, Draper D. Serum dexamethasone levels after Decadron phonophoresis. *J Athl Train*. 1999;34(4):338–341.

141. Cagnie B, Vinck E, Rimbaut S, Vanderstraeten G. Phonophoresis versus topical application of ketoprofen: comparison between tissue and plasma levels. *Phys Ther*. 2003;83:707–712.

142. Ciccone C, Leggin B, Callamaro J. Effects of ultrasound and trolamine salicylate phonophoresis on delayed-onset muscle soreness. *Phys Ther*. 1991;71(9):666–675.

143. Moll MJ. A new approach to pain: lidocaine and decadron with ultrasound. *USAF Medical Service Digest*, May–June 8, 1977.

144. Penderghest C, Kimura I, Gulick D. Double blind clinical efficacy study of pulsed phonophoresis on perceived pain associated with symptomatic tendinitis. *J Sport Rehab*. 1998; (7):9–19.

145. Draper DO, Schulthies S, Sorvisto P, Hautala A. Temperature changes in deep muscles of humans during ice and ultra-sound therapies: an in-vivo study. *J Orthop Sports Phys Ther*. 1995;21:153–157.

146. Gum SL, Reddy GK, Stehno-Bittel L, Enwemeka CS. Combined ultrasound, electrical stimulation, and laser promote collagen synthesis with moderate changes in tendon biomechanics. *Am J Phys Med Rehab*. 1997;76(4): 288–296.

147. Holcomb W, Blank C. The effects of superficial heating before 1-MHz ultrasound on tissue temperature. *J Sport Rehab*. 2003;12(2):95–103.

148. Draper DO, Harris ST, Schulthies S. Hot pack and 1-MHz ultrasound treatments have an additive effect on muscle temperature increase. *J Athl Train*. 1998;33(1):21–24.

149. Palko A, Krause B, Starkey C. The efficacy of combination therapeutic ultrasound and electrical stimulation (abstract). *J Athl Train*. 2007;42(2):S-134.

150. Girardi CQ, Seaborne D, Savard-Goulet F. The analgesic effect of high voltage galvanic stimulation combined with ultrasound in the treatment of low back pain: a one group pretest/posttest study. *Physiother Can*. 1984;36(6):327–333.

151. Lee JC, Lin DT, Hong C. The effectiveness of simultaneous thermotherapy with ultrasound and electrotherapy with combined AC and DC current on the immediate pain relief of myofascial trigger points. *J Musculoskeletal Pain*. 1997;5(1):81–90.

152. DEPARTMENT OF HEALTH AND HUMAN SERVICES. Performance standards for sonic, infrasonic, ultrasonic radiation emitting products:21 CFR 1050:10. *Federal Register*. 1978;43(8):7116.

153. Antich TJ. Phonophoresis: the principles of the ultrasonic driving force and efficacy in treatment of common orthopedic diagnosis. *J Orthop Sports Phys Ther*. 1982;4(2):99–103.

154. Bly N. The use of ultrasound as an enhancer for transcutaneous drug delivery: phonophoresis. *Phys Ther*. 1995;75(6):89–95.

155. Craig JA, Bradley J, Walsh DM, et al. Delayed onset muscle soreness: lack of effect of therapeutic ultrasound in humans. *Arch Phys Med Rehab*. 1999;80(3):318–323.

156. Demchak T, Stone M. Effectiveness of Clinical Ultrasound Parameters on Changing Intramuscular Temperature. *J Sport Rehabil*. 2008;17(3):220.

157. Johns L, Colloton P. Effects of ultrasound on spleenocyte proliferation and lymphokine production. *J Athl Train* (Suppl.). 2002;37(2S):S-42.

158. Klucinec B, Scheidler M, Denegar C, et al. Effectiveness of wound care products in the transmission of acoustic energy. *Phys Ther*. 2000;80:469–476.

159. Merrick MA. Does 1-MHz ultrasound really work? *Athletic Therapy Today*. 2001;6(6):48–54.

160. Munting E. Ultrasonic therapy for painful shoulders. *Physiotherapy*. 1978;64:180.

161. Myrer JW, Measom G, Fellingham GW. Significant intramuscular temperature rise obtained when topical analgesics Nature's Chemist and Biofreeze were used as coupling agents during ultrasound treatment. *J Athl Train*. 2000;35(2):S-48.

162. Rimington S, Draper DO, Durrant E, Fellingham GW. Temperature changes during therapeutic ultrasound in the precooled human gastrocnemius muscle. *J Athl Train*. 1994;29:325–327.

163. Williams AR, McHale I, Bowditchm M. Effects of MHz ultrasound on electrical pain threshold perception in humans. *Ultrasound Med Biol*. 1987;13:249.

LEITURAS SUGERIDAS

Abramson DI. Changes in blood flow, oxygen uptake and tissue temperatures produced by therapeutic physical agents I: effect of ultrasound. *Am J Phys Med*. 1960;39:51.

Aldes IH, Grabin S. Ultrasound in the treatment of intervertebral disc syndrome. *Am J Phys Med*. 1958;37:199.

Allen KGR, Battye CK. Performance of ultrasonic therapy instruments. *Physiotherapy*. 1978;64(6):174–179.

Antich TJ. Physical therapy treatment of knee extensor mechanism disorders: comparison of four treatment modalities. *Journal of Orthopedic and Sports Physical Therapy*. 1986;8(5):255–259.

Aspelin P, Ekberg O, Thorsson O, Wilhelmsson M. Ultra-sound examination of soft tissue injury in the lower limb in patients. *Am J Sports Med*. 1992;20(5):601–603.

Banties A, Klomp R. Transmission of ultrasound energy through coupling agents. *Physiother Sport*. 1979;3:9–13.

Bare A, McAnaw M, Pritchard A. Phonophoretic delivery of 10% hydrocortisone through the epidermis of humans as determined by serum cortisol concentration. *Phys Ther*. 1996;76(7):738–749.

Bearzy HJ. Clinical applications of ultrasonic energy in the treatment of acute and chronic subacromial bursitis. *Arch Phys Med Rehab*. 1953;34:228.

Behrens BJ, Michlovitz SL. *Physical Agents: Theory and Practice for the Physical Therapy Assistant*. Philadelphia, PA: F.A. Davis; 1996.

Benson HA, McElnay JC, Harland RL. Use of ultrasound to enhance percutaneous absorption of benzydamine. *Phys Ther*. 1989;69(2):113–118.

Bickford RH, Duff RS. Influence of ultrasonic irradiation on temperature and blood flow in human skeletal muscle. *Circ Res*. 1953;1:534.

Billings C, Draper D, Schulthies S. Ability of the Omnisound 3000 Delta T to reproduce predictable temperature increases in human muscle. *J Athl Train (Suppl.)*. 1996;31:S-47.

Bondolo W. Phenylbutazone with ultrasonics in some cases of anhrosynovitis of the knee. *Arch Orthopaed*. 1960;73: 532–540.

Borrell RM, Parker R, Henley EJ. Comparison of in vitro temperatures produced by hydrotherapy paraffin wax treatment and fluidotherapy. *Phys Ther*. 1984;60:1273–1276.

Brueton RN, Blookes M, Heatley FW. The effect of ultra-sound on the repair of a rabbit's tibial osteotomy held in rigid external fixation. *J Bone Joint Surg*. 1987;69B:494.

Buchan JF. Heat therapy and ultrasonics. *Practitioner*. 1972;208:130–131.

Buchtala V. The present state of ultrasonic therapy. *Br J Phys Med*. 1952;15:3.

Bundt FB. Ultrasound therapy in supraspinatus bursitis. *Phys Ther Rev*. 1958;38:826.

Burns PN, Pitcher EM. Calibration of physiotherapy ultrasound generators. *Clin Phys Physiol Measure*. 1984;5:37 (abstract).

Byl N. The use of ultrasound as an enhancer for transcutaneous drug delivery: phonophoresis. *Phys Ther*. 1995;75(6):539–553.

Callam MJ, Harper DR, Dale JJ, et al. A controlled trial of weekly ultrasound therapy in chronic leg ulceration. *Lancet*. 1987;2(8552):204.

Cerino LE, Ackerman E, Janes JM. Effects of ultrasound on experimental bone tumor. *Surg For*. 1965;16:466.

Chan AK, Siealmann RA, Guy AW. Calculations of therapeutic heat generated by ultrasound in fat-muscle-bone layers. *Inst Electric Electron Eng Trans Biomed Eng BME-2t*. 1973;280–284.

Cherup N, Urben J, Bender LF. The treatment of plantar warts with ultrasound. *Arch Phys Med Rehab*. 1963;44:602.

Cline PD. Radiographic follow-up of ultrasound therapy in calcific bursitis. *Phys Ther*. 1963;43:16.

Coakley WT. Biophysical effects of ultrasound at therapeutic intensities. *Physiotherapy*. 1978;94(6):168–169.

Conger AD, Ziskin MC, Wittels H. Ultrasonic effects on mammalian multicellular tumor spheroids. *Clin Ultrasound*. 1981;9:167.

Conner-Kerr T, Franklin M, Smith S. Efficacy of using phonophoresis for the delivery of dexamethasone to human transdermal tissues. *J Orthop Sports Phys Ther*. 1996;23(1):79.

Costentino AB, Cross DL, Harrington RJ, Sodarberg GL. Ultrasound effects on electroneuromyographic measures in sensory fibres of the median nerve. *Phys Ther*. 1983;63(11):1788–1792.

Creates V. A study of ultrasound treatment to the painful perineum after childbirth. *Physiotherapy*. 1987;73:162.

Currier DF, Greathouse D, Swift T. Sensory nerve conduction: effect of ultrasound. *Arch Phys Med Rehab*. 1978;59:181.

DeDeyne P, Kirsh-Volders M. In vitro effects of therapeutic ultrasound on the nucleus of human fibroblasts. *Phys Ther*. 1995;75(7):629–634.

Demchak T, Meyer L, Stemmans C. Therapeutic benefits of ultrasound can be achieved and maintained with a 20-minute 1MHz, 4-ERA ultrasound treatment (abstract). *J Athl Train*. 2006;41(2):S-42.

Demchak T, Meyer L. Therapeutic benefits of ultrasound can be achieved and maintained with a 20-minute 1MHz 4-ERA ultrasound treatment. *J Athl Train*. 2006;41(Supplement):S42.

Demchak T, Stone M. Effectiveness of clinical ultrasound parameters on changing intramuscular temperature. *J Sport Rehabil*. 2008;17(3):220.

Demchak T, Straub S. Ultrasound heating is curvilinear in nature and varies between transducers from the same manufacturer. *J Sport Rehabil*. 2007;16(2):122.

DiIorio A, Frommelt T, Svendsen L. Therapeutic ultra-sound effect on regional temperature and blood flow. *J Athl Train (Suppl)*. 1996; 31:S-14.

Draper D, Oates D. Restoring wrist range of motion using ultrasound and mobilization: a case study. *Athl Ther Today*. 2006;11(1):45.

Draper D, Mahaffey C, Kaiser D. Therapeutic ultrasound softens trigger points in upper trapezius muscles. *J Athl Train*. 2007;42(2):S-40.

Draper D, Mahaffey C. Therapeutic ultrasound softens trigger point in upper trapezius muscles. *J Athl Train*. 2007;42 (Supplement):S40.

Draper D. Will thermal ultrasound and joint mobilizations restore range of motion to post-operative. *J Athl Train*. 2006;41(Supplement):S42.

Draper D. Will thermal ultrasound and joint mobilizations restore range of motion to post operative hypomobile wrists (abstract). *J Athl Train*. 2006;41(2):S-42.

Duarte LR. The stimulation of bone growth by ultrasound. *Arch Orthop Trauma Surg*. 1983;101:153–159.

Dyson M, Pond JB. The effect of pulsed ultrasound on tissue regeneration. *Physiotherapy*. 1970;56(6):134–142.

Dyson M, Suckling J. Stimulation of tissue repair by ultrasound: a survey of mechanisms involved. *Physiotherapy*. 1978;64:105.

Dyson M, ter Haar GR. The response of smooth muscle to ultra--sound (abstract). In: *Proceedings from an International Symposium on Therapeutic Ultrasound*, Winnipeg, Manitoba; September 10, 1981.

Dyson M, Woodward B, Pond JB. Flow of red blood cells stopped by ultrasound. *Nature*. 1971;232:572–573.

Dyson M. The production of blood cell stasis and endothelial damage in the blood vessels of chick embryos treated with ultrasound in a stationary wave field. *Ultrasound Med Biol*. 1974;11:133.

Dyson M. The stimulation of tissue regeneration by means of ultrasound. *Clin Sci*. 1968;35:273.

Eberhardt M, Bova S, Miller M. Effects of ultrasound heating on intramuscular blood flow characteristics in the gastrocnemius. *J Athl Train*. 2009;44(Supplement):S57.

Edvalston C, Draper D, Knight K. The ability of a new thinner gel pad to conduct ultrasound energy and increase tissue temperature of the Achilles tendon. *J Athl Train*. 2009;44(Supplement):S58.

Edwards MI. Congenital defects in guinea pigs: prenatal retardation of brain growth of guinea pigs following hyperthermia during gestation. *Teratology* 2:329; 1969.

Enwemeka CS. The effects of therapeutic ultrasound on tendon healing. *Am J Phys Med Rehab*. 1989;68(6):283–287.

Evaluation of ultrasound therapy devices. *Physiotherapy*. 1986;72:390.

Falconer J, Hayes KW, Ghang RW. Therapeutic ultra-sound in the treatment of musculoskeletal conditions. *Arthritis Care Res*. 1990;3(2):85–91.

Farmer WC. Effect of intensity of ultrasound on conduction of motor axons. *Phys Ther*. 1968;4:1233–1237.

Faul ED, Imig CJ. Temperature and blood flow studies after ultrasonic irradiation. *Am J Phys Med*. 1955;34:370.

Fieldhouse C. Ultrasound for relief of painful episiotomy scars. *Physiotherapy*. 1979;65:217.

Fincher A, Trowbridge C, Ricard M. A comparison of intramuscular temperature increases and uniformity of heating produced by hands free Autosound and manual therapeutic ultrasound techniques (abstract). *J Athl Train*. 2007;42(2):S-41.

Forrest G, Rosen K. Ultrasound: effectiveness of treatments given under water. *Arch Phys Med Rehab*. 1989;70:28.

Fountain FP, Gersten JW, Sengu O. Decrease in muscle spasm produced by ultrasound, hot packs and IR. *Arch Phys Med Rehab*. 1960;41:293.

Franklin M, Smith S, Chenier T. Effect of phonophoresis with dexamethasone on adrenal function. *J Orthop Sports Phys Ther*. 1995;22(3):103–107.

Friedar S. A pilot study: the therapeutic effect of ultrasound following partial rupture of achilles tendons in male rats. *J Orthop Sports Phys Ther*. 1988;10:39.

Fyfe MC, Bullock M. Acoustic output from therapeutic ultra-sound units. *Aust J Physiother*. 1986;32(1):13–16.

Fyfe MC, Chahl LA. The effect of ultrasound on experimental oedema in rats. *Ultrasound Med Biol*. 1980;6:107.

Fyfe MC. A study of the effects of different ultrasonic frequencies on experimental oedema. *Aust J Physiother*. 1979;25(5):205–207.

Gallo J, Draper D, Fellingham G. Comparison of temperature increases in human muscle during 3 MHz continuous and pulsed ultrasound with equivalent temporal average intensies (abstract). *J Athl Train (Suppl.)*. 2004;39(2):S-25–S-26.

Gantz S. Increased radicular pain due to therapeutic ultrasound applied to the back. *Arch Phys Med Rehab*. 1989;70:493–494.

Garrett AS, Garrett M. Letters: ultrasound for herpes zoster pain. *J Roy College Gen Practice*. 1982; Nov: 709.

Gersten JW. Effect of metallic objects on temperature rises produced in tissues by ultrasound. *Am J Phys Med*. 1958;37:75.

Goddard DH, Revell PA, Cason J. Ultrasound has no anti-inflammatory effect. *Ann Rheum Dis*. 1983;42:582–584.

Gracewski SM, Wagg RC, Schenk EA. High-frequency attenuation measurements using an acoustic microscope. *J Acoustic Soc Am*. 1988;83(6):2405–2409.

Grant A, Sleep J, Mclntosh J, Ashurst H. Ultrasound and pulsed electromagnetic energy treatment for peroneal trauma: a randomized placebo-controlled trial. *Br J Obstet Gynecol*. 1989;96:434–439.

Graves P, Finnegan E, DiMonda R. Effects and duration of treatment of ultrasound and static stretching on external rotation of the glenohumeral joint (abstract). *J Athl Train (Suppl.)*. 2005;40(2):S-106.

Grieder A, Vinton P, Cinott W, et al. An evaluation of ultrasonic therapy for temperomandibular joint dysfunction. *Oral Surg*. 1971;31:25.

Griffin JE, Touchstone JC. Low intensity phonophoresis of cortisol in swine, *Phys Ther*. 1968;48(10):1336–1344.

Griffin JE, Touchstone JC. Ultrasonic movement of cortisol into pig tissue, 1: movement into skeletal muscle. *Am J Phys Med*. 1962;42:77–85.

Griffin JE, Touchstone JC, Liu A. Ultrasonic movement of cortisol into pig tissues, II: peripheral nerve, *Am J Phys Med*. 1965;4:20.

Griffin JE. Patients treated with ultrasonic driven cortisone and with ultrasound alone. *Phys Ther*. 1967;47:594.

Griffin JE. Transmissiveness of ultrasound through tap water, glycerin, and mineral oil. *Phys Ther*. 1980;60:1010.

Halle JS, Franklin RJ, Karalfa BL. Comparison of four treatment approaches for lateral epicondylitis of the elbow. *J Orthop Sports Phys Ther*. 1986;8:62.

Halle JS, Scoville CR, Greathouse DG. Ultrasound's effect on the conduction latency of superficial radial nerve in man. *Phys Ther*. 1981 61:345

Hamer J, Kirk JA. Physiotherapy and the frozen shoulder: a comparative trial of ice and ultrasound therapy. *NZ Med*. 1976;83(3):191.

Hansen TI, Kristensen JH. Effects of massage: shortwave and ultrasound upon 133Xe disappearance rate from muscle and subcutaneous tissue in the human calf. *Scand J Rehab Med*. 1973;5:197.

Harris S, Draper D, Schulthies S. The effect of ultrasound on temperature rise in preheated human muscle. *J Athl Train (Suppl.)*. 1995; 30:S-42.

Hashish I, Hai HK, Harvey W, et al. Reduction of post-operative pain and swelling by ultrasound treatment: a placebo effect. *Pain*. 1988;33:303–311.

Hill CR, ter Haar G. Ultrasound and non-ionizing radiation protection. In: Suess MJ, ed. *WHO Regional Publication, European Series No. 10*. Copenhagen: World Health Organization; 1981.

Hogan RD, Burke KM, Franklin TD. The effect of ultrasound on microvascular hemodynamics in skeletal muscle: effects during ischemia. *Microvasc Res*. 1982;23:370.

Hone C-Z, Liu HH, Yu J. Ultrasound thermotherapy effect on the recovery of nerve conduction in experimental compression neuropathy. *Arch Phys Med Rehab*. 1988;69:410–414.

410 Parte IV • Modalidades de Energia Sonora

Hustler JE, Zarod AP, Williams AR. Ultrasonic modification of experimental bruising in the guinea-pig pinna. *Ultrasound*. 1978;16:223–228.

Imig CJ, Randall BF, Hines HM. Effect of ultra-sonic energy on blood flow. *Am J Phys Med*. 1954;53:100–102.

Inaba MK, Piorkowski M. Ultrasound in treatment of painful shoulder in patients with hemiplegia. *Phys Ther*. 1972;52:737.

Jedrzejczak A, Chipchase L. The availability and usage frequency of real time ultrasound by physiotherapists in South Australia: an observational study. *Physiother Res Int*. 2008;13(4):231.

Johns L, Demchak F, Straub S. Quantative Schlieren assessment of physiotherapy ultrasound fields may aid in describing variations between the tissue heating rates of different transducers (abstract). *J Athl Train*. 2007;42(2):S-42.

Johns L, Demchak T. Quantitative Schlieren assessment of physiotherapy ultrasound fields may aid in describing variations between the tissue heating rates of different transducers. *J Athl Train*. 2007;42(Supplement):S41.

Johns L, Howard S, Straub S. Comparison of lateral beam profiles between ultrasound manufacturers (abstract). *J Athl Train* (Suppl.). 2005;40(2):S-50.

Johns L, Straub S, LeDet E. Ultrasound beam profiling: comparative analysis of 4 new ultrasound heads at both 1 and 3.3 Mhz shows variability within a manufacturer (abstract). *J Athl Train* (Suppl.). 2004;39(2):S-26.

Jones RI. Treatment of acute herpes zoster using ultrasonic therapy. *Physiotherapy*. 1984;70:94.

Klemp P, Staberg B, Korsgard J, et al. Reduced blood flow in fibromyotic muscles during ultrasound therapy. *Scand J Rehab Med*. 1982;15:21–23.

Konin J. Ultrasound Prep. *Athl Ther Today*. 2006;11(4):11.

Kramer JF. Effect of ultrasound intensity on sensory nerve conduction velocity. *Physiother Can*. 1985;37:5–10.

Kramer JF. Effects of therapeutic ultrasound intensity on subcutaneous tissue temperature and ulnar nerve conduction velocity. *Am J Phys Med*. 1985;64:9.

Kramer JF. Sensory and motor nerve conduction velocities following therapeutic ultrasound. *Aust J Physiother*. 1987;33(4):235–243.

Kuitert JH, Harr ET. Introduction to clinical application of ultrasound. *Phys Ther Rev*. 1955;35:19.

Kuitert JH. Ultrasonic energy as an adjunct in the management of radiculitis and similar referred pain. *Am J Phys Med*. 1954;33:61.

Kuntz A, Multer C, McLoughlin T. Effect of phonophoresis vs. ultrasound on tissue cortisol levels (abstract). *J Athl Training* (Suppl.). 2005;40(2):S-49.

LaBan MM. Collagen tissue: implications of its response to stress in vitro. *Arch Phys Med Rehab*. 1962;43:461.

Lehmann JF, Biegler R. Changes of potentials and temperature gradients in membranes caused by ultrasound. *Arch Phys Med Rehab*. 1954;35:287.

Lehmann JF, Brunner GD, Stow RW. Pain threshold measurements after therapeutic application of ultrasound. microwaves and infrared. *Arch Phys Med Rehab*. 1958;39:560.

Lehmann JF, Erickson DJ, Martin GM. Comparative study of the efficiency of shortwave, microwave and ultrasonic diathermy in heating the hip joint. *Arch Phys Med Rehab*. 1959;40:510.

Lehmann JF, Stonebridge JB, de Lateur BJ, et al. Temperatures in human thighs after hot pack treatment followed by ultrasound. *Arch Phys Med Rehab*. 1978;59:472–475.

Lehmann JF, Warren CC, Scham SM. Therapeutic heat and cold. *Clin Orthop*. 1974;99:207–245.

Lehmann JF. Heating of joint structures by ultrasound. *Arch Phys Med Rehab* 49:28; 1968.

Lehmann JF. Heating produced by ultrasound in bone and soft tissue. *Arch Phys Med Rehab*. 1967;48:397.

Lehmann JF. Therapeutic temperature distribution produced by ultrasound as modified by dosage and volume of tissue exposed. *Arch Phys Med Rehab*. 1967;48:662.

Lehmann JF. Ultrasound effects as demonstrated in live pigs with surgical metallic implants. *Arch Phys Med Rehab*. 1959;40:483.

Lehmann JR, Henrick JF. Biologic reactions to cavitation: a consideration for ultrasonic therapy. *Arch Phys Med Rehab*. 1953;34:86.

Leonard J, Tom J, Ingersoll C. Intramuscular tissue temperature after a 10-minute 1 Mhz ultrasound treatment tested with thermocouples and thermistors (abstract). *J Athl Train* (Suppl.). 2004;39(2):S-24.

Levenson JL, Weissberg MP. Ultrasound abuse: a case report. *Arch Phys Med Rehab*. 1983;64:90–91.

Lloyd JJ, Evans JA. A calibration survey of physiotherapy equipment in North Wales. *Physiotherapy*. 1988;74(2):56–61.

Lota MI, Darling RC. Change in permeability of the red blood cell membrane in a homogeneous ultrasonic field. *Arch Phys Med Rehab*. 1955;36:282.

Lyons ME, Parker KJ. Absorption and attenuation in soft tissues II: experimental results. *Inst Electric Electron Eng Trans Ultrason Ferroelect Freq Contr*. 1988;35:4.

Madsen PW, Gersten JW. Effect of ultrasound on conduction velocity of peripheral nerves *Arch Phys Med Rehab*. 1963;42:645–649.

Massoth A, Draper D, Kirkendall D. A measure of superficial tissue temperature during 1 MHz ultrasound treatments delivered at three different intensity settings. *J Athl Train*. 1993;28(2):166.

Maxwell L. Therapeutic ultrasound and the metastasis of a solid tumor. *J Sport Rehab*. 1995;4(4):273–281.

Maxwell L. Therapeutic ultrasound: its effects on the cellular and molecular mechanisms of inflammation and repair. *Physiotherapy*. 1992;78(6):421–425.

McBrier N, Lekan J. Therapeutic ultrasound decreases mechano-growth factor messenger ribonucleic acid expression after muscle contusion injury. *Arch Phys Med Rehabil*. 2007;88(7):936-940.

McBrier N, Merrick M, Devor S. The effects of ultrasound delivery method and energy transfer on skeletal muscle regeneration (abstract). *J Athl Train* (Suppl.). 2005;40(2):S-50.

McCutchan E, Demchak T, Brucker J. A comparison of the heating efficacy of the Autosound TM with traditional ultrasound methods (abstract). *J Athl Train*. 2007;42(2):S-41.

McDiarmid T, Burns PN, Lewith GT. Ultrasound and the treatment of pressure sores. *Physiotherapy*. 1985;71:661.

McLaren J. Randomized controlled trial of ultrasound therapy for the damaged perineum (abstract). *Clin Phys Physiol Measure*. 1984;5:40.

Meakins A, Watson T. Longwave ultrasound and conductive heating increase functional ankle mobility in asymptomatic subjects. *Phys Ther Sport*. 2006;7(2):74-80.

Michlovitz SL, Lynch PR, Tuma RF. Therapeutic ultrasound: its effects on vascular permeability (abstract). *Fed Proc*. 1761;4;1982.

Mickey D, Bernier J, Perrin D. Ice and ice with nonthermal ultrasound effects on delayed onset muscle soreness. *J Athl Train* (Suppl.). 1996;31:S-19.

Miller DL. A review of the ultrasonic bioeffects of microsonation, gas body activation and related cavitation-like phenomena. *Ultrasound Med Biol.* 1987;13(8):443–470.

Miller M, Longoria J. A comparison of tissue temperature differences between the midpoint and peripheral effective radiating area during 1 and 3 MHz ultrasound treatments. *J Athl Train.* 2007;42(Supplement):S40.

Mortimer AJ, Dyson M. The effect of therapeutic ultrasound on calcium uptake in fibroblasts. *Ultrasound Med Biol.* 1988;14:499–508.

Mummery CL. The effect of ultrasound on fibroblasts in vitro. *PhD Thesis,* London University; 1978.

National Council on Radiation Protection and Measurements (NCRP) Report No 74 (BioloSica): Effects of ultrasound, mechanisms and clinical applications, NCRP, Bethesda MD, p. 197; 1983.

Newman MK, Kill M, Frampton G. Effects of ultrasound alone and combined with hydrocortisone injections by needle or hydrospray. *Am J Phys Med.* 1958;37:206.

Novak EJ. Experimental transmission of lidocaine through intact skin by ultrasound. *Arch Phys Med Rehab.* 1964;45:231.

Oakley EM. Evidence for effectiveness of ultrasound treatment in physical medicine. *Br J Cancer* (Suppl.). 1982;45(V):233–237.

Olson S, Bowman J, Condrey K. Transdermal delivery of hydrocortisone, lidocaine, and menthol in subjects with delayed onset muscle soreness. *J Orthop Sports Phys Ther.* 1994;19(1):69.

Paaske WP, Hovind H, Seyerson P. Influence of therapeutic ultrasonic irradiation on blood flow in human cutaneous, sub-cutaneous and muscular tissues. *Scand J Clin Lab Invest.* 1973;31:389.

Palko A, Krause B. The efficacy of combination therapeutic ultrasound and electrical stimulation. *Journal of Athletic Training.* 2007;42(Supplement):S134.

Paul B. Use of ultrasound in the treatment of pressure sores in patients with spinal cord injury. *Arch Phys Med Rehab.* 1960;41:438.

Payne C. Ultrasound for post-herpetic neuralgia. *Physiotherapy.* 1984;70:96.

Penderghest C, Kimura I, Sitler M. Double blind clinical efficacy study of dexamethasone-lidocaine pulsed phonophoresis on perceived pain associated with symptomatic tendinitis. *J Athl Train (Suppl.).* 1996; 31:S-47.

Pineau J, Filliard J, Bocquet M. Ultrasound techniques applied to body fat measurement in male and female athletes. *J Athl Train.* 2009;44(2)142.

Popspisilova L, Rottova A. Ultrasonic effect on collagen synthesis and deposition in differently localised experimental granulomas. *Acta Chirurgica Plastica.* 1977;19:148–157.

Reid DC. Possible contraindications and precautions associated with ultrasound therapy. In: Mortimer A, Lee N, eds. *Proceedings of the International Symposium on Therapeutic Ultrasound.* Winnipeg: Canadian Physiotherapy Association; 1981.

Reynolds NL. Reliable ultrasound transmission (letter). *Phys Ther.* 1992;72(8):611.

Roberts M, Rutherford JH, Harris D. The effect of ultrasound on flexor tendon repairs in the rabbit. *Hand.* 1982;14:17.

Robinson S, Buono M. Effect of continuous-wave ultrasound on blood flow in skeletal muscle. *Phys Ther.* 1995;75(2):145–150.

Roche C, West J. A controlled trial investigating the effects of ultrasound on venous ulcers referred from general practitioners. *Physiotherapy.* 1984;70(12):475–477.

Rowe RJ, Gray IM. Ultrasound treatment of plantar warts. *Arch Phys Med Rehab.* 1965;46:273.

Rubley M, Touton T. Thermal ultrasound: it's more than power and time. *Athl Ther Today.* 2009;14(1):5.

Shambereer RC, Talbot TL, Tipton HW, et al. The effect of ultrasonic and thermal treatment of wounds. *Plast Reconstruct Surg.* 1981;68(6):880–870.

Sicard-Rosenbaum L, Lord D, Danoff J. Effects of continuous therapeutic ultrasound on growth and metastasis of subcutaneous murine tumors. *Phys Ther.* 1995;75(1):3–12.

Smith W, Winn F, Farette R. Comparative study using four modalities in shinsplint treatments. *J Orthop Sports Phys Ther.* 1986;8:77.

Sokoliu A. Destructive effect of ultrasound on ocular tissues. In: Reid JM, Sikov MR, eds. *Interaction of Ultrasound and Biological Tissues.* Washington, DC, DHEW Pub (FDA) 73–8008; 1972.

Soren A. Evaluation of ultrasound treatment in musculoskeletal disorders, *Physiotherapy.* 1965;61:214–217.

Soren A. Nature and biophysical effects of ultrasound. *J Occup Med.* 1965;7:375.

Stevenson JH. Functional, mechanical, and biochemical assessment of ultrasound therapy on tendon healing in chicken toe. *Plast Reconstruct Surg.* 1986;77:965.

Stewart HF, Abzug JL, Harris GF. Considerations in ultrasound therapy and equipment performance. *Phys Ther.* 1980;80(4):424–428.

Stewart HF. Survey of use and performance of ultrasonic therapy equipment in Pinelles County. *Phys Ther.* 1974;54:707.

Stoller DW, Markholf KL, Zager SA, Shoemaker SC. The effects of exercise ice and ultrasonography on torsional laxity of the knee joint. *Clin Orthop Rel Res.* 1983;174:172–150.

Stratford PW, Cevy DR, Gauldie S, et al. The evaluation of phonophoresis and friction massage as treatments for extensor carpi radialis tendinitis: a randomized controlled trial. *Physiother Can.* 1989;41:93.

Stratton SA, Heckmann. R, Francis RS. Therapeutic ultra-sound: its effect on the integrity of a nonpenetrating wound. *J Orthop Sports Phys Ther.* 1984;5:278.

Straub, S Johns L. ERA measurements of 1 cm^2 ultrasound transducers operating at 3.3 MHz. *J Athl Train.* 2007;42(Supplement):S41.

Straub S, Johns L, Howard S. ERA measurements of 1 cm^2 ultrasound transducers operating at 3.3 MHz (abstract), *J Athl Train.* 2007;42(2):S-42.

Talaat AM, El-Dibany MM, El-Garf A. Physical therapy in the management of myofascial pain dysfunction syndrome. *Am Otol Rhinol Laryngol.* 1986;95:225.

Tashiro T, Sander T, Zinder S. Site of ultrasound application over the hamstrings during stretching does not enhance knee extension range of motion (abstract). *J Athl Train(Suppl.).* 2004;39(2):S-25.

Taylor E, Humphry R. Survey of therapeutic agent modality use. *Am J Occup Ther.* 1991;46(10):924–931.

Ter Haar C, Dyson M, Oakley EM. The use of ultrasound by physiotherapists in Britain, 1985. *Ultrasound Med Biol.* 1987;13:659.

Ter Haar G, Wyard SJ. Blood cell banding in ultrasonic standing waves: a physical analysis. *Ultrasound Med Biol.* 1978;4:111–123.

Ter Haar G. Basic physics of therapeutic ultrasound. *Physiotherapy.* 1978;64(4):100–103.

Tom J, Leonard J, Ingersoll C. Cutaneous vesiculations on anterior shin in 3 research subjects after a 1 Mhz, 1.5 W/cm2, continuous ultrasound treatment (abstract). *J Athl Train (Suppl.)*. 2004;39(2):S-24–S-25.

Van Levieveld DW. Evaluation of ultrasonics and electrical stimulation in the treatment of sprained ankles: a controlled study. *Ugesrk-Laeger*. 1979;141(16):1077–1080.

Walker N, Denegar C, Preische J. Low-intensity pulsed ultrasound and pulsed electromagnetic field in the treatment of tibial fractures: a systematic review. *J Athl Train*. 2007;42(4):530.

Ward A, Robertson V. Comparison of heating of nonliving soft tissue produced by 45 KHz and 1 MHz frequency ultrasound machines. *J Orthop Sports Phys Ther*. 1996;23(4):258–266.

Warden S, Avin K, Beck E. Low-intensity pulsed ultrasound accelerates and a nonsteroidal anti-inflammatory drug delays knee ligament healing (abstract). *J Orthop Sports Phys Ther*. 2006;36(1):A6.

Warden S, Fuchs R, Kessler C. Ultrasound produced by a conventional therapeutic ultrasound unit accelerates fracture repair. *Phys Ther*. 2006;86(8):1118.

Warren CG, Koblanski IN, Sigelmann RA. Ultrasound coupling media: their relative transmissivity. *Arch Phys Med Rehab*. 1976;57:218.

Warren CG, Lehmann JF, Koblanski N. Heat and stretch procedures: an evaluation using rat tail tendon. *Arch Phys Med Rehab*. 1976;57:122.

Wells PE, Frampton V, Bowsher D, eds. *Pain: Management and Control in Physiotherapy*. London: Heinemann; 1988.

Wells PN. *Biomedical Ultrasonics*. London: Academic Press; 1977.

Williams AR, McHale I, Bowditch M. Effects of MHz ultrasound on electrical pain threshold perception in humans. *Ultrasound Med Biol*. 1987;13:249.

Williamson JB, George TK, Simpson DC, et al. Ultrasound in the treatment of ankle sprains. *Injury*. 1986;17:76–178.

Wilson AG, Jamieson S, Saunders R. The physical behaviour of ultrasound. *NZ J Physiotherapy*. 1984;12(1):30–31.

Wong R, Schumann B. A Survey of Therapeutic ultrasound use by physical therapists who are orthopaedic certified specialists. *Phys Ther*. 2007;87(8):986.

Wood RW, Loomis AL. The physical and biological effects of high frequency waves of great intensity. *Philosoph Mag*. 1927;4:417.

Wright ET, Haase KH. Keloid and ultrasound. *Arch Phys Med Rehab*. 1971;52:280.

Wyper DJ, McNiven DR, Donnelly TJ. Therapeutic ultra-sound and muscle blood flow. *Physiotherapy*. 1978;64:321.

Zaino A, Straub S, Johns L. Independent analysis of ERA at 1 and 3MHz across five manufacturers (abstract). *J Athl Train (Suppl.)*. 2005;40(2): S-51.

Zankei HT. Effects of physical agents on motor conduction velocity of the ulnar nerve. *Arch Phys Med Rehab*. 1966;47:787–792.

GLOSSÁRIO

Amplitude A variação na pressão encontrada junto da trajetória da onda em unidades de pressão (N/m^2).

Atenuação Diminuição na intensidade de energia à medida que a onda de ultrassom é transmitida através de vários tecidos devido ao espalhamento e à dispersão.

Cavitação A formação de bolhas preenchidas com gás que se expandem e comprimem devido às mudanças na pressão induzidas de forma ultrassônica nesses líquidos.

Feixe colimado Feixe focado, menos divergente de energia de ultrassom produzida por um transdutor de diâmetro grande.

Fonoforese Técnica na qual o ultrassom é utilizado para intensificar a entrega de uma medicação selecionada para os tecidos.

Força Quantidade total de energia de ultrassom no feixe, expressa em *watts*.

Intensidade Medida da taxa na qual a energia está sendo administrada por área de unidade.

Meio de acoplamento Substância utilizada para diminuir a impedância acústica na interface ar-pele e, assim, facilitar a passagem de energia de ultrassom.

Microfluxo acústico Movimento unidirecional dos líquidos junto aos limites das membranas celulares resultante da onda de pressão mecânica em um campo ultrassônico.

Onda longitudinal Forma de onda primária na qual a energia de ultrassom viaja no tecido mole com o deslocamento molecular junto à direção na qual a onda viaja.

Onda transversa Ocorrendo apenas no osso, as moléculas são deslocadas em direção perpendicular à direção na qual a onda de ultrassom está se movendo.

Rarefações Regiões de densidade molecular mais baixa (i.e., uma pequena quantidade de energia de ultrassom) em uma onda longitudinal.

Ultrassom de onda contínua A intensidade de som permanece constante durante todo o tratamento e a energia do ultrassom está sendo produzida 100% do tempo.

Ultrassom pulsado A intensidade é periodicamente interrompida sem energia de ultrassom sendo produzida durante o período desligado. Ao se utilizar o ultrassom pulsado, a intensidade média na produção sobre o tempo é reduzida.

ATIVIDADE DE LABORATÓRIO
ULTRASSOM

DESCRIÇÃO

O ultrassom terapêutico é uma modalidade de agente físico utilizada na medicina esportiva com o propósito de elevar a temperatura tecidual, estimular o reparo dos tecidos moles musculoesqueléticos, modular a dor e, no caso da fonoforese, levar moléculas medicinais para um tecido local. O ultrassom é uma onda sonora acústica inaudível de alta frequência que pode produzir efeitos fisiológicos térmicos ou não térmicos dentro do corpo. Quando aplicado aos tecidos biológicos, o ultrassom pode induzir significativas respostas nas células, tecidos e órgãos. O ultrassom é uma das modalidades de agente físico mais amplamente utilizadas, além das termoterapias e eletroterapias.

EFEITOS FISIOLÓGICOS

Efeitos Térmicos
Elevação da temperatura tecidual
Aumento do fluxo sanguíneo
Aumento da extensibilidade tecidual
Aumento do metabolismo local
Alteração na velocidade de condução nervosa

Efeitos não térmicos
Cavitação
Movimento de líquido
Aumento da permeabilidade da membrana celular
Microfluxo acústico
Estimulação da atividade de fibroblasto

EFEITOS TERAPÊUTICOS

Aumento da extensibilidade do tecido de colágeno
Diminuição na rigidez articular
Redução do espasmo muscular
Modulação da dor
Aumento do fluxo sanguíneo
Resposta inflamatória branda
Estimulação da regeneração tecidual

INDICAÇÕES

A indicação primária para o uso do ultrassom terapêutico pelo fisioterapeuta é no tratamento agudo e crônico da disfunção do tecido mole, isto é, distensões, entorses, contusões com sintomas associados de dor e espasmo muscular. O ultrassom tem sido empregado com sucesso para melhorar a cicatrização do osso e dos tecidos moles. O ultrassom também pode ser empregado para que sejam administradas percutaneamente medicações selecionadas a áreas de inflamação.

CONTRAINDICAÇÕES

- Áreas de dor ou comprometimento de sensação térmica.
- Áreas de comprometimento circulatório.
- Áreas epifisárias nas crianças.
- Aplicação sobre os órgãos genitais.
- Aplicação sobre olhos, coração, medula espinal ou gânglios cervical/estelar.
- Aplicação sobre a prótese articular cimentada.
- Aplicação sobre malignidades.

Parte IV • Modalidades de Energia Sonora

ULTRASSOM			
PROCEDIMENTO	**AVALIAÇÃO**		
	1	2	3
1. Verificar suprimentos e equipamento.			
a. Obter a unidade de ultrassom adequada (1 ou 3 MHz), toalhas e gel de acoplamento.			
2. Interrogar o paciente.			
a. Verificar a idade do paciente.			
b. Verificar a ausência de contraindicações.			
c. Interrogar sobre tratamentos por ultrassom prévios e verificar notas de tratamento prévias.			
3. Posicionar o paciente.			
a. Colocar o paciente em uma posição confortável, bem apoiada.			
b. Expor a parte do corpo a ser tratada.			
c. Cobrir o paciente para preservar sua intimidade, proteger as roupas, permitindo o acesso à parte do corpo a ser tratada.			
4. Inspecionar a parte do corpo a ser tratada.			
a. Verificar a sensação.			
b. Verificar a condição circulatória.			
c. Verificar se não existem erupções ou feridas abertas.			
d. Avaliar a função da parte do corpo (p. ex., ADM, força, irritabilidade).			
5. Aplicar a técnica indicada: selecionar a produção contínua ou pulsada e verificar que a intensidade da produção esteja em zero antes de ligar a unidade.			
a. Direcionar o acoplamento			
i. Aplicar a camada de gel de acoplamento à superfície de tratamento.			
ii. Estabelecer a duração do tratamento dependente do tamanho da área a ser tratada (i.e., cinco minutos para cada área de 103,23 cm²).			
iii. Manter contato entre o transdutor e a área de tratamento, movendo o transdutor em movimentos de sobreposição circulares ou lineares a uma taxa de 5 a 10 cm/s; observar a formação de bolhas de ar.			
iv. Ajustar a intensidade de tratamento: 0,5 a 1 W/cm² para tecidos superficiais e 1 a 2 W/cm² para tecidos mais fundos.			
v. Monitorar a resposta do paciente durante o tratamento: se ele registrar calor ou dor, reduzir a intensidade em 10% e continuar o tratamento.			
a. Acoplamento com bolsa.			
i. Encher um balão ou preservativo com água quente, desgaseificada.			
ii. Aplicar a camada de gel de acoplamento na bolsa.			
iii. Aplicar a camada de gel de acoplamento à superfície de tratamento.			
iv. Colocar a bolsa sobre a superfície de tratamento.			
v. Estabelecer a duração do tratamento dependendo do tamanho da área a ser tratada (i.e., cinco minutos para cada área de 103,23 cm²).			
vi. Manter contato entre o transdutor e a superfície de tratamento, movendo o transdutor em movimentos de sobreposição circulares ou lineares a uma taxa de 5 a 10 cm/s; observar a formação de bolhas de ar.			

Capítulo 10 • Ultrassom Terapêutico   415

vii. Ajustar a intensidade do tratamento: 0,5 a 1 W/cm² para tecidos superficiais e 1 a 2 W/cm² para tecidos mais profundos, pode ser necessário aumentar a intensidade.			
viii. Monitorar a resposta do paciente durante o tratamento: se ele relatar aquecimento ou dor, reduzir a intensidade em 10% e continuar o tratamento.			
c. Acoplamento embaixo d'água.			
i. Preencher uma bacia não condutora plástica ou de cerâmica com água desgaseificada quente em profundidade suficiente para cobrir a superfície de tratamento.			
ii. Imergir a parte do corpo na bacia.			
iii. Estabelecer a duração do tratamento dependendo do tamanho da área a ser tratada (i.e., cinco minutos para cada área de 103,23 cm²).			
iv. Manter o transdutor em paralelo com a superfície de tratamento a uma distância de 0,5 a 3 cm, movendo o transdutor em movimentos de sobreposição circulares ou lineares a uma taxa de 5 a 10 cm/s; observar a formação de bolhas de ar no transdutor e limpar.			
v. Ajustar a intensidade do tratamento: 0,5 a 1 W/cm² para tecidos superficiais e 1 a 2 W/cm² para tecidos mais fundos, pode ser necessário reduzir-se a intensidade.			
vi. Monitorar a resposta do paciente durante o tratamento: se ele relatar aquecimento ou dor, reduzir a intensidade em 10% e continuar o tratamento.			
d. Fonoforese.			
i. Limpar a superfície de tratamento com álcool ou água e sabão.			
ii. Aplicar a medicação em glicerina, óleo ou outro veículo em lugar do gel.			
iii. Estabelecer a duração do tratamento dependendo do tamanho da área a ser tratada (i.e., cinco minutos para cada área de 103,23 cm²).			
iv. Manter contato entre o transdutor e a superfície de tratamento, movendo o transdutor em movimentos de sobreposição circulares ou lineares a uma taxa de 5 a 10 cm/s; observar a formação de bolhas de ar.			
v. Ajustar a intensidade do tratamento: 0,5 a 1 W/cm² para tecidos superficiais e 1 a 2 W/cm² para tecidos mais profundos. Pode ser necessário reduzir a intensidade.			
vi. Monitorar a resposta do paciente durante o tratamento: se ele relatar aquecimento ou dor, reduzir a intensidade em 10% e continuar o tratamento.			
6. Finalizar o tratamento.			
a. Desligar a unidade de ultrassom antes de remover o transdutor.			
b. Limpar o transdutor do excesso de gel ou medicação.			
c. Limpar a superfície de tratamento do excesso de gel ou medicação.			
d. Inspecionar visualmente a área tratada.			
e. Remover o material de proteção e auxiliar o paciente a se vestir.			
7. Avaliar a eficácia do tratamento.			
a. Perguntar ao paciente como ele sente a área tratada.			
b. Registrar os parâmetros de tratamento.			
8. Instruir o paciente sobre os exercícios indicados.			
9. Repor o equipamento no depósito após a limpeza.			

Terapia por Ondas de Choque Extracorpórea

Charles Thigpen

OBJETIVOS

Após a conclusão deste capítulo, o estudante será capaz de:

➤ descrever as características mecânicas das ondas de choque extracorpóreas;

➤ identificar as patologias musculoesqueléticas que podem se beneficiar da terapia por ondas de choque extracorpórea;

➤ discutir os efeitos celulares da terapia por ondas de choque extracorpórea sobre o osso e tendões;

➤ discutir porque esses efeitos podem ser benéficos a estes tecidos.

HISTÓRIA DA TERAPIA POR ONDAS DE CHOQUE EXTRACORPÓREA (TOC)

As ondas de choque terapêuticas foram primeiro introduzidas na medicina, há mais de 20 anos, para o tratamento de pedras nos rins. As ondas de choque desde então se tornaram a opção de tratamento primária para cálculos biliares e salivares. Mais recentemente, a terapia por ondas de choque extracorpórea tem sido utilizada para o tratamento de condições musculoesqueléticas, como epicondilite lateral e fasciite plantar nos Estados Unidos[33] (Figura 11.1).

Isto é especialmente importante no tratamento de pacientes com tendinopatias crônicas que são de difícil tratamento. Está se tornando claro que a "inflamação crônica" não está presente e a regeneração dos tenócitos é necessária para se facilitar a cicatrização.[1] Os efeitos biológicos da TOC têm se mostrado efetivos na estimulação do crescimento dessas células de formação de colágeno.[2,3] Além disso, outros distúrbios musculoesqueléticos têm sido tratados na Europa, incluindo: pseudoartrose, fraturas por não união e durante revisões articulares totais. Tem havido uma série de ensaios prospectivos que examinam os efeitos da TOC nos últimos 10 anos, ,com resultados mistos. A disparidade nos resultados sugere que haja uma necessidade de se definirem indicações mais acuradas para se otimizarem os resultados terapêuticos.[4] Este capítulo esclarecerá a terminologia e os princípios da terapia por ondas de choque, discutir os potenciais efeitos biológicos das ondas de choque e rever o uso atual da TOC no tratamento das condições musculoesqueléticas. Por fim, as orientações clínicas com base na evidência para o uso da TOC serão apresentadas.

A TOC continuará a ser utilizada mais especialmente no tratamento do que tradicionalmente tem sido referido como tendinite crônica. É importante abordar-se brevemente esse tópico antes de começarmos. Tradicionalmente, fisioterapeutas, e médicos haviam concluído que sintomas antigos de tendinite eram o resultado de um processo de cicatrização que estava "estancado" na fase inflamatória. Contudo, está se tornando claro que esse não é o mecanismo por trás dessa condição crônica. As recomendações atuais incluem um período de repouso, seguido pelo

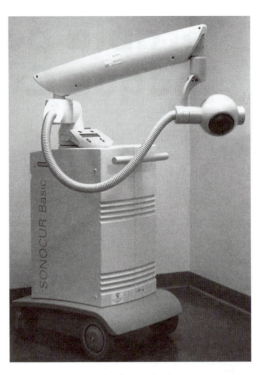

Figura 11.1 O Sonocur é um exemplo de unidade de terapia por ondas de choque extracorpórea.

exercício excêntrico agressivo para estimular a regeneração do tendão.[1-3,5-9] A TOC demonstrou efeitos biológicos de diminuição da dor e promoção da regeneração tecidual, e isso a tornou um perfeito adjunto ao processo de reabilitação. Exploram-se a TOC e seus benefícios potenciais na reabilitação musculoesquelética.

CARACTERÍSTICAS FÍSICAS DAS ONDAS DE CHOQUE EXTRACORPÓREAS

Para entender os efeitos biológicos potenciais da energia mecânica das ondas de choque, é útil que suas propriedades físicas sejam entendidas. Uma onda de choque é um pulso sônico que é caracterizado pelos seguintes parâmetros físicos: uma pressão de pico alto (às vezes tão alta quanto 100 MPa, mas geralmente ao redor de 50 a 80 MPa), um aumento inicial na pressão (menos de 10 ns), uma amplitude tênsil baixa, um ciclo de vida curto (geralmente menos de 10 μs) e um espectro de frequência baixo (16 a 20 Hz)[10,11] (Figura 11.2).

Essas características estão em contraste com as ondas de ultrassom cujo pico de pressão é muito mais baixo com frequências no alcance de 1 a 3 MHz. Além disso, a velocidade de uma onda de ultrassom está em 1.400 a 1.600 m/s, em que as velocidades de ondas de choque são maiores do que 350 m/s, mas menores do que 100 m/s. O pico de pressão alto das ondas de choque é o resultado da combinação da velocidade e da frequência da onda de choque. As velocidades muito altas dessas onduletas quando passam por um meio geram o que é essencialmente uma explosão controlada devido ao diferencial de pressão das onduletas. Essa energia é, então, dissipada e refletida nas interfaces teciduais de acordo com as propriedades mecânicas dos tecidos pelos quais ela passa.[10,11]

O distúrbio na pressão da onda de choque é propagado de modo tridimensional devido ao súbito aumento na pressão ambiente da célula relativa à pressão máxima da onda. Esse súbito aumento na pressão da célula causa expansão e contração dentro do meio causando tensão, compressão e estresses de cisalhamento dentro da membrana celular. Esses estresses são geralmente

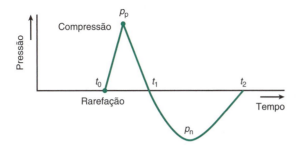

Figura 11.2 Gráfico bidimensional de pressões positivas e negativas geradas dentro dos tecidos biológicos por ondas de choque. p_p, pressão positiva máxima (MPa); p_n, pressão negativa máxima (MPa); t_0, início da onda de choque; t_1, a rarefação começa a levar a pressão negativa a iniciar a cavitação; t_2, final do ciclo de onda de choque 1.

na direção da propagação da onda, mas a impedância e o amortecimento nos limites teciduais refletem e refratam dentro dos tecidos, causando inclinação e atenuação da onda. As mudanças drásticas na pressão dentro da célula causam cavitação dentro das células. O colapso resultante das bolhas com cavitação produz jatos de água, que ocasionam danos teciduais no nível celular.[12]

A impedância e o impacto da energia acústica é similar às ondas de ultrassom. A atenuação das ondas de choque no ar é mil vezes maior do que aquela por meio da água, uma vez que a atenuação é dependente da velocidade da onda e da densidade do tecido. As ondas de choque são geradas dentro de um meio líquido e aplicadas por meio de um gel acoplado com base na água na presunção de que a composição do corpo humano seja similar à água (Figura 11.3).

Portanto, a quantidade de atenuação e inclinação que ocorre nos limites teciduais é responsável pela maior parte da perda de energia. Tem sido sugerido que o aumento da eficiência relativa ao ultrassom permite que uma energia mais focada e bem controlada seja aplicada aos tecidos biológicos. Mesmo com este controle, os tecidos biológicos respondem de modo diferente à mesma energia com base nas diferenças na composição estrutural. Ter em mente estas diferenças na estrutura tecidual é importante na aplicação das ondas de choque terapêuticas.[10,13,14]

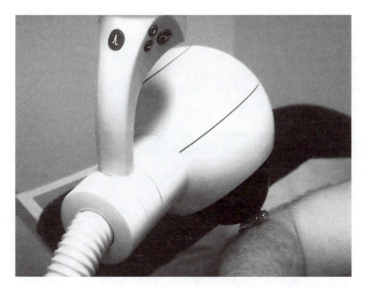

Figura 11.3 O paciente é posicionado com gel acoplado em uma posição apropriada. A atenuação da onda de choque é minimizada garantindo-se contato da fonte transmissora com o gel acoplado similar à aplicação de ultrassom. Essa posição é utilizada para o tratamento da epicondilite lateral.

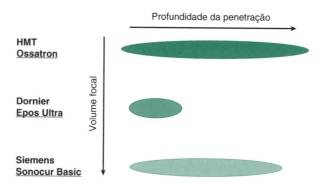

Figura 11.4 Comparação bidimensional de ondas de choque de diferentes fontes.

GERAÇÃO DE ONDA DE CHOQUE

Existem três métodos de geração de onda de choque atualmente em uso nos Estados Unidos: eletro-hidráulico, eletromagnético e piezoelétrico. Cada uma destas técnicas converte energia elétrica em onda de choque mecânica. Atualmente, as técnicas eletro-hidráulicas e eletromagnéticas estão sendo estudadas pela FDA. Cada método gera ondas de choque com diferentes volumes e quantidades de energia penetrando em profundidades de tecidos variáveis[13] (Figura 11.4).

Os dispositivos de onda de choque eletro-hidráulica criam uma fagulha que descarrega rapidamente na água e vaporiza a água circundante, criando uma bolha de gás preenchida com vapor d'água. A bolha de gás produz uma pulsação sônica e a implosão subsequente e um pulso inverso que causa outra onda de choque. As ondas de choque expandidas são refletidas pela superfície do elipsoide e novamente focadas no ponto focal. Os dispositivos de onda de choque eletro-hidráulicos são geralmente caracterizados por ondas de alta energia em volumes focais com diâmetros axiais relativamente grandes.[13]

Os dispositivos eletromagnéticos utilizam uma membrana de metal e uma bobina eletromagnética oposta. Uma corrente elétrica é passada através de uma bobina, produzindo forte campo magnético. O campo magnético variável resultante força a membrana metálica para fora comprimindo o meio líquido circundante e criando uma onda de choque. A onda passa por uma lente para focá-la no tecido desejado. Os dispositivos de onda de choque eletromagnéticos tendem a ser utilizados para criar onda de energia baixa.[10,11]

Os dispositivos de onda de choque piezoelétricos passam corrente elétrica por meio de grandes quantidades de piezocristais ajustados na parte interna de uma esfera. A expansão e a contração resultantes dos piezocristais criam uma onda de choque. Os piezocristais são dispostos na esfera de modo que a onda de choque resultante seja bem focada, permitindo densidade de alta energia dentro de um volume focal definido.[13]

> **Tomada de decisão clínica** *Exercício 11.1*
> Como o médico pode fazer ajustes na onda de som para trabalhar tecidos mais profundos?

PARÂMETROS FÍSICOS DAS ONDAS DE CHOQUE

Os parâmetros físicos utilizados para descrever ondas de choque são **volume focal, campo de pressão, energia acústica total, fluxo de energia e densidade de fluxo de energia**. Não está claro quais desses parâmetros são mais importantes para a efetividade terapêutica. Tem sido sugerido, contudo, que a distribuição do campo de pressão, a densidade da energia e a energia acústica total são os mais importantes.[13] O volume focal é manipulado para garantir que o tecido alvo seja tratado. Isto é similar a escolher a frequência do ultrassom antes do tratamento para atingir a profundidade de penetração desejada. Isto é mais comumente controlado pelo *feedback* do paciente,

Capítulo 11 • Terapia por Ondas de Choque Extracorpórea   **421**

chamado de "**foco clínico**", enquanto vários estudos têm utilizado ultrassom e imagem fluoroscópica para localizar o local de tratamento.[10] O campo de pressão é medido em pico de energia de pulso (PMa) como uma função do tempo. O campo de pressão varia entre o volume focal e é maior no centro focal (Tabela 11.1).

Isto é refletivo da quantidade máxima de energia acústica que está dentro do campo. A região focal é definida a cerca de três eixos para descrever o volume focal. A quantidade de energia acústica dentro do volume focal é referida como densidade de fluxo de energia, e este é calculado como área abaixo da pressão quadrada *versus* curva de tempo. Ela é uma medida de energia por área quadrada para cada pulso sônico e expressa em mJ/mm^2. A densidade do fluxo de energia é considerada no cálculo dos valores limiares para tecidos biológicos.[10,13] A densidade de fluxo de energia mais efetiva não é conhecida, contudo, Rompe e colaboradores[2] sugeriram uma classificação de densidade de fluxo de energia definida como: baixo <0,08 mJ/mm^2, médio 0,08 a 0,28 mJ/mm^2 e alto >0,28 mJ/mm^2. Esse sistema de classificação tem como base a resposta dos tendões ao tratamento por onda de choque e parece ser uma excelente orientação para o tratamento de osso e tendões. O PMa é determinado a partir de um perfil de pressão e é importante ao se considerar a quantidade máxima de pressão gerada por uma onda de choque dentro de um tecido. A distribuição do campo de pressão é o fluxo de energia concentrado dentro da área focal. Quando as propriedades físicas da onda de ultrassom são consideradas, a área focal pode ser expandida para um volume de onda maior onde o pico da pressão é metade do seu valor original. Os efeitos biológicos da energia dentro do volume de onda devem ser considerados ao se tratar de cada tecido específico. A energia acústica total é a energia somada para todo o feixe e descreve a energia por onda de choque. Tem sido sugerido que a energia acústica total seja a mais importante dos parâmetros físicos ao se tratarem dos tecidos biológicos. A consideração dos efeitos biológicos potenciais das ondas de choque permitirá que a mais apropriada energia acústica seja aplicada.[10,11,14]

EFEITOS BIOLÓGICOS

Os estresses diretos e indiretos das ondas de choque sobre os tecidos biológicos devem ser considerados. As forças de cisalhamento e mecânica são criadas na direção da propagação de onda de choque nos tecidos biológicos. As forças mecânicas são maiores do que a força mecânica da água e geram bolhas (cavitação). A oscilação dos diâmetros da bolha aumenta e diminui o seu volume. As bolhas cairão dependentemente da viscosidade do líquido e da pressão da onda. Quanto mais viscoso for o líquido, menor é a oscilação e, portanto menor a pressão. O colapso das bolhas cria jatos d'água de alta energia microscópicos. O efeito indireto pode causar aumento na temperatura do tecido e danificar as células.[2,3,13] O impacto da cavitação e os jatos d'água têm sido registrados como fortemente dependentes do conteúdo líquido do tecido e do tempo entre as aplicações de onda de choque, contudo, não foram feitas recomendações sobre a hidratação adequada ou os

Tabela 11.1	Comparação dos parâmetros físicos para dispositivos de onda de choque		
	HMT	DORNIER	SIEMENS
PARÂMETRO	OSSATRON	EPOS ULTRA	SONOCUR BASIC
Pico positivo pressão em PMa	40,6–71,9	7,3–80,4	5,5–25,6
Área focal em mm (dimensões máximas dos ajustes de nível de energia do mais baixo ao mais alto)	6,6 × 6,8 × 67,6	7,7 × 7,7 × 20,0	6,0 × 6,0 × 58
Fluxo de energia positiva densidade em mJ/mm^2	0,09–0,34	0,03–0,98	0,016–0,22
Fluxo de energia total densidade em mJ/mm^2	0,12–0,40	0,13–1,70	0,04–0,56

intervalos de tempo.[15] Os microjatos das ondas de choque refletidas ocorrem nas áreas de limites teciduais e são onde a maioria dos efeitos biológicos é esperada.[13]

Osso

O efeito das ondas de choque sobre o tecido ósseo é tido como ocorrendo primariamente na interface entre osso cortical e esponjoso. Sabe-se que o jato acústico causa cavitação e aumenta a permeabilidade da célula, permitindo o aumento da vascularidade e a regeneração óssea. Mais especificamente, um aumento nas células estromais parece permitir a osteogênese.[3] Além disso, o aumento nas células osteoprogenitoras acoplado com aumentos locais no fator de crescimento, neovascularização e síntese de proteína sugere que as ondas de choque possam melhorar o ambiente tecidual para que ocorra a cicatrização.[3,6–9] Contudo, os resultados de Rompe e colaboradores[2] e Wang e colaboradores[3] sugerem que é possível que ocorra muito dano e a atividade celular resultante seja incapaz de sobrepor o dano. Isto está em contraste com a indução de uma quantidade de dano que permita aumentos na vascularidade e na osteogênese no osso que não está adequadamente consolidado. Para prevenir o dano celular proveniente do efeito de curta duração das dosagens de onda de choque de alta energia, tem-se sugerido que menos de 2 mil pulsos são necessários para se estimular com segurança a remodelagem óssea.[6] O uso de dispositivos de alta energia tem sido relatado na literatura no tratamento de não uniões e pseudoartrose.[10] É sugerido que o dano ao osteócito e a displasia da placa de crescimento resultante do uso de dispositivos de onda de choque de alta energia ($>0,28$ mJ/mm^2) possam atrasar a consolidação da fratura e a instabilidade mecânica.[2] Durst e colaboradores[16] documentaram o único caso identificado na literatura que registrou esses efeitos adversos sugeridos da TOC. A osteonecrose da cabeça umeral foi confirmada pela IRM e raios X três anos após o tratamento para a tendinite calcificada. A dosagem foi de 1.600 a 1.700 pulsos em 12 a 13 kV para três tratamentos durante um mês. Dados os valores não padronizados registrados é incerto se a densidade de energia estava alta, média ou baixa. Adicionalmente, a maioria dos outros estudos utilizou dispositivos de ondas de choque projetados especificamente para uso ortopédico, e não para litotripsia. Foram fornecidos detalhes insuficientes sobre o dispositivo utilizado para comparação entre os estudos. Todavia, a osteonecrose pode ser uma complicação com base nos registros na literatura observados nos casos urológicos.[10,11]

Tendão

Os mecanismos sugeridos para os efeitos biológicos das ondas de choque sobre os tendões são os mesmos do osso. Os estresses mecânicos diretos causam falha mecânica e de cisalhamento dentro da matriz celular do tendão. A cavitação resultante e os microjatos indiretos causam o maior dano na interface do tendão e do osso.[13] Rompe e colaboradores[2] realizaram o único estudo identificado na literatura que compara os efeitos das ondas de choque sobre os tendões. Com base em seus resultados, eles sugeriram que doses acima de 0,28 mJ/mm^2 sejam nocivas ao complexo musculotendíneo e podem colocar o complexo em risco de ruptura (Tabela 11.2). Não foram publicadas complicações na literatura no tratamento dos complexos musculotendíneos.

Tabela 11.2 Efeitos das ondas de choque relacionados à dose[2]		
QUANTIDADE DE ENERGIA	EFEITO SOBRE O TENDÃO	CLASSIFICAÇÃO PROPOSTA
0,08 J/mm^2	Nenhum efeito observado	Baixa
0,28 J/mm^2	Edema transitório	Média
0,60 J/mm^2	Inflamação paratendínea e aumento no diâmetro do tendão	Alta*

*Níveis acima de 0,28 J/mm^2 não são recomendados no tratamento dos tendões.

APLICAÇÕES CLÍNICAS

Fraturas

O sucesso clínico tem sido registrado por vários autores no tratamento da não união,[17-19] pseudoartrose,[20,21] fraturas agudas da tíbia,[22,23] necrose da cabeça femoral,[24] e revisões de artroplastia.[25] Por meio dos mecanismos biológicos mencionados, as ondas de choque extracorpóreas são aplicadas em doses de alta energia para se estimular a remodelagem óssea. As taxas de sucesso variam de 62 a 83% para não uniões e pseudoartroses.[11] Os resultados limitados são registrados na literatura sobre a efetividade para fraturas agudas, necrose da cabeça femoral e revisão de artroplastia total do quadril. Cada uma destas revisões foi registrada como tratada com sucesso quando os tratamentos tradicionais falharam, mas é incerto, neste momento, se a terapia por ondas de choque deva ser considerada como um tratamento inicial. Kuderna e Schaden[17] sugeriram que o custo por lesão seja de quatro a cinco vezes menor e a recuperação em média dois meses mais rápida para fraturas de não união tibial tratadas severamente com ondas de choque extracorpóreas de alta energia quando comparada à intervenção cirúrgica tradicional.

Fasciite plantar

O uso mais estudado da terapia por onda de choques extracorpórea tem sido para o tratamento da fasciite plantar (Figura 11.5).

A utilização de ondas de choque de baixa energia foi aprovado pela FDA para uso nos Estados Unidos.[6] As taxas de sucesso variam de 56 a 75%, dependentes do número de pulsos aplicados, tecido exato tratado e tratamento anterior recebido pelo paciente.[10] Não parece haver um padrão com qualquer uma dessas variáveis que possa predizer os desfechos bem-sucedidos nesses estudos.[10,26-28] De uma maneira similar, uma recente coorte prospectiva foi incapaz de identificar quaisquer fatores que previssem resultados positivos. Contudo, constatou-se que pacientes com idade avançada, diabetes melito e problemas psicológicos influenciassem negativamente os resultados.[29] Esses fatores podem ser importantes para a consideração dos médicos.

Vários ensaios controlados randomizados registraram resultados positivos sugerindo que a terapia por ondas de choque possa ser uma viável opção no tratamento das fasciite plantar.[26,28-30] Boddeker e colaboradores[31] concluíram, após uma revisão biométrica da literatura, que a efetividade da terapia por ondas de choque não poderia ser nem confirmada nem negada devido a 21 estudos revisados que não satisfazem todas as diretrizes para uma revisão biométrica. Os resulta-

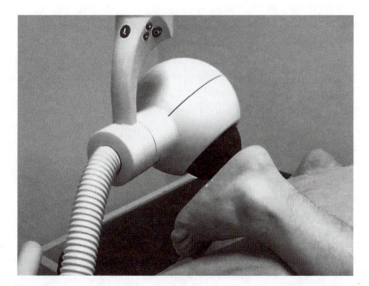

Figura 11.5 Posicionamento do paciente para o tratamento da fasciite plantar.

424 Parte IV • Modalidades de Energia Sonora

dos de Buchbinder e colaboradores[26], provenientes de um ensaio controlado randomizado, também não sustentam o uso de terapia por ondas de choque quando comparados a um tratamento por ultrassom placebo para dor, função e qualidade de vida em 6 e 12 semanas após o tratamento. As conclusões desses autores estão em contraste com outros que têm sustentado o uso de terapia por ondas de choque no tratamento da fasciite plantar.[2,27,30] As diferenças nas conclusões dos autores são provavelmente devidas a vários fatores, incluindo: método de seleção do paciente, foco na onda de choques e definição de fasciite plantar. Os estudos que designaram randomicamente pacientes a grupos de tratamento com apenas um diagnóstico de fasciite plantar não refletem a real aplicação clínica deste dispositivo. A seleção de pacientes com uma área bem definida de dor no calcanhar parece responder melhor do que aqueles que são diagnosticados com "fasciite

---

ESTUDO DE CASO 11.1
TERAPIA POR ONDAS DE CHOQUE EXTRACORPÓREA (TOC)

Histórico: Um homem de 22 anos de idade se apresentou com história de seis meses de dor bilateral no calcanhar (D > E). Ele observou que seus sintomas começaram a aproximadamente duas semanas após iniciar em seu novo serviço em uma loja de máquinas onde ele fica em pé por mais de oito horas por dia, em um piso de concreto, utilizando calçados de segurança de solado duro. O paciente relata uma história de início gradual de dor incômoda em seus pés no final do dia de trabalho, e que ele inicialmente tentou tratar com anti-inflamatórios comprados sem receita médica autoadministrados e alguns calços de sapatos que comprou em uma loja. Ele então sentiu uma dor aguda, penetrante por seus calcanhares e pés ao ficar em pé pela manhã e foi consultar o médico de sua família. Atualmente, o paciente está tomando AINES potente com prescrição médica e foi encaminhado para um cuidado conservador adicional. Ao exame, o paciente foi observado exibindo um pé cavo, dorsiflexão passiva do tornozelo restrita (0°) secundária a uma contratura do complexo gastrocnêmio-sóleo calcâneo e ponto de sensibilidade bilateralmente próximo à inserção do calcâneo da fáscia plantar.

Impressão: Fasciite plantar bilateral (D > E) crônica.

Plano de tratamento: O paciente foi aconselhado a continuar seu regime de medicação. Ele recebeu calços de gel para uso contínuo ao deambular e diminuiu a carga horária no serviço para quatro horas por dia. Ele se submeteu a um tratamento com TOC de uma vez por semana para o seu pé direito com uma série de intensidade média (0,28 J/mm²) de ondas de choque. Isto foi seguido por exercícios de alongamento estático prolongado de baixa intensidade do complexo gastrocnêmio-sóleo e completou com gelo estático para controlar o edema de tecido mole localizado, transitório, que acompanha o tratamento.

Resposta: Os sintomas do paciente diminuíram (a dor diminuiu de 7/10 para 2/10 na Escala Visual Analógica) no pé direito em um período de seis semanas). Após a intervenção bem-sucedida com o pé direito, um curso de tratamento foi realizado para o pé esquerdo com resultados similares. O paciente estava apto a retornar por completo ao serviço sem restrições após um regime de tempo em pé gradual.

Questões de discussão

- Quais tecidos foram lesionados ou afetados? Quais sintomas estavam presentes?
- Em qual fase da série contínua lesão-cicatrização o paciente se apresentou para tratamento?
- Quais são os efeitos biofísicos (direto, indireto, de profundidade e afinidade do tecido) dessa modalidade terapêutica?
- Quais são as indicações e contraindicações dessa modalidade terapêutica?
- Quais são os parâmetros de aplicação, dosagem, duração e frequência da modalidade terapêutica neste estudo de caso?
- Quais outras modalidades terapêuticas poderiam ser utilizadas para tratar essa lesão ou condição? Por quê? Como?
- Qual é a significância do sinal de Tinel positivo? A compressão sobre o túnel do tarso poderia reproduzir os sintomas?
- Por que o paciente sente dor aguda, perfurante, nos primeiros passos do dia, e dor incômoda após ficar em pé por muito tempo?
- Há outra fonte potencial dos sintomas do paciente?

O profissional de reabilitação emprega modalidades terapêuticas para criar um ambiente favorável para a cicatrização tecidual enquanto se minimizam os sintomas associados ao trauma ou à condição.

Capítulo 11 • Terapia por Ondas de Choque Extracorpórea **425**

plantar". Diferentes métodos de escolha da área a ser tratada provavelmente têm influenciado os resultados. Estudos que utilizam "foco clínico" em que a área mais dolorosa é tratada *versus* o uso de uma diretriz radiológica para aplicar a onda de choques parecem atingir diferentes resultados. A literatura revisada parece sustentar um "foco clínico" sugerindo que a redução da dor seja o benefício primário da terapia por ondas de choque. A definição de fasciite plantar não foi nem afirmada nem diferida entre os estudos, significando, por fim, que as comparações entre os estudos são limitadas.

As taxas de sucesso tinham como base a dor no tempo de tratamento inicial e seis a 12 meses após o tratamento. Vários outros ensaios clínicos sugerem resultados melhorados para pacientes que tiveram fasciite plantar por mais de seis meses.[30,32-35] Resultados de bons a excelentes foram registrados por 70,7% em três meses e 77,2% em 12 meses.[29] Isto sugere que todos os pacientes com fasciite plantar não parecem ser apropriados para o tratamento por TOC. Assim como a evidência de melhora parece ser com casos mais crônicos, problemáticos.

> **Tomada de decisão clínica** *Exercício 11.2*
>
> Um médico está utilizando TOC para um maratonista de 50 anos de idade com fasciite plantar. Quais aspectos poderiam sugerir que esse paciente era adequado para a TOC? Quais fatores poderiam sugerir que a TOC não é adequada para o tratamento?

Epicondilite medial e lateral

O uso de ondas de choques extracorpórea de baixa energia no tratamento da epicondilite lateral tem sido aprovado pela FDA (ver Figura 11.3). As taxas de sucesso da terapia por ondas de choque da tendinite do cotovelo são boas para epicondilite lateral variando de 47 a 81%, mas insuficiente para uma pequena amostra de pacientes com epicondilite medial.[10] O alívio da dor e a avaliação da função têm sido utilizados como medidas de resultados com todos os estudos revisados relatando melhora significativa nos grupos tratados com terapia por ondas de choque extracorpóreas quando comparado aos tratamentos convencionais.[36-40] Contudo, uma revisão sistemática e uma metanálise dos estudos TOC para o tratamento da fasciite plantar determinaram que a TOC fornece pouco benefício, se fornece, em termos de dor e função na dor na parte lateral do cotovelo. É importante observar que a diferença na conclusão provavelmente situe-se dentro da seleção de estudos. Similar à fasciite plantar, parece que mais dor crônica na parte lateral do cotovelo, que não respondeu a outros tratamentos conservadores, é mais apropriada para o tratamento por TOC.[41-44] Mesmo assim, parece que a terapia por ondas de choque extracorpórea de baixa energia é uma modalidade viável no tratamento da epicondilite lateral. Mais estudos devem ser conduzidos antes que quaisquer conclusões possam ser extraídas sobre o tratamento da epicondilite medial ou o tratamento de tendinopatias em geral.

> **Tomada de decisão clínica** *Exercício 11.3*
>
> Um médico está determinando se a TOC é o melhor curso de tratamento para um trabalhador de linha de montagem que tem uma história de nove meses de dor na parte lateral do cotovelo e a IRM indica uma área limpa de tendinopatia na inserção do ERCC. Qual tipo de TOC o médico deve selecionar e sob quais parâmetros de dosagem?

Tendinite calcária do ombro

O tratamento da tendinite calcária do ombro com ondas de choque extracorpóreas tem sido amplamente utilizado na Europa e Canadá com resultados positivos registrados na literatura.[45-50] As taxas de sucesso variam de 60 a 85% utilizando-se dor, função e tamanho dos depósitos calcificados como medidas de resultados. Quando o ultrassom ou a fluoroscopia foi utilizado para focar as ondas de choques na calcificação, os resultados melhoraram acima de 80%.[45] Rompe e

426 Parte IV • Modalidades de Energia Sonora

colaboradores[49] trataram da tendinite do manguito rotador não calcificada com ondas de choque extracorpórea e, enquanto houve uma melhora, ela nada mais foi que o efeito placebo. Haake e colaboradores[48] registraram resultados similares ao compararem intervenção cirúrgica e TOC para tendinopatias do ombro análogas. Contudo, o custo total registrado foi 93% menor para aqueles pacientes tratados com TOC. A maior parte (65%) desta diferença no custo total foi considerada atribuída às perdas de produtividade no local de trabalho. Recentes estudos têm mostrado efetividade para o tratamento da tendinite calcária, mas observaram que cerca de metade dos pacientes não conseguiu atingir um resultado satisfatório e precisaram de excisão cirúrgica. Adicionalmente, muitos pacientes consideraram o procedimento doloroso.[51-53] Similar às diferenças nos resultados no tratamento da fasciite plantar, estes estudos variam de acordo com o critério de seleção de pacientes, aplicação de TOC e randomização. No total, a literatura sugere que o uso de terapia por ondas de choque para o tratamento da tendinite calcária é útil e é melhorado quando focado por uma técnica de imagem e fornece uma oportunidade razoável para se evitar a cirurgia para excisão da lesão calcificada.

> **Tomada de decisão clínica**   *Exercício 11.4*
>
> Um médico está considerando utilizar TOC para um paciente com dor crônica no ombro. Quais são os riscos e benefícios que o médico deve comunicar ao paciente sobre o tratamento com TOC ao considerar esta modalidade? Quais medidas devem ser empregadas para se aumentar a probabilidade de resultados positivos?

AVALIAÇÃO DA LITERATURA DA TOC PARA A PRÁTICA COM BASE EM EVIDÊNCIAS

É importante que se entendam os vários conceitos sobre TOC em uma avaliação da literatura sobre TOC. Os parâmetros e critérios são realçados a seguir.

1. **A diferença na tendinite/fasciite e tendinose/fasciose com respeito à patologia e as implicações na seleção de paciente.[54-56]**

   a. Isto organiza a análise racional na escolha de tratamentos que provavelmente sejam efetivos em base científica. Não parece coincidência que os pacientes que parecem responder a TOC nitidamente têm tendinose ou fasciose crônica em uma base clínica (i.e., duração de pelo menos seis meses e falha de outras medidas conservadoras, especialmente AINES e/ou injeção de esteroide). As observações de que aqueles que respondem melhor não se deram bem com injeção de esteroide e com outras terapias conservadoras provavelmente indica melhor seleção daqueles pacientes que não têm componente inflamatório em sua condição.

2. **O sucesso do tratamento com TOC parece ser dependente da liberação de energia de ondas de choque suficiente em um esquema de tempo específico.[2,3,12]**

   a. A quantidade de energia fornecida na intensidade e no volume total deve ser grande o suficiente para se produzirem as mudanças estruturais e fisiológicas que resultam em alívio dos sintomas (dor) e cicatrização (introduzida pela neovascularidade). Isto parece requerer um efeito de onda de choques direto e eventos de cavitação.

   b. A energia por ondas de choque para ser efetiva deve ser liberada dentro de um esquema de tempo relativamente curto.

3. **O sucesso ou o insucesso da terapia por ondas de choque deve ser avaliado a um ponto no tempo após a conclusão da última aplicação de TOC, o que permite que os efeitos das ondas de choque clinicamente se manifestem a respeito dos sintomas. Sugere-se pelo menos 12 semanas com estudos animais.[3]**

4. **O sucesso da TOC parece ser dependente do foco acurado da energia das ondas de choque para a área precisa de patologia de tendinose/fasciose.** Os estudos que têm utilizado imagem para selecionar a área de tratamento foram menos efetivos do que aqueles que utilizam "foco clínico" guiado pela dor.[10,26,38,40,49]

Capítulo 11 • Terapia por Ondas de Choque Extracorpórea — **427**

a. Apenas o foco clínico utilizando o *feedback* do paciente pode consistentemente executar a administração precisa.

b. Raios X, fluoroscopia e ultrassom são de valor mínimo uma vez que eles não possam "ver" dor com esses dispositivos.

RESUMO

1. Os estudos parecem sugerir sucesso de moderado a bom, falta de consistência no número de pulsos, número de tratamentos, quantidade de energia e técnica de aplicação limita a capacidade de se compararem esses estudos.

2. A TOC parece impactar os tecidos biológicos de um modo que é benéfico para condições musculoesqueléticas ruins, de cicatrização insuficiente.

3. Como em qualquer tratamento, a seleção de pacientes é imperiosa. Parece que os distúrbios do tecido mole de longa duração que não responderam a outro tratamento são mais apropriados para o tratamento por TOC. É necessário o desenvolvimento de critérios com base na evidência para se conduzir o tratamento.

4. A evidência atual sugere que localização da dor, progressão do tratamento insuficiente com mais de três meses e redução significativa da dor no tratamento inicial pode ser utilizada para orientar o tratamento nesse momento.

5. A natureza não invasiva, a falta de efeitos colaterais adversos, a possível diminuição no custo e a efetividade do tratamento registraram o apoio ao uso de TOC no tratamento das tendinopatias crônicas e fraturas por não união.

QUESTÕES DE REVISÃO

1. Listar e definir as cinco principais características mecânicas das ondas de choque extracorpóreas.

2. Como as ondas de choque estimulam a cicatrização do tecido?

3. Descrever as características das patologias que podem se beneficiar da TOC.

4. Listar três critérios da seleção de pacientes para o uso de TOC.

5. Quais são os parâmetros de dosagem sugeridos para tratamento de tendinopatias?

6. Descrever os quatro critérios na avaliação e aplicação da evidência para TOC.

QUESTÕES DE AUTOAVALIAÇÃO

Verdadeiro ou falso

1. O parâmetro mais importante a saber na avaliação da efetividade terapêutica é densidade de fluxo de energia da unidade de TOC.

2. A TOC é tida como efetiva na promoção da cicatrização do tendão primariamente pela quebra das membranas celulares por meio de forças de cisalhamento e mecânicas diretas.

3. A TOC tem se mostrado efetiva no tratamento da tendinopatia do manguito rotador.

Múltipla escolha

4. Ao considerar o efeito da TOC sobre os tecidos biológicos, deve-se primeiro conhecer

   a. Volume focal

   b. Campo de pressão

   c. Energia acústica total

   d. Densidade do fluxo de energia

5. Ao escolher a dosagem apropriada de TOC para tendões, a dosagem não deve exceder

   a. $0,04 \text{ J/mm}^2$

   b. $0,28 \text{ J/mm}^2$

428 Parte IV • Modalidades de Energia Sonora

    c. 0,60 J/mm^2

    d. 1,2 J/mm^2

6. Os mecanismos realçados pelos quais a consolidação óssea é promovida incluem mudanças em tudo, com exceção de

    a. Neovascularização

    b. Permeabilidade celular

    c. Células estromais

    d. Inflamação

7. A TOC de ___energia a não mais de ___pulsos é sugerida para estimular o crescimento ósseo sem subjulgar o potencial de consolidação.

    a. Alta, 1 mil

    b. Baixa, 2 mil

    c. Alta, 2 mil

    d. Baixa, 1 mil

8. Quais dos seguintes pacientes têm maior probabilidade de responder a TOC após a falha do tratamento conservador para os nove meses anteriores à consulta?

    a. Homem, 50 anos após cair e romper o manguito rotador.

    b. Mulher, 50 anos após desenvolver uma dor lateral no cotovelo.

    c. Homem, 24 anos após uma fratura por não união do colo femoral.

    d. Mulher, 24 anos após desenvolver fasciite plantar.

9. Todos os seguintes benefícios clínicos são verdadeiros para o tratamento com TOC, com exceção de

    a. Diminuição do custo do cuidado

    b. Adjunto ideal para injeções de esteroides

    c. Diminuição da dor

    d. Melhora da cicatrização do tecido

10. Um homem de 45 anos é tratado para sua dor na parte lateral do cotovelo com bom alívio da dor nas primeiras seis consultas. Ele conclui o seu curso de tratamento na nona consulta em oito semanas e se queixa que a dor retornou. Você deve aconselhá-lo que

    a. A pesquisa sugere que leva 12 semanas ou mais para o tendão começar a cicatrizar, assim ele não deve se preocupar.

    b. Uma vez que a dor não está melhorando, ele deve procurar consulta cirúrgica na semana seguinte.

    c. A pesquisa sugere que leva 20 semanas ou mais para o tendão começar a cicatrizar, assim ele não deve se preocupar.

SOLUÇÕES PARA OS EXERCÍCIOS DE TOMADA DE DECISÃO CLÍNICA

11.1

A profundidade da onda de som é determinada pela sua frequência. O dispositivo de aplicação deve ser ajustado para diminuir a frequência para os tecidos alvos mais profundos.

11.2

A evidência sugere que TOC de baixa intensidade é efetiva no tratamento das tendinopatias da parte lateral do cotovelo em 70% ou mais de pacientes que responderam em quatro a seis semanas.

11.3

Primeiro e acima de tudo, um diagnóstico claro de fasciite plantar confirmado pela imagem. Adicionalmente, sintomas por mais de seis meses e ter tido outro tratamento conservador malsucedido. Se o paciente relatar uma história de diabetes ou problemas psicológicos.

11.4

Existem alguns riscos com exceção do potencial para dor durante e após o tratamento. Os possíveis benefícios demonstrados pela literatura incluem: 60% de probabilidade de sucesso, diminuição do tamanho da lesão, diminuição do custo quando comparado à cirurgia. Imagens como a fluoroscopia e o ultrassom se mostraram melhorando os resultados para TOC de tendinite calcária.

REFERÊNCIAS

1. Almekinders LC. and Temple JD. Etiology, diagnosis, and treatment of tendonitis: an analysis of the literature. *Med Sci Sports Exercise* 1998;30:1183–1190.
2. Rompe JD, Kirkpatrick CJ, Kullmer K, Schwitalle M, and Krischek O. Dose-related effects of shock waves on rabbit tendo Achillis. *J Bone Joint Surg (Br)* 1998;80:546–552.
3. Wang FS, Yang RF, Chen RF, Wang CJ, and Sheen-Chen SM. Extracorporeal shock wave promotes growth and differentiation of bone-marrow stromal cells towards osteoprogenitors associated with induciton of TGF-B1. *J Bone Joint Surg (Br)* 2002;84:457–461.
4. Seil R, Wilmes P, and Nuhrenborger C. Extracorporeal shock wave therapy for tendinopathies. *Expert Rev Med Devices* 2006;3:463–470.
5. Hsu RW-W, Hsu W-H, Tai C-L, and Lee K-F. Effect of shock-wave therapy on patellar tendinopathy in a rabbit model. *J Orthopaed Res* 2004;22:221–227.
6. Kusnierczak D, Brocai DRC, Vettel U, and Loew M. The influence of extracorporeal shock-wave application on the biological behaviour of bone cells in vitro. 2000 *3rd International Congress of the ESMST*. Naples, Italy.
7. Wang C-J, Wang FS, Yang KD, et al. Shock wave therapy induces neovascularization at the tendon-bone junction: A study in rabbits. *J Orthop Res* 2003;21:984–989.
8. Wang FS, Wang C-J, Huang H-J, Chung H, Chen RF, and Yang KD. Physical shock wave mediates membrane hyperpolarization and ras activation for osteogenesis in human bone marrow stromal cells. *Biochem Biophys Res Comm* 2001;287:648–655.
9. Wang FS, Yang KD, Wang C-J, et al. Shockwave stimulates oxygen radical-mediated osteogenesis of the mesenschymal cells from human umbilical cord blood. *J Bone Mineral Res* 2004;19:973–982.
10. Chung B and Wiley P. Extracorporeal shockwave therapy: A review. *Sports Med* 2002;34:851–865.
11. Ogden JA, Alvarez RG, Levitt R, and Marlow M. Shock wave therapy (orthotripsy) in musculoskeletal disorders. *Clin Orth Rel Res* 2001;387:22–40.
12. Russo S, Galasso O, Marlinghaus E, Hagelauer U, and Mayer J. The in-vivo cavatation measurement. 1999 *2nd International Congress of the ESMST*. London.
13. Ogden JA, Kischkat AT, and Schultheiss R. Principles of shock wave therapy. *Clin Orth Rel Res* 2001;387:8–17.
14. Thiel M. Application of shock waves in medicine. *Clin Orth Rel Res* 2001;387:18–21.
15. Vara F. Treatment of the troncanteric bursitis with local application of extracorporeal shock wave. 1999 *2nd International Congress of the ESMST*. London.

16. Durst HB, Blatter G, and Kuster MS. Osteonecrosis of the humeral head after extracorporeal shock-wave lithotripsy. *J Bone Joint Surg (Br)* 2002;84:744–746.
17. Kuderna H and Schaden W. Comparison of 30 tibial non-unions: Costs of surgical treatment vs costs of ESWT. 2000 *3rd International Congress of the ESWT*. Naples, Italy.
18. Rompe J-D, Rosendahl T, Schollner C, and Theis C. High-energy extracorporeal shock wave treatment of nonunions. *Clin Orth Rel Res* 2001;387:102–111.
19. Schaden W, Fischer A, and Sailler A. Extracoporeal shock wave therapy of nonunion or delayed osseous union. *Clin Ortho Relat Res* 2001;387:90–94.
20. Haupt G. Use of extracoporeal shock waves in the treatment of pseudoarthorsis, tendinopathy, and other orthopedic diseases. *J Urol* 1997;158:4–11.
21. Kuner EH, Berwarth H, and Lucke SV. Aseptic pseudoarthrosis: Principles of treatment. *Orthopade* 1996;25: 394–404.
22. Wang C-J, Chen H-S, Chen C-E, and Yang KD. Treatment of nonunions of long bone fractures with shock waves. *Clin Orth Rel Res* 2001;387:95–101.
23. Wang CJ, Huang H-Y, Chen H-H, Pai C-H, and Yang KD. Effect of shock wave therapy on acute fractures of the tibia. *Clin Orth Rel Res* 2001;387:112–118.
24. Ludwig J, Lauber S, Lauber H-J, Dreisilker U, Raedel R, and Hotzinger H. High-energy shock wave treatment of femoral head necrosis in adults. *Clin Orth Rel Res* 2001;387: 119–126.
25. Karpman RR, Magee FP, Gruen TWS, and Mobley T. The lithotriptor and its potential use in the revision of total hip arthroplatsty. *Clin Orth Rel Res* 2001;387:4–7.
26. Buchbinder R, Ptasznik R, Gordon J, Buchanan J, Prabaharan V, and Forbes A. Ultrasound-guided extracorporeal shock wave therapy for plantar fasciitis. *JAMA* 2002;288: 1364–1372.
27. Ogden JA, Alvarez R, Levitt R, Cross GL, and Marlow M. Shock wave therapy for chronic proximal plantar fasciitis. *Clin Orth Rel Res* 2001;387:47–59.
28. Rompe J-D, Schoellner C, and Nafe B. Evaluation of low-energy extracorporeal shock-wave application for treatment of chronic plantar fasciitis. *JBJS* 2002;84:335–341.
29. Chuckpaiwong B, Berkson EM, and Theodore GH. Extracorporeal shock wave for chronic proximal plantar fasciitis: 225 patients with results and outcome predictors. *J Foot Ankle Surg* 2009;48:148–155.
30. Chen H-S, Chen L-M, and Huang T-W. Treatment of painful heel syndrome with shock waves. *Clin Orth Rel Res* 2001;387:41–46.
31. Boddeker IR, Schafer H, and Haake M. Extracorporeal shockwave therapy in the treatment of plantar fasciitis-a biometrical review. *Clin Rheumatol* 2001;20:324–330.

32. Buchbinder R, Green SE, Youd JM, Assendelft WJ, Barnsley L, and N. Smidt. Systematic review of the efficacy and safety of shock wave therapy for lateral elbow pain. *J Rheumatol* 2006;33:1351–1363.

33. Gerdesmeyer L, Frey C, Vester J, et al. Radial extracorporeal shock wave therapy is safe and effective in the treatment of chronic recalcitrant plantar fasciitis: Results of a confirmatory randomized placebo-controlled multicenter study. *Am J Sports Med* 2008;36:2100–2109.

34. Gollwitzer H, Diehl P, von Korff A, Rahlfs VW, and Gerdesmeyer L. Extracorporeal shock wave therapy for chronic painful heel syndrome: A prospective, double blind, randomized trial assessing the efficacy of a new electromagnetic shock wave device. *J Foot Ankle Surg* 2007;46: 348–357.

35. Kudo P, Dainty K, Clarfield M, Coughlin L, Lavoie P, and Lebrun C. Randomized, placebo-controlled, double-blind clinical trial evaluating the treatment of plantar fasciitis with an extracoporeal shockwave therapy (ESWT) device: A North American confirmatory study. *J Orthop Res* 2006;24:115–123.

36. Ko J-Y, Chen H-S, and Chen L-M. Treatment of lateral epicondylitis of the elbow with shock waves. *Clin Orth Rel Res* 2001;387:60–67.

37. Krischek O, Hopf C, Nafe B, and Rompe J-D. Shock-wave therapy for tennis and golfer's elbow-1 year follow-up. *Arch Orthop Trauma Surg* 1999;119:62–66.

38. Maier M, Steinborn M, Schmitz C, Stabler A, Kohler S, Veihelmann A, Pfahler M, and Refior HJ. Extracorporeal shock-wave therapy for chronic lateral tennis elbow-prediction of outcome by imaging. *Arch Orthop Trauma Surg* 2001;121:379–384.

39. Rompe J-D, Hopf C, Kullmer K, Heine J, and Burger R. Analgesic effect of extracorporeal shock-wave therapy on chronic tennis elbow. *J Bone Joint Surg (Br)* 1996;78: 233–237.

40. Rompe J-D, Hopf C, Kullmer K, Heine J, Burger R, and Nafe B. Low-Energy extracorpal shock wave therapy for persistent tennis elbow. *Intr Orth* 1996;20:23–27.

41. Bisset L, Paungmali A, Vicenzino B, and Beller E. A systematic review and meta-analysis of clinical trials on physical interventions for lateral epicondylalgia. *Br J Sports Med* 2005;39:411–422; discussion 411–422.

42. Buchbinder R, Green SE, Youd JM, Assendelft WJ, Barnsley L, and Smidt N. Shock wave therapy for lateral elbow pain. *Cochrane Database Syst Rev* 2005;CD003524.

43. Radwan YA, ElSobhi G, Badawy WS, Reda A, and Khalid S. Resistant tennis elbow: Shock-wave therapy versus percutaneous tenotomy. *Int Orthop* 2008;32:671–677.

44. Staples MP, Forbes A, Ptasznik R, Gordon J, and Buchbinder R. A randomized controlled trial of extracorporeal shock wave therapy for lateral epicondylitis (tennis elbow). *J Rheumatol* 2008;35:2038–2046.

45. Charrin JE and Noel ER. Shockwave therapy under ultrasonographic guidance in rotator cuff calcific tendinitis. *Joint Bone Spine* 2001;68:241–244.

46. Grob MW, Sattler A, Haake M, Schmitt J, Hildebrandt R, Muller H-H, and Engenhart-Cabillic R. The value of radiotherapy in comparsion with extracorporeal shockwave therapy for supraspinatus tendinitis. *Strahlentherapie und Onkologie* 2002;178:314–320.

47. Haake M, Deike B, Thon A, and Schmitt J. Exact focusing of extracorporeal shock wave therapy for calcifying tendinopathy. *Clin Orth Rel Res* 2002;397:323–331.

48. Haake M, Rautmann M, and Wirth T. Extracorporeal shock wave therapy vs surgical treatment in calcifying tendinitis and non calcifying tendinitis of the supraspinatus muscle. *Eur J Orthop Surg Traumatol* 2001;11:21–24.

49. Rompe JD, Rumler F, Hopf C, Nafe B, and Heine J. Extracorporal shock wave therapy for calcifying tendinitis of the shoulder. *Clin Orth Rel Res* 1995;321:196–201.

50. Speed CA, Richards C, Nichols D, et al. Extracoporeal shock-wave therapy for tendonitis of the rotator cuff. *JBJS* 2001;84:509–512.

51. Hearnden A, Desai A, Karmegam A, and Flannery M. Extracorporeal shock wave therapy in chronic calcific tendonitis of the shoulder: is it effective? *Acta Orthop Belg* 2009;75:25–31.

52. Sabeti M, Dorotka R, Goll A, Gruber M, and Schatz KD. A comparison of two different treatments with navigated extracorporeal shock-wave therapy for calcifying tendinitis: A randomized controlled trial. *Wien Klin Wochenschr* 2007;119:124–128.

53. Schofer MD, Hinrichs F, Peterlein CD, Arendt M, and Schmitt J. High- versus low-energy extracorporeal shock wave therapy of rotator cuff tendinopathy: A prospective, randomised, controlled study. *Acta Orthop Belg* 2009;75:452–458.

54. Kahn K, Cook J, Taunton J, and Bonar F. Overuse tendinosis, not tendonitis: Part I: A new paradigm for a difficult clinical problem. *Phys Sportsmed* 2000;28.

55. Kraushaar B, and Nirschl R. Tendinosis of the elbow (tennis elbow).Clinical features and findings of histological, immunochemical and electron microscopy studies. *J Bone Joint Surg (Am)* 1999;81:259–278.

56. Lemont H, Ammirati B, and Usen N. Plantar fascitis: A degenerative process (fasciosis) without inflammation. *J Am Pod Soc* 2003;93:234–237.

GLOSSÁRIO

Campo de pressão Uma função de tempo e espaço e é reflexo do efeito de energia sobre o volume focal.

Densidade do fluxo de energia Uma medida de fluxo de energia por área quadrada (geralmente mm^2).

Energia acústica total A quantidade de energia acústica liberada em um pulso de onda de choques.

Fluxo de energia Uma medida do pico da energia de pulso dentro de um volume focal.

Foco clínico Aplicação de onda de choques sobre a área que causa a maior dor enquanto oposta à área de rompimento tecidual.

Volume focal A quantidade de espaço sobre o qual a onda de choques terá um efeito terapêutico.

PARTE CINCO

Modalidades de Energia Eletromagnética

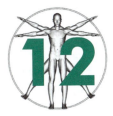

12 Diatermia por Ondas Curtas e Micro-Ondas

William E. Prentice e David O. Draper

OBJETIVOS

Após o término deste capítulo, o estudante será capaz de:

▶ avaliar como as diatermias podem ser utilizadas em cenário clínico;
▶ explicar os efeitos fisiológicos da diatermia;
▶ fazer a diferenciação entre técnicas de diatermia por ondas curtas de capacitância e indutância e identificar os eletrodos associados;
▶ comparar as técnicas de tratamento para a diatermia por ondas curtas pulsadas e contínuas;
▶ demonstrar a montagem do equipamento e a técnica de tratamento para a diatermia por micro-ondas;
▶ discutir as várias aplicações e indicações clínicas para o uso de diatermia por ondas curtas contínuas, ondas curtas pulsadas e por micro-ondas;
▶ identificar as precauções de tratamento para a utilização de diatermias;
▶ analisar a taxa de aquecimento e por quanto tempo o músculo conserva o calor gerado a partir de um tratamento de diatermia por ondas curtas;
▶ comparar e contrastar a diatermia e o ultrassom como agentes de aquecimento profundo.

Diatermia é a aplicação de energia eletromagnética de alta frequência que é primariamente utilizada para se gerar calor nos tecidos corporais. O calor é produzido pela resistência do tecido à passagem da energia. A diatermia pode também ser utilizada para produzir efeitos não térmicos.

A diatermia como agente terapêutico pode ser classificada em duas modalidades distintas, diatermia por ondas curtas e por micro-ondas. A diatermia por ondas curtas pode ser contínua ou pulsada. A diatermia por ondas curtas contínua tem sido utilizada durante algum tempo no tratamento de uma variedade de condições. Nos últimos 15 a 20 anos, os fisioterapeutas não utilizaram amplamente a diatermia. É provável que muitos fisioterapeutas jovens nunca tenham visto uma unidade de diatermia. Contudo, durante os últimos cinco anos, parece haver interesse renovado nessa modalidade de tratamento devido, em grande parte, a alguma informação recentemente publicada, com base na evidência que começou a aparecer na literatura profissional.[1,2,3] Além disso, parece haver um esforço renovado por parte dos fabricantes de equipamento que estão novamente começando a comercializar unidades de diatermia por ondas curtas pulsadas.[4] A diatermia por ondas curtas é uma modalidade relativamente segura que pode ser muito efetivamente incorporada no uso clínico. Clinicamente, a diatermia por ondas curtas é muito mais utilizada do que a diatermia por micro-ondas.

A efetividade do tratamento de diatermia por ondas curtas e por micro-ondas depende da capacidade do fisioterapeuta de moldar o tratamento às necessidades do paciente. Isto requer que o fisioterapeuta faça uma avaliação ou um diagnóstico preciso da condição do paciente e tenha conhecimento dos padrões de aquecimento produzidos por vários eletrodos ou aplicadores de

• A diatermia pode ter efeitos térmicos e não térmicos.

434 Parte IV • Modalidades de Energia Eletromagnética

diatermia. Muitos fisioterapeutas erroneamente acham que nem a diatermia por ondas curtas, nem a por micro-ondas produz aquecimento nas profundidades desejadas para o tratamento das lesões musculoesqueléticas. Na verdade, a profundidade da penetração nessas modalidades é maior do que em qualquer uma das modalidades infravermelhas, e, posteriormente, foi demonstrado que a diatermia por ondas curtas pulsadas produz a mesma magnitude e profundidade de aquecimento muscular que o ultrassom de 1 MHz.[4,5]

RESPOSTAS FISIOLÓGICAS À DIATERMIA

Efeitos térmicos

As diatermias são incapazes de produzir despolarização e contração do músculo esquelético porque os comprimentos de onda são muito mais curtos em duração.[6,7,38] Assim, os efeitos fisiológicos da diatermia por ondas curtas e micro-ondas são primariamente térmicos, resultando da vibração de alta frequência das moléculas.

Os benefícios primários da diatermia são aqueles do calor em geral, como o aumento da temperatura tecidual, aumento do fluxo sanguíneo, dilatação dos vasos sanguíneos, aumento da filtração e difusão através das diferentes membranas, aumento da taxa metabólica tecidual, mudanças em algumas reações enzimáticas, alterações nas propriedades físicas dos tecidos fibrosos (como aqueles encontrados em tendões, articulações e cicatrizes) diminuição da rigidez articular, determinado grau de relaxamento muscular, aumento no limiar da dor e melhora na recuperação da lesão.[8–16]

As doses de tratamento de diatermia não são precisamente controladas, e a quantidade de aquecimento que o paciente recebe não pode ser prescrita com precisão ou medida diretamente. O aquecimento ocorre na proporção do quadrado da densidade de corrente e na proporção direta à resistência do tecido.

$$\text{Aquecimento} = \text{densidade atual}^2 \times \text{resistência}$$

Lehmann afirmou que aumentos de 1 ºC na temperatura podem reduzir a inflamação branda e aumentar o metabolismo, e que o aumento de 2 a 3 ºC irá diminuir a dor e o espasmo muscular. Aumentos na temperatura tecidual de mais de 3 a 4 ºC acima da linha de base irá aumentar a extensibilidade tecidual, permitindo, desse modo, que o fisioterapeuta trate de problemas crônicos do tecido conectivo.[17]

As opiniões diferem sobre os aumentos desejados na temperatura necessários para se aumentar a extensibilidade do colágeno. Alguns profissionais acreditam que o aquecimento ideal ocorre quando a temperatura tecidual aumenta acima de 38 a 40 ºC, ao passo que outros acreditam que o aumento na temperatura tecidual de 3 a 4 ºC acima da linha de base é favorável.[8,17–19] Atualmente, nenhuma pesquisa pode validar uma opinião sobre a outra, mas está claro que, quanto mais vigoroso for o aquecimento com a diatermia, maior será a chance de ocorrer alongamento do colágeno.

As razões de certas condições patológicas responderem melhor à diatermia do que outras formas de calor profundo não são compreendidas ou documentadas. Elas estão provavelmente mais diretamente relacionadas com a habilidade do fisioterapeuta em aplicar a modalidade ou a algum efeito placebo associado com o aumento da temperatura tecidual do que com os efeitos específicos da própria diatermia.

A espessura do tecido adiposo subcutâneo pode afetar a capacidade da diatermia por ondas curtas de penetrar nos tecidos mais profundos.[20]

• Diatermia por ondas curtas pulsadas = efeitos não térmicos

Efeitos não térmicos

A **diatermia por ondas curtas pulsada (DOCP)** também tem sido utilizada devido a seus efeitos não térmicos no tratamento das lesões do tecido mole e feridas.[19] O mecanismo de sua efetividade tem sido teorizado como um mecanismo que ocorre em nível celular, especificamente relacionado ao potencial de membrana celular.[21] As células danificadas se submetem à despolarização, resultando em disfunção celular que pode incluir perda de divisão celular e proliferação e perda das capacidades regenerativas. A diatermia por ondas curtas pulsada repolariza das células danificadas, corrigindo-se, assim, a disfunção celular.[22]

Tem também sido sugerido que o sódio tende a se acumular na célula devido à diminuição na atividade da bomba de sódio durante o processo inflamatório, criando-se, dessa forma, um ambiente negativamente carregado. Quando um campo magnético é induzido, a bomba de sódio é reativada, permitindo que a célula readquira o equilíbrio iônico normal.[23]

EQUIPAMENTO DE DIATERMIA POR ONDAS CURTAS

Uma unidade de diatermia por ondas curtas é basicamente um rádio transmissor. A Federal Communications Commission (FCC)* aponta três frequências às unidades de diatermia por ondas curtas: 27,12 MHz com comprimento de onda de 11 m, que é a mais amplamente utilizada; 13,56 MHz com comprimento de onda de 22 m; e 40,68 MHz com comprimento de onda de 7,5 m, que é raramente empregada (ver Tabela 1.2).

A unidade de diatermia por ondas curtas consiste em um suprimento de potência que fornece força a um oscilador de frequência de rádio (Figura 12.1). Esse oscilador de frequência de rádio fornece oscilações estáveis, livres de derivação na frequência requerida. A saída do tanque de ressonância sintoniza no paciente como parte do circuito e permite que a força máxima seja transferida ao paciente. O amplificador de potência gera a força requerida para impulsionar os tipos de eletrodos.

Os painéis de controle nas unidades de diatermia variam consideravelmente de uma unidade para a outra. A maioria das unidades de diatermia por ondas curtas modernas ajusta automaticamente o circuito de saída para a transferência de energia máxima do tanque de ressonância de saída, que é similar à procura de uma estação em um rádio. Algumas unidades mais velhas têm um **controle de produção de sintonia** que deve ser manualmente ajustado. A **saída do botão de intensidade** ajusta a porcentagem de força máxima transferida ao paciente. Isto é similar ao controle do volume em um rádio. A **saída do medidor de potência** monitora apenas a corrente que está sendo extraída do suprimento de força, e não a energia que está sendo liberada ao paciente. Assim, ela é apenas uma medida indireta da energia que atinge o paciente.

O fator mais crítico que determina se uma unidade de diatermia por ondas curtas irá aumentar a temperatura tecidual é a quantidade de energia absorvida pelo tecido. A produção de força de uma unidade de diatermia por ondas curtas deve produzir energia suficiente para aumentar a temperatura tecidual em alcance terapêutico. A **frequência de absorção específica (FAE)** representa a frequência de energia absorvida por área de unidade da massa de tecido. A maioria das unidades por ondas curtas tem uma produção de força entre 80 W e 120 W. Algumas unidades não são capazes deste nível de produção, tornando-as seguras, mas ineficazes. É importante lembrar que o aumento da temperatura do tecido com as unidades de diatermia pode ser acentuadamente compensado por aumento no

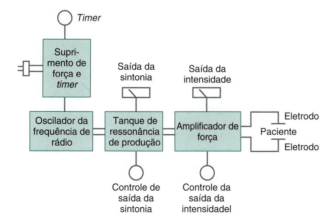

Figura 12.1 As partes componentes de uma unidade de diatermia por ondas curtas.

---

* N. de T. Comissão de Comunicação Federal do Governo dos Estados Unidos.

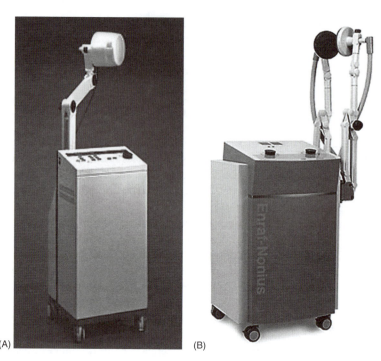

Figura 12.2 Unidades de diatermia por ondas curtas. (A) Autotherm. (B) Radarmed 650.

fluxo sanguíneo, que tem efeito de resfriamento no tecido que está sendo energizado. Portanto, as unidades devem ser capazes de gerar força suficiente para fornecer excesso de FAE.

A sensação do paciente fornece a base para recomendações de dosagem de diatermia por ondas curtas contínua, e, portanto, varia consideravelmente entre diferentes pacientes.[23,24] As seguintes orientações de dosagem foram recomendadas:

Dose I (mais baixa): Sem sensação de aquecimento
Dose II (baixa): Sensação de aquecimento brando
Dose III (média): Sensação de aquecimento moderado (agradável)
Dose IV (alta): Aquecimento vigoroso que é tolerável abaixo do limiar da dor

Uma unidade de diatermia por ondas curtas que gera corrente elétrica de alta frequência produzirá **campo elétrico** e **campo magnético** nos tecidos (Figura 12.2).[25] A razão do campo elétrico para o campo magnético depende das características das diferentes unidades bem como das características dos eletrodos ou aplicadores. As unidades de ondas curtas com frequência de 13,56 MHz tendem a produzir um campo magnético mais forte do que as unidades com a frequência de 27,12 MHz, que produz campo elétrico mais forte. A maioria das novas unidades de diatermia de ondas curtas pulsadas utiliza um eletrodo de tambor e produz campo magnético mais forte.

Eletrodos de diatermia por ondas curtas

A diatermia por ondas curtas pode ser administrada ao paciente por meio de **técnicas de capacitância** ou **de indução.** Cada uma dessas técnicas pode afetar diferentes tecidos biológicos e a seleção dos eletrodos apropriados é crucial para o tratamento efetivo. A diatermia por ondas curtas utiliza vários tipos de aplicadores ou eletrodos, incluindo placas de espaço de ar, eletrodos de coxim, eletrodos de cabos ou eletrodos de tambor. A tabela 12.1 resume as duas técnicas de diatermia por ondas curtas.

Eletrodo de capacitor

A técnica de **capacitância**, utilizando-se **eletrodos de capacitor**, cria um campo elétrico mais forte do que um campo magnético. Conforme abordado no Capítulo 5, dentro do corpo existem

Tabela 12.1 Resumo das técnicas de diatermia por ondas curtas

MÉTODO	CAMPO	ELETRODOS	CIRCUITO	TECIDOS AQUECIDOS
Capacitância	Elétrico	Capacitor Placas de espaço de ar Coxins	Paralelo ao paciente não faz parte do circuito	Aqueles ricos em eletrólitos (i.e., músculo, sangue)
Indutância	Magnético	Indutor Tambor Cabo	Em série ao paciente faz parte do circuito	Gordura subcutânea

muitos íons livres que são positiva ou negativamente carregados. Um eletrodo ou placa positivamente carregada irá repelir íons positivamente carregados e atrair íons negativamente carregados. Inversamente, o eletrodo negativo irá repelir íons negativos e atrair íons positivos (Figura 12.3).

Um campo elétrico é, essencialmente, formado pelas linhas de força exercidas sobre esses íons carregados pelos eletrodos que levam as partículas carregadas a moverem-se de um polo para outro (Figura 12.4). A intensidade do campo elétrico é determinada pelo espaçamento dos eletrodos e é maior quando eles estão próximos. O centro desse campo elétrico possui uma densidade de corrente mais alta do que regiões na periferia. Ao serem utilizados eletrodos de capacitância, o paciente é colocado entre dois eletrodos ou placas e se torna parte do circuito. Assim, o tecido entre os dois eletrodos está em disposição de circuito em série (ver Capítulo 5).

À medida que o campo elétrico é criado nos tecidos biológicos, o tecido que oferece a maior resistência ao fluxo corrente tende a desenvolver o maior aquecimento. Os tecidos que têm alto conteúdo de gordura tendem a isolar e resistir à passagem de um campo elétrico. Esses tecidos, particularmente a gordura subcutânea, tendem a superaquecer quando um campo elétrico é utilizado, que é característico de um tipo de capacitância de aplicação de eletrodo.

Placas de espaço de ar. As **placas de espaço de ar** são um exemplo de capacitância (campo elétrico forte) ou um eletrodo capacitor (Figura 12.5). Esse tipo de eletrodo consiste em duas placas metálicas com um diâmetro de 7,5 a 17,5 cm circundadas por uma proteção de placa de vidro ou plástica. As placas metálicas podem ser ajustadas a aproximadamente 3 cm dentro da proteção de placa, mudando, assim, a distância da pele.[26] As placas de espaço de ar produzem corrente de oscilação de alta frequência que é passada por meio de cada placa milhões de vezes por segundo. Quando uma placa está sobrecarregada, ela descarrega para outra placa do potencial mais baixo e isto é revertido milhões de vezes por segundo.[27]

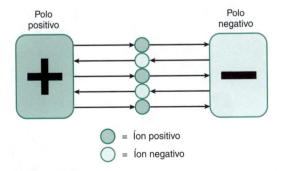

Figura 12.3 Um eletrodo ou placa positivamente carregada irá repelir íons positivamente carregados e atrair íons negativamente carregados. Inversamente, o eletrodo negativo irá repelir íons negativos e atrair íons positivos.

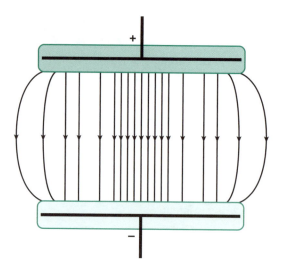

Figura 12.4 Um campo elétrico é essencialmente formado pelas linhas de força exercida sobre esses íons carregados pelos eletrodos, que leva as partículas carregadas a se moverem de um polo para o outro (Modificada de Michlovitz S. *Thermal Agents in Rehabilitation*. Philadelphia: FA Davis, 1990).

Quando as placas de espaço de ar são utilizadas, a área a ser tratada está colocada entre os eletrodos e se torna parte do circuito externo (Figura 12.6). A sensação de calor tende a ocorrer proporcionalmente à distância da placa da pele. Quanto mais próxima a placa estiver da pele, melhor será a transmissão de energia, porque há menos reflexão da energia. Contudo, deve-se lembrar que a placa mais próxima irá gerar também mais aquecimento de superfície na pele e na gordura subcutânea nessa área (Figura 12.7). A maior superfície de aquecimento será sob os eletrodos. Partes do corpo que são pobres em conteúdo de gordura subcutânea (p. ex. mãos, pés, punhos e tornozelos) são mais bem tratados por este método. Os pacientes que têm conteúdo bem baixo de gordura subcutânea podem efetivamente ser tratados em outras áreas do corpo.[28] Esta técnica é também muito eficaz para o tratamento da coluna e das costelas.

Eletrodos de coxim. Os **eletrodos de coxim** raramente são utilizados no cenário clínico, contudo, eles podem estar disponíveis para algumas unidades. Eles são reais eletrodos capacitores

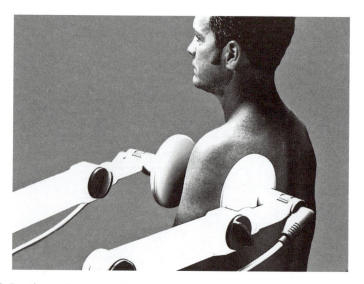

Figura 12.5 Placas de espaço de ar.

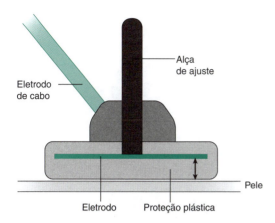

Figura 12.6 Os eletrodos de placa de espaço de ar consistem em uma placa metálica encravada em uma proteção de placa de vidro ou plástica. A placa metálica pode ser ajustada a aproximadamente 3 cm dentro da proteção da placa, mudando assim a distância da pele.

e devem ter uma pressão de contato uniforme sobre a parte do corpo a ser tratada a fim de que sejam efetivos na produção de aquecimento profundo, bem como para evitar queimaduras na pele (Figura 12.8). O paciente é parte do circuito externo. Várias camadas de toalhas são necessárias para garantir que haja espaço suficiente entre a pele e os coxins. Os coxins devem estar separados de modo que eles estejam, no mínimo, tão distantes como o diâmetro transversal dos coxins. Em outras palavras, se os coxins estiverem a 15 cm transversalmente, então deve haver pelo menos 15 cm entre eles. Quanto mais próximo for o espaçamento dos coxins, mais alta será a densidade de corrente nos tecidos superficiais. O aumento do espaço entre os coxins irá aumentar a profundidade de penetração nos tecidos (Figura 12.9). A parte do corpo a ser tratada deve ser centrada entre os coxins.[12,25-27]

> **Tomada de decisão clínica** *Exercício 12.1*
>
> Um fisioterapeuta está utilizando eletrodos de coxim para tratar um paciente que tem defesa muscular na região lombar. O que pode ser feito com esses eletrodos para aumentar a profundidade de penetração sem que aumente a intensidade da produção?

Eletrodos de indução

A técnica de indutância, que utiliza **eletrodos de indução**, cria um campo magnético mais forte do que o campo elétrico. Quando a técnica de indução é utilizada na diatermia por ondas curtas, um cabo ou bobina é enrolado circunferencialmente ao redor de uma extremidade ou é enrolado dentro do eletrodo. Em ambos os casos, quando a corrente é passada por um cabo enrolado, um campo magnético é gerado, o que pode afetar os tecidos circundantes, induzindo correntes secundárias localizadas, chamadas de **correntes de redemoinho**, dentro dos tecidos (Figura 12.10).[21] As correntes de redemoinho são pequenos campos elétricos circulares e a **oscilação intermolecular (vibração)** dos conteúdos dos tecidos causa geração de aquecimento.

Na técnica de indutância, o paciente se encontra no campo magnético e não é parte do circuito. Os tecidos estão em um circuito paralelo; assim, o maior fluxo de corrente se dá através dos tecidos

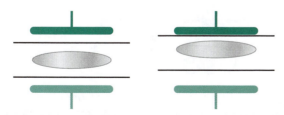

Figura 12.7 À medida que a placa é colocada mais próxima da superfície da pele, o campo elétrico se desloca, gerando mais aquecimento na superfície na pele e na gordura subcutânea.

440 Parte IV • Modalidades de Energia Eletromagnética

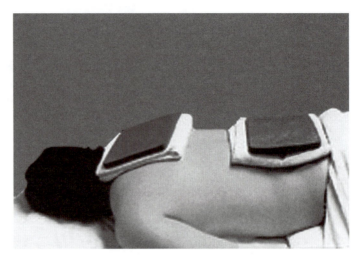

Figura 12.8 Eletrodos de coxim mostrando a colocação e o espaçamento corretos.

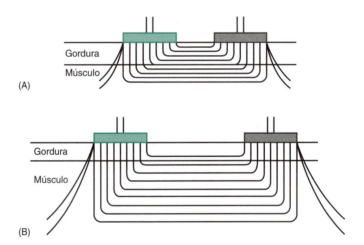

Figura 12.9 Eletrodos de coxim devem ser separados pelo menor diâmetro dos eletrodos. (A) Os eletrodos colocados próximos produzem mais aquecimento superficial. (B) À medida que o espaçamento aumenta, a densidade da corrente aumenta nos tecidos mais profundos.

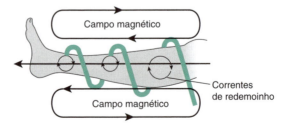

Figura 12.10 Quando a corrente passa através de um cabo enrolado, é gerado um campo magnético que pode afetar os tecidos circundantes induzindo correntes secundárias localizadas, chamadas de correntes de redemoinho, dentro dos tecidos (Modificada de Michlovitz S. *Thermal Agents in Rehabilitation*. Philadelphia: FA Davis, 1990).

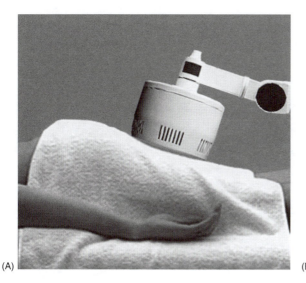 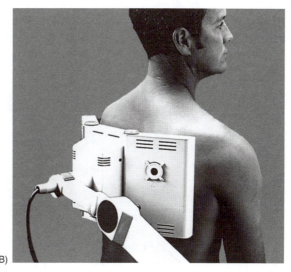

Figura 12.11 (A) Eletrodo de tambor simples. (B) Eletrodo de três tambores.

com menor resistência (ver Capítulo 5). Quando um campo magnético é utilizado com um ajuste do tipo indução, a gordura não fornece quase nenhuma resistência ao fluxo de energia. Portanto, os tecidos que são ricos em conteúdo eletrolítico (i.e., músculo e sangue) respondem melhor ao campo magnético que produz aquecimento. É importante lembrar que, se a energia for devida primariamente à geração de um campo magnético, o aquecimento pode não ser tão óbvio ao paciente porque o campo magnético não fornecerá tanta sensação de aquecimento na pele quanto o campo elétrico.

Eletrodos de tambor. O **eletrodo de tambor** também produz um campo magnético. O eletrodo de tambor é composto de uma ou mais bobinas monoplanares que são rigidamente fixadas dentro de algum tipo de alojamento (Figura 12.11a). Se uma pequena área for tratada, em particular uma pequena área plana, então a disposição de um tambor será adequada. Contudo, se a área tiver contornos, então dois ou mais tambores, que pode ser em um aparato com dobradiça ou um braço articulado, poderão ser mais adequados (Figura 12.11b).

A penetração nos tecidos tende a ser na ordem de 2 a 3 cm se a pele não estiver a mais de 1 a 2 cm de distância do tambor.[29] O campo magnético pode ser significativo a até 5 cm de distância do tambor. Uma toalha leve deve ser mantida em contato com a pele e entre o tambor e a pele. A toalha é utilizada para absorver umidade porque um acúmulo de gotas d'água poderá superaquecer e causar pontos quentes na superfície. Se houver mais de 2 cm de gordura, a temperatura do tecido sob a gordura não aumentará muito com uma disposição de tambor. A penetração máxima da diatermia por ondas curtas com um eletrodo de tambor é de 3 cm, contanto que não haja mais do que 2 cm de gordura por baixo da pele. Para a melhor absorção de energia, o suporte do tambor deve estar em contato com a toalha que cobre a pele.[28]

Eletrodos de cabo. O **eletrodo de cabo** é um eletrodo de indução, que produz um campo magnético (Figura 12.12). Existem dois tipos básicos de disposições: a bobina em forma de panqueca e a bobina transpassada. Se uma bobina em forma de panqueca for utilizada, o tamanho do menor círculo deve ser maior do que 15,24 cm de diâmetro. Em ambas as disposições, deve haver pelo menos 1 cm de toalhas entre o cabo e a pele. Espaçadores rígidos devem ser utilizados para se manterem as bobinas ou as voltas da bobina em forma de panqueca ou transpassada entre 5 e 10 cm entre as voltas do cabo, fornecendo, assim, consistência de espaçamento. As bobinas em forma de panqueca e as bobinas transpassadas muitas vezes fornecem ainda mais aquecimento porque são mais capazes de seguir os contornos da pele do que o tambor ou as placas de espaço de ar. É importante que os cabos não se toquem, porque eles irão encurtar e causar formação excessiva de calor. As unidades de diatermia que operam em uma frequência de 13,56 MHz são provavelmente mais bem adequadas às aplicações do tipo eletrodo de cabo. Isto ocorre primariamente porque a frequência mais baixa é melhor na produção de um campo magnético.[28]

Eletrodos Capacitores
- Placas de espaço de ar
- Eletrodos de coxim

- A diatermia por ondas curtas pulsada utiliza eletrodos de tambor

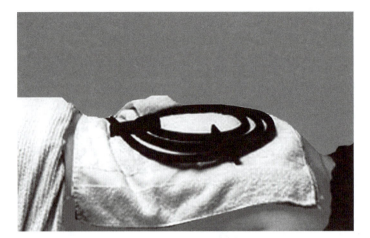

Figura 12.12 Eletrodo com cabo em forma de panqueca.

> **Tomada de decisão clínica** *Exercício 12.2*
>
> O fisioterapeuta está tratando de uma distensão lombar. Qual tipo de eletrodo na diatermia por ondas curtas seria a escolha mais apropriada ao se tratar de uma área sem uma grande quantidade de gordura subcutânea?

Diatermia por ondas curtas pulsada

A diatermia por ondas curtas pulsada (DOCP), também referida na literatura como **energia eletromagnética pulsada** (EEMP), **campo eletromagnético pulsado** (CEMP) ou **tratamento com energia eletromagnética pulsada** (TEEMP), é uma forma relativamente nova de diatermia.[11] A diatermia pulsada é criada simplesmente interrompendo-se a produção de diatermia por ondas curtas contínua em intervalos consistentes (Figura 12.13). A energia é administrada ao paciente em uma série de *bursts* de alta frequência ou trens de pulsos. A duração do pulso é curta, variando de 20 a 400 segundos com intensidade de até 1.000 W por pulso. O intervalo de interpulso ou a pausa depende da taxa de repetição do pulso, que varia entre 1 e 7.000 Hz. A taxa de repetição de pulso pode ser selecionada utilizando-se o controle de frequência de pulso no painel de controle do gerador.[21] Geralmente, a pausa é consideravelmente mais longa do que o tempo ligado. Portanto, ainda que a produção de força durante a fase ligada seja suficiente para se produzir aquecimento tecidual, o longo intervalo desligado permite que o calor se dissipe. Isto reduz a probabilidade de qualquer aumento significativo na temperatura tecidual e reduz a percepção de calor do paciente.

Reconhece-se que a diatermia pulsada possui valor terapêutico e seja produtora de efeitos não térmicos com efeitos fisiológicos térmicos mínimos, dependendo da intensidade da aplicação. Mas, a diatermia por ondas curtas pulsada também pode ter efeitos térmicos.[30] Quando a diatermia pulsada é utilizada em intensidades que produzem aumento na temperatura tecidual, os seus efeitos não são diferentes daqueles da diatermia por ondas curtas contínua. A diatermia por ondas curtas pulsada mostrou-se aumentando a temperatura na cápsula articular do joelho.[31] Tratamentos bem-sucedidos têm resultado amplamente da aplicação de intensidades mais altas e de tempos de tratamento mais extensos. Os estudos que utilizam diatermia por ondas curtas pulsada normalmente não a comparam à diatermia por ondas curtas contínua, mas, sim, a um grupo de controle que não recebeu tratamento por calor.[13]

Com a diatermia por ondas curtas pulsada, a força média fornece uma medida de produção de calor. A força média pode ser calculada pela divisão da força de pico de pulso pela frequência de repetição de pulso para se determinar o período de pulso (ligado mais desligado).

$$\text{Período do pulso} = \frac{\text{potência de pulso máxima (W)}}{\text{frequência de repetição de pulso (Hz)}}$$

Capítulo 12 • Diatermia por Ondas Curtas e Micro-Ondas

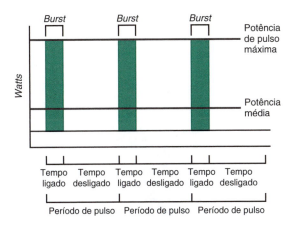

Figura 12.13 A diatermia pulsada é produzida simplesmente interrompendo-se a produção de diatermia por ondas curtas contínua em intervalos consistentes.

A porcentagem de tempo ligado é calculada dividindo-se a duração do pulso pelo período do pulso.

$$\text{Porcentagem de tempo} = \frac{\text{duração do pulso (mseg)}}{\text{período do pulso (mseg)}}$$

A força média é, então, determinada pela divisão da potência de pulso máxima pela porcentagem do tempo ligado.

$$\text{Força média} = \frac{\text{potência de pulsos máxima (W)}}{\text{porcentagem de tempo ligado}}$$

Com a diatermia por ondas curtas, a mais alta produção de potência média é geralmente mais baixa do que a potência administrada com a diatermia por ondas curtas contínua.

Os geradores que administram a diatermia por ondas curtas pulsada normalmente utilizam um tipo de eletrodo de tambor (Figura 12.14). Assim, como a diatermia por ondas curtas contínua, o eletrodo de tambor é composto por uma bobina enrolada em um padrão espiral circular plano e alojado em um estojo plástico. A energia é induzida na área de tratamento por intermédio da produção de um campo magnético.

> **Tomada de decisão clínica** *Exercício 12.3*
>
> Um nadador está se queixando de dor profunda e rigidez no ombro. Neste caso, o fisioterapeuta decide que o aquecimento da articulação com a diatermia por ondas curtas pulsada em vez do ultrassom seria a melhor opção de tratamento. Quais são as vantagens potenciais ao se utilizar diatermia neste cenário particular?

Tempo de tratamento

Tratamentos que duram apenas 15 minutos têm produzido vigoroso aquecimento do músculo tríceps sural dos humanos.[2] Um tratamento de 20 a 30 minutos para uma área do corpo é provavelmente tudo o que se precisa para atingir os efeitos fisiológicos máximos.[28] Os efeitos fisiológicos, em particular os circulatórios, parecem durar cerca de 30 minutos.

Tratamentos por mais de 30 minutos podem criar um fenômeno de repercussão circulatório no qual a temperatura digital pode cair após o tratamento devido à vasoconstrição reflexa. Se um fisioterapeuta considerar que uma unidade de diatermia superou os 30 minutos, é indicado verificar a temperatura dos artelhos ou dedos, dependendo de qual extremidade foi tratada. Tem-se observado que a diatermia por ondas curtas pulsada administrada ao músculo tríceps sural resultou em aquecimento máximo em apenas 15 minutos de tratamento, e a temperatura

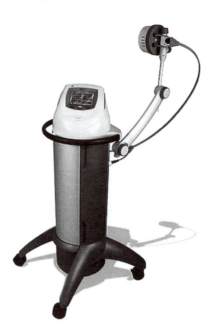

Figura 12.14 A maioria das unidades de diatermia por ondas curtas modernas como o Intellect SWD 100 é capaz de administrar diatermia por ondas curtas pulsada (Cortesia do Chattanooga Group).

realmente caiu 0,3 °C do marco de 15 a 20 minutos.[2] Talvez isso possa ser explicado pelo aumento no fluxo sanguíneo criado pelos efeitos térmicos da diatermia. O aumento na temperatura e no fluxo sanguíneo recruta o mecanismo de resfriamento natural do corpo. Portanto, pode ser mais difícil aquecer o tecido muscular do que o tecido tendíneo menos vascular. Talvez as temperaturas teciduais tão altas quanto 45 °C, como postulado por outros pesquisadores, sejam muitas altas para o corpo tolerar.[2]

É importante lembrar que, à medida que a temperatura da pele sobe, a impedância diminui. Portanto, a unidade pode ser realizada após 5 a 10 minutos de tratamento.

Protocolos de tratamento: diatermia por ondas curtas

1. Colocar uma camada única de toalhas sobre a área de tratamento.
2. Indutiva: posicionar o tambor contendo a bobina em paralelo com a parte do corpo em contato com a toalha. Capacitativa: posicionar as placas em paralelo com a parte do corpo e a cerca de 2,5 a 7,5 cm de distância do corpo.
3. Ligar o gerador DOC e permitir o aquecimento se necessário.
4. Informar ao paciente que ele deve sentir apenas o aquecimento e que, se ficar quente, deverá informar-lhe imediatamente.
5. Ajustar a intensidade da DOC ao nível apropriado. Ajustar o timer para o tempo de tratamento adequado e dar ao paciente um dispositivo de sinalização. Assegurar-se de que o paciente entenda como utilizar o dispositivo de sinalização.
6. Verificar a resposta do paciente, após os primeiros cinco minutos, perguntando como ele se sente.

Tomada de decisão clínica Exercício 12.4

Ao se tratar uma lesão de dois dias no manguito rotador, qual tipo de diatermia é mais adequada e por quê?

Capítulo 12 • Diatermia por Ondas Curtas e Micro-Ondas **445**

ESTUDO DE CASO 12.1
DIATERMIA POR ONDAS CURTAS

Histórico: Um universitário de 22 anos desenvolveu o início gradual de espasmo muscular paravertebral lombar após um movimento em falso na mobília do seu apartamento. Os sintomas foram observados no dia seguinte ao movimento de se levantar e foram descritos como rigidez e restrição de mobilidade na região lombar. Ele não relatou irradiação de seus sintomas para as nádegas ou pernas e nenhuma dificuldade na função intestinal ou urinária. O exame físico revelou restrição na flexão para a frente e rotação lateral do tronco com sensibilidade à palpação na musculatura paravertebral lombar uma semana após o episódio da inclinação e levantamento excessivos.

Impressão: Tensão muscular paravertebral lombar, subaguda.

Plano de tratamento: O paciente foi iniciado em um curso de diatermia por ondas curtas indutiva para a musculatura paravertebral lombar, seguido por exercício de amplitude de movimento para a região lombar ativo e ativo assistido. O tratamento foi fornecido em uma base de dois em dois dias durante duas semanas, com aumento na ênfase na mobilização lombar e fortalecimento da musculatura paravertebral lombar.

Resposta: O paciente sentiu alívio imediato, porém de curta duração de sua dor lombar após o tratamento inicial e, entusiasmadamente, deu prosseguimento à sequência de exercícios. Com cada sessão subsequente, a duração do alívio e a melhora da mobilidade do tronco aumentaram. No ponto de duas semanas no esquema de tratamento, o paciente esta-

va independente na performance de seu regime de exercício lombar e programou o comparecimento a uma aula de educação postural antes de receber alta.

O profissional de reabilitação emprega modalidades terapêuticas para se criar um ambiente favorável para a cicatrização do tecido enquanto são minimizados os sintomas associados ao trauma ou à condição.

Questões de discussão
- Quais tecidos foram lesionados/afetados?
- Quais sintomas estavam presentes?
- Qual fase da série contínua lesão-cicatrização o paciente se apresentou para tratamento?
- Quais são os efeitos biofísicos da modalidade de agente físico (direto/indireto/de profundidade/afinidade do tecido)?
- Quais são as indicações/contraindicações da modalidade de agente físico?
- Quais são os parâmetros da aplicação/dosagem/duração/frequência da modalidade de agente físico neste estudo de caso?
- Quais outras modalidades de agente físico poderiam ser utilizadas para tratar desta lesão ou condição? Por quê? Como?

O profissional de reabilitação emprega modalidades de agente físico para se criar um ambiente favorável para a cicatrização tecidual enquanto se minimizam os sintomas associados ao trauma ou à condição.

ESTUDO DE CASO 12.2
DIATERMIA POR ONDAS CURTAS

Histórico: Um senhor de 72 anos, com histórico de osteoartrite no joelho direito, dirigiu-se à clínica de fisioterapia relatando dor crescente e edema nos últimos dois meses. A resistência da marcha está começando a declinar. O encaminhamento foi para iniciar fortalecimento do quadril, atividades de proteção articular e treinamento da marcha quando indicado.

Impressão: Doença articular degenerativa com inibição e atrofia muscular simultâneas.

Plano de tratamento: O paciente recebeu 15 minutos de diatermia por ondas curtas capacitiva antes de iniciar o exercício para quadríceps. Ele relatou alívio de curto prazo, o que permitiu a performance do seu programa de exercício. O tratamento foi administrado duas vezes por semana em uma base ambulatorial, com o paciente recebendo instruções específicas na

performance de exercícios em cadeia fechada da extremidade inferior em casa duas outras vezes por semana. Na décima visita, o paciente recebeu alta à medida que foi adequadamente autoconduzindo sua condição.

Resposta:

Questões de discussão
- Quais tecidos foram lesionados/afetados?
- Quais sintomas estavam presentes?
- Em qual fase da série contínua lesão-cicatrização o paciente se apresentou para tratamento?
- Quais são os efeitos biofísicos da modalidade de agente físico (direto/indireto/de profundidade/afinidade do tecido)?
- Quais são as indicações/contraindicações da modalidade de agente físico?

(continua)

446 Parte IV • Modalidades de Energia Eletromagnética

ESTUDO DE CASO 10.2 *(Continuação)*
DIATERMIA POR ONDAS CURTAS

- Quais são os parâmetros da aplicação/dosagem/duração/frequência da modalidade de agente físico neste estudo de caso?
- Quais outras modalidades de agente físico poderiam ser utilizadas para tratar dessa lesão ou condição? Por quê? Como?

Questões de discussão adicionais

- A escolha da DOC foi favorável para essa suspeita de lesão do paciente?

- Quais outros conselhos poderiam ser dados a esse paciente enquanto ele é submetido ao tratamento por diatermia?

O profissional de reabilitação emprega modalidades de agente físico para se criar um ambiente favorável para a cicatrização tecidual enquanto se minimizam os sintomas associados ao trauma à condição.

DIATERMIA POR MICRO-ONDAS

A diatermia por micro-ondas raramente é utilizada como modalidade de tratamento clínico pelos fisioterapeutas, mas será brevemente abordada para fins de informação.

A diatermia por micro-ondas tem, nos Estados Unidos, duas frequências designadas pela FCC, 2.456 e 915 MHz. A diatermia por micro-ondas tem frequência muito mais alta e comprimento de onda mais curto do que a por ondas curtas. As unidades de diatermia por micro-ondas não podem penetrar a camada de gordura bem como a diatermia por ondas curtas e, assim, tem menor profundidade de penetração. O aquecimento é causado pela vibração intramolecular das moléculas que são ricas em polaridade.[32] Se a gordura subcutânea for maior do que 1 cm, a temperatura da gordura subirá para um nível extremamente desconfortável antes que a temperatura tecidual suba nos tecidos mais profundos.[27] Esse é o menor dos problemas se a diatermia por micro-ondas for da frequência de 915 MHz. Contudo, muito poucas unidades comerciais operam nessa frequência. Quase todas as unidades mais velhas têm a frequência mais alta de 2.456 MHz. Se a gordura subcutânea tiver 0,5 cm ou menos, a diatermia por micro-ondas pode penetrar e causar aumento na temperatura tecidual de até 5 cm de profundidade no tecido. O osso tende a absorver mais ondas curtas e energia por micro-ondas do que qualquer tipo de tecido.

O eletrodo de micro-ondas dispara energia para o paciente, criando o potencial para grande parte da energia ser refletida (Figura 12.15). O eletrodo deve estar localizado de modo que a quantidade máxima de energia esteja penetrando a um ângulo reto ou perpendicular à pele. Qualquer ângulo maior ou menor do que o perpendicular criará reflexão da energia e perda significativa de absorção (lei de cosine). Com a montagem adequada da unidade de diatermia por micro-ondas, menos de 10% da energia é perdida da máquina quando é aplicada ao paciente. Os aplicadores de contato ou eletrodo são capazes de atingir uma transmissão melhor para a pele.[33]

As unidades de diatermia por micro-ondas que operam na frequência de 2.456 MHz requerem um espaço de ar específico entre o eletrodo e a pele. As distâncias sugeridas pelo fabricante e a saída de potência devem ser seguidas rigorosamente. Em unidades que têm frequência de 915 MHz, o eletrodo é colocado a uma distância de 1 cm da pele, minimizando assim a reflexão de energia.[12] Por esta razão, a diatermia de 915 MHz é considerada mais efetiva para o aquecimento terapêutico do que a de 2.450 MHz, mais comumente utilizada.

A diatermia por micro-ondas é mais bem utilizada para tratar condições que existem em áreas do corpo cobertas com conteúdo de gordura subcutânea baixa. Os tendões do pé, mão e punho são bem tratados, bem como as articulações acromioclavicular e esternoclavicular, o ligamento patelar, os ligamento distais dos isquiotibiais, o tendão do calcâneo e as articulações costocondrais e articulações sacroilíacas em indivíduos magros.

Tomada de decisão clínica *Exercício 12.5*

Um fisioterapeuta está tratando uma distensão. A melhor escolha seria utilizar diatermia por ondas curtas ou por micro-ondas? Explique sua análise racional.

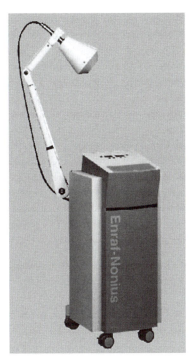

Figura 12.15 Unidade de diatermia por ondas curtas.

Aplicações clínicas para a diatermia

Em sua maioria, as aplicações clínicas para as diatermias são similares àquelas de outros agentes físicos que são capazes de produzir efeitos térmicos resultando em aumento na temperatura tecidual.[34] Além das diatermias, a termoterapia abordada no Capítulo 9 e o ultrassom abordado no Capítulo 10 são comumente utilizados como modalidades de aquecimento. As diatermias têm sido utilizadas no tratamento de uma variedade de condições musculoesqueléticas, incluindo distensões musculares, contusões, rupturas ligamentares, tendinite, tenossinovite, bursite, contraturas articulares, pontos-gatilho miofasciais e osteoartrite.[35]

A diatermia por ondas curtas contínua é utilizada com mais frequência para uma variedade de efeitos térmicos, incluindo indução de relaxamento local pela diminuição da defesa muscular e da dor, aumento da circulação e melhora do fluxo sanguíneo para uma área lesionada para facilitar a resolução da hemorragia e do edema e a remoção dos derivados do processo inflamatório e redução da dor subaguda e crônica.[13,21,36]

A diatermia tem sido utilizada para aquecer seletivamente estruturas articulares para fins de melhora da amplitude de movimento, diminuindo a rigidez e aumentando a extensibilidade das fibras de colágeno e a elasticidade dos tecidos moles contraídos.[37] O papel da diatermia no aumento da amplitude de movimento e da flexibilidade tem sido estudado com resultados mistos.[38,39] Um estudo mostrou que a diatermia e o alongamento de curta duração não foram mais efetivos do que o alongamento de curta duração isolado no aumento da flexibilidade dos isquiotibiais.[40] Um segundo estudo indicou que a diatermia por ondas curtas pulsada utilizada antes do alongamento estático de longa duração prolongado pareceu ser mais efetiva do que o alongamento isolado no aumento da flexibilidade em um período de três semanas. Após 14 tratamentos, o alongamento de longa duração prolongado combinado à diatermia por ondas curtas pulsada seguido de aplicação de gelo causou maiores e imediatos aumentos na amplitude de movimento do que o alongamento de longa duração prolongado isolado.[41] Também foi mostrado que a flexibilidade dos isquiotibiais pode ser grandemente melhorada quando a diatermia por ondas curtas é utilizada junto ao alongamento prolongado.[42] Contudo, o mesmo pesquisador, em um estudo subsequente, descobriu que a aplicação de diatermia por ondas curtas pulsada antes do alongamento não parece ajudar na flexibilidade dos isquiotibiais.[43] Os ganhos na flexibilidade em tornozelos normais com três semanas de treinamento foram conservados por, pelo menos, três semanas após o final do treinamento. A

448 Parte IV • Modalidades de Energia Eletromagnética

aplicação de diatermia por ondas curtas pulsada durante o alongamento não pareceu influenciar a retenção crônica dos ganhos de flexibilidade em indivíduos normais.[44]

O aquecimento profundo utilizando diatermia por ondas curtas na ausência do alongamento aumenta a extensibilidade tecidual mais do que o aquecimento superficial ou a ausência de aquecimento. O aquecimento superficial é mais efetivo do que a ausência deste, mas a diferença não foi estatisticamente significativa.[45]

A maioria dos recentes estudos clínicos relativos à diatermia tem focado primariamente na eficácia da diatermia por ondas curtas pulsada na facilitação da cicatrização do tecido, e, até agora, os resultados, na melhor das hipóteses, foram inconclusivos.[22,46] Várias afirmações têm sido feitas quanto aos mecanismos específicos que facilitam a cicatrização, incluindo aumento no número e na atividade das células na área, redução do edema e da inflamação, reabsorção de hematoma, aumento na taxa de deposição e organização de colágeno e aumento no reparo e crescimento nervoso. Essas afirmações têm como base um número limitado de estudos clínicos e ainda menos estudos experimentais.[19]

Uma série de condições podem potencialmente ocorrer em ambientes clínicos que poderiam tornar a diatermia a opção de tratamento.

- Se, por qualquer razão, a pele ou algum tecido mole subjacente estiver muito sensível e não resistirá à compressa de calor úmido ou pressão do transdutor de ultrassom, então a diatermia deve ser utilizada.
- A diatermia por ondas curtas é mais capaz de aumentar temperaturas a uma profundidade tecidual maior do que qualquer uma das modalidades de termoterapia.
- Quando o objetivo do tratamento é aumentar a temperatura tecidual em uma área ampla (p. ex., por toda a cintura escapular, na região lombar) a diatermia deve ser utilizada.
- Em áreas onde a gordura subcutânea é espessa e o aquecimento profundo é requerido, a técnica de indução com a utilização de eletrodos de cabo ou de tambor deve ser utilizada para minimizar o aquecimento da camada de gordura subcutânea. A técnica de capacitância com a diatermia por ondas curtas e diatermia por micro-ondas provavelmente aquecerá seletivamente mais gordura subcutânea superficial.
- O fisioterapeuta nunca deve subestimar os efeitos de placebo que um tratamento com qualquer grande aparelho possa ser capaz de produzir.

COMPARAÇÃO DA DIATERMIA POR ONDAS CURTAS E ULTRASSOM COMO MODALIDADES TÉRMICAS

O uso de ultrassom terapêutico foi abordado em detalhes no Capítulo 10. O ultrassom e a diatermia por ondas curtas pulsada são modalidades clinicamente efetivas para o aquecimento dos tecidos superficiais e profundos, contudo, o ultrassom é utilizado com mais frequência do que a diatermia por ondas curtas. Em pesquisas de fisioterapeutas no Canadá e na Austrália, apenas 0,6 e 0,8% dos respondentes, respectivamente, utilizaram diatermia por ondas curtas diariamente, ainda que 94 e 93%, respectivamente, utilizassem ultrassom diariamente.[48,49]

A pesquisa recente demonstrou que a diatermia por ondas curtas pode ser mais efetiva como modalidade de aquecimento do que o ultrassom no tratamento de determinadas condições.[5,50] Um estudo foi feito para determinar a frequência de aumento na temperatura durante a diatermia por ondas curtas pulsada e a frequência da diminuição da temperatura após a aplicação. Um termistor de calibre 23 foi inserido 3 cm abaixo da superfície da pele do ventre do músculo tríceps sural medial esquerdo anestesiado, em 20 indivíduos. A diatermia foi aplicada ao ventre muscular por 20 minutos a 800 Hz, uma duração de pulso de 400 segundos e uma intensidade de 150 W. As mudanças na temperatura foram registradas a cada cinco minutos durante o tratamento. A temperatura de linha de base média foi 35,8 °C e o pico da temperatura foi de 39,8 °C em 15 minutos e, então, caiu levemente (0,3 °C) durante os últimos cinco minutos de tratamento. Após o término do tratamento, a temperatura intramuscular caiu 1 °C em cinco minutos e 1,8 °C por volta do décimo minuto. Com base nesses achados, aparentemente a diatermia por ondas curtas se compara favoravelmente às taxas de aquecimento de ultrassom de 1 MHz (1 W/cm² para 12 minutos cria um aumento de 4 °C na temperatura a 3 cm de modo intramuscular) (Figura 12.16).

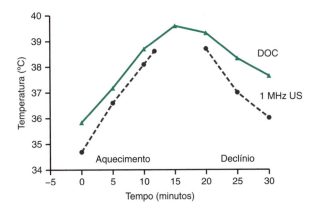

Figura 12.16 Temperaturas intramusculares durante o aquecimento e 10 minutos de diminuição resultante de 20 minutos de diatermia por ondas curtas (DOC: triângulos) e 12 minutos de aplicação de 1 MHz de ultrassom (US: quadrados). Os dados do ultrassom são de estudos prévios em nosso laboratório.[6,13] Isto ilustra que a diatermia por ondas curtas e ultrassom de 1 MHz têm frequências de aquecimento similares, ainda que o músculo aquecido com diatermia por ondas curtas conserve seu aquecimento por duas ou três vezes mais tempo.

A diatermia por ondas curtas, contudo, pode ser uma modalidade melhor do que o ultrassom em algumas situações, e a diatermia parece ter várias vantagens sobre o ultrassom.

1. Como a superfície do tambor do aplicador de ondas curtas é 25 vezes maior do que a área típica de tratamento por ultrassom, ela aquece uma área muito maior (uma área de aquecimento de tambor normal para uma unidade de diatermia é 200 cm² ou aproximadamente 25 vezes aquela do ultrassom).
2. Diferente do ultrassom, que causa uma taxa de aquecimento de tecido flutuante à medida que o transdutor é movido, o aplicador da diatermia é estacionário, de modo que o calor aplicado à área é mais constante.
3. A taxa de declínio da temperatura é mais lenta após a aplicação de diatermia. O músculo aquecido com diatermia por ondas curtas pulsada reterá calor mais de 60% por mais tempo do que as profundidades musculares idênticas aquecidas com 1 MHz de ultrassom.[5,51] Isto é importante porque dá ao fisioterapeuta mais tempo para alongar, e realizar massagem com fricção e mobilizar a articulação antes de a temperatura cair a um nível ineficaz.
4. A aplicação de diatermia não requer monitoramento constante por parte do fisioterapeuta, ao passo que a aplicação de ultrassom o requer. Assim, o fisioterapeuta pode trabalhar com outro paciente enquanto o primeiro estiver recebendo tratamento por diatermia. Isto possibilita maior eficiência na realização do trabalho do fisioterapeuta.

PRECAUÇÕES, INDICAÇÕES E CONTRAINDICAÇÕES PARA O TRATAMENTO COM DIATERMIA

O uso de diatermias por ondas curtas, especialmente por micro-ondas, tem provavelmente mais precauções e contraindicações para o tratamento do que quaisquer outros agentes físicos utilizados em um ambiente clínico[52,53] (ver Tabela 12.2).

Um levantamento de mais de 42 mil fisioterapeutas descobriu um modesto aumento no risco de abortamento de fisioterapeutas grávidas que estavam regularmente expostas à diatermia por micro-ondas.[3] A exposição regular à diatermia por ondas curtas durante a gravidez, porém, não aumentou o risco de abortamento.

A diatermia é conhecida por produzir aumento na temperatura tecidual e pode ser contraindicada em qualquer condição em que essa temperatura aumentada possa produzir efeitos negativos ou indesejados, incluindo lesões musculoesqueléticas traumáticas com sangramento agudo, condições

450 Parte IV • Modalidades de Energia Eletromagnética

inflamatórias agudas, áreas com redução de suprimento sanguíneo (isquemia) e áreas com sensibilidade reduzida à temperatura ou à dor.[17,21,54] É importante ter em mente que o medidor de potência nas unidades de diatermia não indica a energia que entra nos tecidos. Portanto, o fisioterapeuta deve basear-se na sensação de dor para um aviso de que os níveis de tolerância do paciente foram excedidos.[55]

Como a diatermia seletivamente aquece os tecidos que são ricos em conteúdo líquido, deve-se ter cuidado ao se utilizar a diatermia sobre áreas ou órgãos preenchidos com líquido. A efusão articular pode ser exacerbada pelo aquecimento com a diatermia. O aumento na temperatura pode causar aumento na sinovite.[17] Devido ao elevado conteúdo líquido, ela não deve ser utilizada ao redor dos olhos por quaisquer períodos prolongados de tempo ou por tratamentos repetidos, nem ser utilizada com lentes de contato.[56,57]

Na maioria dos casos, uma toalha deve ser utilizada para absorver a transpiração.[28] Uma camada simples de toalha deve ser utilizada com as placas de tambor e de espaço aéreo. No entanto, com outros tipos de aplicação, como coxins e cabos, a toalha deve ser mais densa e espessa, com 1 cm ou mais.[9] A utilização de toalha não é necessária na diatermia por micro-ondas. Não deve haver sobreposição das superfícies da pele. Se a área a ser tratada for a das nádegas, uma toalha deve ser colocada na divisão entre as nádegas. Se a área a ser tratada for a dos ombros, uma toalha deve ser colocada entre as dobras de pele na axila.

Se forem permitidas roupas na área exposta, o tratamento deve ser monitorado de perto. Na maioria dos casos, contudo, a diatermia por ondas curtas pulsada pode ser aplicada sobre roupas como camisetas de algodão. Deve-se observar que muitos dos tecidos sintéticos utilizados hoje não permitem a evaporação da transpiração, servindo como uma barreira de vapor permitindo que a umidade se acumule. De maneira similar, a umidade pode se acumular em pacientes com o uso de bandagem ou órtese. Essa umidade pode criar manchas quentes extremas nos tratamentos por diatermia.[58] A diatermia não pode ser utilizada sobre curativos de feridas úmidas, novamente devido ao potencial para o rápido aquecimento da umidade.[21]

A diatermia não pode ser aplicada à área pélvica das mulheres que estão menstruando, uma vez que isto pode aumentar o fluxo sanguíneo.[17]

A exposição das gônadas à diatermia também deve ser evitada.[34,58,59] Os testículos são superficiais e, portanto, mais suscetíveis à lesão do tratamento com micro-ondas do que os ovários. Existe uma evidência mínima de que a diatermia possa potencialmente causar dano ao feto humano e, como a pesquisa nessa área é impossível, recomenda-se cuidado no tratamento das mulheres grávidas.[39]

Deve-se ter cuidado ao aplicar a diatermia sobre as proeminências ósseas, a fim de evitar queimadura ao tecido mole subjacente.[34] Não deve ocorrer aquecimento vigoroso da epífise nas crianças.[17]

O paciente não deve entrar em contato com qualquer um dos cabos que conectam o gerador com as placas de espaço de ar, ou eletrodos de coxim, cabo ou de tambor. Não deve haver nenhum cruzamento dos cabos principais com qualquer montagem de eletrodo. Em nenhum momento, a antena dentro do aplicador de micro-ondas deve entrar em contato com a pele, porque isto poderia causar acúmulo de energia suficiente para causar graves queimaduras.

É muito importante que as unidades de diatermia sejam utilizadas a uma distância segura de outros tipos de dispositivos elétricos médicos ou equipamento que seja transistorizado. As unidades de neuroestimulação elétrica transcutânea e outras unidades de corrente de baixa frequência muitas vezes têm circuitos do tipo transistor, e estes podem ser danificados pela radiação refletida ou perdida que as unidades de ondas curtas e micro-ondas produzem.[46] Marca-passos cardíacos não cobertos também podem ser danificados pela diatermia.[60]

Cadeiras ou mesas metálicas não devem ser utilizadas para apoiar o paciente durante o tratamento. A área tratada não deve ter implantes metálicos. As mulheres que usam dispositivo intrauterino não devem ser tratadas na região lombar ou no abdome. Não deve haver relógios ou joias na área, pois o campo eletromagnético poderá magnetizar o relógio e a energia eletromagnética poderá aquecer as joias.[17]

O paciente deve permanecer em uma posição razoavelmente confortável, de modo que o campo não mude devido a movimentos durante o tratamento.

A pele deve ser inspecionada antes e após o tratamento por diatermia. Recomenda-se que a parte que estiver sendo tratada fique na horizontal ou elevada durante o tratamento.

Capítulo 12 • Diatermia por Ondas Curtas e Micro-Ondas **451**

Tabela 12.2 Indicações e contraindicações para a diatermia por ondas curtas

INDICAÇÕES

Lesões musculoesqueléticas pós-agudas

Aumento do fluxo sanguíneo

Vasodilatação

Aumento do metabolismo

Mudanças em algumas reações enzimáticas

Aumento da extensibilidade de colágeno

Diminuição da rigidez articular

Relaxamento muscular

Defesa muscular

Aumento do limiar de dor

Melhora na recuperação da lesão

Contraturas articulares

Pontos-gatilho miofasciais

Melhora da amplitude de movimento articular

Aumento da extensibilidade de colágeno

Aumento da circulação

Redução da dor subaguda e crônica

Reabsorção de hematoma

Aumento do reparo e crescimento nervoso

CONTRAINDICAÇÕES

Lesões musculoesqueléticas traumáticas agudas

Condições inflamatórias agudas

Áreas com isquemia

Áreas de redução da sensibilidade à temperatura ou dor

Áreas ou órgãos preenchidos com líquido

Efusão articular

Sinovite

Olhos

Lentes de contato

Curativos úmidos de feridas cutâneas

Malignidades

Infecção

Área pélvica durante a menstruação

Testículos

Gravidez

Placas epifisárias nos adolescentes

(continua)

452 Parte IV • Modalidades de Energia Eletromagnética

Tabela 12.2	Indicações e contraindicações para a diatermia por ondas curtas (Continuação)
CONTRAINDICAÇÕES	
Implantes metálicos	
Marca-passos cardíacos não cobertos	
Dispositivos intrauterinos	
Relógios ou joias	

Os fisioterapeutas que têm conhecimento da física e da biofísica da diatermia, bem como de suas aplicações a uma variedade de casos, tendem a atingir bons resultados. Os fisioterapeutas que trabalham com unidades de diatermia por ondas curtas e micro-ondas devem passar um tempo considerável experimentando com a montagem do equipamento e a aplicação de diferentes tipos de eletrodos em uma variedade de partes não lesionadas do corpo se desejarem desenvolver as habilidades necessárias para utilizar a diatermia com segurança e eficiência no tecido lesionado.[58]

RESUMO

1. A diatermia é a aplicação de energia eletromagnética de alta frequência que é primariamente utilizada para se gerar aquecimento nos tecidos corporais. A diatermia como agente terapêutico pode ser classificada como duas modalidades distintas, diatermia por ondas curtas e diatermia por micro-ondas. A diatermia por ondas curtas pode ser contínua ou pulsada.

2. Os efeitos fisiológicos das diatermias por ondas curtas e micro-ondas são primariamente térmicas, resultando da vibração em alta frequência das moléculas. A diatermia por ondas curtas pulsada tem sido utilizada devido a seus efeitos não térmicos no tratamento de lesões e feridas dos tecidos moles.

3. Uma unidade de diatermia por ondas curtas que gera uma corrente elétrica de alta frequência produzirá um campo elétrico e um campo magnético nos tecidos. A razão do campo elétrico com o campo magnético depende das características das diferentes unidades, bem como das características dos eletrodos ou aplicadores.

4. A técnica de capacitância, utilizando-se eletrodos de capacitor (placas de espaço de ar e eletrodos de coxim), cria um forte campo elétrico que é essencialmente as linhas de força exercida sobre íons carregados pelos eletrodos que leva as partículas carregadas a se moverem de um polo para o outro.

5. A técnica de indutância, utilizando-se eletrodos indutores (eletrodos de cabo e eletrodos de tambor) cria um forte campo magnético quando a corrente é passada através de um cabo enrolado. Isto pode afetar os tecidos circundantes pela indução de correntes secundárias localizadas, chamadas de correntes de redemoinho, dentro dos tecidos.

6. A diatermia pulsada é criada simplesmente interrompendo-se a produção de diatermia por ondas curtas contínua em intervalos consistentes. Os geradores que produzem diatermia por ondas curtas pulsada normalmente utilizam um eletrodo do tipo tambor para induzir energia na área de tratamento por intermédio da produção de um campo magnético.

7. As unidades de diatermia por micro-ondas geram um forte campo elétrico e relativamente pouco campo magnético por meio de aplicadores de formato circular ou retangular que irradiam energia para a área de tratamento.

8. As diatermias têm sido utilizadas no tratamento de uma variedade de condições musculoesqueléticas, incluindo distensões musculares, contusões, entorses ligamentares, tendinite, tenossinovite, bursite, contraturas articulares e pontos-gatilho miofasciais.

9. A diatermia por micro-ondas provavelmente tem mais precauções e contraindicações de tratamento do que quaisquer outros agentes físicos utilizados em um ambiente clínico.

Capítulo 12 • Diatermia por Ondas Curtas e Micro-Ondas **453**

10. Os tratamentos efetivos com diatermias requerem prática na aplicação e ajuste de técnicas individualmente para cada paciente.

11. Quatro vantagens para o uso de diatermia em relação ao ultrassom são: maior área de aquecimento, aquecimento mais uniforme, janela de alongamento mais longa e mais liberdade clínica.

QUESTÕES DE REVISÃO

1. O que é diatermia e quais são os seus diferentes tipos?

2. Quais são os potenciais efeitos fisiológicos do uso de diatermias por ondas curtas contínua, por ondas curtas pulsada ou por micro-ondas?

3. O que determina a proporção do campo elétrico com o campo magnético na diatermia por ondas curtas?

4. Quais são as diferenças entre técnicas de diatermia por ondas curtas que utilizam capacitância ou indução?

5. Como a diatermia por ondas curtas pulsada é utilizada e qual tipo de eletrodo é mais comumente utilizado?

6. Como a diatermia por ondas curtas deve ser estabelecida para que resultados mais efetivos sejam alcançados?

7. Quais são as várias aplicações e indicações clínicas para o uso de diatermias por ondas curtas contínua, por ondas curtas pulsada e por micro-ondas?

8. Quais são as mais importantes precauções de tratamento para o uso de diatermias?

9. Quais são as principais diferenças entre diatermias por micro-ondas e ondas curtas?

10. Quais são as vantagens e desvantagens do uso de diatermia ou ultrassom como modalidades de aquecimento profundo?

QUESTÕES DE AUTOAVALIAÇÃO

Verdadeiro ou falso

1. A diatermia pode produzir efeitos térmicos e não térmicos.

2. A diatermia por micro-ondas é mais adequada para o uso em áreas com pouca gordura subcutânea.

3. A diatermia por ondas curtas penetra mais superficialmente do que a diatermia por micro-ondas.

Múltipla escolha

4. Como os eletrodos de capacitor de ondas curtas são chamados?

    a. Placas de espaço de ar

    b. Eletrodos de coxim

    c. Ambas, a e b

    d. Nem a nem b

5. O eletrodo de tambor é um exemplo de um_____

    a. Eletrodo de capacitor

    b. Eletrodo de indução

    c. Eletrodo de cabo

    d. Nenhuma das respostas acima

6. As unidades de diatermia por micro-ondas produzem um forte_____ e um fraco_____

    a. Campo elétrico, campo magnético

    b. Campo magnético, campo elétrico

    c. Campo magnético, corrente de redemoinho

    d. Corrente de redemoinho, campo elétrico

454 Parte IV • Modalidades de Energia Eletromagnética

7. Qual tipo de diatermia deve ser utilizada para aquecer uma grande área em um paciente com gordura subcutânea espessa?
   a. Técnica de capacitância
   b. Diatermia por ondas curtas pulsada
   c. Eletrodos de coxim
   d. Técnica de indução

8. Qual dos seguintes é uma contraindicação para a diatermia?
   a. Relógios ou joias
   b. Melhora da amplitude de movimento
   c. Defesa muscular
   d. Aumento do fluxo sanguíneo

9. Quais condições podem ser tratadas com diatermia?
   a. Tensão muscular aguda
   b. Tendinite
   c. Contraturas articulares
   d. Todas as respostas acima

10. A toalha deve ser utilizada com diatermia térmica primariamente para
    a. Evitar contato com máquina
    b. Evitar acúmulo de umidade
    c. Manter a privacidade do paciente
    d. Garantir um aquecimento uniforme

SOLUÇÕES PARA OS EXERCÍCIOS DE TOMADA DE DECISÃO CLÍNICA

12.1
A profundidade de penetração pode ser aumentada simplesmente separando-se mais os eletrodos de coxim. À medida que o espaçamento for aumentado, a densidade de corrente será aumentada nos tecidos mais profundos.

12.2
Nas áreas onde a gordura subcutânea é mínima, a técnica de capacitância com a utilização de eletrodos de espaço de ar ou de coxim deve ser utilizada. A técnica de capacitância com diatermia por ondas curtas provavelmente aqueça de modo seletivo mais tecidos superficiais que não são cobertos por gordura.

12.3
A diatermia por ondas curtas pulsada é capaz de aquecer uma área muito maior do que o ultrassom; o aplicador é estacionário, de modo que o calor aplicado à área é mais constante; a taxa de declínio da temperatura é mais lenta após a aplicação de diatermia, permitindo-se mais tempo para o alongamento; o uso de diatermia não requer o monitoramento constante.

12.4
A diatermia por ondas curtas pulsada provavelmente seria melhor do que a diatermia por ondas curtas contínua ou micro-ondas, visto que os efeitos não térmicos das ondas curtas pulsadas poderiam ajudar no processo de aquecimento da célula lesionada sem causar qualquer aumento significativo na temperatura. O aquecimento nesta fase do processo de aquecimento poderia ser contraindicada.

12.5
Uma vez que seja provável que haja uma quantidade significativa de gordura subcutânea na área abdominal, a diatermia por ondas curtas, que aquece utilizando o campo magnético, provavelmente seria mais efetiva em penetrar na camada de gordura do que a diatermia por micro-ondas, que produz aquecimento de campo elétrico.

REFERÊNCIAS

1. Castel JC, Draper DO, Knight K, Fujiwara T, and Garrett C. Rate of temperature decay in human muscle after treatments of pulsed shortwave diathermy. *J Athl Training* 1997;32: S–34.

2. Draper DO, Castel JC, Knight K, et al. Temperature rise in human muscle during pulsed short wave diathermy: does this modality parallel ultrasound? *J Athl Training* 1997;32:S–35.

3. Hellstrom RO and Stewart WF. Miscarriages among female physical therapists who report using radio- and microwave-frequency electromagnetic radiation. *Am J Epidemiol* 1993;138(10):775–785.

4. Merrick MA. Do you diathermy? *Athlet Ther Today* 2001;6(1):55–56.

5. Draper DO, Castel JC, and Castel D. Rate of temperature increase in human muscle during 1 MHz and 3 MHz continuous ultrasound. *J Orthop Sports Phys Ther* 1995;22:142–150.

6. Delpizzo V, and Joyner KH. On the safe use of microwave and shortwave diathermy units. *Aust J Physiother* 1987;33(3):152–162.

7. Low J and Reed A. *Electrotherapy Explained: Principles and Practice*, London, : Butterworth-Heinemann, 1990.

8. Behrens BJ and Michlovitz SL. *Physical Agents: Theory and Practice for the Physical Clinician Assistant*, Philadelphia, PA: FA Davis, 2005.

9. Brown M and Baker RD. Effect of pulsed shortwave diathermy on skeletal muscle injury in rabbits. *Phys Ther* 1987;67(2):208–213.

10. Fenn JE. Effect of pulsed electromagnetic energy (Diapulse) on experimental haematomas. *Can Med Assoc J* 1969;100:251.

11. Hansen TI and Kristensen JH. Effect of massage, shortwave diathermy and ultrasound upon Xe disappearance rate from muscle and subcutaneous tissue in the human calf. *Scand J Rehab Med* 1973;5:179–182.

12. Lehmann JF. Diathermy. In Krusen FH (ed). *Handbook of Physical Medicine and Rehabilitation*. Philadelphia, PA: WB Saunders, 1990.

13. Lehmann JF. *Therapeutic Heat and Cold*, 4th ed, Baltimore, MD: Williams & Wilkins, 1990.

14. Millard JB. Effect of high frequency currents and infra-red rays on the circulation of the lower limb in man. *Ann Phys Med* 1961;6:45.

15. Wilson DH. Treatment of soft tissue injuries by pulsed electrical energy. *Br Med J* 1972;2:269.

16. Wright GG. Treatment of soft tissue and ligamentous injuries in professional footballers. *Physiotherapy* 1973;59(12).

17. Lehmann JF. Comparison of relative heating patterns produced in tissues by exposure to microwave energy with exposures at 2450 and 900 megacycles. *Arch Phys Med Rehab* 1965;46:307.

18. Abramson DI, Burnett C, Bell Y, and Tuck S. Changes in blood flow, oxygen uptake and tissue temperatures produced by therapeutic physical agents. *Am J Phys Med* 1960;47:51–62.

19. Kitchen S and Partridge C. Review of shortwave diathermy continuous and pulsed patterns. *Physiotherapy* 1992;78(4):243–252.

20. Crowder C, Trowbridge C, and Ricard M. The effect of subcutaneous adipose on intramuscular temperature during and after pulsed shortwave diathermy (abstract). *J Athl Training* (suppl.) 2007;42(2):S–103.

21. Kloth L and Ziskin M. Diathermy and pulsed electromagnetic fields. In Michlovitz SL (ed). *Thermal Agents in Rehabilitation*, 2nd ed, Philadelphia, PA: FA Davis, 1990.

22. Low J. Dosage of some pulsed shortwave clinical trials. *Physiotherapy* 1995;81(10):611–616.

23. Sanseverino EG. Membrane phenomena and cellular processes under the action of pulsating magnetic fields. Presented at the Second International Congress for Magneto Medicine, Rome, 1980.

24. Lehmann JF and deLateur BJ. Diathermy and superficial heat and cold. In Krusen FH (ed). *Krusen's Handbook of Physical Medicine and Rehabilitation*, 3rd ed, Philadelphia, PA: W.B. Saunders, 1990.

25. Griffin JE. Update on selected physical modalities. Paper presented in Chicago, December, 1981.

26. Health devices shortwave diathermy units, Proceedings of the Emergency Care Research Institute, Meeting in Plymouth, PA, June 1979, pp. 175–193.

27. Griffin JE, Santiesleban AJ, and Kloth L. Electrotherapy for instructors. Paper presented in Lacrosse, WI, August 1982.

28. Griffin JE and Karselis TC. The diathermies. In *Physical Agents for Physical Therapists*, 2nd ed., Springfield, IL: Charles C Thomas, 1987.

29. DeLateur BJ, Lehmann JF, Stonebridge JB, et al. Muscle heating in human subjects with 915 MHz microwave contact applicator. *Arch Phys Med* 1970;51:147–151.

30. Murray CC and Kitchen, S. Effect of pulse repetition rate on the perception of thermal sensation with pulsed shortwave diathermy. *Physiother Res Int* 2000;5(2):73–84.

31. Draper D, Anderson M, and Hopkins T. An exploration of knee joint intracapsular temperature rise following pulsed shortwave diathermy, in vivo (abstract). *J Athl Training* (suppl.) 2005;40(2):S–88.

32. Kitchen S and Partridge C. A review of microwave diathermy. *Physiotherapy* 1991;77(9):647–652.

33. Guy AW and Lehmann JF. On the determination of an optimum microwave diathermy frequency for a direct contact applicator. *Inst Electric Electron Eng Trans Biomed Eng* 1966;13:76–87.

34. Schliephake E. Carrying out treatment. In Thom H (ed). *Introduction to Shortwave and Microwave Diathermy*, 3rd ed, Springfield, IL: Charles C Thomas, 1966.

35. Marks R, Ghassemi M, Duarte R, and Van Nguyen JP. A review of the literature on shortwave diathermy as applied to osteo--arthritis of the knee. *Physiotherapy* 1999;85(6):304–316.

36. Low J. The nature and effects of pulsed electromagnetic radiations. *NZ Physiother* 1978;6:18.

37. Smith DW, Clarren SK, and Harvey MA. Hyperthermia as a possible teratogenic agent. *J Pediatr* 1978;92:878.

38. Brantley S, Crawford C, and Joslyn E. The acute effects of diathermy and stretch versus stretch alone of the hamstring muscle (poster session). *J Orthop Sports Phys Ther* 2003;33(2):A–29.

39. Trowbridge C, Ricard M, and Schoor M. Short term effects of pulsed shortwave diathermy and passive stretch on the torque--angle relationship of the tricep surae muscles (abstract). *J Ath Train* (suppl.) 2007;42(2):S–132.

40. Draper D, Miner L, and Knight K. The carry-over effects of diathermy and stretching in developing hamstring flexibility. *J Athl Training* 2002;37(1):37–42.

41. Peres S, Draper D, and Knight K. Pulsed shortwave diathermy and long-duration stretching increase dorsiflexion range of motion more than identical stretching without diathermy. *J Athl Training* 2002;37(1):43–50.

Parte IV • Modalidades de Energia Eletromagnética

42. Draper D, Castro J, Feland B. Shortwave diathermy and prolonged stretching increase hamstring flexibility more than prolonged stretching alone. *J Orthop Sports Phys Ther* 2004;34(1):13–20.

43. Miner L, Draper D, and Knight KL. Pulsed shortwave diathermy application prior to stretching does not appear to aid hamstring flexibility. *J Athl Training* 2000;35(2):S-48.

44. Brucker J, Knight K, and Rubley M. An 18-day stretching regimen, with or without pulsed, shortwave diathermy, and ankle dorsiflexion after 3 weeks. *J Athl Training* 2005;40(4):276.

45. Robertson V, Ward A, and Jung P. The effect of heat on tissue extensibility: A comparison of deep and superficial heating. *Arch Phys Med and Rehab* 2005;86(4):819–825.

46. Hill J. Pulsed short-wave diathermy effects on human fibroblast proliferation. *Arch Phys Med Rehab* 2002;83(6)832–836.

47. Draper D, Knight KL, and Fujiwara T. Temperature change in human muscle during and after pulsed shortwave diathermy. *J Orthop Sports Phys Ther* 1999;29(1):13–18.

48. Lindsay DM, Dearness J, and McGinley CC. Electrotherapy usage trends in private physiotherapy practice in Alberta. *Physiother Can* 1995;47(1):30–34.

49. Lindsay DM, Dearness J, Richardson C, et al. A survey of electromodality usage in private physiotherapy practices. *Aust J Physiother* 1990;36(4):249–256.

50. Draper DO. Current research on therapeutic ultrasound and pulsed short-wave diathermy, presented at Physio Therapy Research Seminars Japan, Nov. 17, Sendai, Japan, 1996.

51. Rose S, Draper DO, Schulthies SS, and Durrant E. The stretching window part two: Rate of thermal decay in deep muscle following 1 MHz ultrasound. *J Athl Training* 1996;31:139–143.

52. Shields N. Contra-indications to shortwave diathermy: Survey of Irish physiotherapists *Physiotherapy* 2004;90(1): 42–53.

53. Shields N. Short-wave diathermy: Current clinical and safety practices. *Physiother Res Int* 2002;7(4):191–202.

54. Fischer C and Solomon S. Physiologic responses to heat and cold. In Licht S (ed). *Therapeutic Heat and Cold*, New Haven, CT: Elizabeth Licht, 1972.

55. Lehmann JF, Warren CG, and Scham SM. Therapeutic heat and cold. *Clin Orthop* 1974;99:207.

56. Konarska I and Michneiwicz L. Shortwave diathermy of diseases of the anterior portion of the eye. *Klin Oczna* 1955;25:185.

57. Seiger C and Draper D. Use of pulsed shortwave diathermy and joint mobilization to increase ankle range of motion in the presence of surgical implanted metal: A case series. *J Orth Sports Phys Ther* 2006;36(9):669–677.

58. American Physical Therapy Association. *Progress Report*. Virginia: American Physical Therapy Association, June, 1980.

59. Van Demark NL and Free MJ. Temperature effects. In Johnson AD (ed). *The Testis.*, Vol. 3, New York: Academic Press, 1973.

60. Smyth H. The pacemaker patient and the electromagnetic environment. *JAMA* 1974;227:1412 .

LEITURAS SUGERIDAS

Abramson DI, Bell Y, Rejal H, et al. Changes in blood flow, oxygen uptake and tissue temperatures produced by therapeutic physical agents. *Am J Phys Med* 1960;39:87–95.

Abramson DI, Chu LSW, Tuck S, et al. Effect of tissue temperature and blood flow on motor nerve conduction velocity. *JAMA* 1966;198:1082–1088.

Abramson DI. Physiologic basis for the use of physical agents in peripheral vascular disorders, *Arch Phys Med Rehab* 1965;46:216.

Adey WR. Electromagnetic field effects on tissue. *Physiol Rev* 1981;61(3):436–514.

Adey WR. Physiological signaling across cell membranes and co-operative influences of extremely low frequency electromagnetic fields. In Frohlich H (ed). *Biological Coherence and Response to External Stimuli*, Heidelberg: Springer Verlag, 1988.

Allberry J. Shortwave diathermy for herpes zoster. *Physiotherapy* 1974;60:386.

Aronofsky D. Reduction of dental post-surgical symptoms using non-thermal pulsed high-peak-power electromagnetic energy. *Oral Surg* 1971;32(5)688–696.

Babbs CF and Dewitt DP. Physical principles of local heat therapy for cancer. *Med Instrument USA* 1981;15:367–373.

Balogun J and Okonofua F. Management of chronic pelvic inflammatory disease with shortwave diathermy: a case report. *Phys Ther* 1988;68(10):1541–1545.

Bansal PS, Sobti VK, and Roy KS. Histomorphochemical effects of shortwave diathermy on healing of experimental muscle injury in dogs. *Ind J Exp Biol* 1990;28:766–770.

Barclay V, Collier RJ, and Jones A. Treatment of various hand injuries by pulsed electromagnetic energy. *Physiotherapy* 1983; 69(6):186–188.

Barker AT, Barlow PS, Porter J, et al. A double-blind clinical trial of low power pulsed shortwave therapy in the treatment of a soft tissue injury. *Physiotherapy* 1985;71(12):500–504.

Barnett M. SWD for herpes zoster. *Physiotherapy* 1975;61:217.

Bassett C. The development and application of pulsed electromagnetic fields (PEMFs) for united fractures and arthrodeses. *Orthop Clin North Am* 1984;15(10):61–89.

Benson TB and Copp EP. The effect of therapeutic forms of heat and ice on the pain threshold of the normal shoulder. *Rheumatol Rehab* 1974;13:101–104.

Bentall RH and Eckstein HB. A trial involving the use of pulsed electromagnetic therapy on children undergoing orchidopexy. *Kinderchirugie* 1975;17(4):380–389.

Bernal G. Turning up the heat. *Rehab Management: The Interdisciplinary Journal of Rehabilitation* 2009;22(5):28–31.

Brown M and Baker RD. Effect of pulsed shortwave diathermy on skeletal muscle injury in rabbits. *Phys Ther* 1987;67(2):208–214.

Brown-Woodnan PDC, Hadley JA, Richardson L, et al. Evaluation of reproductive function of female rats exposed to radio frequency fields (27.12 MHz) near a shortwave diathermy device. *Health Phys* 1989;56(4):521–525.

Burr B. Heat as a therapeutic modality against cancer, Report 16, U.S. National Cancer Institute, Bethesda, MD, 1974.

Cameron BM. Experimental acceleration of wound healing. *Am J Orthopaed* 1961;3:336–343.

Cameron MH. Diathermy for wound care. *Adv Dir Rehab* 2003; 12(1):71.

Chamberlain MA, Care G, and Gharfield B. Physiotherapy in osteo-arthrosis of the knee, *Ann Rheum Dis* 1982;23:389–391.

Cole A and Eagleston R. The benefits of deep heat: ultrasound and electromagnetic diathermy. *Phys Sportsmed* 1994;22(2):76–78, 81–82, 84.

Constable JD, Scapicchio AP, and Opitz B. Studies of the effects of Diapulse treatment on various aspects of wound healing in experimental animals. *J Surg Res* 1971;11:254–257.

Coppell R. Survey of stray electromagnetic emissions from microwave and shortwave diathermy equipment. *NZ J Physiother* 1988;16(3):9–12, 14.

Currier DP and Nelson RM. Changes in motor conduction velocity induced by exercise and diathermy. *Phys Ther* 1969;49(2):146–152.

Daels J. Microwave heating of the uterine wall during parturition. *J Microwave Power* 1976;11:166.

de la Rosette J, de Wildt M, and Alivizatos G. Transurethral microwave thermotherapy (TUMT) in benign prostatic hyperplasia: placebo versus TUMT. *Urology* 1994;44(1):58–63.

Department of Health and Welfare (Canada). Canada wide survey of non-ionising radiation-emitting medical devices, 80-EHD-52, 1980.

Department of Health and Welfare (Canada). Safety code 25: Shortwave diathermy guidelines for limited radio frequency exposure, 80-EHD-98, 1983.

Department of Health. Evaluation report: Shortwave therapy units. *J Med Eng Technol* 1987;11(6):285–298.

Doyle JR and Smart BW. Stimulation of bone growth by shortwave diathermy. *J Bone Joint Surg* 1963;45A:15.

Draper D, Castel J, and Castel D. Low-watt pulsed shortwave diathermy and metal-plate fixation of the elbow. *Athlet Ther Today* 2004;9(5):28.

Engel JP. The effects of microwaves on bone and bone marrow and adjacent tissues. *Arch Phys Med Rehab* 1950;31:453.

Erdman WJ. Peripheral blood flow measurements during application of pulsed high frequency currents. *Am J Orthopaed* 1960;2:196–197.

Feibel H and Fast H. Deepheating of joints: A reconsideration. *Arch Phys Med Rehab* 1976;57:513.

Fenn JE. Effect of pulsed electromagnetic energy (Diapulse) on experimental haematomas. *Can Med Assoc J* 1969;100: 251–253.

Foley-Nolan D, Barry C, Coughlan RJ, et al. Pulsed high frequency (27MHz) electromagnetic therapy for persistent neck pain. *Orthopaedics* 1990;13(4):445–451.

Foley-Nolan D, Moore K, and Codd M. Low energy high frequency pulsed electromagnetic therapy for acute whiplash injuries. A double blind randomized controlled study. *Scand J Rehab Med* 1992;24(1):51–59.

Foster P. Diathermy burns. *Nursing RSA Verpleging* 1987;2(10):4–5, 7–9.

Frankenberger L. Making a comeback: diathermy is an effective therapeutic agent and should be part of every therapist's armamentarium. *Adv Dir Rehab* 2001;10(5):43–46.

Fukuda T and Ovanessian V. Pulsed short wave effect in pain and function in patients with knee osteoarthritis. *J Appl Res*, 2008;8(3):189–198.

Gibson T, Grahame R, Harkness J, et al. Controlled comparison of shortwave diathermy treatment with osteopathic treatment in non-specific low back pain. *Lancet* 1985;1:1258–1261.

Ginsberg AJ. Pulsed shortwave in the treatment of bursitis with calcification. *Int Rec Med* 174(2):71–75.

Goldin JH and Broadbent NRG, Nancarrow JD, and Marshall T. The effect of diapulse on healing of wounds: A double blind randomized controlled trial in man. *Br J Plastic Surg* 1981;34:267–270.

Grant A, Sleep J, McIntosh J, and Ashurst H. Ultrasound and pulsed electromagnetic energy treatment for peroneal trauma: A randomised placebo-controlled trial. *Br J Obstet Gynaecol* 1981;96:434–439.

Guy AW, Lehmann JF, and Stonebridge JB. Therapeutic applications of electromagnetic power. *Proc Inst Electric Electr Eng* 1974;62:55–75.

Guy AW, Lehmann JF, Stonebridge JB, and Sorensen CC. Development of a 915 MHz direct contact applicator for therapeutic heating of tissues. *Inst Electric Electr Eng Microwave Theory Techn* 1978;26:550–556.

Guy AW. Analyses of electromagnetic fields induced in biological tissues by thermographic studies on equivalent phantom models. *IEEE Trans Microwave Theory Tech Vol MTT* 1971;19:205.

Guy AW. Biophysics of high frequency currents and electromagnetic radiation. In Lehmann JF (ed). *Therapeutic Heat and Cold*, 4th ed, Baltimore, MD: Williams & Wilkins, 1990.

Hall EL. Diathermy generators. *Arch Phys Med Rehab* 1952;33:28.

Hansen TI and Kristensen JH. Effect of massage, shortwave diathermy and ultrasound upon 133Xe disappearance rate from muscle and subcutaneous tissue in the human calf. *Scand J Rehabil Med* 1973;5:179–182.

Harris R. Effect of shortwave diathermy on radio-sodium clearance from the knee joint in the normal and in rheumatoid arthritis. *Phys Med Rehab* 1961;42:241.

Hayne R. Pulsed high frequency energy: Its place in physiotherapy. *Physiotherapy* 1984;70(12):459–466.

Herrick JF, Jelatis DG, and Lee GM. Dielectric properties of tissues important in microwave diathermy. *Fed Proc* 1950;9:60.

Herrick JF and Krusen FH. Certain physiologic and pathologic effects of microwaves, *Elect Eng* 1953;72:239.

Hoeberlein T, Katz J, and Balogun J. Does indirect heating using shortwave diathermy over the abdomen and sacrum affect peripheral blood flow in the lower extremities? *Phys Ther* 1996;76(5):S67.

Hollander JL. Joint temperature measurement in evaluation of antiarthritic agents. *J Clin Invest* 1951;30:701.

Hutchinson WJ and Burdeaux BD. The effects of shortwave diathermy on bone repair. *J Bone Joint Surg* 1951;33A:155.

Jan M, Chai H, and Wang C. Effects of repetitive shortwave diathermy for reducing synovitis in patients with knee osteoarthritis: An ultrasonographic study. *Phys Ther* 2006;86(2):236.

Johnson CC and Guy AW. Nonionizing electromagnetic wave effects in biological materials and systems. *Proc Inst Electric Electr Eng* 1972;66:692.

Jones SL. Electromagnetic field interference and cardiac pacemakers. *Phys Ther* 1976;56:1013.

Justice-Stevenson P. Pulsed electromagnetic field therapy: electrotherapy unplugged. *Acute Care Perspectives* 2008;17(2):1, 3–5.

Kantor G and Witters DM. The performance of a new 915 MHz direct contact applicator with reduced leakage—a detailed analysis, HHS Publication (FDA) S3–8199, April 1983.

Kantor G. Evaluation and survey of microwave and radio frequency applicators. *J Microwave Power* 1981;(2)16:135.

Kaplan EG and Weinstock RE. Clinical evaluation of Diapulse as adjunctive therapy following foot surgery. *J Am Ped Assoc* 1968;58:218–221.

Kloth LC, Morrison M, and Ferguson B. Therapeutic microwave and shortwave diathermy: A review of thermal effectiveness, safe use, and state-of-the-art-1984, Center for Devices and Radiological Health, DHHS, FDA 85-8237, Dec. 1984.

Krag C, Taudorf U, Siim E, and Bolund S. The effect of pulsed electromagnetic energy (Diapulse) on the survival of experimental skin flaps. *Scand J Plas Reconstr Surg* 1979;13:377–380.

Landsmann MA. Rehab products: Equipment focus. Defending diathermy: recently fallen out of favor, this modality deserves a second look. *Adv Dir Rehab* 2002;11(11):61–62.

Lehmann JF, DeLateur BJ, and Stonebridge JB. Selective muscle heating by shortwave diathermy with a helical coil. *Arch Phys Med Rehab* 1969;50:117.

Lehmann JF, Guy AW, deLateur BJ, et al. Heating patterns produced by shortwave diathermy using helical induction coil applicators. *Arch Phys Med* 1968;49:193–198.

Lehmann JF, McDougall JA, Guy AW, et al. Heating patterns produced by shortwave diathermy applicators in tissue substitute models. *Arch Phys Med Rehab* 1983;64:575–577.

Lehmann JF Microwave therapy: stray radiation, safety and effectiveness, *Arch Phys Med Rehab* 1979;60:578.

Lehmann JF Review of evidence for indications, techniques of application, contraindications, hazards and clinical effectiveness for shortwave diathermy DHEW/FDA HFA510, Rockville, MD, 1974.

Leung M and Cheing G Effects of deep and superficial heating in the management of frozen shoulder. *J Rehab Med* 2008;40(2):145–150.

Licht S (ed). *Therapeutic Heat and Cold.* 2nd ed., New Haven, CT: Elizabeth Licht,1972.

Marek M, Fincher L, and Trowbridge C. The thermal effects of pulsed shortwave diathermy on muscle force production electromyography and mechanomyography (abstract). *J Athl Training* (suppl.) 2007;42(2):S-132.

Marek S and Fincher A. The thermal effects of pulsed shortwave diathermy on muscle force production, electromyography and mechanomyography. *J Athl Training* 2007;42(suppl.):S132.

Martin C, McCallum H, and Strelley S. Electromagnetic fields from therapeutic diathermy equipment: A review of hazards and precautions. *Physiotherapy* 1991;77(1):3–7.

McDowell AD and Lunt MJ. Electromagnetic field strength measurements on Megapulse units. *Physiotherapy* 1991;77(12):805–809.

McGill SN. The effect of pulsed shortwave therapy on lateral ligament sprain of the ankle. *NZ J Physiother* 1988;10:21–24.

McNiven DR and Wyper DJ. Microwave therapy and muscle blood flow in man. *J Microwave Power* 1976;11:168–170.

Michaelson SM. Effects of high frequency currents and electromagnetic radiation. In Lehmann HF (ed). *Therapeutic Heat and Cold,* 4th ed, Baltimore, MD: Williams & Wilkins, 1990.

Millard JB. Effect of high frequency currents and infrared rays on the circulation of the lower limb in man. *Ann Phys Med* 1961;6(2):45–65.

Morrissey LJ. Effects of pulsed shortwave diathermy upon volume blood flow through the calf of the leg: plethysmography studies. *J Am Phys Ther Assoc* 1966;46:946–952.

Mosely H and Davison M. Exposure of physiotherapists to microwave radiation during microwave diathermy treatment. *Clin Phys Physiol Meas* 1981;3(2):217.

Nadasdi M. Inhibition of experimental arthritis by athermic pulsing shortwave in rats. *Am J Orthopaed* 1960;2:105–107.

Nelson AJM and Holt JAG. Combined microwave therapy. *Med J Aust* 1978;2:88–90.

Nicolle FV and Bentall RM. The use of radiofrequency pulsed energy in the control of post-operative reaction to blepharoplasty. *Anaesth Plast Surg* 1982;6:169–171.

Nielson NC, Hansen R and Larsen T. Heat induction in copper bearing IUDs during shortwave diathermy. *Acta Obstet Gynaecol Scand* (Stockholm) 1972;58:495.

Nwuga GB. A study of the value of shortwave diathermy and isometric exercise in back pain management. Proceedings of the IXth International Congress of the WCPT, Legitimerader Sjukgymnasters Riksforbund, Stockholm, Sweden, 1982.

Oliver D. Pulsed electromagentic energy—what is it? *Physiotherapy* 1984;70(12):458–459.

Osborne SL and Coulter JS. Thermal effects of shortwave diathermy on bone and muscle. *Arch Phys Ther* 1938;38:281–284.

Paliwal BR. Heating patterns produced by 434 MHz erbotherm UHF69. *Radiology* 1980;135:511.

Pasila M, Visuri T, and Sundholm A. Pulsating shortwave diathermy: Value in treatment of recent ankle and foot sprains. *Arch Phys Med Rehab* 1978;59:383–386.

Patzold J. Physical laws regarding distribution of energy for various high frequency methods applied in heat therapy. *Ultrason Biol Med* 1956;2:58.

Quirk AS, Newman RJ, and Newman KJ. An evaluation of interferential therapy, shortwave diathermy and exercise in the treatment of osteo-arthrosis of the knee. *Physiotherapy* 1985;71(2):55–57.

Rae JW, Herrick JF, Wakim KG, and Krusen FH. A comparative study of the temperature produced by MWD and SWD. *Arch Phys Med Rehab* 1949;30:199.

Raji AM. An experimental study of the effects of pulsed electromagnetic field (diapulse) on nerve repair. *J Hand Surg* 1984; 9B(2):105–112.

Reed MW, Bickerstaff DR, Hayne CR, et al. Pain relief after inguinal herniorrhaphy: Ineffectiveness of pulsed electromagnetic energy. *Br J Clin Pract* 1987;41(6):782–784.

Religo W and Larson T. Microwave thermotherapy: New wave of treatment for benign prostatic hyperplasia. *J Am Acad Phys Assist* 1994;7(4):259–267.

Richardson AW. The relationship between deep tissue temperature and blood flow during electromagnetic irradiation. *Arch Phys Med Rehab* 1950;31:19.

Rubin A and Erdman W. Microwave exposure of the human female pelvis during early pregnancy and prior to conception. *Am J Phys Med* 1959;38:219.

Ruggera PS. Measurement of emission levels during microwave and shortwave diathermy treatments. Bureau of Radiological Health Report, HHS Publication (FDA), 1980, pp. 80–8119.

Schoor M and Ricard M. The effects of pulsed shortwave diathermy and stretch on the torque-angle relation of the calf (plantarflexor) muscles associated with passive stretch both during and after treatment. *J Athl Training* 2008;43(suppl.):S88.

Schwan HP and Piersol GM. The absorption of electromagnetic energy in body tissues. Part I. *Am J Phys Med* 1954;33:371.

Schwan HP and Piersol GM. The absorption of electromagnetic energy in body tissues. Part II. *Am J Phys Med* 1955;34:425.

Schwan HP. Interaction of microwave and radio frequency radiation with biological systems. In Cleary SF (ed). *Biological Effects and Health Implications of Microwave Radiation*, Washington, DC: U.S. Department of Health, Education and Welfare, 1970.

Seiger C and Draper D. Use of pulsed shortwave diathermy and joint mobilization to increase ankle range of motion in the presence of surgical implanted metal: A case series. *J Ortho Sports Phys Therapy* 2006;36(9):669–677.

Seiger C and Draper D. Will pulsed shortwave diathermy and joint mobilizations restore range of motion in post-operative hypomobile ankles with surgical implanted metal: A case series. *J Athl Training* 2006;41(suppl.):S43.

Shields N. Short-wave diathermy and pregnancy: What is the evidence? *Adv Physiother* 2003;5(1):2–14.

Silberstein N. Diathermy: Comeback, or new technology? An electrically induced therapy modality enjoys a resurgence. *Rehab Manag* 2008;21(1):30–33.

Silverman DR and Pendleton LA. A comparison of the effects of continuous and pulsed shortwave diathermy on peripheral circulation. *Arch Phys Med Rehab* 1968;49:429–436.

Capítulo 12 • Diatermia por Ondas Curtas e Micro-Ondas

Stuchly MA, Repacholi MH, Lecuyer DW, and Mann RD. Exposure to the operator and patient during shortwave diathermy treatments. *Health Phys* 1982;42(3):341–366.

Svarcova J, Trnavsky K, and Zvarova J. The influence of ultrasound, galvanic currents and shortwave diathermy on pain intensity in patients with osteo-arthritis. *Scand J Rheumatol* (suppl.) 1988;67:83–85.

Tamimi M and McCeney M. a case series of pulsed radiofrequency treatment of myofascial trigger points and scar neuromas. *Pain Medicine* 2009;10(60):1140.

Taskinen H, Kyyronen P, and Hemminki K. The effects of ultrasound, shortwaves and physical exertion on pregnancy outcome in physiotherapists. *J Epidemiol Commun Health* 1990;44:96–201.

Thom H. *Introduction to Shortwave and Microwave Therapy*, 3rd ed., Springfield, ILCharles C Thomas, 1966.

Trowbridge C and Ricard M. Short term effects of pulsed shortwave diathermy and passive stretch on the torque-angle relationship of the triceps surae muscles. *J Athl Training* 2007; 42(suppl.):S132.

Tzima E and Martin C. An evaluation of safe practices to restrict exposure to electric and magnetic fields from therapeutic and surgical diathermy equipment. *Physiol Measure* 1994;15(2):201–216.

Van Ummersen CA. The effect of 2450 MHz radiation on the development of the chick embryo. In Peyton MF (ed). *Biological Effects of Microwave Radiation*, Vol. 1, New York: Plenum Press, 1961.

Vanharanta H. Effect of shortwave diathermy on mobility and radiological stage of the knee in the development of experimental osteo-arthritis. *Am J Phys Med* 1982;61(2):59–65.

Verrier M, Falconer K, and Crawford JS. A comparison of tissue temperature following two shortwave diathermy techniques. *Physiother Can* 1977;29(1):21–25.

Wagstaff P, Wagstaff S, and Downie M. A pilot study to compare the efficacy of continuous and pulsed magnetic energy (shortwave diathermy) on the relief of low back pain. *Physiotherapy* 1986;72(11):563–566.

Ward AR. Electricity fields and waves in therapy. *Science Press*, AustraliaNSW, 1980.

Wilson DH. Treatment of soft tissue injuries by pulsed electrical energy continuous and pulsed magnetic energy (shortwave diathermy) on the relief of low back pain. *Physiotherapy* 1986;72(11):563–566.

Wilson DH. Comparison of shortwave diathermy and pulsed electromagnetic energy in treatment of soft tissue injuries. *Physiotherapy* 1974;60(10):309–310.

Wilson DH. The effects of pulsed electromagnetic energy on peripheral nerve regeneration. *Ann NY Acad Sci* 1975;238:575.

Wilson DH. Treatment of soft tissue injuries by pulsed electrical energy. *Br Med J* 1972;2:269–270.

Wise CS. The effect of diathermy on blood flow. *Arch Phys Med Rehab* 1948;29:17.

Witters DM and Kantor G. An evaluation of microwave diathermy applicators using free space electric field mapping. *Phys Med Biol* 1981;26:1099.

Worden RE. The heating effects of microwaves with and without ischemia. *Arch Phys Med Rehab* 1948;29:751.

Wyper DJ and McNiven DR. Effects of some physiotherapeutic agents on skeletal muscle blood flow. *Physiotherapy* 1976;63(3):83–85.

GLOSSÁRIO

Campo elétrico: As linhas de força exercidas sobre íons carregados nos tecidos pelos eletrodos, o que leva as partículas carregadas a se moverem de um polo para outro.

Campo magnético: Criado quando a corrente passa por um cabo enrolado, afetando os tecidos circundantes induzindo correntes secundárias localizadas, chamadas de correntes de redemoinho, dentro dos tecidos.

Correntes de redemoinho: Pequenos campos elétricos circulares induzidos quando um campo magnético é criado que resulta em oscilação intramolecular (vibração) dos conteúdos teciduais, causando geração de calor.

Diatermia: Aplicação de energia elétrica de alta frequência que é utilizada para se gerar aquecimento nos tecidos corporais como resultado da resistência do tecido para a passagem de energia.

Diatermia por ondas curtas pulsada: Criada simplesmente interrompendo-se a produção de diatermia por ondas curtas contínua em intervalos consistentes, é utilizada primariamente para efeitos não térmicos.

Eletrodos de cabo: Eletrodo do tipo indutância no qual os eletrodos são enrolados ao redor de uma parte do corpo, criando-se um campo eletromagnético.

Eletrodos de capacitor: Placas de espaço de ar ou eletrodos de coxim que criam um campo elétrico mais forte do que um campo magnético.

Eletrodos de coxim: Eletrodos do tipo capacitor utilizados com diatermia por ondas curtas para se criar um campo elétrico.

Eletrodos de indução: Eletrodos de cabo ou eletrodos de tambor que criam um campo magnético mais forte do que o campo elétrico.

Federal Communications Commission (FCC): Agência federal encarregada de designar frequências para todos os transmissores de rádio, incluindo diatermias.

Frequência de absorção específica (FAE): Representa a frequência de energia absorvida por unidade de área de massa tecidual.

Oscilação intermolecular (vibração): Movimento entre moléculas que produz fricção e, assim, aquecimento.

Placa de espaço de ar: Eletrodo do tipo capacitor no qual as placas são separadas da pele pelo espaço em uma caixa de vidro. Utilizada na diatermia por ondas curtas.

Técnica de capacitância: Cria um forte campo elétrico.

Técnica de indução: Cria um forte campo magnético.

ATIVIDADE DE LABORATÓRIO

DIATERMIA POR ONDAS CURTAS

DESCRIÇÃO

A diatermia por ondas curtas (DOC; diatermia significa aquecer por entre) usa uma corrente alternada (mais comumente 27,12 MHz) passada sobre um condutor enrolado ou a uma placa de capacitor.

Com o método da bobina, o paciente é colocado no campo magnético que é gerado quando a corrente passa pela bobina; o campo magnético, então, é absorvido pelas moléculas no corpo, aumentando-se a energia interna do paciente. Esse método é referido como indutivo porque o corpo age como uma bobina secundária e a corrente no corpo é induzida pela corrente na bobina primária; o corpo nunca se torna parte do circuito elétrico.

No segundo método, existem duas placas capacitoras carregadas e o corpo age como um condutor de resistência inferior para a descarga da corrente capacitiva; por isso o termo diatermia por ondas curtas capacitiva. Novamente, as moléculas do corpo absorvem a energia e têm sua energia interna aumentada. Na DOC capacitiva, o paciente se torna parte do circuito elétrico.

Como o movimento de uma molécula é dependente de sua energia interna, quando uma molécula absorve qualquer tipo de energia, o seu movimento aumenta. A temperatura é uma reflexão da energia cinética média de um sistema e a energia cinética é por definição o movimento molecular aleatório. Portanto, quando o movimento molecular aumenta, a temperatura diminui. Embora haja aumento nas colisões moleculares quando a energia térmica de um sistema aumenta, essas colisões não produzem qualquer energia; elas meramente transferem a energia de uma molécula para outra. O conceito de que a "fricção" que ocorre entre as moléculas eleva a temperatura é equivocado.

Embora a energia elétrica seja utilizada na DOC, os potenciais de ação não são induzidos no tecido excitável. Em frequências tão altas, a fase de descarga da corrente é inadequada para se alterar a voltagem da membrana o suficiente para que a membrana possa atingir o limiar. A quantidade de aquecimento gerada não segue a lei de Joule

$$Q = I^2Rt$$

onde Q é calor, I é a corrente, R é a resistência e t é o tempo. O calor é gerado no tecido que absorve a energia, e isso varia de acordo com o tipo de DOC utilizada. A DOC indutiva é absorvida em sua maioria pelos tecidos que têm alta condutividade elétrica, como o músculo. A DOC capacitiva é absorvida, em sua maioria, por tecidos que têm baixa condutividade elétrica, como pele e gordura. Devido a isso, a DOC capacitiva não penetra tão profundamente quanto a DOC indutiva, mas produz uma sensação mais acentuada de calor no paciente. A diretriz geral para a profundidade da penetração da DOC capacitiva é de 1 cm e de 3 a 4 cm para a DOC indutiva.

EFEITOS FISIOLÓGICOS

Vasodilatação
Diminuição da percepção da dor
Aumento do metabolismo local
Aumento da plasticidade do tecido conectivo
Diminuição da força isométrica (transitório)

EFEITOS TERAPÊUTICOS

Diminuição da dor
Aumento da extensibilidade do tecido mole

INDICAÇÕES

A diatermia por ondas curtas é um agente físico de aquecimento; portanto, as indicações são as mesmas que para qualquer agente de aquecimento. Contudo, a profundidade da penetração, pelo menos para a DOC indutiva, é maior do que para quaisquer agentes infravermelhos. O ultrassom possui penetração mais profunda do que a DOC, mas a DOC pode ser utilizada para tratar uma área muito maior.

CONTRAINDICAÇÕES

- Falta de sensibilidade à temperatura normal.
- Doença vascular periférica com circulação comprometida.
- Sobre tumores, testículos, placas de crescimento abertas, tecido agudamente inflamado, hemorragia ativa, olhos ou objetos metálicos.
- Gravidez.
- Em pacientes com estimuladores elétricos implantados (marca-passo cardíaco, neuroestimuladores frênicos).

Capítulo 12 • Diatermia por Ondas Curtas e Micro-Ondas

DIATERMIA POR ONDAS CURTAS

PROCEDIMENTO	AVALIAÇÃO		
	1	2	3
1. Verificar suprimentos.			
a. Obter lençóis ou toalhas para cobertura, *timer*, dispositivo de sinalização.			
b. Verificar o gerador de DOC como cabos de força desgastados, integridade dos cabos e do tambor, protetores e assim por diante.			
c. Certificar-se de que o controle de produção esteja em zero.			
2. Interrogar o paciente.			
a. Verificar a identidade do paciente (se já não foi verificada).			
b. Verificar a ausência de contraindicações.			
c. Perguntar sobre tratamentos de termoterapia prévios; verificar observações de tratamento.			
3. Posicionar o paciente.			
a. Colocar o paciente em uma posição bem apoiada, confortável. Isto é particularmente crucial, porque o paciente não deve trocar de posição após o início do tratamento.			
b. Expor a parte do corpo a ser tratada; fazer o paciente remover todas as joias da área.			
c. Cobrir o paciente para preservar sua privacidade, proteger roupas, mantendo o acesso à parte do corpo a ser tratada.			
4. Inspecionar a parte do corpo a ser tratada.			
a. Verificar a percepção ao leve toque.			
b. Verificar a condição circulatória (pulsos, refil capilar). Avaliar a função da parte do corpo (p. ex., ADM, irritabilidade).			
5. Aplicar a DOC			
a. Colocar uma camada simples de toalha sobre a área de tratamento.			
b. Indutiva: posicionar o tambor que contém a bobina em paralelo com a parte do corpo e em contato com a toalha. Capacitativa: posicionar as placas em paralelo com a parte do corpo e a cerca de 2,5 a 7,5 cm de distância do corpo.			
c. Ligar o gerador de DOC, permitir aquecimento se necessário.			
d. Informar ao paciente que ele deve sentir apenas calor e que, se ficar quente, ele deverá informar-lhe imediatamente.			
e. Ajustar a intensidade da DOC ao nível apropriado. Ajustar o *timer* para o tempo de tratamento adequado e dar ao paciente o dispositivo de sinalização. Assegurar-se de que o paciente entendeu como utilizar o dispositivo de sinalização.			
f. Verificar a resposta do paciente após os primeiros cinco minutos, perguntando como ele se sente.			
6. Completar o tratamento.			
a. Quando o tempo de tratamento tiver acabado, girar o controle da intensidade para zero e mover o gerador para longe do paciente; secar a área com uma toalha.			
b. Remover o material utilizado para cobertura, ajudar o paciente a vestir-se, se necessário.			
c. Orientar o paciente para que execute o exercício terapêutico conforme indicado.			
d. Limpar a área de tratamento e o equipamento de acordo com o protocolo normal.			
7. Avaliar a eficácia do tratamento.			
a. Perguntar ao paciente como ele sente a área tratada.			
b. Inspecionar visualmente a área tratada para quaisquer reações adversas.			
c. Executar os testes funcionais conforme indicado.			

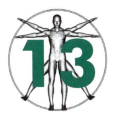

13 Tratamento com *Laser* de Baixa Potência

Ethan Saliba e Susan Foreman-Saliba

OBJETIVOS

Após o término deste capítulo, o estudante será capaz de:

▶ identificar os diferentes tipos de *lasers*;
▶ explicar os princípios físicos utilizados para se produzir luz *laser*;
▶ comparar as características dos *lasers* de baixa potência de hélio-neônio e arseneto de gálio AuAg;
▶ analisar as aplicações terapêuticas do *laser* na cicatrização de feridas e de tecidos moles, na redução do edema, na inflamação e na dor;
▶ demonstrar as técnicas de aplicação do *laser* de baixa potência;
▶ descrever a classificação dos *lasers*;
▶ incorporar as medidas de segurança no uso dos *lasers*;
▶ estar consciente das precauções e contraindicações para os *lasers* de baixa potência.

Laser é um acrônimo que significa *light amplification of stimulated emissions of radiation* (amplificação da luz por estimulação da emissão de radiação).

Apesar da imagem apresentada em filmes de ficção científica, os *lasers* oferecem valiosas aplicações nos campos industrial, militar, científico e médico. Einstein, em 1916, foi o primeiro a postular os teoremas que conceitualizam o desenvolvimento dos *lasers*. O primeiro trabalho feito com radiação eletromagnética amplificada tratava de amplificação de micro-ondas por estimulação da emissão de radiação (*masers*). Em 1955, Townes e Schawlow mostraram que era possível produzir emissão estimulada de micro-ondas além da região óptica do espectro eletromagnético. Esse trabalho com emissão estimulada logo se estendeu para a região óptica do espectro eletromagnético, resultando no desenvolvimento de aparelhos *masers* ópticos. O primeiro *maser* óptico foi construído em 1960 por Theodore Maiman, quando ele desenvolveu o *laser* de rubi sintético. Outros tipos de *lasers* foram construídos logo a seguir. Somente em 1965 é que o termo *maser* óptico foi substituído por *laser*.[1]

Os *lasers* foram incorporados em várias aplicações do dia a dia, que variam de discos de áudio e leitura óptica de supermercado até aplicações em comunicação e medicina.[2] Este capítulo trata principalmente da aplicação dos *lasers* de baixa potência, visto que eles são utilizados no tratamento conservador de algumas condições médicas.

• *Laser* = amplificação da luz por estimulação da emissão de radiação.

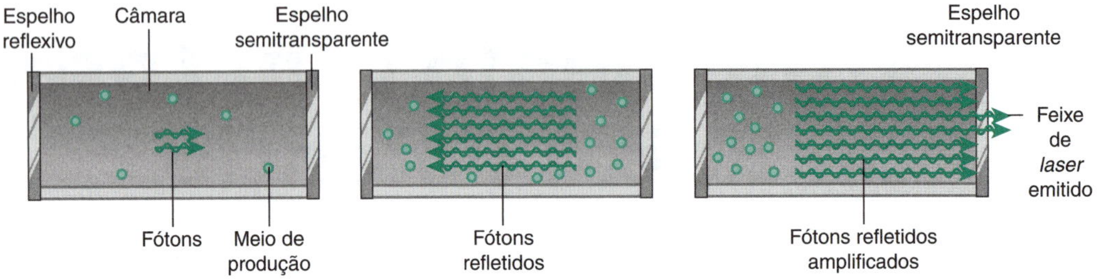

464 Parte IV • Modalidades de Energia Eletromagnética

Figura 13.1 Um *laser* produz luz amplificada por meio de emissões estimuladas.

Três propriedades do *laser*

- Coerência
- Monocromaticidade
- Colimação

FÍSICA

O *laser* é uma forma de energia eletromagnética com comprimentos de onda e frequências que estão dentro das porções de luz infravermelha e luz visível do espectro eletromagnético.[1] A energia luminosa eletromagnética é transmitida no espaço como ondas que contêm pequenos "pacotes de energia", chamados fótons. Cada fóton contém uma quantidade definida de energia, dependendo de seu comprimento de onda (cor).

O *laser* consiste em meio de produção, que é um material (gasoso, líquido, sólido) com propriedades ópticas específicas dentro de uma câmara óptica (Figura 13.1). Quando uma fonte de energia externa é aplicada ao meio de produção, os fótons são liberados e são idênticos em fase, direção e frequência. Para armazená-los e gerar mais fótons, os espelhos são colocados nas duas extremidades da câmara. Um espelho é totalmente reflexivo, enquanto o outro é semitransparente. Os fótons balançam para a frente e para trás refletindo entre os espelhos, passando pelo meio de produção a cada momento, amplificando, assim, a luz e estimulando a emissão de outros fótons. Eventualmente, tantos fótons são estimulados que a câmara não pode armazenar a energia. Quando um nível de energia específico é atingido, os fótons de um determinado comprimento de onda são ejetados por meio do espelho semitransparente que aparece como um feixe de luz.[3,4] Assim, a luz amplificada é produzida por meio de emissões estimuladas (*laser*).

A luz do *laser* é emitida de uma maneira organizada e não em um padrão randômico como nas fontes de luz incandescente e fluorescente. Três propriedades distinguem o *laser*: coerência, monocromaticidade e colimação.[1]

Coerência significa que todos os fótons de luz emitidos de moléculas gasosas individuais são do mesmo comprimento de onda e que as ondas de luz individuais estão em fase umas com as outras. A luz normal, por outro lado, é composta de muitos comprimentos de onda que sobrepõem suas fases umas com as outras.

Monocromaticidade refere-se à especificidade da luz em um comprimento de onda único, definido; se a especificidade está no espectro de luz visível, ela tem apenas uma cor. O *laser* é uma das poucas fontes de luz que produz um comprimento de onda específico.

O feixe de *laser* é bem colimado, isto é, há divergência mínima dos fótons.[5] Isso significa que os fótons se movem de forma paralela, concentrando o feixe de luz (Figura 13.2).

TIPOS DE *LASERS*

Há potencialmente milhares de diferentes tipos de *lasers*, cada um com comprimentos de onda específicos e características únicas. Os lasers são classificados de acordo com a natureza do meio de produção colocado entre duas superfícies refletoras. Os meios de ganho utilizados para criar *lasers* incluem as seguintes categorias: cristal e vidro (estado sólido), gás, semicondutor, corante líquido e químico.

Os *lasers* podem ser classificados como de alta ou baixa potência, dependendo da intensidade da energia que fornecem. Os *lasers* de alta potência também são conhecidos como *lasers* "quentes" devido às respostas térmicas que provocam. Estes são utilizados no campo médico em inúmeras áreas, incluindo corte cirúrgico e coagulação, oftalmologia, dermatologia, oncologia e especialidades vasculares.

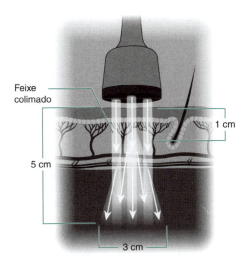

Figura 13.2 Profundidade de penetração com um *laser* GaAs. A penetração direta é de até 1 cm com um feixe de *laser* colimado. A estimulação provoca efeitos de até 5 cm.

A utilização do *laser* de baixa potência para cicatrização de feridas e manejo da dor é uma área de aplicação relativamente nova na medicina.[6] Esses *lasers* produzem potência máxima de menos de 1 miliwatt (1 mW = 1/1.000 W) nos Estados Unidos, produzindo efeitos fotoquímicos em vez de térmicos. Não há aquecimento dos tecidos. A diferença exata do débito de potência que limita o *laser* de alta e baixa potência varia. São considerados de baixa potência qualquer aparelho de *laser* que não gera resposta térmica apreciável. Essa categoria pode incluir *lasers* capazes de produzir até 500 W de potência.[7]

Tomada de decisão clínica   *Exercício 13.1*

Após observar uma demonstração do uso do *laser* em cirurgia, um paciente expressa ao médico a preocupação de que o emprego do *laser* para tratar um ponto-gatilho miofascial provocará queimaduras na pele. O que o médico deve explicar ao paciente para diminuir seus receios?

O tratamento com *laser* de baixa potência é o termo dominante hoje. Na literatura, o tratamento com *laser* de baixa potência também é empregado com frequência. O *laser* terapêutico, *laser* de baixa potência, *laser* de baixa potência ou *laser* de baixa energia, também é utilizado para tratamento. O termo *laser* de baixa potência foi originalmente usado para diferenciar os *lasers* terapêuticos dos *lasers* de alta potência, isto é, *lasers* cirúrgicos. Várias designações diferentes surgiram depois, como *laser* MID e *laser* médico. O *laser* bioestimulante é outro termo, com a desvantagem de que só se pode fornecer doses de inibição.[8] O termo *laser* biorregulador foi então proposto. Outros nomes sugeridos são *laser* de nível reativo baixo, *laser* de nível de intensidade baixo, *laser* de fotobioestimulação e *laser* de fotobiomodulação.

Os *lasers* de baixa potência, que têm sido estudados e utilizados no Canadá e na Europa nos últimos 30 anos, têm sido investigados nos Estados Unidos nas duas últimas décadas. Os dois *lasers* de baixa potência mais comumente empregados são o hélio-neônio (HeNe) (Figura 13.3a) e o arseneto de gálio (GaAs) (Figura 13.3b). O *laser* HeNe produz um feixe vermelho característico com comprimento de onda de 632,8 nm. O *laser* é emitido em onda contínua e tem penetração direta de 2 a 5 mm e penetração indireta de 10 a 15 mm. Os *lasers* GaAs são invisíveis e possuem comprimento de onda de 904 nm. Eles são emitidos em modo pulsado e possuem débito de potência médio de 0,4 mW. Esse *laser* tem penetração direta de 1 a 2 cm e penetração indireta de 5 cm. As potenciais aplicações para os *lasers* de baixa potência incluem tratamento de lesões

Lasers mais comumente utilizados
- Hélio-neônio (HeNe)
- Arseneto de gálio (GaAs)

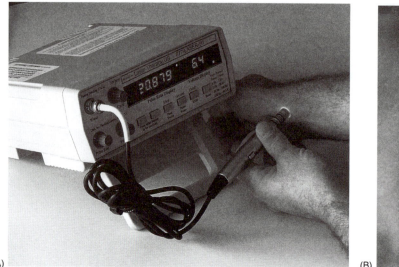
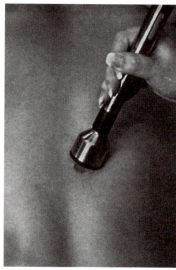

Figura 13.3 *Lasers* de baixa potência. (A) *Laser* hélio-neônio. (B) *Laser* arseneto de gálio. (Cortesia de ColdLaserEquipment.com.)

de tendões e ligamentos, artrite, redução de edema, lesão de tecidos moles, cuidado de úlceras e queimaduras, inibição do tecido cicatricial e acuterapia.[9]

As unidades de *laser* disponíveis nos Estados Unidos têm a capacidade de produzir *lasers* HeNe e GaAs. O mesmo aparelho pode medir a impedância elétrica e fornecer estimulação elétrica de ponto. O detector de impedância permite a localização dos pontos de hipersensibilidade e de acupuntura. O estimulador pontual pode ser combinado com aplicação de *laser* quando tratar dor. Acredita-se que a estimulação elétrica fornece alívio espontâneo da dor, enquanto o *laser* fornece respostas teciduais mais latentes.[10]

TÉCNICAS DE TRATAMENTO COM *LASER*

O método de aplicação do tratamento com *laser* é relativamente simples, mas certos princípios devem ser discutidos de modo que o fisioterapeuta possa determinar com precisão a quantidade de energia fornecida aos tecidos. Para aplicação geral, apenas o tempo de tratamento e a frequência de pulso variam. Para pesquisa, o investigador deve medir a densidade exata de energia emitida pelo aplicador antes das aplicações. A dose é a variável mais importante no tratamento com *laser*.

A energia a *laser* é emitida a partir de um aplicador remoto manual. Os componentes do *laser* HeNe estão dentro da unidade e fornecem a luz de *laser* para a área alvo por meio de um tubo de fibra óptica. A montagem de fibra óptica é frágil e não deve ser amassada ou torcida excessivamente. O *laser* GaAs contém os elementos semicondutores na ponta do aplicador. As fibras ópticas utilizadas com o HeNe e a forma elíptica do semicondutor no *laser* GaAs criam divergência do feixe com ambos aparelhos. Essa divergência possibilita que a energia do feixe se dissemine sobre determinada área, de modo que, à medida que a distância da fonte aumenta, a intensidade do feixe diminui.

Técnicas de aplicação de *laser*
- Gradeamento
- Rastreamento
- Oscilação

Técnicas de aplicação do *laser*

Para se administrar um tratamento com *laser*, a ponta do aplicador deve estar em contato leve com a pele e direcionada perpendicularmente ao tecido alvo enquanto o *laser* funciona no tempo determinado. Comumente, a área de tratamento é dividida em uma grade de centímetros quadrados, com cada centímetro quadrado estimulado por tempo específico. Essa técnica de gradeamento é o método utilizado com mais frequência e deve ser empregada sempre que possível. Não se deve desenhar li-

Capítulo 13 • Tratamento com *Laser* de Baixa Potência   **467**

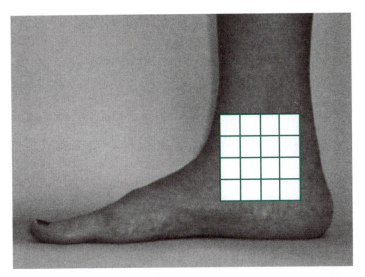

Figura 13.4 Técnica de gradeamento. Uma grade imaginária pode ser desenhada sobre a área a ser tratada e o *laser* deve ser aplicado em cada centímetro quadrado de área lesionada pelo tempo determinado. O *laser* deve ficar em contato leve com a pele.

nhas e pontos na pele do paciente, pois isso pode absorver parte da energia da luz (Figura 13.4). Se for necessário tratar áreas abertas, uma toalha de plástico clara e esterilizada poderá ser colocada sobre o ferimento para se permitir o contato com a superfície.

Outra alternativa é a técnica de rastreamento na qual não há contato entre a ponta do *laser* e a pele. Com essa técnica, a ponta do aplicador deve ser mantida entre 5 e 10 mm do ferimento. Como ocorre divergência de feixe, a quantidade de energia diminui à medida que a distância do alvo aumenta. É difícil de se quantificar com precisão a energia perdida quando a distância do alvo é variável. Portanto, não é recomendado se tratarem distâncias maiores do que 1 cm. Quando se utiliza a ponta do *laser* de 1 mm com 30° de divergência, o feixe de *laser* vermelho de HeNe deve preencher uma área do tamanho de 1 cm² (Figura 13.5).

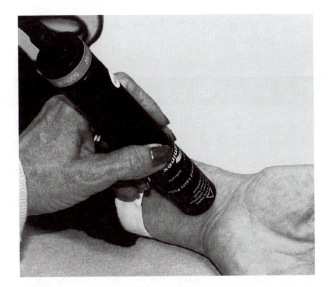

Figura 13.5 Técnica de rastreamento. Quando não pode ser mantido contato com a pele, o aplicador deve ser mantido no centro da grade a uma distância menor do que 1 cm e em um ângulo de 30° em relação à superfície que está sendo tratada.

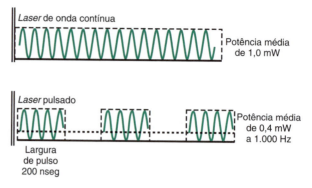

Figura 13.6 Energia de onda contínua versus pulsada.

Embora o *laser* infravermelho seja invisível, a mesma consideração deve ser observada quando se utiliza a técnica de rastreamento. Se a ponta do *laser* tiver contato com um ferimento aberto, ela deve ser limpa cuidadosamente com uma pequena quantidade de desinfetante ou outro agente antisséptico para se prevenir contaminação cruzada.

A técnica de rastreamento deve ser diferenciada da técnica de oscilação, em que uma área gradeada é banhada com o *laser* de modo oscilatório pelo tempo designado. Como na técnica de rastreamento, a dosimetria é difícil de ser calculada se uma distância menor do que 1 cm não puder ser mantida. A técnica de oscilação não é recomendada em virtude das irregularidades nas dosagens.

Dosagem

O *laser* HeNe tem potência média de 1,0 mW na ponta de fibra óptica e é fornecido no modo de onda contínua. O *laser* GaAs tem potência de 2 W, mas potência média de apenas 0,4 mW quando pulsado em frequência máxima de 1.000 Hz. A frequência do GaAs é variável, e o fisioterapeuta pode escolher uma frequência de pulso de 1 a 1.000 Hz, cada um com largura de pulso de 200 nseg (nseg = 10^{-9}) (Figura 13.6). A Tabela 13.1 descreve as especificações constrastantes desses *lasers*.

O modo pulsado reduz drasticamente a quantidade de energia emitida pelo *laser*. Por exemplo, um *laser* de 2 W é pulsado a 100 Hz:

Potência média = frequência de pulso potência de pico × largura de pulso
= 100 Hz × 2 W × (2 × 10^{-7} s)
= 0,04 mW

Tabela 13.1 Parâmetros dos *lasers* de baixa potência

	HÉLIO-NEÔNIO (HeNe)	ARSENETO DE GÁLIO (GaAs)
Tipo do *laser*	Gás	Semicondutor
Comprimento de onda (nm)	632,8	904
Frequência de pulso	Onda contínua	1 a 1.000 Hz
Largura de pulso	Onda contínua	200 nseg
Potência de pico	3 mW	2 W
Potência média (mW)	1,0	0,04 a 0,4
Área do feixe (cm)	0,01	0,07
Classificação FDA	*Laser* classe II	*Laser* classe I

Copiada com permissão de Physio Technology.

Capítulo 13 • Tratamento com *Laser* de Baixa Potência **469**

Isso contrasta com a potência de 0,4 mW com frequência de 1.000 Hz. Portanto, pode-se constatar que ajustes na frequência de pulso alteram a potência média, o que afeta significativamente o tempo de tratamento se uma quantidade específica de energia for requerida. No passado, achava-se que, alterando a frequência do *laser*, os seus benefícios seriam aumentados. Evidências recentes indicam que a quantidade total de Joules é mais importante, portanto, frequências de pulsos maiores são recomendadas para reduzir o tempo de tratamento necessário para cada ponto de estimulação.[11]

Tomada de decisão clínica · *Exercício 13.2*

Um fisioterapeuta está tratando uma entorse de tornozelo por inversão pós-aguda com o *laser* HeNe. Como o fisioterapeuta pode assegurar que a quantidade de energia administrada na área lesionada é relativamente uniforme?

A dose ou densidade de energia do *laser* é relatada na literatura como Joules por centímetro quadrado (J/cm^2). Um Joule é igual a 1 W/s. Portanto, a dose depende de (1) débito do *laser* em mW, (2) tempo de exposição em segundos e (3) área da superfície do feixe de *laser* em cm^2.

A dose deve ser calculada precisamente para que sejam padronizados tratamentos e estabelecidas diretrizes de tratamento para lesões específicas. A intenção é a de fornecer um número específico de J/cm^2 ou mJ/cm^2. Após o ajuste da frequência de pulso, que determina a potência média do *laser*, apenas o tempo de tratamento por cm^2 precisa ser calculado.[11]

$$TA = (E/P_{av}) \times A$$

TA = tempo de tratamento para uma área determinada
E = mJ de energia por cm^2
P_{av} = potência média do *laser* em mW
A = área do feixe em cm^2

Por exemplo: para fornecer 1 J/cm^2 com um *laser* de GaAs de potência média de 0,4 mW com área de feixe de 0,07 cm^2:

$$TA = (1\ J/cm^2/0{,}0004\ W) \times 0{,}07\ cm^2$$
$$= 175\ \text{segundos ou } 2{:}55\ \text{minutos}$$

Para fornecer 50 mJ/cm^2 com o mesmo *laser*, seriam necessários apenas 8,75 segundos de estimulação. Gráficos para auxiliar o fisioterapeuta a calcular os tempos de tratamento para várias frequências de pulso estão disponíveis. O *laser* de GaAs pode pulsar apenas até 1.000 Hz, resultando em uma energia média de 0,4 mW. Portanto, os tempos de tratamento podem ser excessivamente longos para que seja fornecida a mesma densidade de energia com um *laser* de onda contínua (Tabela 13.2).

Tabela 13.2 Tempos de tratamento para *lasers* de baixa potência

JOULES POR CENTÍMETRO QUADRADO (J/CM2)								
Tipo de *laser*	Potência média (mW)	0,05	0,1	0,5	1	2	3	4
HeNe (632,8 nm) onda contínua	1,0		0,5	1,0	5,0	10,0	20,0	30,0	40,0
GaAs (904 nm) pulsado a 1.000 Hz	0,4		8,8	17,7	88,4	176,7	353,4	530,1	706,9

Copiada com permissão de Physio Technology, Topeaka, Kansas.

470 Parte IV • Modalidades de Energia Eletromagnética

> **Tomada de decisão clínica** *Exercício 13.3*
>
> O fisioterapeuta está tentando calcular a dose em J/cm2 de um tratamento com *laser* de HeNe. Quais fatores precisariam ser considerados para a dose correta ser determinada coletivamente?

Profundidade de penetração

Qualquer energia aplicada ao corpo pode ser absorvida, refletida, transmitida e refratada. Os efeitos biológicos resultam apenas da absorção de energia e, à medida que mais energia é absorvida, há menos dela disponível para os tecidos mais profundos e adjacentes.

A profundidade de penetração da luz *laser* depende do tipo de energia *laser* fornecida. A absorção de energia *laser* de HeNe ocorre rapidamente nas estruturas superficiais, especialmente nos primeiros 2 a 5 mm de tecidos moles. A resposta que ocorre a partir da absorção é chamada de efeito direto. O efeito indireto é uma resposta atenuada mais profunda nos tecidos. Os processos metabólicos normais nos tecidos mais profundos são catalisados a partir da absorção de energia nas estruturas superficiais para produzir o efeito indireto. O *laser* de HeNe exerce efeito indireto em tecidos até 8 a 10 mm.[11]

O GaAs, que tem maior comprimento de onda, é absorvido diretamente nos tecidos nas profundidades de 1 a 2 cm e tem um efeito indireto até 5 cm (ver Figura 13.2). Portanto, esse *laser* apresenta melhor potencial para o tratamento de lesões de tecidos mais profundos, como distensões, entorses e contusões.[12] O raio do campo de energia se expande à medida que a luz não absorvida é refletida, refratada e transmitida às células adjacentes quando a energia penetra. O fisioterapeuta deve estimular cada centímetro quadrado de uma "grade", embora haja sobreposição de áreas recebendo exposição indireta.

APLICAÇÕES CLÍNICAS DOS *LASERS*

Como a produção de *lasers* é relativamente nova, os efeitos biológicos e fisiológicos dessa energia luminosa concentrada ainda estão sendo explorados. Os efeitos dos *lasers* de baixa potência são sutis, ocorrendo primariamente no nível celular. Vários estudos *in vitro* e em animais tentaram elucidar a interação de fótons com as estruturas biológicas. Embora haja poucos estudos clínicos controlados na literatura, estudos de casos documentados e evidências empíricas indicam que os *lasers* são eficazes na redução da dor e auxiliam a cicatrização de feridas. Os mecanismos exatos de ação ainda são incertos, embora os efeitos fisiológicos propostos incluam aceleração na síntese de colágeno, redução nos microrganismos, aumento na vascularização, redução da dor e ação anti-inflamatória.[11]

Os *lasers* de baixa potência são mais reconhecidos por aumentarem a velocidade de cicatrização de feridas e úlceras intensificando o mecanismo celular.[13] Resultados de estudos com animais variam em relação aos benefícios na cicatrização de feridas, talvez pelo fato de os tipos de *lasers*, doses e protocolos utilizados terem sido inconsistentes. Em humanos, a melhora de ferimentos que não cicatrizavam indica a possibilidade promissora para tratamento com *lasers*.

Cicatrização de feridas cutâneas

A eficácia do *laser* na cicatrização de feridas foi discutida em detalhes no Capítulo 3. As primeiras investigações sobre os efeitos do *laser* de baixa potência sobre os tecidos biológicos limitavam-se à experimentação *in vitro*. Embora se soubesse que os *lasers* de alta potência podiam danificar e vaporizar os tecidos, pouco se sabia sobre o efeito de pequenas dosagens na viabilidade e na estabilidade de estruturas celulares. Foi observado que dosagens baixas (< 10 J/cm^2) de radiação de *lasers* de baixa potência tinham uma ação estimulante nos processos metabólicos e na proliferação celular comparadas à luz incandescente ou de tungstênio.[14]

Mester conduziu vários experimentos *in vitro* com dois *lasers* na porção vermelha do espectro visual: o *laser* de rubi, comprimento de onda de 694,3 nm e o de HeNe, comprimento de onda 632,8 nm. Culturas de tecidos humanos mostraram aumento significativo na proliferação fibroblástica após a estimulação com ambos os *lasers* testados.[15] Os fibroblastos são as células precursoras das es-

Capítulo 13 • Tratamento com *Laser* de Baixa Potência   **471**

truturas do tecido conectivo como colágeno, células epiteliais e condrócitos. Quando a produção de fibroblastos é estimulada, deve-se esperar aumento subsequente na produção de tecido conectivo. Abergel e colaboradores documentaram que certas doses de *laser* de HeNe e de GaAs com comprimento de onda de 904 nm levavam os fibroblastos da pele humana *in vitro* a aumentar em três vezes a produção de pró-colágeno.[14] Esse efeito era mais acentuado quando a estimulação de baixo nível ($1,94 \times 10^{-7}$ a $5,84 \times 10^{-6}$ J/cm^2 de GaAs e doses de 0,053 a 1.589 J/cm^2 de HeNe) era repetida durante três a quatro dias *versus* uma única exposição. As amostras de tecido mostraram aumentos nos fibroblastos e nas estruturas colagenosas, bem como aumentos no material intracelular e nas mitocôndrias edemaciadas das células.[15] Além disso, as células não estavam danificadas em relação à sua morfologia e estrutura após exposição a *lasers* de baixa potência.[16]

Análises do metabolismo celular, com atenção à atividade do DNA e do RNA, têm sido feitas.[14,17,18] Por meio de marcadores radioativos, sugeriu-se que a estimulação com *laser* aumenta a síntese de ácidos nucleicos e a divisão celular.[19,17] Abergel relatou que células tratadas com *laser* tinham quantidades significativamente maiores de pró-colágeno RNA mensageiro, confirmando, ainda, que a produção aumentada de colágeno ocorre devido a modificações no nível de transcrição.[5]

Os *lasers* de baixa potência foram utilizados em estudos com animais para delinear as aplicações benéficas da luz do *laser* e seus perigos potenciais. Em um estudo anterior de Mester e colaboradores, ferimentos mecânicos e queimaduras foram feitos nas costas de ratos.[20] Ferimentos similares nos mesmos animais serviam de controle, com os ferimentos experimentais submetidos a várias doses de *laser* de rubi. Embora não houvesse diferenças histológicas entre os ferimentos, aqueles tratados com *laser* cicatrizaram significativamente mais rápido, em especial na dose de 1 J/cm^2. Também foi demonstrado que tratamentos repetidos de *laser* eram mais eficazes do que apenas uma exposição.

Outros pesquisadores investigaram a velocidade de cicatrização e a força de tensão de ferimentos de espessura total quando expostos ao *laser*.[13,14,15,21,22] Houve relatos conflitantes a respeito das velocidades de cicatrização, com alguns estudos mostrando ausência de alteração na velocidade de fechamento da ferida e outros mostrando cicatrização significativamente mais rápida.[3,13,14,15,21,22,23] Embora os resultados experimentais fossem conflitantes, uma explicação para a discrepância pode ser o efeito sistêmico indireto da energia *laser*. Mester mostrou que não era necessário irradiar todo o ferimento para atingir resultados benéficos, porque a estimulação de áreas remotas obteve resultados similares.[17] Kana e colaboradores descreveram um aumento na velocidade de cicatrização de ferimentos irradiados e não irradiados em um mesmo animal, comparado com animais não irradiados.[21] Esse efeito sistêmico foi mais acentuado com o *laser* de argônio. Vários estudos que investigaram a velocidade de cicatrização em tecidos de animais vivos utilizaram um segundo ferimento não tratado de controle no mesmo animal. A velocidade de cicatrização pode ter sido confundida com esse efeito sistêmico. Se esse efeito sistêmico envolve um componente humoral, um elemento circulante, ou efeitos imunológicos, ainda precisa ser determinado ou identificado. Mecanismos bactericidas e estimulação linfocítica são propostos para esse fenômeno.[24]

Força de tensão

A força de tensão aumentada dos ferimentos tratados com *laser* foi confirmada muitas vezes.[13,14,15,20,21,23] A contração do ferimento, a síntese do colágeno e aumentos na força de tensão são funções mediadas pelos fibroblastos e foram demonstradas mais acentuadamente na fase inicial de cicatrização do ferimento. Os ferimentos foram testados em vários estágios de cicatrização, para determinar o ponto de quebra, e comparados a controles ou ferimentos não irradiados. Os ferimentos tratados com *laser* tinham força de tensão significativamente maior, mais comumente nos primeiros 10 a 14 dias após a lesão, embora eles se aproximem dos valores de controle após esse período.[5,15,23] Cicatrizes hipertróficas não resultaram em respostas normalizadas dos tecidos após 14 dias. O *laser* de HeNe em doses que variavam de 1,1 a 2,2 J/cm^2 produziu resultados positivos com aplicações de *laser* duas vezes por dia, ou em dias alternados. A força de tensão aumentada corresponde a níveis mais altos de colágeno.

Respostas imunológicas

Esses estudos iniciais fundamentaram a hipótese de que a exposição ao *laser* poderia melhorar a cicatrização de lesões de pele e de tecido conectivo, mas o mecanismo ainda estava obscuro. Análise bioquímica e traçados radioativos foram realizados a fim de se delinearem os efeitos imunológicos da

472 Parte IV • Modalidades de Energia Eletromagnética

luz *laser* em culturas de tecidos humanos. A irradiação com *laser* aumentou a fagocitose pelos leucócitos com doses de 0,05 J/cm^2.[17] Isso levou à possibilidade de efeito bactericida, que posteriormente foi demonstrado com exposição do *laser* nas culturas de células que continham *Escherichia coli,* bactéria comum no intestino humano. O *laser* de rubi teve um efeito aumentado na replicação celular e na destruição de bactérias por meio da fagocitose leucocitária.[17,20] Mester também concluiu que havia efeitos imunológicos com os *lasers* de rubi, HeNe e argônio. Especificamente, ocorreu influência de estimulação direta sobre a atividade dos linfócitos T e B, um fenômeno específico à potência e ao comprimento de onda do *laser*. Os *lasers* de HeNe e argônio mostraram melhores resultados, com as doses que variam de 0,5 a 1 J/cm^2.[17] Trelles fez investigações similares *in vitro* e *in vivo* e relatou que o *laser* não teve efeitos bactericidas isolados, porém, quando utilizado em conjunto com antibióticos, produziu efeitos bactericidas significativamente maiores comparado aos controles.[25]

Com a confiança de que causam dano pequeno ou inexistente e podem ter objetivo terapêutico, os *lasers* de baixa potência têm sido utilizados clinicamente em seres humanos desde os anos 1960. Na Hungria, Mester tratou úlceras que não cicatrizavam e que não respondiam ao tratamento convencional com *lasers* de HeNe e de argônio com comprimentos de onda de 632,8 e 488 nm, respectivamente.[17] As doses foram variadas, mas eram no máximo de 4 J/cm^2. Na época da publicação do trabalho de Mester, 1.125 pacientes tinham sido tratados, dos quais 875 cicatrizados, 160 melhoraram e 85 não responderam. Os ferimentos, que foram classificados por etiologia, levaram uma média de 12 a 16 semanas para cicatrizar. Trelles também mostrou resultados clinicamente promissores utilizando os *lasers* de GaAs e de HeNe na cicatrização de úlceras, na união de fraturas e nas lesões herpéticas.[25]

Gogia e colaboradores, nos Estados Unidos, trataram ferimentos que não cicatrizavam com *laser* pulsado de GaAs em frequência de 1.000 Hz por 10 s/cm^2 com uma técnica de varredura a cerca de 5 mm da superfície do ferimento.[26] Esse protocolo foi utilizado em conjunto com tratamentos estéreis em turbilhão uma a duas vezes por dia e produziram resultados satisfatórios, embora não haja informação estatística. Evidências empíricas desses autores sugeriram cicatrização mais rápida e ferimentos mais limpos quando submetidos a tratamento com *laser* de GaAs três vezes por semana.

Inflamação

Biópsias de ferimentos experimentais foram examinadas quanto à atividade de prostaglandina para delinear o efeito da estimulação a *laser* sobre o processo inflamatório. Uma redução na prostaglandina PGE2 é um mecanismo proposto para promover a redução do edema por meio do tratamento com *laser*. Durante a inflamação, as prostaglandinas causam vasodilatação, que contribui para o fluxo de plasma para os tecidos intersticiais. Reduzindo-se as prostaglandinas, a força propulsora por trás da produção de edema é reduzida.[11] Os conteúdos de prostaglandina E e F foram examinados após o tratamento com *laser* de HeNe a 1 J/cm^2.[17] Em quatro dias, os dois tipos de prostaglandina se acumularam mais do que os controles. Contudo, em oito dias, os níveis de PGE2 diminuíram, enquanto os da PGF2 alfa aumentaram. Também ocorreu aumento da capilarização durante essa fase. Os dados indicam que a produção de prostaglandina seja afetada pela estimulação com *laser* e essas mudanças possivelmente refletem uma resolução acelerada do processo inflamatório agudo.[17]

Tecido cicatricial

O exame macroscópico de ferimentos cicatrizados foi descrito subjetivamente após os experimentos com *laser* na maioria dos estudos. Em geral, os ferimentos expostos à irradiação com *laser* tiveram menos tecido cicatricial e aspecto cosmético melhor. O exame histológico mostrou maior epitelização e menos material exsudativo.[22]

Estudos que utilizaram ferimentos de queimaduras mostraram alinhamento mais regular do colágeno e cicatrizes menores. Trelles aplicou *laser* em queimaduras de terceiro grau nas costas de ratos sem pelos com *lasers* de GaAs e de HeNe e mostrou cicatrização significativamente mais rápida nesses animais.[25] Os melhores resultados foram obtidos com o *laser* de GaAs devido à sua maior penetração. Trelles observou aumento da circulação com a produção de novos vasos sanguíneos no centro dos ferimentos comparado aos controles. As bordas dos ferimentos mantiveram a viabilidade e contribuíram para a epitelização e o fechamento da queimadura. Como houve menos contratura associada às lesões irradiadas, foi sugerido o tratamento com *laser* para queimaduras e ferimentos nas mãos e pescoço, onde as contraturas e cicatrizes podem limitar gravemente a função.

Considerações clínicas

Não houve relatos de efeitos danosos do tratamento com *laser* para cicatrização de feridas.[27] Dados clínicos mais controlados são necessários para determinar a eficácia e estabelecer a dosimetria que produz respostas reprodutíveis. A impressão a respeito dos *lasers* de baixa potência é que eles têm um efeito bioestimulatório sobre os tecidos lesionados, a não ser que doses altas, de mais de 8 a 10 J/cm^2, sejam administradas.[5,19] Esse efeito não influencia o tecido normal. Além dessas variações, pode ocorrer um efeito bioinibitório.

As aplicações do *laser* de baixa potência em um ambiente clínico são potencialmente ilimitadas. As suas aplicações podem incluir propriedades de cicatrização em lacerações, abrasões ou infecções. Os procedimentos de limpeza devem ser mantidos para se evitar contaminação cruzada com a ponta do aplicador. Como a profundidade de penetração do *laser* infravermelho é de cerca de 5 cm, outras lesões de tecidos moles podem ser tratadas de forma eficaz pela irradiação com *laser*. Distensões, entorses e contusões têm sido observadas pelos autores apresentando cicatrização mais rápida com menos dor.[28] Locais de acupuntura e de nervos superficiais também podem ser tratados com *laser* ou combinando-o com estimulação elétrica para se tratarem condições dolorosas.

Dor

Os *lasers* também têm sido eficazes na redução da dor e mostraram afetar a atividade dos nervos periféricos. Rochkind e colaboradores produziram lesões de esmagamento em ratos e trataram os animais experimentalmente com *laser* de HeNe com 10 J/cm^2 transcutaneamente ao longo da projeção do nervo isquiático.[29] A amplitude dos potenciais de ação estimulados eletricamente foi medida ao longo do nervo lesionado e comparada com controles até um ano mais tarde. A amplitude dos potenciais de ação foi 43% maior após 20 dias, que foi a duração do tratamento com *laser*. Após um ano, todos os nervos irradiados com *laser* mostraram amplitudes iguais ou maiores do que as anteriores à lesão. Os controles seguiram um curso de recuperação esperado e não atingiram níveis normais mesmo após um ano.

Snyder-Mackler e Bork investigaram o efeito da irradiação com HeNe na latência dos nervos sensoriais periféricos em humanos.[30] Esse estudo duplo-cego mostrou que a exposição do nervo radial superficial a baixas doses de *laser* reduziu significativamente a velocidade de condução do nervo sensorial, que pode fornecer informações sobre o mecanismo de alívio da dor por meio dos *lasers*. Outra explicação para o alívio da dor pode ser o resultado de cicatrização acelerada, ação anti-inflamatória, influência do nervo autônomo e respostas neuro-humorais (serotonina, norepinefrina) pela inibição do trato descendente.[11,10,31,32]

A dor crônica tem sido tratada com *lasers* de GaAs e de HeNe e resultados positivos foram observados empiricamente e por meio de pesquisa clínica. Walker conduziu um estudo duplo-cego para documentar analgesia após exposição à irradiação com HeNe em pacientes com dor crônica comparando-o a tratamentos simulados.[33] Quando os locais superficiais dos nervos radial, mediano e safeno, bem como áreas dolorosas, foram expostos à irradiação com *laser*, houve diminuição significativa da dor e menos dependência de medicação para controle da dor. Esses estudos preliminares sugerem resultados positivos, embora a modulação da dor seja difícil de ser medida objetivamente.

Resposta óssea

Usos futuros da irradiação com *laser* incluem o tratamento de outras estruturas de tecido conectivo, como osso e cartilagem articular. Schultz e colaboradores estudaram várias intensidades de *laser* sobre a cicatrização de lesões da cartilagem articular de espessura parcial em porquinhos-da-índia.[34] Durante o procedimento cirúrgico, as lesões foram irradiadas por cinco segundos, com intensidades que variam de 25 a 125 J. Após quatro semanas, o grupo de dose baixa (25 J) teve proliferação condral e, após seis semanas, o defeito havia sido reconstituído no nível da cartilagem superficial. Células basófilas normais estavam presentes com coloração, indicando estruturas celulares normais. Os grupos de dosagem mais alta e os controles tinham pouca ou nenhuma evidência de restauração da lesão com cartilagem. A cicatrização óssea e a consolidação de fraturas têm sido investigadas por Trelles e Mayayo.[18] Um adaptador foi conectado a uma agulha intramuscular para que a energia do

474 Parte IV • Modalidades de Energia Eletromagnética

laser pudesse ser direcionada profundamente no periósteo. Fraturas de tíbia de coelhos mostraram consolidação mais rápida com tratamento com HeNe de 2,4 J/cm^2 em dias alternados. O exame histológico indicou canais Haversianos mais maduros com osteócitos descolados no osso tratado com *laser*. Também houve remodelação da linha articular, o que é impossível com o tratamento tradicional.[18,25,35] A utilização de *lasers* para o tratamento de fraturas não consolidadas começou na Europa.

Tomada de decisão clínica   *Exercício 13.4*

Um paciente está se queixando de dor na região superior das costas. Após uma avaliação, o fisioterapeuta determina que a dor está irradiando de um ponto-gatilho ativo no trapézio superior. Como esse ponto-gatilho pode ser tratado utilizando-se de *laser* de HeNe?

PROTOCOLOS DE TRATAMENTO SUGERIDOS

As pesquisas sugerem algumas densidades de *laser* para tratar vários modelos clínicos. Isso varia em média de 0,05 a 0,5 J/cm^2 para condições agudas e de 0,5 a 3 J/cm^2 para condições mais crônicas.[11] As respostas dos tecidos dependem da dose administrada, embora o tipo de *laser* também possa influenciar o efeito. A resposta obtida com diferentes dosagens e *lasers* varia consideravelmente entre os estudos, deixando que os parâmetros de tratamento sejam determinados empiricamente. Na literatura, parece haver pouca diferença quando se compara as doses de *lasers* de HeNe e de GaAs, embora suas profundidades de penetração sejam significativamente diferentes. As unidades de *laser* produzidas nos Estados Unidos têm potência média relativamente pequena, então a tendência é a de se administrarem as doses em milijoules em vez de Joules. Pode ser necessário realizar de três a seis aplicações antes que a eficácia do *laser* possa ser determinada.

Embora seja recomendada potência maior para reduzir os tempos de tratamento, deve-se evitar a superestimulação. O princípio de Arndt-Schultz afirma que, no tratamento com *laser*, mais não é necessariamente melhor. Por esse motivo, o *laser* deve ser administrado no máximo uma vez ao dia por área de tratamento. Ao serem utilizadas doses elevadas, recomenda-se o tratamento em dias alternados. Se os efeitos do *laser* atingirem um platô, a frequência do tratamento deve ser reduzida ou o tratamento descontinuado por uma semana, quando então o tratamento pode ser reiniciado, se necessário.[25]

Dor

A utilização de *lasers* de baixa potência no tratamento de dor aguda e crônica pode ser implementado de várias maneiras.[36] Após o diagnóstico adequado da etiologia da dor, o local da patologia pode ser gradeado. O *laser* deve ser aplicado em toda a área da lesão conforme descrito anteriormente. A Tabela 13.3 lista alguns protocolos de tratamento sugeridos para várias condições clínicas. Quando os pontos-gatilho estão sendo tratados, o aplicador deve ser mantido perpendicular à pele com contato leve. Se uma estrutura específica, como um ligamento, for o tecido-alvo, o aplicador do *laser* deverá ser mantido em contato com a pele e perpendicular àquela estrutura. Quando se tratar uma articulação, o paciente deve ser posicionado de modo que a articulação esteja aberta para que ocorra a penetração da energia nas áreas intra-articulares.

O tratamento de pontos de acupuntura e de pontos-gatilho com *laser* pode ser aumentado com estimulação elétrica para o manejo da dor. Deve ser feita referência a gráficos para determinar os pontos adequados de acupuntura. O detector de impedância do *laser* aumenta a capacidade de localizar esses locais. Os pontos devem ser tratados de distal para proximal para a obtenção de melhores resultados.

Ocasionalmente, os pacientes podem ter aumento na dor após o tratamento com *laser*. Acredita-se que esse fenômeno seja o início das respostas normais do corpo à dor que se tornou adormecida.[7] Foi observado que o *laser* ajuda a resolver a condição intensificando os processos fisiológicos normais necessários para a resolução da lesão. Como afirmado anteriormente, vários tratamentos devem ser administrados antes de se considerar essa modalidade ineficaz no manejo da dor.

Protocolos de tratamento: *laser* de baixa potência

1. Determinar a área a ser tratada e visualizar uma grade sobrepondo a área de tratamento. A grade deve ser dividida em 1 cm^2.
2. Se a técnica de gradeamento for utilizada, colocar a ponta do aplicador em leve contato com a pele e administrar a luz para cada cm^2 de área pelo tempo apropriado para obter a dose desejada.
3. Se a técnica de rastreamento for utilizada, manter a ponta do aplicador a 1 cm da pele e certificar-se de que a abertura do aplicador esteja posicionada de forma que o feixe do *laser* fique perpendicular à pele. Administrar a luz para cada centímetro quadrado de área pelo tempo apropriado para se obter a dose desejada.
4. Certificar-se de que a energia do *laser* não seja direcionada aos olhos do paciente.
5. Se o paciente relatar qualquer sensação incomum, como desconforto no local do tratamento, náusea e assim por diante, suspender o tratamento.
6. Continuar monitorando o paciente durante o período de tratamento.

Tabela 13.3 Aplicações de tratamento sugeridas

APLICAÇÃO	TIPO DE *LASER*	DENSIDADE DE ENERGIA
Ponto-gatilho		
Superficial	HeNe	1 a 3 J/cm^2
Profundo	GaAs	1 a 2 J/cm^2
Redução de edema		
Agudo	GaAs	0,1 a 0,2 J/cm^2
Subagudo	GaAs	0,2 a 0,5 J/cm^2
Cicatrização de ferida (tecidos superficiais)		
Aguda	HeNe	0,5 a 1 J/cm^2
Crônica	HeNe	4 J/cm^2
Cicatrização de ferida (tecidos profundos)		
Aguda	GaAs	0,05 a 0,1 J/cm^2
Crônica	GaAs	0,5 a 1 J/cm^2
Tecido cicatricial	GaAs	0,5 a 1 J/cm^2

Copiada com permissão de Physio Technology.

Cicatrização de feridas cutâneas

Feridas abertas e úlceras, bem como contusões, abrasões e lacerações podem ser tratadas com *laser* para se acelerar a cicatrização e diminuir a infecção.[13,37,38] A ferida deve ser limpa adequadamente e todos os detritos e escaras removidos. O exsudato espesso que cobre a ferida diminui a penetração do *laser*, portanto, é recomendada a aplicação do *laser* ao redor da periferia da lesão. A técnica de rastreamento deve ser utilizada sobre lesões abertas, a não ser que seja colocada uma cobertura plástica sobre a lesão para permitir contato direto. Materiais opacos podem absorver alguma energia do *laser* e, dessa forma, não são recomendados. As lacerações faciais podem ser tratadas com *laser*, embora se deva ter cuidado para não direcionar o feixe para os olhos do paciente. O risco de dano na retina com o *laser* de baixa potência utilizado nos Estados Unidos é baixo.

Tecido cicatricial

A energia *laser* afeta apenas o que está diminuído metabolicamente e não altera o tecido normal. Cicatrizes hipertróficas podem ser tratadas com *laser* devido aos seus efeitos bioinibidores. A bioinibição requer tempos de tratamento prolongados e pode ser clinicamente impraticável devido à baixa potência dos *lasers* utilizados nos Estados Unidos. A dor e o edema associados a cicatrizes patológicas têm sido tratados de maneira eficaz com *lasers* de baixa potência. Cicatrizes espessas têm vascularidade variável, o que torna a transmissão do *laser* irregular, assim, muitas vezes é recomendado que se trate a periferia da cicatriz em vez de se utilizar o *laser* diretamente sobre ela.

Edema e inflamação

A ação primária da aplicação do *laser* para controle do edema e da inflamação ocorre por meio da interrupção da formação de substratos intermediários necessários para a produção de mediadores químicos inflamatórios: quininas, histaminas e prostaglandinas. Sem esses mediadores químicos, a interrupção do estado homeostático corporal é minimizada e a extensão da dor e do edema é reduzida. Também se acredita que a energia *laser* possa otimizar a permeabilidade da membrana celular, que regula as pressões osmóticas hidrostáticas intersticiais.[39] Portanto, durante o trauma do tecido, o fluxo de fluido para os espaços intercelulares seria reduzido. O tratamento com *laser* geralmente é aplicado por gradeamento sobre as áreas envolvidas ou pelo tratamento de pontos relacionados de acupuntura se a área de envolvimento for generalizada.

SEGURANÇA

Poucas considerações de segurança são necessárias para o emprego do *laser* de baixa potência. Contudo, à medida que a variedade de *lasers* evoluiu e seu uso aumentou nos Estados Unidos, tornou-se necessário o desenvolvimento de diretrizes nacionais não apenas para segurança, mas também para eficácia terapêutica. O Center for Devices and Radiological Health (Centro para Aparelhos e Saúde Radiológica) do Food and Drug Administration (FDA) dos Estados Unidos regula a fabricação e a venda de *lasers* nos Estados Unidos.

Os equipamentos de *laser* em geral são agrupados em quatro classes pelo FDA, havendo procedimentos de segurança simplificados e diferenciados para cada uma.[22]

- Os *lasers* da classe I, ou "isentos", são considerados sem risco para o corpo. Todos os *lasers* invisíveis com potência média de 1 mW ou menos são aparelhos da classe I e incluem os *lasers* de GaAs com comprimentos de onda de 820 a 910 nm.[3] Os *lasers* infravermelhos invisíveis devem conter uma luz indicadora para identificar quando o *laser* está em funcionamento.
- Os *lasers* da classe II, ou de "baixa potência", são perigosos apenas se um observador olhar continuamente para a fonte. Essa classe inclui *lasers* visíveis que emitem até 1 mW de potência média, como o *laser* de HeNe.
- Os *lasers* da classe III, ou de risco moderado, podem causar lesão na retina no tempo natural de reação. O operador e o paciente devem usar óculos de proteção. Contudo, esses *lasers* não podem causar lesão cutânea grave ou produzir reflexões difusas perigosas a partir de metais ou outras superfícies sob condições normais de uso.[34]
- Os *lasers* da classe IV, ou de alta potência, apresentam um alto risco de lesão e podem causar combustão de materiais inflamáveis. Outros perigos são as reflexões difusas que podem danificar os olhos e causar lesão cutânea grave por exposição direta. Esses *lasers* de alta potência raramente são utilizados fora de laboratórios de pesquisa e de ambientes industriais restritos.[34]

Os *lasers* de baixa potência utilizados para tratar a maioria das lesões ortopédicas são classificados como aparelhos de *laser* classes I e II e aparelhos médicos classe III. Os aparelhos médicos de classe III incluem aparelhos novos ou modificados não equivalentes a nenhum comercializado antes de 28 de maio de 1976.[19] O FDA dos Estados Unidos tinha, até então, uma política muito restrita sobre o tratamento com *laser*. Para se utilizar o *laser* em seres humanos, deve-se obter a aprovação do Institutional Review Board (IRB), estabelecida pela universidade, pelo fabricante, ou pelo hospital. De acordo com a nova política estabelecida em 1999, o FDA começou a emitir

Capítulo 13 • Tratamento com *Laser* de Baixa Potência

> ### ESTUDO DE CASO 13.1
> # *LASERS* DE BAIXA POTÊNCIA
>
> **Histórico:** Um homem de 44 anos, com diabetes melito tipo I há 30 anos, apresenta-se para tratamento de uma lesão que não cicatriza no seu pé esquerdo. Ele tem uma neuropatia sensorial periférica leve e desenvolveu uma bolha após uma longa corrida com calçados novos. A lesão inicial ocorreu há três meses e não houve alteração no tamanho da lesão no último mês. A lesão é na superfície plantar do pé, sob a cabeça do primeiro metatarso. É uma lesão de espessura total e de aproximadamente 3 cm de diâmetro. A condição clínica do paciente é estável e não há outra queixa.
>
> **Impressão:** Lesão dérmica crônica no pé esquerdo.
>
> **Plano de tratamento:** Tratamento diário com *laser* de HeNe foi iniciado. Após se limpar o ferimento em condições assépticas, toda a lesão foi exposta à luz de HeNe a um comprimento de onda de 632,8 nm. A técnica de rastreamento foi utilizada para se evitar contaminação do ferimento e do equipamento. Toda a lesão foi tratada com densidade de energia de 4 J/cm^2.
>
> **Resposta:** Foram tiradas fotografias semanalmente para se documentarem os efeitos do tratamento. Após três semanas de tratamento diário, a frequência foi reduzida para três sessões por semana. Após um total de 21 sessões (cinco semanas), a lesão estava cicatrizada. O paciente recebeu orientações sobre os cuidados e sobre as técnicas de prevenção de outras lesões.
>
> ### Questões de discussão
>
> - Quais tecidos foram lesionados/afetados?
> - Quais sintomas estavam presentes?
> - Em qual fase da série contínua da lesão-cicatrização o paciente se apresentou para tratamento?
> - Quais são os efeitos biofísicos (diretos, indiretos, de profundidade e afinidade do tecido) dessa modalidade terapêutica?
> - Quais são as indicações e as contraindicações dessa modalidade terapêutica?
> - Quais são os parâmetros de aplicação, dosagem, duração e frequência da modalidade terapêutica nesse estudo de caso?
> - Que outras modalidades terapêuticas poderiam ser utilizadas para se tratar essa lesão ou condição? Por quê? Como?
> - Qual é o mecanismo de ação da energia *laser*?
> - Por que os pacientes com diabetes melito são suscetíveis a lesões cutâneas?
> - Quais precauções devem ser tomadas antes de se tratar um paciente com o *laser* de baixa potência?
> - Quais técnicas de tratamento alternativas devem-se considerar? Quais são as vantagens e as desvantagens comparadas ao uso do *laser*?
>
> O profissional de reabilitação emprega modalidade terapêutica para se criar um ambiente ideal para a cicatrização do tecido enquanto se minimizam os sintomas associados ao trauma ou à condição.

Premarket Notifications, qualificadas 510(k). O FDA não regulamenta os fisioterapeutas no uso de qualquer produto com *laser*. Eles regulamentam as empresas que fabricam e vendem os produtos com *laser*. As empresas devem ser aprovadas pelo FDA para comercializar um aparelho e podem promover o uso médico de seus *lasers* apenas para as aplicações especificamente aprovadas. O FDA proíbe afirmações de que um tratamento possa ajudar ou curar doenças se não houver comprovação por estudos científicos. Essa aprovação significa que o *laser* específico aprovado pode ser vendido, mas a única reivindicação que o fabricante pode fazer é a indicação descrita no modelo 510(k). Desde 2002, o FDA concedeu aprovação do modelo 510(k) para várias empresas comercializarem *lasers* de baixa potência classificados como *lasers* de classe II. A Tabela 13.4 fornece uma lista dos *lasers* de baixa potência que o FDA aprovou para estudo a partir de 2002. Até hoje, o *laser* de baixa potência é indicado para uso adjunto no alívio temporário da dor na mão e no punho associada com síndrome do túnel do carpo.[40] Pela requisição de documentos sobre os resultados e os efeitos colaterais dos *lasers*, as regulamentações do FDA servem para se gerarem dados científicos a fim de se determinar a segurança e a eficácia do aparelho em questão.

Tomada de decisão clínica *Exercício 13.5*

Como o fisioterapeuta pode tratar uma nova abrasão utilizando um *laser* para facilitar o tempo de cicatrização e diminuir a infecção?

Precauções e contraindicações

A Tabela 13.5 fornece indicações e contraindicações para o uso do *laser* de baixa potência. Os *lasers* fornecem radiação não ionizante, portanto, não foram observados efeitos mutagênicos sobre o DNA e nenhum dano às células ou membranas celulares.[11] Não há relatos de danos após a exposição ao *laser* de baixa potência, incluindo respostas carcinogênicas, a não ser quando aplicado a células já cancerosas. As células tumorais podem se proliferar quando estimuladas.[26] A seguir, são apresentadas algumas sugestões para o uso do *laser*.

É mais indicada a exposição menor do que superexposição. Se os resultados clínicos atingirem um platô, redução na dose ou na frequência da aplicação pode facilitar os resultados. Evita-se a exposição direta aos olhos devido à possibilidade de se queimar a retina. Se for aplicar o *laser* por períodos prolongados, como na cicatrização de feridas, são recomendados óculos de proteção para se evitar exposição aos reflexos. Embora não tenham sido documentados efeitos adversos, o uso do *laser* no primeiro trimestre de gravidez não é recomendado. Uma pequena porcentagem de pacientes, especialmente aqueles com dor crônica, pode apresentar um episódio de síncope durante o tratamento com *laser*. Os sintomas geralmente cedem em alguns minutos. Se os sintomas excederem cinco minutos, deve-se suspender o tratamento.

CONCLUSÃO

O *laser* de baixa potência parece exercer apenas efeitos positivos. Isso por si só deve criar um estado de cautela profissional de não considerá-lo uma panaceia. Atualmente, com essas potências, os *lasers* são reconhecidos como equipamentos de risco insignificante. Contudo, *lasers* de baixa potência não foram reconhecidos pelo FDA como modalidade terapêutica segura ou eficaz. Embora muitos achados empíricos e clínicos apresentem resultados promissores, a realização de mais estudos controlados é essencial para se determinarem os tipos de *lasers* e dosagens necessárias para se alcançarem resultados reprodutíveis.

Tabela 13.4 Lista de *lasers* de baixa potência para estudo pelo FDA desde 2002

- MicroLight 830 (MicroLight Corporation of America, Missouri City, TX) recebeu aprovação, em 2002, para a indicação de "uso adjunto no alívio temporário da dor na mão e no punho associada com síndrome do túnel do carpo".

- Axiom *BioLaser* LLL T Series 3 (Axiom Worldwide, Tampa, FL) recebeu aprovação em 2003 para a indicação de "uso adjunto no alívio temporário da dor na mão e no punho associada com síndrome do túnel do carpo".

- *Acculaser* Pro4 (PhotoThera, Carlsbad, CA) recebeu aprovação, em 2004, para a indicação de "uso adjunto para fornecer alívio temporário da dor associada com síndrome do trato iliotibial".

- Thor DDII IR Lamp System (Thor International Ltd. Amersham, UK) recebeu aprovação em 2004 para a indicação de "elevar a temperatura do tecido para alívio temporário de dor articular e muscular menor e rigidez, dor por artrite menor, ou espasmo muscular; o aumento temporário na circulação sanguínea local; e/ou relaxamento temporário do músculo".

- Thor DDII 830 CL3 *Laser* System (Thor International Ltd, Amersham, UK) recebeu aprovação em 2003 para a indicação de "uso adjunto no alívio temporário da dor na mão e no punho associada com síndrome do túnel do carpo".

- Luminex LL *Laser* System (Medical *Laser* Systems, Inc, Branford, CT) recebeu aprovação em 2007 para a indicação de "uso adjunto no alívio temporário da dor na mão e no punho associada com síndrome do túnel do carpo".

Capítulo 13 • Tratamento com *Laser* de Baixa Potência **479**

Tabela 13.5 Indicações e contraindicações

INDICAÇÕES

Facilitar a cicatrização do ferimento

Reduzir a dor

Aumentar a força de tensão de uma cicatriz

Diminuir o tecido cicatricial

Diminuir a inflamação

Cicatrização óssea e consolidação de fratura

CONTRAINDICAÇÕES

Tumores cancerosos

Diretamente nos olhos

Gravidez

Nódulos cancerosos

RESUMO

1. O primeiro *laser* eficaz foi o *laser* de rubi, desenvolvido em 1960, e foi chamado inicialmente de *maser* ótico.

2. A luz se transmite no espaço por meio de ondas e é formada por fótons emitidos em níveis distintos de energia.

3. Emissões estimuladas ocorrem quando o fóton é liberado por um átomo excitado e promove a liberação de um fóton idêntico a ser liberado por um átomo igualmente excitado.

4. As características da radiação *laser* diferenciam-se das fontes convencionais de luz por três motivos: a radiação *laser* é monocromática (cor ou comprimento de onda único), coerente (em fase) e colimada (mínima divergência).

5. O *laser* pode ser térmico (quente) ou não térmico (baixa potência, suave ou frio). As classes de *laser* incluem *lasers* de estado sólido (cristal ou vidro), gás, semicondutor, corante ou químico.

6. Os *lasers* de hélio-neônio (HeNe; gás) e arseneto de gálio (GaAs; semicondutor) são os dois tipos de *laser* de baixa potência investigados pelo FDA para aplicação na medicina física. Esses *lasers* de baixa potência são utilizados atualmente nos Estados Unidos e em outros países para a cicatrização de lesões em tecidos moles e para o alívio da dor.

7. Os *lasers* de HeNe fornecem um feixe vermelho característico com comprimento de onda de 632,8 nm. O *laser* é fornecido em onda contínua e tem penetração direta de 2 a 5 mm e indireta de 10 a 15 mm.

8. O *laser* de GaAs é invisível e tem comprimento de onda de 904 nm. Ele é fornecido em modo pulsado e tem potência média de 0,4 mW. Esse *laser* tem penetração direta de 1 a 2 cm e indireta de até 5 cm.

9. As aplicações terapêuticas propostas para os *lasers* em medicina física incluem aceleração da síntese do colágeno, diminuição dos microrganismos, aumento na vascularização e redução da dor e da inflamação.

10. A técnica de aplicação do *laser* é feita idealmente com contato suave com a pele e deve ser perpendicular à superfície-alvo. A dose parece ser um fator crítico na produção da resposta desejada, mas a dosimetria exata ainda não foi determinada. A dose oscila de acordo com a variação da frequência de pulso e do tempo de aplicação.

11. O *laser* é aplicado por meio do desenvolvimento de uma grade imaginária sobre a área-alvo. A grade é composta de quadrados de 1 cm e o *laser* é aplicado em cada quadrado por um tempo predeterminado. Pontos-gatilho ou de acupuntura também são tratados para condições dolorosas.

480 Parte IV • Modalidades de Energia Eletromagnética

12. O FDA considera os *lasers* de baixa potência como equipamentos investigacionais de baixo risco. Para uso nos Estados Unidos, eles requerem aprovação IRB e consentimento prévio.

13. Embora não tenham sido relatados efeitos danosos, existem certas precauções e contraindicações quanto ao uso do *laser*. As contraindicações incluem a aplicação sobre tecidos cancerosos, a aplicação direta nos olhos e durante o primeiro trimestre de gravidez. Ocasionalmente, a dor pode aumentar no começo da aplicação, mas não indica que o tratamento deva ser suspenso. Baixa porcentagem de pacientes tem apresentado episódio de síncope durante a aplicação, mas isso geralmente é autolimitado. Se os sintomas persistirem por mais de cinco minutos, não é aconselhado aplicar novamente.

QUESTÕES DE REVISÃO

1. O que significa o acrônimo *laser*?
2. Como o conceito de emissão estimulada é aplicado para se produzir um feixe de *laser*?
3. Quais são as características dos *lasers* de baixa potência de hélio-neônio e arseneto de gálio?
4. Quais são as várias aplicações terapêuticas dos *lasers* na cicatrização de feridas e dos tecidos moles, redução de edema, inflamação e redução da dor?
5. O que são as técnicas de varredura e gradeamento de aplicação do *laser*?
6. O que parece ser o parâmetro mais crítico na produção de uma resposta desejada?
7. Quais são as precauções e contraindicações dos *lasers* de baixa potência?
8. Como o FDA classifica o *laser* de baixa potência em termos de aprovação como modalidade terapêutica?

QUESTÕES DE AUTOAVALIAÇÃO

Verdadeiro ou falso
1. Um átomo contendo mais energia que o normal é considerado estar no estado de excitação.
2. Os *lasers* de HeNe e AuAg são os mais comuns
3. As respostas do tecido que ocorrem da absorção do *laser* são efeitos diretos

Múltipla escolha
4. Qual das seguintes NÃO é uma propriedade dos *lasers*?
   a. Monocromaticidade
   b. Coerência
   c. Divergência
   d. Colimação
5. Os *lasers* _____ podem ser utilizados para cicatrização de feridas e manejo da dor.
   a. Alta potência
   b. Baixa potência
   c. Quentes
   d. Químicos
6. Os ferimentos tratados com *lasers* de baixa potência possuem o quê?
   a. Aumento da força de tensão
   b. Diminuição da síntese do colágeno
   c. Ambos, a e b
   d. Nem a nem b
7. Como os *lasers* influenciam o processo inflamatório?
   a. Diminuem a produção de prostaglandina
   b. Aumentam a atividade linfocítica

Capítulo 13 • Tratamento com *Laser* de Baixa Potência **481**

   c. Realinham o colágeno

   d. Aumentam o metabolismo

8. Qual tipo de técnica de aplicação de *laser* consiste em manter o aplicador sobre cada cm^2 pelo período de tempo apropriado?

   a. Dosimetria

   b. Oscilação

   c. Rastreamento

   d. Gradeamento

9. Qual das seguintes é uma contraindicação para os *lasers* de baixa potência?

   a. Fratura óssea

   b. Tumores cancerosos

   c. Inflamação

   d. Ferimentos

10. Qual variação de densidade de energia é utilizada em aplicações terapêuticas?

   a. 0,05 a 4 mJ/cm^2

   b. 0,05 a 4 J/cm^2

   c. 5 a 15 mJ/cm^2

   d. 5 a 15 J/cm^2

SOLUÇÕES PARA OS EXERCÍCIOS DE TOMADA DE DECISÃO CLÍNICA

13.1

Deve-se esclarecer que o tipo de *laser* que está sendo utilizado na cirurgia é diferente daquele que está sendo utilizado para se tratarem pontos-gatilho do paciente. As técnicas cirúrgicas requerem um *laser* quente, ao passo que o fisioterapeuta estará utilizando um *laser* frio. O paciente não sentirá nada durante o tratamento e não haverá queimaduras ou qualquer outra indicação residual a partir do tratamento com *laser*.

13.2

O fisioterapeuta deve utilizar uma técnica de gradeamento na qual há contato entre a ponta do *laser* e a pele. Movimentar o *laser* em uma velocidade uniforme sobre a área gradeada predeterminada pode auxiliar a se assegurar cobertura razoavelmente regular.

13.3

A dosagem depende da área de superfície do feixe de *laser* em cm^2, o tempo de exposição em segundos e a potência do *laser* em mW.

13.4

O fisioterapeuta deve utilizar uma técnica de gradeamento com *laser* com o aplicador perpendicular à pele com leve contato. A densidade de energia deve ser ajustada em 3 J/cm^2. O tratamento com *laser* pode ser combinado com estimulação elétrica utilizando-se corrente de baixa frequência (1 a 5 Hz), alta intensidade para se produzir modulação da dor por meio da liberação de beta-endorfina.

13.5

Primeiramente, o ferimento deve ser limpo adequadamente e debridado se necessário. Após, uma técnica de rastreamento com *laser* sem contato direto deve ser realizada ao redor da periferia da abrasão. Recomenda-se que um *laser* de HeNe seja utilizado em uma densidade de energia de 0,5 a 1 J/cm^2.

REFERÊNCIAS

1. Van Pelt W, Stewart H, Peterson R. *Laser fundamentals and experiments*. Rockville, MD: U. S. Dept. HEW; 1970.
2. Hallmark C, Horn D. *Lasers: the light fantastic*. 2nd ed. Blue Ridge Summit, PA: TAB Books; 1987.
3. McComb G. *The laser cookbook: 88 practical projects*. Blue Ridge Summit, PA: TAB Books; 1988.
4. Shaffer B. Scientific basis of laser energy. *Clin Sports Med.* 2002;(4):585–598.
5. Abergel R, Lyons R, Castel J. Biostimulation of wound healing by lasers: experimental approaches in animal models and in fibroblast cultures. *J Dermatol Surg Oncol.* 1987;13:127–133.
6. Gogia P, Hurt B, Zirn T. Wound management with whirlpool and infrared cold laser treatment. *Phys Ther.* 1988;68: 1239–1242.
7. Castel M. Personal communication, Downsview, Ontario. March, 1989, MEDELCO.
8. Fact Sheet. *Laser biostimulation.* Rockville, MD, 1984, Center of Devices and Radiological Health, FDA.
9. McLeod I. Low-level laser therapy in athletic training. *Athletic Therapy Today.* 2004;9(5):17.
10. Cheng R. Combination laser/electrotherapy in pain management, Second Canadian Low Power Laser Conference, Ontario, Canada. March, 1987.
11. Castel M. *A clinical guide to low power laser therapy.* Downsview, Ontario, 1985, PhysioTechnology Ltd.
12. De Bie RA, De Vet HCW, Lenssen TF, et al. Low-level laser therapy in ankle sprains: a randomized clinical trial. *Arch Phys Med Rehab.* 1998;79(11):1415–1420.
13. Hunter J, Leonard L, Wilson R. Effects of low energy laser on wound healing in a porcine model. *Lasers Surg Med.* 1984; 3:285–290.
14. Abergel R. Biochemical mechanisms of wound and tissue healing with lasers. *Second Canadian Low Power Medical Laser Conference.* March, 1987.
15. Lyons R, Abergel R, White R. Biostimulation of wound healing in vivo by a helium neon laser. *Ann Plast Surg.* 1987;18:47–77.
16. Bostara M, Jucca A, Olliaro P. In vitro fibroblast and dermis fibroblast activation by laser irradiation at low energy. *Dermatologica.* 1984;168:157–162.
17. Mester E, Mester A, Mester A. Biomedical effects of laser application. *Laser Surg Med.* 1985;5:31–39.
18. Trelles M, Mayayo E. Bone fracture consolidates faster with low power laser. *Lasers Surg Med.* 1987;7:36–45.
19. Enwemeka C. Laser biostimulation of healing wounds: specific effects and mechanisms of action. *J Orthop Sports Phys Ther.* 1988;9:333–338.
20. Mester E, Spiry T, Szende B. Effect of laser rays on wound healing. *Am J Surg.* 1971;122:532–535.
21. Kana J, Hutschenreiter G, Haina D. Effect of low power density laser radiation on healing of open skin wounds in rats. *Arch Surg.* 1981;116:293–296.
22. Longo L, Evangelista S, Tinacci G. Effect of diode-laser silver-arsenide-aluminum (Ag-As-Al) 904 nm on healing of experimental wounds. *Lasers Surg Med.* 1987;7:444–447.
23. Surinchak J, Alago M, Bellamy R. Effects of low-level energy lasers on the healing of full-thickness skin defects. *Lasers Surg Med.* 1983;2:267–274.
24. DeSimone NA, Christiansen C, Dore D. Bactericidal effect of .95 m W helium-neon and indium-gallium-aluminum phosphate laser irradiation at exposure times of 30, 60, and 120 secs on photosensitized Staphylococcus aureus and Pseudomonas aeruginosa in vitro. *Phys Ther.* 1999;79(9):839–846.
25. Trelles M. Medical applications of laser biostimulation, Second Canadian Low Power Medical Laser Conference. Ontario, Canada. March, 1987.
26. Farnham J. Personal communication. Rockville, MD, March, 1989, Center of Devices and Radiological Health, FDA.
27. Castel J. Laser biophysics, Second Canadian Low Power Medical Laser Conference, Ontario, Canada. March, 1987.
28. Kern C. The use of low-level laser therapy in the treatment of a hamstring strain in an active older male. *J Orthop Sports Phys Ther.* 2006;36(1):45.
29. Rochkind S, Nissan M, Barr-Nea L. Response of peripheral nerve to HeNe laser: experimental studies. *Lasers Surg Med.* 1987; 7:441–443.
30. Snyder-Mackler L, Bork C. Effect of helium neon laser irradiation on peripheral nerve sensory latency. *Phys Ther.* 1988;68:223–225.
31. Bartlett W, Quillen W, Creer R. Effect of gallium-aluminum-arsenide triple-diode laser irradiation on evoked motor and sensory action potentials of the median nerve. *J Sport Rehab.* 2002;11(1):12.
32. Bartlett WP, Quillen WS, Gonzalez JL. Effect of gallium aluminum arsenide triple-diode laser on median nerve latency in human subjects. *J Sport Rehab.* 1999;8(2):99–108.
33. Walker J. Relief from chronic pain by low power laser irradiation. *Neurosci Lett.* 1983;43:339–344.
34. Sliney D, Wolkarsht M. *Safety with lasers and other optical sources: a comprehensive hand*book. New York: Plenum Press; 1980.
35. Schultz R, Krishnamurthy S, Thelmo W. Effects of varying intensities of laser energy on articular cartilage: a preliminary study. *Lasers Surg Med.* 1985;5:577–588.
36. Kleinkort J. Low-level laser therapy. new possibilities in pain management and rehab. *Orthopaedic Physical Therapy Practice.* 2005;17(1):48–51.
37. Hopkins J, McLoda T, Seegmiller J. Low-level laser therapy facilitates superficial wound healing in humans: a triple-blind, sham-controlled study. *J Ath Train.* 2004;39(3):223–229.
38. Hopkins J, McCloda T, Seegmiller J. Effects of low-level laser on wound healing. *J Athl Train.* 2003;(Suppl)38(2S):S–33.
39. Maher S. Is low-level laser therapy effective in the management of lateral epicondylitis? *Phy Ther.* 2006;86:1161–1167.
40. Johnson DS. Low-level laser therapy in the treatment of carpal tunnel syndrome. *Athletic Therapy Today.* 2003;8(2):30–31.

LEITURAS SUGERIDAS

Abergel R. Biostimulation of procollagen production by low energy lasers in human skin fibroblast cultures. *J Invest Dermatol.* 1984;82:395.

Armagan O. Long-term efficacy of low level laser therapy in women with fibromyalgia: a placebo-controlled study. *Journal of Back & Musculoskeletal Rehabilitation.* 2006;19(4):135–140.

Bakhtiary A. Ultrasound and laser therapy in the treatment of carpal tunnel syndrome. *Australian Journal of Physiotherapy.* 2004; 50(3):147–151.

Bandolier J. Low level laser therapy for painful joints. *Australian Journal of Physiotherapy.* 2004;11 (5):6–7.

Baxter G, Basford J. Low level laser therapy: current status. *Focus on Alternative & Complementary Therapies*. 2008;13 (1):11-3. Baxter G, Bell A, Allen J. Low level laser therapy: current clinical practice in Northern Ireland. *Physiotherapy*. 1991;77: 171–178. Baxter G. *Therapeutic lasers: theory and practice*. New York; Elsevier Health Sciences; 1994.

Beckerman H, de Bie R, Bouter L. The efficacy of laser therapy for musculoskeletal and skin disorders: a criteria-based meta-analysis of randomized clinical trials. *Phy Ther*. 1992;72(7):483–491.

Bjordal J, Lopes-Martins R, Iversen V. A randomised, placebo controlled trial of low level laser therapy for activated Achilles tendinitis with microdialysis measurement of peritendinous prostaglandin E2 concentrations. *Br J Sports Med*. 2006;40(1): 76–80.

Bolton P, Young S, Dyson M. Macrophage response to laser therapy: a dose response study. *Laser Ther*. 1990;2:101–106.

Bolton P, Young S, Dyson M. Macrophage responsiveness to laser therapy with varying power and energy densities. *Laser Ther*. 1991;3:105–112.

Braverman B, McCarthy R, Ivankovich A. Effect on helium neon and infrared laser irradiation on wound healing in rabbits. *Lasers Surg Med*. 1989;9:50–58.

Chow R, Johnson M. Efficacy of low-level laser therapy in the management of neck pain: a systematic review and meta-analysis of randomised placebo or active-treatment controlled trials. *Lancet*. 2009;374 (9705): 1897–908. Chow R. A pilot study of low-power laser therapy in the management of chronic neck pain. *Journal of Musculoskeletal Pain*. 2004;12(2):71–81.

Crous L, Malherbe C. Laser and ultraviolet light irradiation in the treatment of chronic ulcers. *Physiotherapy*. 1988;44: 73–77.

Cummings J. The effect of low energy (HeNe) laser irradiation on healing dermal wounds in an animal model. *Phys Ther*. 1985;65:737.

Djavid G, Mehrdad R. In chronic low back pain, low level laser therapy combined with exercise is more beneficial than exercise alone in the long term: a randomised trial. *Aust J Physiother*. 2007;53(3): 155–160.

Dreyfuss P, Stratton S. The low-energy laser, electro-acuscope, and neuroprobe: treatment options remain controversial. *Phys Sports Med*. 1993;21(8):47–50, 55–57.

Dyson M, Young S. Effects of laser therapy on wound contraction and cellularity in mice. *Laser Surg Med*. 1986;1:125.

Ezzati A, Bayat M. Low-level laser therapy with pulsed infrared laser accelerates third-degree burn healing process in rats. *J Rehabil Res Dev*. 2009;46(4):543–554.

Fisher B. The effects of low power laser therapy on muscle healing following acute blunt trauma. *J Phys Ther Sci*. 2000;12(1):49–55.

Flemming LA, Cullum NA, Nelson EA. A systematic review of laser therapy for venous leg ulcers. *J Wound Care*. 1999;8(3):111–114.

Gogia P, Marquez R. Effects of helium-neon laser on wound healing. *Ostomy Wound Manage*. 1992;38(6):33, 36, 38–41.

Hayashi K, Markel M, Thabit G. The effect of nonablative laser energy on joint capsular properties: an in vitro mechanical study using a rabbit model. *Am J Sports Med*. 1995;23(4):482–487.

Herbert K, Bhusate L, Scott D. Effect of laser light at 820 nm on adenosine nucleotide levels in human lymphocytes. *Lasers Life Sci*. 1989;3:37–45.

Johns L, Zhang X: The effects of low level laser on inflammation. *Journal of Athletic Training*. 2008;43(Suppl):S84.

Karu T, Tiphlova S, Samokhina M. Effects of near infrared laser and superluminous diode irradiation on Escherichia coli division rate. *IEEE J Quant Electron*. 1990;26:2162–2165.

Kazemi-Khoo N. Successful treatment of diabetic foot ulcers with low-level laser therapy. *Foot*. 2006;16(4):184–187.

Kern C. The use of low-level LASER therapy in the treatment of hamstring strain in an active older male. *Journal of Orthopaedic & Sports Physical Therapy*. 2006;36(1):A45.

Kleinkort J. Low-level laser therapy: new possibilities in pain management and rehab. *Orthopaedic Physical Therapy Practice*. 2005;17(1):48–51.

Kopera D. Does the use of low-level laser influence wound healing in chronic venous leg ulcers? *Wound Care*. 2005;14(8):391–394.

Kramer J, Sandrin M. Effect of low-power laser and white light on sensory conduction rate of the superficial radial nerve. *Physiother Can*. 1993;45(3):165–170.

Laakso L, Richardson C, Cramond T. Factors affecting low level laser therapy. *Aust J Physiother*. 1993;39(2):95–99.

Lam T, Abergel R, Meeker C. Biostimulation of human skin fibroblasts: low energy lasers selectively enhance collagen synthesis. *Laser Surg Med*. 1984;3:328.

Lundeberg T, Haker E, Thomas M. Effect of laser versus placebo in tennis elbow. *Scand J Rehab Med*. 1987;19:135–138.

Lyons R, Abergel R, White R. Biostimulation of wound healing in vivo by a helium neon laser. *Ann Plast Surg*. 1987;18: 47–50.

Maher S. Evidence in practice... Is low-level laser therapy effective in the management of lateral epicondylitis? *Physical Therapy*. 2006;86 (8):1161-1167.

Malm M, Lundeberg T. Effect of low power gallium arsenide laser on healing of venous ulcers. Scand *J Reconstruct Hand Surg*. 1991;25:249–251.

Mangus B, Orzechowski K. Low level laser therapy's effect on migration of human skin cells across a standardized wound. *Journal of Athletic Training*. 2007;42(Suppl):S133.

Martin D. An investigation into the effects of low level therapy on arterial blood flow in skeletal muscle. *Physiotherapy*. 1995;81(9):562.

McBrier N, Olczak J. Low Level Laser Therapy for Stimulating Muscle Regeneration Following Injury. *Athletic Therapy Today*. 2009;14(3):20.

McMeeken J, Stillman B. Perceptions of the clinical efficacy of laser therapy. *Aust J Physiother*. 1993;39(2):101–106.

Mester E, Jaszsagi-Nagy E. The effects of laser radiation on wound healing and collagen synthesis. *Studia Biophysica*. 1973;35(3):227.

Nussbaum E, Biemann I, Mustard B. Comparison of ultrasound/ultraviolet-C and laser for treatment of pressure ulcers in patients with spinal cord injury. *Phys Ther* 1994;74(9): 812–823.

Palmgren N, Dahlin J, Beck H. Low level laser therapy of infected abdominal wounds after surgery. *Lasers Surg Med*. 1991;(Suppl)3:11.

Penny L. The effectiveness of low-level laser therapy in the treatment of verrucae pedis. *British Journal of Podiatry*. 2005;8(2):45–48.

Rockhind S, Russo M, Nissan M. Systemic effect of low power laser on the peripheral and central nervous system, cutaneous wounds, and burns. *Lasers Surg Med*. 1989;9:174–182.

Saperia D, Glassberg E, Lyons R. Stimulation of collagen synthesis in human fibroblast cultures. *Laser Life Sci*. 1986;1:61–77.

Saunders L. Laser versus ultrasound in the treatment of supraspinatus tendinosis: randomized controlled trial. *Physiotherapy*. 2003;89(6):365–373.

Swenson RS. Therapeutic modalities in the management of nonspecific neck pain. Physical Therapy and Rehabilitation Clinics of North America. 2003.14(3):605–627.

Turner J, Hode L. *Laser therapy: clinical practice and scientific background*. Grängesberg, Sweden: Prima Books; 2002.

Vasseljen O. Low-level laser versus traditional physiotherapy in the treatment of tennis elbow. *Physiotherapy*. 1992;78(5):329–334.

Waylonis G, Wilke S, O'Toole D. Chronic myofascial pain: management by low-output helium-neon laser therapy. *Arch Phys Med Rehab*. 1988;69(12):1017–1020.

484 Parte IV • Modalidades de Energia Eletromagnética

Witt JD. Interstitial laser photocoagulation for the treatment of osteoid osteoma. *J Bone Joint Surg*. 2000;82B(8):1125–1128.

Wu S, Maloney R. Low-level laser therapy: a possible new light on wound healing. *Podiatry Management*. 2008;27(6):105–110.

Yeldan I, Cetin E. The effectiveness of low-level laser therapy on shoulder function in subacromial impingement syndrome. *Disabil Rehabil*. 2009;31(11):935–940.

Young S, Dyson M, Bolton P. Effect of light on calcium uptake by macrophages, presented at the Fourth International Biotherapy Association Seminar on Laser Biostimulation, Guy's Hospital, London, 1991.

Young S. Macrophage responsivity to light therapy. *Lasers Surg Med*. 1989;9:497–505.

Yousefi-Nooraie R, Schonstein E. Low level laser therapy for nonspecific low-back pain. *Cochrane Database Syst Rev*. 2008.

GLOSSÁRIO

Coerência: Propriedade de relação idêntica de fase e tempo. Todos os fótons da luz *laser* têm o mesmo comprimento de onda.

Comprimento de onda: Distância do pico ao mesmo ponto do próximo pico de uma onda eletromagnética ou acústica.

Divergência: Afastamento de raios de luz; disseminação da luz.

Efeito direto: Resposta do tecido que ocorre pela absorção de energia.

Efeito indireto: Resposta reduzida nos tecidos mais profundos.

Emissão estimulada: Ocorre quando um fóton interage com um átomo que já está em estado de alta energia e há uma queda do sistema atômico, liberando dois fótons.

Fóton: Unidade básica da luz; um pacote ou quantidade de energia luminosa.

Frequência: Número de ciclos ou pulsos por segundo.

Inversão de população: Condição na qual existem mais átomos em estado excitado, de alta energia, do que átomos em estado fundamental. Isso é necessário para a existência do *laser*.

Laser: Aparelho que concentra alta energia em um feixe estreito de luz coerente e monocromática (amplificação da luz por estimulação da emissão de radiação).

Monocromaticidade: Condição que ocorre quando uma fonte de luz produz uma única cor ou comprimento de onda.

Onda continua: Luz de *laser* não interrompida em oposição ao feixe pulsado.

ATIVIDADE DE LABORATÓRIO
LASER DE BAIXA POTÊNCIA

DESCRIÇÃO

Os *lasers* de baixa potência produzem um feixe luminoso coerente, monocromático e colimado. Eles são utilizados nos Estados Unidos principalmente para modulação da dor e cicatrização de ferimentos. Os dois principais comprimentos de onda utilizados são 632,8 nm, produzido pelo *laser* de hélio-neônio (HeNe), e 94 nm, produzido pelo *laser* de arseneto de gálio (GaAs). Os *lasers* de baixa potência (frios) diferem dos de alta potência (quentes) pela falta de efeitos térmicos dos primeiros.

O mecanismo de ação da energia *laser* de baixa potência não é claro. Ainda não foi estabelecido se os fótons absorvidos que estimulam a síntese proteica e promovem a cicatrização do tecido têm efeito bactericida sobre o ferimento ou aumentam a angiogênese. Os mecanismos potenciais para a modulação da dor são ainda mais obscuros.

Embora tenha sido sugerido que a energia *laser* possa ter efeitos indiretos sobre tecidos até 5 cm de profundidade, não há evidências convincentes de penetração até essa profundidade. Ainda não foi explicado como a energia luminosa absorvida pelas células superficiais é conduzida para as células subjacentes quando a energia é não ionizante e não térmica.

Deve ser bem esclarecido que o uso de *lasers* de baixa potência com esses objetivos não foi aprovado nos Estados Unidos pelo FDA, o organismo regulador de equipamentos médicos. Indivíduos que utilizam os *lasers* de baixa potência com essas finalidades devem ter uma Isenção de Equipamento Investigacional e obter consentimento informado de cada paciente antes de utilizar o *laser*.

Os efeitos fisiológicos e terapêuticos da estimulação com *laser* de baixa potência não estão bem estabelecidos. Portanto, as indicações derivadas dos efeitos fisiológicos são, de certo modo, especulativas.

EFEITOS FISIOLÓGICOS

Aumento da síntese de colágeno pelos fibroblastos
Diminuição da velocidade de condução nervosa

EFEITOS TERAPÊUTICOS

Aumento da velocidade de cicatrização
Aumento da força de tensão dos ferimentos
Redução da percepção da dor

INDICAÇÕES

A estimulação com *laser* de baixa potência pode otimizar o tempo de cicatrização do ferimento, modular a dor musculoesquelética e remodelar o tecido cicatricial estabelecido.

CONTRAINDICAÇÕES

Não há contraindicações estabelecidas para a aplicação do *laser* de baixa potência, mas a luz não deve ser direcionada aos olhos.

Capítulo 13 • Tratamento com *Laser* de Baixa Potência   **485**

LASER DE BAIXA POTÊNCIA

PROCEDIMENTO	AVALIAÇÃO		
	1	2	3
1. Verificar os suprimentos.			
a. Obter toalhas ou lençóis para cobrir.			
b. Verificar o equipamento de *laser* quanto à carga da bateria, cabos quebrados ou danificados e assim por diante.			
2. Interrogar o paciente.			
a. Verificar a identidade do paciente (se ainda não tiver sido verificada).			
b. Verificar a ausência de contraindicações.			
c. Questionar ao paciente sobre exposição prévia ao tratamento com *laser*; verificar as observações do tratamento.			
3. Posicionar o paciente.			
a. Colocar o paciente em uma posição confortável e bem apoiada.			
b. Expor a parte do corpo a ser tratada.			
c. Cobrir o paciente para se preservar sua intimidade, protegendo as roupas, mantendo o acesso à parte do corpo a ser tratada.			
4. Inspecionar a parte do corpo a ser tratada.			
a. Verificar a percepção ao toque leve.			
b. Avaliar a função da parte do corpo (p. ex., ADM, irritabilidade).			
5. Aplicar estimulação com *laser*.			
a. Determinar a área a ser tratada e visualizar uma grade sobre ela. A grade deve ser dividida em quadrados de 1 cm.			
b. Se a técnica de gradeamento for utilizada, colocar a ponta do aplicador em leve contato com a pele e administrar a luz a cada centímetro quadrado de área pelo tempo adequado para se obter a dose desejada.			
c. Se for utilizada a técnica de varredura, segurar a ponta do aplicador a cerca de 1 cm da pele e verificar se a abertura do aplicador está posicionada de modo que o feixe do *laser* esteja perpendicular à pele. Administrar a luz a cada centímetro quadrado de área pelo tempo adequado para se obter a dose desejada.			
d. Assegurar-se de que a energia *laser* não seja direcionada aos olhos do paciente.			
e. Se o paciente relatar qualquer sensação incomum, como desconforto no local de tratamento, náusea, etc., descontinuar o tratamento.			
f. Continuar monitorando o paciente durante todo o tratamento.			
6. Completar o tratamento.			
a. Ao término do tratamento, interromper a aplicação de *laser*.			
b. Remover o material utilizado para cobrir e auxiliar o paciente a se vestir, se necessário.			
c. Orientar o paciente a realizar exercícios terapêuticos adequados conforme indicado.			
d. Limpar a área de tratamento e o equipamento de acordo com o protocolo normal.			
7. Avaliar a eficácia do tratamento.			
a. Perguntar ao paciente como ele sente a área de tratamento.			
b. Inspecionar visualmente a área tratada à procura de reações adversas.			
c. Realizar testes funcionais conforme indicado.			

PARTE SEIS

Modalidades de Energia Mecânica

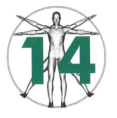

14 Tração Espinal

Daniel N. Hooker

OBJETIVOS

Após o término deste capítulo, o estudante será capaz de:

▶ analisar os efeitos físicos e o valor terapêutico da tração sobre osso, músculo, ligamentos, estruturas articulares, nervo, vasos sanguíneos e discos intervertebrais;

▶ avaliar as vantagens clínicas do uso de tração lombar e tração de inversão;

▶ descrever as aplicações clínicas para o uso de técnicas de tração lombar manual, incluindo tração manual específica do nível e tração manual com tração de perna unilateral;

▶ explicar os procedimentos de montagem e considerações de parâmetros de tratamento para o uso de tração lombar mecânica;

▶ articular as vantagens de se utilizar uma técnica de tração manual da coluna cervical;

▶ demonstrar o procedimento de montagem para as técnicas de tração mecânica para a coluna cervical.

A **tração** tem sido utilizada desde os tempos ancestrais no tratamento de condições espinais dolorosas. A tração pode ser definida como uma tensão de puxar aplicada a um segmento do corpo.[1,2] No ambiente clínico, a tração pode ser feita **mecanicamente**, utilizando-se uma máquina de tração ou cordas e roldanas para se aplicar força de tração, ou pode ser feita **manualmente** por um fisioterapeuta que entenda as posições e intensidades apropriadas da força aplicada às articulações da coluna ou nas extremidades. Alguns dos conceitos de tração abordados neste capítulo são generalizáveis ao tratamento das extremidades, contudo, esta discussão tem sido especificamente objetivada à tração espinal cervical e lombar.

OS EFEITOS FÍSICOS DA TRAÇÃO

Efeitos sobre o movimento espinal

A tração estimula o movimento da coluna global e entre cada segmento espinal individual.[3] As mudanças no comprimento espinal global e a quantidade de separação ou espaço entre cada vértebra têm sido mostradas em estudos das colunas lombar e cervical (Figura 14.1).[4-13]

A quantidade de movimento varia de acordo com a posição da coluna, com a quantidade de força e com a duração de tempo em que a força é aplicada. Têm sido registradas separações de 1 a 2 mm por espaço intervertebral. Essa mudança é muito transitória e a coluna rapidamente retorna às relações de espaço intervertebral prévias quando a tração é liberada e a postura ereta é reassumi-

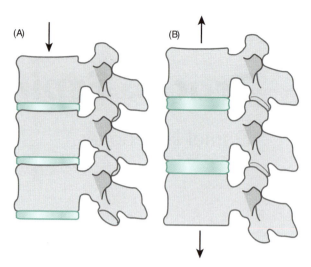

Figura 14.1 (A) Coluna na posição de repouso normal. (B) Coluna sobre carga de tração com aumento global no comprimento e aumento na separação global entre cada vértebra.

da.[11,14-17] Diminuições na dor, parestesia ou formigamento enquanto a tração é aplicada podem ser causadas pela separação física dos segmentos vertebrais e a diminuição resultante na pressão sobre as estruturas sensíveis. Se essas mudanças ocorrerem enquanto o paciente estiver sendo tratado com tração, o prognóstico para o paciente será bom e a tração deverá prosseguir como parte do plano de tratamento.[3,10,18] Quaisquer mudanças terapêuticas duradouras devem ser presumidas como provenientes de ajustes ou adaptações das estruturas ao redor das vértebras em resposta à tração.

Efeitos sobre o osso

Mudanças ósseas, de acordo com a **lei de Wolff**, geralmente ocorrem em resposta a cargas compressivas ou de distração. A tração coloca uma carga de distração em cada uma das vértebras afetadas pela carga de tração. Embora o tecido ósseo se adapte relativamente rápido, as mudanças ósseas não ocorrem rápido o suficiente para se causarem as mudanças no sintoma que ocorrem com a aplicação da tração. Uma tração intermitente com um ciclo rítmico de aplicação e não aplicação de carga não apenas fornece carga de distração, mas também promove o movimento. O principal efeito da tração sobre o osso pode vir do aumento no movimento espinal que reverte qualquer fraqueza muscular relacionada à imobilização aumentando ou mantendo a densidade óssea.

Efeitos sobre os ligamentos

As estruturas ligamentares da coluna espinal são alongadas por tração. As mudanças estruturais dos ligamentos ocorrem com relativa lentidão em resposta aos estresses mecânicos porque os ligamentos têm **propriedades viscoelásticas** que lhes permitem resistir às forças de cisalhamento e retornar para a sua forma original após a remoção de uma carga deformante.[3,10,18]

Com o rápido carregamento, os ligamentos se tornam mais rígidos ou resistentes a mudanças no comprimento e são capazes de absorver alta carga ou força antes que a falha ocorra. Com esse tipo de carregamento, o estresse em excesso poderia produzir uma lesão significativa.[18]

Taxas de carregamento lentas permitem que o ligamento alongue à medida que absorve a força da carga. O estresse em excesso pode ainda produzir lesão, mas isso não é tão grave quanto as taxas de alta carga. A quantidade de **deformação do ligamento** que acompanha a baixa taxa de carregamento é mais alta do que em situações de carregamento rápido. O carregamento deve ser aplicado lenta e confortavelmente.[18] A deformação do ligamento permite que as vértebras espinais se separem.

Nos ligamentos encurtados ou contraídos por uma lesão ou por um problema postural de longa duração, a tração é importante na restauração do comprimento normal. A força de tração fornece o estresse que estimula o ligamento a fazer mudanças adaptativas no comprimento e na força. A força de tração nesse cenário deveria ser pesada o suficiente para se estimularem mudanças adaptativas, mas não pesada o suficiente para se sobrecarregar o ligamento. Nos ligamentos gravemente rompidos, uma força de tração pode oprimir o ligamento e ter um efeito negativo sobre o processo de cicatrização. O tratamento por tração deve ser uma parte de um programa de tratamento global que inclua exercícios de fortalecimento e flexibilidade.[3]

Quando estão alongados, os ligamentos colocam pressão sobre outras estruturas ou as movem dentro da estrutura ligamentar (**nervos proprioceptivos**) e externo à estrutura ligamentar (**material discal, pregas sinoviais**, estruturas vasculares e raízes nervosas). Essa pressão ou movimento pode ter um tremendo impacto sobre problemas dolorosos se ela reduzir a pressão sobre uma estrutura sensível (nervosa, vascular). A ativação do sistema proprioceptivo também alivia a dor, fornecendo um efeito da comporta similar ao tratamento por neuroestimulação elétrica transcutânea.[3,19]

Efeitos sobre o disco

A tensão mecânica criada pela tração tem um excelente efeito sobre as **protrusões do disco** e dores relacionadas ao disco. Normalmente, o disco ajuda a dissipar as forças compressivas enquanto a coluna está na posição ereta (Figura 14.2a). No disco normal, a pressão interna aumenta, mas o núcleo pulposo (centro líquido do disco vertebral fibrocartilaginoso) não se move com as mudanças nas forças de sustentação de peso à medida que a coluna se move da flexão para a extensão.[11] Quando ocorre lesão às estruturas do disco e ele perde sua plenitude normal, as vértebras podem ficar um pouco mais próximas. As fibras anulares incham do modo que um pneu murcho incha quando comparadas aos inflados (Figura 14.2b).[11]

Se o disco estiver danificado e ocorrer movimento em uma posição de sustentação de peso, o núcleo do disco se deslocará de acordo com os princípios de dinâmica de líquido. A pressão em um lado comprime o núcleo na direção oposta (Figura 14.2c). Se ocorrer rompimento nas fibras anulares, o núcleo tenderá a seguir o caminho de menor resistência e se mover nessa direção (Figura 14.2d).

A tração que aumenta a separação dos corpos vertebrais diminui a pressão central no espaço discal e estimula o **núcleo do disco** a retornar para uma posição central. A tensão mecânica do **ânulo fibroso** e dos ligamentos que circundam o disco tende igualmente a forçar o material nuclear e os fragmentos de cartilagem em direção ao centro.[3,9,11,16,19,20]

O movimento desses materiais alivia a dor e os sintomas se eles estiverem comprimindo as estruturas nervosas ou vasculares. A diminuição das forças compressivas também permite melhor inter-

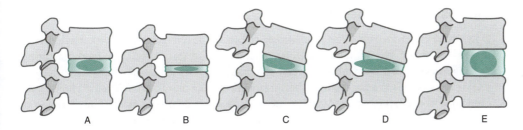

Figura 14.2 Dinâmicas dos líquidos do disco intervertebral. (A) Disco normal na posição não comprimida; a pressão interna é exercida relativamente igual em todas as direções. As fibras anulares internas contêm os materiais nucleares. (B) Sentado ou em pé com compressão de um disco lesionado leva o núcleo a ficar mais achatado. A pressão nesta ocasião permanece ainda relativamente igual em todas as direções. (C) Em um disco lesionado, o movimento na posição de sustentação de peso ocasiona um deslocamento horizontal no material nuclear. Se isto foi uma inclinação para a frente, ocorrerá a saliência para a esquerda nas fibras anulares posteriores, enquanto as fibras anulares anteriores poderiam ficar frouxas e estreitas. (D) A fraqueza da parede anular poderia permitir que o material nuclear criasse uma hérnia e possivelmente colocaria pressão sobre as estruturas sensíveis na área. (E) Quando colocado sob tração, o espaço intervertebral se expande, diminuindo a pressão no disco. O ânulo tenso cria uma força de direção centrípeta. Esses dois fatores estimulam o material nuclear a mover-se e diminuem a hérnia e seus efeitos.

câmbio de líquido dentro do disco e no canal espinal.[3,19] A redução na **hérnia do disco** é instável e a hérnia tende a retornar quando as forças compressivas retornam (Figura 14.2d e e).[17,20]

O possível efeito da tração nesta ocasião pode ser desenvolvido permitindo-se ao paciente que se sente após o tratamento. A minimização das forças compressivas após o tratamento pode ser igualmente tão importante para o sucesso do tratamento quanto à tração.[3] A postura sentada aumenta a pressão do disco, levando o núcleo a seguir o caminho de menor resistência e a um retorno da hérnia do disco.

Efeitos sobre as articulações facetárias articulares

As articulações da coluna (**articulações facetárias**) podem ser afetadas pela tração, primariamente por meio da separação aumentada das superfícies articulares. As **estruturas meniscoides**, pregas sinoviais ou fragmentos osteocondrais (lascas ósseas calcificadas) comprimidas entre as superfícies articulares são liberadas, e observa-se dramática redução nos sintomas quando as superfícies articulares são separadas. A separação articular aumentada descomprime a cartilagem articular, permitindo o câmbio do líquido sinovial para alimentar a cartilagem. A separação pode também diminuir a frequência de mudanças degenerativas da osteoartrite. O aumento da liberação proprioceptiva das estruturas da articulação facetária fornece alguma diminuição na percepção de dor.[3,14,18,20]

Efeitos sobre o sistema muscular

Os músculos vertebrais podem ser efetivamente alongados pela tração uma vez que as posições da coluna durante a tração sejam selecionadas para se favorecer o alongamento de grupos musculares particulares. O alongamento inicial deve vir do posicionamento corporal, e o acréscimo de tração fornece, então, algum alongamento adicional. Os registros eletromiográficos dos músculos eretores da espinha durante a tração mostraram diminuição na atividade eletromiográfica na maioria dos pacientes, indicando um relaxamento muscular.[21,22] Esse efeito pode ser intensificado pela palpação dos músculos eretores e focando a atenção do paciente no relaxamento dos mesmos. O alongamento muscular estende as estruturas do músculo tenso ou cria relaxamento da contração, permitindo melhor fluxo sanguíneo muscular, e também ativa os proprioceptores musculares, fornecendo ainda mais a influência da marcha sobre a dor. Todas essas propriedades levam à diminuição na irritação muscular.[3,14,23–26]

Os ligamentos podem ser progressivamente alongados com a tração.

Efeitos sobre os nervos

O nervo é a estrutura para a qual os efeitos da tração são direcionados com mais frequência. A pressão sobre os nervos ou raízes da saliência do material discal, articulações facetárias irritadas, esporões ósseos ou tamanho de forame estreitado causa o mau funcionamento neurológico muitas vezes associado à dor espinal. O formigamento geralmente é o primeiro sinal clínico indicando que há pressão sobre uma estrutura nervosa. Se a pressão não for aliviada ou se o dano ao nervo como uma consequência do trauma ou da anorexia tiver resultado em uma inflamação, o formigamento pode não responder à tração.[7,10,11,13,14,21,27]

A pressão não aliviada sobre um nervo causa desaceleração e possível perda de condução de impulso. Os sinais de fraqueza motora, dormência e perda reflexa se tornam progressivamente mais aparentes e são indicativos de degeneração nervosa. Dor, sensibilidade e espasmo muscular também estão associados à pressão continuada sobre o nervo.

Qualquer recurso que diminua a pressão sobre o nervo aumenta a circulação sanguínea para ele, diminuindo o edema e permitindo que o nervo retorne ao funcionamento normal. Algumas mudanças degenerativas são reversíveis, dependendo da quantidade de degeneração e da quantidade de fibrose que ocorre durante o processo de reparo.[3,13,14,27]

Efeitos sobre toda a parte do corpo

A discussão prévia realçou o efeito da tração sobre os principais sistemas envolvidos na dor e disfunção relacionadas à coluna. A complexidade e as inter-relações entre esses sistemas tornam extremamente difícil a determinação das causas específicas da dor e da disfunção. A tração não é específica a um sistema, mas tem efeito sobre cada sistema e coletivamente o efeito pode ser extremamente satisfatório. A tração pode afetar o processo patológico em qualquer um dos sistemas, e, então, todas as estruturas podem começar a se normalizar. A tração não deve ser o único tratamento, mas deve ser considerada como parte de um plano de tratamento global e cada componente de qualquer disfunção relacionada à coluna deve ser tratado com outras modalidades adequadas.[3,4,10,11,18,19,25,28,29]

TÉCNICAS DE TRATAMENTO DE TRAÇÃO

A literatura sobre a tração e sua efetividade clínica é um tanto quanto limitada.[5,11,12,19,20,23,30,31] A maioria dos estudos clínicos aprofunda-se sobre a patologia que está sendo tratada, mas infelizmente eles fornecem apenas uma descrição superficial da disposição da tração, tornando difícil a duplicação do método de tração.[30]

A seguinte abordagem das disposições de tração específicas é organizada de acordo com a tração lombar e cervical. Cada uma dessas áreas irá conter discussões de tração posicional, manual e auxiliada por máquina. As disposições de tração mencionadas neste capítulo devem ser utilizadas como pontos iniciais em um plano de tratamento. Os parâmetros de tempo, posição e força de tração devem ser adaptados ao paciente, em vez de forçar o paciente a se adaptar a uma predeterminada disposição de tração.

O plano de tratamento deve incluir os critérios clínicos para julgar o sucesso e o uso contínuo da tração. As mudanças positivas devem ocorrer dentro de cinco a oito dias de tratamento se a tração for bem-sucedida, por exemplo, se o paciente tiver um sinal de elevação de perna reta positivo (i.e., dor nas costas com a elevação de perna reta passiva). Esse é um critério clínico mensurável que pode ser utilizado para julgar o sucesso do tratamento. Se o teste de elevação de perna reta for positivo a 20° de flexão do quadril antes e após a tração e se, após tratamentos sucessivos, o teste de elevação de perna reta for positivo em graus crescentes de flexão no quadril, então o tratamento poderá ser considerado bem-sucedido.[32]

Tração posicional lombar

A compressão da raiz nervosa da coluna, proveniente de uma gama de causas, variando de hérnia de disco ou prolapso à espondilolistese, é o principal diagnóstico para o qual a tração é prescrita. A tração também tem sido utilizada para tratar da hipomobilidade articular, de condições artríticas das articulações facetárias, de espasmo muscular mecanicamente produzido e dor articular.[3,10,11,13,21,23,31,33]

A mecânica espinal normal permite que ocorram movimentos que estreitam ou alargam os forames intervertebrais. Se o paciente for colocado na posição supina, com os quadris e joelhos flexionados, a coluna lombar inclina para frente e os processos espinais se separam. Esse movimento aumenta o tamanho do forame intervertebral bilateralmente (Figura 14.3). As posturas flexionadas utilizadas para se tratar dor lombar são exemplos dessa tração postural.

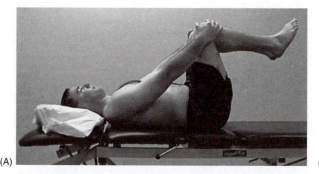
(A)
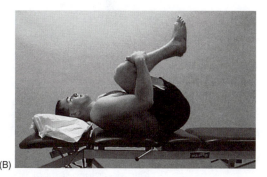
(B)

Figura 14.3 Tração posicional: a postura de joelhos no tórax pode ser utilizada para aumentar o tamanho do forame lombar bilateralmente. (A) Posição inicial. (B) Posição terminal.

494 Parte IV • Modalidades de Energia Mecânica

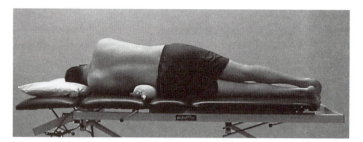

Figura 14.4 Tração posicional: paciente posicionado deitado de lado com um cobertor enrolado entre a crista ilíaca e a borda inferior da caixa torácica. Isto aumenta o tamanho do forame intervertebral do lado direito da coluna lombar.

A maior **abertura de forame unilateral** ocorre posicionando-se o paciente de lado, com um travesseiro ou cobertor enrolado entre a crista ilíaca e a borda inferior da caixa torácica. O lado no qual o aumento da abertura de forame é desejado deve ser superior. A rolagem deve ser próxima ao nível da coluna onde a separação da tração é desejada. O lado da coluna inclina-se ao redor da rolagem (Figura 14.4). Os quadris e joelhos são então flexionados até que a coluna lombar esteja em uma posição de inclinação para a frente (Figura 14.5a). Isto acentua a abertura de um forame. A abertura máxima pode ser atingida acrescentando-se rotação do tronco para o lado do ombro superior (Figura 14.5b).[11–13,27]

A tração posicional é normalmente utilizada quando o paciente está em um programa de atividade bem restrito devido à dor lombar. As posições são experimentadas em uma base de tentativa e erro para se determinar conforto máximo e tentar aliviar a pressão sobre as raízes nervosas. Os resultados da avaliação do paciente devem ser utilizados para se determinar se o lado dolorido deve ficar para cima ou para baixo ao se aplicar a técnica de tração posicional deitado de lado. A escoliose protetora é o sinal mais óbvio que auxiliará a se determinar a posição do paciente. Se o paciente curvar-se para longe do lado dolorido, este lado deve ficar para cima (Figura 14.6a). Se o paciente curvar-se na direção do lado dolorido, este lado deve ficar para baixo (Figura 14.6b). O paciente deve ser avaliado após o primeiro tratamento para as mudanças nos sintomas sejam determinadas. Espera-se que o paciente descreva excelentes resultados, mas não é incomum que ele se queixe de aumento na dor.

A localização da pressão da hérnia de disco foi anteriormente tida como causadora desses sinais. Uma pesquisa adicional sugere que a dominância da mão pode ser um mais um fator do que a localização da hérnia na produção dessa escoliose. Contudo, o paciente responde melhor ao regime de tratamento se simples explanasões mecânicas, como pressionar a hérnia de volta ao seu lugar, forem realizadas.[34]

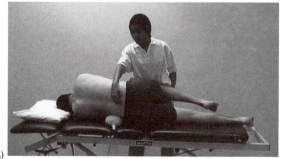
(A)

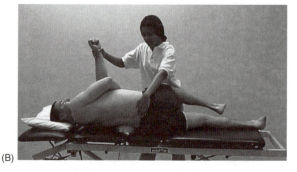
(B)

Figura 14.5 Tração posicional: a abertura máxima do forame intervertebral do lado direito da coluna lombar do paciente é atingida flexionando-se o quadril superior e o joelho e rodando os ombros do paciente de modo que ele esteja olhando sobre o ombro direito (rotação para a direita).

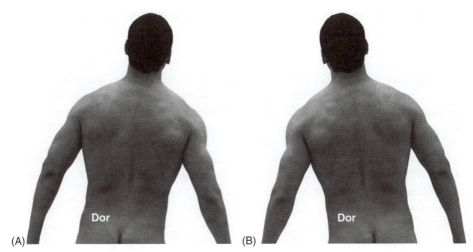

Figura 14.6 (A) Paciente inclinando-se para longe do lado dolorido. O lado esquerdo do paciente deve ser colocado para cima enquanto estiver deitado de lado sobre um cobertor enrolado para abrir o forame superior ou raízes nervosas para longe da hérnia lateral ou os dois. (B) Paciente inclinando-se para o lado dolorido. O lado esquerdo do paciente deve ser colocado para baixo enquanto estiver deitado de lado sobre um cobertor enrolado para puxar as raízes nervosas para longe de uma hérnia média.

Os pacientes com esses sintomas podem também ser bons candidatos à tração unilateral.[3,10,11,18,27,29] A irritação facetária é capaz de ocasionar curvas escolióticas similares; na maioria dos casos, a escoliose é convexa em direção ao lado dolorido.

Tração de inversão

Tração de inversão, outra tração posicional, é utilizada para prevenção e tratamento de problemas nas costas.[35-37] Um equipamento especializado ou simplesmente ficar de cabeça para baixo em uma barra horizontal coloca a pessoa na posição invertida.[37] A coluna espinal é estendida devido ao alongamento fornecido pelo peso do tronco. A força do tronco nessa posição é geralmente de cerca de 40% do peso do corpo (Figura 14.7).[38] Quando a pessoa está confortável na posição invertida e capaz de relaxar, a extensão da coluna espinal aumenta. Essas mudanças no comprimento coincidem com diminuições na atividade muscular espinal.[3-5,15,22,39-41]

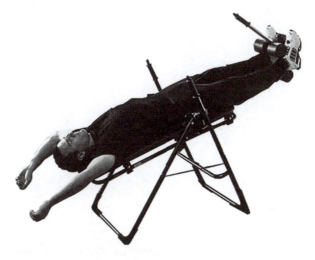

Figura 14.7 Tração de inversão na Back-A-Traction.

Não existem protocolos apoiados por pesquisa para esse método de tração, embora uma lenta progressão de tempo na posição invertida pareça ser o melhor. Um estudo sugere que a atividade eletromiográfica diminui após 70 segundos na posição invertida. Se o paciente sentir-se confortável na posição completamente invertida, podem ser usados 70 segundos como tempo de tratamento mínimo. A posição invertida pode ser repetida duas ou três vezes em uma sessão de tratamento, com repouso de dois a três minutos entre as séries. Tempos de tratamento mais longos também podem intensificar os resultados. Os tempos de tratamento máximos variam de 10 a 30 minutos. Os procedimentos de montagem são dependentes do equipamento, e os protocolos do fabricante devem ser seguidos e modificados, quando necessário, para satisfazerem as necessidades do paciente.[3,4,22,35,36,42,43]

A pressão sanguínea deve ser monitorada enquanto o paciente estiver na posição invertida. Se for encontrada uma elevação de 20 mm de mercúrio acima da pressão diastólica em repouso, o fisioterapeuta deve interromper o tratamento para aquela sessão.[3,22,42]

As contraindicações incluem indivíduos com hipertensão (140/90) e qualquer um com doença cardíaca ou glaucoma. Pacientes com problemas nos seios da face, diabetes, condições da tireoide, asma, cefaleias, descolamento de retina ou hérnias do hiato devem consultar seus médicos antes de iniciarem o tratamento.

Cirurgia recente ou problemas musculoesqueléticos no membro inferior podem requerer modificação do aparato de inversão. Além disso, refeições ou petiscos não devem ser ingeridos uma hora antes do tratamento para que o conforto do paciente seja mantido.

Um método para testar a tolerância do paciente quanto à posição invertida é orientá-lo para que assuma a posição ajoelhada com as mãos no chão e coloque sua cabeça no chão, mantendo essa posição por 60 segundos. Qualquer vertigem, tontura ou náusea pode indicar que o paciente não seja um bom candidato para a inversão e que a progressão do tratamento deve ser extremamente lenta (Figura 14.8).[3-5,15,19,22,39-42]

> **Tomada de decisão clínica** Exercício 14.1
>
> Uma paciente queixa-se de dor lombar aguda. Ela é bem cautelosa e está se inclinando para a direita, longe do seu lado esquerdo, que ela afirma ser mais dolorido. O que o fisioterapeuta pode fazer para deixar essa paciente imediatamente mais confortável?

Tração lombar manual

A tração lombar manual é utilizada para problemas espinais lombares de modo a testar a tolerância do paciente à tração, para verificar a mais confortável composição de tratamento, para

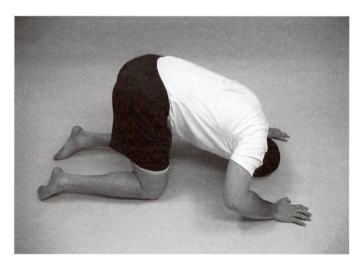

Figura 14.8 Posição do teste de tolerância à inversão. Qualquer vertigem, tontura ou náusea pode indicar que o paciente não seja um bom candidato para o tratamento por inversão.

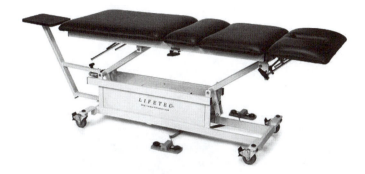

Figura 14.9 Mesa partida com seção móvel para diminuir as forças de fricção.

tornar a tração tão específica a um nível vertebral quanto possível e para fornecer a especificidade necessária para uma mobilização de tração da coluna. Se a dor lombar do paciente for diminuída fazendo o fisioterapeuta flexionar os quadris e joelhos do paciente a 90° cada e aplicar pressão suficiente sob as panturrilhas para erguer as nádegas da mesa, então o paciente é um bom candidato para a tração de 90-90° da coluna. A desvantagem é o fato de que manter as grandes forças necessárias para a separação das vértebras lombares por um período é difícil e consome energia do treinador.[3,29,44]

Ter uma mesa partida eliminará grande parte da fricção entre os segmentos do corpo do paciente e a mesa de tratamento e é essencial para a administração efetiva da tração manual lombar (Figura 14.9).[3,13,17,18,27] O esforço do fisioterapeuta não causa a separação dos segmentos vertebrais, a menos que as forças de fricção sejam sobrepostas primeiro.

Tração manual específica do nível

Para tornar a tração específica a um nível vertebral, o paciente é posicionado deitado de lado em uma mesa partida. Para a tração específica aos níveis L3–4, L4–5 e L5–S1, a coluna lombar do paciente é flexionada, utilizando-se a parte superior da perna do paciente como alavanca. O fisioterapeuta apalpa a área interespinal entre os dois processos espinais. O processo espinal superior é um no qual o efeito máximo é desejado. Quando a coluna lombar flexiona, e o fisioterapeuta sente o movimento do processo espinal inferior com a mão que está apalpando, o pé é colocado

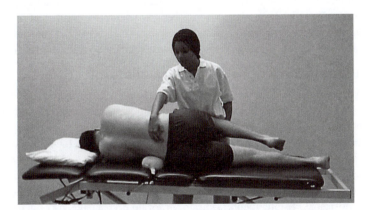

Figura 14.10 Posicionamento do paciente para um efeito máximo a um nível específico. A coluna lombar é flexionada, utilizando-se a parte superior da perna do paciente como alavanca. O fisioterapeuta apalpa a área interespinal entre dois processos espinais. O processo espinal superior é aquele no qual o efeito máximo é desejado. Quando a coluna lombar flexiona, e o fisioterapeuta sente o movimento do processo espinal inferior com a mão que está apalpando, o pé é colocado contra a perna oposta de modo que não seja permitida flexão adicional.

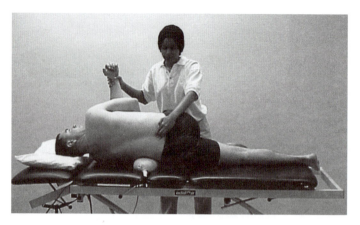

Figura 14.11 Posicionamento do paciente para um efeito máximo a um nível específico. O fisioterapeuta roda o tronco do paciente até que este sinta movimento do processo espinal superior. O fisioterapeuta deve produzir passivamente rotação do tronco, posicionando o braço do paciente com a mão sobre a caixa torácica e tracionando sobre o antebraço do paciente, criando rotação do tronco em direção ao braço. Nesse caso, é rotação para a direita.

contra a perna oposta de modo que não seja permitida flexão adicional (Figura 14.10). O fisioterapeuta roda o tronco do paciente até quando perceber movimento do processo espinal superior. A rotação do tronco deve ser passivamente produzida pelo fisioterapeuta, posicionando o braço do paciente com a mão sobre a caixa torácica e tracionando o antebraço do paciente, criando rotação do tronco em direção ao braço. Nesse caso, é rotação para a direita (Figura 14.11).

Se os níveis lombares T12, L1, L1–2 e L2–3 forem receber tração específica, o paciente novamente é posicionado em decúbito lateral. Esses níveis requerem posicionamento em ordem inversa dos níveis inferiores. Primeiro, o tronco é rodado; então a coluna lombar é flexionada.[3,18]

Em ambos os casos, a rotação e a flexão enrijecem e travam as estruturas articulares nas quais esses movimentos ocorreram, deixando o segmento desejado com mais movimento disponível do que os níveis superior ou inferior. Quando a tração é aplicada, ocorre maior movimento do nível desejado, ao passo que o movimento em outros níveis é minimizado devido ao travamento articular criado pelo posicionamento preliminar.

A mesa partida é, então, liberada, e o fisioterapeuta apalpa os processos espinais do nível intervertebral selecionado, coloca seu tórax contra a espinha ilíaca anterior superior da parte superior do quadril do paciente e inclina-se em direção aos pés do paciente. Força suficiente é utilizada para se ocasionar uma separação palpável dos processos espinais (Figura 14.12). O movimento intermitente é mais facilmente executado, enquanto a tração sustentada se torna fisicamente mais difícil.[3,18]

Tração manual com tração de perna unilateral

A tração de perna unilateral tem sido utilizada no tratamento de problemas na articulação do quadril ou para correções de deslocamentos laterais difíceis. Um arreio de tração contrária é utilizado para prender o paciente à mesa. O fisioterapeuta segura o tornozelo do paciente e traz o quadril do paciente em 30° de flexão, 30° de abdução e rotação externa total. Uma tração firme é aplicada até que uma distração visível seja sentida (Figura 14.13).[18]

Na suspeita de problemas na articulação sacroilíaca, uma montagem similar pode ser utilizada. Uma alça tipo banana é colocada, pela virilha, no lado a ser tratado. Essa alça irá manter o paciente na posição. O fisioterapeuta segura o tornozelo do paciente, traz seu quadril em 30° de flexão e 15° de abdução e, então, aplica uma tração sustentada ou intermitente para produzir efeito de mobilização sobre a articulação sacroilíaca (Figura 14.14).[18]

Como preliminar à tração mecânica, a tração manual é útil na determinação de qual grau de flexão lombar, extensão ou inclinação lateral, é mais confortável e também fornecerá uma indicação do sucesso do tratamento. A posição mais confortável é geralmente a melhor posição terapêutica.[12,18,29]

Capítulo 14 • Tração Espinal 499

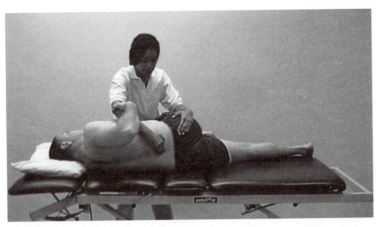

Figura 14.12 Tração lombar manual com efeito máximo a um nível específico. O fisioterapeuta posicionou o paciente para o efeito máximo e está apalpando a área interespinal entre os dois processos espinais, local em que o efeito máximo da tração é desejado. O fisioterapeuta coloca, então, seu tórax contra a espinha ilíaca anterior superior e a parte superior do quadril do paciente. A mesa partida é liberada e o fisioterapeuta inclina-se na direção dos pés do paciente, usando força suficiente para causar uma separação palpável dos processos espinais no nível desejado.

O conforto do paciente pode ter um impacto maior sobre os resultados da tração do que o ângulo da tração, da força utilizada, do modo ou da duração do tratamento. A incapacidade do paciente de relaxar em qualquer cenário de tração afeta a capacidade da tração de causar uma separação das vértebras. A falta de separação vertebral minimiza alguns dos benefícios terapêuticos da tração.[12,18,29]

Tomada de decisão clínica *Exercício 14.2*
Um paciente foi diagnosticado com um prolapso no disco em L4, que está comprimindo a raiz nervosa no lado esquerdo. Que técnica de tração posicional específica o fisioterapeuta deve recomendar para deixar o paciente mais confortável em casa?

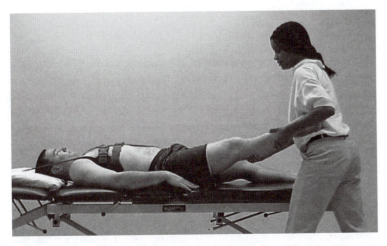

Figura 14.13 Tração de perna unilateral. Com o paciente preso à mesa com um arreio de tração contrária torácico, o fisioterapeuta traz o quadril do paciente em 30° de flexão, 30° de abdução e rotação externa máxima. Uma tração firme é aplicada.

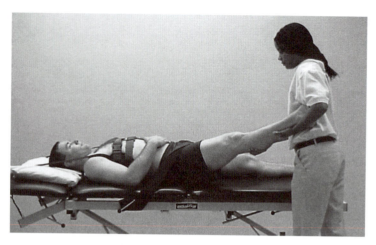

Figura 14.14 Tração de perna unilateral para problemas na articulação sacroilíaca. Uma fita é passada por cima da virilha e presa à mesa. O fisioterapeuta traz o quadril do paciente em 30° de flexão e 15° de abdução e, então, aplica uma força de tração para a perna.

Tomada de decisão clínica *Exercício 14.3*

Uma ginasta pergunta ao fisioterapeuta se é correto ficar de cabeça para baixo, presa pelos joelhos em barras paralelas assimétricas, porque isto parece ajudá-la a alongar sua região lombar. Ela deve tomar alguma precaução?

Tração lombar mecânica

Ao utilizar a tração mecânica, o fisioterapeuta terá de selecionar e ajustar os seguintes sete parâmetros do equipamento de tração e posicionar o paciente. A tração retornará o núcleo do disco a uma posição central.

1. Posição do corpo: prona, supina, posição do quadril, direção bilateral ou unilateral da tração.
2. Força utilizada.
3. Tração intermitente: tempo de tração e tempo de repouso.
4. Tração sustentada.
5. Duração do tratamento.
6. Passos progressivos.
7. Passos regressivos.

A pesquisa sobre tração lombar mecânica dá um sólido protocolo para a utilização da tração a fim de diminuir a protrusão do disco e os sintomas da raiz nervosa. Os protocolos para o uso em outras patologias não são apoiados pela pesquisa, mas o empirismo clínico e a interferência da pesquisa fornecem um bom protocolo de trabalho. O fisioterapeuta precisará combinar o tratamento de tração com os sintomas do paciente e fazer ajustes com base nos resultados clínicos.[9,18,21,29,45]

A tração pode aliviar a pressão sobre uma raiz nervosa.

Preparação do paciente e do equipamento

Uma mesa partida ou outro mecanismo para eliminar a fricção entre os segmentos do corpo e a superfície da mesa é um pré-requisito para a tração lombar efetiva. De outro modo, a maior parte da força aplicada seria desperdiçada para sobrepor o coeficiente de tração (ver figura 14.9).[3,4,13,15,17,18,27,45]

Um arreio de tração não escorregadio é necessário para transferir a força de tração confortavelmente para o paciente e para estabilizar o tronco enquanto a coluna lombar é colocada sob tração. Um arreio alinhado com um material de vinil é melhor porque ele adere à pele do paciente e não escorrega como o arreio de algodão. As roupas entre os arreios e a pele também

Capítulo 14 • Tração Espinal   501

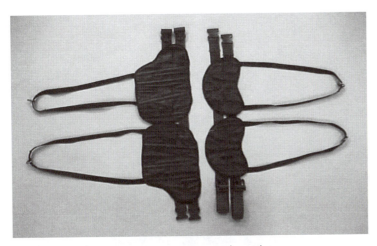

Figura 14.15   Arreio de tração com revestimento de vinil.

ocasionarão escorregões. O arreio com a lateral de vinil não precisa ser tão restritivo quanto o arreio com base de algodão para impedir o escorregar, aumentando, assim, o conforto do paciente (Figura 14.15).[13,18,27]

O arreio pode ser aplicado quando o paciente estiver em pé, próximo à mesa de tração, antes do tratamento. O arreio pélvico é aplicado de modo que os coxins de contato e o cinto superior estejam no nível da crista ilíaca ou levemente acima desta (Figura 14.16). Camisetas nunca devem ser dobradas sob o arreio pélvico porque uma parte da força de tração poderia ser dissipada tracionando-se o material da camiseta. Os coxins de contato devem ser ajustados de modo que as alças do arreio forneçam uma tração posteriormente direcionada, estimulando a flexão lombar (Figura 14.17). O arreio adere firmemente aos quadris do paciente.[13,18,27] O cinto torácico é, então, aplicado de uma maneira similar com os coxins da costela posicionados sobre a caixa torácica inferior de uma maneira confortável. O cinto da costela é acomodado e o paciente é posicionado sobre a mesa (Figura 14.18).[13,18,27]

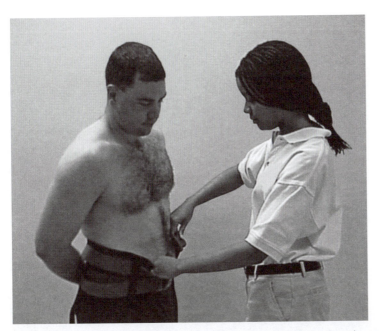

Figura 14.16   Arreio pélvico para a tração lombar mecânica. Os coxins de contato são aplicados de modo que o cinto superior esteja no nível da crista ilíaca ou levemente acima.

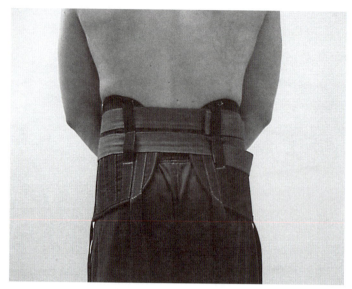

Figura 14.17 As tiras de tração do arreio pélvico devem sustentar as nádegas do paciente se o objetivo for uma flexão lombar. Se uma tração reta for o objetivo, o arreio pélvico deve ser ajustado de modo que as tiras sustentem a área da lateral do quadril do paciente.

A aplicação, em pé, do arreio de tração é mais fácil e mais efetiva se o paciente for colocado na posição prona para tratamento (Figura 14.19).[13,18,27] O arreio de tração também pode ser disposto na mesa de tração e o paciente ser levado a deitar no topo dela. Os coxins são ajustados e os cintos acomodados com o paciente deitado.

Posição do corpo

Há relatos que a posição do corpo possui um impacto substancial sobre os resultados da tração, mas isto tem sido empiricamente administrado em vez apoiado pela pesquisa. O fisioterapeuta precisa de uma compreensão satisfatória da mecânica da coluna lombar para tomar decisões sobre uma posição que afete melhor os sintomas.[3,11,13,18,20,27,45]

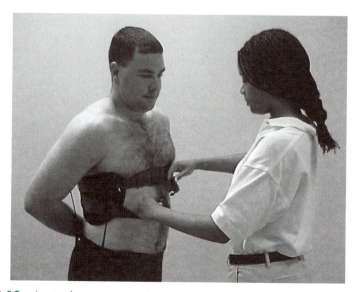

Figura 14.18 Arreio de tração contrária torácico. Os coxins da costela são posicionados sobre a caixa torácica inferior.

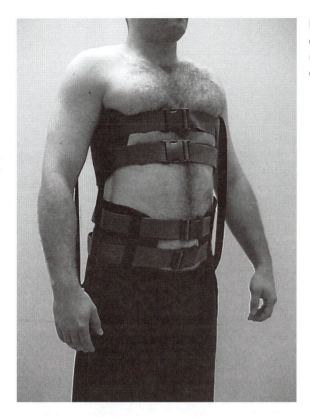

Figura 14.19 Aplicação de um arreio pélvico e torácico pode ser mais fácil se feita enquanto o paciente estiver de pé.

Geralmente, a posição espinal neutra permite a maior abertura do forame intervertebral e é a posição de escolha se o paciente está na posição prona ou supina. A extensão além da coluna lombar neutra leva os elementos ósseos do forame a criar uma abertura mais estreita. A flexão além da neutra leva o ligamento amarelo e outros tecidos moles a comprimirem a abertura do forame (Figura 14.20).[12,29]

Saunders recomenda a posição prona com uma lordose lombar de normal a levemente achatada (uma curva anterior anormal) como a posição de escolha nas protrusões de disco.[13,27] A quantidade de lordose pode ser controlada utilizando-se travesseiros sob o abdome. A posição prona também permite a fácil aplicação de outras modalidades à área dolorida e uma avaliação mais fácil da quantidade de separação do processo espinal (Figura 14.21).[13,18,27]

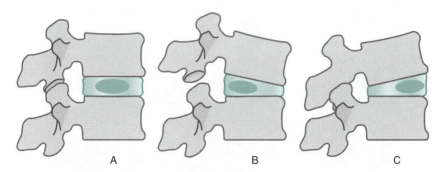

Figura 14.20 (A) A posição de coluna lombar neutra permite a maior abertura de forame intervertebral antes que a tração seja aplicada. (B) Flexão, aumenta o espaço posterior entre as vértebras colocando pressão no núcleo do disco movendo-o em direção posterior. Outro tecido mole pode também fechar a abertura do forame. (C) Extensão além de neutra tende a fechar o forame à medida que os arcos ósseos ficam juntos.

504 Parte IV • Modalidades de Energia Mecânica

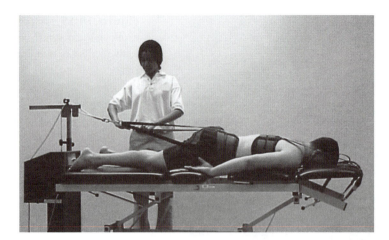

Figura 14.21 Tração lombar mecânica: paciente na posição prona com um travesseiro sob o abdome para ajudar a controlar a extensão da coluna.

Na tração aplicada a um paciente na posição supina, a posição do quadril foi considerada afetando a separação vertebral. À medida que a flexão aumentou de 0 para 90°, a tração produziu uma maior separação do espaço intervertebral posterior (Figura 14.22).[34]

A tração pélvica unilateral é também recomendada quando o objetivo for uma força mais vigorosa em um lado da coluna. Pacientes com escoliose protetora, disfunção articular unilateral ou espasmo muscular lombar unilateral com escoliose podem se beneficiar dessa abordagem. Apenas um lado do arreio pélvico deve ser enganchado ao dispositivo de tração para que essa técnica seja executada (Figura 14.23).[13]

Em pacientes com escoliose protetora, quando o paciente se inclina para longe do lado doloroso, a tração deve ser aplicada no lado doloroso. Quando o paciente se inclina em direção ao lado doloroso, a tração deve ser aplicada no lado não doloroso (ver Figura 14.6).

Em pacientes com escoliose causada por espasmo muscular, a força de tração deve ser aplicada do lado com o espasmo muscular (Figura 14.24). Na disfunção da articulação facetária unilateral, a tração deve ser aplicada do lado responsável pelas maiores queixas.[12]

Em geral, o posicionamento do paciente para a tração deve ser variado de acordo com suas necessidade e conforto. O experimento com o posicionamento é estimulado de modo que o efeito da tração sobre o paciente seja maximizado. O conforto do paciente é muito mais importante do

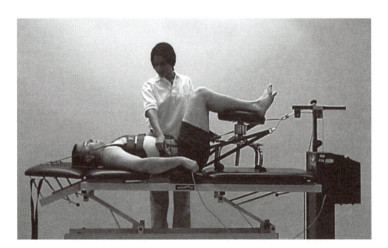

Figura 14.22 Tração lombar mecânica: paciente na posição supina com os quadris e os joelhos flexionados a aproximadamente 90°.

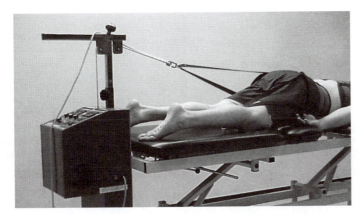

Figura 14.23 Tração lombar mecânica com tração unilateral: apenas uma das fitas pélvicas está enganchada ao dispositivo de tração.

que a posição relativa na tomada de decisões sobre a posição do paciente. Se o paciente não puder relaxar, a tração não será bem-sucedida em causar separação vertebral.[13,18,27]

Força de tração

Vários pesquisadores têm indicado que não ocorrerá nenhuma separação vertebral lombar com forças de tração menores do que um quarto do peso do paciente. A força de tração necessária para causar separação vertebral efetiva irá variar entre 29,5 e 90,7 kg.[3,4,13,17,20,27,32] Essa força não tem de ser utilizada no primeiro tratamento, e passos progressivos durante e entre os tratamentos são, muitas vezes, necessários para que sejam atingidas confortavelmente essas cargas terapêuticas. Uma força igual à metade do peso do paciente é uma boa orientação para se considerar na seleção de uma força grande o suficiente para causar separação vertebral. Esses altos níveis de peso não representam perigo, uma vez que a pesquisa com cadáveres indica que força de 199 kg ou mais é necessária para causar dano aos componentes da coluna lombar (Figura 14.25).[17,20]

Deve-se ter cuidado ao se utilizar tração da coluna lombar devido à tendência de o gel de núcleo pulposo absorver líquido do corpo vertebral, aumentando, assim, a pressão dentro do disco. Isto acontece em um período muito curto de tempo. Quando a pressão é liberada e o peso é aplicado ao disco, esse excesso de líquido aumenta a pressão sobre o ânulo e exacerba os sintomas do paciente. Portanto, recomenda-se que, durante um tratamento inicial com tração lombar, um máximo de 13,6 kg seja utilizado para determinar a tração terá um efeito negativo sobre os sintomas.[14]

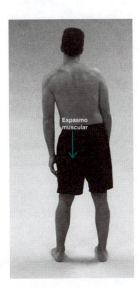

Figura 14.24 Em um paciente com escoliose causada pelo espasmo muscular (esquerda), a força de tração unilateral deve ser aplicada utilizando-se apenas a fita pélvica esquerda.

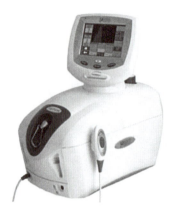
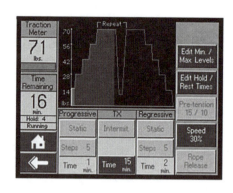

Figura 14.25 Dispositivo de tração com tela ampliada, mostrando as opções de parâmetro de tratamento.

A pesquisa tem sido objetivada nas forças necessárias para causar separação vertebral. A tração certamente tem efeitos que não estão associados com a separação vertebral e, se esses efeitos forem desejados, menos força pode ser necessária para obtê-los.

Tração intermitente *versus* sustentada

Bons resultados foram registrados com tração intermitente e sustentada. Na maioria dos casos de problemas de disco lombar, a tração sustentada parece ser a opção de tratamento. A redução parcial nas protrusões de disco foi observada em quatro minutos de tração sustentada.[10,17,20,27,30] Bons resultados também foram registrados com a utilização de tração intermitente no tratamento do disco intervertebral rompido.

A separação do espaço intervertebral posterior foi observada com uma tração intermitente com retenção de 10 segundos. Separações intervertebrais posteriores, utilizando 45 kg de força, foram similares quando comparados os modos de tração intermitente e sustentada. A atividade eletromiográfica da musculatura sacroespinal mostrou padrões similares quando as trações intermitente e sustentada foram comparadas.[23]

A tração pode alongar os músculos paraespinais.

A tração sustentada é favorecida no tratamento da hérnia de disco intervertebral porque permite mais tempo com o disco não comprimido causando uma movimentação centrípeta do núcleo pulposo e redução da pressão nas estruturas nervosas causadas pela hérnia. Quando utilizada para esse propósito, a tração sustentada pode ser superior à tração intermitente.[18,27,30]

Ao se decidir pela tração sustentada *versus* a intermitente, o fisioterapeuta deve seguir as orientações para as hérnias de disco diagnosticadas pelo tratamento com a tração sustentada, enquanto a maior parte de outros diagnósticos apropriados à tração podem ser tratados com tração intermitente. A tração intermitente, em qualquer caso, é geralmente mais confortável quando empregam-se forças mais altas e o aumento do conforto é uma das considerações primárias porque não há evidência conclusiva que apoie a escolha de um método sobre o outro.[3,4,17,18,21,27,30,34]

O tempo da tração e as fases de repouso da tração intermitente não foram pesquisados. Fases de tração curtas (menos de 10 segundos) causam apenas separação espaçada mínima, mas ativam os receptores articulares e musculares e criam movimentos de articulação facetária.[18,19] Fases de tração mais longas (mais de 10 segundos) tendem a alongar os tecidos ligamentares e musculares o suficiente para sobrepor sua resistência ao movimento e criar uma separação mecânica de duração mais longa. Ao serem utilizadas as forças de tração alta, o conforto do paciente pode ditar o ajuste do tempo de tração. Também, um tempo de tratamento total mais extenso é tolerado com a tração intermitente.[14,17-20,27]

Os tempos de fase de repouso devem ser relativamente curtos, mas devem também ser orientados para o conforto. O tempo de repouso deve ser ajustado para permitir que o paciente se recupere e se sinta relaxado antes do próximo ciclo de tração. O fisioterapeuta deve monitorar o paciente na tração com frequência para ajustar a tração e o tempo de repouso, objetivando manter o paciente em um estado confortável relaxado.

Duração do tratamento

Os tempos de tratamento totais da tração sustentada e tração intermitente são apenas parcialmente baseados na pesquisa. Com a tração sustentada, Mathews descobriu redução na protrusão do disco após quatro minutos com redução adicional em 20 minutos.[40] A redução completa nas protrusões foi observada em 38 minutos. Outros pesquisadores não encontraram diferença na separação da coluna cervical quando os tempos de 7, 30 e 60 segundos foram comparados.[17,19,20]

Ao se lidar com suspeita de protrusões de disco, o tempo de tratamento total deve ser relativamente curto. À medida que o espaço do disco amplia, a pressão dentro do disco diminui e o núcleo do disco se move de modo centrípeto. O tempo projetado para pressão dentro do disco se equalizar é de 8 a 10 minutos. Nesse ponto, o material nuclear não se move mais de modo centrípeto. Com mais tempo nessa posição, as forças osmóticas equalizam a pressão dentro do disco com aquela do tecido circundante. Quando ocorre a equalização da pressão, o efeito da tração sobre a protrusão é perdido. A pressão intradisco pode aumentar quando a tração é liberada se a tração permanecer por muito tempo. Esse aumento na pressão resulta em aumento nos sintomas. Essa situação não foi relatada quando os tempos de tratamento foram mantidos em 10 minutos ou menos.[13,27] Se essa reação ocorrer, tempos de tratamento mais curtos ou tração intermitente longa (60 segundos de tração, 10 a 20 segundos de repouso) podem ser necessários para controlar os sintomas.

Algumas fontes defendem tempos de tração de até 30 minutos.[17,18,20] A contraindicação na filosofia pode ser devida à patologia ou à anatomia individual de cada paciente. Contudo, uma reação adversa à tração (i.e., aumento dramático nos sintomas quando a tração é administrada) é algo que o fisioterapeuta deve procurar evitar.

O tempo de tratamento total para a tração sustentada no tratamento de sintomas relacionados ao disco deve ser estabelecido em menos de 10 minutos. Se o tratamento for bem-sucedido na redução dos sintomas, o tempo deve ser deixado em 10 minutos ou menos. Se o tratamento for parcialmente bem-sucedido ou não tiver êxito no alívio dos sintomas, o fisioterapeuta pode aumentar gradualmente o tempo, em vários tratamentos, para 30 minutos.

Passos progressivos e regressivos

Alguns equipamentos de tração são montados com modos progressivos e regressivos. A máquina aumenta progressivamente a força de tração em um número pré-selecionado de passos. Um aumento gradual na pressão deixa o paciente acomodar-se lentamente à tração e o auxilia a ficar relaxado. Uma progressão gradual de força também permite que o fisioterapeuta libere a mesa partida após a folga no sistema ter sido compensada por várias progressões (Figura 14.26).[3,18,28]

Passos regressivos fazem o contrário e permitem que o paciente reduza gradualmente as cargas altas. Novamente, o conforto do paciente é a consideração primária porque nenhuma pesquisa sustenta qualquer protocolo (Figura 14.27).[3,18,28]

Algum equipamento tem a capacidade de ser programado para passos progressivos e regressivos e também ter forças de tração mínimas, permitindo uma força sustentada com picos intermitentes (Figura 14.28).[3,18,28] Para atingir tais disposições de tração com uma máquina que não é programável, a operação manual e a sincronia são necessárias.

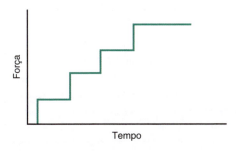

Figura 14.26 Passos progressivos para tração lombar de X kg. Quatro passos são usados: o primeiro é ¼ de X kg, o segundo 2/4 de X e assim por diante. Cada um tem duração de tempo igual.

Figura 14.27 Passos regressivos para tração lombar de X kg. Seis passos regressivos iguais são usados: o primeiro diminui a força de tração de X para 5/6 de X, o segundo, para 4/6 de X e assim por diante. Cada um tem duração de tempo igual.

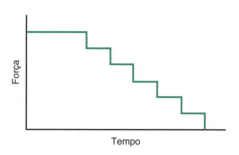

Durante toda a discussão sobre tração lombar, o conforto do paciente surge repetidamente em relação aos parâmetros da montagem do tratamento. Uma das chaves primárias para o tratamento de tração bem-sucedido é o relaxamento do paciente. O uso de modalidades adequadas antes e durante o tratamento por tração acresce à efetividade total do plano de tratamento. A imobilização ou o exercício apropriado após a tração pode, também, intensificar os resultados e prolongar os benefícios ganhos. Uma melhor tecnologia e mais pesquisas irão auxiliar a refinar a arte da tração e fornecer melhores resultados desse tipo de tratamento.

ESTUDO DE CASO 14.1
TRAÇÃO MECÂNICA

Histórico: Um homem de 49 anos desenvolveu dor cervical inferior quatro dias atrás depois de podar árvores em seu pátio, durante várias horas. Ele foi encaminhado para o tratamento sintomático de sua dor mecânica no pescoço; não houve *deficits* neurais e nem sinais de uma lesão do disco. O paciente está sentindo dor na linha média da área cervical inferior e sobre a área do trapézio superior bilateralmente. A sua amplitude de movimento ativa é normal, mas é dolorosa no final do alcance em todos os planos e a pressão excessiva aumenta os sintomas. A extensão (inclinação para trás) é o movimento mais doloroso.

Impressão: Lesão no tecido mole da coluna cervical inferior.

Plano de tratamento: Para auxiliar no alívio da dor, iniciou-se um curso de três dias por semana de tração cervical mecânica intermitente. O paciente foi posicionado em supino sobre a mesa de tração e a unidade de tração foi ajustada para produzir aproximadamente 20° de flexão cervical durante a tração. Para a sessão inicial, 9 kg de tração foram aplicados, com quatro passos progressivos para cima e quatro passos regressivos para baixo. Cada ciclo de tração consistiu em 15 segundos de tensão, seguido por 20 segundos de repouso. O tempo total do tratamento foi de 20 minutos. A força de tração alvo foi aumentada em 10% cada sessão, a um máximo de 18 kg. Além da tração, o exercício ativo foi prescrito.

Resposta: O paciente registrou um aumento transitório nos sintomas após as primeiras duas sessões, e, depois, uma resolução gradual dos sintomas. Houve uma redução acentuada nos sintomas imediatamente após a terceira sessão; o alívio persistiu por aproximadamente duas horas. A tração cervical foi interrompida após um total de seis sessões, e o paciente foi orientado sobre um programa de exercício em casa. Após duas semanas, ele estava assintomático.

Questões de discussão

- Quais tecidos foram lesionados/afetados?
- Quais sintomas estavam presentes?
- Em qual fase da série contínua lesão-cicatrização o paciente se apresentou para tratamento?
- Quais são os efeitos biofísicos da modalidade terapêutica (direto/indireto/de profundidade/afinidade do tecido)?
- Quais são as indicações/contraindicações da modalidade terapêutica?
- Quais são os parâmetros da aplicação/dosagem/duração/frequência da modalidade de agente físico neste estudo de caso?
- Quais outras modalidades de agente físico poderiam ser utilizadas para tratar dessa lesão ou condição? Por quê? Como?
- Qual era o mecanismo de lesão na coluna cervical?
- Quais eram os efeitos fisiológicos da tração cervical?
- Por que a posição supina foi utilizada para o tratamento?
- Quais agentes físicos adicionais poderiam ter sido úteis para esse paciente?
- Quais são as contraindicações à tração cervical?
- Por que os sintomas inicialmente aumentaram?

O profissional de reabilitação emprega as modalidades de agente físico para criar um ambiente favorável para a cicatrização do tecido enquanto se minimizam os sintomas associados ao trauma ou à condição.

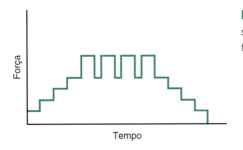

Figura 14.28 Passos progressivos e regressivos com um mínimo de força de tração sustentada.

Tração cervical manual

Os objetivos para o uso da tração na região cervical não variam muito dos objetivos para o uso da tração na região lombar.[47] Os objetivos razoáveis para a tração cervical incluem alongamento dos músculos e das estruturas articulares da coluna vertebral, alargamento dos espaços e dos forames intervertebrais, forças direcionadas de modo centrípeto sobre o disco e tecido mole em volta do disco, mobilização das articulações vertebrais, aumentos e mudanças na propriocepção articular, alívio das forças compressivas da postura normal e melhora no fluxo venoso e linfático arterial.[14,17,18,29,33,47-52] No ambiente clínico, os diagnósticos e sintomas que requerem tração não são encontrados com frequência.[10] Esses diagnósticos são mais comumente encontrados em populações mais idosas.

Na maioria dos casos que envolvem distensões e entorses, a tração manual simples utilizada para produzir um movimento longitudinal rítmico será bem-sucedida em auxiliar a diminuir a dor, o espasmo muscular, a rigidez e a inflamação e também na redução das forças compressivas articulares. A tração manual é infinitamente mais adaptável do que a tração mecânica e mudanças na direção, força, duração da tração e posição do paciente podem ser instantaneamente feitas à medida que o fisioterapeuta percebe relaxamento ou resistência.[3,14,18-20,48]

O fisioterapeuta sustenta a cabeça e o pescoço do paciente. A mão deve aninhar o pescoço e fornecer uma pegada adequada para a transferência efetiva da força de tração ao processo mastoideo. Uma mão deve ser colocada sob o pescoço do paciente com a eminência tênar (base do polegar) em contato com um processo mastoideo e os dedos aninhando o pescoço atingindo todo em direção ao outro processo mastoideo (Figura 14.29a).[3]

O fisioterapeuta fornece então uma gentil tração (menos de 9 kg) na direção cefálica. A separação intervertebral não é desejada devido ao dano aos ligamentos ou cápsula. Uma mentoneira para a cabeça ou arreio similar também pode ser utilizado para administrar a força (Figura 14.29b).

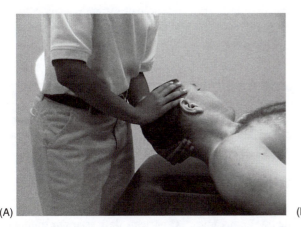
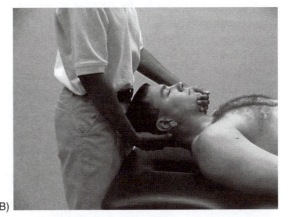

(A) (B)

Figura 14.29 Tração cervical manual: (A) paciente na posição supina. O fisioterapeuta com as pontas dos dedos e a eminência tênar contraindo o processo mastoideo do crânio do paciente. (B) A tração é aplicada com as duas mãos.

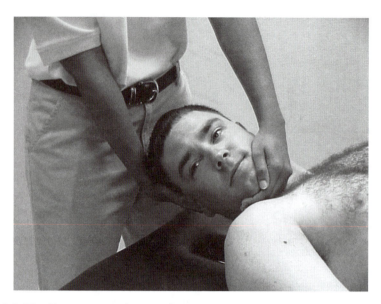

Figura 14.30 Tração manual cervical: o paciente é posicionado com o pescoço em flexão e com alguma rotação do pescoço para a direita. Posições lateralmente flexionadas também podem ser utilizadas.

A força deve ser intermitente, com o tempo de tração entre 3 e 10 segundos. O tempo de repouso pode ser bem breve, mas a força de tração deve ser liberada quase por completo. O tempo de tratamento total deve ser entre 3 e 10 minutos.[3,4,18,19]

Quando a dor está limitando ou afetando o movimento, uma série de tração deve ser acompanhada por uma reavaliação do movimento dolorido para se determinarem aumentos ou diminuições na dor ou movimento. Séries sucessivas de tração podem ser utilizadas tão logo os sintomas estejam reduzindo. Quando os sintomas se estabilizam ou se intensificam na reavaliação, a tração deve ser interrompida.[18]

Uma variedade de posições da cabeça e pescoço pode ser utilizada na tração cervical. Diferentes posições da cabeça e pescoço irão colocar algumas estruturas vertebrais sob mais tensão do que outras. O bom conhecimento da cinesiologia e da biomecânica cervical e o bom conhecimento e habilidade da mobilização articular são requeridos antes que o fisioterapeuta possa experimentar mudanças de posição extensas (Figura 14.30).[3,18,19]

Na conclusão do tratamento por tração, nos casos de distensão e entorse, a proteção do pescoço com um colar macio é muitas vezes desejável para a prevenção de extremos de movimento, para se minimizar as forças compressivas e se estimular o relaxamento muscular. As instruções sobre posições de dormir e posturas de suporte regulares também são importantes no cuidado com problemas cervicais.[3,18]

> **Tomada de decisão clínica** *Exercício 14.4*
> O fisioterapeuta decidiu tratar um paciente com sinais e sintomas de uma protrusão de disco utilizando tração mecânica. Quais parâmetros de tratamento provavelmente serão mais efetivos no trato desse problema?

Tração cervical mecânica

A literatura não fornece um protocolo relativamente claro a ser seguido em tentativas de separação vertebral usando um aparato de tração mecânica.[53] O paciente deve estar em supino ou sentado, com as pernas retas e o pescoço flexionado entre 20 e 30° (Figura 14.31). Uma postura sentada pode ser utilizada, mas essa é clinicamente mais complicada e não é sustentada pela pesquisa como uma posição ideal de tração cervical.[13,18,27]

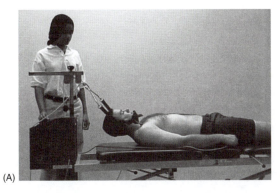
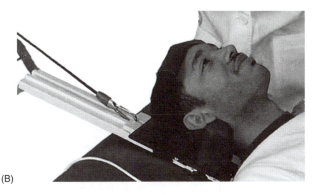

Figura 14.31 Tração cervical mecânica: (A) paciente na posição supina com o arreio de tração colocado de modo que uma tração máxima seja exercida sobre o occiptal e que o pescoço do paciente esteja em uma posição de 20 a 30° de flexão. (B) unidade de tração cervical Tru-Trac.

O arreio de tração deve ser disposto confortavelmente de modo que a maior porção da tração seja colocada sobre o occiptal em vez do queixo. Alguns arreios de tração cervical não têm apoio para o queixo. Esses arreios podem ter uma vantagem, visto que a força de tração é efetivamente transferida às estruturas da coluna cervical.[14,19]

Uma força de tração acima de 9 kg, aplicada intermitentemente por um tempo de tração mínimo de sete segundos e com o tempo de repouso adequado para recuperação é recomendada. Essa tração deve prosseguir por mais 20 a 25 minutos. Forças maiores do que 22,65 kg podem produzir aumento na separação, mas os outros parâmetros devem permanecer os mesmos. A separação média na área vertebral posterior é de 1 a 1,5 mm por espaço, ao passo que a área vertebral anterior separa aproximadamente 0,4 mm por espaço. Esperam-se separações maiores na população mais jovem do que na mais velha. Dentro de 20 a 25 minutos do momento em que o tempo de tração é interrompido e as posturas sentada ou em pé normais são retomadas, a separação vertebral retorna a suas alturas prévias. Os segmentos cervicais superiores não se separam com tanta facilidade quanto os segmentos cervicais inferiores.[14,19,20,54] O acréscimo de modalidades redutoras de dor e de aquecimento irá somar-se aos benefícios obtidos pela tração.[3,4,14,18,20,53]

Tomada de decisão clínica Exercício 14.5

Ao tratar de um paciente que se queixa de dor na coluna cervical, o fisioterapeuta está tentando decidir se aplica uma técnica de tração manual ou uma tração mecânica. O que seria recomendado?

Protocolos de tratamento: tração

1. Aplicar e ajustar os *halters*, arreios e cintos apropriados para o tratamento de tração indicado.
   a. Cervical: aplicar mentoneira por baixo do occiptal e mandíbula; prender a uma barra espaçadora.
   b. Lombar: prender o arreio pélvico confortavelmente na cintura, começando acima das cristas ilíacas, o cinto da caixa torácica confortavelmente sobre a caixa torácica inferior.
2. Prender o aparato de tração à unidade: reduzir e ajustar a folga na linha.
3. Posicionar o paciente para o tratamento de tração indicado.
   a. Cervical: deitado em supino, com o pescoço flexionado em 20 a 30°.
   b. Lombar: deitado, enganchado em supino, com os quadris flexionados e pernas sustentadas por travesseiros ou almofadas.

512 Parte IV • Modalidades de Energia Mecânica

c. Lombar: deitado, em prono na posição neutra.

4. Aplicar a quantidade de tração indicada.

  a. Cervical: ajustar a quantidade de tração começando com 9 kg, ou o que puder ser tolerado pelo paciente (variação de 9 a 22,65 kg).

  b. Lombar: ajustar a quantidade de tração começando com 29,44 kg, ou o que puder ser tolerado pelo paciente (variação de 29,44 a 90,6 kg).

5. Ajustar o ciclo de trabalho da tração e a duração do tratamento.

  a. Sustentada: menos de 10 minutos.

  b. Intermitente: 3 a 10 segundos, ligar-desligar por 20 a 30 minutos.

ESTUDO DE CASO 14.2
TRAÇÃO ESPINAL: LOMBAR

Histórico: Um farmacêutico de 58 anos de idade tem uma história de 11 anos de dor lombar recorrente. O início foi insidioso e ele desenvolveu episódios de dor lombar moderadamente grave três ou quatro vezes por ano, desde o episódio inicial. Esse episódio iniciou há nove dias após jogar golfe e é, desde então, o episódio mais grave. Ele tem dor constante na área lombossacra direita, com irradiação da dor para a nádega direita e para o aspecto póstero-lateral da coxa e perna até o pé, com parestesia na parte lateral do pé. Ele demonstra fraqueza no miótomo S1, uma perda do movimento do tornozelo direito e testes positivos para a tensão neural adversa à direita. Ele foi encaminhado a um neurocirurgião, que pediu uma IRM. A IRM revelou uma saliência póstero-lateral direita moderadamente grande do disco intervertebral em L5-S1, com perda de altura do disco. O neurocirurgião recomendou cirurgia, mas o paciente optou por um tratamento conservador. Ele foi encaminhado para tração lombar e exercício terapêutico.

Impressão: Compressão da raiz nervosa S1 devido à lesão no disco L5-S1.

Plano de tratamento: Iniciou-se tração lombar estática motorizada com o paciente na posição prona, na mesa de tração. Para a sessão de tratamento inicial, o dispositivo de tração foi ajustado para aplicar 14 kg de força de distração, que era igual a um sexto do peso do paciente. A força foi aumentada em três passos em um período de três minutos, então ela foi mantida em 14 kg por quatro minutos, e, em seguida, removida em dois passos, em um período de dois minutos. Como essa sessão inicial não exacerbou os sintomas do paciente, a tração terapêutica foi administrada em uma base diária começando no dia seguinte, com força de distração de 41 kg, ou metade do peso do paciente. A tração aumentou para a dose terapêutica em três passos em um

período de três minutos, a força máxima foi mantida por 10 minutos e, então, diminuída para 0 em dois passos em um período de dois minutos. O paciente executou o exercício terapêutico para manter uma lordose da coluna lombar antes de sair da mesa.

Resposta: Após cada sessão de tratamento, o paciente sentiu diminuição dos sintomas periféricos e centrais por aproximadamente uma hora. Não houve melhora sustentada após 10 sessões e o paciente retornou ao neurocirurgião para tratamento cirúrgico.

Questões de discussão

- Quais tecidos foram lesionados ou afetados?
- Quais sintomas estavam presentes?
- Em qual fase da série contínua lesão-cicatrização o paciente se apresentou para o tratamento?
- Quais são os efeitos biofísicos da modalidade do agente físico (direto, indireto, de profundidade e afinidade do tecido)?
- Quais são as indicações e contraindicações da modalidade de agente físico?
- Quais são os parâmetros da aplicação, dosagem, duração e frequência da modalidade de agente físico neste estudo de caso?
- Quais outras modalidades de agente físico poderiam ser utilizadas para tratar dessa lesão ou condição? Por quê? Como?
- Por que o tratamento inicial foi aplicado com força tão baixa? Se o paciente tivesse sentido um aumento nos sintomas após a sessão inicial, como o fisioterapeuta poderia ter prosseguido?
- O quanto de força é necessário para atingir distração das vértebras? Qual quantidade é necessária para danificar o segmento de movimento vertebral?

(continua)

Capítulo 14 • Tração Espinal **513**

ESTUDO DE CASO 14.2 *(Continuação)*
TRAÇÃO ESPINAL: LOMBAR

- Por que a força de distração terapêutica foi aplicada por apenas 10 minutos? Quais são as vantagens e desvantagens de uma sessão mais curta? E de uma sessão mais longa?
- Qual é a razão mais provável pela qual a tração não obteve sucesso com esse paciente? Poderia o tratamento ter

tido maior ou menor probabilidade de ter sucesso se iniciado imediatamente após a percepção dos sintomas?

O profissional de reabilitação emprega modalidades de agente físico para criar um ambiente favorável para a cicatrização do tecido enquanto são minimizados os sintomas associados ao trauma ou à condição.

ESTUDO DE CASO 14.3
TRAÇÃO ESPINAL: CERVICAL

Histórico: Uma mulher de 47 anos observou uma dor na área mesocervical direita ao acordar pela manhã. Ao se dirigir para o trabalho, ela girou sua cabeça para a direita antes de mudar de pista e sentiu um estalido audível, com dor forte, na área mesocervical direita. Depois de chegar ao trabalho, ela continuou a sentir dor localizada que gradualmente piorou na hora seguinte. Ela se dirigiu à emergência, onde um exame (incluindo radiografia) não revelou lesão neurológica ou óssea. Ela foi encaminhada para tratamento de entorse agudo do pescoço, não teve dor irradiada e o exame neurológico foi negativo. Ela mantém sua cabeça inclinada e rodada para a esquerda, e qualquer tentativa de inclinação lateral ou rotação para a direta ocasiona dor mesocervical direita forte, localizada. Ela tem muita sensibilidade sobre o pilar articular direito em C4–5, e o teste de mobilidade passiva revelou um movimento articular acentuadamente restrito em C4–5.

Impressão: Travamento agudo da coluna cervical (C4–5).

Plano de tratamento: Tração cervical manual. Com a paciente em supino na mesa de tratamento, o fisioterapeuta colocou uma mão sob a cabeça do paciente com a palma sobre o occipital, polegar sobre o processo mastoideo e as pontas dos dedos sobre o processo mastoideo oposto. A outra mão do fisioterapeuta foi colocada sobre a testa da paciente a fim de evitar forças compressivas sobre a articulação temporomandibular. Uma gentil força de distração foi aplicada (aproximadamente 5 kg) com a linha da força paralela ao eixo longo da coluna. A força foi mantida por três segundos, e então liberada por 10 segundos. Isto foi repetido 10 vezes, com a força de distração gradualmente aumentada até um máximo de aproximadamente 15 kg.

Resposta: Uma reavaliação foi feita após a décima aplicação de força e a paciente estava apta a manter seu pescoço em uma posição neutra. O ciclo foi repetido mais quatro vezes, com melhora gradual na amplitude de movimento

cervical e redução na dor. Após o quinto ciclo, ela era capaz de realizar rotação e inclinação lateral para a direita igual a cerca de 80% do movimento para a esquerda. Ela foi tratada no dia seguinte com a mesma abordagem e atingiu amplitude de movimento plena, indolor.

Questões de discussão

- Quais tecidos foram lesionados ou afetados?
- Quais sintomas estavam presentes?
- Em qual fase da série contínua lesão-cicatrização a paciente se apresentou para tratamento?
- Quais são os efeitos biofísicos da modalidade de agente físico (direto, indireto, de profundidade e afinidade do tecido)?
- Quais são as indicações e contraindicações da modalidade de agente físico?
- Quais são os parâmetros da aplicação dosagem, duração e frequência da modalidade de agente físico neste estudo de caso?
- Quais outras modalidades de agente físico poderiam ser utilizadas para tratar dessa lesão ou condição? Por quê? Como?
- Qual é o mecanismo para travamento agudo da coluna cervical?
- Quais são as vantagens da tração manual sobre a tração mecânica (motorizada) para essa paciente? E as desvantagens?
- Por que a força de distração foi aplicada paralelamente ao eixo longo da coluna? Quais poderiam ser as vantagens ou desvantagens de se aplicar a força junto a um eixo oblíquo?

O profissional de reabilitação emprega as modalidades de agente físico para se criar um ambiente favorável para a cicatrização do tecido enquanto se minimizam os sintomas associados ao trauma ou à condição.

514 Parte IV • Modalidades de Energia Mecânica

Tabela 14.1 Indicações e contraindicações para a tração espinal
INDICAÇÕES
Compressão de uma raiz nervosa
Hérnia de disco
Espondilolistese
Estreitamento dentro do forame intervertebral
Formação de osteófito
Doenças articulares degenerativas
Dor subaguda
Hipomobilidade articular
Dor discogênica
Espasmo ou defesa muscular
Distensão muscular
Contraturas do ligamento espinal ou dos tecidos conectivos
Melhora no fluxo arterial, venoso e linfático
CONTRAINDICAÇÕES
Entorses ou distensões agudas
Inflamação aguda
Fraturas
Instabilidade da articulação vertebral
Qualquer condição na qual o movimento exacerba o problema existente
Tumores
Doenças ósseas
Osteoporose
Infecções nos ossos ou articulações
Condições vasculares
Gravidez
Problemas cardíacos ou pulmonares

INDICAÇÕES E CONTRAINDICAÇÕES

Conforme discutido em todo este capítulo, a tração espinal pode ser útil para uma série de condições, incluindo casos em que há compressão sobre uma raiz nervosa resultante de hérnia de disco, espondilolistese, estreitamento do forame intervertebral ou formação de osteófito; doenças articulares degenerativas; dor subaguda; hipomobilidade articular; dor discogênica e espasmo muscular. A tabela 14.1 lista indicações e contraindicações.

A tração, com exceção de uma leve mobilização, é contraindicada em entorses ou distensões agudas (primeiros 3 a 5 dias), inflamação aguda ou quaisquer condições nas quais o movimento seja indesejado ou exacerba o problema existente. Em casos de instabilidade da articulação vertebral, a tração pode perpetuar a instabilidade ou causar distensão adicional. Certamente, os sérios problemas associados a tumores, doenças ósseas, osteoporose e infecções nos ossos ou articulações também são contraindicados. Os pacientes que podem potencialmente sentir problemas relacionados ao encaixe de um arreio, como aqueles com condições vasculares, mulheres grávidas ou aqueles com problemas cardíacos ou pulmonares, devem evitar a tração.

RESUMO

1. A tração tem sido utilizada para tratar de uma variedade de problemas cervicais e lombares.

2. O efeito da tração sobre cada sistema envolvido na composição anatômica complexa da coluna precisa ser considerado ao se selecionar a tração como parte de um plano de tratamento terapêutico.

3. O protocolo de tração deve ser estabelecido para o tratamento de um problema em particular em vez de aplicado do mesmo modo independentemente do paciente ou da patologia.

4. A tração é uma modalidade flexível, com um infinito número de variações disponível. Essa flexibilidade permite que o fisioterapeuta ajuste os protocolos para combinar os sintomas e diagnósticos do paciente.

5. A tração é capaz de produzir separação dos corpos vertebrais; força centrípeta sobre os tecidos moles circundando as vértebras; mobilização das articulações vertebrais; mudança na descarga proprioceptiva do complexo espinal; alongamento do tecido conectivo; alongamento de um tecido muscular; melhora no fluxo arterial, venoso e linfático e diminuição dos efeitos compressivos da postura. Qualquer um desses efeitos pode mudar os sintomas e auxiliar a normalizar a coluna lombar ou cervical do paciente.

6. As técnicas de tração na região lombar incluem tração posicional; tração de inversão; tração manual, que pode ser realizada utilizando-se técnicas de tração de perna específica do nível ou unilateral e tração mecânica.

7. A tração cervical é utilizada com menos frequência do que a lombar. As técnicas de tração cervical incluem tração manual e tração mecânica.

QUESTÕES DE REVISÃO

1. O que é tração e como ela pode ser feita pelo fisioterapeuta?

2. Quais são os efeitos físicos e o valor terapêutico da tração espinal sobre ossos, músculos, ligamentos, articulações facetárias, nervos, vasos sanguíneos e discos intervertebrais?

3. Quais são as vantagens clínicas do uso da tração lombar posicional e da tração de inversão?

4. Quais são as aplicações clínicas do uso das técnicas de tração lombar manual, incluindo tração manual específica do nível e tração manual com tração de perna unilateral?

5. Quais são os procedimentos de montagem e as considerações de parâmetros de tratamento para o uso da tração lombar mecânica?

6. Quais são as vantagens do uso da técnica de tração manual da coluna cervical?

7. Qual é o procedimento de montagem para as técnicas de tração mecânica e montada na parede para a coluna cervical?

QUESTÕES DE AUTOAVALIAÇÃO

Verdadeiro ou falso

1. Os objetivos da tração são os de estimular o movimento da coluna e de diminuir os sintomas do paciente.

2. A deformação ligamentar devido à tração deve ocorrer durante o carregamento lento.

3. A tração pode somente ser aplicada com uma máquina.

Múltipla escolha

4. A tração pode auxiliar a reduzir a hérnia de disco. Nessa condição o ___ protrui.

   a. Ânulo fibroso

   b. Núcleo pulposo

   c. Material do disco

   d. Prega sinovial

516 Parte IV • Modalidades de Energia Mecânica

5. A tração tem efeitos sobre
   a. Articulações facetárias
   b. Músculos paraespinais
   c. Raízes nervosas
   d. Todas as alternativas

6. Qual é o problema mais comum que a tração é utilizada para tratar?
   a. Espondilolistese
   b. Fibrose
   c. Compressão da raiz nervosa
   d. Nenhuma das alternativas acima

7. Qual dos seguintes NÃO é uma contraindicação à tração?
   a. Distensão muscular
   b. Inflamação aguda
   c. Fraturas
   d. Instabilidade da articulação vertebral

8. Por quanto tempo a tração cervical manual deve ser aplicada?
   a. Menos de 30 segundos
   b. 1 a 2 minutos
   c. 3 a 10 minutos
   d. 10 a 15 minutos

9. Se os tratamentos por tração não resultarem em mudança ou piora nos sintomas, os procedimentos devem
   a. Serem feitos com mais frequência
   b. Prosseguir por mais uma semana
   c. Serem executados em uma posição diferente
   d. Interrompidos

10. Qual é a variação de força apropriada a ser utilizada em um paciente enquanto a tração lombar mecânica é executada?
    a. 0 a 22,65 kg
    b. 29,44 a 90,6 kg
    c. 90,6 a 135,9 kg
    d. O tanto quanto o paciente puder tolerar

SOLUÇÕES PARA OS EXERCÍCIOS DE TOMADA DE DECISÃO CLÍNICA

14.1
O fisioterapeuta deve fazer o paciente se deitar na mesa de tratamento sobre seu lado direito, com o lado esquerdo para cima, apoiado com um travesseiro sobre o quadril direito. Essa posição e técnica de tração devem auxiliar imediatamente.

14.2
O paciente deve deitar sobre o lado direito com uma toalha enrolada e colocada sob esse lado o mais próximo possível do segmento apropriado, criando inclinação lateral à direita. Os joelhos devem ser flexionados até que a coluna esteja inclinada para a frente. Por fim, o tronco deve girar à esquerda.

14.3
O fisioterapeuta deve certificar-se de que a ginasta não tem uma história de hipertensão. Então, um teste de tolerância de inversão deve ser utilizado para assegurar-se de que não haja um aumento significativo na pressão sanguínea diastólica e que não haja tontura, vertigem ou náusea ao ficar nessa posição.

Capítulo 14 • Tração Espinal   **517**

14.4

Recomenda-se que o fisioterapeuta comece os tratamentos utilizando tração sustentada por um curto período de tratamento de menos de 10 minutos a uma força de tração que poderia ser ligeiramente mais de um quarto do peso do paciente. O tempo de tratamento e a força de tração podem ser aumentados quando tolerado. Se a tração sustentada exacerbar os sintomas, a tração intermitente pode ser utilizada inicialmente, para cerca de 15 minutos.

14.5

A tração manual é consideravelmente mais adaptável do que a tração mecânica e mudanças na direção, força, duração da tração e posição do paciente podem ser instantaneamente feitas à medida que o fisioterapeuta sente relaxamento ou resistência por parte do paciente.

REFERÊNCIAS

1. *Dorland's Illustrated Medical Dictionary*. Philadelphia, PA: WB Saunders; 2007.
2. Paris S. *Course Notes, Basic Course in Spinal Mobilization*. Atlanta, GA; 1977.
3. Burkhardt S. *Course Notes, Cervical and Lumbar Traction Seminar*. Morgantown, WV; 1983.
4. Bridger, R. Effect of lumbar traction on stature. *Spine*. 1990;15:522–524.
5. Gianakopoulos G. Inversion devices: their role in producing lumbar distraction. *Arch Phys Med Rehabil*. 1985;68:100–102.
6. O'Donoghue D. *Treatment of Injuries to Athletes*. Philadelphia, PA: WB Saunders; 1984.
7. Krause M, Refshauge KM, Dessen M, Boland R. Lumbar spine traction: evaluation of effects and recommended application for treatment. *Man Ther*. 2000;5(2):72–81.
8. KeKosz U. Cervical and lumbopelvic traction. *Postgrad Med*. 1986;80(8):187–194.
9. Onel D. Computed tomographic investigation of the effects of traction on lumbar disc herniations. *Spine*. 1989;14: 82–90.
10. Peake N. The effectiveness of cervical traction. *Phys Ther Rev*. 2005;10(4):217–229.
11. Petulla L. Clinical observations with respect to progressive/regressive traction. *J Orthop Sports Phys Ther*. 1986;7: 261–263.
12. Saunders HD. The controversy over traction for neck and low back pain. *Physiotherapy*. 1998;84(6):285–288.
13. Sood N. Prone cervical traction. *Clin Manage Phys Ther*. 1987;7(6):37–42.
14. Harris P. Cervical traction: review of the literature and treatment guidelines. *Phys Ther*. 1977;57:910–914.
15. Kent B. Anatomy of the trunk: part I. *Phys Ther*. 1974;54: 722–744.
16. Kent B. Anatomy of the trunk: part II. *Phys Ther*. 1974;54: 850–859.
17. Mathews J. Dynamic discography: a study of lumbar traction. *Ann Phys Med*. 1968;9:275–279.
18. Erhard R. *Course Notes, Cervical and Lumbar Traction Seminar*. Morgantown, WV; 1983.
19. Grieve G. Neck traction. *Physiotherapy*. 1982;6:260–265.
20. Mathews J. The effects of spinal traction. *Physiotherapy*. 1972;58:64–66.
21. Hood L, Chrisman D. Intermittent pelvic traction in the treatment of the ruptured intervertebral disk. *Phys Ther*. 1968;48:21–30.
22. Oakley P. A history of spine traction. *J Vertebr Subluxation Res*. 2006;2(1):1–12.

23. Hood C. Comparison of EMG activity in normal lumbar sacrospinalis musculature during continuous and intermittent pelvic traction. *J Orthop Sports Phys Ther*. 1981;2:137–141.
24. Jett D. Effect of intermittent, supine cervical traction on the myoelectric activity of the upper trapezius muscle in subjects with neck pain. *Phys Ther*. 1985;65:1173–1176.
25. Letchuman R, Deusinger R. Comparsion of sacrospinalis myoelectric activity and pain levels in patients undergoing static and intermittent lumbar traction. *Spine*. 1993;18:1261–1365.
26. Murphy M. Effects of cervical traction on muscle activity. *Orthop Sports Phys Ther*. 1991;13:220–225.
27. Saunders D. Use of spinal traction in the treatment of neck and back conditions. *Clin Orthop*. 1983;179:31–38.
28. Reilly J. Pelvic femoral position on vertebral separation produced by lumbar traction. *Phys Ther*. 1979;59:282–286.
29. Saunders D. Unilateral lumbar traction. *Phys Ther*. 1981;61:221–225.
30. Stoddard A. Traction for cervical nerve root irritation. *Physiotherapy*. 1954;40:48–49.
31. Fritz J, Lindsay W, Matheson J. Is There a Subgroup of Patients With Low Back Pain Likely to Benefit From Mechanical Traction? Results of a Randomized Clinical Trial and Subgrouping Analysis. *Spine*. 2007;32(26):793–800.
32. Meszaros TF, Olson R, Kulig K. Effect of 10%, 30%, and 60% body weight traction on the straight leg raise test of symptomatic patients with low back pain. *J Orthop Sports Phys Ther*. 2000;30(10):595–601.
33. Strapp EJ. Lumbar traction: suggestions for treatment parameters. *Sports Med Update*. 1998;13(4):9–11.
34. Roaf R. A study of the mechanics of spinal injuries. *J Bone Joint Surg*. 1960;42B:810–819.
35. Draper D. Inversion table traction as a therapeutic modality. Part 2: application. *Athletic Ther Today*. 2005;10(4):40–42.
36. Draper D. Inversion table traction as a therapeutic modality. Part 1: oh my aching back. *Athletic Ther Today*. 2005;10(3): 42.
37. Houlding M. Clinical perspective. Inversion traction: a clinical appraisal. *NZ J Physiother*. 1998;26(2):23–24.
38. Klatz R. Effects of gravity inversion on hypertensive subjects. *Phys Sports Med*. 1985;13(3):85–89.
39. Goldman R. The effects of oscillating inversion on systemic blood pressure pulse, intraocular pressure and central retinal arterial pressure. *Phys Sports Med*. 1985;13(3):93–96.

518 Parte IV • Modalidades de Energia Mecânica

40. LaBan M. Intermittent traction: a progenitor of lumbar radicular pain. *Arch Phys Med Rehabil.* 1992;73:295–296.
41. LeMarr J. Cardiorespiratory responses to inversion. *Phys Sports Med.* 1983;11(11):51–57.
42. Cooperman J, Scheid D. Guidelines for the use of inversion. *Clin Manage.* 1984;4(1):6–10.
43. Gudenhoven R. Gravitational lumbar traction. *Arch Phys Med Rehabil.* 1978;59:510–512.
44. Saunders D. Lumbar traction. *J Orthop Sports Phys Ther.* 1979;1:36–45.
45. Varma S. The role of traction in cervical spondylosis. *Physiotherapy.* 1973;59:248–249.
46. Nosse L. Inverted spinal traction. *Arch Phys Med Rehabil.* 1978;59:367–370.
47. Porter R, Miller C. Back pain and trunk list. *Spine.* 1986;11:596–600.
48. Browder D, Erhard R, Piva, S. Intermittent cervical traction and thoracic manipulation for management of mild cervical compressive myelopathy attributed to cervical herniated disc: a case series. *J Orthop Sports Phys Ther.* 2004;34(11):701–712.

49. Katavich L. Neural mechanisms underlying manual cervical traction. *J Man Manipulative Therapy.* 1999;7(1):20–25.
50. Taskaynatan M. Cervical traction in conservative management of thoracic outlet syndrome. *J Musculoskelet Pain.* 2007;15(1):89–94.
51. Walker G. Goodley polyaxial cervical traction: a new approach to a traditional treatment. *Phys Ther.* 1986;66:1255–1259.
52. Weinert A, Rizzo T. Non-operative management of multilevel lumbar disk herniations in an adolescent patient. *Mayo Clin Proc.* 1992;67:137–141.
53. McGaw S, Fritz J, Bernnan G. Factors related to success with the use of mechanical cervical traction. *J Orthop Sports Phys Ther.* 2006;36(1):A14.
54. Graham N. Mechanical traction for mechanical neck disorders: a systematic review. Cervical Overview Group. *J Rehabil Med.* 2006;38(3):145–152.
55. Moeti P, Marchetti G. Clinical outcome from mechanical intermittent cervical traction for the treatment of cervical radiculopathy: a case series. *J Orthop Sports Phys Ther.* 2001;31(4):207–213.

LEITURAS SUGERIDAS

Alice M, Wong M, Chaupeng I. The traction angle and cervical intervertebral separation. *Spine.* 1992;17(2):136.

Beattie P, Nelson R. Outcomes after a prone lumbar traction protocol for patients with activity-limiting low back pain: a prospective case series study. *Arch Phys Med Rehabil.* 2008;89(2):269.

Beurskens A, de Vet H, Koke A. Efficacy of traction for non-specific low back pain: a randomised clinical trial. *Lancet.* 1995;346(8990):1596–1600.

Beurskens A, van der Heijden G, de Vet H. The efficacy of traction for lumbar back pain: design of a randomized clinical trial. *J Manipulative Physiol Ther.* 1995;18(3):141–147.

Cevik R, Bilici A. Effect of new traction technique of prone position on distraction of lumbar vertebrae and its relation with different application of heating therapy in low back pain. *J Back Musculoskelet Rehabil.* 2007;20(2/3):71.

Cholewicki J, Lee A. Trunk muscle response to various protocols of lumbar traction. *Man Ther.* 14 (5): 562–566, 2009.

Cleland J, Whitman J, Fritz J. Manual physical therapy, cervical traction and strengthening exercises in patients with cervical radiculopathy: a case series. *J Orthop Sports Phys Ther.* 2005;35(12):802–811.

Constantoyannis C. Intermittent cervical traction for cervical radiculopathy caused by large-volume herniated disks. *J Manipulative Physiol Ther.* 2002;25(3):188–192.

Corkery MJ. The use of lumbar harness traction to treat a patient with lumbar radicular pain: a case report. *J Man Manipulative Ther.* 2001;9(4):191–197.

Creighton D. Positional distraction, a radiological confirmation. *J Man Manipulative Ther.* 1993;1(3):83–86.

Dilulio R. Treating with traction. *Phys Ther Prod.* 2008; 19(9):12.

Donkin RD. Possible effect of chiropractic manipulation and combined manual traction and manipulation on tension-type headache: a pilot study. *J Neuromusc Syst.* 2002;10(3):89–97.

Gilworth G. Cervical traction with active rotation. *Physiotherapy.* 1991;77(11):782–784.

Graham N, Gross A. Mechanical traction for mechanical neck disorders: a systematic review. *J Rehabil Med.* 2006;38(3):145.

Güvenol K. A comparison of inverted spinal traction and conventional traction in the treatment of lumbar disc herniations. *Physiother Theory Pract.* 2000;16(3):151–160.

Hariman D. The efficacy of cervical extension-compression traction combined with diversified manipulation and drop table adjustments in the rehabilitation of cervical lordosis: a pilot study. *J Manipulative Physiol Ther.* 1995;18(5): 323–325.

Harrison D, Jackson B, Troyanovich S. The efficacy of cervical extension-compression traction combined with diversified manipulation and drop table adjustments in the rehabilitation of cervical lordosis: a pilot study. *J Manipulative Physiol Ther.* 1995;18(5):590–596.

Harrison DE. A new 3-point bending traction method for restoring cervical lordosis and cervical manipulation: a nonrandomized clinical controlled trial. *Arch Phys Med Rehabil.* 2002;83(4):447–453.

Harte A. Current use of lumbar traction in the management of low back pain: results of a survey of physiotherapists in the United Kingdom. *Arch Phys Med Rehabil.* 2005;86(6): 1164–1169.

Joghataei M, Arab A, Khaksar H. The effect of cervical traction combined with conventional therapy on grip strength on patients with cervical radiculopathy. *Clin Rehabil.* 2004;18(8):879.

Krause M. Lumbar spine traction: evaluation of effects and recommended application for treatment. *Man Ther.* 2000;5(2):72–81.

Lee RY. Loads in the lumbar spine during traction therapy. *Aust J Physiother.* 2001;47(2):102–108.

Letchuman R, Deusinger R. Comparison of sacrospinalis myo-electric activity and pain levels in patients undergoing static and intermittent lumbar traction. *Spine.* 1993;18(10): 1361–1365.

Ljunggren A, Walker L, Weber H. Manual traction vs. isometric exercise in patients with herniated intervertebral lumbar disks. *Physiother Theory Pract.* 1992;8:207.

Maikowski G, Gill N, Jensen D. Quantification of forces delivered via cervical towel traction. *J Orthop Sports Phys Ther.* 2005;35(1):A64–A65.

McGaw S, Fritz J. Factors related to success with the use of mechanical cervical traction. *J Orthop Sports Phys Ther.* 2006;36(1):A14.

Meszaros TF. Effect of 10%, 30%, and 60% body weight traction on the straight leg raise test of symptomatic patients with low back pain. *J Orthop Sports Phys Ther.* 2000;30(10): 595–601.

Muraki T, Aoki M. Strain on the repaired supraspinatus tendon during manual traction and translational glide mobilization on the glenohumeral joint: a cadaveric biomechanics study. *Man Ther.* 2007;12(3):231.

Nanno M. Effects of intermittent cervical traction on muscle pain: flowmetric and electromyographic studies of the cervical paraspinal muscles. *J Nippon Med School.* 1994;61(2):137–147.

Pal B, Magnion P, Hossian M. A controlled trial of continuous lumbar traction in the treatment of back pain and sciatica. *Br J Rheumatol.* 1989;25:181.

Pellecchia G. Lumbar traction: a review of the literature (review). *J Orthop Sports Phys Med.* 1994;20(5):262–267.

Pio A, Rendina M, Benazzo F. The statics of cervical traction. *J Spinal Disord.* 1994;7(4):337–342.

Taskaynatan M, Balaban B. Cervical traction in conservative management of thoracic outlet syndrome. *J Musculoskelet Pain.* 2007;15(1):89.

Terahata N, Ishihara H, Ohshima H. Effects of axial traction stress on solute transport and proteoglycan synthesis in the porcine intervertebral disc in vitro. *Eur Spine J.* 1994;3(6):325–330.

Tesio L, Merlo A. Autotraction versus passive traction: an open controlled study in lumbar disc herniation. *Arch Phys Med Rehabil.* 1993;74(8):871–876.

Thorpe DL. On "Manual therapy, exercise, and traction for patients with cervical radiculopathy..." Young IA, et al. Phys Ther. 2009;89:632-642. *Phys Ther.* 2009;89(11): 1253.

Trudel G. Autotraction. *Arch Phys Med Rehabil.* 1994;75(2): 234–235.

van der Heijden G, Beurskens A, Koes B. The efficacy of traction for back and neck pain: a systematic, blinded review of randomized clinical trial methods. *Phys Ther.* 1995;75(2):93–104.

Vaughn H. Radiographic analysis of intervertebral separation with a 0 degree and 30 degree rope angle using the Saunders cervical traction device. *Spine.* 2006;31(2):E39–E43.

Vernon H, Humphreys K. Chronic mechanical neck pain in adults treated by manual therapy: a systematic review of change scores in randomized clinical trials. *J Man Physiol Ther.* 2007; 30(3):215–227.

Wong A, Leong C, Chen C. The traction angle and cervical intervertebral separation. *Spine.* 1992;17(2):136–138.

Young I, Michener L. Manual therapy, exercise, and traction for patients with cervical radiculopathy: a randomized clinical trial. *Phys Ther.* 2009;89(7):632.

GLOSSÁRIO

Abertura de forame unilateral: Alargamento do forame em um lado de um segmento vertebral.

Ânulo fibroso: Fibras cruzadas entrelaçadas de tecido fibroelástico que são inseridas aos corpos vertebrais adjacentes os quais contêm o núcleo pulposo.

Articulações facetárias: Articulações da coluna.

Deformação do ligamento: Distorção alongada do ligamento causada pela carga de tração.

Estruturas meniscoides: Uma ponta de cartilagem encontrada nas pregas sinoviais de algumas articulações de faceta.

Hérnia de disco: A protrusão do núcleo pulposo através de um defeito no ânulo fibroso.

Lei de Wolff: O osso se autorremodela e fornece aumento da força junto às linhas das forças mecânicas colocadas sobre ele.

Material discal: O material cartilaginoso das superfícies do corpo vertebral, núcleo do disco ou ânulo fibroso.

Núcleo do disco: A proteína de gel polissacarídeo que está contida entre as placas terminais cartilaginosas das vértebras e o ânulo fibroso.

Pregas sinoviais: Dobras de tecido sinovial que se movem para dentro e para fora do espaço articular.

Propriedades viscoelásticas: A propriedade de um material para mostrar sensibilidade à taxa de carga.

Protrusão de disco: A projeção anormal do núcleo do disco através de alguns ou todos os anos anulares.

Sistema nervoso proprioceptivo: Sistema de nervos que fornecem informação sobre movimento articular, pressão e tensão muscular.

Tração: Tensão de esforço aplicada a um segmento corporal.

ATIVIDADE DE LABORATÓRIO

TRAÇÃO MECÂNICA

DESCRIÇÃO

A tração mecânica tem sido utilizada desde os tempos antigos no tratamento das condições espinais dolorosas. Simplesmente, a atração é aplicar tensão a um segmento do corpo por meio de uma corda presa a várias alças, *halters* ou dispositivos. O efeito terapêutico da tração é uma função da posição da coluna, da quantidade de força de tração e duração do tempo em que a força é aplicada. A tração mecânica resulta em separação longitudinal dos segmentos espinais cervicais ou lombares com estruturas ligamentares, discais, neurais e musculares associadas.

EFEITOS TERAPÊUTICOS

Separação dos segmentos espinais
Alongamento do músculo, ligamento e tecido capsular
Redução da pressão intradiscal

INDICAÇÕES

A tração mecânica é indicada para reduzir os sinais e sintomas da compressão espinal. A tração mecânica adequadamente aplicada pode alongar as cápsulas das articulações facetárias, aumentar a dimensão do forame intervertebral, aumentando,

520 Parte IV • Modalidades de Energia Mecânica

assim, o espaço para raízes nervosas, e alterar a pressão intra-discal. Os tecidos do músculo paraespinal também podem ser alongados, contribuindo para uma redução no ciclo de dor-espasmo, que frequentemente acompanha a disfunção espinal.

CONTRAINDICAÇÕES

- Infecção espinal ou malignidade

- Artrite reumatoide
- Osteoporose
- Hipermobilidade espinal
- Lesão em estágio agudo
- Insuficiência cardíaca ou respiratória
- Gravidez

TRAÇÃO MECÂNICA			
PROCEDIMENTO	AVALIAÇÃO		
	1	2	3
1. Verificar suprimentos e equipamento.			
a. Obter toalhas, *halters*, arreios e cintos.			
2. Interrogar o paciente.			
a. Verificar a identidade do paciente.			
b. Verificar a ausência de contraindicações.			
c. Questionar o paciente sobre tratamentos de tração prévios e rever as observações de tratamento.			
3. Aplicar e ajustar os halters, arreios e cintos apropriados para o tratamento de tração indicado.			
a. Cervical: aplicar a mentoneira por baixo do occiptal e da mandíbula, prender a uma barra espaçadora.			
b. Lombar: prender confortavelmente o arreio pélvico sobre a cintura, começando logo acima das cristas ilíacas, o cinto da caixa torácica confortavelmente sobre a caixa torácica inferior.			
c. Prender o aparato de tração à unidade: tirar e ajustar a folga na linha.			
4. Posicionar o paciente para o tratamento de tração indicado.			
a. Cervical: deitado em supino com o pescoço flexionado 20 a 30°.			
b. Lombar: deitado, enganchado em supino, com os quadris flexionados e pernas apoiadas por travesseiros ou almofadas.			
c. Lombar: deitado na posição prona, em neutro.			
d. Garantir o alinhamento corporal adequado e iniciar o aparato de tração.			
5. Aplicar o peso de tração indicado.			
a. Cervical: ajustar o peso da tração iniciando com 9 kg ou o que puder ser tolerado pelo paciente (variação de 9 a 22,65 quilos).			
b. Lombar: ajustar o peso da tração iniciando com 29,44 ou o que puder ser tolerado pelo paciente (variação de 29,44 a 90 quilos).			
6. Ajustar o ciclo de trabalho da tração e a duração do tratamento.			
a. Sustentada: menos de 10 minutos.			
b. Intermitente: 3 a 10 segundos, ligado/desligado por 20 a 30 minutos.			
7. Completar o tratamento.			
a. Zerar o equipamento, desligar a potência.			
b. Soltar a linha de tração.			
c. Remover o arreio, *halter* ou cinto de tração.			

d. Conduzir o paciente a lentamente se sentar.			
e. Avaliar a eficácia do tratamento.			
f. Registrar os parâmetros de tratamento.			
8. Instruir o paciente sobre qualquer exercício indicado.			
9. Retornar o equipamento ao depósito após a limpeza.			

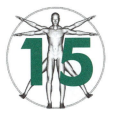

15 Aparelhos de Compressão Intermitente

Daniel N. Hooker

> ## OBJETIVOS
>
> Após o término deste capítulo, o estudante será capaz de:
> ► avaliar a eficácia da compressão externa no acúmulo e na absorção de edema após uma lesão esportiva;
> ► descrever o procedimento de ajuste para compressão externa intermitente;
> ► reconhecer os efeitos que a mudança de um parâmetro pode ter sobre a redução do edema;
> ► rever as aplicações clínicas para utilização de aparelhos de compressão intermitente.

O acúmulo de edema após traumatismo é um dos sinais clínicos que merecem atenção considerável em programas de primeiros socorros e de reabilitação terapêutica. O **edema** é definido como a presença de quantidades anormais de líquido nos espaços de tecidos extracelulares do corpo. A compressão intermitente é uma das modalidades clínicas utilizadas para auxiliar na redução do acúmulo de edema.

Dois tipos distintos de edema tecidual estão geralmente associados à lesão. Um dos tipos é o **edema articular**, marcado pela presença de sangue e líquido articular acumulados dentro da cápsula articular. Esse tipo de edema ocorre imediatamente após a lesão de uma articulação. O edema articular, em geral, está dentro da cápsula articular e tem o aspecto e a textura de um balão de água. Se o edema for pressionado, o líquido se movimenta, mas retorna imediatamente após a liberação da pressão.

Linfedema é o outro tipo de edema encontrado em lesões esportivas. Esse tipo de edema nos tecidos subcutâneos resulta de um acúmulo excessivo de **linfa** e geralmente ocorre várias horas após a lesão. A compressão intermitente pode ser utilizada em ambos os tipos, mas geralmente é mais bem-sucedida no **edema depressível**. O sistema linfático é o sistema corporal primário que lida com essas mudanças induzidas pela lesão.

SISTEMA LINFÁTICO

Objetivos do sistema linfático

O sistema linfático tem quatro objetivos principais:

1. o líquido nos espaços intersticiais está continuamente em circulação. Quando o plasma e as proteínas plasmáticas escapam dos vasos sanguíneos pequenos, eles são capturados pelo sistema linfático e retornam à circulação sanguínea;

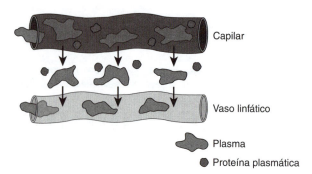

Figura 15.1 Proteínas plasmáticas fora dos capilares atraem líquido para o espaço intercelular, levando a um "estado molhado" anormal nos espaços intercelulares. O plasma é reabsorvido nos espaços linfáticos e para fora da área lesionada.

2. o sistema linfático age como uma válvula de segurança para a sobrecarga de líquidos e auxilia a se evitar a formação de edema. À medida que o líquido intersticial aumenta, a pressão do líquido intersticial aumenta, causando aumento no fluxo linfático local. O sistema linfático local pode ser superado por aumentos locais súbitos no líquido intersticial bem como pode resultar em edema depressível;[1]
3. a homeostase do ambiente extracelular é mantida pelo sistema linfático. O sistema linfático remove moléculas proteicas em excesso e resíduos do líquido intersticial. As grandes moléculas proteicas e os líquidos que não podem entrar novamente nos vasos circulatórios retornam à circulação sanguínea por meio dos linfáticos terminais;
4. o sistema linfático também limpa o líquido intersticial e bloqueia a disseminação de infecção ou de células malignas nos linfonodos. A capacidade dos nódulos linfáticos não é claramente compreendida e é altamente variável.[2]

Estruturas do sistema linfático

O sistema linfático é um sistema vascular fechado de tubos **revestidos por células endoteliais** que ficam em paralelo com os sistemas arterial e nervoso. Os capilares linfáticos são formados por células endoteliais de camada única com **fibrilas** irradiando-se das junções das células endoteliais (Figura 15.1). Essas fibrilas sustentam os capilares linfáticos e os ancoram no tecido conectivo circunjacente. O capilar é cercado pelo líquido intersticial e pelos tecidos. Esses capilares linfáticos são chamados de **linfáticos terminais** e fornecem a via de entrada no sistema linfático para o excesso de líquido intersticial e de proteínas plasmáticas.

Esses capilares linfáticos unem-se em uma rede de vasos linfáticos que eventualmente levam a grandes vasos coletores nas extremidades. Os vasos coletores unem-se ao ducto torácico ou linfático direito, que, por sua vez, une-se ao sistema venoso nas áreas cervicais esquerda e direita. À medida que a linfa flui centralmente no sistema, ela se move por um ou mais linfonodos. Esses linfonodos removem as substâncias estranhas e formam a área primária da atividade linfocítica.[2]

Estrutura e função linfática periférica

Os sistemas coletores linfáticos profundo e superficial são encontrados nas extremidades. Os linfáticos terminais da pele e do tecido subcutâneo drenam para os ramos superficiais. Os canais linfáticos nas camadas fasciais e ósseas drenam para os ramos profundos.

Nos ramos superficiais, a derme é permeada por dois tipos de canais linfáticos. Os canais mais próximos da superfície não possuem válvulas, enquanto aqueles que ficam sob a derme e no tecido subcutâneo possuem válvulas. As válvulas estão localizadas a aproximadamente 1 cm de distância e são similares em construção às válvulas venosas. Essas estruturas evitam o refluxo de linfa quando se aplica pressão. Assim como nos vasos sanguíneos, o sistema linfático está concentrado na face medial dos membros.[2]

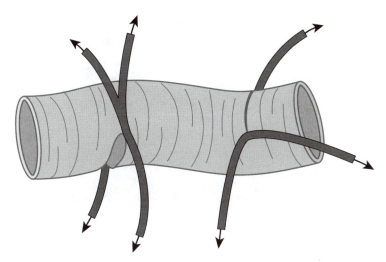

Figura 15.2 Capilar linfático com poro aberto para permitir movimento de proteína plasmática para fora do espaço intercelular. À medida que o líquido intercelular se acumula, as fibrilas que se irradiam das fendas nos capilares linfáticos abrem essas fendas, criando um poro grande o suficiente para que as proteínas plasmáticas entrem.

À medida que o sistema linfático muda de canais de entrada para canais coletores, os vasos linfáticos ficam parecidos com o sistema venoso. Esses vasos possuem músculo liso e parecem ter inervação a partir do sistema nervoso simpático.

À medida que o líquido ou os tecidos se movimentam nos espaços intersticiais, eles empurram ou puxam as fibrilas que sustentam os linfáticos terminais (Figura 15.2). Essa atividade força as células endoteliais a se separarem nas suas junções, criando-se uma abertura nos linfáticos terminais para a entrada de líquido intersticial, resíduos celulares, grandes moléculas proteicas, proteínas plasmáticas, partículas extracelulares e células nos canais linfáticos. Essas junções estão constantemente abertas e depois fechadas, dependendo da atividade local. Uma vez que o líquido intersticial e as proteínas entram nesses canais, eles se tornam linfa. Os linfáticos terminais em áreas inflamadas são dilatados e há um número maior de hiatos nos capilares (Figura 15.2).[2,3-6]

Se não há aumento na atividade do tecido ou no volume intersticial, essas junções endoteliais permanecem fechadas. O líquido intersticial, contudo, ainda pode entrar nos linfáticos terminais movimentando-se por meio das células endoteliais, ou sendo transportado em uma vesícula ou organela celular. Essa permeabilidade é similar à dos pequenos vasos sanguíneos ou capilares (ver Figura 15.1).

Atividade muscular, movimentos ativos e passivos, posições elevadas, respiração e pulsação de vasos sanguíneos, todos auxiliam no movimento da linfa comprimindo os vasos linfáticos e permitindo que a gravidade puxe a linfa para os canais. As válvulas auxiliam a manter o fluxo unidirecional de linfa em resposta à pressão. Os canais linfáticos coletores possuem músculo liso em suas paredes. Esses músculos podem fornecer atividade contrátil que promove o fluxo linfático e possuem frequência de disparo natural que simula uma ação de bombeamento rítmica. Estudos também indicam fluxo linfático aumentado durante o aquecimento dos membros dos animais.[5-24]

EDEMA POR LESÃO

Após uma lesão fechada, ocorrem mudanças dentro e ao redor do local da lesão que possuem impacto no acúmulo de líquido extracelular e de proteínas nos espaços intersticiais locais. Os efeitos diretos da lesão incluem morte celular, sangramento, liberação de mediadores químicos para iniciar e guiar o processo de cicatrização e mudanças nas correntes elétricas dos tecidos locais. O primeiro estágio do processo de cicatrização é a inflamação, que é caracterizada por rubor local, calor, edema e dor. Além disso, ocorre perda de função frequentemente.

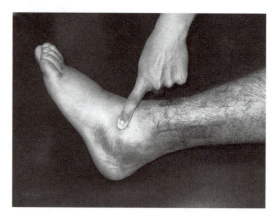

Figura 15.3 Tornozelo com edema depressível. A pressão do dedo comprime o líquido para fora do espaço intercelular; uma indentação é deixada quando a pressão é removida.

Formação de edema depressível

Essas alterações são provocadas por mudanças na circulação local. Edema local é formado pelo plasma, proteínas plasmáticas e detritos celulares das células danificadas, movendo-se para os espaços intersticiais. Essa mudança repentina de volume é composta pelas respostas circulatórias locais intactas aos mediadores químicos do processo inflamatório. Os hormônios liberados pelas células lesionadas estimulam as pequenas arteríolas, capilares e vênulas a se vasodilatarem, aumentando o tamanho do continente vascular. Isso ocasiona a diminuição do fluxo sanguíneo local e o aumento da pressão dentro dos vasos sanguíneos. As células endoteliais nas paredes dos vasos sanguíneos então se separam ou tornam-se mais frouxamente ligadas às suas células vizinhas. A permeabilidade do vaso aumenta, permitindo que mais plasma, proteínas plasmáticas e leucócitos escapem para a área local. O aumento nas proteínas plasmáticas nos espaços intersticiais estimula a pressão osmótica a empurrar mais plasma dentro da área, formando-se um exsudato inflamatório. Esse exsudato se constitui muito rapidamente para que o sistema linfático mantenha o equilíbrio local, e o edema depressível é formado (Figura 15.3). Esse pequeno aumento no volume de proteína plasmática nos espaços intercelulares eleva expressivamente o volume do líquido intercelular.[6,7-9,13,23,26]

Esse líquido na forma de um gel é capturado por fibras de colágeno e por moléculas de proteoglicanos. O gel previne o fluxo livre de líquido, como visto no exemplo do líquido articular. Clinicamente, esse estado é reconhecido como edema depressível. Após a pressão digital sobre a área edemaciada ser liberada, há uma leve depressão no local pressionado. O líquido é retirado do espaço intercelular e retorna lentamente àquele espaço.

O movimento de linfa ocorre devido à:

- atividade muscular.
- movimentação ativa e passiva.
- elevação.
- respiração.
- contração vascular.

Formação de linfedema

À medida que o líquido intercelular torna-se mais volumoso, a linfa começa a fluir. Se o edema superdistende os capilares linfáticos, os poros de entrada se tornam ineficazes e resulta em linfedema. A constrição dos capilares linfáticos ou de grandes vasos linfáticos a partir de pressão aumentada também reduz o fluxo linfático e aumenta o líquido intercelular.[6,7-9,13,23,26]

Utilizando imagens transversais de tomografia computadorizada, Airaksinen relatou um aumento de 23% no tecido subcutâneo, pele espessada e atrofia muscular em pacientes após fratura da parte inferior da perna e imobilização com gesso. Eles relataram diminuição de 8% no edema no compartimento subcutâneo após compressão intermitente. A área média do compartimento subfascial permaneceu a mesma, mas a densidade do tecido muscular aumentou após o tratamento. Esse estudo indica que o edema pós-traumático segue o trajeto de menor resistência e que os tecidos que possuem a menor pressão natural exercida sobre eles demonstram o maior acúmulo de líquido extra. A pele e o tecido subcutâneo parecem ser os locais principais para edema depressível; o músculo profundo e o tecido conectivo possuem pressão suficiente para inibirem acúmulos maiores nos tecidos mais profundos.[9]

A medida clínica do edema é razoavelmente precisa e se correlaciona extremamente bem com o exame de TC e medidas volumétricas. A medida circunferencial clínica padrão do membro e da articulação é adequada para determinar os efeitos do tratamento.[9,11]

> **Tomada de decisão clínica** *Exercício 15.1*
>
> Uma paciente se apresenta na clínica com um joelho extremamente edemaciado e diz estar assim há dois dias. Como o médico pode determinar se ela tem edema articular ou linfedema depressível?

Os efeitos negativos do acúmulo de edema

O edema compõe a extensão de uma lesão causando morte celular por hipóxia secundária nos tecidos que circundam a área lesionada. O edema aumenta a distância que os nutrientes e o oxigênio precisam percorrer para nutrir as células remanescentes. Isso, por sua vez, aumenta os resíduos da lesão na área danificada e causa acúmulo de edema adicional, perpetuando, assim, o ciclo.[14]

Outros efeitos negativos do edema incluem a separação física de terminações de tecidos rompidos, dor e amplitude de movimento articular restrita. Os tempos de recuperação se tornam mais prolongados. Se o edema persistir, problemas adicionais com função da extremidade podem ocorrer, incluindo infecção, atrofia muscular, contraturas articulares, fibrose intersticial e distrofia simpática reflexa.[3,13,17]

TRATAMENTO DE EDEMA

Um bom atendimento de primeiros socorros pode minimizar o edema (Figura 15.4). A utilização de gelo, compressão, eletricidade, elevação e movimento suave precoce retarda o acúmulo de líquido e mantém o sistema linfático operando em nível ideal. Qualquer tratamento que encoraje o fluxo linfático diminuirá o conteúdo de proteína plasmática nos espaços intercelulares e, portanto, diminui o edema. Os métodos padronizados de tratamento na maioria dos cenários clínicos incluem elevação, compressão e contração muscular.

O edema é melhor tratado com:

- elevação;
- compressão;
- exercício de sustentação do peso corporal;
- crioterapia.

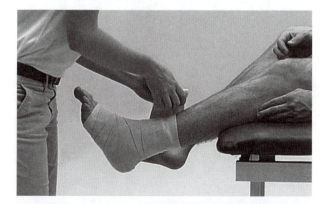

Figura 15.4   Envolver uma parte do corpo lesionada com uma bandagem elástica para fornecer compressão deve ser seguido pela aplicação de gelo e elevação da parte do corpo para minimizar edema inicial.

A força da gravidade pode ser utilizada para aumentar o fluxo linfático normal. A parte edemaciada pode ser elevada de modo que a gravidade não cause resistência ao fluxo linfático, mas estimule seu movimento. A elevação da parte edemaciada acima do nível do coração é necessária. Quanto maior a elevação, maior o efeito sobre o fluxo linfático.[27,28]

Em um estudo com uma população sadia, colocar as pernas em uma posição elevada diminuiu significativamente o volume do tornozelo após 20 minutos, e a posição pendente contra a gravidade aumentou significativamente o volume do tornozelo. Esses achados podem ser esperados também nos pacientes lesionados, mas a posição pendente pode aumentar acentuadamente o volume, ao passo que a posição elevada pode diminuir o volume ainda menos por causa da lesão ao tecido. Na maioria dos estudos com edema por entorse pós-agudo do tornozelo, a elevação isolada proporcionou redução pós-tratamento significativa no volume do tornozelo,[9,11,27-29] embora um estudo mais recente não tenha mostrado efeito.[30,31]

A compressão interna rítmica fornecida pela contração muscular também comprime a linfa por meio dos vasos linfáticos, melhorando o seu retorno ao sistema vascular. Essa contração muscular pode ser obtida com exercício isométrico ou ativo ou por intermédio de contração muscular induzida eletricamente. Vários autores também defendem o uso de corrente elétrica não contrátil para controle e redução de edema. (Ver o Capítulo 5 para uma discussão da terapia elétrica para controle de edema.) Quando a elevação é combinada com contração muscular, o fluxo linfático se beneficia.[10,12,16]

A pressão externa também pode ser utilizada para aumentar o fluxo linfático. Massagem, compressão elástica e aparelhos de compressão intermitente são os aparelhos de pressão externa utilizados com mais frequência. A compressão externa pode ser fornecida por uma bandagem elástica ou por uma roupa elástica ajustada sob medida como as fabricadas por Jobst (Figura 15.5). Essa compressão externa não só movimenta a linfa, mas também espalha o edema intercelular sobre uma área maior, permitindo que mais capilares linfáticos tornem-se envolvidos na remoção das proteínas plasmáticas e da água. A pressão externa por coxins em forma de ferraduras e almofadas utilizadas sob bandagens elásticas também é útil para minimizar o acúmulo ou reacúmulo de edema na área lesionada.[5,6,14,23]

Gardner propôs que as atividades de sustentação de peso ativam um bombeamento venoso potente.[25] A bomba consiste nas veias acompanhantes da artéria plantar lateral. Ela é esvaziada imediatamente na sustentação de peso e no achatamento do arco plantar. Como esse esvaziamento ocorre muito rapidamente, eles acreditam que esse processo seja mediado pela liberação de um **fator de relaxamento derivado do endotélio** (FRDE) e não está relacionado à atividade muscular do membro. O FRDE é liberado por mudanças de pressão repentinas e se difunde localmente. Sua ação principal é relaxar o músculo liso e estimular as velocidades de fluxo sanguíneo nas veias.[32]

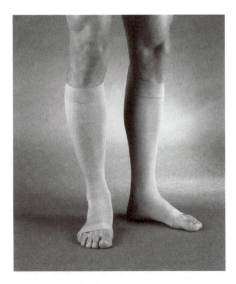

Figura 15.5 Meia de compressão de Jobst.

Esse fenômeno pode explicar a rápida diminuição do edema que ocorre quando os pacientes mudam de uma marcha sem sustentação de peso para uma marcha com sustentação de peso. O uso dessa bomba venosa no edema da parte inferior da perna é uma razão para incluir sustentação de peso precoce em uma variedade de protocolos de tratamento de lesão.

Empregar um aparelho de compressão intermitente para diminuir o edema de lesão pós-agudo mostrou recentemente ter um bom efeito. O acréscimo de crioterapia à compressão intermitente mostrou os melhores resultados na redução de edema de lesão pós-agudo.[4,7-9,11,18,19,24,29,33,34]

TÉCNICAS DE TRATAMENTO POR COMPRESSÃO INTERMITENTE

Três parâmetros estão disponíveis para ajuste quando são utilizados aparelhos de pressão intermitente: (i) pressão por inflação; (ii) sequência ligado/desligado e (iii) tempo de tratamento total (Figura 15.6). Também existem aparelhos de pressão intermitente com compartimentos múltiplos que inflam distal para proximal com pressão reduzida gradual em cada compartimento. Esses aparelhos tentam imitar os movimentos de massagem utilizados na remoção do edema.[4,18,21,29] A redução do edema pós-agudo não requer essa ação gradual sequencial, e a redução de edema pós-lesão também não é significativamente aumentada por esses aparelhos.[21,29] Todos os aparelhos de compressão intermitente parecem ter influências similares sobre o edema. Os parâmetros de tratamento incluem o seguinte:

- pressão por inflação;
- ligado/desligado;
- tempo de tratamento total.

Poucas pesquisas têm sido feitas para comparar os ajustes desses parâmetros com resultados volumétricos. Empirismo e ensaios clínicos têm sido utilizados para determinar os protocolos estabelecidos.

Pressões de inflação

Os ajustes de pressão foram vagamente correlacionados à pressão arterial e ao conforto do paciente para que a pressão terapêutica fosse alcançada. Uma pressão que se aproxima da pressão arterial diastólica do paciente tem sido utilizada em muitos protocolos de tratamento. A pressão

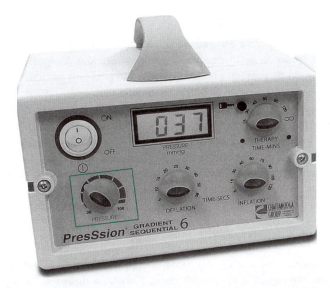

Figura 15.6 Um indicador de pressão digital e um botão de controle de pressão no painel de controle permitem que o fisioterapeuta ajuste facilmente a pressão de compressão.

530 Parte IV • Modalidades de Energia Mecânica

arterial capilar é de aproximadamente 30 mmHg, e qualquer pressão que exceda esse valor deve encorajar a reabsorção do edema e o movimento da linfa. A pressão máxima deve corresponder à pressão sistólica. Pressão mais alta bloquearia o fluxo sanguíneo arterial e criaria uma resposta tecidual potencialmente desconfortável como resultado de fluxo sanguíneo baixo.[3,7-9,17,26,35]

Mais pode não ser necessariamente melhor. Pressão suficiente é necessária para comprimir os vasos linfáticos e forçar o movimento da linfa. Isso deve ser realizado com pressões relativamente baixas, por exemplo, de 30 a 40 mmHg. O outro mecanismo em operação é a força da pressão hidrostática, e pressão na amplitude de 40 a 50 mmHg deve ser suficiente para elevar a pressão do líquido intersticial acima das pressões dos vasos sanguíneos.[17,26,35] Pressões de inflação recomendadas para compressão intermitente são de 30 a 60 mm para a extremidade superior e de 40 a 80 mm para a extremidade inferior.

Também foi sugerido que as pressões indicadas no painel de controle podem ser substancialmente menores do que as pressões reais no manguito. Portanto, é recomendado que as pressões-alvo do manguito sejam ajustadas em níveis muito mais baixos do que os indicados no parágrafo anterior.[1]

Tomada de decisão clínica   *Exercício 15.2*

Um paciente tem edema na articulação do joelho por uma distensão do ligamento cruzado anterior. Quais técnicas de tratamento o fisioterapeuta deve utilizar, no segundo dia após a lesão, para auxiliar a eliminar o edema?

Protocolos de tratamento: compressão intermitente

1. Prender o manguito para compressão via tubo.
2. Ligar a bomba e inflar a < 60 mm para a extremidade inferior, < 50 mm para a extremidade superior. Advertência: não exceder a PA diastólica.
3. Ajustar a bomba de compressão para um ciclo de 3:1 de tempo ligado/desligado.
4. Ajustar a duração do tratamento de 30 minutos até uma hora.
5. Encorajar o paciente a mexer os dedos ou artelhos durante o ciclo desligado.
6. Remover o manguito pelo menos uma vez durante o curso de tratamento para inspecionar a pele e permitir movimento articular.

Sequência ligado/desligado

As sequências de tempo ligado e desligado são ainda mais variáveis, com alguns protocolos necessitando de uma sequência de 30 segundos ligado e 30 segundos desligado; um minuto ligado, dois minutos desligado, ao passo que outros invertem isso para dois minutos ligado, um minuto desligado. Outros usam uma proporção de quatro minutos ligado para um minuto desligado. Um estudo recomendou o uso de compressão contínua para tratar dor muscular de início tardio.[36] Se a massagem linfática for o veículo primário aplicado nessa terapia, sequências de tempo ligado e desligado mais curtas podem ter uma vantagem. Os veículos de pressão hidrostática requerem tempos *ligado* mais longos. Esses períodos de tempo não são baseados em pesquisa e o fisioterapeuta tem seu próprio julgamento empírico quanto à sequência de tempo ideal para cada paciente. O conforto do paciente deve ser o fator decisivo primário aqui. Tempos ligado/desligado podem ser facilmente ajustados no painel de controle da maioria das unidades de compressão intermitente (Figura 15.7).

Tempo de tratamento total

O tempo de tratamento total tem alguma base na pesquisa, mas, novamente, isso é conveniência ou empiricamente se baseia em muitos casos. A maioria dos protocolos para linfedema primário precisa de três a quatro horas de tratamento. Esse tempo tem sido eficaz para muitos pacientes.[4,5,7-9,11,16-19,21,24,27-29,33,35-40]

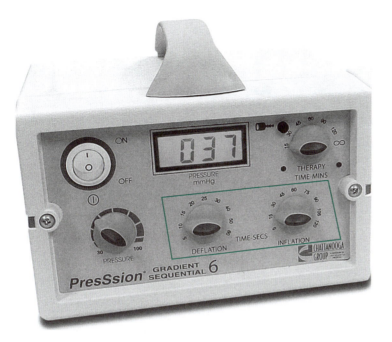

Figura 15.7 Botões de controle de ajuste do tempo para ciclos ligado e desligado de uma unidade de compressão intermitente. Isso ilustra o ajuste no início do tratamento quando o aparelho não está inflado. O botão ligado/desligado é aumentado quando a pressão de inflação adequada é atingida.

Pesquisadores mostraram aumento acentuado no fluxo linfático no início da massagem; esse fluxo diminui durante um período de 10 minutos e cessa quando a massagem é descontinuada.[41] Estudos clínicos mostram ganhos significativos na redução do volume do membro após 30 minutos de compressão.[5,7-9,11,16,19,23,28,29,33,34,37,38] Em muitas situações, um tratamento de 10 a 30 minutos parece adequado, a menos que o edema seja dominado em volume ou seja resistente ao tratamento. Mais tempos de tratamento por dia também podem ter uma vantagem em controlar e reduzir o edema de várias lesões musculoesqueléticas.

> **Tomada de decisão clínica** *Exercício 15.3*
>
> Um paciente chega à clínica três dias após entorse do tornozelo em inversão. Ele mostra sinais de linfedema depressível, e o fisioterapeuta decide utilizar um aparelho de compressão intermitente para auxiliar a reduzir o edema. Quais seriam os parâmetros de tratamento apropriados?

Bombas de compressão sequencial

Muitas bombas de compressão intermitente incorporaram um plano de compartimentos múltiplos inflados sequencialmente por algum tempo[2,33,42] (Figura 15.8). Recentemente, esses projetos também incluíram um plano de gradiente programável. Isso foi projetado para incorporar o efeito de massagem de pressão distal para proximal com diminuição gradual no gradiente de pressão.[4]

A pressão mais alta está no manguito distal e, de acordo com a recomendação do fabricante, é determinada pelo valor médio de pressão sistólica para diastólica no início de um protocolo de 48 horas especificamente determinado, cujo objetivo é o de determinar a eficácia do aparelho em casos individuais.[4] A célula do meio é ajustada 20 mm mais baixo que a célula distal, e a pressão da célula proximal é reduzida em mais 20 mm. Existem algumas unidades sequenciais que possuem até seis compartimentos sequenciais.

532 Parte IV • Modalidades de Energia Mecânica

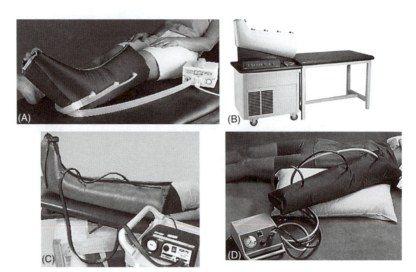

Figura 15.8 Bombas de compressão sequencial. (A) Bomba sequencial de gradiente PresSsion. (B) CryoPress. (C) BioCryo. (D) KCI Sequential Pump.

O comprimento de cada ciclo de pressão é de 120 segundos. A célula distal é pressurizada inicialmente e continua a pressurização por 90 segundos. Vinte segundos depois, a célula do meio é inflada e, após outros 20 segundos, a célula proximal infla. Um período final de 30 segundos permite que a pressão em todas as três células retorne a zero e, após, o próprio ciclo se repete.

Apenas alguns estudos mostraram a eficácia de se utilizar pressão diminuída em direção distal para proximal em relação aos manguitos de compressão previamente existentes.[2,15] Em um estudo que comparou compressão sequencial e frio e compressão, Lemly considerou ambos efetivos em se reduzir o edema, mas não houve nenhuma diferença significativa entre os aparelhos.[29]

A compressão intermitente também pode ser utilizada em conjunto com um ajuste de corrente pulsada de baixa frequência ou de estimulação elétrica para se produzirem contrações de bombeamento muscular. A combinação dessas duas modalidades deve facilitar a reabsorção de subprodutos de lesão pelo sistema linfático.[16]

Ajuste do paciente e instruções

O ajuste do paciente que utiliza um aparelho de compressão intermitente é relativamente simples. O paciente deve ter o aparelho de compressão de tamanho apropriado ajustado na extremidade, em uma posição elevada (Figura 15.9). Os manguitos de compressão se apresentam para pé e

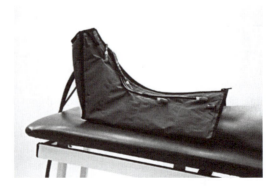

Figura 15.9 Aparelho de compressão desinflado aplicado na perna de um paciente, em uma posição elevada.

Capítulo 15 • Aparelhos de Compressão Intermitente 533

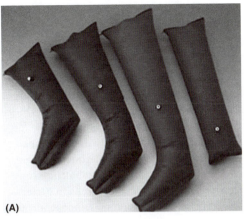
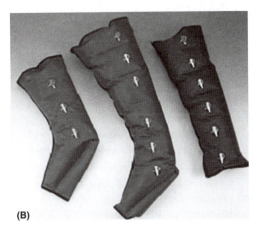

Figura 15.10 Manguitos de compressão intermitente. (A) Manguitos de compartimento simples. (B) Manguitos de compartimento sequencial.

tornozelo, metade da perna, perna inteira, braço inteiro e metade do braço. Eles podem ser manguitos de compartimento simples ou de compartimento sequencial (Figura 15.10). O manguito de compressão desinflado é conectado à unidade de compressão por meio de uma mangueira flexível e de válvula de conexão.

Uma vez que o aparelho é ligado, três parâmetros podem ser ajustados: ligado/desligado, pressão de inflação e tempo de tratamento. O tempo ligado deve ser ajustado entre 30 e 120 segundos. O desligado é deixado em zero até o manguito ser inflado e a pressão de tratamento ser alcançada, e então esta pode ser ajustada entre 0 e 120 segundos. Quando a unidade se desliga, o paciente deve ser instruído a mover a extremidade. Um ajuste de 30 segundos ligado e 30 segundos desligado parece ser eficaz e confortável para o paciente. Alguns aparelhos de compressão alcançam lentamente a pressão-alvo, ao passo que outros respondem mais rapidamente. É importante que os tempos ligado e desligado considerem as características do aparelho.

Quando se utilizar estimulação elétrica em combinação com compressão, sempre se deve ajustar a intensidade de corrente com o manguito completamente pressurizado, visto que isso pode afetar o contato do eletrodo e a densidade de corrente (Figura 15.11).

O tratamento deve durar entre 20 e 30 minutos. Os pacientes não parecem tolerar confortavelmente os tratamentos que duram mais de 30 minutos. No término do tratamento, a extremidade deve ser mensurada para ver se os resultados desejados foram atingidos. A parte deve ser envolvida com bandagens de compressão elástica para ajudar a manter a redução. Se o edema não for reduzido, outro tratamento pode ser necessário após um tempo de recuperação curto. Se não for contraindicada, a sustentação de peso deve ser encorajada para estimular a bomba venosa.

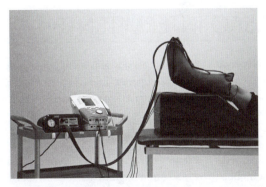

Figura 15.11 Compressão intermitente utilizada em combinação com correntes de estimulação elétrica para reduzir o edema.

534 Parte IV • Modalidades de Energia Mecânica

ESTUDO DE CASO 15.1
COMPRESSÃO INTERMITENTE

Histórico: Um homem de 48 anos de idade desenvolveu dor e edema no pé e tornozelo direito depois de pisar em um buraco no seu quintal enquanto cortava a grama. Ele foi tratado na emergência do hospital de sua cidade e não cumpriu as instruções de elevar a extremidade lesionada e de colocar gelo, voltando ao seu médico de família 48 horas depois, com o tornozelo direito moderadamente edemaciado e equimótico. O paciente relatou o edema visível, a sensibilidade localizada no aspecto lateral do tornozelo e a dificuldade com a sustentação de peso durante a deambulação. O exame físico revelou sensibilidade pontual no TFA (ligamento talofibular anterior), derrame de 2 + – figura em forma de oito com circunferência aumentado em 2 cm em relação ao lado não envolvido e ADM reduzida de dorsiflexão para 0°/flexão plantar a 35°. O tornozelo estava estável aos testes de gaveta anterior e de inclinação talar.

Impressão: Entorse em inversão de grau I subagudo do tornozelo direito.

Plano de tratamento: Além da reinstrução dos princípios de cuidado domiciliar, um curso de compressão intermitente foi iniciado no pé/tornozelo direito para mobilizar o edema/efusão residual. A extremidade inferior direita foi elevada, medidas circunferenciais pré-tratamento foram tomadas e tecido de malha foi colocado sobre a extremidade. O tratamento consistiu em pressão de 60 mmHg aplicada intermitentemente por ciclos de 30 segundos ligado/10 segundos desligado durante 30 minutos. As medidas circunferenciais pós-tratamento foram obtidas e o paciente foi estimulado a realizar exercício de bombeamento do tornozelo ativo e ativo-assistido. O paciente colocou uma meia de compressão e uma órtese de tornozelo termoplástica do tipo ferradura para sustentação de peso na ambulação conforme tolerado.

Resposta: No tratamento pós-inicial, as medidas circunferenciais foram reduzidas em um quarto de polegada. A amplitude de movimento de dorsiflexão aumentou 5°. Durante o curso das cinco sessões de tratamento, a efusão foi resolvida e a amplitude de movimento ativo se aproximou dos limites normais. Exercícios de fortalecimento foram implementados e o paciente continua deambulando com o auxílio da tornozeleira. No momento da alta, o paciente estava essencialmente livre de sintomas, independente para realizar seu programa de fortalecimento, e havia retornado ao seu trabalho no quintal.

O profissional de reabilitação emprega modalidades terapêuticas para criar um ambiente ideal para cicatrização do tecido enquanto são minimizados os sintomas associados ao trauma ou à condição.

Questões de discussão

- Quais tecidos foram lesionados ou afetados?
- Quais sintomas estavam presentes?
- Em qual fase da série de lesão-cicatrização o paciente se apresentou para tratamento?
- Quais são os efeitos biofísicos (diretos, indiretos, de profundidade e afinidade do tecido) dessa modalidade terapêutica?
- Quais são as indicações e as contraindicações dessa modalidade terapêutica?
- Quais são os parâmetros de aplicação, dosagem, duração e frequência da modalidade terapêutica nesse estudo de caso?
- Quais outras modalidades terapêuticas poderiam ser utilizadas para tratar essa lesão ou condição? Por quê? Como?

ESTUDO DE CASO 15.2
COMPRESSÃO INTERMITENTE

Histórico: Uma mulher de 57 anos de idade foi submetida a uma mastectomia radical modificada no lado direito, há um ano, seguida por radioterapia para câncer de mama. Durante os últimos seis meses, ela desenvolveu edema progressivamente crescente no membro superior direito, da mão até a axila. O edema está começando a interferir na sua capacidade de trabalho na linha de montagem em uma fábrica de automóveis e nas suas atividades diárias. Ela foi encaminhada para assistência no manejo do edema. As medidas cir-

cunferenciais dos seus membros superiores revelam que o membro superior direito está 20% maior do que o membro superior esquerdo do punho até o tubérculo do deltoide.

Impressão: Síndrome de linfedema pós-mastectomia devido à remoção e dano de linfonodo.

Plano de tratamento: Compressão intermitente utilizando um manguito de membro superior de extensão total. A pressão de inflação foi inicialmente ajustada em 40

(continua)

Capítulo 15 • Aparelhos de Compressão Intermitente

ESTUDO DE CASO 15.2 (Continuação)
COMPRESSÃO INTERMITENTE

mmHg, com ligado de 45 segundos e desligado de 60 segundos e tempo de tratamento total de 30 minutos. A paciente foi posicionada em supino, com o membro superior direito elevado sobre travesseiros e foi solicitada a abrir e fechar o carpo durante o tempo em que o manguito era desinflado. O tratamento foi conduzido três dias por semana, durante 15 sessões.

Resposta: Houve leve diminuição na circunferência do membro superior direito após o tratamento inicial, mas a redução não foi mantida. Durante as três sessões seguintes, a pressão de inflação máxima foi gradualmente aumentada até 60 mmHg, e o tempo foi aumentado em 120 segundos, com tempo desligado de 30 segundos. Houve uma diminuição uniforme na circunferência do membro até a 11ª sessão, depois não houve mais ganhos. A paciente, então, utilizou uma roupa elástica sob medida para auxiliar a manter o volume do membro reduzido. Na alta, seu membro superior direito tinha circunferência 8% maior do que o membro superior esquerdo.

Questões de discussão

- Quais tecidos foram lesionados ou afetados?
- Quais sintomas estavam presentes?
- Em qual fase da série contínua de lesão-cicatrização a paciente se apresentou para tratamento?
- Quais são os efeitos biofísicos (diretos, indiretos, de profundidade e afinidade de tecido) dessa modalidade terapêutica?
- Quais são as indicações e as contraindicações dessa modalidade terapêutica?

- Quais são os parâmetros de aplicação, dosagem, duração e frequência neste estudo de caso?
- Quais outras modalidades terapêuticas poderiam ser utilizadas para tratar essa lesão ou condição? Por quê? Como?
- Qual é a diferença na fisiopatologia do linfedema pós-mastectomia e o edema observado nas lesões musculoesqueléticas? Há diferença nas técnicas de tratamento? Na duração do tratamento? E na probabilidade de recorrência?
- Essa paciente teria mais ou menos probabilidade de desenvolver linfedema se tivesse realizado uma mastectomia simples? E uma mastectomia radical?
- Qual efeito a radioterapia teve sobre o desenvolvimento de linfedema? Um curso de quimioterapia teria o mesmo efeito? Por quê?
- O desenvolvimento de linfedema pós-mastectomia poderia ter sido prevenido nessa paciente? Por quê? Quais medidas poderiam ter sido tomadas para tentar prevenir o linfedema?
- Qual foi a análise racional para ter o membro elevado durante a compressão intermitente? E para abrir e cerrar o punho? Para compressão intermitente em oposição à compressão estática? Para a pressão de inflação?
- A pressão de inflação de 120 mmHg seria mais eficaz para reduzir o edema?

O profissional de reabilitação emprega modalidades terapêuticas para criar um ambiente ideal para cicatrização do tecido enquanto os sintomas associados ao trauma ou à condição são minimizados.

COMBINAÇÃO DE FRIO E COMPRESSÃO

Alguns fabricantes acoplaram pressão intermitente com um *coolant* (geralmente água).[43] Esses aparelhos possuem a vantagem de resfriar a parte lesionada, bem como de comprimi-la. A Jobst Cryo-Temp é uma unidade de frio e compressão controlada que tem ajuste de temperatura entre 10 ºC e 25 ºC. O resfriamento é realizado pela água fria circulante através do manguito.

A combinação de frio e compressão mostrou ser clinicamente eficaz para tratar algumas condições com edema.[11,16,19,26,29,33,34,44,45] Um estudo que comparou uma técnica em que era utilizada uma unidade de compressão intermitente, frio e elevação com outra em que era utilizada uma bandagem elástica, frio e elevação mostrou que o uso do aparelho de frio e compressão foi mais eficaz na redução do edema.[11]

O Cryo-Cuff, discutido previamente no Capítulo 4, o Game Ready System e o Vital Wrap System Polar Care Cub são unidades portáteis que utilizam compressão e frio (Figura 15.12). Essas unidades são de baixo custo e também são relativamente fáceis de se utilizar. Atualmente, seu uso mais comum é no tratamento do edema pós-cirúrgico. A unidade BioCryo na Figura 15.8 é um exemplo de uma unidade de frio e compressão estacionária.

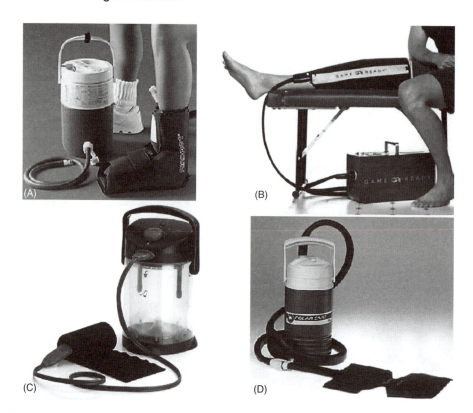

Figura 15.12 Unidades portáteis de frio e compressão. (A) Cryo-Cuff. (B) Game Ready System. (C) Vital Wrap. (D) Polar Cub.

Tomada de decisão clínica *Exercício 15.4*

O fisioterapeuta está tratando um tornozelo edemaciado com compressão intermitente e quer saber se utilizar corrente de estimulação elétrica ou frio ou, ainda, uma combinação dos dois será mais eficaz para se tratar linfedema.

INDICAÇÕES E CONTRAINDICAÇÕES PARA USO

A Tabela 15.1 resume as indicações e as contraindicações para utilização de compressão intermitente. A compressão intermitente tem sido recomendada para tratar linfedema; edema traumático que ocorre após lesão dos tecidos moles; edema crônico que ocorre em pacientes com determinados tipos de doenças neurológicas devido à incapacidade de mover o membro; úlceras de estase que se desenvolvem com a presença de líquido nos espaços intersticiais por longos períodos de tempo; edema que ocorre com amputação do membro; pacientes em diálise devido à insuficiência renal que tende a desenvolver edema nas extremidades e hipotensão; pacientes com insuficiência arterial, como nos casos de claudicações intermitentes para aumentar o retorno venoso; edema e contraturas na mão que resultam de AVE ou de cirurgia e síntese de proteoglicanos estimulante na cartilagem humana.[37,39-42] Isso também foi utilizado pós-operatoriamente a fim de se reduzir a possibilidade de desenvolvimento de trombose venosa profunda resultante de inatividade e coagulação e para facilitar a cicatrização de feridas após cirurgia para redução de edema.[38,46,47]

O médico deve evitar o uso de compressão intermitente em pacientes com trombose venosa profunda conhecida, infecção superficial, insuficiência cardíaca congestiva, edema pulmonar agudo e fraturas deslocadas.[48]

Capítulo 15 • Aparelhos de Compressão Intermitente — **537**

Tabela 15.1 Indicações e contraindicações para compressão intermitente
INDICAÇÕES
Linfedema
Edema traumático
Edema crônico
Úlceras de estase
Claudicações intermitentes
Cicatrização de ferida após cirurgia
CONTRAINDICAÇÕES
Trombose venosa profunda
Infecção superficial local
Insuficiência cardíaca congestiva
Edema pulmonar agudo
Fraturas deslocadas

Tomada de decisão clínica *Exercício 15.5*

Ao serem fornecidos os primeiros socorros primários a um paciente que sofreu uma contusão aguda no músculo gastrocnêmio esquerdo, é mais eficaz utilizar uma unidade de compressão intermitente ou uma bandagem elástica para controlar o edema?

RESUMO

1. Edema após lesão ou cirurgia pode ser efetivamente tratado utilizando-se um programa com bomba de compressão.
2. Linfedema é o edema nos tecidos subcutâneos que resulta de um acúmulo excessivo de linfa e geralmente ocorre durante várias horas após a lesão.
3. Atividade muscular, movimentos ativos e passivos, posições elevadas, respiração e pulsação de vaso sanguíneo auxiliam no movimento da linfa comprimindo os vasos linfáticos e permitindo que a gravidade puxe a linfa para baixo nos canais.
4. O uso de gelo, compressão, eletricidade, elevação e movimento suave precoce retarda o acúmulo de líquido e mantém o sistema linfático operando em nível ideal.
5. Três parâmetros podem ser ajustados durante a utilização de aparelhos de pressão intermitente: pressão de inflação, sequência ligado/desligado e tempo de tratamento total. Os ajustes nesses parâmetros devem ser feitos tendo-se o conforto do paciente como o guia primário.
6. A combinação de frio e compressão mostrou ser clinicamente efetiva no tratamento de algumas condições com edema.
7. Bombas de compressão sequencial foram projetadas para incorporar o efeito de massagem de pressão distal para proximal com diminuição gradual no gradiente de pressão.

QUESTÕES DE REVISÃO

1. Quais são os vários tipos de edema que podem se acumular após o trauma?
2. Explique o objetivo, a estrutura e a função do sistema linfático.

Parte IV • Modalidades de Energia Mecânica

3. O que é linfedema?
4. O que pode ser feito para facilitar a reabsorção de linfedema no sistema linfático?
5. Quais são os efeitos da compressão externa no acúmulo e na reabsorção de edema após uma lesão?
6. Quais são os três parâmetros de tratamento que devem ser considerados ao se utilizar compressão intermitente?
7. Como a compressão intermitente pode ser empregada efetivamente em combinação com outras modalidades?
8. Existe alguma vantagem clínica na utilização de bombas de compressão sequencial?
9. Quais são as aplicações clínicas para o uso de aparelhos de compressão intermitente?

QUESTÕES DE AUTOAVALIAÇÃO

Verdadeiro ou falso
1. Um dos papéis do sistema linfático é o de remover proteínas em excesso do líquido intersticial.
2. O sistema linfático corre paralelo ao sistema arterial.
3. Nenhum dos vasos linfáticos tem revestimento muscular.

Múltipla escolha
4. O acúmulo excessivo de líquido de linfa nos tecidos subcutâneos é chamado de
   a. Edema
   b. Linfedema
   c. Edema articular
   d. Edema depressível
5. A linfa é composta de
   a. Células e fibrilas endoteliais
   b. Um líquido levemente amarelo, transparente, encontrado nos vasos linfáticos
   c. O líquido do espaço extracelular
   d. Sangue e líquido articular na articulação
6. Qual dos seguintes é responsável pelo movimento da linfa?
   a. Atividades musculares
   b. Movimentos ativos e passivos
   c. Posições elevadas
   d. Todos acima
7. Em qual ajuste mínimo deve estar a pressão durante a utilização de aparelhos de compressão intermitente?
   a. Maior ou igual a 30 mmHg
   b. Maior ou igual a 100 mmHg
   c. Aproximadamente da pressão sistólica
   d. Aproximadamente da pressão diastólica
8. Por quanto tempo os tratamentos com aparelhos de compressão intermitente devem durar, considerando-se o conforto do paciente?
   a. 5 a 10 minutos
   b. 10 a 20 minutos
   c. 20 a 30 minutos
   d. Uma hora
9. O que pode ser combinado com tratamento por compressão?
   a. Frio, por meio de uma unidade de frio e compressão
   b. Corrente de estimulação elétrica

Capítulo 15 • Aparelhos de Compressão Intermitente **539**

   c. Nem *a* nem *b*

   d. *A* e *b*

10. Qual das seguintes não é uma contraindicação para compressão intermitente?

   a. Claudicação intermitente

   b. Trombose venosa profunda

   c. Fratura deslocada

   d. Infecção superficial local

SOLUÇÕES PARA OS EXERCÍCIOS DE TOMADA DE DECISÃO CLÍNICA

15.1

O edema articular está geralmente contido na cápsula articular e parece muito um balão de água. O líquido é facilmente movido simplesmente aplicando-se pressão em um lado da articulação. O linfedema ocorre nos tecidos subcutâneos e parece mais um gel, deixando uma indentação após a pressão do dedo ser removida.

15.2

O fisioterapeuta deve incluir frio, elevação, compressão, utilizando uma unidade de compressão intermitente e algum exercício de sustentação de peso para facilitar a drenagem venosa e linfática.

15.3

A capa de compressão deve ser aplicada com a pressão de inflação ajustada em cerca de 60 mmHg, o tempo ligado/desligado em 30 segundos ligado e 30 segundos desligado e um tempo de tratamento total de 20 minutos inicialmente. Os tempos ligado/desligado e o tempo de tratamento total podem ser aumentados durante os vários dias seguintes conforme tolerado.

15.4

Empregar correntes de estimulação elétrica para induzir contrações de bombeamento muscular deve facilitar a remoção do edema. Além disso, está bem documentado que a utilização de frio em conjunto com compressão é clinicamente eficaz para tratar casos de linfedema.

15.5

Pode-se utilizar a unidade de compressão intermitente, contanto que ela também forneça frio e a parte do corpo ainda possa ser elevada. Talvez seja uma escolha melhor a de utilizar uma bandagem de compressão elástica se a unidade de compressão intermitente não puder manter a parte lesionada fria durante o manejo inicial.

REFERÊNCIAS

1. Segers P, Belgrado JP, Leduc A, et al. Excessive pressure in multi-chambered cuffs used for sequential compression therapy. *Phys Ther* 2002;82:1000–1008.
2. Gnepp D. Lymphatics. In Staub N and Taylor A (eds). *Edema*, New York:Raven, 1984, pp. 263–298.
3. Evans P. The healing process at the cellular level: a review, *Physiotherapy* 1980;66:256–259.
4. Klein M, Alexander M, and Wright J. Treatment of lower extremity lymphedema with the Wright Linear Pump: A statistical analysis of a clinical trial. *Arch Phys Med Rehab* 1988;69:202–206.
5. Wilkerson J. Treatment of ankle sprains with external compression and early mobilization *Phys Sports Med* 1985;13(6):83–90.
6. Wilkerson J. External compression for controlling traumatic edema. *Phys Sports Med* 1985;13(6):97–106.
7. Airaksinen O. Changes in post-traumatic ankle joint mobility, pain and edema following intermittent pneumatic compression therapy. *Arch Phys Med Rehab* 1989;70: 341–344.
8. Airaksinen O. Treatment of post-traumatic edema in lower legs using intermittent pneumatic compression. *Scand J Rehab Med* 1988;20:25–28.
9. Airaksinen O. Intermittent pneumatic compression therapy in post-traumatic lower limb edema: computed tomography

540 Parte IV • Modalidades de Energia Mecânica

and clinical measurements. *Arch Phys Med Rehab* 1991;72: 667–670.

10. Angus J, Prentice W, and Hooker D. A comparison of two intermittent external compression devices and their effect on post acute ankle edema. *J Athl Training* 1994;29(2):179.

11. Brewer K, Prentice W, and Hooker D. The effects of intermittent compression and cold on reducing edema in post-acute ankle sprains. Unpublished master's thesis, University of North Carolina, Chapel Hill, NC, 1990.

12. Brown S. Ankle edema and galvanic muscle stimulation. *Phys Sports Med* 1981;9:137.

13. Capps S and Mayberry B. Cryotherapy and intermittent pneumatic compression for soft tissue trauma. *Athlet Ther Today* 2009;14(1):2.

14. Duffley H and Knight K. Ankle compression variability using elastic wrap, elastic wrap with a horseshoe, edema II boot and air stirrup brace. *J Athl Training* 1989;24: 320–323.

15. Elkins E, Herrick J, and Grindley J. Effect of various procedures on the flow of lymph. *Arch Phys Med Rehab* 1953;34:31–39.

16. Flicker M. An analysis of cold intermittent compression with simultaneous treatment of electrical stimulation in the reduction of post acute ankle lymphaedema. Unpublished master's thesis, University of North Carolina, Chapel Hill, NC, May, 1993.

17. Foldi E, Foldi M, and Weissleder H. Conservative treatment of lymphoedema of the limbs. *Angiology* 1985;36:171–180.

18. Kim-Sing C and Basco V. Postmastectomy lymphedema treated with the Wright Linear Pump. *Can J Surg* 1987;30(5):368–370.

19. Starkey J. Treatment of ankle sprains by simultaneous use of intermittent compression and ice packs. *Am J Sports Med* 1976;4:142–144.

20. Tsang K, Hertel J, and Denegar C. Volume decreases after elevation and intermittent compression of postacute ankle sprains are negated by gravity-dependent positioning. *J Athl Training* 2003;38(4):320–324.

21. Wakim K. Influence of centripetal rhythmic compression on localized edema of an extremity. *Arch Phys Med Rehab* 1955;36:98–103.

22. Wilkerson J. Contrast baths and pressure treatment for ankle sprains. *Phys Sports Med* 1979;7:143.

23. Wilkerson J. Treatment of the inversion ankle sprain through synchronous application of focal compression and cold. *J Athl Training* 1991;26:220–237.

24. Winsor T, and Selle W. The effect of venous compression on the circulation of the extremities. *Arch Phys Med Rehab* 1953;34:559–565.

25. Gardner A. Reduction of post-traumatic swelling and compartment pressure by impulse compression of the foot. *J one Joint Surg* 1990;72-B:810–815.

26. Kobl P and Denegar C. Traumatic edema and the lymphatic system. *J Athl Training* 1983;18:339–341.

27. Rucinski T, Hooker D, and Prentice W. The effects of intermittent compression on edema in post-acute ankle sprains, *J Orthop Sports Phys Ther* 1991;14(2):65–69.

28. Sims D. Effects of positioning on ankle edema. *J Orthop Sports Phys Ther* 1986;8:30–33.

29. Lemley T, Prentice W, and Hooker D. A comparison of two intermittent compression devices on pitting ankle edema. *J Athl Training* 1993;28(2):156–157.

30. Tsang K, Hertel J, and Denegar C. The effects of elevation and intermittent compression on the volume of injured ankles. *J Athl Training* (suppl.) 2001;36(2S):S-50.

31. van Veen S, Hagen J, and van Ginkel F. Intermittent compression stimulates cartilage mineralization. *Bone* 1995;17(5): 461–465.

32. Hurley J. Inflammation. In Staub N and Taylor A (eds). *Edema*, New York:Raven, 1984, pp. 463–488.

33. Quillen W, and Rouiller L. Initial management of acute ankle sprains with rapid pulsed pneumatic compression and cold. *J Orthop Sports Phys Ther* 1982;4:39–43.

34. Sloan J, Giddings P, and Hain R. Effects of cold and compression on edema. *Phys Sports Med* 1988;16(8): 116–120.

35. Kruse R, Kruse A, and Britton R. Physical therapy for the patient with peripheral edema: Procedures for management. *Phys Ther Rev* 1960;80:29–33.

36. Kraemer W, Bush J, and Wickham R. Continuous compression as an effective therapeutic intervention in treating eccentric-exercise-induced muscle soreness. *J Sport Rehab* 2001;10(1):11.

37. Lafeber F. Intermittent hydrostatic compressive force stimulates exclusively the proteoglycan synthesis of osteo-arthritic human cartilage. *Br J Rheumatol* 1992;31(7):437–442.

38. Pflug J. Intermittent compression: A new principle in the treatment of wounds. *Lancet* 1974;2(3):15.

39. Redford J. Experiences in the use of a pneumatic stump shrinker. *Int Clin Inform Bull Prosth Orthot* 1973;12:1.

40. Sanderson R, and Fletcher W. Conservative management of primary lymphedema. *Northwest Med* 1965;64:584–588.

41. Henry J and Windos T. Compensation of arterial insufficiency by augmenting the circulation with intermittent compression of the limbs. *Am Heart J* 1965;70(1):77–88.

42. McCulloch J. Intermittent compression for the treatment of a chronic stasis ulceration: a case report. *Phys Ther* 1981;61:1452–1453.

43. Womochel K, Trowbridge C, and Keller D. Effect of continuous circulating water and cyclical compression on intramuscular temperature and cardiovascular strain. *J Athl Training* 2009;44(suppl):S87.

44. Liu N, and Olszewski W. The influence of local hyperthermia on lymphedema and lymphedematous skin of the human leg. *Lymphology* 1993;26:28–37.

45. Seamon C, and Merrick M. Comparison of intramuscular temperature of the thigh during treatments with the Grimm Cryopress and the game ready accelerated recovery system (abstract). *J Athl Training* 2005;40(2 suppl.)S-99.

46. Carriere B. Edema—its development and treatment using lymph drainage massage. *Clin Manage Phys Ther* 1988;8(5): 19–21.

47. Matzdorff A and Green D. Deep vein thrombosis and pulmonary embolism: prevention, diagnosis, and treatment, *Geriatrics* 1992;47(8):48–52, 55–57, 62–63.

48. Fond D and Hecox B. Intermittent pneumatic compression. In Hecox, B, Mehreteab, T, and Weisberg J (eds). *Physical Agents: A Comprehensive Text for Physical Therapists*. Norwalk, CT: Appleton & Lange, 1994.

LEITURAS SUGERIDAS

Aydog S and Özçakar L. A handball player with a tennis leg: Incentive for muscle sonography and intermittent pneumatic compression during the follow up. *J Back Musculoskeletal Rehab* 2007;20(4):181.

Capper C. Product focus. External pneumatic compression therapy for DVT prophylaxis, *Br J Nur* 1998;7(14):851.

Challis M and Jull, G. Cyclic pneumatic soft-tissue compression enhances recovery following fracture of the distal radius: A randomised controlled trial. *Aust J Physiotherapy* 2007;53(4):247.

Chleboun GS, Howell JN, Baker HL, et al. Intermittent pneumatic compression effect on eccentric exercise-induced swelling, stiffness, and strength loss. *Arch Phys Med Rehab* 1995;76(8):744–799.

Christen Y and Reymond M. Hemodynamic effects of intermittent pneumatic compression of the lower limbs during laparoscopic cholecystectomy. *Am J Surg* 1995;170(4): 395–398.

Coogan C. Venous leg ulcers and intermittent pneumatic compression therapy: Care of venous leg ulcers. *Ostomy Wound Manage* 1999;45(11):5.

DePrete A, Cogliano T, and Agostinucci J. The effect of circumferential pressure on upper motoneuron reflex excitability in healthy subjects. *Phys Ther* (suppl.) 1994;74(5):S70.

Duffield R and Cannon J. The effects of compression garments on recovery of muscle performance following high-intensity sprint and plyometric exercise. *J Sci Med Sport* 2010;13(1):136.

Eisele R and Kinzl L. Rapid-inflation intermittent pneumatic compression for prevention of deep venous thrombosis. *J Bone Joint Surg* 2007;89(5):1050.

Elliot CG, Dudney TM, Egger M, et al. Calf-thigh sequential pneumatic compression compared with plantar venous pneumatic compression to prevent deep-vein thrombosis after non-lower extremity trauma. *J Trauma Inj Infect Crit Care* 1999;47(1):25–32.

French D and Thompson K. The effects of contrast bathing and compression therapy on muscular performance. *Med Sci in Sports Exer* 2008;40(7):1297.

Gilbart MK, Ogilvie-Harris DJ, Broadhurst C, and Clarfield M. Anterior tibial compartment pressures during intermittent sequential pneumatic compression therapy. *Am J Sports Med* 1995;23(6):769–772.

Hamzeh M, Lonsdale R, and Pratt D. A new device producing ambulatory intermittent pneumatic compression suitable for the treatment of lower limb edema: a preliminary report. *J Med Eng Technol* 1993;17(3):110–113.

Hofman D. Intermittent compression treatment for venous leg ulcers. *J Wound Care* 1995;4(4):163–165.

Iwama H, Suzuki M, Hojo M, et al. Intermittent pneumatic compression on the calf improves peripheral circulation of the leg. *J Crit Care* 2000;15(1):18–21.

Jacobs M. Leg volume changes with EPIC and posturing in dependent pregnancy edema: external pneumatic intermittent compression. *Nurs Res* 1986;35(2):86–89.

Knobloch K and Kraemer R. Microcirculation of the Ankle after Cryo/Cuff Application in Healthy Volunteers. *Int J Sports Med* 2006;27(3):250–255.

Knobloch K. Changes of Achilles midportion tendon microcirculation after repetitive simultaneous cryotherapy and compression using a cryo/cuff (includes abstract). *Am J Sports Med* 2006;34(12):1953–1959.

Kozanoglu E and Basaran S. Efficacy of pneumatic compression and low-level laser therapy in the treatment of postmastectomy lymphoedema: A randomized controlled trial. *ClinRehab* 2009;23(2):117.

Lachmann E, Rook J, and Tunkel R. Complications associated with intermittent pneumatic compression. *Arch Phys Med Rehab* 1992;73(5):482–485.

Majkowski R, and Atkins R. Treatment of fixed flexion deformities of the knee in rheumatoid arthritis using the Flowtron intermittent compression stocking. *Br J Rheumatol* 1992;31(1):41–43.

McCulloch J. Physical modalities in wound management: ultra--sound, vasopneumatic devices and hydrotherapy. *Ostomy Wound Manage* 1995;41(5):30–32, 34, 36–37.

Murphy K. The combination of ice and intermittent compression system in the treatment of soft tissue injuries. *Physiotherapy* 1988;74(1):41.

Seki K. Lymph flow in human leg. *Lymphology* 1979;12:2–3.

Smith P. The use of intermittent compression in treatment of fixed flexion deformities of the knee. *Physiotherapy* 1989;75(8):494.

Stillwell G. Further studies on the treatment of lymphedema. *Arch Phys Med Rehab* 1957;38:435–441.

Tan X and Qi, W. Intermittent pneumatic compression regulates expression of nitric oxide synthases in skeletal muscles. *Biomechanics* 2006;39(13):2430.

Waller T and Caine M. Intermittent pneumatic compression technology for sports recovery. *Sports Engineering.* 2006;9(4):247.

Wicker P. Clinical feature supplement. Intermittent pneumatic compression therapy for deep vein thrombosis prophylaxis. *Br J Theatre Nurs* 1999;9(3):108.

Yates P, Cornwell J, and Scott, G. Treatment of haemophilic flexion deformities using the Flowtron intermittent compression system. *Br J Haematol* 1992;82(2):384–387.

GLOSSÁRIO

Células endoteliais: Células que revestem as cavidades dos vasos.

Edema: Presença de quantidades anormais de líquido nos espaços de tecido extracelular do corpo.

Edema articular: Acúmulo de sangue e de líquido articular dentro da cápsula articular.

Edema depressível: Um tipo de edema que deixa uma depressão quando a pele é comprimida.

Fator de relaxamento derivado do endotélio: Relaxa o músculo liso e estimula as velocidades de fluxo sanguíneo nas veias.

Fibrilas: Fibras de tecido conectivo que suportam os capilares linfáticos.

Linfa: Um líquido levemente amarelo transparente encontrado nos vasos linfáticos.

Linfedema: Edema de tecidos subcutâneos como o resultado de acúmulo de líquido linfático excessivo.

542 Parte IV • Modalidades de Energia Mecânica

ATIVIDADE DE LABORATÓRIO
COMPRESSÃO INTERMITENTE

DESCRIÇÃO

Bombas de compressão intermitente são unidades mecânicas que inflam manguitos de tecido de camada dupla moldados para se ajustarem às extremidades a fim de aplicar pressão externa para facilitar a reabsorção de edema pelo corpo resultante de lesão ou trauma. As unidades permitem a regulação da pressão de inflação, da sequência de tempo ligado/desligado e do tempo de tratamento total.

EFEITOS FISIOLÓGICOS

Movimento de líquido intersticial para os locais de drenagem venosa e linfática.
Diminuição temporária do fluxo sanguíneo periférico.

EFEITOS TERAPÊUTICOS

Redução do edema de tecido mole.

Diminuição da dor.
Aumento da amplitude de movimento.

INDICAÇÕES

O terapeuta irá empregar com mais frequência bombas de compressão intermitente no tratamento de edema de tecidos moles que acompanha trauma musculoesquelético. Ela também pode ser utilizada em casos de insuficiência venosa e linfedema.

CONTRAINDICAÇÕES

- Infecções
- Insuficiência arterial
- Possibilidade de coágulos sanguíneos
- Disfunção cardíaca ou renal
- Canais linfáticos obstruídos

COMPRESSÃO INTERMITENTE			
PROCEDIMENTO	AVALIAÇÃO		
1. Verificar o material.	1	2	3
a. Obter bomba de compressão, manguito pneumático e meia de algodão.			
2. Interrogar o paciente.			
a. Verificar a identidade do paciente.			
b. Verificar a ausência de contraindicações.			
c. Verificar a pressão arterial do paciente.			
d. Perguntar sobre tratamentos prévios e revisar as observações do tratamento.			
3. Posicionar o paciente.			
a. Colocar o paciente em uma posição confortável, bem apoiada.			
b. Elevar a extremidade a ser tratada.			
4. Inspecionar a pele do paciente e a sensação da extremidade.			
a. Realizar medidas circunferenciais da parte a ser tratada.			
b. Cobrir a extremidade com meia de algodão, assegurar-se de que não haja pregas.			
5. Aplicar manguito de compressão sobre a extremidade coberta por meia de algodão.			
6. Explicar o procedimento ao paciente.			
7. Iniciar o procedimento indicado.			
a. Prender o manguito de compressão via tubo.			
b. Ligar a bomba e inflar até < 60 mmHg para a extremidade inferior e < 50 mmHg para a extremidade superior. Aviso: não exceder a pressão arterial diastólica.			

Capítulo 15 • Aparelhos de Compressão Intermitente 543

c. Ajustar a bomba de compressão para um ciclo de 3:1 de tempo ligado e desligado.			
d. Ajustar a duração do tratamento de 30 minutos a uma hora.			
e. Estimular o paciente a mexer os dedos ou artelhos durante o ciclo desligado.			
f. Remover o manguito pelo menos uma vez durante o curso do tratamento para inspecionar a pele e permitir movimento articular.			
8. Completar o tratamento.			
a. Remover o manguito e a meia de algodão.			
b. Inspecionar a pele e verificar a circulação periférica.			
c. Realizar medidas circunferenciais.			
d. Registrar os resultados do tratamento.			
e. Avaliar a eficácia do tratamento.			
9. Envolver a extremidade para reter a redução do edema e realizar qualquer exercício indicado.			
10. Guardar o equipamento após a limpeza.			

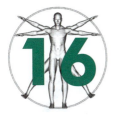

Massagem Terapêutica

Wiliam E. Prentice

OBJETIVOS

Após a conclusão deste capítulo, o estudante de fisioterapia estará apto a:

- discutir os efeitos fisiológicos da massagem fazendo a diferenciação entre efeitos reflexivos e mecânicos;
- aplicar as diretrizes e considerações de tratamento específicas ao administrar a massagem;
- demonstrar os vários movimentos envolvidos na massagem de Hoffa Clássica;
- descrever a massagem no tecido conectivo;
- explicar como a massagem nos pontos-gatilhos é mais efetivamente utilizada;
- explicar como a liberação miofascial pode ser utilizada para se restaurarem os padrões de movimento funcionais normais;
- explicar como técnicas de tensão/contratensão, liberação posicional e liberação ativa podem ser utilizadas para tratar pontos-gatilhos miofasciais;
- contrastar as técnicas de massagem especiais, incluindo Rolfing e Trager.

EFEITOS FISIOLÓGICOS DA MASSAGEM

A **massagem** é uma estimulação mecânica dos tecidos por meio de pressão ritmicamente aplicada e alongamento.[1] No decorrer dos anos, muitas alegações têm sido feitas em relação aos benefícios terapêuticos da massagem nos pacientes, embora poucos sejam com base em estudos cuidadosamente controlados e projetados.[2-11] Os pacientes têm utilizado a massagem para aumentar a flexibilidade e coordenação, bem como para aumentar seu limiar à dor; diminuir a excitabilidade neuromuscular no músculo massageado; estimular a circulação, melhorando, assim, o transporte de energia ao músculo; facilitar a cicatrização e restaurar a mobilidade articular; e remover o ácido láctico, aliviando as cãibras musculares.[3,6,12-16,112,114] Contudo, há carência de evidências conclusivas da eficácia da massagem como um auxílio ergogênico na população fisicamente ativa.[17]

Como estes efeitos podem ser executados é determinado pelas abordagens específicas utilizadas e como as técnicas de massagem são aplicadas. Geralmente, os efeitos da massagem podem ser **reflexivos** ou **mecânicos**.[18] O efeito da massagem sobre o sistema nervoso difere muito de acordo com o método empregado, com a pressão exercida e a duração das aplicações. Por meio do mecanismo reflexo, a sedação é indicada. Uma lenta, gentil, rítmica e superficial *effleurage* (deslizamento) pode aliviar a tensão e acalmar o paciente, deixando os músculos mais relaxados. Isto indica um efeito sobre os nervos sensoriais e motores localmente e alguma resposta do siste-

546 Parte IV • Modalidades de Energia Mecânica

ma nervoso central. A abordagem mecânica procura fazer mudanças mecânicas ou histológicas nas estruturas miofasciais por meio da força direta superficialmente aplicada.[18]

Efeitos reflexivos

Efeitos fisiológicos da massagem
- Reflexivo
- Mecânico

A primeira abordagem na terapia com massagem envolve um mecanismo reflexivo. A abordagem reflexiva tenta exercer efeitos através da pele e dos tecidos conectivos superficiais. A mobilização do tecido mole estimula os receptores sensoriais na pele e na fáscia superficial.[18] Se as mãos forem levemente deslizadas sobre a pele, ocorrerá uma série de respostas como resultado do estímulo sensorial dos receptores cutâneos. Esse mecanismo reflexo é considerado um fenômeno do sistema nervoso autônomo.[19] O estímulo reflexo pode ocorrer isolado (não acompanhado pelo mecanismo mecânico). Mennell chama isto de "efeito reflexo".[20] Em si, ele não é um efeito, mas a causa de um efeito (isto é, causa sedação, alivia a tensão e aumenta o fluxo sanguíneo).

Efeitos sobre a pele

O efeito da massagem sobre a dor é provavelmente regulado pela teoria da comporta para controle da dor e pela liberação de opiáceos endógenos (ver Capítulo 4). Na teoria da comporta, a estimulação cutânea das fibras nervosas aferentes de diâmetro grande bloqueia efetivamente a transmissão de informação de dor feita nas fibras de diâmetro menor. A estimulação das áreas dolorosas na pele ou na miofáscia pode facilitar a liberação de β-endorfinas e encefalina, que essencialmente têm efeito sobre a transmissão de informação associada à dor nos tratos espinais descendentes.

Efeitos sobre a circulação O efeito da massagem sobre a circulação do sangue, de acordo com Pemberton, ocorre por intermédio de uma influência reflexa sobre os vasos sanguíneos de uma divisão simpática no sistema nervoso.[21] Ele acredita que os vasos, no sistema muscular, são esvaziados durante a massagem, não apenas por serem espremidos, mas também por essa ação reflexa. Uma massagem bem leve (*effleurage*) produz uma reação quase instantânea por meio da dilatação transitória dos linfáticos e pequenos capilares. A pressão mais forte proporciona dilatação mais duradoura. Se ocorrer a dilatação capilar, o volume e o fluxo sanguíneo aumentam, produzindo aumento na temperatura na área massageada.[22]

Efeitos reflexivos
- Dor
- Circulação
- Metabolismo

A massagem aumenta o fluxo linfático.[22,104] No sistema linfático, o movimento do líquido depende das forças externas dos sistema. Fatores como gravidade, contração muscular, movimento e massagem podem afetar o fluxo linfático. O aumento do fluxo linfático ajuda na remoção do edema.[23] Ao se administrar massagem a uma parte com edema, a elevação também ajuda a aumentar o fluxo linfático.

Tem sido proposto que a massagem pode promover a liberação de lactato após o exercício. Contudo, a evidência sugere que o aumento no fluxo sanguíneo que ocorre da massagem tem pouco ou nenhum efeito sobre o metabolismo do lactato e sua subsequente liberação do sangue e tecidos.[24,25,105,113]

Efeitos sobre o metabolismo

A massagem não altera apreciavelmente o metabolismo geral.[21] Não há mudança no equilíbrio de ácido de base de sangue. A massagem não parece ter quaisquer efeitos significativos sobre o sistema cardiovascular.[26] A massagem aumenta metabolicamente um equilíbrio químico. O aumento na circulação significa aumento na dispersão de produtos residuais e aumento de sangue fresco e oxigênio. O movimento mecânico ajuda na remoção e agiliza a nova síntese de ácido láctico.

Efeitos mecânicos

A segunda abordagem à massagem é de natureza mecânica. As técnicas que alongam um músculo, alongam a fáscia ou mobilizam as aderências de tecido mole ou restrições são todas técnicas mecânicas. Os efeitos mecânicos são sempre acompanhados por alguns efeitos reflexos. À medida que o estímulo mecânico se torna mais efetivo, o estímulo reflexo se torna menos efetivo. As técnicas mecânicas devem ser executadas após as técnicas reflexivas. Isto não implica que as técnicas mecânicas sejam as formas mais agressivas de massagem. Contudo, as técnicas mecânicas são, na maioria das vezes, direcionadas a tecidos mais profundos, como as aderências ou restrições no músculo, tendões e fáscia.

Efeitos sobre o músculo

O objetivo básico da massagem sobre o tecido muscular é o de "manter o músculo na melhor condição possível de nutrição, flexibilidade e vitalidade, de modo que, após a recuperação do trauma ou da doença, o músculo possa trabalhar a seu máximo".[1] A massagem muscular é feita para alongamento mecânico do tecido conectivo intramuscular ou para alívio da dor e do desconforto associados aos pontos-gatilhos miofasciais. A massagem tem se mostrado como uma técnica que aumenta o fluxo sanguíneo no músculo esquelético e, assim, aumenta também o retorno venoso;[27–29] retarda a atrofia muscular após a lesão;[16] e aumenta a amplitude de movimento nos músculos isquiotibiais devido à diminuição combinada na excitabilidade neuromuscular e no alongamento do músculo e do tecido cicatrizado.[30,106] A massagem não aumenta a força ou o músculo, nem aumenta a tonicidade muscular.

Efeito sobre a pele

Os efeitos da massagem sobre a pele incluem aumento na temperatura da pele, possivelmente como resultado de efeitos mecânicos diretos e ação vasomotora indireta. Descobriu-se, também, que o aumento do suor e a diminuição da resistência da pele à corrente galvânica resultam da massagem.

Se a pele aderir aos tecidos subjacentes e formar tecido cicatrizado, a **massagem por fricção** geralmente pode ser utilizada para soltar mecanicamente as aderências e amaciar a cicatriz. A massagem enrijece, ainda que amacie a pele. Ela age diretamente sobre a superfície para remover células mortas que resultam da formação de crosta prolongada de seis a oito semanas. O efeito da massagem sobre o tecido cicatrizado é o de alongar e romper o tecido fibroso. Ela pode sulcar as aderências entre a pele e o tecido subcutâneo e alongar o tecido contraído ou aderido.[31]

EFEITOS PSICOLÓGICOS DA MASSAGEM

Os efeitos psicológicos da massagem podem ser tão benéficos para alguns pacientes quanto os efeitos fisiológicos. O efeito "prático" ajuda os pacientes a sentirem como se alguém os estivesse ajudando. Um efeito sedativo geral pode ser mais benéfico para o paciente. A massagem mostrou que diminui a excitação psicoemocional e somática como tensão e ansiedade.[32] A abordagem do fisioterapeuta deve inspirar uma sensação de confiança no paciente e este deve responder com uma sensação de bem-estar – a já citada sensação de estar sendo ajudado.

CONSIDERAÇÕES E DIRETRIZES PARA O TRATAMENTO POR MASSAGEM

O fisioterapeuta deve ter conhecimento essencial básico da anatomia e da área particular que está sendo tratada. A fisiologia da área e a função total do paciente devem ser consideradas, e a patologia existente e o processo pelo qual o reparo ocorre devem ser entendidos. O fisioterapeuta necessita de conhecimento detalhado dos princípios da massagem e de técnicas habilidosas, bem como de destreza manual, coordenação e concentração no uso das técnicas de massagem. O fisioterapeuta também deve ter atributos como paciência, sentido de cuidado pelo bem-estar do paciente bem como maneiras fala corteses.

É provável que as ferramentas mais importantes na massoterapia sejam as mãos do fisioterapeuta. Elas devem estar limpas, aquecidas, secas e macias. As unhas devem estar aparadas. As mãos devem ser lavadas antes e após o tratamento devido a razões de higiene. Se as mãos do fisioterapeuta estiverem frias, elas devem ser postas, por um breve período, em água morna. Esfregá-las rapidamente ajuda também a aquecê-las.

O posicionamento é outro aspecto importante para o fisioterapeuta. O posicionamento correto irá proporcionar relaxamento, impedir a fadiga e permitir o livre movimento dos braços, das mãos e do corpo. Uma boa postura ajuda a prevenir a fadiga e dores nas costas. O peso deve estar igualmente

548 Parte IV • Modalidades de Energia Mecânica

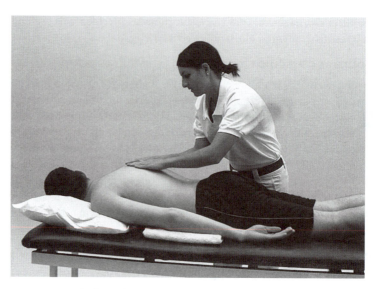

Figura 16.1 Posição do fisioterapeuta para o movimento.

distribuído nos dois pés, com o corpo em bom alinhamento. Ao massagear uma área grande, o peso deve deslocar-se de um pé para outro. O fisioterapeuta deve ser capaz de encaixar suas mãos para contornar a área que está sendo tratada. Uma boa posição é requerida de modo a permitir a aplicação correta de pressão e movimentos rítmicos durante o procedimento (Figura 16.1).

Os seguintes pontos são de importante consideração na administração da massagem:[33-35,102,103,111]

1. a regulação da pressão deve ser determinada pelo tipo e pela quantidade de tecido presente. Ela também deve ser controlada pela condição do paciente e por quais tecidos devam ser afetados. A pressão deve ser feita a partir do corpo, pelas partes macias das mãos, e deve ser ajustada aos contornos das partes do corpo do paciente;

2. o ritmo deve ser firme e igual. O tempo para cada movimento e o tempo entre movimentos sucessivos deve ser igual;

3. a duração depende da patologia, do tamanho da área tratada, da velocidade de movimento, da idade e do tamanho e da condição do paciente. Deve-se também observar a resposta do paciente para determinar a duração do procedimento. A massagem nas costas ou na área do pescoço deve levar de 15 a 30 minutos. A massagem de uma grande articulação (como quadril ou ombro) pode levar menos de 10 minutos;

4. se houver edema em uma extremidade, o tratamento deve iniciar com a parte próxima para auxiliar a facilitar o fluxo linfático proximalmente. Os efeitos subsequentes da massagem distal na remoção de líquido ou edema serão mais eficientes, visto que a resistência proximal ao fluxo linfático será reduzida. Essa técnica tem sido referida como "efeito de desbloqueio";

5. a massagem nunca deve ser dolorosa, com exceção possivelmente da massagem por fricção, e nem deve ser administrada com força excessiva que cause equimose (descoloração cutânea resultante da contusão);

6. em geral, a direção das forças deve ser aplicada na direção das fibras musculares (Figura 16.2).

7. durante uma sessão, deve-se iniciar com *effleurage* e, então, realizar movimentos que aumentem progressivamente para a maior energia possível, seguidos de movimentos que diminuam a energia, e finalizar com *effleurage*;

8. o fisioterapeuta deve considerar a posição na qual a massagem pode ser melhor administrada e assegurar-se de que o paciente esteja aquecido e em uma posição confortável, relaxada;

9. a parte do corpo pode ser elevada quando necessário e possível;

10. o fisioterapeuta deve estar em uma posição na qual todo o corpo, bem como as mãos e braços, possam estar relaxados para que o procedimento seja executado sem esforço (ver Figura 16.1).

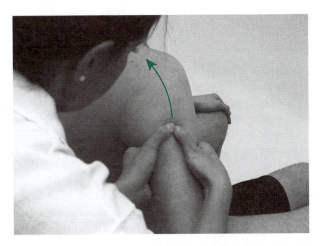

Figura 16.2 Na aplicação da massagem, as forças devem ser aplicadas na direção das fibras musculares.

11. deve ser utilizado lubrificante suficiente de modo que as mãos do fisioterapeuta movam-se suavemente junto à superfície da pele (com exceção da fricção). Porém, o uso em excesso de lubrificante deve ser evitado;
12. a massagem deve iniciar com movimentos superficiais; esse movimento é utilizado para espalhar o lubrificante sobre a parte que está sendo tratada;
13. cada movimento deve iniciar na articulação ou logo abaixo dela (a menos que a massagem sobre as articulações seja contraindicada) e terminar acima da articulação de modo que os movimentos irão se sobrepor;
14. a pressão deve ser alinhada com o fluxo venoso seguida por um movimento de retorno sem pressão. Ela deve ser exercida na direção centrípeta (Figura 16.3);
15. deve-se ter cuidado sobre as áreas do corpo. As mãos devem estar relaxadas, e a pressão, ajustada para se encaixar ao contorno da área tratada;
16. as proeminências ósseas e as articulações dolorosas devem ser evitadas, se possível;
17. todos os movimentos devem ser rítmicos. Os movimentos com pressão devem terminar com um giro, em um pequeno meio-círculo, de modo que o ritmo não seja interrompido por uma reversão abrupta.

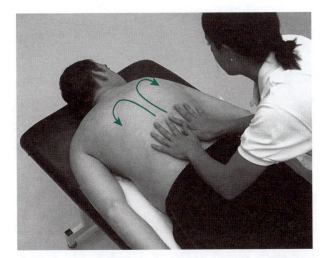

Figura 16.3 A pressão na massagem deve ser na linha do fluxo venoso, seguida por uma manobra de retorno sem pressão. As mãos devem manter contato com a superfície do corpo.

Equipamento

Mesa

Uma mesa firme, facilmente acessível de ambos os lados, é mais desejável. A altura da mesa deve ser razoavelmente confortável para o fisioterapeuta; não deve ser necessário debruçar-se ou esticar-se para executar os movimentos desejados. Uma mesa ajustável é quase um dever nesse cenário. Para facilitar a limpeza e a desinfecção, uma superfície plástica lavável é preferida. Deve haver uma área de armazenamento próxima para lençóis e lubrificante. Se a mesa não for acolchoada, um colchão ou uma almofada de espuma deve ser utilizado para o conforto do paciente.

Lençóis e travesseiros

O paciente deve ser coberto com um lençol ou um cobertor, de modo que apenas a parte a ser massageada esteja descoberta (Figura 16.4). Toalhas devem estar à mão para remover o lubrificante. Um lençol de algodão entre a superfície plástica da mesa e o paciente é requerido para absorver o suor e para manter o conforto do paciente. A superfície de material plástico é geralmente muito fria para o conforto. Travesseiros devem estar disponíveis para serem usados como apoio para o paciente.

Lubrificante

Deve-se utilizar lubrificante em quase todos os movimentos de massagem para sobrepor a fricção e evitar irritações, garantindo suave contato de mãos e pele. Se a pele do paciente for muito oleosa, pode ser indicado que se lave a pele primeiro.

O lubrificante deve ser de um tipo que seja ligeiramente absorvido pela pele, mas não a torne escorregadia de modo que o fisioterapeuta tenha dificuldades em executar os movimentos requeridos. Um óleo leve é recomendado para a lubrificação. Um que mostra bons resultados é uma combinação de uma parte de cera de abelha com três partes de óleo de coco. Esses ingredientes devem ser misturados e deixados para resfriar. É melhor que se utilize óleo em situações nas quais (1) a pele do fisioterapeuta ou do paciente seja muito seca, (2) uma crosta tenha sido removida recentemente, (3) haja presença de tecido cicatrizado ou (4) haja excesso de cabelo. Alguns tipos de óleo que podem ser utilizados são óleo de oliva, óleo mineral, manteiga de cacau e creme de lanolina. Os "cremes quentes" ou cremes analgésicos são irritantes e, se utilizados junto com a massagem, podem causar queimaduras, dependendo do tipo de pele do paciente. Eles também levam o sangue a vir para a superfície da pele, afastando-se dos músculos, o que é exatamente o oposto do que o profissional tenta fazer por meio das técnicas de massagem.

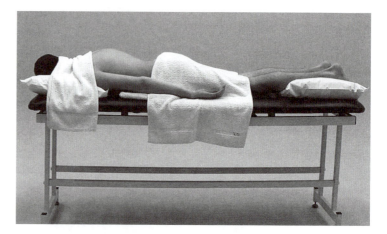

Figura 16.4 Proteção de um paciente na posição prona. As toalhas são utilizadas para remoção de lubrificantes, os lençóis são utilizados para a cobertura e os travesseiros são colocados sob os quadris e tornozelos para o conforto.

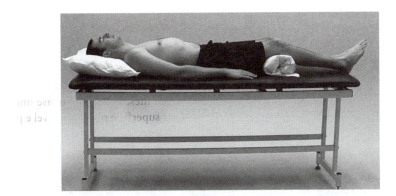

Figura 16.5 Paciente na posição supina, com travesseiros sob a cabeça e os joelhos.

Álcool pode ser utilizado para se remover o lubrificante após a massagem. Sugere-se que seja aplicado às mãos do fisioterapeuta antes da massagem, de modo a evitar uma queda acentuada na temperatura que ocorre quando o álcool é aplicado diretamente ao paciente.

Algumas vezes, um pó inodoro deve ser utilizado se as mãos do fisioterapeuta tendam a transpirar, ou para se prevenir irritação à pele.

O lubrificante não é desejado e não deve ser utilizado quando forem aplicados movimentos de fricção, visto que, nesses casos, ocorre um firme contato entre a pele e as mãos do fisioterapeuta.

Preparação do paciente

A posição do paciente provavelmente seja o aspecto mais importante para garantir um relaxamento benéfico dos músculos proveniente da massagem. O paciente deve estar em uma posição relaxada, confortável. Deitado, quando possível, é mais benéfico para o paciente. Essa posição também permite que a gravidade ajude no fluxo venoso do sangue.

A parte envolvida no tratamento deve estar adequadamente apoiada. Ela pode estar elevada, dependendo da patologia. Quando o paciente está sendo tratado na posição prona, para massagem do pescoço, ombros, costas, nádegas ou posterior das pernas, um travesseiro ou toalha enrolada deve ser colocado sob o abdome. Outro travesseiro deve ser colocado sob os tornozelos, de modo que os joelhos estejam levemente flexionados (ver Figura 16.4). Se o paciente estiver na posição supina, pequenos travesseiros devem ser colocados sob a cabeça e sob os joelhos (Figura 16.5).

Às vezes, a posição prona será muito dolorosa para um paciente assumir no caso de necessidade de massagem no ombro, na parte superior das costas ou no pescoço. Uma posição que pode ser mais confortável é a de se sentar em uma cadeira, de frente para a mesa, enquanto inclina-se para frente e apoiado por travesseiros sobre a mesa. Os antebraços e as mãos ficam sobre a mesa para suporte adicional (Figura 16.6). O fisioterapeuta pode administrar a massagem enquanto estiver atrás do paciente.

As áreas do corpo que não estão sendo tratadas devem ser cobertas para prevenir o paciente de sentir frio. As roupas devem ser removidas da parte que está sendo tratada. As toalhas devem cobrir quaisquer peças de roupas próximas dessa área para protegê-las do lubrificante (ver Figura 16.4).

TÉCNICAS DE TRATAMENTO POR MASSAGEM

Massagem de Hoffa

O livro *Technik der Massage*, de Albert Hoffa, publicado em 1900, fornece a base para as várias técnicas que se desenvolveram durante os anos.[36] A massagem de Hoffa é essencialmente a técnica de massagem clássica que utiliza uma variedade de movimentos superficiais, incluindo ***effleurage, pétrissage,* tapotamento** e **vibração**. Embora alguns fisioterapeutas considerem esta técnica mecânica, os movimentos podem ser mais leves e mais superficiais, tornando-as, assim, mais reflexivas em natureza. Essa técnica abre as portas para técnicas mais mecânicas que são direcionadas para os tecidos subjacentes.

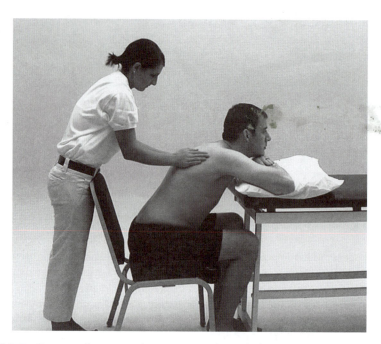

Figura 16.6 Paciente descansando em uma cadeira de frente para a mesa é sustentado por travesseiros na mesa e mantém os antebraços e as mãos sobre a mesa para apoio. O fisioterapeuta fica em pé atrás do paciente.

Deslizamento suave (*effleurage*)

Esse movimento de massagem desliza levemente sobre a pele sem tentar mover as massas musculares profundas. O principal efeito fisiológico ocorre quando o movimento começa nas áreas periféricas e se move em direção ao coração. Esse processo provavelmente auxilie no retorno do fluxo dos sistemas venoso e linfático. Há também o aumento à superfície da pele por meio do movimento; o sucesso é medido pelo aumento da taxa de troca metabólica nas áreas periféricas.

> ### Protocolos de tratamento: massagem de Hoffa
>
> 1. Após se aplicar lubrificante, a *effleurage* é aplicada com movimento multidirecional de distal à proximal com pressão de leve a moderada; o tecido mais profundo não é movido. Os movimentos iniciais servem para se distribuir o lubrificante sobre a área de tratamento.
> 2. A *pétrissage* é um movimento do tipo amassar, no qual os músculos são erguidos e rolados.
> 3. O tapotamento consiste em uma série de movimentos de percussão com as pontas dos dedos, a borda ulnar das mãos, a região hipotênar da palma das mãos ou as mãos em forma de cálice.
> 4. A vibração é uma rápida oscilação ou tremor das mãos quando elas estão em firme contato com a pele.

O propósito primário da *effleurage* é o de habituar o paciente ao contato físico do fisioterapeuta. Inicialmente, a *effleurage* serve para distribuir igualmente o lubrificante. Ela também permite que os dedos sensíveis procurem por áreas de espasmo muscular ou de dor e localizem pontos-gatilhos e pontos de pressão que possam auxiliar a determinar o tipo de procedimento a ser utilizado durante a massagem.

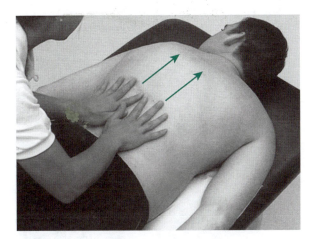

Figura 16.7 O movimento de deslizamento suave *effleurage* é realizado com a palma das mãos, os dedos levemente fletidos e os polegares abertos.

No início da massagem, o movimento deve ser feito com leve pressão, vindo da mão espalmada com os dedos ligeiramente dobrados e os polegares espalhados (Figura 16.7). Uma vez que o fluxo unidirecional seja estabelecido, de modo centrípeto ou centrífugo, ele deverá prosseguir por todo o tratamento. O movimento da manobra deve ser em direção ao coração, e o contato deve ser mantido com o paciente em todos os momentos para intensificar o relaxamento (Figura 16.8).

A massagem longitudinal é igualmente uma forma de *effleurage*, com a exceção de que ela é administrada com mais pressão para que produza efeito mecânico, bem como efeito relaxante (Figura 16.9).[37]

Cada massagem inicia e termina com *effleurage*. A manobra também deve ser utilizada entre outras técnicas. A manobra longitudinal relaxa, diminui a tensão defensiva contra técnicas de massagem mais firmes e tem, em geral, efeito de relaxamento mental.

Amassamento (*pétrissage*)

A *pétrissage* consiste em movimentos de amassamento que pressionam e rolam os músculos sob os dedos ou mãos. Não há deslizamento sobre a pele, com exceção entre progressões de uma área para outra. Os músculos são gentilmente espremidos, erguidos e relaxados. As mãos podem permanecer estacionárias ou podem se deslocar lentamente junto do comprimento do músculo ou membro. O propósito da *pétrissage* é o de aumentar o retorno venoso ou linfático e pressionar

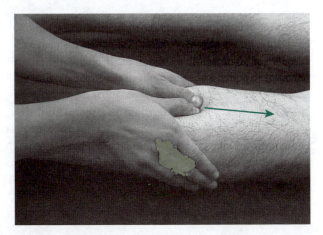

Figura 16.8 A manobra de amassamento é em direção ao coração, e o contato deve ser mantido com o paciente.

554 Parte IV • Modalidades de Energia Mecânica

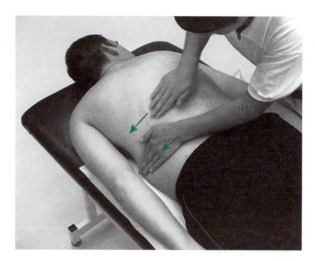

Figura 16.9 Massagem longitudinal profunda.

os produtos de resíduo metabólico para fora das áreas afetadas por meio de ação intensa, vigorosa. Essa forma de massagem pode também romper aderências entre a pele e o tecido adjacente, afrouxar tecido fibroso aderente e aumentar a elasticidade da pele.

A *pétrissage* pode ser descrita como uma técnica de amassamento. Ela é uma repetição de aperto, aplicação de pressão, movimentos de elevação e rolamento, passando, então, para uma área adjacente (Figura 16.10). Músculos menores podem ser amassados com uma mão (Figura 16.11). Músculos maiores, como os isquiotibiais ou os músculos das costas, irão requerer o uso das duas mãos. Ao amassar, as mãos devem mover-se do ponto distal para o proximal da inserção muscular, agarrando, em paralelo, as fibras musculares, ou em ângulos paralelos a estas.

Tapotamento ou percussão

Os movimentos de percussão são uma série de rápidas batidas, administradas com as mãos relaxadas e acompanhando uma a outra em rápidos movimentos alternados. Essa técnica tem efeito de penetração, que é utilizado para estimular as estruturas subcutâneas. A percussão é, muitas vezes, utilizada para aumentar a circulação ou conseguir um fluxo sanguíneo mais ativo. As extre-

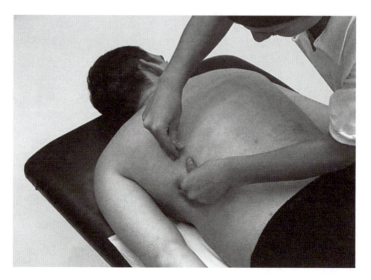

Figura 16.10 Movimento de *pétrissage* com as duas mãos sobre as costas.

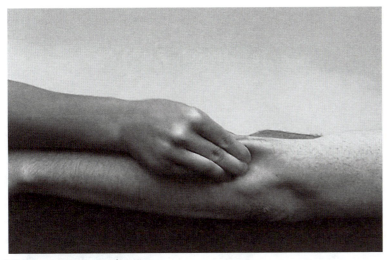

Figura 16.11 Movimento de *pétrissage* com uma mão.

midades nervosas periféricas são estimuladas de modo que conduzam impulsos mais fortemente com o uso de técnicas de percussão.

Os tipos de técnicas de percussão são golpes alternados ao paciente com a borda ulnar da mão (Figura 16.12); batidas alternadas com os dedos (Figura 16.13); socos com o punho meio cerrado, usando a eminência hipotênar da mão (Figura 16.14); batidas com a ponta dos dedos (Figura 16.15); e batidas com a mão espalmada ou em forma de concha, utilizando os dedos, o polegar e a palma juntos para formar uma superfície côncava (Figura 16.16). A palmada ou sucção é primariamente utilizada na drenagem postural.

Tomada de decisão clínica   *Exercício 16.1*

Uma paciente se dirige à clínica reclamando de um "nó" palpável no gastrocnêmio. Ela explica que há vários meses sofreu uma distensão muscular nesse mesmo músculo, e agora sente que não consegue alongá-lo e que "ele está sempre tenso". O que o fisioterapeuta pode fazer para eliminar o nó?

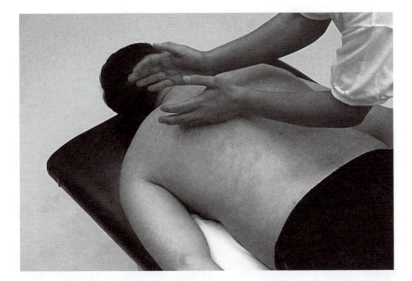

Figura 16.12 Massagem longitudinal de percussão com a borda ulnar da mão.

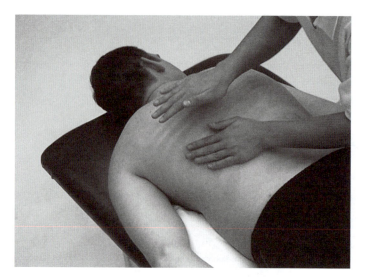

Figura 16.13 Massagem de percussão de batida com os dedos.

Vibração

A técnica de vibração é um refinado movimento trêmulo, feito pela mão ou dedos colocados firmemente contra uma parte, levando a uma vibração dessa parte. As mãos devem permanecer em contato com o paciente, e um movimento de tremor rítmico virá de todo o antebraço, passando pelo cotovelo (Figura 16.17). A técnica de vibração é comumente utilizada por fisioterapeutas que trabalham com pacientes que requeiram drenagem postural, como indivíduos que tenham fibrose cística.

Rotina

A seguir, encontra-se um exemplo de progressão de massagem ou rotina.

1. Movimento superficial.
2. Movimento profundo.
3. Amassar.
4. Fricção opcional ou tapotamento.

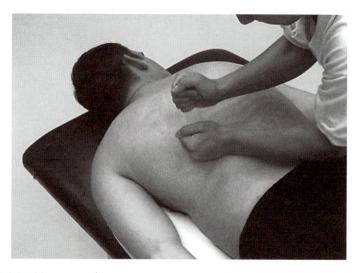

Figura 16.14 Massagem de percussão com soco utilizando um punho meio cerrado com a eminência hipotênar.

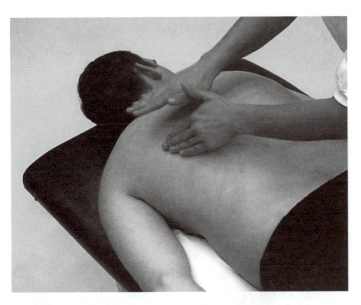

Figura 16.15 Massagem de percussão utilizando a ponta dos dedos.

5. Massagem profunda
6. Massagem superficial.

As várias técnicas de massagem individuais clássicas isoladas, contudo, não constituem uma boa massagem. Um programa adequado, intensidade, tempo e ritmo, bem como um início adequado, clímax e fechamento da massagem são igualmente importantes. A forma da massagem depende dos requerimentos individuais do paciente.

Massagem por fricção

James Cyriax e Gillean Russell têm utilizado uma técnica de massagem profunda que afeta as estruturas musculoesqueléticas do ligamento, tendão e músculo para fornecer movimento terapêutico sobre uma pequena área.[38] Os propósitos para os movimentos de fricção são os de afrouxar tecido fibroso

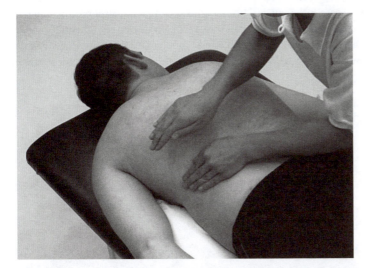

Figura 16.16 Massagem de percussão de concha utilizando dedos, polegar e palma juntos.

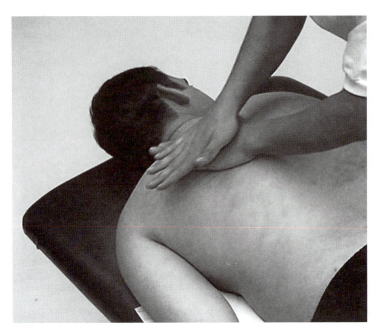

Figura 16.17 Movimento de vibração.

aderente (cicatriz), auxiliar na absorção de edema local ou efusões e reduzir o espasmo muscular local. A inflamação ao redor das articulações é amaciada e mais prontamente dissipada, de modo que se previna a formação de aderências. Outro propósito é o de fornecer pressão profunda sobre pontos-gatilhos para produzir efeitos reflexos. Essa técnica é executada pelas pontas dos dedos, pelo polegar ou pela região hipotênar da palma da mão, de acordo com a área a ser coberta, realizando-se pequenos movimentos circulares (Figura 16.18). Os tecidos superficiais são movidos sobre as estruturas subjacentes mantendo-se as mãos ou dedos em firme contato com a pele (Figura 16.19).

Massagem por fricção transversa

A massagem por fricção transversa é uma técnica para tratar inflamações crônicas no tendão.[38-40] A inflamação é uma importante parte do processo de cicatrização. Ela deve ocorrer antes que o processo de cicatrização avance para o estágio fibroelástico. Nas inflamações crônicas, contudo, o processo inflamatório "fica estagnado" e nunca realiza prontamente o que se espera. O propósito da massagem por fricção transversa é o de tentar aumentar a inflamação até um ponto em que o processo inflamatório esteja completo e a lesão possa avançar para os estágios finais do processo de cicatrização. Essa técnica é utilizada, em sua maioria, em problemas crô-

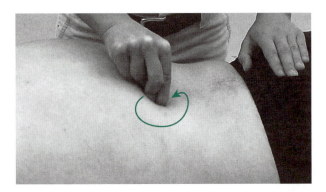

Figura 16.18 Movimento do polegar em círculo sobre um ponto-gatilho.

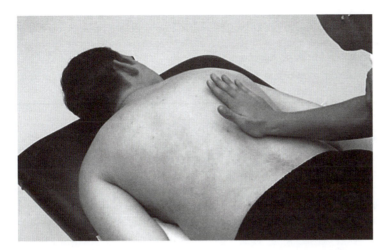

Figura 16.19 Fricção superficial aplicada nas costas utilizando a região hipotênar da palma da mão.

nicos por esforço repetitivo, como epicondilite umeral lateral ou medial, "joelho do saltador" e tendinite do manguito rotador.

A técnica envolve colocar o tendão em um leve alongamento. A massagem é feita utilizando os dedos polegar ou indicador de modo a exercer pressão intensa em uma direção perpendicular à das fibras massageadas (Figura 16.20). A massagem deve durar de 7 a 10 minutos e deve ser realizada em dias alternados. A massagem por fricção transversa é uma técnica dolorosa e isso deve ser explicado ao paciente antes do início da sessão. Como a massagem por fricção transversa é dolorosa, a aplicação de gelo na área de tratamento antes da massagem para fins analgésicos pode ser útil.

Protocolos de tratamento: massagem (massagem por fricção transversa)

1. Nenhum lubrificante é utilizado.
2. O tendão ou ligamento é colocado em um leve alongamento.

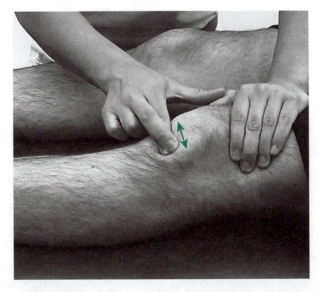

Figura 16.20 Massagem por fricção no tendão transversa sobre o tendão patelar.

3. Utilizando-se pressão profunda, de modo que a pele e polegar ou dedo indicador movam-se juntos sobre o tecido profundo, aplica-se movimento de leva e traz perpendicular às fibras do tendão ou ligamento.
4. A duração da massagem deve ser de até 10 minutos, ou o que for tolerado pelo paciente.

Massagem do tecido conectivo

A massagem do tecido conectivo (*bindegewebsmassage*) foi desenvolvida por Elizabeth Dicke, uma fisioterapeuta alemã que sofria de diminuição de circulação em sua extremidade inferior direita, para a qual se aconselhou amputação. Ao tentar aliviar a dor lombar, ela massageou a área com manobras de "puxada" (Figura 16.21). Ela descobriu que, com movimentos continuados, a tensão muscular relaxava e ela sentia um formigamento quente na área. Ela continuou aplicando a técnica em si própria e, após três meses, ela não sentia mais dores lombares e tinha restaurado a circulação em sua perna direita.

A massagem ao tecido conectivo é uma técnica de movimentos executada nas camadas do tecido conectivo sobre a superfície do corpo.[41] Isto estimula as extremidades nervosas do sistema nervoso autônomo.[42] Os impulsos aferentes percorrem a medula espinal e o cérebro, o que causa mudança na suscetibilidade de reação.[20]

O tecido conectivo é um órgão do metabolismo; portanto, a tensão anormal em uma parte do tecido é refletida em outras partes.[43] Todas as mudanças patológicas envolvem uma reação inflamatória na parte afetada. Uma das mudanças causadas pela reação inflamatória é o acúmulo de líquido na área afetada. A área onde essas mudanças podem ser mais prontamente detectadas é na superfície do corpo. Essas mudanças são, muitas vezes, observadas como áreas achatadas ou bandas deprimidas que podem ser circundadas por áreas elevadas. As áreas achatadas são as áreas de maior resposta e nas quais o tecido conectivo está tenso, resistindo à puxada em qualquer direção com o movimento.

A técnica da massagem no tecido conectivo não é tão utilizada nos Estados Unidos como é em países europeus, especialmente na Alemanha. À medida que mais resultados são observados, especialmente no tratamento de doenças associadas à patologia da circulação, essa técnica deve se tornar mais amplamente aceita e utilizada naquele país.

Princípios gerais da massagem ao tecido conectivo

Posição do paciente O paciente, em geral, encontra-se na posição sentada para a massagem do tecido conectivo. Ocasionalmente, ele pode ser tratado na posição de decúbito lateral ou prona quando ele não puder ser tratado na posição sentada.

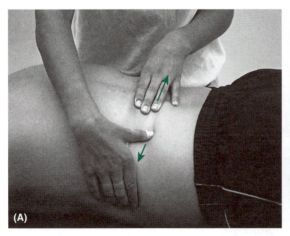 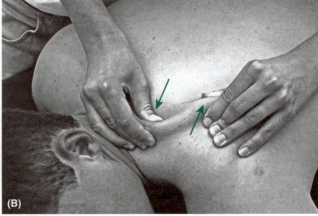

Figura 16.21 A massagem do tecido conectivo envolve manobras que puxem as camadas de tecido conectivo. (A) Técnica de puxada. (B) Técnica de pinçar.

Capítulo 16 • Massagem Terapêutica **561**

Posição do fisioterapeuta O fisioterapeuta deve estar sentado ou em pé, de modo a ter uma boa mecânica corporal, estar confortável e evitar o cansaço.

Técnica de aplicação O movimento básico de puxar é executado com as pontas ou coxins dos dedos médio e anular das duas mãos. As unhas devem estar bem aparadas. A técnica do movimento é caracterizada pela puxada tangencial sobre a pele e tecidos subcutâneos para longe da fáscia com os dedos. Essa técnica deve causar dor aguda no tecido. O movimento é o de puxar, não o de pressionar o tecido. Não é utilizado lubrificante. Todos os tratamentos são iniciados pelas manobras básicas do cóccix para a primeira vértebra lombar. Os tratamentos duram cerca de 15 a 25 minutos. Após 15 tratamentos, que são feitos duas a três vezes por semana, deve haver um período de repouso de pelo menos quatro semanas.

Protocolos de tratamento: massagem (massagem ao tecido conectivo)

1. Nenhum lubrificante é utilizado.
2. Utilizando-se as pontas do terceiro e quarto dedos, a pele e os tecidos subcutâneos são puxados para fora da fáscia.
3. A massagem se estende do cóccix para a área lombar superior, e cada movimento de puxar deve produzir dor transitória, aguda.
4. A duração do tratamento deve ser de 15 a 25 minutos ou o que for tolerado pelo paciente.

Outras considerações Antes que qualquer plano lógico para tratamento possa ser feito, é importante determinar onde quaisquer alterações na função ideal do tecido conectivo tenham ocorrido, onde as mudanças começaram e, se possível, a causa da alteração.

A avaliação é a parte mais importante de um programa efetivo de massagem do tecido conectivo. A técnica longitudinal com dois dedos de uma mão junto a cada lado da coluna vertebral conferirá muita informação sobre mudanças sensoriais que são causadas por alterações na tensão dos tecidos da superfície.

Indicações e contraindicações Vários distúrbios arteriais e venosos podem responder à massagem do tecido conectivo. As incapacidades específicas incluem (1) cicatrizes na pele; (2) fraturas e artrite nos ossos e articulações; (3) dor lombar e torcicolo nos músculos; (4) sintomas de varicose, tromboflebite (subaguda), hemorroidas e edemas no sangue e linfa; e (5) doença de Raynaud, claudicação intermitente, úlcera pelo frio e mudanças tróficas no sistema circulatório. A massagem no tecido conectivo também pode ser utilizada para disfunções do miocárdio, distúrbios respiratórios, distúrbios intestinais, úlceras, hepatite, infecções dos ovários e útero (subaguda), amenorreia, dismenorreia, infantilismo genital, esclerose múltipla, mal de Parkinson, cefaleias, enxaquecas e alergias. A massagem no tecido conectivo é recomendada para auxiliar no processo de revascularização após complicações ortopédicas como fraturas, luxações e entorses.

As contraindicações à massagem no tecido conectivo incluem tuberculose, tumores e doenças mentais que resultam da dependência psicológica.

A massagem no tecido conectivo deve ser aprendida e executada inicialmente sob a supervisão direta de alguém experiente nessas técnicas altamente especializadas. Uma informação mais detalhada sobre a massagem no tecido conectivo pode ser encontrada nas referências.[44-46]

Massagem de pontos-gatilho

Pontos-gatilho miofasciais

Um **ponto-gatilho** miofascial é um local hiperirritável dentro de uma banda tensa do músculo esquelético, nos tendões, miofáscia, ligamentos e cápsulas que circundam articulações, periósteo ou pele.[47] Os pontos-gatilho podem ativar e tornarem-se dolorosos devido à ocorrência de trauma ao músculo proveniente do trauma direto ou do esforço repetitivo que resulta em alguma resposta inflamatória.[48] Como os pontos de acupuntura, a dor é geralmente referida a áreas

562 Parte IV • Modalidades de Energia Mecânica

que seguem um padrão específico associado a um ponto particular. A estimulação desses pontos também demonstrou resultar no alívio da dor.[49] Os pontos-gatilho são classificados como latentes ou ativos, dependendo de suas características clínicas.[50] Um ponto-gatilho latente não causa dor espontânea, mas pode restringir o movimento ou causar fraqueza muscular.[50] O paciente que se apresenta com restrições musculares ou fraqueza pode ter ciência da dor originada de um ponto-gatilho latente apenas quando a pressão é aplicada diretamente sobre o ponto. Um ponto-gatilho ativo causa dor em repouso. Ele é sensível à palpação com um padrão de dor referido que é similar à queixa de dor por parte do paciente. Essa dor referida é sentida não no local da origem do ponto-gatilho, porém longe dele. A dor é, muitas vezes, descrita como alastrada ou irradiada. A dor referida é uma importante característica de um ponto-gatilho. Ela diferencia um ponto-gatilho de um ponto sensível, que está associado a dor apenas no local da palpação. Os pontos-gatilho são palpáveis dentro de músculos como bandas semelhantes a cordões dentro de uma área nitidamente circunscrita de extrema sensibilidade. Eles são mais comumente encontrados nos músculos envolvidos no suporte postural.[51] O trauma agudo ou o microtrauma repetitivo pode levar ao desenvolvimento de estresse sobre as fibras musculares e à formação de pontos-gatilho.[52]

Protocolos de tratamento: massagem (massagem de ponto-gatilho miofascial)

1. Nenhum lubrificante é utilizado.
2. A técnica é similar à massagem por fricção transversa, mas é aplicada a um ponto-gatilho ou de acupuntura (encontrado por meio de um gráfico ou por palpação). Os pontos-gatilho geralmente são massas como nódulos em um músculo e, muitas vezes, parecem ásperos.
3. Utilizando-se a ponta de qualquer dedo, ou mesmo o processo do olecrano, a pele é removida sobre o ponto-gatilho; não deve ocorrer movimento entre o terapeuta e a pele do paciente. O movimento é circular e é limitado ao ponto.
4. A pressão será dolorosa e tão forte quanto o paciente puder tolerar. A pressão pode produzir dor irradiada para áreas distantes.
5. A duração da massagem é entre um e cinco minutos por ponto.

A identificação precisa de pontos-gatilho verdadeiros, ativos, é crucial para que resultados satisfatórios sejam obtidos. Deve-se procurar por essas características clínicas:

- os pacientes podem ter dor regional persistente, resultando em diminuição da amplitude de movimento nos músculos afetados. Esses incluem músculos utilizados para manter a postura corporal, como aqueles do pescoço, dos ombros e da cintura escapular;
- a palpação de um feixe ou nódulo hipersensível de fibra muscular de consistência mais rígida que o normal é o achado físico normalmente associado a um ponto-gatilho. A palpação do ponto-gatilho extrairá dor diretamente sobre a área afetada e/ou causará radiação da dor para uma zona de referência e uma resposta de contração local;[51]
- a contração dos músculos contra a resistência fixa aumenta significativamente a dor;
- a firme pressão aplicada sobre um ponto geralmente extrai um "sinal de pulo" com o paciente gritando, recuando, ou afastando-se do estímulo;[48]
- uma ou várias fasciculações, chamadas de "respostas de contração locais", poderão ser observadas quando pressão firme for aplicada sobre o ponto.

A massagem no ponto-gatilho tem sido relacionada à **acupressão**, técnica que tem como base a massagem sobre os pontos de acupuntura.[53–55,109] Os pontos de acupuntura e pontos-gatilho não são necessariamente idênticos. Contudo, um estudo feito por Melzack, Foz e Stillwell tentou desenvolver um coeficiente de correlação entre pontos-gatilho e de acupuntura com base em dois critérios: distribuição espacial e padrões de dor associados.[56] Eles descobriram um coeficiente de correlação notavelmente alto de 0,84, o que sugeriu que os pontos-gatilho e de acupuntura utilizados para alívio da dor, embora descobertos de modo independente, rotulados por métodos totalmente

Capítulo 16 • Massagem Terapêutica   **563**

diferentes e derivados de tais conceitos de medicina historicamente diferentes, representam um fenômeno similar e podem ser explicados pelos mesmos mecanismos neurais subjacentes.[56,57,109]

As explicações fisiológicas da efetividade da massagem sobre o ponto-gatilho podem provavelmente ser atribuídas à interação de vários mecanismos de modulação de dor discutidos no Capítulo 4.[2] Há evidência considerável de que o estímulo intenso e de baixa frequência desses pontos dispara a liberação de β-endorfina.[46,58,59]

Técnicas de massagem em ponto-gatilho

Talvez o método mais fácil para localizar um ponto-gatilho seja simplesmente o de apalpar a área até a percepção de um pequeno nódulo fibroso ou uma faixa de tecido muscular que seja sensível ao toque.[60–62] Uma vez que o ponto é localizado, inicia-se a massagem utilizando-se os dedos indicador ou médio, o polegar ou o cotovelo. Pequenos movimentos circulares iguais à fricção são utilizados sobre o ponto (ver Figura 16.18). A quantidade de pressão aplicada a esses pontos de acupressão deve ser determinada pela tolerância do paciente, contudo, ela deve ser intensa e provavelmente será dolorosa para o paciente. Em geral, quanto mais pressão o paciente puder tolerar, mais efetivo será o tratamento.

Os tempos de tratamento efetivos variam de um a cinco minutos a um ponto simples por tratamento. Pode ser necessário massagear vários pontos durante o tratamento para que maiores efeitos sejam obtidos. Se esse for o caso, é melhor que sejam trabalhados primeiramente pontos distais, e então mover-se proximalmente.

Tomada de decisão clínica   *Exercício 16.2*

Uma atleta queixa-se de cólicas menstruais dolorosas durante a prática esportiva. Ela está em tal desconforto que é incapaz de continuar se exercitando. Há algo que o fisioterapeuta possa fazer para aliviar imediatamente suas cólicas?

Durante a massagem, o paciente irá relatar um efeito de entorpecimento ou de dormência e irá frequentemente indicar que a dor diminui ou cede por completo. Os efeitos prolongados da massagem por acupressão variam muito de paciente para paciente. Podem durar apenas poucos minutos em algumas pessoas, mas podem persistir por horas em outras.

ESTUDO DE CASO 16.1
MASSAGEM

Histórico: Um corretor de títulos de 30 anos queixa-se de mialgia cervical crônica (seu pescoço dói). Não houve história prévia de trauma e o seu médico relatou que seus raios X estavam dentro dos limites normais, sem evidência de mudanças degenerativas ou perda de altura do espaço discal. O paciente não relata irradiação da dor para os ombros ou extremidades superiores, mas se queixa de restrição ao girar sua cabeça para a esquerda. O paciente afirmou que passa muitas horas por dia, no trabalho apoiando o telefone no lado direito do seu pescoço.

Impressão: "Pescoço ocupacional" – espasmo dos músculos trapézio direito superior e esternocleidomastoideo (ECM).

Plano de tratamento: O paciente foi colocado em uma posição sentada à frente, com a cabeça e o pescoço apoiados por travesseiros na mesa de tratamento. Os braços foram apoiados por um travesseiro no colo. Uma pequena porção de loção de massagem pré-aquecida foi aplicada na região do quarto superior direito e iniciou-se massagem de Hoffa com leve manobra de *effleurage* aos músculos ECM e trapézio superior. O leve movimento de *effleurage* foi seguido por vários minutos de movimentos de *effleurage* profunda, que identificou várias áreas de ponto-gatilho em cada músculo. A pétrissage foi direcionada à área de cada ponto-gatilho por aproximadamente 30 segundos, então a massagem terminou com vários minutos de movimentos de *effleurage* profunda e, após, superficial. Na conclusão da massagem, o excesso de loção foi removido, e o paciente foi instruído sobre exercícios de amplitude de movimento ativa cervical e de quarto superior. O paciente foi estimulado a executar seus exercícios de amplitude de movimento em casa a cada 12 horas.

(continua)

564 Parte IV • Modalidades de Energia Mecânica

ESTUDO DE CASO 16.1 (Continuação)
MASSAGEM

Resposta: O paciente afirmou sentir alívio imediato de seus sintomas após a sessão inicial de massagem. Relatou a capacidade de girar e inclinar por completo sua cabeça e pescoço. Ele retornou para mais duas sessões de tratamento por massagem e foi instruído sobre os hábitos posturais que desencadearam sua condição. Continuou seus exercícios de amplitude de movimento duas vezes ao dia, acresceu exercícios de fortalecimento isométrico ao seu regime diário e monitorou seus hábitos posturais no serviço. O seu empregador subsequentemente adicionou consultas semanais a um fisioterapeuta como benefício aos seus empregados.

O profissional de reabilitação emprega modalidades de agente terapêutico para criar um ambiente favorável para a cicatrização do tecido enquanto os sintomas associados ao trauma ou à condição são minimizados.

Questões de discussão

- Quais tecidos foram lesionados ou afetados?
- Quais sintomas estavam presentes?
- Em qual fase da série contínua lesão-cicatrização o paciente se apresentou para o tratamento?
- Quais são os efeitos biofísicos da modalidade de agente terapêutico (direto, indireto, de profundidade, afinidade do tecido)?
- Quais são as indicações e contraindicações da modalidade de agente terapêutico?
- Quais são os parâmetros de aplicação, dosagem, duração e frequência da modalidade de agente terapêutico neste estudo de caso?
- Quais outras modalidades de agente terapêutico poderiam ser utilizadas para tratar dessa lesão ou condição? Por quê? Como?

Tensão-contratensão

A tensão-contratensão é uma abordagem para diminuir a tensão e a defesa muscular e pode ser utilizada para normalizar a função muscular. É uma técnica passiva que coloca o corpo em uma posição de maior conforto, aliviando, desse modo, a dor.[35,63,64,107,111]

Nessa técnica, o fisioterapeuta localiza um ponto-gatilho no corpo do paciente que corresponde a áreas de disfunção em articulações específicas ou músculos que precisam de tratamento. Esses pontos sensíveis não estão localizados na pele ou logo abaixo dela, como estão vários pontos de acupuntura, mas estão mais profundamente localizados no músculo, tendão, ligamento ou fáscia. Eles são caracterizados por pontos tensos, sensíveis, edematosos sobre o corpo; têm 1 cm ou menos de diâmetro, com o ponto mais agudo tendo 3 mm de diâmetro, embora possam estar a alguns centímetros dentro do músculo; podem haver múltiplos pontos para uma disfunção articular específica; podem estar dispostos em cadeia e são, muitas vezes, encontrados em uma área indolor oposta ao local de dor e/ou fraqueza.[35,63,64]

O fisioterapeuta monitora a tensão e o nível de dor extraído pelo ponto sensível à medida que ele move o paciente em uma posição de conforto. Isto é feito encurtando-se acentuadamente o músculo. Quando essa posição de conforto é encontrada, o ponto sensível não está mais tenso ou sensível. Quando essa posição é mantida por um mínimo de 90 segundos, a tensão no ponto sensível e na articulação ou músculo correspondente é reduzida ou liberada. Ao retornar lentamente a uma posição neutra, o ponto sensível e a articulação ou músculo correspondente permanecem sem dor com a tensão normal. Por exemplo, com a dor no pescoço e/ou cefaleias de tensão, os pontos sensíveis podem ser encontrados na frente ou atrás do pescoço e ombros do paciente.[74] O fisioterapeuta fará o paciente deitar-se em supino, e gentil e lentamente inclinará o pescoço do paciente até que o ponto sensível não esteja mais sensível (Figura 16.22). Após manter esta posição por 90 segundos, o fisioterapeuta retorna cuidadosamente o pescoço do paciente para sua posição de repouso. Ao pressionar novamente esse ponto sensível, o paciente deve sentir significativa diminuição na dor naquele ponto sensível.[24,65]

Tomada de decisão clínica *Exercício 16.3*

Um paciente queixa-se de dor nas partes média e superior das costas, entre as "lâminas do ombro", que parece irradiar-se para o ombro esquerdo. O que está causando essa dor e quais técnicas o fisioterapeuta pode utilizar para eliminar esse problema?

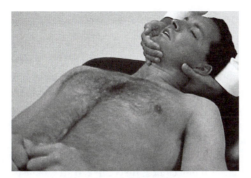

Figura 16.22 Técnica de tensão-contratensão. A parte do corpo é colocada em uma posição de conforto por 90 segundos e, então, lentamente colocada de volta a uma posição neutra.

A análise racional fisiológica para a efetividade da técnica de tensão-contratensão pode ser explicada pelo alongamento reflexo. Quando um músculo é colocado em uma posição alongada, impulsos dos fusos musculares criam uma contração reflexa do músculo em resposta ao alongamento. Com a tensão-contratensão, a articulação ou o músculo não é colocado em posição de alongamento, mas em posição de folga. Assim, o *input* para o fuso muscular é reduzido, e o músculo é relaxado, permitindo diminuição na tensão e na dor.[24]

Terapia de liberação posicional

A terapia de liberação posicional (TLP) tem como base a técnica de tensão-contratensão. A diferença primária entre as duas é o uso de força de facilitação (compressão) para intensificar o efeito do posicionamento.[66-69] Igual à tensão-contratensão, a TLP é uma técnica de mobilização osteopática na qual o corpo é levado a uma posição de maior relaxamento.[70] O fisioterapeuta encontra a posição de maior conforto e relaxamento muscular para cada articulação com a ajuda de testes de movimento e pontos sensíveis diagnósticos. Uma vez localizado, o ponto sensível é mantido com o dedo que está apalpando a uma pressão de subliminar. O paciente é, então, passivamente colocado em uma posição que reduza a tensão sob o dedo que está apalpando e causa redução subjetiva na sensibilidade como relatado pelo paciente. A posição específica é ajustada durante todos os 90 segundos de duração do tratamento. Sugeriu-se que, sendo mantido o contato com o ponto sensível durante o período de tratamento, um efeito terapêutico é exercido.[67-69] Essa técnica é um dos métodos mais efetivos e mais gentis para o tratamento da disfunção musculoesquelética aguda e crônica (Figura 16.23).

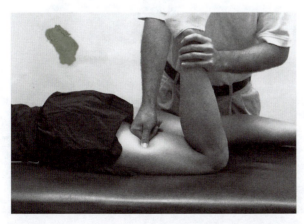

Figura 16.23 A técnica de liberação posicional coloca o músculo em uma posição de conforto com o dedo ou polegar exercendo pressão submáxima sobre um ponto sensível.

Técnica de liberação ativa®

A técnica de liberação ativa® (ART) é uma forma relativamente nova de terapia manual que foi desenvolvida para corrigir problemas no tecido mole no músculo, tendão e fáscia causados pela formação de aderências fibróticas como resultado da lesão aguda, lesões repetitivas ou esforço repetitivo ou pressão constante ou lesões de tensão.[42,71-73,108] Quando um músculo, tendão, fáscia ou ligamento está rompido (estirado ou com entorse) ou um nervo está danificado, os tecidos cicatrizam com aderências ou formação de tecido cicatrizado em vez de ocorrer a formação de um tecido novo. O tecido cicatrizado é mais fraco, menos elástico, menos flexível e mais sensível à dor do que o tecido saudável. Essas aderências fibróticas interrompem a função muscular normal, o que, por sua vez, afeta as biomecânicas do complexo articular e pode levar à dor e à disfunção. A técnica de liberação ativa® fornece um modo de diagnosticar e tratar as causas subjacentes de distúrbios de trauma cumulativos que, deixados sem correção, podem levar a inflamação, aderência/fibrose, desequilíbrios musculares resultando em tecidos fracos e tensos, diminuição da circulação, hipoxia e sintomas de compressão nervosa periférica incluindo dormência, formigamento, ardência e dor.[72-74]

A técnica de liberação ativa® é uma técnica de tecido profundo utilizada para se romperem tecidos/aderências cicatriciais e se restaurarem a função e o movimento. Na técnica de liberação ativa®, o fisioterapeuta deve primeiro, por meio da palpação, localizar estas aderências no músculo, tendão ou fáscia que estão causando o problema. Uma vez localizadas, o fisioterapeuta prende o músculo afetado aplicando pressão ou tensão com o polegar ou dedo sobre estas lesões na direção das fibras (Figura 16.24). O paciente é solicitado a mover ativamente a parte do corpo de modo que a musculatura seja alongada a partir de uma posição encurtada enquanto o fisioterapeuta continua a aplicar tensão à lesão. Isto deve ser repetido de três a cinco vezes por sessão de tratamento. Ao romper as aderências, a condição do paciente irá gradualmente melhorar amaciando e alongando o tecido cicatrizado, resultando em aumento da amplitude de movimento, aumento da força e melhora da circulação, o que favorece a cicatrização. Os tratamentos tendem a ser desconfortáveis durante as fases de movimento à medida que o tecido cicatrizado ou as aderências rasgam. Isto é temporário e cede quase imediatamente após o tratamento. Prestar atenção às recomendações do fisioterapeuta sobre modificação de atividade, alongamento e exercício é uma importante parte da técnica de liberação ativa.[42,71-73,75,76]

Liberação miofascial

Liberação miofascial é um termo que se refere a um grupo de técnicas utilizadas para o propósito de aliviar o tecido mole do controle anormal da fáscia tensa.[77,78] Ela é essencialmente uma

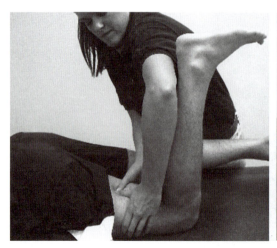
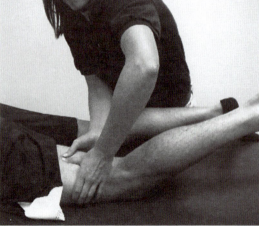

Figura 16.24 Técnica de liberação ativa. O músculo é alongado a partir de uma posição encurtada enquanto a pressão estática é aplicada a um ponto sensível.

forma de alongamento que é considerada significativamente impactante no tratamento de uma variedade de condições.[47] É necessário treinamento especializado para o fisioterapeuta entender as técnicas específicas da liberação miofascial, além de compreensão aprofundada do sistema fascial.[78,79]

A fáscia é um tipo de tecido conectivo que circunda músculos, nervos, ossos e órgãos. Ela é essencialmente contínua da cabeça até os artelhos e é interconectada em várias bainhas ou planos. A fáscia é composta primariamente de colágeno junto a fibras elásticas. Durante o movimento, a fáscia deve alongar-se ou mover-se com liberdade. Se houver dano à fáscia devido à lesão, doença ou inflamação, ela não apenas afetará estruturas adjacentes, mas poderá também afetar áreas bem distantes do local da lesão.[47] Assim, pode ser necessário liberar a tensão na área de lesão, bem como em áreas distantes.[77,80] Ela amaciará e liberará em resposta à pressão gentil sobre um período relativamente longo.[77,81]

A liberação miofascial também foi referida como mobilização de tecido mole, embora tecnicamente todas as formas de massagem envolvam mobilização de tecido mole.[20,82] A mobilização do tecido mole não deve ser confundida com mobilização articular, embora deva ser enfatizado que as duas estão intimamente relacionadas. A mobilização articular é utilizada para restaurar a artrocinemática articular normal, e existem regras específicas sobre a direção do movimento e posição articular baseadas na forma das superfícies articuladas. As restrições miofasciais são consideravelmente mais imprevisíveis e podem ocorrer em muitos diferentes planos e direções.[83]

O tratamento miofascial tem como base localizar a restrição e dirigir-se na direção da restrição independentemente de o caminho ser da artrocinemática ou de uma articulação próxima.[18] (Figura 16.25). Assim, a manipulação miofascial é consideravelmente mais subjetiva e baseia-se na experiência do fisioterapeuta.[84]

> **Tomada de decisão clínica** *Exercício 16.4*
>
> Um jogador de basquete tem um caso crônico de tendinite patelar. O fisioterapeuta tomou as medidas anti-inflamatórias normais (i.e., repouso, medicações, etc.) para tratar do problema, mas isso não funcionou. Qual tratamento alternativo para a inflamação crônica pode ser sugerido?

A manipulação miofascial é focada no tratamento de grandes áreas, enquanto a mobilização articular objetiva uma articulação específica. A liberação das restrições miofasciais sobre uma grande área de tratamento podem ter impacto significativo sobre a mobilidade articular.[85] Uma vez que a restrição miofascial é localizada, a massagem deve ser aplicada diretamente sobre a restrição. A progressão da técnica é de superficial para profunda. Uma vez que mais restrições superficiais sejam liberadas, as restrições profundas poderão ser localizadas e liberadas sem que qualquer dano seja causado aos tecidos superficiais. A mobilização articular deve seguir a liberação miofascial e provavelmente será mais efetiva uma vez que as restrições forem eliminadas.[86]

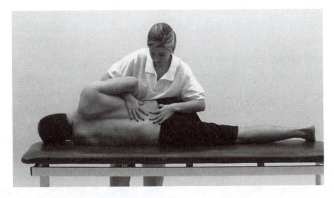

Figura 16.25 A liberação miofascial é uma suave combinação de pressão e alongamento utilizada para liberar restrições do tecido mole.

568 Parte IV • Modalidades de Energia Mecânica

À medida que a extensibilidade melhora na miofáscia, o alongamento da unidade musculo-tendínea deve ser incorporado.[87] Além disso, os exercícios de fortalecimento são recomendados para intensificar a reeducação neuromuscular, o que auxilia a se promoverem padrões de movimentos novos, mais eficientes. À medida que a liberdade de movimento aumenta, a reeducação postural poderá auxiliar a garantir a manutenção de padrões de movimento menos restritivos.[79,86] Geralmente, os casos agudos tendem a se resolver com poucos tratamentos. Quanto mais tempo a condição estiver presente, mais tempo levará para ela se resolver. Ocasionalmente, resultados acentuados ocorrerão logo após o tratamento. Recomenda-se, em geral, que o tratamento seja efetuado pelo menos três vezes por semana.[30]

Considerações de tratamento

Proteção das mãos As mãos são a modalidade de tratamento primária em todas as formas de massagem. Com certeza, na liberação miofascial, elas estão constantemente sujeitas ao estresse e à tensão, e deve ser considerada a proteção das mãos do fisioterapeuta. É essencial evitar hiperextensão ou hiperflexão constante de quaisquer articulações, o que pode levar à hipermobilidade. Se for preciso trabalhar em tecidos mais fundos, nos quais mais força seja necessária, então o punho cerrado ou o cotovelo pode ser substituído por polegar e dedos.[18] É importante ressaltar que as mãos são a mais importante ferramenta na massagem.

Uso de lubrificante É necessário utilizar pequena quantidade de lubrificante, particularmente se grandes áreas forem tratadas, com grandes movimentos longitudinais. Deve ser utilizado lubrificante suficiente para permitir a tração enquanto a fricção dolorosa é reduzida, mas não permitir que as mãos escorreguem sobre a pele.[18]

Posicionamento do paciente Igual a outras formas de massagem, é crucial posicionar adequadamente o paciente de modo que os efeitos do tratamento sejam maximizados. Travesseiros ou toalhas enroladas podem ser de grande auxílio para estabelecer uma posição de tratamento efetiva mesmo antes das mãos tocarem o paciente (ver Figura 16.5). O fisioterapeuta deve certificar-se de que boa mecânica e bom posicionamento corporal sejam adequados para a proteção tanto do fisioterapeuta quanto do paciente.

Técnica Graston®

A técnica Graston® é uma mobilização de tecido mole auxiliada por instrumento que permite que os fisioterapeutas rompam efetivamente o tecido cicatrizado, bem como alonguem o tecido conectivo e as fibras musculares[74,88] (Figura 16.26). A técnica utiliza seis instrumentos de aço inoxidável portáteis especialmente confeccionados, formatados para se encaixarem ao contorno do corpo, para rastrearem uma área e localizarem e, então, tratarem o tecido lesionado que esteja causando dor e restrição de movimento.[89] Um fisioterapeuta normalmente apalpará uma área dolorosa procurando nódulos incomuns, barreiras restritivas ou tensões no tecido. Os instrumentos auxiliam a amplificar restrições existentes, que o fisioterapeuta poderá sentir por meio dos instrumentos.[89] Então, ele poderá utilizar os instrumentos para aplicar pressão para romper o tecido cicatrizado, o que alivia o desconforto e auxilia a restaurar a função normal. Os instrumentos, com uma estreita área de superfície na borda, têm a capacidade de separar fibras.

Um lubrificante especialmente confeccionado é aplicado na pele antes do uso do instrumento, permitindo que ele deslize sobre a pele sem causar irritação. Ao realizar massagem de fricção transversal em múltiplas direções, que envolve o uso de instrumentos para golpear ou friccionar contra o grão do tecido cicatrizado, o fisioterapeuta cria pequenas quantidades de trauma na área afetada.[17] Isto causa temporariamente inflamação local, que, por sua vez, aumenta a taxa e a quantidade de fluxo sanguíneo dentro e ao redor da área. A teoria é que esse processo auxilie a iniciar e promover o processo de cicatrização dos tecidos moles afetados. É comum para o paciente sentir desconforto e possivelmente alguma contusão durante o procedimento. A aplicação de gelo após o tratamento pode aliviar o desconforto. Recomenda-se que um programa de exercícios, alongamento e fortalecimento seja utilizado junto à técnica para auxiliar na cicatrização dos tecidos lesionados.

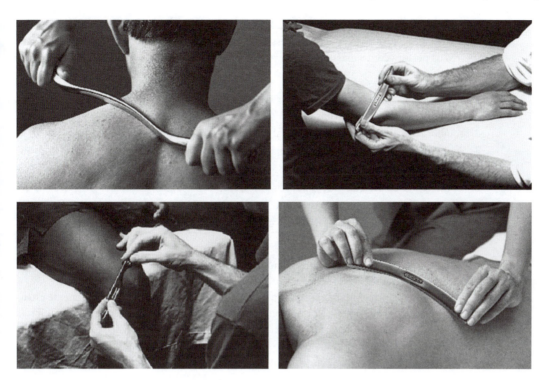

Figura 16.26 A técnica de Gastron utiliza instrumentos de aço inoxidável portáteis para localizar e, então, separar as restrições existentes dentro do músculo.

Rolfing®

Rolfing, também referido como **integração estrutural**, é um sistema que Ida Rolf desenvolveu para corrigir a estrutura ineficiente ou para se "integrar a estrutura".[90–94] O objetivo dessa técnica é o de equilibrar o corpo dentro um campo gravitacional por intermédio de manipulação manual de tecido mole.[18] O princípio básico de tratamento é o de que, se o movimento equilibrado é essencial a uma articulação particular ainda que o tecido próximo esteja restrito, o tecido e a articulação se realocarão para uma posição que proporcione equilíbrio mais apropriado (Figura 16.27).[95,96] Ele funciona sobre o tecido conectivo para realinhar estruturalmente o corpo, harmonizando seus padrões de movimento fundamentais em relação à gravidade. O *rolfing* intensifica a postura e a liberdade de movimento.

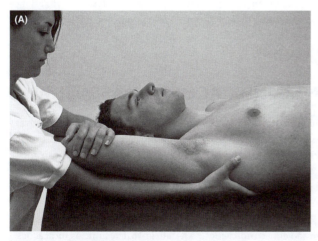 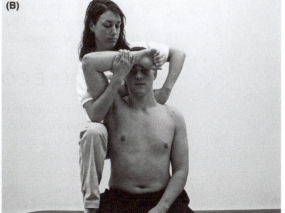

Figura 16.27 Técnicas de *rolfing*.

Parte IV • Modalidades de Energia Mecânica

O *rolfing* é uma abordagem padronizada, é administrada sem considerar sintomas ou patologias específicas. A técnica envolve 10 sessões de uma hora de duração, cada uma enfatizando aspectos da postura com a massagem direcionada à miofáscia.[93] As 10 sessões incluem o seguinte protocolo:

1. respiração;
2. equilíbrio sob o corpo (pernas e pés);
3. equilíbrio do plano sagital: linha lateral da frente para trás;
4. equilíbrio da esquerda para a direita: base do corpo até a linha média;
5. equilíbrio pélvico: reto do abdome e psoas;
6. transferência de peso da cabeça para os pés: sacro;
7. relação da cabeça com o resto do corpo – occiptal e atlas;
8. e 9. relação da parte superior do corpo com a inferior;
10. equilíbrio por todo o sistema.

Uma vez que esses 10 tratamentos sejam concluídos, as sessões avançadas poderão ser realizadas além das periódicas sessões de "ajuste".

Um aspecto principal nessa abordagem de tratamento é a integração do componente estrutural com o psicológico. Um estado emocional pode ser visto como a projeção dos desequilíbrios estruturais. O método mais fácil e mais eficiente para modificar o corpo físico é por meio da intervenção direta no corpo. A mudança dos desequilíbrios estruturais pode alterar o componente psicológico.[96]

> ### Tomada de decisão clínica   *Exercício 16.5*
>
> Uma nadadora deseja que o fisioterapeuta lhe aplique uma massagem corporal completa após uma série particularmente difícil. Ela diz que uma massagem auxiliará a se livrar do ácido láctico em seus músculos. Como o fisioterapeuta deve responder a esse pedido?

Trager

Desenvolvida por Milton Trager, o **trager** combina mobilização de tecido mole mecânica e reeducação neurofisiológica.[97–99] Diferente do *rolfing*, o trager não tem protocolos ou procedimentos padronizados. O sistema Trager utiliza oscilações gentis, passivas e balanceadas de uma parte do corpo. Isto é essencialmente uma técnica de mobilização enfatizando-se tração e rotação como técnica de relaxamento para se estimular o paciente a abandonar o controle. Essa técnica de relaxamento é seguida por uma série de movimentos ativos projetados para alterar o controle neurofisiológico de movimento do paciente, fornecendo uma base para que se mantenham essas mudanças. Essa técnica não tenta fazer mudanças mecânicas nos tecidos moles, mas sim estabelecer o controle neuromuscular, de modo que mais padrões de movimento normais possam ser rotineiramente executados. Essencialmente, utiliza o sistema nervoso para realizar mudanças, em vez de fazer mudanças mecânicas nos próprios tecidos.[99]

INDICAÇÕES E CONTRAINDICAÇÕES À MASSAGEM

As condições são as que, em sua maioria, motivam os pacientes a buscarem tratamento envolvem problemas musculares, de tendões e articulares. Aderências, espasmo muscular, miosite, bursite, fibrosite, tendinite ou tenossinovite e estiramento postural das costas geralmente encaixam-se nessa categoria.[100]

As áreas de preocupação que indicam que um paciente não deve ser tratado com massagem incluem arteriosclerose, trombose ou embolia, veias varicosas, flebite aguda, celulite, sinovite, abscessos, infecções cutâneas, cânceres e gravidez. Condições inflamatórias agudas em pele, tecidos moles ou articulações também são contraindicações.[101] A Tabela 16.1 resume as indicações e contraindicações à massagem.

Capítulo 16 • Massagem Terapêutica 571

TABELA 16.1 Indicações e contraindicações para massagem terapêutica	
INDICAÇÕES	CONTRAINDICAÇÕES
Aumento da coordenação	Arteriosclerose
Diminuição da dor	Trombose
Diminuição da excitabilidade neuromuscular	Embolia
Estimulação da circulação	Veias varicosas
Facilitação da cicatrização	Flebite aguda
Restauração da mobilidade articular	Celulite
Remoção de ácido láctico	Sinovite
Alívio de cãibras musculares	Abscessos
Aumento do fluxo sanguíneo	Infecções cutâneas
Aumento do retorno venoso	Cânceres
Retardo da atrofia muscular	Condições inflamatórias agudas
Aumento da amplitude de movimento	
Edema	
Pontos-gatilho miofasciais	
Alongamento do tecido cicatrizado	
Aderências	
Espasmo muscular	
Miosite	
Bursite	
Fibrosite	
Tendinite	
Revascularização	
Doença de Raynaud	
Claudicação intermitente	
Dismenorreia	
Cefaleias	
Enxaquecas	

RESUMO

1. A massagem é a estimulação mecânica de tecido por meio de pressão ritmicamente aplicada e alongamento. Ela permite que o fisioterapeuta, bem como o profissional de saúde, ajude um paciente a vencer a dor e relaxar com a aplicação de técnicas de massagem terapêutica.

2. A massagem tem efeitos sobre a circulação, o sistema linfático, o sistema nervoso, os músculos, a miofáscia, a pele, o tecido cicatrizado, as respostas psicológicas, as sensações de relaxamento e a dor.

3. A massagem de Hoffa é a forma clássica de massagem e utiliza manobras que incluem massagem suave (*effleurage*), amassamento (*pétrissage*), percussão ou tapotamento e vibração.

4. A massagem por fricção é utilizada para aumentar a resposta inflamatória, particularmente em casos de tendinite e tenossinovite crônica.

5. A massagem de pontos de acupuntura e pontos-gatilho é utilizada para reduzir a dor e a irritação em áreas anatômicas conhecidas como associadas a pontos específicos.

6. A massagem no tecido conectivo é uma massagem de zona reflexa. É uma forma relativamente nova de tratamento nos EUA e tem seus melhores efeitos sobre as patologias circulatórias.

7. A liberação miofascial é uma técnica de massagem utilizada com o propósito de aliviar o tecido mole do aprisionamento anormal da fáscia tensa.

8. O *rolfing* é um sistema aconselhado para corrigir a estrutura ineficiente, equilibrando o corpo dentro de um campo gravitacional por intermédio de uma técnica que envolve manipulação manual de tecido mole.

9. O trager tenta estabelecer o controle neuromuscular de modo que o padrão de movimento normal possa ser rotineiramente executado.

QUESTÕES DE REVISÃO

1. Quais são os efeitos fisiológicos da massagem?
2. Quais são os efeitos reflexivos da massagem sobre a dor, a circulação e o metabolismo?
3. Quais são os efeitos mecânicos da massagem sobre o músculo e a pele?
4. Quais benefícios psicológicos podem ser obtidos com a massagem?
5. Quais são as várias considerações para montar o equipamento e preparar um paciente para a massagem?
6. Quais são as várias técnicas longitudinais utilizadas na massagem de Hoffa tradicional?
7. Quais são as aplicações clínicas para o uso de massagem por fricção?
8. Em que casos a massagem de tecido conectivo é mais utilizada?
9. Qual é a diferença entre pontos de acupuntura e pontos-gatilho miofasciais?
10. Como a liberação miofascial pode ser utilizada para restaurar os padrões de movimento normais?

QUESTÕES DE AUTOAVALIAÇÃO

Verdadeiro ou falso
1. A massagem aumenta o fluxo sanguíneo e linfático.
2. O "efeito de desbloqueio" afirma que a massagem em um membro com edema deve começar distalmente.
3. A direção da manobra geralmente segue as fibras musculares.

Múltipla escolha
4. Qual tipo de massagem "amassa" o tecido erguendo, rolando ou pressionando-o intermitentemente?
   a. *Effleurage*
   b. *Pétrissage*
   c. Tapotamento
   d. Vibração
5. O alívio da dor é um dos efeitos reflexivos da massagem. Quais são os outros dois?
   a. Aumento da elasticidade muscular e diminuição das aderências
   b. Aumento da elasticidade muscular e alongamento da fáscia
   c. Diminuição da circulação e do metabolismo
   d. Aumento da circulação e do metabolismo
6. Qual tipo de massagem NÃO requer lubrificante?
   a. *Pétrissage*
   b. *Effleurage*
   c. De Hoffa
   d. Fricção

Capítulo 16 • Massagem Terapêutica **573**

7. A técnica de massagem por acupuntura requer que o fisioterapeuta identifique pontos-gatilho e então aplique
   a. Pressão
   b. *Bindegewebsmassage*
   c. Fricção
   d. Lubrificante

8. Qual das seguintes técnicas de massagem é projetada para equilibrar o corpo pela manipulação do tecido mole?
   a. De Hoffa
   b. Trager
   c. *Rolfing*
   d. Acupuntura

9. Qual dos seguintes é uma contraindicação à massagem?
   a. Condições inflamatórias agudas
   b. Edema
   c. Doença de Raynaud
   d. Tendinite

10. A manobra superficial pode ser utilizada no
    a. Início da massagem
    b. Final da massagem
    c. Ambas, *a* e *b*
    d. Nenhuma das duas

SOLUÇÕES PARA OS EXERCÍCIOS DE TOMADA DE DECISÃO CLÍNICA

16.1
O fisioterapeuta pode optar por utilizar a técnica de *pétrissage*, que envolve uma técnica de amassamento profunda. A *pétrissage* é, muitas vezes, utilizada para romper aderências no músculo subjacente e também para auxiliar o sistema linfático a remover resíduos da área.

16.2
A massagem por acupressão a vários pontos de acupuntura pode auxiliar a eliminar as cólicas em poucos minutos, massageando um ou vários pontos. Os pontos sensíveis estão localizados a 5 cm à direita de T2, 5 cm bilaterais a T10 e bilateralmente sobre as primeiras aberturas sacrais. O uso de massagem circular desses pontos pode potencialmente eliminar as cólicas por várias horas.

16.3
É provável que o paciente tenha um ponto-gatilho miofascial nos romboides. O fisioterapeuta pode tentar diferentes técnicas que, incluindo massagem com pressão circular, técnica de *spray* e alongamento (Capítulo 4) ou combinação de ultrassom e estimulação elétrica (Capítulo 5).

16.4
Uma massagem por fricção transversa pode auxiliar a "iniciar" o processo inflamatório, permitindo, assim, que o processo de cicatrização avance para os estágios finais. Deve ser explicado ao paciente que o tratamento será doloroso e que o problema deve, na verdade, piorar antes de melhorar.

16.5
O fisioterapeuta deve frisar que a massagem após o exercício tem demonstrado remover com eficiência o ácido láctico. O fisioterapeuta deve também informar à paciente que, se ela tiver um problema específico que possa ser auxiliado pela adoção da massagem, então ele aplicará a técnica. Contudo, a política é a de geralmente não se fornecer massagem no corpo todo para fins de relaxamento.

574 Parte IV • Modalidades de Energia Mecânica

REFERÊNCIAS

1. Wood E, Becker P. *Beard's Massage*. Philadelphia, PA: W.B. Saunders; 1981.

2. Archer PA. *Massage for Sports Health Care Professionals*. Champaign, IL: Human Kinetics; 1999.

3. Archer PA. Three clinical sports massage approaches for treating injured patients, *Athl Ther Today*. 2001;6(3): 14–20,36–37,60.

4. Bell GW. Aquatic sports massage therapy. *Clin Sports Med*. 1999;18(2):427–435.

5. Birukov A. Training massage during contemporary sports loads. *Soviet Sports Rev*. 1987;22:42–44.

6. Gazzillo L, Middlemas D. Therapeutic massage techniques for three common injuries. *Athl Ther Today*. 2001;6(3):5–9.

7. Lewis J, Johnson B. The clinical effectiveness of therapeutic massage for musculoskeletal pain: a systematic review. *Physiotherapy*. 2006;92:146–158.

8. Robello N. Therapeutic Massage. *Athl Ther Today*. 2007; 12(3):27.

9. Stone JA. Massage as a therapeutic modality—technique. *Athl Ther Today*. 1999;4(5):51–52.

10. Stone JA. Prevention and rehabilitation. Myofascial techniques: trigger-point therapy. *Athl Ther Today*. 2000;5(3): 54–55.

11. Vaughn B, Miller K, Fink D. *Massage for Sports Health Care*. Champaign, IL: Human Kinetics; 1998.

12. Hungerford M, Bornstein R. *Sports Massage. Sports Med Guide*. 1985;4:4–6.

13. Kopysov V. Use of vibrational massage in regulating the pre-competition condition of weight lifters. *Soviet Sports Rev*. 1979;14:82–84.

14. Kuprian W. Massage. In: Kuprian W, ed. *Physical Therapy for Sports*. Philadelphia, PA: WB Saunders; 1995.

15. Morelli M, Seaborne PT, Sullivan SJ. Changes in H-reflex amplitude during massage of triceps surae in healthy subjects. *J Orthop Sports Phys Ther*. 1990;12(2):55–59.

16. Sullivan S. Effects of massage on alpha motorneuron excitability. *Phys Ther*. 1991;71:555.

17. Hammer W. Treatment of a case of subacute lumbar compartment syndrome using the Graston technique. *J Manipulative Physiol Ther*. 2005;28(3):199–204.

18. Cantu R, Grodin A. *Myofascial Manipulation:Theory and Clinical Applications*. Gaithersburg, MD: Aspen; 2001.

19. Barr J, Taslitz N. Influence of back massage on autonomic functions. *Phys Ther*. 1970;50:1679–1691.

20. Mennell J. *Physical Treatment*, 5th ed.. Philadelphia, PA: Blakiston; 1968.

21. Pemberton R. The physiologic influence of massage. In: Mock HE, Pemberton R, Coulter JS, eds. *Principles and Practices of Physical Therapy*. Vol. I. Hagerstown, MD: WF Prior; 1939.

22. Ebel A, Wisham L. Effect of massage on muscle temperature and radiosodium clearance. *Arch Phys Med*. 1952;33: 399–405.

23. Cafarelli E. Vibratory massage and short-term recovery from muscular fatigue. *Int J Sports Med*. 1990;11:474.

24. Hemmings B, Smith M, Graydon J, Dyson R. Effects of massage on physiological restoration, perceived recovery, and repeated sports performance. *Br J Sports Med*. 2000; 34(2):109–114.

25. Martin NA, Zoeller RF, Robertson RJ. The comparative effect of sports massage, active recovery, and rest on promoting blood lactate clearing after supramaximal leg exercise. *J Athl Train*. 1998;33(1):30–35.

26. Boone T, Cooper R, Thompson W. A physiologic evaluation of the sports massage. *Athl Train*. 1991;26(1): 51–54.

27. Dubrovsky V. Changes in muscle and venous blood flow after massage. *Soviet Sports Rev*. 1983;18:164–165.

28. Wyper D, McNiven D. Effects of some physiotherapeutic agents on skeletal muscle blood flow. *Phys Ther*. 1976; 62:83–85.

29. Zainuddin Z, Newton M, Sacco P. Effects of massage on delayed-onset muscle soreness, swelling, and recovery of muscle function. *J Athl Train*. 2005;40(3):174–180.

30. Crosman L, Chateauvert S, Weisberg J. The effects of massage to the hamstring muscle group on range of motion. *J Orthop Sport Phys Ther*. 1984;6:168.

31. Patino O, Novick C, Merlo A, Benaim F. Massage in hypertrophic scars, *J Burn Care Rehabil*. 1999;20(3):268–271.

32. Longworth J. Psychophysiological effects of slow stroke back massage in normotensive females. *Adv Nurs Sci*. 1982;10: 44–61.

33. Moraska A. Sports massage: a comprehensive review. *J Sports Med Phys Fitness*. 2005;45(3):370–380.

34. Tessier D, Draper D. Therapeutic modalities. Sports massage: an overview. *Athletic Therapy Today*. 2005;10(5):67–69.

35. Wheeler L. Advanced strain counterstrain. *Massage Therapy Journal*. 2005;43(4):84–95.

36. Hoffa A. *Technik der massage*, 14th ed. Stuttgart: Ferdinand Enke; 1900.

37. Hart J, Swanik C, Tierney R. Effects of sport massage on limb girth and discomfort associated with eccentric exercise. *J Athl Train*. 2005;40(3):181–185.

38. Cyriax J, Russell G. *Textbook of Orthopedic Medicine*. Baltimore, MD: Williams & Wilkins; 1982.

39. Longhmani M, Avin K, Burr D. Instrument-assisted crossfiber massage accelerates knee ligament healing. *J Orthop Sports Phys Ther*. 2006;36(1):A7.

40. Trivette K, Boyce D, Brosky J. Cross-friction massage: a review of the evidence (abstract). *J Orthop Sports Phys Ther*. 2004;34(1):A56.

41. Latz J. Key elements of connective tissue massage. *J Massage Ther*. 2003;41(4):44–45,46–50,52–53.

42. George J. The effects of active release technique on hamstring flexibility: a pilot study. *J Manipulative Physiol Ther*. 2006;29(3):224–227.

43. Holey EA. Connective tissue massage: a bridge between complementary and orthodox approaches. *Bodyw Mov Ther*. 2000;4(1):72–80.

44. Ebner M. *Ebner's Connective Tissue Manipulation for Bodyworkers*. Malibar, FL: R.E. Krieger; 1995.

45. Licht S. *Massage, Manipulation and Traction*. New Haven, CT: Elizabeth Licht; 1976.

46. Tappan F, Benjamin P. *Healing massage techniques: holistic, classic, and emerging methods*. Upper Saddle River, NJ: Prentice Hall; 2004.

47. Stone JA. Myofascial release. Athl Ther Today. 2000;5(4): 34–35.

48. Travell J, Simons D. *Myofascial Pain and Dysfunction: The Trigger Point Manual*. Baltimore, MD: Lippincott,Williams & Wilkins; 1998.

49. Fox E, Melzack R. Transcutaneous electrical stimulation and acupuncture: comparison of treatment for low back pain. *Pain*. 1976;2:357–373.

50. Simons DG. Understanding effective treatments of myofascial trigger points. *J Bodyw Mov Ther*. 2002;6(2): 81–88.

51. Hou C. Immediate effects of various physical therapeutic modalities on cervical myofascial pain and trigger-point sensitivity. *Arch Phys Med Rehab*. 2002;83(10):1406–1414.

52. Sefton J. Myofascial release for clinicians, part 2: guidelines and techniques. *Athl Ther Today*. 2004;9(2):52.

53. Man P, Chen C. Acupuncture aesthesia—a new theory and clinical study. *Curr Ther Res*. 1972;14:390–394.

54. Manaka Y. On certain electrical phenomena for the interpretation of chi in Chinese literature. *Am J Chin Med*. 1975;3: 71–74.

55. Mann F. *Acupuncture: The Ancient Chinese Art of Healing and How it Works Scientifically*. New York: Random House; 1973.

56. Melzack R, Stillwell D, Fox E. Trigger points and acupuncture points for pain: correlations and implications. *Pain*. 1977;3:3–23.

57. Wei L. Scientific advances in Chinese medicine. *Am J Chin Med*. 1979;7:53–75.

58. Prentice W. The use of electroacutherapy in the treatment of inversion ankle sprains. *J Nat Athl Train Assoc*. 1982; 17(1):15–21.

59. Sjolund B, Eriksson M. Electroacupuncture and endogenous morphines. *Lancet*. 1976;2:1085.

60. Brickey R, Yao J. *Acupuncture and Transcutaneous Electrical Stimulation Techniques: Course Manual in Acutherapy Post Graduate Seminars*. Raleigh, NC; 1978.

61. Castel J. *Pain Management with Acupuncture and Transcutaneous Electrical Nerve Stimulation Techniques and Photo Stimulation (Laser), Course Manual*; 1982.

62. Cheng R, Pomerantz B. Electroacupuncture analgesia could be mediated by at least two pain relieving mechanisms: endorphin and non-endorphin systems. *Life Sci*. 1979;25:1957–1962.

63. Jones L. *Strain-Counterstrain*. Boise, ID: Jones; 1995.

64. Meseguer A, Fernández-de-las-Peñas C. Immediate effects of the strain/counterstrain technique in local pain evoked by tender points in the upper trapezius muscle. *Clin Chiropr*. 2006;9(3):112–118.

65. Alexander KM. Use of strain-counterstrain as an adjunct for treatment of chronic lower abdominal pain. *Phys Ther Case Rep*. 1999;2(5):205–208.

66. Birmingham, T. Effect of a positional release therapy technique on hamstring flexibility. *Physiother Can*. 2004; 56(3):165–170.

67. Chaitlow L. *Positional Release Techniques (Advanced Soft Tissue Techniques)*. Philadelphia, PA: Churchill Livingstone; 2007.

68. Chaitow L. Positional release techniques in the treatment of muscle and joint dysfunction. *Clin Bull Myofascial Ther*. 1998;3(1):25–35.

69. SpeicherT, Draper D. Therapeutic modalities: top 10 positional-release therapy techniques to break the chain of pain, parts 1 & 2. *Athl Ther Today*. 2006;11(6):56–58,60–62.

70. D'Ambrogio K, Roth G. *Positional Release Therapy: Assessment and Treatment of Musculoskeletal Dysfunction*. St. Louis, MO: Mosby-Yearbook; 1997.

71. Drover J. Influence of active release technique on quadriceps inhibition and strength: a pilot study. *J Manipulative Physiol Ther*. 2004;27(6):408–413.

72. Leahy M. *Active Release Techniques Soft Tissue Management System Manual*. Colorado Springs, CO: Active Release Techniques, LLP; 1996.

73. Leahy M. Improved treatments for carpal tunnel and related syndromes. *Chiropr Sports Med*. 1995;9(1):6–9.

74. Howitt S, Wong J. The conservative treatment of trigger thumb using Graston techniques and active release techniques. *J Can Chiropr Assoc*. 2006;50(4):249–254.

75. Buchberger D. Use of active release techniques in the post operative shoulder. *J Sports Chiropr Rehab*. 1999;2(6):60–65.

76. Wenban A. Influence of active release technique on quadriceps inhibition and strength: a pilot study. *J Manipulative Physiol Ther*. 2005;28(1):73.

77. Juett T. Myofascial release—an introduction for the patient. *Phys Ther Forum*. 1988;7(41):7–8.

78. Manheim C. *The Myofascial Release Manual*. Thorofare, NJ: Slack Inc.; 2008.

79. Barnes J. Five years of myofascial release. *Phys Ther Forum*. 1987;6(37):12–14.

80. Thomas B. Alleviating atypical tender points through the use of myofascial release of scar tissue. *AAO Journal*. 2007; 17(2):19–24.

81. Luchau T. Myofascial techniques. Working with the cervical core. *Massage Bodyw*. 2009;24(2):122–125,127.

82. Arroyo-Morales M, Olea N. Effects of myofascial release after high-intensity exercise: a randomized clinical trial. *J Manipulative Physiol Ther*. 2008;31(3):217–223.

83. Paolini J, Hubbard T. Review of myofascial release as an effective massage therapy technique. *Athl Ther Today*. 2009;14(5):30–34.

84. Remvig L. Myofascial release: an evidence-based treatment concept? *J Bodyw Mov Ther*. 2008;12(4):385–386.

85. Gordon P. *Myofascial Reorganization*. Brookline, MA: The Gordon Group; 1988.

86. Kierns M. *Myofascial Release in Sports Medicine*. Champaign, Il: Human Kinetics; 2000.

87. Mock LE. Myofascial release treatment of specific muscles of the upper extremity (levels 3 and 4): part 4. *Clin Bull Myofascial Ther*. 1998;3(1):71–93.

88. DeLuccio J. Instrument assisted soft tissue mobilization utilizing Graston Technique: a physical therapist's perspective. *Orthop Phys Ther Pract*. 2006;18(3):32–34.

89. Larkins P, Kass J. Graston technique. *Podiatry Manage*. 2008; 27(1):37–38.

90. Bernau-Eigen M. Rolfing: a somatic approach to the integration of human structures. *Nurse Pract Forum*. 1998;9(4): 235–242.

91. el-Rif J. Rolfing: transformative method of structural integration. *Posit Health*. 2005(117):48–51.

92. James H, Castaneda L. Rolfing structural integration treatment of cervical spine dysfunction. *J Bodyw Mov Ther*. 2009;13(3):229–238.

93. Jones T. Rolfing, Physical Medicine and Rehabilitation. *Clin North Am*. 2004;(4):799–809.

94. Smith H. Rolfing: experience rolfing. *Massage Today*. 2005; 5(7):1,14.

95. Kallen B. Deep impact: rolfing is deeper than the deepest massage—and sometimes more painful. Some patients swear by it anyway. *Men's Fit*. 2000;16(7):96–99.

96. Rolf I. *Rolfing and Physical Reality*. Rochester, VT: Healing Arts Press; 1990.

97. Dalford H, Kingston J. The Trager Approach: what is Trager®? *Posit Health*. 2008;18(3):32–34.

98. Tolle R. The Trager Approach. *Massage Ther J*, 44(1):60-7, 2005.

99. Trager M. Trager psychophysical integration and mentastics. *Trager J*. , 1982;5:10.

100. Horowitz S. Evidence-based indications for therapeutic massage. *Altern Complement Ther*. 2007;13(1):30–35.

101. Batavia M. Contraindications for therapeutic massage: do sources agree? *J Bodyw Mov Ther*.2004;8(1):48–57.

576 Parte IV • Modalidades de Energia Mecânica

102. Beck M. *Theory and Practice of Therapeutic Massage*, 4th ed. Clifton Park, NJ: Delmar Learning; 2005.
103. Braverman DL, Schulman RA. Massage techniques in rehabilitation medicine. *Phys Med Rehab Clin North Am.* 1999; 10(3):631–649.
104. Elkins E. Effects of various procedures on flow of lymph. *Arch Phys Med.* 1953;34:31–39.
105. Ernst E. Does post-exercise massage treatment reduce delayed onset muscle soreness? A systematic review. *Br J Sports Med.* 1998;32(3):212–214.
106. Harmer P. The effect of preperformance massage on stride frequency in sprinters. *Athl Train.* 1991;26(1):55–59.
107. Heller M. Low-force manual adjusting: "strain-counterstrain." *Dyn Chiropr.* 2003;221(12):16,18.

108. Howitt S. Lateral epicondylosis: a case study of conservative care utilizing ART and rehabilitation. *J Can Chiropr Assoc.* 2006;50(3):182–189.
109. *Hwang Ti Nei Ching* (translation), Berkeley, CA: University of California Press; 1973.
110. King R. *Performance Massage*. Champaign, IL: Human Kinetics; 1993.
111. Lewis C. The use of strain-counterstrain in the treatment of patients with low back pain. *J Man Manip Ther.* 2001;9(2):92–98.
112. Marshall L. Back to basics. *Altern Med Mag.* 2006;92: 70–74.
113. Hart J., Swanik B, Tierney, R. Effects of sport massage on limb girth and discomfort associated with eccentric exercise. *Journal of Athletic Training.* 2005;40(3): 181–185.
114. Stone JA. Prevention and rehabilitation. The rationale for therapeutic massage. *Athl Ther Today.* 1999;4(4):26.

LEITURAS SUGERIDAS

Barnes M, Personius W, Gronlund R. An efficacy study on the effect on myofascial release treatment technique on obtaining pelvic symmetry. *Phys Ther.* 1994;19(1):56.

Basmajian J. *Manipulation, Traction and Massage*. Baltimore, MD: Williams & Wilkins;1985.

Bean B, Henderson H, Martinsen M. Massage: how to do it and what it can do for you. *Scholast Coach.* 1982;52(5):10–11.

Beard G. A history of massage technique. *Phys Ther Rev.* 1952; 32:613–624.

Beck M. *Theory and Practice of Therapeutic Massage*. Clifton Park, NY: ThomsonDelmar Learning; 2006.

Breakey B. An overlooked therapy you can use ad lib. *RN.* 1982;45:7.

Cambron J, Dexheimer J. Changes in blood pressure after various forms of therapeutic massage: a preliminary study. *J Altern Complement Med.* 2006;12(1):65–70.

Chamberlain G. Cyriax's friction massage: a review. *J Orthop Sports Phys Ther.* 1982;4(1):16–22.

Chiropractic approach to pain relief, rehabilitative care. *J Am Chiropr Assoc.* 2009;46(6):16–17.

Cyriax J. *Textbook of Orthopedic Medicine*. 8th ed. Vol I. New York: Macmillan; 1982.

Day J, Mason P, Chesrow S. Effect of massage on serom level of β-endorphin and β-lipotrophin in healthy adults. *Phys Ther.* 1987;67:926–930.

Domenico G. Beards Massage Principles and Practice of Soft Tissue Manipulation. Philadelphia: W.B. Saunders; 2007.

Draper D. The deep muscle stimulator's effects on tissue stiffness in trigger-point therapy. *Athl Ther Today.* 2005;10(6):52.

Ebner M. Connective tissue massage. *Physiotherapy.* 1978;64: 208–210.

Ehrett S. Craniosacral therapy and myofascial release in entry-level physical therapy curricula. *Phys Ther.* 1988;68(4): 534–540.

Ernst E, Matra A, Magyarosy I. Massages cause changes in blood fluidity. *Physiotherapy.* 1987;73:43–45.

Fritz S. Fundamentals of Therapeutic Massage. St. Louis, MO: Mosby; 1995.

Furlan A, Brosseau L, Imamura M. Massage for low-back pain: a systematic review within the framework of the Cochrane Collaboration Back Review Group. *J Orthop Sports Phys Ther.* 2003;33(4):213–214.

Gemmell H, Allen A. Relative immediate effect of ischaemic compression and activator trigger point therapy on active upper trapezius trigger points: a randomised trial. *Clin Chiroprc.* 2008;11(4):175–181.

Goats G. Massage: the scientific basis of an ancient art: part 1, the techniques. *Br J Sports Med.* 1994;28(3):149–152.

Goldberg J, Seaborne D, Sullivan S. The effect of therapeutic massage on H-reflex amplitude in persons with a spinal cord injury. *Phys Ther.* 1994;74(8):728–737.

Gordon C, Emiliozzi C, Zartarian M. Use of a mechanical massage technique in the treatment of fibromyalgia: a preliminary study. *Arch Phys Med Rehabil.* 2006;87(1):145–147.

Hall D. A practical guide to the art of massage. *Runner's World.* 1979;14(10):58–59.

Hammer W. The use of transverse friction massage in the management of chronic bursitis of the hip or shoulder. *J Man Physiol Ther.* 1993;16(2):107–111.

Hanten W, Chandler S. Effects of myofascial release leg pull and sagittal plane isometric contract-relax techniques on passive straight-leg raise angle. *J Orthop Sports Phys Ther.* 1994;20(3):138–144.

Hilbert JE. The effects of massage on delayed onset muscle soreness. *Br J Sports Med.* 2003;37(1):72–75.

Hollis M. *Massage for Physical Therapists*. Oxford, England: Blackwell Scientific; 1987.

Horowitz S. Evidence-based indications for therapeutic massage. *Altern Complement Ther.* 2007;13(1):30–35.

Hovind H, Neilson S. Effect of massage on blood flow in skeletal muscle. *Scand J Rehabil Med.* 1974;6:74–77.

Kewley M. What you should know about massage. *Int Swim.* 1982;September:29–30.

Kirshbaum M. Using massage in the relief of lymphoedema. *Prof Nurse.* 1996;11(4):230–232.

Lewis M, Johnson M. The clinical effectiveness of therapeutic massage for musculoskeletal pain: a systematic review. *Physiotherapy.* 2006;92(3):146–158.

Malkin K. Use of massage in clinical practice. *Br J Nurs.* 1994; 3(6):292–294.

Mancinelli C, Aboulhosn L, Eisenhofer J. The effects of postexercise massage on physical performance and muscle soreness in female collegiate volleyball players. *J Orthop Sports Phys Ther.* 2003;33(2):A-60.

Manheim C. *The Myofascial Release Manual*. Thorofare, NJ: Slack; 2008.

Martin D. Massage. *Jogger.* 1978;10(5):8–15.

McConnell A. Practical massage. *Nurs Times.* 1995;91(36): S2–S14.

McGillicuddy M. Sports massage: three key principles of sports massage. *Massage Today.* 2003;3(5):10.

McKeechie AA. Anxiety states; a preliminary report on the value of connective tissue massage. *J Psychosomat Res*. 1983; 27(2):125–129.

Meagher J, Boughton P. *Sportsmassage*. New York: Doubleday; 1995.

Morelli M, Seaborne D, Sullivan S. H-reflex modulation during manual muscle massage of human triceps surae. *Arch Phys Med Rehabil*. 1991;72(11):915–999.

Morelli M, Seaborne PT, Sullivan SJ. H-reflex modulation during massage of triceps surae in healthy subjects. *Arch Phys Med Rehabil*. 1991;72:915.

Newman T, Martin D, Wilson L. Massage effects on muscular endurance. *J Athl Train*. 1996;(Suppl.)31:S-18.

Paterson C, Allen J. A pilot study of therapeutic massage for people with Parkinson's disease: the added value of user involvement. *Complement Ther Clin Pract*. 2005;11(3): 161–171.

Pellecchia G, Hamel H, Behnke P. Treatment of infrapatellar tendinitis: a combination of modalities and transverse friction massage versus iontophoresis. *J Sport Rehabil*. 1994; 3(2):135–145.

Phaigh R, Perry P. *Athletic Massage*. New York: Simon & Schuster; 1986.

Pope M, Phillips R, Haugh L. A prospective randomized three-week trial of spinal manipulation, transcutaneous muscle stimulation, massage and corset in the treatment of subacute low back pain. *Spine*. 1994;19(22):2571–2577.

Ryan J. The neglected art of massage. *Phys Sports Med*. 1980; 18(12):25.

Smith L, Keating M, Holbert D. The effects of athletic massage on delayed onset muscle soreness, creatine kinase, and neutrophil count: a preliminary report. *J Orthop Sports Phys Ther*. 1994;19(2):93–99.

Stamford B. Massage for patients. *Phys Sports Med*. 1985;13(10): 178.

Steward B, Woodman R, Hurlburt D. Fabricating a splint for deep friction massage. *J Orthop Sports Phys Ther*. 1995;21(3): 172–175.

Stone JA. Prevention and rehabilitation. Strain–counterstrain. *Athl Ther Today*.2000;5(6):30–31.

Sucher B. Myofascial manipulative release of carpal tunnel syndrome: documentation with magnetic resonance imaging. *Journal of the American Osteopathic Association*. 1993;93(12):1273–1278.

Sucher B. Myofascial release of carpal tunnel syndrome. *Journal of the American Osteopathic Association*. 1993;93(1): 92–94,100–101.

Suskind M, Hajek N, Hinds H. Effects of massage on denervated muscle. *Arch Phys Med* . 1946;27:133–135.

Tappan F. *Healing Massage Techniques: A Study of Eastern and Western Methods*. Reston, VA: Reston Publishing; 1980.

Tiidus P, Shoemaker J. Effleurage massage, muscle blood flow and long-term post-exercise strength recovery. *Int J Sports Med*. 1995;16(7):478–483.

Trevelyan J. Massage. *Nurs Times*. 1993;89(19):45–47.

van Schie T. Connective tissue massage for reflex sympathetic dystrophy: a case study. *NZ J Physiother*. 1993;21(2):26.

Wakim KG, Martin GM, Terrier JC. The effects of massage in normal and paralyzed extremities. *Arch Phys Med*. 1949;30:135–144.

Weber M, Servedio F, Woodall W. The effects of three modalities on delayed onset muscle soreness. *J Orthop Sports Phys Ther*. 1994;20(5):236–242.

Whitehill W. Massage and skin conditions: indications and contraindications. *Athl Ther Today*. 2002;7(3):24–28.

Wiktorrson-Moeller M, Oberg B, Ekstrand J. Effects of warming up, massage and stretching on range of motion and muscle strength in the lower extremity. *Am J Sports Med*. 1983;11:249–251.

Yates J. *Physiological Effects of Therapeutic Massage and Their Application to Treatment*. British Columbia: Massage Athletic Trainers Association; 1989.

GLOSSÁRIO

Acupressão   A técnica de utilizar pressão com o dedo sobre pontos de acupuntura para diminuir a dor.

Bindegewebsmassage   Massagem de zona reflexa; utiliza uma manobra de puxada sobre o tecido conectivo para efetuar a mudança.

Effleurage   Qualquer movimento que deslize sobre a pele sem tentar mover as massas musculares profundas. A mão é moldada à parte do corpo, realizando o movimento com pressão mais ou menos constante, geralmente para cima. Qualquer grau de pressão pode ser aplicado, variando do toque mais leve possível à pressão bem profunda.

Liberação miofascial   Um grupo de técnicas utilizadas com a finalidade de aliviar o tecido mole do aprisionamento anormal da fáscia tensa.

Massagem   O ato de friccionar, amassar ou movimentar as partes superficiais do corpo com a mão ou com um instrumento com o propósito de modificar a nutrição, restaurando a potência do movimento ou rompendo as aderências.

Massagem por fricção   Técnica executada por pequenos movimentos circulares que penetram na profundidade de um músculo, não sendo movidos os dedos sobre a pele, mas movendo-se os tecidos sob a pele.

Pétrissage   Técnica de massagem por amassamento. Consiste em apertar e liberar repetidamente o tecido com uma ou duas mãos ou partes delas, em um movimento de levantar, rolar ou pressionar. As características externas desse movimento, quando contrastado com movimentos longitudinais, é que a pressão é aplicada intermitentemente.

Rolfing   Sistema aconselhado para corrigir a estrutura ineficiente, equilibrando o corpo do paciente dentro de um campo gravitacional por meio de uma técnica que envolve manipulação manual de tecido mole.

Tapotamento   Massagem por percussão; qualquer série de leves golpes um após o outro de modo rápido e alternado: golpe, mão em forma de concha, palmada, batida, pancada e pinçada. Ele é utilizado quando o objetivo é a estimulação.

Trager   Técnica que tenta estabelecer o controle neuromuscular de modo que padrões de movimento normais possam ser rotineiramente executados.

Vibração   Técnica de massagem trêmula; um refinado movimento de oscilação feito pela mão ou pelos dedos colocados firmemente contra uma parte que a levará a vibrar. Muitas vezes, é utilizada para amaciar um efeito; pode ser estimulante quando mais energia for aplicada.

ATIVIDADE DE LABORATÓRIO
MASSAGEM

DESCRIÇÃO

A massagem é provavelmente a mais antiga forma de terapia mecânica para a lesão. Mesmo as crianças pequenas sabem que esfregar uma área lesionada tende a diminuir a dor. Assim como essencialmente todos os agentes físicos, a massagem, em si, não confere a cicatrização, mas os efeitos terapêuticos podem auxiliar o processo de cicatrização.

Existem muitos tipos de massagem, cada um com proponentes e detratores. Os diferentes tipos de massagem têm diferentes efeitos fisiológicos e terapêuticos propostos, embora haja grande quantidade de sobreposição. Em essência, todas as formas de massagem envolvem a aplicação de força mecânica a vários tecidos do corpo, geralmente por meio das mãos do terapeuta. A massagem pode exercer uma influência sobre o tecido lesionado ou disfuncional via ação mecânica direta ou reflexos neurológicos.

EFEITOS FISIOLÓGICOS

- Aumento do *input* neural nos aferentes de grande diâmetro
- Aumento no fluxo externo venoso
- Aumento no fluxo externo linfático

EFEITOS TERAPÊUTICOS

- Diminuição da dor
- Diminuição do edema e da congestão do tecido mole
- Remodelagem de colágeno

INDICAÇÕES

As indicações para a massagem variam dependendo da técnica a ser utilizada. Em geral, dor, edema e contratura do tecido conectivo são as indicações para algum tipo de massagem.

CONTRAINDICAÇÕES

Provavelmente não existam contraindicações absolutas com relação a massagem. Obviamente, as precauções devem ser utilizadas em caso de fraturas, feridas abertas e dor grave. A quantidade de pressão aplicada pode ser regulada com base na irritabilidade do tecido e no efeito desejado.

MASSAGEM			
PROCEDIMENTO	AVALIAÇÃO		
1. Verificar suprimentos.	1	2	3
a. Obter lençol ou toalhas para cobertura.			
b. Obter lubrificante quando indicado.			
2. Interrogar o paciente.			
a. Verificar a identidade do paciente (se já não foi verificada).			
b. Verificar a ausência de contraindicações.			
c. Perguntar sobre tratamentos com massagem prévios, verificar notas de tratamento.			
3. Posicionar o paciente.			
a. Colocar o paciente em uma posição bem apoiada, confortável. O posicionamento é particularmente crucial para a massagem.			
b. Expor a parte do corpo a ser tratada.			
c. Cobrir o paciente para preservar sua intimidade, proteger as roupas, mantendo o acesso à parte do corpo a ser tratada.			
4. Inspecionar a parte do corpo a ser tratada.			
a. Verificar a percepção ao leve toque.			
b. Verificar a condição circulatória (pulsos, refil capilar).			

Capítulo 16 • Massagem Terapêutica 579

c. Certificar-se de que não existam feridas abertas ou úlceras.			
d. Avaliar a função da parte do corpo (p. ex., ADM, irritabilidade).			
5. Aplicar a massagem de Hoffa			
a. Após aplicar lubrificante, a *effleurage* é aplicada com um movimento longitudinal de distal à proximal com pressão de leve a moderada; o tecido mais profundo não é movido. Os movimentos iniciais servem para distribuir o lubrificante sobre a área de tratamento.			
b. A *pétrissage* é um movimento do tipo amassar, em que os músculos são erguidos e rolados.			
c. O tapotamento é uma série de movimentos de percussão com as pontas dos dedos, a borda ulnar das mãos, a região hipotênar da palma ou as mãos em forma de concha.			
d. A vibração é uma rápida oscilação ou tremor das mãos quando elas estão em firme contato com a pele.			
5. Aplicar massagem por fricção transversa.			
a. Nenhum lubrificante deverá ser utilizado.			
b. O tendão ou ligamento é colocado em um leve alongamento.			
c. Utilizando pressão profunda, de modo que a pele e o polegar ou dedo movam-se juntos sobre o tecido mais profundo, aplicar um movimento de leva e traz perpendicular às fibras do tendão ou ligamento.			
d. A duração da massagem deve ser de até 10 minutos, ou o que for tolerado pelo paciente.			
5. Aplicar massagem ao tecido conectivo (*bindegewebsmassage*).			
a. Nenhum lubrificante é utilizado.			
b. Utilizando as pontas dos dedos médio e anular, a pele e os tecidos subcutâneos devem ser puxados para longe da fáscia.			
c. A massagem se estende do cóccix para a área lombar superior, e cada manobra de puxada deve produzir dor transitória, aguda.			
d. A duração do tratamento deve ser de 15 a 25 minutos ou o que for tolerado pelo paciente.			
5. Acupressão/Massagem de ponto-gatilho			
a. Nenhum lubrificante é utilizado.			
b. A técnica é similar à massagem por fricção transversa, mas é aplicada a pontos-gatilho ou de acupuntura (encontrados por meio de um gráfico ou palpação). Os pontos-gatilho geralmente são protuberâncias nodulares em um músculo e muitas vezes parecem arenosos.			
c. Utilizando a ponta de qualquer dedo, ou mesmo o processo do olecrano, a pele é movida sobre o ponto-gatilho; nenhum movimento deve ocorrer entre o fisioterapeuta e a pele do paciente. O movimento é circular e é limitado ao ponto.			
d. A pressão será tão dolorosa quanto o paciente puder tolerar e pode produzir dor que se irradia para áreas distantes.			
e. A duração da massagem é de um a cinco minutos por ponto.			
6. Completar o tratamento.			
a. Na conclusão da massagem, remover qualquer lubrificante com uma toalha.			
b. Remover o material utilizado para cobertura, auxiliar o paciente a se vestir, se necessário.			
c. Orientar o paciente a executar o exercício terapêutico conforme indicado.			
d. Limpar a área de tratamento e o equipamento de acordo com o protocolo normal.			
7. Avaliar a eficácia do tratamento.			
a. Perguntar ao paciente como ele sente a área tratada.			
b. Inspecionar visualmente a área tratada para quaisquer reações adversas.			
c. Executar os testes funcionais conforme indicado.			

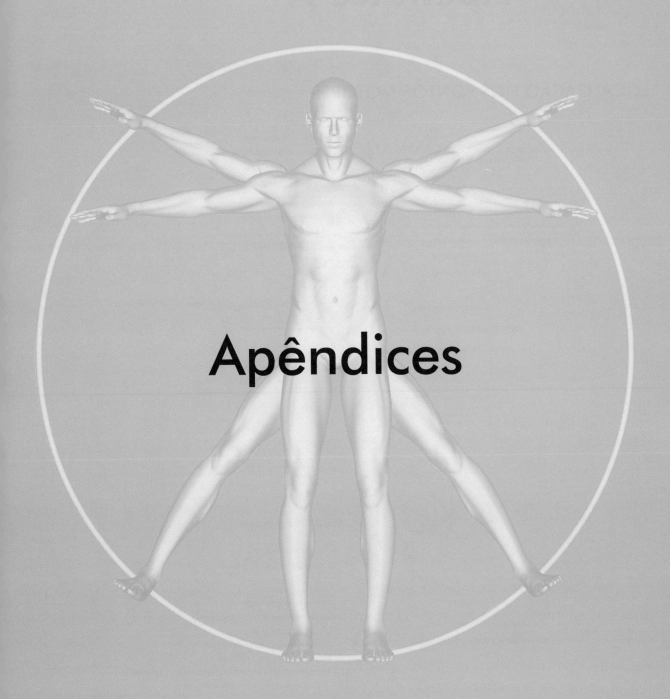

Apêndices

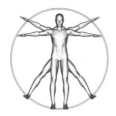

Apêndice A

LOCALIZAÇÃO DOS PONTOS MOTORES

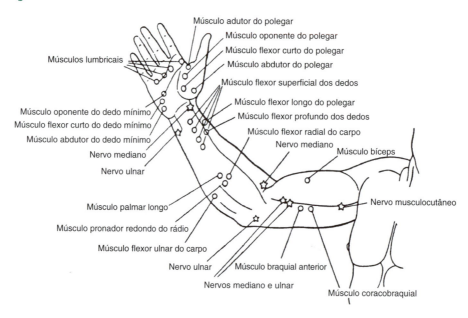

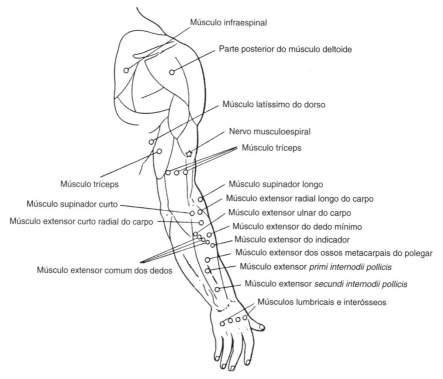

Apêndice A **583**

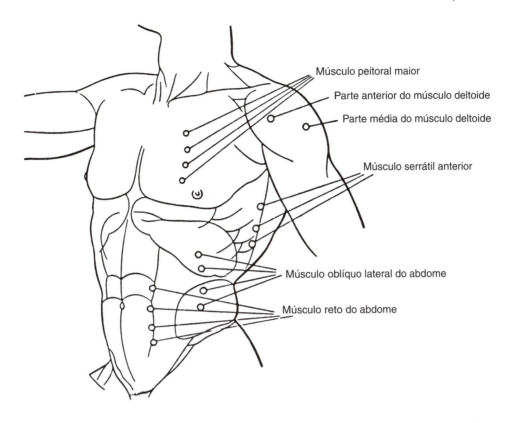

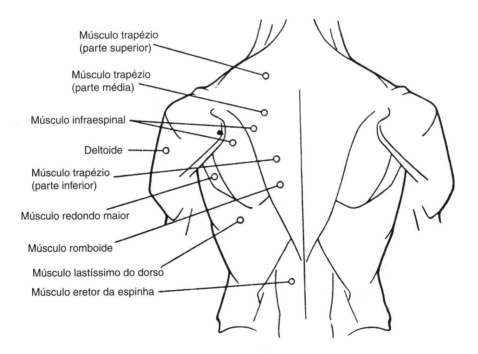

Apêndice A

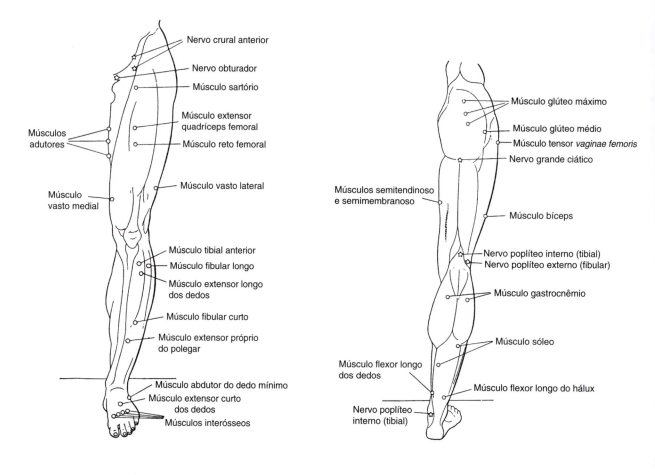

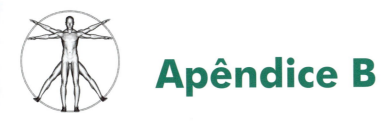

Apêndice B

UNIDADES DE MEDIDA

Milissegundos (mseg) = 1/1.000 de um segundo
Microssegundos (μseg) = 1/1.000.000 de um segundo
Nanossegundo (nseg) = 1/1.000.000.000 de um segundo
Miliampere (mA) = 1/1.000 de um ampere
Microampere (μA) = 1/1.000.000 de um ampere
Angstron (Å) = 1/10.000.000.000 de um metro
Nanômetro (nm) = 1/1.000.000.000 de um metro
Hertz (Hz) = 1 ciclo por segundo
Kilohertz (KHz) = 1.000 ciclos por segundo
Megahertz (MHz) = 1.000.000 de ciclos por segundo

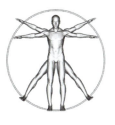

Respostas às questões de autoavaliação

CAPÍTULO 1

1. F
2. V
3. V
4. B
5. D
6. A
7. B
8. D
9. C
10. A

CAPÍTULO 2

1. V
2. F
3. V
4. B
5. C
6. D
7. C
8. A
9. D
10. A

CAPÍTULO 3

1. F
2. V
3. A
4. C
5. D
6. D
7. E
8. B
9. E
10. B
11. A

CAPÍTULO 4

1. V
2. F
3. V
4. B
5. D
6. A
7. D
8. C
9. D
10. C

CAPÍTULO 5

1. F
2. V
3. V
4. V
5. F
6. V
7. B
8. C
9. A
10. B
11. D
12. D
13. A
14. D
15. B
16. B
17. C
18. A
19. D
20. D

CAPÍTULO 6

1. F
2. F
3. V
4. B
5. A
6. D
7. C
8. A
9. D
10. C

CAPÍTULO 7

1. F
2. V
3. F
4. D
5. B
6. A
7. C
8. B
9. C
10. D

CAPÍTULO 8

1. F
2. F
3. V
4. D
5. A
6. B
7. B
8. D
9. C
10. B
11. B

588 Respostas às Questões de Autoavaliação

CAPÍTULO 9

1. F
2. V
3. V
4. C
5. A
6. D
7. B
8. C
9. B
10. A

CAPÍTULO 10

1. V
2. F
3. F
4. B
5. A
6. C
7. A
8. D
9. C
10. B

CAPÍTULO 11

1. F
2. F
3. F
4. D
5. B
6. D
7. C
8. D
9. B
10. A

CAPÍTULO 12

1. V
2. V
3. F
4. C
5. B
6. A
7. D
8. A
9. D
10. B

CAPÍTULO 13

1. V
2. F
3. V
4. C
5. B
6. C
7. A
8. D
9. B
10. B

CAPÍTULO 14

1. V
2. V
3. F
4. B
5. D
6. C
7. A
8. C
9. D
10. B

CAPÍTULO 15

1. V
2. V
3. F
4. B
5. B
6. D
7. A
8. C
9. D
10. A

CAPÍTULO 16

1. V
2. F
3. V
4. B
5. D
6. D
7. A
8. C
9. A
10. C

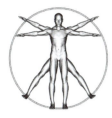

Índice

Observação: Os números das páginas em *f* ou *t* denotam figuras ou tabelas, respectivamente.

A

Amplificação de luz, para emissão estimulada de radiação (*LASER*), 463
Amplificação de micro-ondas da emissão estimulada de radiação (*maser*), 463
Aplicação de compressão desinflado, 532
ARE (área de radiação efetiva), 368-370
Área de radiação efetiva (ARE), 368-370
ART (técnica de liberação ativa), 566
Atividade
    estimulação elétrica: analgesia
        descrição, 167
Atividade laboratorial
    analgesia, estimulação elétrica
        contraindicações, 168-169
        descrição, 167
        efeitos fisiológicos, 167
        efeitos terapêuticos, 167
        indicações, 167
    biofeedback, 220-221
        contraindicações, 219-220
        descrição, 219-220
        efeitos fisiológicos, 219-220
        efeitos terapêuticos, 219-220
        indicações, 219-220
    compressão intermitente
        contraindicações, 542
        descrição, 542
        efeitos fisiológicos, 542
        efeitos terapêuticos, 542
        indicações, 542
    contraindicações, 578
    diatermia por ondas curtas, 461
        contraindicações, 460-461
        descrição, 460-461
        efeitos fisiológicos, 460-461
        efeitos terapêuticos, 460-461
        indicações, 460-461
    fortalecimento
        contraindicações, 172
        descrição, 172
        efeitos fisiológicos, 172
        efeitos terapêuticos, 172
        indicações, 172
    indicações, 578
    iontoforese
        contraindicações, 196-197
        descrição, 196
        efeitos fisiológicos, 196
        efeitos terapêuticos, 196
        estimulação elétrica, 197
        indicações, 196
    laser de baixa potência, 485
        contraindicações, 484-485
        descrição, 484
        efeitos fisiológicos, 484
        efeitos terapêuticos, 484
        indicações, 484
    reeducação, 170
        contraindicações, 170
        descrição, 170
        efeitos fisiológicos, 170
        efeitos terapêuticos, 170
        indicações, 170
    teste eletrofisiológico clínico
        contraindicações, 278-281
        descrição, 278
        indicações, 278
    tração mecânica, 519-520
        contraindicações, 520
        descrição, 519
        efeitos fisiológicos, 519
    tratamento por massagem
        descrição, 578
        efeitos fisiológicos, 578
        efeitos terapêuticos, 578
Avaliação e teste eletrofisiológico, 223
    amplificadores, 227
    anatomia do nervo espinal e da junção neuromuscular, 232-233f
        elementos do, 234-235
        fibra muscular, 234
        junção neuromuscular, 234
        neurônio motor alfa, 233
        neurônio sensorial, 232
        receptor sensorial e tamanho do axônio, 232-233
        sinapse, 233
    eletrodos
        agulha concêntrica ou coaxial, 226-227
        agulha monopolar, 226-227
        anel sensorial, 226-228
        ativo, 226
        barra, 226
        clipe, 226-227
        estimulação, 228
        exemplo de, 228
        referência, 228
        terra, 226
    especialista eletrofisiológico (EE), 224-225
    estudo de caso, 242-243, 253, 263
    estudos de nervo motor, 244
        amplitude, 246
        arranjo, 247f
        diferença entre, 245
        duração, 247
        estímulo supramáximo, 245
        forma, 247
        latência, 246, 250-251
        potencial de ação motora composto (PAMC), 245
        premissa para, 245
        tempo de subida, 246-247
        variedade de estruturas, 245
        velocidade de condução nervosa, 247-248
    estudos eletromiográficos (EMG), 224-225
        exemplos de, 256
        fibras musculares de atividade voluntária, 255
        monitores de ponta ativa, 255
        músculos paravertebrais (MPV), 256
        porção, 250, 253
        raízes nervosas, 242, 264
    estudos nervosos sensoriais
        amplitude, 238
        forma, 238-239
        gel condutor, 236-237
        latência, 239-240
        montagem da estimulação ortodrômica do punho ulnar de cinco dedos, 241f
        montagem para, 235-237, 236-237f
        parâmetros, 236-237
        potencial de ação, 238f
        premissa de, 236
        variações, 243-244
        velocidade de condução nervosa, 240
    exame de quarto superior
        estudos nervosos motores, 254
        estudos nervosos sensoriais, 254
        onda F do nervo ulnar, 254
    feedback auditivo (autofalantes)
        ondas agudas positivas (OAP), 229
    feedback visual (osciloscópio)
        potenciais de ação de unidade motora (PAUM), 229
    geração de registro, 230-231
    imagem por ressonância magnética (IRM), 225
    partes componentes de, 227f
    potenciais evocados somatossensoriais (PES), 266
        equipamento e arranjos específicos, 266-267
        trajetórias, 266-267
        visão geral, 266-267

590 Índice

potencial de ação
extração do, 224-225, 229
princípio do tamanho de Henneman, 230
procedimentos, 267-269
procedimentos de condução nervosa motora
arranjo, 247f-249f
estudos de condução central, 251-252
neuroestimulação repetitiva, 252-253
reflexo de Hoffman, 252
técnicas de condução neural adicionais, 252-254
procedimentos de eletromiografia (EMG)
clínicos, 256-257
exame, 224-225, 264-266
inserção, 257-264
limitações, 265-266
sensibilidade e especificidade de estudos de condução nervosa, 264-265
sala de operação
monitoramento, 267
monitoramento intraoperatório (MIO), 266
potenciais evocados somatossensoriais (PES), 267-268
sistema nervoso central (SNC), 225-226
sistema nervoso periférico (SNP), 224-225
axonopatia, 232
componentes de, 230-232
desmielinização, 232
potencial de ação motora composto (PAMC), 231-232
procedimentos de exame primário, 231
seção transversal da medula espinal, 231f
temperatura do membro e considerações de idade, 234-235
unidades, 229

B

Banho de contraste, 307-308f
considerações para uso de, 307-308
dois recipientes, 307
imersões frias e quentes, 307
na aplicação de crioterapia, 307-308
respostas fisiológicas, 306-307
turbilhão quente e cilindro de imersão no gelo, 307-308
Banhos de parafina
alto grau de calor localizado, 316-317
aplicação, 318-319
considerações, 318
mergulho da mão, 318
protocolos, 319
respostas fisiológicas, 318
sacos plásticos, papéis toalhas, 318
Bindegewebsmassage, 560
Biofeedback
aplicações clínicas para
condições neurológicas, tratamento de, 212
indicações e contraindicações, 210
redução da dor, 212-213
reeducação muscular, 210
relaxamento da defesa muscular, 211-213
atividade laboratorial, 219-221
e eletromiografia (EMG)
conversão, 205
eletromiograma na, 199

junção neuromuscular, 203f
medida da atividade elétrica, 203
recrutamento de unidade motora, 201-202
separação e amplificação, 203-204
sinal, processamento, 204-207
eletrodos
colocação de, 208-209
conectado com, 208-209
descartáveis, 207
não descartáveis, 207-208
preparação da pele, 208-209
superfície da pele, 207-208
superfícies, tipos de, 208-209f
tamanho dos, 207-208
equipamento e técnicas de tratamento
eletrodos, 207-210
informação, demonstração, 209-211
Myotrac, 206
protocolos para reeducação muscular, 206
protocolos para relaxamento muscular, 206
retrainer de eletromiografia (EMG), 206f
estudo de caso, 202, 207-208
feedback de áudio, 209-210
feedback visual, 210
instrumentação
atividade de condutância cutânea, 200
atividade eletromiográfica, 200
eletroencefalógrafos (EEGs), 200
eletrogoniômetros, 200
temperatura cutânea periférica, 200
transdutores de pressão, 200
unidades de fototransmissão de dedo (fotopletismógrafo), 200
papel do
componentes anatômicos e neurofisiológicos, 200
feedback produzido pela resposta, 200
tratamentos, 200
vantagem, 200
reeducação muscular
contração, 210-211
objetivos da, 210-211
usos da, 210-211
relaxamento da defesa muscular
características, 211-212
no treinamento, 211-212
progressão, 211-212
sensibilidade, 210-211
Biofeedback eletromiográfico
aspectos, 201-202
conversão
eletromiografia bruta (EMG), 205
retificação, 205
fibra nervosa, 203f
junção neuromuscular, 201-202, 203f
medição da atividade elétrica
anatomia da, 202-204f
em unidades quantitativas padrão, 203
energia, 203
movimento de íons, 203
recrutamento da unidade motora, 201-202
padrão do, 203
taxa de disparo e o recrutamento, 202

separação e amplificação
amplificador diferencial, 203-204
disposição bipolar, 203
eletrodo de referência, 203-204
eletrodos ativos, 203-204
filtro, 204-206
largura da banda, 204
razão de rejeição de modo comum (RRMC), 204
ruído, 203-204
sinal, processamento
integração, 205
suavização, 203-207
BNR (taxa de não uniformidade de feixe), 372
Bomba BioCryo, 532
Bomba CryoPress, 532
Bomba sequencial de gradiente Pression, 532
Bomba sequencial KCI Sequential Pump, 532
Bombas de compressão sequencial, 531-532, 537. Ver também Técnicas de tratamento por compressão intermitente
Bulbos terminais de Krause, 76-77

C

Campo eletromagnético pulsado (CEMP), 442
CCBI (corrente contínua de baixa intensidade), 43-45
CEMP (campo eletromagnético pulsado), 442
CFP (cuidado de ferida padrão), 56
Cicatrização da ferida
agentes quentes e frios, sobre os efeitos do fluxo sanguíneo de
elevação da temperatura tecidual local, 38-39
Staphylococcys aureus resistente à meticilina (MRSA), 38-39
temperatura tecidual, 38-39
vasoconstrição dos arteríolos cutâneos, 38-39
danos ao tecido mole, 37-39
definição, 37
estimulação elétrica
atividade de células epiteliais, 41-42
atividade de células inflamatórias, 41-42
corrente contínua de baixa intensidade (CCBI), 43-47
corrente pulsada de alta voltagem (CPAV), 41-43
correntes elétricas, 45-47
efeitos adversos, 46-47
estudo de caso, 46
estudos in vitro, 41-43
estudos sobre, 44
lesão na medula espinal (LME), 42-44
mecanismos intracelulares, 41-43
neuroestimulação elétrica transcutânea (TENS), 42-43
parâmetros de estímulo, 43-45
pesquisa experimental, 43-44
potenciais bioelétricos endógenos, 40-44
preparação do leito da ferida, 43-44
programas de tratamento, 44-47
resultados, 41-42
técnica de aplicação, 42-46, 43f
evidência de pesquisa clínica, 54-55
aplicação de calor superficial, 57-58
cuidado padrão da ferida (CPF), 56
ensaios, 56-58

estudos, 56
hidroterapia, 57
relatos, 56-57
relatos de caso, 57
revisão de Cochrane, 56
hidroterapia e
benefícios de, 39-40
elevação da temperatura da água, 39-40
limpeza, 39-40
protocolos para, 40-41
remoção de material estranho, 39-40
técnicas de não imersão, 39-40
laser no reparo tecidual, efeitos do, 50-52
luz ultravioleta e
efeito antibacteriano da, 52-53
efeitos carcinogênicos, 54-55
Enterococcus faecalis resistente à vancomicina (VRE), 52-53
in vitro, 52-53
luz ultravioleta C, 52-53*f*
preparação do leito da ferida de, 54
protocolos de tratamento, 54
técnicas de aplicação para, 52-54, 54f
processos celulares e fisiológicos, 38
terapia de compressão pneumática, 55
administração de pressão externa, 55
tratamento das feridas não cicatrizadas
contraindicações, 59-61*t*
hidroterapia, 57-61
luz ultravioleta C, 59
preparação do leito da ferida, 58-59
terapia de compressão pneumática, 59-
60
ultrassom, 58-59
ultrassom e
ação de 47
efeitos físicos do, 47-48
fator de crescimento endotelial vascular
(FCEV), 48
fibroblasto, 47-50
metabolismo de óxido nítrico (ON), 48
ondas sonoras, 48-50
padrão temporal de mudanças, 47-50
pesquisas sobre, 47-49
técnica de aplicação, 48-50, 51f
terapia MIST com ultrassom (MIST), 49-
50
Ciclos por segundo (CPS), 110-111
Circuitos elétricos, 101
em série e paralelos
componentes, 101-102
energia, 102
fluxo de corrente, 103-104
resistores componentes, 102-103
unidades de estimulação, 103-104
fluxo de corrente através dos tecidos biológicos
nervo periférico, 103-104
pele, 103-104
sangue, 103-104
Compressas comerciais de *hydrocollator*
aplicação, 298-300
considerações, 300
posicionamento, 298-299
protocolos, 299
respostas fisiológicas, 299-300
sacola plástica, 298, 300
toalhas umedecidas frias, 298-299

Compressas de *hydrocollator* comerciais. *Ver*
Técnicas de tratamento por crioterapia, compressas de *hydrocollator* comerciais
Compressas frias. *Ver* Técnicas de tratamento
por crioterapia, compressas frias
Compressas ThermaCare®
aplicada na região lombar, 322*f*
material tipo tecido, 321
Consolidação óssea. *Ver também* Ultrassom
terapêutico
avaliação das fraturas de estresse, 391
depósitos de cálcio, absorção da, 390-391
estimuladores ultrassônico de crescimento,
390, 390*f*
Controle neurofisiológico
controle da dor descendente
influência, 84-85*f*
núcleo da rafe, 84-85
substância cinzenta periaquedutal
(MCPA), 83-85
trajetória noradrenérgica, 84-85
trajetórias eferentes serotonérgicas, 84-
85
β-endorfina e dinorfina no, 85-87
funções interneurônio de encefalina, 84-
87, 85-87*f*
liberado do hipotálamo, 85-87, 86*f*
mecanismos, 85-88
mecanismos analgésicos, 81-85
teoria do controle do mecanismo da comporta, 81-83*f*
descoberta e isolamento dos opioides
endógenos, 82-85
interneurônios de encefalina, 83-85
Corpúsculos de Meissner, 76-77, 77f
Corpúsculos de Merkel, 76-77
Corpúsculos de Pacini, 76-77, 77t
Corpúsculos de Ruffini, 76-77, 77t
Corrente contínua de baixa intensidade
(CCBI), 43-47
Corrente pulsada de alta voltagem (CPAV),
41-47
forma de onda de, 44-45*f*
Correntes bifásicas assimétricas
neuroestimulação elétrica transcutânea
(TENS), 135-136f
parâmetros de tratamento, 135-137, 140
protocolos de tratamento para TENS em
nível nocivo, 138-141
unidade de TENS portátil, 136*f*
usos terapêuticos das
teoria de controle da comporta, 135-136
teoria do controle da dor descendente,
137
teoria do controle da dor opiáce endógena, 137-138
Correntes de baixa voltagem na estimulação
elétrica
galvanismo médico, 146
iontoforese, 146
precauções de tratamento com as correntes
monofásicas contínuas, 147
Correntes interferenciais
interferência estereodinâmica, 146
na estimulação elétrica
alinhamento de eletrodo quadrado, 144-
145*f*
e efeito heteródino, 143-145

eletrodo, 14-145
interferência destrutiva, 143-144
Correntes russas, 142-143
com CA polifásica, 142*f*
com e sem intervalo *interburst*, 142-143,
142-143*f*
onda senoidal, 143-144, 143-144*f*
CPAV (corrente pulsada de alta voltagem),
41-42
CPS (ciclos por segundo), 110
Criocinética
aplicação, 309-311
considerações, 309-311
frio com exercício, 309
imersão em gelo, 309-311
Cuidado de ferida padrão (CFP), 56

D

Diatermia, 433-434
aplicações clínicas
afirmações, 448
aquecimento das estruturas articulares,
447
condições nas, 489
diatermia por ondas curtas, 448
flexibilidade dos isquiotibiais, 447
ganhos de flexibilidade, 447-448
contraindicações, 449-452
efeitos não térmicos
células danificadas, 434-435
diatermia por ondas curtas pulsada
(DOCP), 434-435
efeitos térmicos
aquecimento, 434
benefícios dos, 434
condições patológicas, 434
vibração de alta frequência de moléculas,
434
indicações para, 449-452
micro-ondas, 433, 447*f*
frequências designadas pela *Federal
Communications Commission* (FCC),
446
unidades, 446-447
usos de, 446
ondas curtas, 435, 436f, 444*f*
diatermia por ondas curtas pulsada
(DOCP), 442-443
eletrodos, 436-442
equipamento, 435-436
estudo de caso, 445-446
partes componentes, 435*f*
protocolos de tratamento, 444
tempo de tratamento, 443-444
ondas curtas e micro-ondas como modalidades térmicas, comparação, 447
pesquisas, 448
temperaturas intramusculares, 449*f*
vantagens, 449
precauções de tratamento, 450-452
Diatermia por micro-ondas
energia de feixe de eletrodos, 446
frequências designadas pela Federal Communications Commission (FCC), 446
unidades, 446, 447*f*
usos, 446
Diatermia por ondas curtas
atividade laboratorial, 460-461

592 Índice

eletrodos
capacitor, 436-439
indução, 439-442
técnicas de capacitância ou indução, 436
equipamento
amplificador de potência, 435
Autotherm, 436f
campo elétrico e campo magnético, 436
controle de intensidade de produção e indicador, 435
controle de produção de sintonia, 435
Federal Communications Commission (*FCC*), 435
Frequência de absorção específica (TAE), 435
orientações de dosagem, 436
oscilador de frequência de rádio, 435
painéis de controle na, 435
partes componentes de, 435f
Radarmed, 436f
estudo de caso, 445-446
técnicas, 437t
tempo de tratamento
protocolos, 444
vasoconstrição reflexa, 443
Diatermia por ondas curtas pulsada (DOCP), 434
campo eletromagnético pulsado (CEMP), 442
DOC *Intellect* 100, 444
efeitos, 442
em intervalos consistentes, 443
energia eletromagnética pulsada (EEMP), 442
geradores, 443
porcentagem de tempo ligado, 443
potência média, 443
tratamento com energia eletromagnética pulsada (TEEMP), 442
DMIT (dor muscular de início tardio), 291
DOCP (diatermia por ondas curtas pulsada), 434
Dor, 71-75
aguda e crônica, 72
associação internacional, 71
avaliação da
documentação, 75
escala numérica, 74-75f
escalas visuais analógicas, 73-75f
padrão indicador de atividade de perfil doloroso, 74
planilhas, 73-74f
questionário de McGill, 73, 75f
com modalidades terapêuticas, 71
controle da, 72
controle de explanações neurofisiológicas
controle descendente, 84-85
dinorfina,. 85-87
β-endorfina e dinorfina no, 85-87
funções de interneurônio encefalina, 85-87
hormônio da adrenocorticotropina (ACTH), 85-87
mecanismos, 85-87
mecanismos analgésicos, 82-83
teoria do controle da comporta, 83, 83-85f

irradiação da, 72
manejo da, 87-88
abordagem do fisioterapeuta, 90
agentes físicos, 88
estratégias, 88
estudo de caso, 87-90
fisioterapeuta, 88-89
objetivo do tratamento, 90
objetivos, 76
percepção da
influências cognitivas, 77-78
receptores sensoriais, 76-78
pesquisa sobre, 71-73
referida, 72
sinais de advertência, 71
somática profunda, 72
transmissão neural
classificação de neurônios aferentes, 78-79, 80t
facilitadores e inibidores da transmissão sináptica, 78-79
fibras eferentes, 78
fibras nervosas aferentes, 78
nocicepção, 79-83
segunda ordem, 78-79
Dor muscular de início tardio (DMIT), 291

E

Edema
tratamento de, 527
compressão interna rítmica, 528
elevação, 527-528, 527f
envolver as partes lesionadas do corpo, 527f
meia de compressão de Jobst, 528f
pressão externa, 528
Edema articular, 523
Edema da lesão, 529
acúmulo de, 523, 527
combinação de frio e compressão, 532, 536-537
formação de
depressível, 524, 526
linfedema, 523, 526-527, 531, 534, 539, 542
tratamento de, 527-529, 537
Edema depressível, 524.
EEG (eletroencefalógrafos), 200
EEMP (energia eletromagnética pulsada), 442
EIVM (energia infravermelha monocromática), 51
Eletricidade e correntes de estimulação elétrica, 97-99
alto potencial e baixo potencial, 98f
circuitos
em série e paralelos, 101-103, 101-102f
que fluem através dos tecidos biológicos, 103-104
trajetória da corrente, 101
componentes da
ampere, 98, 99f
condutância, 98
condutores, 98
elétrons, 98-101, 98f
fluxo de corrente, 97-98
impedância elétrica, 99
íons, 98
lei de Ohm, 99

voltagem, 98
watt, 99
contraindicações, 125t
duração, 111
efeito placebo
mudança perceptiva, 149
tratamento, 148-149
efeitos fisiológicos diretos e indiretos
eventos de estimulação, 117
excitatórios, 117
percepção, 117
eletroterapêutico
bifásico ou CA, 100
monofásico ou CC, 99, 100f
pulsada ou CP, 100f
equipamento elétrico e segurança
disjuntor diferencial de fuga para terra com corrente de resposta, 150-150f
dispositivos, 149-151
dispositivos eletroterapêuticos, 150-151
dispositivos terapêuticos, 150-151
efeitos fisiológicos, 151
macro e microchoque, 150-151
potência, 149
práticas, 151
tomada de parede, 149-151
estimulação elétrica funcional (FES), 148
estimuladores do crescimento ósseo
invasivo, 147
não invasivo, 147
não união, 147
retardo na consolidação, 147
fluxo de elétron como análogo ao fluxo d'água, 99t
formato da forma de onda, 104-105f
frequência
ciclos por segundo (CPS), 110
contrações e tetanização, 111, 111f
influência da corrente contínua, 110f
processo de superimposição, 110
geradores de correntes eletroterapêuticas
ciclos por segundo (CPS), 101
estimulador de intensidade baixa (LIS), 100
estimulador elétrico neuromuscular (NMES), 100
estimulador neuromuscular elétrico de microcorrente (MENS), 100
estimuladores elétricos transcutâneos, 100
frequência, 100
pulsos por segundo, 101
relação entre tipo de corrente, 101
indicações e contraindicações, 123-125t
intensidade, 111
microprocessadores de microcanal, 148-149
modulação de corrente
batida, 108-110
burst, 108-110, 109-110f
contínua, 108
intervalos *interburst*, 109
rampa, 110
parâmetros de tratamento, 104
polaridade
ânodo, 111
cátodo, 111
colocação de eletrodo, 113-116

Índice **593**

corrente monofásica, 112
densidade da corrente, 113-114*f*
direção do fluxo da corrente, 112
efeitos químicos, 112
facilidade de excitação do tecido excitável, 112
ligada/desligada, 116
pulsos, fases e direção do fluxo de corrente
amplitude, 104-108, 110
assimétrica, 104-106*f*
bifásica, 104-110, 112, 105f
características de, 106*f*
carga, 104-105
corrente média, 107*f*
duração, 107-111, 108-110*f*
frequência, 107-111
monofásica, 112, 105
pulso, 104-110, 106-108f
tempos de subida e queda, 107
respostas fisiológicas
diretos e indiretos, 117
efeitos bioestimulantes nas células não excitatórias, 122
efeitos da, 116
mudança de impulsos de dor, 116
musculares, 121
nervosas, 117
respostas nervosas (*ver* Respostas nervosas às correntes elétricas)
sistemas de controle por computador, 148
usos clínicos, 123
correntes de alta voltagem, 123
correntes de baixa voltagem, 146-147
correntes interferenciais (*ver* Correntes interferenciais, na estimulação elétrica)
correntes russas, 142, 142-143f
microcorrente, 138-141
neuroestimulação elétrica transcutânea (TENS), 135-141
pré-modulada, 146
Eletrodos, diatermia por ondas curtas
capacitor
campo elétrico, 437, 438*f*
eletrodo ou placa positivamente carregado, 437*f*
eletrodos de coxim, 438-439, 440*f*
placas de espaçamento de ar, 437-441, 437t, 438*f*
técnica de capacitância, 436
indutor
cabo, 441
cabo em forma de panqueca, 442*f*
correntes de redemoinho, 439-440, 440f
deslocamentos de campo elétrico, 439
oscilação intermolecular, 439
tambor, 441-444, 441f
tambor simples, 441*f*
técnica de indutância, 439
três tambores, 441*f*
Eletroencefalógrafos (EEG), 200
Eletromiografia (EMG), 224-226
conversão, 205
eletromiograma, 199
inserção
amplitude, 260-261, 261f
atividade voluntária, 260
descargas miotônicas, 259
duração, 261-261f

forma, 260-262
nível de contração, 262-263
ondas agudas positivas (OAP), 258, 258*f*
padrão de interferência com, 262*f*
potenciais, 259-261
potenciais de fibrilação, 257-259, 258f
repouso, 259
som, 262
unidades motoras, 261-262*f*, *262-263*
junção neuromuscular, 201, 203*f*
limitações, 265
medida da atividade elétrica, 203
recrutamento da unidade motora, 201-202
sensibilidade e especificidade, 264-265
valores, 264-266
separação e amplificação de, 203
solicitação, 268
Energia, 3
classificação, 4
formas, 4
Energia acústica nos tecidos biológicos, transmissão
atenuação
dispersão e disseminação, 365
penetração e absorção, relação, 366*t*
porcentagem de energia incidente refletida, 366*t*
frequência de transmissão de onda
profundidade de penetração, 365
variação, 364
ondas transversas e longitudinais
compressões, 364
interface osso-tecido mole, 365*f*
rarefações, 364
Energia elétrica, 4
modalidades
biofeedback eletromiográfico, 14-15
correntes de estimulação elétrica, 13-14
Energia eletromagnética, 4t
efeitos da, 7
leis que governam, 9-11
espectro, 6f, 7, 8*t*
modalidades
diatermia, 11
laser de baixa potência, 12
luz ultravioleta, 12
radiação, 5
relação entre comprimento de onda e frequência, 5-6, 5*f*
Energia eletromagnética pulsada (EEMP), 442
Energia infravermelha monocromática (EIVM), 51t
Energia mecânica, 4
modalidades de, 15
Energia sonora, 4t
modalidades
terapia por ondas de choque extracorpórea (TOC), 15
ultrassom, 14-15
Energia térmica, 4, 13
modalidades
crioterapia, 13
termoterapia, 13
Escala de classificação numérica da dor, 75f
Especialista eletrofisiológico (EE), 224-226
Estimulação elétrica
analgesia, estudo de caso, 139

atividade laboratorial na analgesia
contraindicações, 167
descrição, 167
efeitos fisiológicos, 167
efeitos terapêuticos, 167
indicações, 167
e cicatrização da ferida
atividade celular epitelial, 41
atividade das células inflamatórias, 41
corrente contínua de baixa intensidade, 43
corrente pulsada de alta voltagem (CPAV), 41-42
correntes elétricas, 45
efeitos adversos, 46
estudo de caso, 46
estudos, 43-45
estudos *in vitro*, 41
lesão da medula espinal (LME), 42-44, 46t
mecanismos intracelulares, 41
neuroestimulação elétrica transcutânea (TENS), 42
parâmetros de estímulo, 43-45
pesquisa experimental, 41
potenciais bioelétricos endógenos, 40
preparação do leito da ferida, 44, 44f
programas de tratamento, 44, 45
resultados, 41-44
técnica de aplicação, 42-43, 43*f*
tratamento com, 41-43
estudo de caso do controle do edema, 145
fortalecimento e
contraindicações, 167, 172
descrição, 172
efeitos fisiológicos, 172
efeitos terapêuticos, 172
indicações, 172
na reeducação
descrição, 167
efeitos fisiológicos, 167
efeitos terapêuticos, 167
indicações, 167
Estimulação elétrica funcional (FES), 148
usos clínicos, 148
Estimulador de baixa intensidade (LIS), 100
Estimulador elétrico neuromuscular (NMES), 100

F

Fase de remodelagem-maturação, 25-26
uso da modalidade
correntes de estimulação elétrica, 30-32
laser de baixa potência, 30-32
mobilidade controlada progressiva, papel de, 30-32
tipo de modalidade de aquecimento, 30-32
Fase de reparo fibroblástica
formação de cicatriz
novo crescimento dos vasos sanguíneos, 24-25*f*
regeneração do epitélio, 24-25, 25-26*f*
sequência de eventos, 25-26
revascularização, 24-25
sinais e sintomas, 24-25
uso da modalidade
compressão intermitente, 29-30

594 Índice

tomada de decisão clínica, 29-30
tratamentos, 29-30
Fase de resposta inflamatória
celular, 21-22
crônica
produção de tecido de granulação, 23-25
sequência de, 23-24f
mediadores químicos, 21-22
citocinas, 22-23
histamina, 22-23
lesão inicial e, 22-23f
leucotrienos, 22-23
marginação, 22-23
reação vascular
espasmo, 22-23
função das plaquetas, 22-23
pressões de vasoconstrição, 22-23
processo de coagulação, 22-24, 23-24f
resultado da combinação de, 23-24
sinais e sintomas, 21-22
uso da modalidade
amplitude passiva, 29-30
dispositivo de compressão intermitente, 29-30
estágio de manejo da lesão inicial, 29-30
Fator de crescimento endotelial vascular (FCEV), 47-48
Fator relaxante derivado endotelial (FRDE), 528, 542
Federal Communication Commission (FCC), 435, 446
Fluidoterapia
aplicação, 320-322
considerações para uso de, 320
extremidade superior, 320
mecanorreceptor, estimulação termorre-ceptora, 320
modalidade de medicina física multifuncional, 319
protocolos, 321-322
respostas fisiológicas, 320
toalha protetora, 320
Fonoforese
e iontoforese, 175
hidrocortisona, cortisona, salicilatos, 393-394
melhora na administração de medicação selecionada, 393-394
níveis diminuídos de dor percebida, 394, 396
salicilatos melhoram analgesia, 393-394
transmissão por meio de, 395
FRDE (fator de relaxamento derivado do endotélio), 528

G

Game Ready System, 536
Gerador de ultrassom terapêutico, componentes
amplitude, potência, intensidade
magnitude da vibração, 371-373, 373-374f
mediada espacial, 373-374
pico espacial, 373-374
pico temporal, 373-374
tolerância do paciente, 374-375
anatomia do transdutor, 366-367f

frequência, 370
máquina de ultrassom mais moderna, aspectos, 368t
onda pulsada e contínua
ciclo de trabalho, 374-375
período do pulso, 375-376
penetração de tecidos mais profundos, 371-372
próximo ao campo e distante do campo, 371-373
taxa de não uniformidade do feixe (BNR), 371-373
transdutor
área de irradiação efetiva, 368-369-370
deformação mecânica do cristal, 368-369
efeito piezoelétrico, 366-367, 368-369f
unidades, 368f
GFI (Disjuntor diferencial de fuga para a terra com corrente de resposta), 150-151

H

Hidroterapia e cicatrização da ferida
benefícios da, 39-40
elevação da temperatura da água, 39-40
limpeza, 39-40
protocolos para, 40-41
Pseudomonas aeruginosa, 40-41
remoção de material estranho, 39-40
técnicas de não imersão, 39-40

I

Imersão no gelo
aplicação, 309-311
baldes, 309-311
considerações para uso de, 309-311
Interruptor de corta corrente (ICC), 150-151
Iontoforese
aplicações clínicas para
condições musculoesqueléticas inflamatórias, 186
condições tratadas com, 186t-189t
atividade laboratorial, 196-198
através do tecido, movimento de
dutos sudoríparos, 178
eletrodo ativo, 177
quantidade de, 178
unidades de iontoforese portáteis, 177f
dosagem da medicação miliampere-minutos, 180
eletrodos utilizados para, 181
ativos e dispersivos, 180
autoadesivos, 181
feitos de, 180
iontopatch, 182f
recomendações de espaçamento, 181
sistema de administração de fármaco transdérmico, 182
sujeiras e incômodos, 180
tamanho e forma de, 181
equipamento e técnicas de tratamento
corrente requerida, 178
dose da medicação, 180
duração do tratamento, 180
eletrodos, 180-182
geradores, 178-179
intensidade da corrente, 179
íon apropriado, seleção de 182-185
protocolos para, 182

estudo de caso, 183-184
farmacocinética de
absorção de fármacos, mecanismos de, 176
janelas terapêuticas, 176
vantagem, 176
força de empuxe, 175
geradores
aspectos, 178
Fischer MD Ia, 179f
voltagem constante, 178
intensidade de corrente, requerida para, 178
amperagem baixa, 179
amplitude, 179
eletrodo ativo, 179
intensidade mais alta, 179
na solução, movimento de, 177
eletroforese, 176
eletrólitos, 176
ionização, 176
reação ácida, 176
reação alcalina, 176
precauções de tratamento e
indicações e contraindicações para, 190
problemas no, 189
reações de sensibilidade, 190
tratamento de queimaduras, 189
seleção de íon
efeitos fisiológicos, 185
esclerótico e, 182-184
fluxo de corrente monofásica, 182-184
recomendações de fisioterapeutas, 185t
tendência de, 182-184
transferência de íon, 175
variação da duração do tratamento, 180
versus fonoforese, 175

L

Lâmpadas de aquecimento, 322-323
Lâmpadas infravermelhas
aplicação, 323-324
considerações para uso de, 323-324
disjuntor diferencial de fuga para terra com corrente de resposta (GFI), 322-323
lâmpada de aquecimento, 322-323f
luminosa e não luminosa, 321-322
modalidade de energia eletromagnética, 321-322
posicionamento de, 322-323
protocolos, 323-324
respostas fisiológicas, 323-324
laser (amplificação de luz para emissão estimulada de radiação), 463
Lei de Cosine, 10f
Lei de Graston-Draper, 10
Lei do quadrado inverso, 11, 11f
Liberação miofascial, 566-568
mobilização de tecido mole, 567, 567f
tratamento
áreas, 567
proteção das mãos, 568
uso de lubrificante, 568
Ligamento talofibular anterior (TFA), 534
Linfedema, 523, 526-527, 531, 534, 539. *Ver também* Edema de lesão
LIS (estimulador de baixa intensidade), 100
Localização dos pontos motores, 582-584

Índice   595

Luz ultravioleta e cicatrização da ferida
  efeito antibacteriano de, 52-53
  efeitos carcinogênicos, 54-55
  Enterococcus faecalis resistente à vancomicina (VRE), 52-53
  in vitro, 52
  luz ultravioleta C, 52-54
  métodos de aplicação para, 53-54f
  preparação do leito da ferida da, 54f
  protocolos de tratamento, 54

M

maser (amplificação de micro-ondas de emissão estimulada de radiação), 463
Massagem com gelo
  aplicação, 296f
  considerações para uso de, 296
  copos de isopor, 295, 295f
  Cryo-cup, 295
  depressor lingual, 319
  manobras circulares e longitudinais, 296
  posições para, 295
  protocolos, 297-298
  respostas fisiológicas, 296
Massagem de Hoffa, 551. *Ver também* Tratamento por massagem
  effleurage, 552, 553f
  pétrissage, 553-554, 553f, 555f
  rotina, 556-557
  tapotamento ou percussão, 554-555
  vibração, 556
Massagem do tecido conectivo, 560f
  princípios da
    indicações e contraindicações, 561
    posição do fisioterapeuta, 561
    posição do paciente, 560
    técnica de aplicação, 561
Massagem em ponto-gatilho
  características clínicas, 562
  miofascial, 561-562
  protocolo de tratamento, 562
  técnicas, 563
Massagem por fricção transversa, 558-559
Massagem terapêutica
  efeitos fisiológicos da
    mecânicos, 545-547, 554
    reflexivos, 545-546, 551, 564-565, 577
  efeitos psicológicos da, 547
  indicações e contraindicações, 570-571, 578
  tratamento de
    considerações e diretrizes, 547-551, 579
    de Hoffa, 551-557, 563, 572-573, 579
    fricção, 557-558, 572-573, 577
    fricção transversa, 558-560, 573, 579
    liberação miofascial, 566-568, 572, 577
    ponto-gatilho, 561-564, 572-573, 579
    rolfing, 569-570, 572, 577
    sistema Trager, 570, 572, 577
    tecido conectivo, 560-561, 567-569, 572, 577-579
    técnica de liberação ativa (ART), 566, 566f
    tensão-contratensão, 564-565
    terapia de liberação posicional, 565
Microcorrente na estimulação elétrica
  corrente contínua de baixa intensidade (CCBI), 43-45, 138-139
  efeitos, 138-139

efeitos analgésicos de, 139-140
efeitos bioestimulantes na cicatrização da ferida
  da fratura, 140-141
    parâmetros de tratamento para a cicatrização da ferida, 140-142
    promoção, 140
    protocolos de tratamento, 140
    tendão e ligamento, 141
  estimulação de baixa intensidade (LIS), 138-139
Modalidades de energia condutiva, uso clínico
  espasmo muscular e mudança da temperatura tecidual, 289-290
  mudança da temperatura tecidual
    e circulação, 287-289
    manutenção da temperatura corporal, 289
    órgão tendinoso de Golgi, 289
    unidade musculotendínea, 290
  mudança de temperatura na performance, 290
  sensação de dor, 287
  uso das modalidades
    aumento da temperatura tecidual, 286
Modalidades de energia térmica condutivas, 285
Modalidades terapêuticas, 3, 4t
  mecanismo de ação, 5
MPV (músculos paravertebrais), 256
Músculos paravertebrais (MPV), 256

N

Neuroestimulação elétrica transcutânea (TENS), 42-43
NMES (estimulador elétrico neuromuscular), 100

O

OAP (ondas agudas positivas), 229
Ondas agudas positivas (OAP), 229, 258

P

PAMC (potencial de ação de umidade motora composto), 232, 245
Percepção da dor
  influências cognitivas
    fármacos tricíclicos, 78
    modulação de processos mentais, 78
  receptores sensoriais
    bulbos terminais de Krause, 76-77
    características dos, 76-77
    corpúsculos de Merkel, 76-77
    corpúsculos de Pacini, 76-77
    corpúsculos de Ruffini, 76-78
    nociceptores, 76-78
PES (potenciais evocados somatossensoriais), 266-267
Polar Cub, 536
Potenciais de ação de unidade motora (PAUM), 227, 229
Potenciais evocados somatossensoriais (PES), 224-225, 266-268
Potencial de ação de umidade motora composto (PAMC), 231-232, 245
Princípio de Arndt-Schultz, 9
Processo de cicatrização
  contraindicações, 31-32
  fase de maturação e remodelamento, 25-26
  fase de reparo fibroblástica, 24-25

fase de resposta inflamatória, 21-24
fatores que afetam
  atrofia, 26
  corticosteroides, 27
  edema, 26
  espasmo muscular, 26
  extensão da lesão, 26
  hemorragia, 26
  infecção, 27
  queloides e cicatrizes hipertróficas, 27
  saúde, idade e nutrição, 27
  separação de tecido, 26
  suprimento vascular insatisfatório, 26
  umidade, clima e tensão de oxigênio, 27
indicações, 31-32t
modalidades terapêuticas na reabilitação, 19
  ciclo de lesão relacionado ao esporte, 20f
  lesões primárias, 19
  lesões secundárias, 19
  população fisicamente ativa, 19
  três fases de, 20-22f, 22-24
  uso de, 19
primeiros socorros no manejo da lesão
  crioterapia, 27, 29
  estimulação elétrica, 27, 29
  laser de baixa potência tem, 29
  parte lesionada, 29
  tomada de decisão clínica, 28t
  ultrassom de baixa intensidade, 29

R

Razão de rejeição de modo comum (RRMC), 204
Receptores sensoriais. *Ver* Percepção à dor, receptores sensoriais
Resfriamento tecidual. *Ver* Técnicas de tratamento por crioterapia, resfriamento tecidual
Respostas musculares à corrente elétrica
  estimulação do músculo desnervado, 121-123
    parâmetros de tratamento para, 122
  tudo ou nada, 121
Respostas nervosas às correntes elétricas
  curva força-duração
    cronaxia, 120
    mudança de impulso elétrico, 120f-121
    reobase, 120
    tamanhos e tipos, 120
  despolarização, 118-119
    efeitos, 119
    propagação, 119
  gradiente eletroquímico, 118
  membrana celular, 118-119f
  permeabilidade sensível à voltagem, 117-118
  potencial de ação, 118
  potencial em repouso, 118
RRMC (razão de rejeição de modo comum), 203

S

Sistema linfático
  estrutura do
    atividade muscular, 525
    capilares linfáticos, 524
    linfáticos terminais, 525
    movimento de proteína de plasma, 525f
    tubos revestidos por células endoteliais, 524

596 Índice

função do
homeostase do ambiente extracelular, 524
limpeza de líquido intersticial, 524
plasma e escape de proteína plasmática, 523
válvula de segurança para sobrecarga de líquido, 524
Sistema *trager*, 570
Spray frio na crioterapia
aplicação, 305
avaliação, 305
considerações para uso de, 305
fluorometano, 305
precauções, 306
protocolos, 306-307
respostas fisiológicas, 305
spray e alongamento, 305f

T
Taxa de não uniformidade do feixe BNR
ideal, 371-373
pesquisadores, 371
Técnica de Graston, 568. *Ver também* Tratamento por massagem
Técnica de liberação ativa (ART), 566
Técnica de pinçar, 560
Técnica de tensão-contratensão, 564-565
Técnica de vibração, 556
Técnicas de exposição. *Ver também* Ultrassom terapêutico
bolsa de água, 383-385
contato direto, 381-383
imersão, 383-384, 383-384f
movendo o transdutor, 383-386
Técnicas de percussão, 554-556
Técnicas de *rolfing*, 569-570. *Ver também* Tratamento por massagem
Técnicas de tratamento com compressão intermitente
ajuste do paciente e instruções, 532-533
bombas de compressão sequencial, 531, 532f
estudo de caso, 534-535
indicações e contraindicações, 536, 537t, 542
manguitos, 533f
pressões de inflação, 529-531
protocolos, 530
sequência ligado/desligado, 530-531, 533-535, 537
tempo de tratamento total, 530-531, 537, 539
Técnicas de tratamento por crioterapia, 4
banho de contraste
aplicação, 308
considerações para uso de, 308
dois recipientes, 307
imersões no calor e no frio, 307
respostas fisiológicas, 307
turbilhão quente e cilindro de imersão no gelo, 307f
compressas comerciais de *Hydrocollator*, 298f-299
aplicação, 299
considerações para uso de, 299
manter posicionamento apropriado, 299
protocolos, 299
respostas fisiológicas, 299

sacola plástica, 298
toalhas umedecidas frias, 298
compressas frias
aplicação, 300
bandagem elástica, 299
considerações para uso de, 299
máquina de flocos de gelo, 299
moldadas para se encaixarem à parte lesionada, 299-300f
protocolos, 301
respostas fisiológicas, 300
contrairritantes, 324
criocinética
aplicação, 308
considerações para uso de, 308
frio com exercício, 309
estudo de caso, 297-298, 303-304, 309-310
Aircast, 308
aplicação, 308
considerações para uso de, 308-310
Cryo-Cuff, 309-311
imersão no gelo
aplicação, 308
baldes, 311
considerações para uso de, 308
massagem com gelo
aplicação, 296-297
considerações para uso de, 296
copos de isopor, 295
Cryo-Cup, 295
manobras circulares e longitudinais, 296
posição para, 295
protocolos, 297
respostas fisiológicas, 296
mudança de temperatura
capacidades concêntricas e excêntricas de torque, 290
resfriamento tecidual, efeitos fisiológicos
dor muscular de início tardio (DMIT), 291
frio e calor, 294t
indicações e contraindicações, 291t
mudanças de temperatura, 293f
mudanças em vários durante a aplicação de gelo, 293
resposta de caça, 292
úlcera pelo frio, 293
sensação de terceiro a quarto estágios, 293
spray frio
aplicação, 305
avaliação, 305
considerações para uso de, 305
fluorometano, 305
jato pressurizado rápido, 304
precauções, 306
protocolos, 306-307
respostas fisiológicas, 305
spray e alongamento, 305-306
turbilhão frio
aplicação, precauções, 302
considerações para uso de, 302
gelo derretido, 301
imerso, 301-302
manutenção, 302-303
máquina de gelo, 301-302
protocolos, 303
respostas fisiológicas, 302
vasodilatação reflexa, 294

Técnicas de tratamento por termoterapia, 4
banhos de parafina
alto grau de calor localizado, 317-318f
aplicação, 318-319
considerações para uso de, 318
mergulhar a mão, 318
protocolos, 319
respostas fisiológicas, 318
sacolas plásticas, toalhas de papel, 318
compressa ThermaCare®
aplicados à região lombar, 322-323
compressas comerciais de *Hydrocollator*, 315-316f
aplicação, 317
considerações para uso de, 317
respostas fisiológicas, 316
unidade de compressas quentes, 316
fluidoterapia
aplicação, 321
considerações para uso de, 320
extremidade superior, 320f
mecanorreceptor, estimulação termorreceptora, 320
modalidade de medicina física multifuncional, 319
proteção com toalhas, 320
protocolos, 321
respostas fisiológicas, 320
lâmpadas infravermelhas
aplicação, 323
considerações para uso de, 322
disjuntor diferencial de fuga para a terra com corrente de resposta (GFI), 322
lâmpada de aquecimento, 323
luminoso e não luminoso, 322
modalidade de energia eletromagnética, 321-322
posicionamento de, 322
protocolos, 323
respostas fisiológicas, 322
nenhum paciente com edema deve ser tratado com, 313
turbilhão quente, 313-314f
acolchoamento, 313
aplicação, 314
considerações para uso de, 314
posicionamento confortável do paciente, 313
TEEMP (tratamento com energia eletromagnética pulsada), 442
Terapia a *laser*, 463
amplificação de micro-ondas da emissão estimulada de radiação (maser), 463
aplicações clínicas para
cicatrização da ferida, 470-471
força de tensão, 471
inflamação, 472
lasers de baixa potência, 470
respostas imunológicas, 471-472
tecido cicatricial, 472
considerações clínicas para uso em
contusões, 473
dor, 473
entorses e distensões, 473
resposta óssea, 473
física de
coerência, 464
colimação, 464

emissões estimuladas, 464f
fótons, 464f
laser GaAs, 465f
meio de ganho, 464
monocromático, 464
laser de baixa potência, 465
aplicações para, 466
arseneto de gálio (GaAs), 465-466
atividade de laboratório, 484-485
bioestimulante, 465
detector de impedância, 466
estimulador de ponto, 466
estudo de caso, 477
hélio-neônio (HeNe), 465-466, 466f
parâmetros de, 468
tempos de tratamento para, 469
laser GaAs, 468-469, 474-475
laser HeNe, dosagem de, 468, 474-475
lasers de alta potência, 464
masers ópticos, 463
profundidade da penetração
efeito direto e indireto, 470
protocolos de tratamento
aplicações, 475-476
cicatrização da ferida, 475-476
dor, 474-475
edema e inflamação, 476-477
laser de nível baixo, 474-476
lasers HeNe e GaAs, dosagem de, 466-468, 474-475
princípio de Arndt-Schultz, 474-475
tecido cicatrizado, 475-477
reparo tecidual, efeitos de
ações diretas de, 50-51
energia infravermelha monocromática (EIVM), 51
estudos, 51
influxo de cálcio, 50
pesquisa clínica, 51-52
processos biológicos, 50
relatos sobre, 50
técnica de aplicação, 51-52f
tratamento, 50-52
segurança de, 476-477
contraindicações, 478
Institutional Review Board (IRB), 476-477
laser de alta potência, 476-477
laser de baixa potência, 476
precauções e contraindicações, 478
risco moderado, 476
técnicas de *laser*
energias de onda contínua *versus* pulsada, 468f
grade, 466-467, 467f
linhas e pontos, 467-468
rastreamento, 467f, 468
utilizado na, 465
Terapia com mist, 49-50. *Ver também* Ultrassom
Terapia de compressão pneumática e cicatrização da ferida, 55
administração de pressão externa, 55
Terapia de liberação posicional (TLP), 565
Terapia por ondas de choque extracorpórea (TOC), 15, 417
aplicações clínicas
para a epicondilite medial e lateral, 425-426

para a fasciite plantar, 423-425
para fraturas, 423
para tendinite calcária do ombro, 425-426
características de
atenuação e inclinação, 419
comparação bidimensional, 420f
distúrbio na pressão, 418
energia acústica, 419
gel acoplado com base na água, 419
pressões positivas e negativas, gráfico de, 419f
pulso sônico, 418
efeitos biológicos
dose, efeitos relacionados da, 422-423t
estresses diretos e indiretos, 421-422
micro-jatos, 421-422
osso, 422
tendão, 422
ensaios controlados randomizados, 423-424
estudo de caso, 424
geração
eletro-hidráulica, 420
eletromagnética, 420
piezoelétrica, 420
história da
condições musculoesqueléticas, 417
efeitos biológicos de, 417
unidade Sonocur, 418f
parâmetros e critérios de avaliação, 426
parâmetros físicos de
campo de pressão, 420
comparação de, 421-422
energia acústica, 420-422
fluxo de energia, 420-422
foco clínico, 421
pico de energia do pulso, 421
volume focal, 421
posicionamento do paciente para, 423f
Teste eletrofisiológico clínico
atividade laboratorial
contraindicações, 278
descrição, 278
indicações, 278
TLP (terapia de liberação posicional), 565
TOC (terapia por ondas de choque extracorpóreas), 14-15
Tornozelo com edema depressível, 526f
Tração cervical manual
objetivos razoáveis para, 509
posição do paciente
pescoço em flexão, 510f
supina, 509f, 511f
unidade Tru-Trac, 511f
Tração cervical mecânica
força de tração, 511
segmentos cervicais, 511
Tração espinal, 489
efeitos de movimentos espinais, 489
comprimento e quantidade de separação, 490
mudanças terapêuticas, 490
relações de espaço intervertebral, 491
efeitos nas articulações facetárias
aspectos, 492
estruturas meniscoides, 492
fragmentos osteocondrais, 492
pregas sinoviais, 492

efeitos nervosos
formigamento, 492
pressão não aliviada sobre, 492
efeitos no sistema muscular
registros eletromiográficos, 492
efeitos nos ligamentos
deformação, 490
força de tração, 491
material discal, 491
nervos proprioceptivos, 491
pregas sinoviais, 491
propriedades viscoelásticas, 490
taxas de carregamento lentas, 490
efeitos ósseos
lei de Wolff, 490
tração intermitente, 490
efeitos sobre o disco
ânulo fibroso, 491
hérnia, 492
núcleo, 491
princípios dinâmicos líquidos, 491f
estudo de caso
cervical, 513
lombar, 512-513
indicações e contraindicações, 514t
inversão
atividade eletromiográfica, 496
Back-A-Traction, 495f
cirurgia ou problemas musculoesqueléticos, 496
coluna espinal, 495
contraindicações, 496
posição do teste de tolerância, 496f
posicional lombar
abertura de forame unilateral, 494
escoliose protetora, 494
mecânica espinal, 493
posição inclinada para frente, 493
tração, 493-494, 494f
tração unilateral, 494
técnicas de tratamento
cervical manual, 509-510
cervical mecânica, 510-511
inversão, 495-496
lombar manual, 496-500
posicional lombar, 493-495
protocolos, 511-512
tração lombar mecânica, 500-508
toda a parte do corpo, efeitos sobre, 492-493
Tração lombar manual, 496
específica do nível
efeito no, 499
mesa partida, 497f, 498
níveis lombares, 498
posicionamento, 497-498
processo espinal, 497
rotação do tronco, 498
tração de perna unilateral, 499, 500f
alça tipo banana, 498
problemas na articulação sacroilíaca, 498, 500
separação vertebral, falta de, 499
Tração lombar mecânica
ajuste do paciente e equipamento
aplicação em pé de, 502
arreio com a lateral de vinil, 501, 501f
arreio pélvico, 501-503, 501f

598 Índice

cinto de costela, 500
coxins de contato, 501
atividade de laboratório, 519-521
duração do tratamento
pressão intradiscal, 507
tração sustentada e intermitente, 507
estudo de caso, 508
flexão, 503f
força de tração
dispositivo com, 506
gel de núcleo pulposo, 505
separação vertebral, 505
intermitente e sustentada, 507
atividade eletromiográfica, 506
fases de tração curta, 506
forças de tração alta, 506
hérnias de disco diagnosticadas, orientações para, 506
resultados, 506
núcleo do disco, 500
passos progressivos e regressivos, 507f, 508-509, 508f
progressão gradual, 507
posição do corpo para, 502
abertura do forame, 503
com escoliose, 505, 505f
espinal neutro, 503
ligamento amarelo, 503
pélvico unilateral, 504-505
prona, 503-504
supina, 504
protrusão do disco e sintomas de raiz nervosa, 500
Transmissão neural
facilitadores e inibidores de transmissão sináptica
encefalina, 78-80
neurotransmissores, 78-80
noriepinefrina, 79-81
opioides endógenos, 79-81
sináptica, 79-81f
fibras eferentes, 78-79
neurônios aferentes
classificação, 78-79
fibras nervosas, 78-79
nocicepção
fibras aferentes de segunda ordem, 78-79
nociceptor, 79-82
tipos de fibras aferentes, 79-81
trato espinorreticular, 81-82
trato espinotalâmico lateral ascendente, 81-82
Tratamento com energia eletromagnética pulsada (TEEMP), 442
Tratamento por massagem, 545
considerações e diretrizes, 547-549
efeitos fisiológicos, 545
mecânicos, 546
reflexivos, 546
sobre a pele, 547
sobre o metabolismo, 546
sobre o músculo, 547
efeitos psicológicos, 547
equipamento
e preparação do paciente, 551
lençóis e travesseiros, 550
lubrificante, 550-551
mesa, 550

estudo de caso, 563-564
fricção, 557-558
indicações e contraindicações, 570, 571t
massagem do tecido conectivo, princípios da, 560-561
massagem por fricção transversa, 558-559
técnicas
liberação miofascial, 566-568
massagem de Hoffa, 551-557
massagem de ponto-gatilho (ver Massagem de ponto-gatilho)
rolfing, 569, 569f, 570
sistema Trager, 570
técnica de liberação ativa (ART), 566, 566f
técnica Gastron, 568-569
terapia de liberação posicional (TLP), 565, 565f
tensão-contratensão, 564-565
Turbilhão frio na crioterapia
aplicação, precauções, 301-303
considerações para o uso de, 301-302
gelo derretido, 301-302
imerso, 302
manutenção, 302-303
máquina de gelo, 301-302
protocolos, 303
respostas fisiológicas, 302
Turbilhão quente. Ver também Técnicas de tratamento por termoterapia
acolchoamento, 313
aplicação, 314-315
confortavelmente posicionado, 313
considerações para uso de, 314

U

Ultrassom
e cicatrização de ferida
efeitos físicos de, 48
fibroblasto, 47-48
metabolismo de óxido nítrico (NO), 48
ondas sonoras, 48-50
padrão temporal de mudanças, 47
pesquisas sobre, 48
técnica de aplicação, 48-50, 49f
terapia MIST com ultrassom, 49-50
efeitos fisiológicos biofísicos, 375
não térmico, 377f
cavitação e microfluxo acústico, 376-377
movimento unidirecional de fluidos, 377-378
térmico
aumento da temperatura do tecido, 375-376
modalidades de calor não acústicas, 376
Ultrassom terapêutico
alongamento do tecido conectivo
frequência da queda de temperatura, 388
massagem por fricção, mobilização articular, 388
prevenção de lesão musculotendínea, 388
aplicações clínicas
cicatrização do tecido mole, reparo, 386-387
efeitos placebo, 391
inflamação crônica, 388-389
redução da dor, 391

tecido cicatricial, contratura articular, 387-388
tecido conectivo, alongamento do, 387
verrugas plantares, 391
cicatrização do tecido mole, reparo
acelerada por térmico e não térmico, 386-387
melhorar a recuperação da força muscular pós-excercício, 387-388
pró-inflamatório, 387-388
compressas frias
diminuição da atenuação superficial, 396
compressas quentes
redução do espasmo muscular, 396
consolidação óssea
avaliação das fraturas de estresse, 391
depósitos de cálcio, absorção de, 390-391
estimuladores ultrassônicos de crescimento ósseo, 390
contato direto
contato real entre aplicador e pele, 381-382
meio de acoplamento tipo gel, 382-383
efeitos fisiológicos
não térmicos, 376-378
térmicos, 375-376
efeitos placebo, 391
em combinação com outras modalidades
compressas frias, 396-397
compressas quentes, 396
estimulação elétrica, 397
energia acústica nos tecidos biológicos, transmissão
atenuação, 365-366
ondas transversas/longitudinais, 364
transmissão de onda, frequência de, 364-365
velocidade, 365
estimulação elétrica
transdutor serve como um eletrodo, 397
Vectorsonc Combi, 397-398
estimuladores do crescimento ósseo ultrassônico
campo eletromagnético pulsado (CEMP), 388-391
corrente, 388
estudo de caso
restrição do movimento da cápsula do punho, 392
restrição do movimento do joelho, 392-393
física básica do gerador, componentes de, 366-375
fonoforese
administração melhorada de medicação selecionada, 393-394
hidrocortisona, cortisol, salicilatos, 393-394
salicilato aumenta a analgesia, 394
transmissão pelo meio, 395t
frequência de condições agudas de tratamento, 378
imersão
proeminências ósseas, 383
inflamação crônica
epicondilite, 388-389
tendinite e bursite, 388-389

métodos de acoplagem
    gel solúvel em água, 380-381
    verificação da capacidade de transmissão relativa de um meio, 381
modalidade de aquecimento, modalidade de aquecimento profundo, 364
precauções
    com segurança sobre implantes metálicos, 400
    contraindicado durante a gravidez, 400
    intensidade de pico temporal com média espacial alta, 403
    problemas vasculares envolvendo tromboflebite, 399
profundidade da penetração, 379-380
protocolos, 383
redução da dor
    fibras nervosas mielinizadas de grande calibre, 391

tecido cicatrizado, contratura articular
    contratura de Dupuytren, 387-388
    forças de tensão e estiramentos, 387-388
técnica da bolsa de água, 383-385*f*
    almofada de gel Aquaflex, 385-386
    balão, luva cirúrgica, 383-385
técnicas de exposição
    bolsa, 383-385
    contato direto, 381-383
    imersão, 383
    movimentação do transdutor, 384-385
    registro de tratamentos, 386
técnicas de tratamento
    duração do, 379
    exposição, 381-386
    frequência de, 378
    métodos de acoplamento, 380-381
temperatura desejada, 379
transdutor móvel
    técnica estacionária, 384-385

uso seguro do equipamento, orientações
    Federal Performance Standards, 400
    indicações e contraindicações, 399*t*
    protocolo de tratamento, 400
velocidade de aquecimento, 380-381
verrugas plantares em áreas de apoio dos pés, 391
Unidades de compressão frias
    Aircast, 308
    aplicação, 308
    considerações para o uso de, 308
    Cryo-Cuff, 309-311f, 536
    Game Ready System, 536
    Polar Cub, 536
    unidades portáteis, 536*f*
    Vital Wrap, 536
Unidades de medida, 585

V

Vital Wrap, 536*f*

Impresso em Sistema CTP

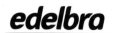

Impressão e Acabamento
E-mail: edelbra@edelbra.com.br
Fone/Fax: (54) 3520-5000

Impresso em Sistema CTP